普通高等教育案例版系列教材

案例版

供临床、预防、基础、口腔、麻醉、影像、药学、检验、护理、法医等专业使用

急诊与灾难医学

主　审　李春盛（首都医科大学附属北京朝阳医院）

　　　　陈玉国（山东大学齐鲁医院）

主　编　吕传柱（海南医学院）

　　　　于学忠（北京协和医院）

科学出版社

北　京

郑 重 说 明

为顺应教学改革潮流和改进现有的教学模式,适应目前高等医学院校的教育现状,提高医学教育质量,培养具有创新精神和创新能力的医学人才,科学出版社在充分调研的基础上,首创案例与教学内容相结合的编写形式,组织编写了案例版系列教材。案例教学在医学教育中,是培养高素质、创新型和实用型医学人才的有效途径。

案例版教材版权所有,其内容和引用案例的编写模式受法律保护,一切抄袭、模仿和盗版等侵权行为及不正当竞争行为,将被追究法律责任。

图书在版编目（CIP）数据

急诊与灾难医学 / 吕传柱,于学忠主编. —北京:科学出版社,2020.1
ISBN 978-7-03-059547-8

Ⅰ. ①急… Ⅱ. ①吕… ②于… Ⅲ. ①急诊-医学院校-教材②灾害-医学-医学院校-教材 Ⅳ. ①R459.7 ②R129

中国版本图书馆 CIP 数据核字(2018)第 264107 号

责任编辑:张天佐 胡治国 / 责任校对:郭瑞芝
责任印制:赵 博 / 封面设计:范 唯

科学出版社 出版
北京东黄城根北街 16 号
邮政编码:100717
http://www.sciencep.com
北京天宇星印刷厂印刷
科学出版社发行 各地新华书店经销
*
2020 年 1 月第 一 版 开本:850×1168 1/16
2024 年 9 月第五次印刷 印张:22
字数:700 000
定价:88.00元
(如有印装质量问题,我社负责调换)

编 委 名 单

主　审　李春盛（首都医科大学附属北京朝阳医院）　　陈玉国（山东大学齐鲁医院）

主　编　吕传柱（海南医学院）　　　　　　　　　　　于学忠（北京协和医院）

副主编　林兆奋（上海长征医院）　　　　　　　　　　张国强（中日友好医院）

　　　　曾红科（广东省人民医院）　　　　　　　　　金桂云（海南医学院第一附属医院）

编　者　（以姓氏笔画为序）

马岳峰（浙江大学第二附属医院）　　　　　　王　仲（北京清华长庚医院）

王小智（海南医学院第二附属医院）　　　　　王日兴（海南医学院第二附属医院）

王长福（海南医学院）　　　　　　　　　　　王振昊（海南医学院第一附属医院）

公保才旦（青海省人民医院）　　　　　　　　方邦江（上海中医药大学附属龙华医院）

尹　文（空军军医大学西京医院）　　　　　　石汉文（河北医科大学第二医院）

卢中秋（温州医科大学附属第一医院）　　　　田英平（河北医科大学第二医院）

邢　柏（海南医学院第二附属医院）　　　　　朱华栋（北京协和医院）

朱继红（北京大学人民医院）　　　　　　　　刘　志（中国医科大学附属第一医院）

刘晓亮（吉林大学白求恩第一医院）　　　　　刘笑然（海南医学院）

李培杰（兰州大学第二医院）　　　　　　　　李超乾（广西卫生职业技术学院）

杨立山（宁夏医科大学总医院）　　　　　　　吴国平（海南医学院第一附属医院）

何新华（首都医科大学附属北京朝阳医院）　　张　华（海南医学院）

张　茂（浙江大学第二附属医院）　　　　　　张劲松（南京医科大学第一附属医院）

陈　松（海南医学院第一附属医院）　　　　　陈凤英（内蒙古医科大学附属医院）

陈立波（华中科技大学同济医学院　　　　　　陈晓辉（广州医科大学附属第二医院）
　　　　　　附属协和医院）

陈　锋（福建省立医院）　　　　　　　　　　欧阳军（石河子大学附属医院）

罗凌青（海南医学院第一附属医院）　　　　　周荣斌（中国人民解放军总医院第七
　　　　　　　　　　　　　　　　　　　　　　　　医学中心）

郑亚安（北京大学第三医院）　　　　　　　　封启明（上海交通大学附属第六人民医院）

赵　敏（中国医科大学附属盛京医院）　　　　赵晓东（中国人民解放军总医院
　　　　　　　　　　　　　　　　　　　　　　　第四医学中心）

胡志华（海南医学院第一附属医院）　　　　　饶　平（海南医学院第一附属医院）

柴艳芬（天津医科大学总医院）　　　　　　　徐　杰（泰达国际心血管病医院）

郭树彬（首都医科大学附属北京朝阳医院）　　桑圣刚（海南医学院第一附属医院）

黄　亮（南昌大学第一附属医院）　　　　　　曹　钰（四川大学华西医院）

梁显泉［贵阳市第二人民医院（金阳医院）］　彭　鹏（新疆医科大学第一附属医院）

董吴平（海南医学院第一附属医院）　　　　　覃少强（海南医学院第一附属医院）

程少文（海南医学院第一附属医院）　　　　　傅　鉴（海南医学院第一附属医院）

童朝阳（复旦大学附属中山医院）　　　　　　谢苗荣（首都医科大学附属北京友谊医院）

谢毅强（海南医学院）　　　　　　　　　　　楚英杰（河南省人民医院）

黎檀实（中国人民解放军总医院／　　　　　　潘曙明（上海交通大学医学院附属新华医院）
　　　　　　解放军医学院）

前　言

急诊医学是一门新兴独立的二级学科，与临床医学其他专科一样，除具有各自的特点外，急诊医学在医疗服务模式、诊断的认识规律和治疗原则等方面有其自身的特殊性。由于社会需要和医学进步，急诊医学的重要性逐渐受到社会各界广泛的关注。如何应对当今社会日益增长的急诊急救需求，如何培养一支训练有素、具有急诊"三基"、能够科学救治急危重症患者和应对突发公共卫生事件的急诊医学专业队伍，是新形势下对医学高等教育提出的新挑战，也是医学院校不可或缺的教学任务。经过多年的本科教学实践，我们认真总结了开设临床医学急诊医学分流方向的经验，为编写出版该教材奠定了坚实的基础。

国家卫生健康委员会所倡导推行的新医改《国务院办公厅关于推进分级诊疗制度建设的指导意见》（2015年9月8日，国办发〔2015〕70号）中明确规定，城市三级医院主要提供急危重症和疑难复杂疾病的诊疗服务。这一规定更加突出了急诊医学在大型综合性医院，尤其是三级甲等医院里的独特作用和地位。

人才是学科发展的根本，迄今为止，全国范围内仍没有完整、统一、公认的急诊培养体系。急诊医学教育应当突出急、危、重、全的特点，着重培养良好临床思维能力、应急应变能力及现代急救理念，兼顾人文、社会心理学和法律知识培训。应当以岗位胜任力为导向，注重整体与局部的思维，锻造应急能力、沟通能力和综合素养。临床思维主要体现在对收集到的病例资料进行科学的临床分析，要求医生在繁杂的事物中透过现象看本质，分清主次，抓主要矛盾，解决关键问题，这种能力对急诊医生而言尤为重要。

很荣幸此次可以牵头编写全国高等医药院校规划教材《急诊与灾难医学》，这是一本案例版教材，从实践的角度给急诊从业人员提供众多案例以供借鉴。案例版教材突出以学生为中心的教学理念，引导学生提出问题和解决问题，充分应用案例学习法（case-based study，CBS），与传统教材相比更有助于培养医学生的临床综合思维能力。

限于编者水平，本书中难免存在不足之处，欢迎广大读者批评指正，以便我们改进。

吕传柱　于学忠
2019年1月

目　录

第一章 绪 论

第一节 急诊与灾难医学的基本概念

目标要求

1. 掌握 急诊医学与灾难医学的相关概念；急诊按病情严重程度分类系统分诊。

2. 熟悉 急诊与灾难医学的基本原则和专业特点。

3. 了解 急诊医学的发展历程；培养我国急诊医学专科医师任务的紧迫性与艰巨性。

急诊医学（emergency medicine）是以现代医学科学的发展为基础，以临床医学的救治措施为手段，在机体整体的角度上研究和从事急性病症的及时、快速、有效救治及其科学管理体系的综合性临床学科。

随着医学科学的发展，急诊医学已成为一门独立的新型综合性医学学科，其重要性正被人们进一步认识和关注，在美国等发达国家，急诊医学是目前发展最为迅速的临床学科之一。

至今对"急诊医学"尚未有统一确切的定义。以致目前在一些医院科室名称的称谓和医学刊物中，"急诊""急症""急救""危重"等名词经常用来表述急诊医学的概念，引起了一些思想和概念上的混乱。因此，进一步发展急诊医学，首先要十分明确地阐明急诊医学及其相关概念，厘清急诊医学与急诊、急症、急救和危重的关系。明晰急诊医学的任务与体制、急诊科的作用、急救模式十分重要。

灾难（disaster）是指任何能引起设施破坏、经济严重损失、人员伤亡、人的健康状况及社会卫生服务条件恶化的事件，当其破坏力超过了发生地区所能承受的限度，不得不向该地区以外的地区求援时，称为灾难。灾难主要分为自然灾难、人为灾难、复合灾难三大类。灾难医学是研究临床医学与社会管理学在防灾、救灾、减灾过程中如何紧密结合，发挥医疗作用的新兴学科。因此，在学习临床医学的同时，学习有关灾难救援和管理知识，是培养灾难救援和管理复合型人才的重要途径。灾害和灾难是时常被混用的同义词。一般来说，灾害的程度较轻，当灾害造成的损害超出当时社区的承受能力时则成为灾难。

灾难医学（disaster medicine）是一门研究在各种灾难情况下实施紧急医学救治、疾病预防和卫生保障的学科。灾难医学涉及灾难预防、灾难现场急救、救援的组织指挥管理和灾后恢复重建等，是一门独立的多学科相互交叉渗透的新兴边缘学科。

第二节 急诊医学病情分类及其处理

急诊医学根据患者病情危重程度和患者所需医疗资源的情况，将急诊患者病情分为4级。

1. 危急症 患者生命体征极不稳定，如得不到紧急救治，很快会危及生命，应在5～10分钟内接受病情评估和急救措施。

2. 急重症 有潜在的危险，病情有可能急剧变化，需要紧急处理与严密观察，应在30分钟内经急诊检查后，给予急诊处理。

3. 亚紧急 一般急诊，患者生命体征尚稳定，没有严重并发症的患者，可在30分钟至1小时内给予急诊处理。

4. 非紧急患者 可根据当时急诊抢救情况适当延时给予诊治。

急诊担负着急诊伤病员的院内急诊和部分为重症患者的急诊监护治疗，也可以根据所在地区特点参加院前急救，同时又直接面向社会承担大量非急诊患者的门诊工作，合理处置和分流伤病员，准备应对随时可能发生的公共卫生事件造成的成批量伤病员急救，充分利用好有限的急诊资源是医院急诊工作中特别需要注意的问题，所以要对伤病员病情进行分类，以便充分利用资源和提高急诊工作效率。

第三节 急诊与灾难医学的基本原则和专业特点

一、急诊医学与其他二级临床学科的区别

当代医学飞速发展，随着人们对临床医学的认识不断深化、临床诊疗技术的发展及由此带来的专科划分越来越细，现有的医学模式越来越不能满足人民群众的需要。现在的医学专科无一例外地以人体各个系

统为基础，又根据是否需要手术为界限进行划分，如不需要手术的心血管系统疾病归为心血管内科，需要手术的则归为心血管外科；不需要手术的消化系统疾病属于消化内科，需要手术的则归为普通外科等。

这种分科模式的优点是使相关领域的医学工作者能够更专业，对某一疾病进行更为深入的研究，如患者每次患病均为某一系统的单一疾病，既无其他系统基础疾病又无并发症，这一模式无疑是最好的。但临床实际情况恰恰相反，很多患者往往存在着多系统器官的功能障碍，所以该模式就暴露了它的最大缺陷：医师进行诊疗行为时，忽略了人的整体性，只见树木不见森林，只能发现和处理自己专业的某一系统疾病，而对身体的整体功能状态却缺乏全面的评估和及时的处理，从而导致严重后果。

急诊医学的出现无疑给人耳目一新的感觉。如果把各学科比喻为一根根相互平行的纵向线条，急诊医学则是与其相互垂直的横向线条，与其相互交叉又互不覆盖。急诊医学不以传统学科所依据的按系统划分作为分科基础，而是以提供及时的紧急医疗救援服务作为自己的立身之本。对急诊医学的这种特殊需求，又赋予了它鲜明的"社会属性"，它的服务范围不只局限于院内，还涵盖了院前急救、灾害救援、院内急诊及加强重症监护治疗等领域，这套系统又称为急诊医学服务系统（emergency medical service system，EMSS）。

在服务范围方面，其他传统学科是无法比拟的，到目前为止，任何其他学科都属于院内医疗行为，没有形成一个从院前到院内的完善服务体系。在具体工作模式上，急诊医学在提供紧急医疗服务时不但吸收了现代医学的精髓，而且克服了传统学科分科过细的缺点，将人体各器官视为一个不可分割的整体，认为健康的机体状态有赖于各系统功能的平衡，对疾病的诊疗不应只强调某一器官而应兼顾整体。同时急诊医学特别重视时效性，推崇早期识别、早期干预，要在第一时间发现并判断出威胁患者生命安全的隐患并给予及时、有效的处理。

可以说，急诊医学经过30多年的发展，原来不明确的急诊医学特征已经展示出来，急诊医学已成长为专业知识、临床思维、诊疗技术等方面与各传统专科相互交叉且具有自己独特的鲜明专业特征的一门医学新专业。根据以上特征不难看出，急诊医学绝不是一个"边缘医学"，也不仅仅是所谓的"多学科"，急诊医学无论从哪一方面来讲（理论基础、职能、组织形式等）都是临床医学领域的一个"大学科"或"主流科室"之一，但不可否认的是急诊医学仍然是一个"新兴学科"，为了更好地服务于人民群众，有很多问题需要进一步的研究探讨，很多方面需要进一步完

善，然而急诊医学毋庸置疑也是当今最具发展潜力、最有光明前途的学科之一。急诊医学的出现与发展顺应了社会的发展，任何力量都不能阻止其在临床医学领域的崛起。

二、急诊医学尤其强调时间的紧迫性

从急诊医学的"急"字上可看出急诊医学强烈的时效性。不管是院前急救，还是灾难现场紧急医学救援及院内急诊，急诊医学所服务的对象都是急需医学帮助的患者和伤员，而各种急危、重伤病员的救治都有一个"黄金时间"，在此"黄金时间"内给予必要的救治，可以最大限度地降低患者和伤员的病死率和伤残率，取得较好的预后，所以说抓住了"黄金时间"，就是抓住了抢救成功的关键。

时间的概念对于其他传统科室则没有如此之强，当然所有的疾病都是开始干预的时间越早，治愈率就越高，但毕竟时间的延误不会导致患者的生命危险，所以在其他学科就有"择期入院""择期手术""门诊预约""预约检查"之说，时间上也不需要24小时开放。

对急诊医学而言，"时间就是生命"，一分一秒都不可延误。为了满足急诊医学这种对"时效性"的特殊要求，这就要求急诊医学科组织结构及布局合理，全天候开放，管理科学，抢救仪器到位，抢救程序在科学合理的基础上最大限度地简洁，以便于操作和实行。所有的急诊医务工作者都具备各种急症救治时间窗的理念，基础知识掌握牢固，抢救技术娴熟且反应迅速，能够抓住"黄金时间"，提高抢救的成功率。

三、急诊医学临床思维和临床决策的特殊性

急诊医学涉及领域广，远超过其他临床医学专业，急诊医师在值班时，常面临大量的临床诊断和治疗问题（甚至还包括急诊管理、临床环境和教学决策等问题），要求急诊医师在资料和时间有限、诊断不明的情况下，做出合理的处置，这时急诊专科医师的临床决策能力和急诊思维尤显重要。

临床上，其他专科的思维与决策过程有一定的共性：即更为关注病理解剖诊断，强调针对病因进行治疗，这种临床思维与决策模式不适合急诊医学，因为急诊医学有很强的时间性，而病因诊断往往需要相当长的时间。鉴于此，急诊医学针对急危重症患者较为强调对患者目前病理生理情况的了解，了解各脏器功能的状况及各脏器功能之间的关联，抓住目前

最致命的、最严重的问题，同时注意寻找急性加重的诱因，并采用最简捷、最有效的措施，在最短的时间内用最快的速度进行干预，为进一步专科治疗赢得时间和机会。

我们可以将急诊科和其他专科对患者处理的临床思维分别形容成"先开枪后瞄准"和"先瞄准后开枪"，这正形象地体现出急诊医学较为特殊的临床思维与决策。"先瞄准后开枪"指先寻找病因，明确诊断，然后进行治疗；"先开枪后瞄准"指先针对危及患者生命安全的情况进行快速干预，待生命体征平稳后再进一步寻找病因，有针对性地进行病因治疗。

为了满足急诊医学这种特殊的临床思维和临床决策模式，急诊医学科必须培训所有的急诊医务工作者善于从现象发现本质，在临床工作中不放过任何蛛丝马迹，能够发现危及患者生命安全的最为危险的因素。同其他学科相比，这也要求急诊从业人员具备广博的知识面。广博的知识面是急诊医学医务工作者的基础。

四、急诊医学与院前急救和突发公共卫生事件关系密切

近年来，突发公共卫生事件大有愈演愈烈之势，既有人为的恐怖事件，也有自然灾害事件，当然更有重大传染病事件、重大食物和职业中毒事件等。对于这些公共卫生事件，院前急救和灾害现场紧急医疗救援对急诊医学来说责无旁贷，所以急诊医学从业人员要随时做好准备。为了应对可能的公共卫生事件，要求急诊医务工作者：

（1）关心时事，从每天的时事节目中、新闻网站上、疾病控制中心的简报上及时了解全球范围内的公共卫生事件，及时查阅其相关资料。

（2）对突发公共卫生事件的流行病学、临床表现、检查及治疗手段等知识要充分了解，一旦在工作中碰到了可疑患者，能够在第一时间予以确诊。

（3）了解所在地的卫生准备情况，及时提出专业性建议，一旦发现该类患者，知道该送至哪家医院、如何转运及如何上报到相关卫生管理部门。

（4）了解如何防护，准备必要的防护设备。医学防护是急诊工作的一个重要环节，因为这类患者毫无例外地会首先选择急诊就诊，如果急诊医务工作者不提高警惕，不懂得如何防护，就可能会被传染，2003年的SARS疫情就是一个典型的例子。

综上所述，急诊医学和突发公共卫生事件关系密切，因此急诊科医师应有较强的识别并应急处理突发公共卫生事件的能力，提高对突发公共卫生患者的救治能力，预防重大传染病疫情的流行和蔓延。

五、必须具备很强的团队精神

从事急诊医学工作，每天都要跟很多部门打交道，如内科、外科、妇科、儿科、感染科、放射科、检验科、医政部门、公安部门等；要处理好各种复杂人际关系，如医患关系、医护关系、医师跟医师间的关系、与上级领导或其他科室同事关系等。如果没有很强的团队合作精神，很难展开急救工作；如果没有处理好各种关系，整天处在紧张状态，别的同事也不愿与其合作，工作的效率可想而知。

临床工作中难免会磕磕碰碰，遇到不顺心的事，这时急诊医师应采用自我调节措施，及时调整心态，切勿把情绪带到临床工作中去。

急诊医师应该具备良好的团队精神，这是急诊医师必须具备的三大技能之一，另外两个为临床技能和沟通交流技能，也是考核急诊专科医师临床工作能力的主要指标。

六、培养我国急诊医学专科医师任务的艰巨性

我国的急诊医学理论体系尚未形成，但在临床实践过程中，国际上急诊医学的理论体系已趋于完善，研究范围也渐明确。同时也不乏急诊医学教材。因此借鉴国外先进经验，发展中国的急诊医学理论体系并不十分困难。困难在于：如何培养我国急诊医学专科医师？急诊医学专科医师的培训是一个系统工程，需要各种制度配合、合格的急诊住院医师培训基地、完备的可行的教学计划。

思 考 题

1. 急诊医学与灾难医学的关系是什么？
2. 急诊医学的基本原则有哪些？
3. 患者，男性，46 岁。因车祸致头部受伤，意识不清，呼吸微弱，按病情严重程度对患者进行分类，请问该患者的分诊类别是什么？
4. 急诊医务工作者如何应对突发公共事件？
5. 如何培养我国急诊医学专科医师？

第二章　急性症状学

第一节　急性发热

目标要求

1. 掌握　发热的概念。肺炎链球菌肺炎的临床表现、诊断、并发症、实验室检查、鉴别诊断及治疗。
2. 熟悉　发热的概念与机制。
3. 了解　肺炎链球菌肺炎发热的特点。

一、发热概述

发热是指机体在某些因素作用下，造成体温调节调定点上移，导致机体产热增多，散热减少，体温高于机体的正常体温范围。当腋下、口腔或直肠内温度分别超过37℃、37.3℃和37.5℃，或24小时体温波动范围高于1℃，即可称为发热。为临床常见的疾病症状之一，也是许多内、外科急症所共有的病理过程。发热作为不同疾病的共同临床表现，在一定程度上对于机体是一种保护性反应，或者称为防御性反应，发热过程中所表现出的一系列炎症反应，可产生不利于病原微生物生长繁殖或其他疾病发生的病理生理环境，从而有利于抑制细菌生长、清除病原微生物。根据病程可将其分为急性发热和慢性发热。急性发热病程通常在2周左右，绝大多数为感染性发热，其次为肿瘤和自身免疫性疾病。急症中所涉及的发热多属于急性发热，如急腹症引起的发热，急性感染或外伤后出现的发热，以及外科术后并发症导致的发热。慢性发热则是指病程大于3个月，长程热多见于肿瘤、风湿免疫性疾病、慢性反复感染、结核、布鲁菌病等。

二、肺炎链球菌肺炎

案例 2-1

患者，女性，68岁。以"发热、咳嗽、咳痰3天，加重半天"为主诉入院。患者3天前淋雨后出现发热，体温37.8℃，偶伴畏寒。咳嗽，咳少量铁锈色痰。发病后以"感冒"治疗，口服感冒冲剂，效果不佳，半天前测体温40℃，遂来就诊。以"肺炎"收住院。

查体：T 39.4℃，P 117次/分，R 24次/分，BP 102/60mmHg。神志清楚，呼吸急促。全身皮肤未见皮疹，全身浅表淋巴结未触及肿大。胸廓对称无畸形，肋间隙无增宽，双肺呼吸运动及触觉语颤对称，右下肺叩诊呈浊音，双肺呼吸音低，双肺闻及散在湿啰音，右肺为著。心率为117次/分，律齐，各瓣膜听诊区未闻及杂音。

实验室及辅助检查：

血气分析：pH 7.41，PaO_2 50mmHg，$PaCO_2$ 27mmHg，BE-3.8mmol/L，血乳酸 2.4mmol/L（FiO_2 29%）。

血常规：WBC $18.73×10^9$/L，N 89.6%，Hb 97g/L，PLT $104×10^9$/L。

凝血四项：PT 13.2s，APTT 45.9s，FIB 4.8g/L余未见异常。

血生化：BUN 35.4mmol/L，余均正常。

肺部 CT 平扫：右肺中叶感染，右肺上叶纤维灶。

问题：

1. 根据上述临床表现，首先应该考虑什么疾病？
2. 在明确疾病诊断之前，应该做哪些实验室检查？
3. 诊断明确后，应该如何进行治疗？

肺炎链球菌肺炎是由肺炎链球菌（streptococcus pneumoniae）或称肺炎球菌（pneumococcal pneumoniae）引起的肺炎，发病率约占社区获得性肺炎的50%。通常起病急骤，以高热、寒战、咳嗽、咳铁锈色痰及胸痛为特征。X线胸片呈肺段或肺叶急性炎性实变，近年来因抗菌药物的广泛使用，致使本病的起病方式、症状及X线改变均不典型。

【病因与发病机制】

肺炎链球菌为革兰氏染色阳性球菌，多成双排列或短链排列。有荚膜，其毒力大小与荚膜中的多糖结构及含量有关。根据荚膜多糖的抗原特性，肺炎链球菌可分为86个血清型。成人致病菌多属1～9及12型，以第3型毒力最强，儿童则多为6、14、19及23型。肺炎链球菌在干燥痰中能存活数月，但在阳光直射1小时，或加热至52℃ 10分钟即可杀灭，对苯酚等消毒剂亦甚敏感。机体免疫功能正常时，肺炎链球菌是寄居在口腔及鼻咽部的一种正常菌群，其带菌率常随年龄、季节及免疫状态的变化而有差异。机体免疫功能受损时，有毒力的肺炎链球菌入侵人体而致病。肺炎链球菌除引起肺炎外，少数也可发生菌血症或感染性休克，老年人及婴幼儿的病情尤为严重。

肺炎链球菌不产生毒素，不引起原发性组织坏死或形成空洞。其致病力是由于高分子多糖体荚膜对组织的侵袭作用，首先引起肺泡壁水肿，出现白细胞与红细胞渗出，含菌的渗出液经 Cohn 孔向肺的中央部分扩展，甚至累及几个肺段或整个肺叶，因病变开始于肺的外周，故叶间分界清楚，易累及胸膜，引起渗出性胸膜炎。

【病理】

1. 充血水肿期　镜下见肺泡壁毛细血管充血，肺泡腔内有大量浆液、少量红细胞和中性粒细胞。肉眼可见病变肺叶肿大，呈暗红色。

临床上患者可有高热、咳嗽等症状。听诊时因肺泡内有渗出液而出现捻发音和湿啰音，X 线检查病变处呈淡薄而均匀的阴影。

2. 红色肝样变期　镜下可见肺泡壁毛细血管显著扩张充血，肺泡腔内充满纤维素、红细胞和少量中性粒细胞，致使肺组织实变。肉眼可见病变肺叶肿大，质实如肝，暗红色，故称红色肝样变。

临床上，由于肺泡腔内的红细胞破坏、崩解，形成变性的血红蛋白而使痰呈铁锈色，病变波及胸膜可有胸痛。因病变肺叶实变，故肺部叩诊呈浊音，听诊可闻及支气管呼吸音，X 线检查可见大片致密阴影。

3. 灰色肝样变期　镜下见肺泡腔内渗出物继续增加，充满中性粒细胞和纤维素，肺泡壁毛细血管受压，肺组织呈贫血状。肉眼见病变肺叶仍肿胀，呈灰白色，质实如肝，故称灰色肝样变。

临床上叩诊、听诊及 X 线检查基本同红色肝样变期。

4. 溶解消散期　肺泡腔内变性坏死的中性粒细胞释放出蛋白溶解酶将纤维素溶解，经淋巴管吸收；或被巨噬细胞吞噬，也可部分咳出，炎症逐渐消退。

临床上，由于渗出物液化，肺部听诊可闻及湿啰音。X 线检查病变区阴影密度逐渐减低，透亮度增加。

【临床表现】

1. 症状　发病前常有受凉、淋雨、疲劳、醉酒、病毒感染史，多有上呼吸道感染的前驱症状。起病多急骤，高热、寒战、全身肌肉酸痛，体温通常在数小时内升至 39～40℃，症状高峰在下午或傍晚，或呈稽留热，脉率随之增速。可有患侧胸部疼痛，放射到肩部或腹部，咳嗽或深呼吸时加剧。痰少，可带血或呈铁锈色，食欲减退，偶有恶心、呕吐、腹痛或腹泻，易被误诊为急腹症。

2. 体征　患者呈急性热病容，面颊潮红，鼻翼扇动，皮肤灼热、干燥，口角及鼻周有单纯疱疹；病变广泛时可出现发绀。脓毒症者，可出现皮肤、黏膜

出血点，巩膜黄染。早期肺部体征无明显异常，仅有胸廓呼吸运动幅度减小，叩诊稍浊，听诊可有呼吸音减低及胸膜摩擦音。肺实变时叩诊浊音、触觉语颤增强并可闻及支气管呼吸音。消散期可闻及湿啰音。心率增快，有时心律不齐。重症患者有肠胀气，上腹部压痛多与炎症累及膈胸膜有关。重症感染时可伴休克、急性呼吸窘迫综合征及神经精神症状。

本病自然病程大致 1～2 周。发病 5～10 天，体温可自行骤降或逐渐消退；使用有效的抗菌药物后可使体温在 1～3 天内恢复正常。患者的其他症状与体征亦随之逐渐消失。

> **案例 2-1 诊疗思路**
>
> 　　根据上述病史特点及体征，考虑呼吸系统感染性疾病：肺部感染？需要进一步行血常规及分类、血气分析、胸部 X 线、胸部 CT 检查。因患者为老年女性，要考虑耐药细菌感染的可能性，必要时应行痰培养及药敏试验。

【实验室检查】

血白细胞计数升高，中性粒细胞百分比多在 80% 以上，并有核左移。年老体弱、酗酒、免疫功能低下者的白细胞计数可不增高，但中性粒细胞百分比仍增高。降钙素原（procalcitonin，PCT）是一种蛋白质，当严重细菌、真菌、寄生虫感染及脓毒症和多脏器功能衰竭时它在血浆中的水平升高。自身免疫、过敏和病毒感染时 PCT 不会升高。肺炎 PCT 多在 0.5～10μg/L。痰直接涂片做革兰氏染色及荚膜染色镜检，如发现典型的革兰氏染色阳性、带荚膜的双球菌或链球菌，即可初步做出病原诊断。痰培养 24～48 小时可以确定病原体。聚合酶链反应（PCR）检测及荧光标记抗体检测可提高病原学诊断率。合格痰标本送检应注意器皿洁净无菌，在抗菌药物应用之前漱口后采集，取深部咳出的脓性或铁锈色痰，采集后应立刻送检，并及时接种。10%～20%患者合并菌血症，故重症肺炎应做血培养。如合并胸腔积液，应积极抽取积液进行细菌培养。

【X 线检查】

早期仅见肺纹理增粗，或受累的肺段、肺叶稍模糊。随着病情进展，表现为大片炎症浸润阴影或实变影，在实变阴影中可见支气管充气征，肋膈角可有少量胸腔积液。在消散期，X 线显示炎性浸润逐渐吸收，可有片状区域吸收较快，呈现"假空洞"征，多数病例在起病 3～4 周后才完全消散。老年患者肺炎病灶消散较慢，容易出现吸收不完全而成为机化性肺炎。

【诊断与鉴别诊断】

1. 诊断　根据典型症状与体征，结合胸部 X 线检查，易做出初步诊断。年老体弱、继发于其他疾病或呈灶性肺炎改变者，临床表现常不典型，需认真加以鉴别。

2. 鉴别诊断

（1）干酪性肺炎：有结核病史，起病缓慢，白细胞计数正常。痰中可找到结核杆菌。X 线检查肺部可有空洞形成。

（2）肺癌继发感染：年龄较大，起病缓慢，中毒症状不明显，可有持续痰中带血，X 线检查及纤维支气管镜检查或协助诊断。

（3）急性肺脓肿：常咳大量脓痰，X 线检查有液平面的空洞形成，可资鉴别。

案例 2-1 分析总结

患者诊断：社区获得性肺炎（右肺中叶），诊断依据：

1. 根据病史中淋雨后出现发热、咳嗽、咳铁锈色痰。

2. 右下胸部叩诊呈浊音，双肺闻及散在湿啰音，右肺明显。

3. 血常规示 WBC $18.73×10^9$/L，NE 89.6%，肺 CT：右肺中叶炎性渗出。

痰培养检查是确诊的金标准。如合并胸腔积液，应积极抽取积液进行细菌培养。

【治疗】

1. 病因治疗　针对致病菌选用敏感抗菌药物，社区获得性肺炎常见致病菌为肺炎链球菌、流感嗜血杆菌和支原体、衣原体、军团菌。

（1）首选的抗生素是青霉素，对青霉素过敏者，或感染耐青霉素菌株者，可应用氟喹诺酮类、头孢噻肟或头孢曲松钠等。

（2）治疗中应兼顾非典型病原体感染，可加用氟喹诺酮如左氧氟沙星，或单用莫西沙星。

（3）老年患者还应警惕耐药细菌感染的可能性，可考虑选用含加酶抑制剂的 β-内酰胺类抗菌药物如哌拉西林/他唑巴坦、氨苄西林/舒巴坦。

（4）感染耐甲氧西林葡萄菌株者使用万古霉素、替考拉宁、利奈唑胺等。尤其是流感后发生的肺炎应警惕金黄色葡萄球菌感染的可能性。

（5）抗生素治疗后，如果体温降而复升或 3 天后仍不下降者，应考虑耐药细菌感染或肺外感染。

2. 支持疗法　充分卧床休息，补充足够热量、维生素、蛋白质。若有剧烈胸痛，可酌用少量镇痛药。

密切观察病情变化，防止休克发生。

3. 并发症的处理　如患者发生休克，应按脓毒性休克立即扩容补充血容量，及时应用血管活性药物、纠正酸中毒。若发生急性呼吸衰竭或急性呼吸窘迫综合征，应及时给予无创机械通气或气管插管行有创机械通气。此外，经抗生素治疗后，高热常在 24 小时内消退，或数日内逐渐下降。若体温降而复升或 3 天后仍不降者，应考虑肺炎链球菌的肺外感染，如脓胸、心包炎或关节炎等。

思　考　题

1. 发热的分型有哪些？

2. 肺炎链球菌肺炎的临床表现有哪些？

3. 如何治疗肺炎链球菌肺炎？

第二节　意识障碍与抽搐

一、晕厥、昏迷与抽搐概述

目标要求

1. **掌握**　高血压性脑出血、脑梗死、蛛网膜下腔出血的临床表现、鉴别诊断及救治原则。

2. **熟悉**　晕厥的概念、病因以及临床特点，糖尿病酮症酸中毒（DKA）的常见因素、高渗高血糖综合征（HHS）的诊断标准，及二者的鉴别和判断二者的病情危重。

3. **了解**　抽搐发作特点及其持续状态的处理原则，癫痫持续状态的用药原则。

（一）晕厥

晕厥是指由于大脑半球及脑干血液供应减少导致的伴有姿势张力丧失的发作性意识丧失，一过性全脑血液低灌注导致的短暂意识丧失。其特点为：①发生迅速；②一过性；③自限性；④完全恢复。

【临床表现】

晕厥前期：晕厥发生前数分钟通常会有一些先兆症状，表现为乏力、头晕、恶心、面色苍白、大汗、视物不清、恍惚、心动过速等。

晕厥期：此期患者意识丧失，并伴有血压下降、脉弱及瞳孔散大，心动过速转变为心动过缓，有时可伴有尿失禁。

恢复期：晕厥患者得到及时处理很快恢复后，可留有头晕、头痛、恶心、面色苍白及乏力的症状。经休息后症状可完全消失。

【分类】

1. 神经介导的反射性晕厥 ①血管迷走性晕厥；②情境性晕厥；③颈动脉窦过敏综合征；④不典型晕厥[没有明显诱发因素和（或）表现不典型]。

2. 直立性低血压性晕厥及直立不耐受综合征

3. 心源性晕厥 ①心律失常性晕厥；②器质心血管疾病性晕厥。

【检查方法】

1. 按压颈动脉窦（CSM） 这是诊断颈动脉窦过敏综合征有效、简便的方法。对于≥40岁不明原因晕厥的患者，需常规进行按压颈动脉窦的检查，单侧按压5～10s（一般需2次）。阳性标准为BP下降>50mmHg，或RR间期>3s。颈动脉杂音，颈动脉狭窄>50%，心肌梗死、脑卒中患者禁用。

2. 直立位评价

（1）卧立位试验：用于诊断不同类型的直立不耐受综合征。

1）方法：对可疑直立性低血压者，在平卧位和站立3分钟后用常规血压计分别测量上臂血压，测量频率≤4次/分；如有需要，可应用持续性无创血压监测。

2）诊断标准

阳性：出现症状性血压下降，与基线值相比收缩压下降≥20mmHg，或舒张压下降≥10mmHg。

可疑阳性：出现无症状性血压下降，与基线值相比收缩压下降≥20mmHg，或舒张压下降≥10mmHg，或收缩压降至90mmHg以下。

（2）直立倾斜试验：是血管迷走性晕厥的"金标准"。

阳性指标：①血压下降[舒张压<50mmHg和（或）收缩压<80mmHg]；②窦性心动过缓（心率<50次/分或窦性停搏>3s）；③一过性二度以上的房室传导阻滞或交界性心律，伴有晕厥或近似晕厥症状。

若患者直立倾斜20～45分钟后无晕厥症状，可使用硝酸甘油激发。

倾斜试验有一定的风险，尤其是年龄大（46～81岁）和存在心血管病变的患者，会引起心脏停搏、心律失常、心房颤动和反复阵发性房室传导阻滞。冠心病、严重的主动脉狭窄、未控制的高血压、左室流出道梗阻患者禁忌使用平板试验。室上性或室性心律失常患者慎用。

（3）心电监护：包括12导联心电图、Holter、事件记录器和植入式记录器（ILR）。

（4）其他检查：超声心动图和其他影像学检查、运动试验、心血管检查、精神心理评价和神经评价。

【查找晕厥的致病原因】

初步评估 初步评估的目的是：明确是否晕厥？是否能确定晕厥的病因？是否高危患者？内容包括详细询问病史、体格检查（包括测量不同体位、血压）、心电图和酌情选择如下检查：①颈动脉窦按摩（CSM）；②超声心动检查；③24小时动态心电图或实时心电监测；④卧立位试验和（或）直立倾斜试验；⑤神经科检查或血液检查。T-LOC包括了各种机制导致的、以自限性意识丧失为特征的所有临床病症，而晕厥是T-LOC的一种形式，需要与其他意识改变鉴别。

【诊断】

1. 反射性晕厥

（1）血管迷走性晕厥：晕厥由情绪紧张和长时间站立诱发，并有典型表现如伴有出汗、面色苍白、恶心及呕吐等。一般无心脏病史。

（2）情境性晕厥：晕厥发生于特定触发因素之后。

（3）颈动脉窦过敏综合征：晕厥伴随转头动作、颈动脉窦受压（如局部肿瘤、剃须、衣领过紧）。

2. 直立性低血压性晕厥 ①发生在起立动作后；②晕厥时记录到血压降低；③发生在开始应用或调整引起血压降低的药物剂量之后；④存在自主神经疾病或帕金森病；⑤出血（肠道出血、异位妊娠）。

3. 心源性晕厥

（1）心律失常性晕厥：心电图有如下表现之一，①清醒状态下持续性窦性心动过缓<40次/分，或反复性窦房传导阻滞或窦性停搏≥3s；②二度莫氏Ⅱ型或三度房室传导阻滞；③交替性左束支和右束支传导阻滞；④室性心动过速或快速型阵发性室上性心动过速；⑤非持续性多形性室性心动过速、长QT或短QT间期综合征、Brugada综合征等。

（2）器质性心血管疾病性晕厥：晕厥发生在伴有心房黏液瘤、重度主动脉狭窄、肺动脉高压、肺栓塞或急性主动脉夹层、急性心肌缺血或心肌梗死时。

【鉴别诊断】

1. 失神发作 以意识障碍为主，可伴有轻微阵挛成分、无张力成分、强直成分、自动症或自主神经症状、发作多比较频繁，年龄较年轻，发作前无感刺激或疼痛刺激史或持久站立、脱水、出血或排尿咳嗽等诱因，即发作前无明显先兆，发作过后恢复较快，脑电图、脑CT等有助于诊断。

2. 强直-阵挛发作 以意识丧失和全身抽搐为特征，临床上表现为所有的骨骼肌呈现持续性收缩，上睑抬起，眼球上窜，喉部痉挛，发出尖叫声时口部先突张而后突闭，可能会咬破舌尖，颈部和躯干先屈曲而后反张，上肢自上抬后旋转变为内收前旋，下肢自屈曲转变为强烈伸直，10～20s 后在肢端出现细微的震颤，震颤幅度逐渐增大并延及全身，有心率增快、血压升高，汗、唾液和支气管分泌增多，瞳孔扩大等自主神经征象，呼吸暂时中断，皮肤自苍白转为发绀，瞳孔对光反射和深、浅反射消失；跖反射伸性 0.5～1 分钟后呼吸首先恢复，伴口鼻喷出泡沫或血沫，心率、血压、瞳孔等恢复至正常，肌张力松弛；意识逐渐苏醒，自发作开始至意识恢复历时 5～10 分钟，醒后感到头痛、全身酸痛和疲乏、对抽搐全无记忆，脑电图、脑 CT 等检查有异常，容易与晕厥鉴别。

3. 短暂性脑缺血发作（transient ischemic attacks，TIA）　为脑局部血流灌注不足所致的短暂功能失常表现，为突然发作的局灶性症状和体征，持续数分钟至数小时，在 24 小时内完全恢复，可反复发作，基底动脉系统的 TIA 发作常见，症状为眩晕、眼震、复视、感觉和运动症状和体征；少见的症状：一过性记忆丧失、幻觉行为异常的短暂意识丧失，幻觉行为异常和短暂意识丧失及跌倒发作 TIA 常见于中老年患者；并有明显脑血管疾病征象，容易与晕厥鉴别。

4. 发作性睡病的猝倒发作　发作性睡病是一种原因不明的睡眠障碍，有几种不同的表现形式，包括猝倒症、睡瘫症、入睡时幻觉和不可抗拒的睡意，也称发作性睡病；四联症起病年龄以 10～20 岁为最多，少数患者有脑炎或颅脑损伤史，个别有家族史，患者在醒时一般处于经常而波动的警醒状态之下，在下午尤为明显，嗜睡程度增加时即发生短暂睡眠，大多患者在发作前先感到睡意加重，也有少数自相对清醒状态突然陷入睡眠，典型病例的发作可发生于各种活动中，如进食、发言、操作机器等；每次发作持续数秒至数小时，大多约十数分钟；睡眠程度大多不深，容易唤醒，醒后一般感到暂时清晰，一日可能发作数次。

猝倒症的表现是在强烈的情感刺激下，如喜悦、发怒和惊奇，尤其在欢笑时突然出现短暂的肌张力丧失，轻微时产生膝部屈曲、颈部前俯、握拳不能、面肌松弛，严重时突然跌倒，症状在情感消退后或患者被触及后消失，一般持续 1～2 分钟，意识始终清楚，多数发作性睡病患者伴发猝倒发作，常在起病后几年至数十年后发生。

【判断晕厥高危状态】

心源性晕厥即阿-斯综合征，是由于心排血量急剧减少，致急性脑缺血所引起的晕厥及（或）抽搐。广义上说，心源性晕厥是指任何原因的心排血量突然锐减而引起的急性脑缺血综合征。主要分为心律失常性晕厥和器质性心血管疾病性晕厥。在临床上若考虑心源性晕厥，应立即给予紧急抢救。

【治疗】

1. 对于反射和直立性晕厥患者，若发作不频繁可宣传教育，指导直立倾斜锻炼，避免诱因。若症状严重且反复发作者应考虑特异性治疗或延迟治疗。

2. 心源性晕厥患者，根据器质性疾病和心律失常的不同，采取不同的治疗。

3. 有晕厥病史且伴有心脏猝死高危因素的患者，可根据目前的《2015 美国心脏协会心肺复苏与心血管急救指南》进行 ICD 的治疗。

（二）高血压性脑出血

脑出血（intracerebral hemorrhage，ICH）是指非外伤性脑实质内出血，发病率为每年（60～80）/10 万，在我国占全部脑卒中的 20%～30%。虽然脑出血发病率低于脑梗死，但其致死率却高于后者，急性期病死率为 30%～40%。

【病因与发病机制】

最常见病因是高血压合并细小动脉硬化，其他病因包括动静脉血管畸形、脑淀粉样血管病变、血液病（如白血病、再生障碍性贫血、血小板减少性紫癜、血友病、红细胞增多症等）、抗凝或溶栓治疗等。

高血压性脑出血的主要发病机制是脑内细小动脉在长期高血压作用下发生慢性病变破裂所致。颅内动脉具有中层肌细胞和外层结缔组织少及外弹力层缺失的特点。长期高血压可使脑细小动脉发生玻璃样变性、纤维素样坏死，甚至形成微动脉瘤或夹层动脉瘤，在此基础上血压骤然升高时易导致血管破裂出血。豆纹动脉和旁正中动脉等深穿支动脉，自脑底部的动脉直角发出，承受压力较高的血流冲击，易导致血管破裂出血，故又称出血动脉。

一般高血压性脑出血在 30 分钟内停止出血，血肿保持相对稳定，其临床神经功能缺损仅在 30～90 分钟内进展。少数高血压性脑出血发病后 3 小时内血肿迅速扩大，血肿形态往往不规则，密度不均一，尤其是使用抗凝治疗及严重高血压控制不良时，其临床神经功能缺损的进展可延长至 24～48 小时。

【病理】

高血压性脑出血受累血管依次为大脑中动脉深穿支豆纹动脉、基底动脉脑桥支、大脑后动脉丘脑支、供应小脑齿状核及深部白质的小脑上动脉分支、顶枕交界区和颞叶白质分支。非高血压性脑出血多位于皮质下。

病理检查可见血肿中心充满血液或紫色葡萄浆状血块、周围血肿，并有炎症细胞浸润。血肿较大时引起颅内压增高，可使脑组织和脑室移位、变形，重者形成脑疝。1～6 个月后血肿溶解，胶质增生，小出血灶形成胶质瘢痕，大出血灶形成椭圆形卒中囊，囊腔内有含铁血黄素等血红蛋白降解产物和黄色透明黏液。

【临床表现】

1. 一般表现　常见于 50 岁以上患者，男性稍多于女性，寒冷季节发病率较高，多有高血压病史。多在情绪激动或活动中突然起病，发病后病情常于数分钟至数小时内达高峰。少数也可在安静状态下发病。前驱症状一般不明显。

发病后多有血压明显升高，由于颅内压升高，常有头痛、呕吐和不同程度的意识障碍，如嗜睡或昏迷等。

2. 局限性定位表现（取决于出血量和出血部位）

（1）基底核区出血

1）壳核出血：最常见，常有病灶对侧偏瘫、偏身感觉缺失和同向性偏盲，还可出现双眼球向病灶对侧同向凝视不能，优势半球受累可有失语。

2）丘脑出血：常有对侧偏瘫、偏身感觉障碍，通常感觉障碍重于运动障碍。深浅感觉均受累，而深感觉障碍更明显。可有特征性眼征，如上视不能或凝视鼻尖、眼球偏斜或分离性斜视、眼球会聚障碍和无反应性小瞳孔等。小量丘脑出血致丘脑中间腹侧核受累可出现运动性震颤和帕金森综合征样表现；累及丘脑底核或纹状体可呈偏身舞蹈——投掷样运动；优势侧丘脑出血可出现丘脑性失语、精神障碍、认知障碍和人格改变等。

3）尾状核头出血：常有头痛、呕吐、颈强直、精神症状，神经系统功能缺损症状并不多见，故临床症状酷似蛛网膜下腔出血。

（2）脑叶出血：以顶叶最常见，其次为颞叶、枕叶、额叶，也可有多发脑叶出血。额叶出血可有偏瘫、尿便障碍、Broca 失语、摸索和强握反射等。颞叶出血可有 Wernicke 失语、精神症状、对侧上象限盲、癫痫；枕叶出血可有视野缺损；顶叶出血可有偏身感觉障碍、轻偏瘫、对侧下象限盲，非优势半球受累可有构象障碍。

（3）脑干出血

1）脑桥出血：大量出血（血肿＞5ml）累及双侧被盖部和基底部。常破入第四脑室，患者迅速出现昏迷、双侧针尖样瞳孔、呕吐咖啡样胃内容物、中枢性高热、中枢性呼吸障碍、眼球浮动、四肢瘫痪和去大脑强直发作等。小量出血可无意识障碍，表现为交叉性瘫痪和共济失调性偏瘫，两眼向病灶侧凝视麻痹或核间性眼肌麻痹。

2）中脑出血：少见，常有头痛、呕吐和意识障碍，轻症表现为一侧或双侧动眼神经不全麻痹、眼球不同轴、同侧肢体共济失调，也可表现为 Weber 或 Benedikt 综合征；重症表现为深昏迷，四肢迟缓性瘫痪，可迅速死亡。

3）延髓出血：更为少见，临床表现为突然意识障碍，影响生命体征，如呼吸、血压、心率改变，继而死亡。轻症患者可表现不典型的 Wallenberg 综合征。

（4）小脑出血：常有头痛、呕吐，眩晕和共济失调明显，起病突然，可伴有枕部疼痛。出血量较少者，主要表现为小脑受损症状，如患侧共济失调、眼震和小脑语言等，多无瘫痪；出血量较多者，尤其是小脑蚓部出血，病情迅速进展，发病时或病后 12～24 小时内出现昏迷及脑干受压征象，双侧瞳孔缩小至针尖样、呼吸不规则等。暴发型则常突然昏迷，在数小时内迅速死亡。

（5）脑室出血：常有头痛、呕吐，严重者出现意识障碍如深昏迷、脑膜刺激征、针尖样瞳孔、眼球分离斜视或浮动、四肢迟缓性瘫痪及去大脑强直发作、高热、呼吸不规则、脉搏和血压不稳定等症状。临床上易误诊为蛛网膜下腔出血。

【鉴别诊断】

1. 急性脑梗死　常见于中年以上的高血压及动脉硬化患者，静息状态下或睡眠中急性起病，迅速出现局灶性脑损害的症状和体征，并能用某一动脉供血区功能损伤解释，临床应考虑急性脑梗死可能。CT 或 MRI 检查发现梗死灶可明确诊断。

2. 蛛网膜下腔出血　突然发生的持续性剧烈头痛、呕吐、脑膜刺激征阳性，伴或不伴意识障碍，检查无局灶性神经系统体征，应高度怀疑蛛网膜下腔出血。同时 CT 证实脑池和蛛网膜下腔高密度征象或腰椎穿刺检查示压力增高和均匀血性脑脊液等临床可确诊。

3. 对于发病突然、迅速昏迷且局灶体征不明显者，应注意与引起昏迷的全身性疾病如中毒（酒精中毒、镇静催眠药物中毒、一氧化碳中毒）及代谢性疾病（低血糖、肝性脑病、肺性脑病和尿毒症等）鉴别。

4. 对于有头部外伤史者应与外伤性颅内血肿相鉴别。

【治疗和预后】

治疗原则：安静卧床、脱水降颅压、调整血压、防治继续出血、加强护理防治并发症，以挽救生命、降低病死率、残疾率和减少复发。

1. 内科治疗　一般应卧床休息 2～4 周，保持安静，避免情绪激动和血压升高。有意识障碍、消化道出血者宜禁食 24～48 小时，必要时应排空胃内容物。注意水电解质平衡、预防吸入性肺炎和早期积极控制感染。明显头痛、过度烦躁不安者，可酌情适当给予镇静止痛剂；便秘者可选用缓泻剂。

（1）降低颅内压：①急性期尤其在6小时内脱水药物使用不宜太剧烈。因早期脱水可增大血肿内外压力差，易导致早期再出血或出血增多及血肿扩大。②颅内压增高不突出、脑CT示幕上非丘脑出血、占位效应不突出、中线结构无移位、发病24小时以内者，不宜使用甘露醇脱水。③当有颅内高压表现或影像学改变特别是脑疝，且病情进展并排除再发脑出血时，可用脱水药物如甘露醇降颅内压。④因高频次的甘露醇可使脑水肿量增加，如已经高频次使用甘露醇而尚未达到脱水降颅内压的目标时，可联合使用呋塞米或使用高张盐水。

（2）控制血压：①近年来，越来越多证据支持，在脑出血的早期，严格控制血压目标（140/90mmHg）优于传统血压目标（收缩压<180mmHg）。②早期应用静脉降压药（1小时内）迅速降压至140/90mmHg；常用静脉降压药为拉贝洛尔、艾司洛尔、尼卡地平、依那普利等。③应避免使用硝普钠，因有可能导致颅内压升高的不良反应。

（3）止血治疗：①严重的凝血功能障碍，可输凝血因子纠正。②患者正在服用华法林且INR升高，应立即停用，并输凝血因子以纠正。在纠正INR的治疗方案中，凝血酶复合物（pcc）可能优于新鲜冷冻血浆。③患者正在服用非维生素K拮抗剂抗凝药（如达比加群、阿加曲班、利伐沙班），应立即停用，并可考虑使用Ⅷ因子拮抗剂FEIBA或重组Ⅶa因子治疗。④如患者正在使用肝素，可使用鱼精蛋白对抗。

（4）血糖监测：高血糖原因可能有应激性高血糖或既往糖尿病病史；低血糖的原因可能有疾病消耗及进食障碍等；血糖过高或过低均会预后不良；推荐监测血糖并维持血糖在正常范围内。

（5）体温监测：发热原因可能有感染、下丘脑功能障碍等。一般将体温维持在正常范围内。

（6）抗癫痫治疗：①不宜预防性使用抗癫痫药物；②有癫痫的临床表现：推荐使用抗癫痫药物；③如脑损伤程度不足以解释意识障碍水平，推荐进行持续脑电图监测。当患者发生意识水平改变且脑电图证实癫痫发作时，推荐使用抗癫痫药物。

（7）减轻脑水肿：不宜使用地塞米松。

（8）并发症防治：①脑出血后常见并发症有肺部感染、误吸、呼吸衰竭、深静脉血栓/肺栓塞及脓毒症。②误吸是肺部感染甚至呼吸衰竭的主要因素，故任何时候开始让患者经口进食前，均应评估吞咽功能。③因脑出血者长期卧床，故从入院就应开始间断气压辅助治疗以预防深静脉血栓形成；不推荐用加压弹力袜预防深静脉血栓。

2. 外科手术治疗　目前对于外科手术适应证、方法和时机选择尚无一致性意见，主要根据出血部位、病因、出血量及患者年龄、意识状态、全身状况决定。一般认为手术宜在早期（发病后6~24小时内）进行。

通常下列情况需要考虑手术治疗：

（1）基底核区中等量以上出血（壳核出血≥30ml，丘脑出血≥15ml）。

（2）小脑出血≥10ml或直径≥3cm，或合并明显脑积水。

（3）重症脑室出血（脑室铸型）。

（4）合并脑血管畸形、动脉瘤等血管病变。

3. 康复治疗　脑出血后，只要患者生命体征平稳、病情不再进展，宜尽早进行康复治疗。早期分阶段综合康复治疗对恢复患者的神经功能、提高生活质量有益。

（三）低血糖

低血糖是指静脉血浆葡萄糖浓度低于2.8mmol/L（50mg/dl）。由低血糖导致的昏迷称低血糖昏迷。低血糖昏迷是糖尿病治疗过程中最常见、也是最重要的并发症。随着糖尿病患者日趋增多及人口老龄化，老年低血糖昏迷患者逐年增加，据不完全统计，急诊就诊的老年昏迷者占9%~12%，部分患者因就诊早而及时治疗；一部分患者因发现及就诊不及时而延误治疗，导致不可逆脑损害，甚至死亡。因而低血糖昏迷必须紧急处理。

【病因】

1. 引起老年人空腹低血糖的常见原因　①胰岛B细胞瘤（胰岛素瘤）；②胰岛外肿瘤；③外源性胰岛素口服降糖药；④严重肝病；⑤酒精性；⑥垂体、肾上腺皮质功能低下等。

2. 引起老年人餐后低血糖的常见原因　①胃大部切除后（滋养性低血糖）；②酒精性；③2型糖尿病早期；④垂体、肾上腺皮质功能低下等。

【临床表现】

1. 交感神经兴奋的表现　此组症状在血糖下降较快，肾上腺素分泌较多时更为明显，是一种低血糖引起的代偿反应，主要包括大汗（约占1/2冷汗多见）、颤抖（约占1/3）、视物模糊、饥饿、软弱无力（占有1/4~1/3），以及紧张、面色苍白、心悸、恶心呕吐、四肢发冷等。

2. 中枢神经受抑制的表现　此组症状在血糖下降较慢而持久者更为常见。临床表现多种多样，主要是中枢神经缺氧、缺糖症状群。中枢神经越高级，受抑制越早而恢复越迟。主要表现：①大脑皮质受抑制：意识蒙眬，定向力及识别力逐渐丧失、头痛头晕、健忘、语言障碍、嗜睡甚至昏迷跌倒。有时出现精神失常、恐惧、慌乱、幻觉、躁狂等。②皮质下中枢受抑制：神志不清、躁动不安、可有阵挛性、舞蹈性或幼稚性动作、心动过速、瞳孔散大、阵发性惊厥、锥体束征阳性等。患者可出现癫痫症状。③延脑受抑制：深度昏迷，去大脑性强直，各种反射消失呼吸浅弱，血压下降，瞳孔缩小。若此种状况历时较久，则患者不易恢复。

如果脑组织长期处于比较严重的低血糖状态下，则可发生细胞坏死与液化，脑组织可萎缩。患者常有记忆力下降，智力减退，精神失常或性格变异等表现。

3. 混合性表现 即指患者既有交感神经兴奋的表现，又有中枢神经受抑制的表现，临床上此型更为多见。

4. 原发疾病的症状 如肝病、恶性肿瘤和严重感染，多发性内分泌腺瘤病尚有垂体瘤和甲状旁腺疾病的表现等。

5. 并发症 主要并发症有心动过速、血糖升高、脑功能受损可出现癫痫。

【诊断】

根据病史和临床表现，一旦怀疑低血糖昏迷，立即抽血查血糖。如血糖＜2.8mmol/L 即可诊断。

【治疗】

1. 常规治疗 对于低血糖昏迷来说，最重要的治疗原则是防重于治。

提高警惕及时发现，有效治疗。有以下临床表现者应怀疑低血糖存在：

1）有较为明显的低血糖症状。

2）有惊厥或发作性神经精神症状。

3）有不明原因的昏迷。

4）在相同的环境条件下，如禁食体力活动或餐后数小时，出现类似的综合性症状。

5）有发生低血糖的危险者，如胰岛素或口服降糖药治疗的糖尿病患者，以及酗酒者等。

当然，在确诊低血糖之前。必须及时进行详细检查，用准确可靠的血糖测定方法确定低血糖的存在。

2. 急症处理 用于急性低血糖症或低血糖昏迷者，以迅速解除紧急状态。

（1）葡萄糖：最快速有效，为急症处理的首选制剂。轻者可口服葡萄糖水适量，重者需静脉注射 50% 葡萄糖液 40～100ml，可能需要重复，直至患者清醒。尤其值得注意的是在患者清醒后，常需继续静脉滴注 10% 葡萄糖液将其血糖维持在较高的水平，如 200mg/dl 并密切观察数小时或 1 天，否则患者可能再度陷入紧急状态。

（2）胰升糖素：常用剂量为 0.5～1.0mg，可皮下、肌内或静脉注射。用药后患者多于 5 ～20 分钟内清醒否则可重复给药。胰升糖素作用快速，但维持时间较短，一般为 1～1.5 小时，以后必须让患者进食或静脉给予葡萄糖，以防低血糖复发。

（3）糖皮质激素：如果患者的血糖已维持在200mg/dl 水平一段时间，但仍神志不清，则可考虑静脉输入氢化可的松 100mg，每 4 小时 1 次，共 12 小时，以利患者的恢复。

（4）甘露醇：经上述处理反应仍效果不佳者或昏迷状态持续时间较长者，很可能伴有较重的脑水肿，可使用 20% 的甘露醇治疗。

3. 及时确定病因及诱因 解除低血糖状态并防止病情反复极为重要。方法包括饮食调理，避免可能引起低血糖症的食物或药物，治疗原发的肝、肾、胃肠道及内分泌疾病，切除引起低血糖的肿瘤等。

（四）糖尿病酮症酸中毒

糖尿病酮症酸中毒(diabetic ketoacidosis, DKA)是糖尿病最常见的严重并发症之一，以高血糖、酮症和酸中毒为主要表现，是由于胰岛素不足和升糖激素不适当升高引起的糖、脂肪和蛋白质代谢严重紊乱综合征，严重者可发生昏迷，危及生命。治疗须个体化，特别是胰岛素治疗中须依照每个患者的具体情况、机体对治疗的反应及时调整用药剂量和给药速度。

【病因】

糖尿病酮症酸中毒最常见的诱因是感染。其他诱因包括胰岛素治疗中断或不适当减量、各种应激、酗酒及某些药物（如糖皮质激素等）。

【病理生理】

1. 酸中毒 β-羟丁酸、乙酰乙酸及蛋白质分解产生有机酸增加，肾脏排出酸性代谢产物减少，导致酸中毒。酸中毒可使胰岛素敏感性降低，K^+ 从细胞内向细胞外转移。严重酸中毒可刺激呼吸中枢引起呼吸加深加快。

2. 严重失水 高血糖可引起渗透性利尿，合并厌食、恶心、呕吐可加重体内水分丢失。

3. 电解质紊乱 渗透性利尿使钠、钾等大量丢失，厌食、恶心、呕吐使摄入减少，引起电解质紊乱。

【临床表现】

糖尿病酮症酸中毒早期临床表现为"三多一少"。酸中毒失代偿后，疲乏、食欲减退、恶心、呕吐、嗜睡、呼吸深快，呼气中有烂苹果味（丙酮）。后期严重失水，尿量减少、眼眶下陷、皮肤黏膜干燥、心率加快。晚期有不同程度的意识障碍、昏迷。少数患者表现为腹痛，酷似急腹症，易误诊。虽然患者多有感染,但感染的临床表现可被糖尿病酮症酸中毒的表现所掩盖,往往体温不高,甚至偏低。

【辅助检查】

1. 血糖　急查指尖血糖或静脉血糖明显升高,一般可达 16.7mmol/L 以上,则高度怀疑糖尿病酮症酸中毒或高渗高血糖综合征。血糖在 11.1mmol/L 以上也不能排除酮症酸中毒的可能。

2. 血电解质　血钾在治疗前可正常、偏低或偏高,治疗后若补钾不足可严重降低。血钠降低。

3. 血酮　β-羟丁酸明显升高。

4. 血气分析　血 pH 明显降低。

5. 血常规　可出现白细胞数及中性粒细胞比例升高。

6. 二氧化碳结合力　明显降低。

【鉴别诊断与危重程度评判】

早期诊断是决定糖尿病酮症酸中毒治疗成败的关键。如怀疑本病应立即查指尖血糖,同时抽血查血糖、血酮、电解质、血气分析等可以肯定或排除本病。

当血酮 ≥3mmol/L 或尿酮体阳性,血糖 > 11.1mmol/L 或已知糖尿病患者,血清 HCO_3^- >18mmol/L 和(或)动脉血 pH>7.3 时,可诊断为糖尿病酮症,而 HCO_3^- <18mmol/L 和(或)动脉血 pH<7.3,即可诊断为糖尿病酮症酸中毒。有些患者血糖可能并无明显升高,血酮<3mmol/L 亦不能排除本病。

轻度糖尿病酮症酸中毒:pH 7.25～7.3,血碳酸氢根为 15～18mmol/L。

中度糖尿病酮症酸中毒:pH 7.0～7.25,血碳酸氢根为 10～15mmol/L。

重度糖尿病酮症酸中毒:pH <7.0,血碳酸氢根<10mmol/L。

糖尿病酮症酸中毒应与高渗高血糖综合征、酒精性酮症酸中毒(AKA)、乳酸性酸中毒、水杨酸中毒、饥饿性酮症、急性胰腺炎、心肌梗死、脑卒中、败血症、深静脉血栓形成、由于胃肠炎所致的脱水相鉴别。

糖尿病酮症酸中毒和高渗高血糖综合征的发病机制有诸多相似之处。高渗高血糖综合征可能由于血浆胰岛素相对不足,虽不能使胰岛素敏感组织有效利用葡萄糖,却能够抑制脂肪组织分解,不产生酮体。

糖尿病酮症酸中毒与高渗高血糖综合征两者都属于糖尿病急性并发症,酮症酸中毒以酸中毒表现为主,血糖 16.7～33.3mmol/L,尿酮体阳性,血 pH 下降。而高渗高血糖综合征以严重失水、神经系统症状为主,血糖多超过 33.3mmol/L,尿酮体阴性,血渗透压增高。

【急救原则与注意事项】

1. 立即补液　补液是治疗的关键环节。一般主张输等渗盐水,当血糖降至 13.9mmol/L 以下时改用 5%葡萄糖溶液或 5%葡萄糖盐水。前 2 小时输入液体 2000ml,第一个 24 小时输液总量为 4000～5000ml,严重失水者可达 6000～8000ml。对于老年伴有心力衰竭患者,应注意补液量和补液速度,不宜过快过多。前瞻性研究表明,严重糖尿病酮症酸中毒患者通过单纯补液即可显著降低血糖。

2. 维持电解质平衡　适当补钾,目前主张宜早补钾,除非高血钾、肾功能不全或每小时尿量少于 30ml 者,应暂缓补钾。一般在患者开始静脉滴注胰岛素后或患者有尿后即行静脉补钾。如患者血钾<3.3mmol/L,应优先补钾治疗,暂缓胰岛素的使用。24 小时静脉补充氯化钾总量 6～8g。补钾过程中注意监测血钾、尿量和心电图,及时调整补钾量和速度。

3. 补充胰岛素　小剂量胰岛素持续静脉滴注,速度为每小时每千克体重 0.1U,或 4～6U/h。如血钾过低,应先纠正低血钾,暂缓应用胰岛素,直到血钾纠正到 3.3mmol/L 以上再开始应用胰岛素,以免加重低血钾,导致心搏骤停和呼吸肌无力。如开始治疗 2 小时后血糖下降不明显,则胰岛素输注速度加倍。血糖下降也不宜过快,以血糖每小时下降 2.8～5.6mmol/L 为宜,否则易引起脑水肿。当血糖降至 13.9mmol/L 以下时,改用 5%葡萄糖溶液或 5%葡萄糖盐水加普通胰岛素静脉滴注,按每 2～4g 葡萄糖加 1U 胰岛素计算。

如患者一般情况好转,尿酮转阴性,酸中毒改善,则可改用胰岛素皮下注射方法并过渡到平日治疗方案或持续胰岛素皮下输注泵(CSII)。

4. 纠正酸中毒　一般轻中度酸中毒不需额外补碱,但在严重酸中毒时,即血 pH<6.9 时应给予补碱,可将 5%碳酸氢钠 168ml 加注射用水至 400ml 静脉滴注,每小时 200ml。pH 在 6.9～7.1 可根据患者情况给予少量补碱,可将 5%碳酸氢钠 84ml 加注射用水至 200ml 静脉点滴,每小时 200ml。

5. 消除诱因、治疗并发症、抗感染、抗休克、保护肝肾功能、防治脑水肿、心功能不全等。

（五）高渗高血糖综合征

高渗高血糖综合征(hyperosmolar hyperglycemic syndrome,HHS)是糖尿病急性代谢紊乱的一种临床类型,以严重高血糖、高血浆渗透压、脱水为特点,而无明显酮症酸中毒,患者常有不同程度的意识障碍或昏迷。以往称为高渗性非酮症高血糖昏迷，但由于20%的患者并无昏迷，故改称为高渗高血糖综合征。本病多见于老年 2 型糖尿病患者或发病前无糖尿病史的患者，病死率较糖尿病酮症酸中毒高，早期诊断和治疗极其重要。

【病因】

HHS 最常见的诱因是引起血糖增高和脱水的因素：急性感染、外伤、手术、脑血管意外等应激状态，使用糖皮质激素、甘露醇、利尿剂等药物，水摄入不足或失水等。

【病理生理】

HHS 可能由于血浆胰岛素相对不足，虽不能使胰岛素敏感组织有效利用葡萄糖，却足能抑制脂肪组织分解，不产生酮体。老年患者因渴感减弱、渗透性利尿导致严重脱水，从而更容易引起高渗高血糖综合征。

【临床表现】

本病起病缓慢，最初表现为多尿、多饮，但多食时表现不明显或反而食欲减退，以致常被忽视。逐渐出现严重脱水和神经精神症状，患者反应迟钝、烦躁或淡漠、嗜睡，逐渐陷入昏迷、抽搐，晚期尿少甚至无尿。就诊时呈严重脱水，可有神经系统损害的定位体征，往往易被误诊为脑卒中。与 DKA 相比，无酸中毒样深大呼吸，失水更严重，神经精神症状更为突出。

【辅助检查】

1. 血糖 急查指尖血糖或静脉血糖明显升高，一般可达 33.3mmol/L 以上，则高度怀疑 HHS 或 DKA。

2. 有效血浆渗透压 血浆渗透压（mmol/L）＝（$Cl^- + HCO_3^- + 20$）（mmol/L）。

3. 血电解质 血钠正常或升高。

4. 血常规 可出现白细胞数及中性粒细胞比例升高。

【诊断标准】

有效血浆渗透压达到或超过 310mmol/L 可诊断本病。尿酮体阴性或弱阳性，一般无明显酸中毒，借此与 DKA 鉴别，但有时两者可同时存在。

【治疗】

1. 立即补液 一般主张输等渗盐水。最初 2 小时，每小时输入 1000ml；第 3～4 小时每小时输入 500ml；视脱水的程度，以后每小时输入 250ml。一般第一个 24 小时输液总量为 4000～5000ml，严重失水者可达 6000～8000ml。如无休克或休克已经纠正，在输入生理盐水后血浆渗透压仍高于 350mmol/L，血钠高于 155mmol/L，可考虑输入适量低渗溶液如

0.45%氯化钠。当血糖下降至 16.7mmol/L 时应开始输入 5%葡萄糖液并按每 2～4g 葡萄糖加入 1U 胰岛素。对于老年伴有心力衰竭患者，应注意补液量和补液速度，不宜过快过多。

2. 补充胰岛素 小剂量胰岛素持续静脉滴注，速度为每小时每千克体重 0.05～0.1U，或 4U/h。如开始治疗 2 小时后血糖下降不明显，则胰岛素输注速度加倍。血糖下降也不宜过快，以血糖每小时下降 2.8～5.6mmol/L 为宜，否则易引起脑水肿。

3. 补钾 由于高血糖所引起的渗透性利尿使肾脏排钾增多，故机体缺钾。患者有尿（尿量＞30ml/h）、肾功能正常，在治疗开始即可补钾；如治疗前有高血钾或尿量＜30ml/h，则暂缓补钾，待尿量增加、血钾正常时再补钾治疗。可通过静脉输液或口服补钾，监测血钾或心电图。如果患者可口服，则可经口补钾，在停止静脉补钾后连服 1 周。

4. 纠正酸中毒 部分患者可合并 DKA，可按 DKA 治疗原则进行补碱治疗。

5. 消除诱因、早期应用抗生素、保持呼吸道通畅、对症、支持治疗，防止并发症。

（六）癫痫抽搐

【癫痫抽搐发作的特点】

抽搐发作时的表现丰富多样，但都有以下共同特点：①发作性，即症状突然发生，持续一段时间后迅速发展，间歇期正常。②短暂性，即发作时间非常短，通常为数秒钟或数分钟，除癫痫持续状态外，很少超过半小时。③重复性，即第一次发作后，经过不同间隔时间会有第二次或更多次的发作。④刻板性，指每次发作的临床表现几乎一致。

【癫痫持续状态】

传统定义为癫痫连续发作之间意识尚未完全恢复又频繁再发，或癫痫发作持续 30 分钟以上未自行停止。新观点：患者出现全面强直阵挛性发作持续 5 分钟未缓解可考虑为癫痫持续状态。

【癫痫持续状态处理原则】

保持稳定的生命体征和进行心肺功能支持；终止呈持续状态的癫痫发作；减少癫痫发作对脑部神经元的损害；寻找并尽可能根除病因及诱因；处理并发症。

1. 一般措施

（1）对症处理：保持呼吸道通畅，吸氧，必要时做气管插管或切开，尽可能对患者进行心电、血压、呼吸、脑电的监测，定时进行血气分析、生化全项检查；查找诱发癫痫状态的原因并治疗；有牙关紧闭者应放置牙套。

（2）建立静脉通道：静脉输入生理盐水维持，

值得注意的是葡萄糖溶液能使某些抗癫痫药沉淀，尤其是苯妥英钠。

（3）积极防治并发症：脑水肿可用20%甘露醇125～250ml快速静脉滴注；预防性应用抗生素，控制感染；高热可给予物理降温；纠正代谢紊乱如低血糖、低血钠、低血钙、高渗状态及肝性脑病等，纠正酸中毒，并给予营养支持治疗。

2. 药物选择　抗癫痫药物使用指征：癫痫的诊断一旦确立，应及时应用抗癫痫药物控制发作。但是对首次发作、发作有诱发因素或发作稀少者，可酌情考虑。

（1）地西泮：目前是控制各型癫痫持续状态的首选药物。注射后1～3分钟即可生效，且有效率高达85%，但半衰期短，为30～60分钟，因此控制发作后应静脉滴注维持疗效。通常不经稀释予以静脉注射，一次10～20mg，以每分钟1～2mg为宜。无效后改用其他药物，有效后予100～200mg，加入5%葡萄糖500ml中，于12小时内缓慢静脉滴注。儿童按0.25～1mg/kg稀释后缓慢静脉滴注。注意观察呼吸、心率、血压变化。

（2）异戊巴比妥钠：可在安定无效时使用，成人为250～500mg溶于10～20ml液体内，10分钟注完。该药对呼吸抑制较大，不可注射过快。

（3）氯硝西泮：这是广谱抗癫痫持续状态的药物，75%的患者可获满意疗效。常用1～4mg静脉注射，维持药效可达24小时。

3. 各药物治疗的推荐及证据级别

（1）劳拉西泮：0.1mg/kg，静脉注射，每5～10分钟可追加一次，追加量不超过4mg（Ⅰ级推荐，A级证据）。

（2）咪达唑仑：10mg，肌内注射（Ⅰ级推荐，A级证据）。

（3）地西泮 20mg 经直肠给药或静脉推注5～30mg，每10～15分钟可追加5mg（Ⅱa级推荐，A级证据）。

（4）苯妥英/磷苯妥英：苯妥英10～15mg/kg，最大输液速度为50mg/min（Ⅱb级推荐，A级证据）。

（5）镇静安眠剂：（Ⅱa级推荐，A级证据）。

（6）丙戊酸钠：25～40mg/kg，静脉注射，最大输液速度3mg/（kg·min）（Ⅱa级推荐，A级证据）。

（7）左乙拉西坦：200～400mg，静脉注射，最大滴速为500mg/min（Ⅱa级推荐，C级证据）。

（8）拉科酰胺：200～400mg，静脉注射，注射5分钟以上。

（9）苯巴比妥：20mg/kg，静脉注射，最大滴速为60mg/min。

4. 对于难治性癫痫持续状态（或伴有严重意识障碍者）一般选用麻醉药品

（1）咪达唑仑：0.2mg/kg，静脉泵入，泵速为0.1～2mg/（kg·h）。

（2）丙泊酚：1.2mg/kg，静脉泵入，泵速为2～12mg/（kg·h）。

（3）戊巴比妥：5～15mg/kg，静脉泵入1小时以上，泵速为0.5～5mg/（kg·h）。

（4）氯胺酮：1.5～4.5mg/kg，静脉泵入，泵速为2.75～5mg/（kg·h）。

二、引起晕厥、昏迷与抽搐的常见疾病

（一）脑梗死

案例2-2

患者，女性，64岁。以"头晕伴左侧肢体麻木、无力1天"为主诉入院。入院前1天上午患者外出买菜后回家休息时突发头晕，呈昏沉感，之后出现左侧肢体麻木、无力，表现为左上肢抬举费力，搀扶下可缓慢行走，病情逐渐加重，现左上肢抬举不能，搀扶下不能行走。

查体：T 36.6℃，R 18次/分，HR 80次/分，BP 144/72mmHg。神志清楚，言语稍含糊，高级认知功能检查正常，双侧瞳孔等大等圆，直径约3mm，对光反射灵敏，双眼球各向活动到位，伸舌居中，口角右歪，左侧鼻唇沟变浅，左上肢肌力0级，左下肢肌力2级，右侧肢体肌力5级，四肢肌张力正常，左侧肢体腱反射较右侧减弱，左侧肢体浅感觉减退，深感觉正常，指鼻试验、跟膝胫试验、快速轮替试验不能完成，左下肢Babinski征、查多克征阳性，其余病理体征阴性，脑膜刺激征阴性。

实验室及辅助检查：血常规、血脂全项、电解质、肝肾功能、凝血四项未见异常。

头颅MRI＋MRA：右侧放射冠区脑梗死（新发病变），双侧放射冠区多发腔隙性脑梗死；头颅MRA示脑动脉硬化，双侧大脑后动脉P_1段及左侧大脑中动脉M_2段管腔局限性狭窄。

颈部动脉彩超：双侧颈总动脉粥样硬化，双侧颈内动脉、颈外动脉未见斑块，右侧椎动脉细小，双侧椎动脉血流阻力增高。

心脏彩超：左室舒张功能减退，左室收缩功能测值正常，二尖瓣、三尖瓣及主动脉瓣轻度反流。

问题：

1. 根据该病例的临床表现，应该考虑什么疾病？

2. 试述该病的病因和临床表现。

3. 在明确疾病诊断之前，应该做哪些实验室检查？

4. 明确该疾病后，怎样制订下一步治疗方案？

脑梗死（cerebral infarction）又称缺血性脑卒中，是指因脑部血液循环障碍、缺血、缺氧所致的局限性脑组织的缺血性坏死或软化。目前国际上对脑梗死的分型方法有多种，当前国际广泛使用 TOAST（trial of org 10172 in acute stroke treatment）病因分型，TOAST 是一项缺血性脑卒中亚型流行病学研究，将缺血性脑卒中分为：大动脉粥样硬化型、心源性栓塞型（cardioembolism，CE）、小动脉闭塞型、其他明确病因型和不明原因型，前三种类型临床最为常见。牛津郡社区卒中计划（Oxfordshire community stroke project，OSCP）的分型将其分为四型：全前循环梗死、部分前循环梗死、后循环梗死和腔隙性脑梗死。

【病因与发病机制】

1. 动脉粥样硬化（atherosclerosis，AS） 动脉粥样硬化是缺血性脑梗死最常见病因之一。动脉粥样硬化的形成是一个复杂的过程，确切原因和机制尚未完全清楚，已知的危险因素与缺血性脑梗死的发生及发展也有密切关系，大致可分为两大类，一类是不可干预的，如年龄、性别、遗传和种族等；另一类是可以干预的，研究显示，通过干预相关危险因素可以降低脑梗死的发病率、复发率及病死率等，因此可干预性危险因素是脑梗死预防的重点目标，主要包括：

（1）高血压（hypertension）：高血压是重要和独立的脑梗死危险因素。无论收缩压和（或）舒张压是否增高，都会增加脑梗死的发病风险，并呈线性关系。高血压患者动脉粥样硬化患病率增高，且发病更早、病变更重，因此增加发生大动脉粥样硬化的风险。高血压促发动脉粥样硬化的具体机制尚未完全清楚，可能与血压直接作用于血管壁的应力增高有关。

（2）血脂异常（dyslipidemia）：高胆固醇血症和高甘油三酯血症都是动脉粥样硬化的危险因素，血浆低密度脂蛋白（LDL）、极低密度脂蛋白（VLDL）和乳糜微粒（CM）与动脉粥样硬化的发生密切相关，而高密度脂蛋白（HDL）却具有抗动脉粥样硬化的作用。因此，血浆 LDL、VLDL、CM 水平增高和 HDL 水平降低都可增加发生大动脉粥样硬化的风险。

（3）糖尿病（diabetes）：糖耐量异常或糖尿病患者发生脑梗死的可能性可较一般人群成倍增加。糖尿病患者发生动脉硬化、高血压、高脂血症及脑梗死的可能性增加。高血糖可进一步加重脑梗死后的脑损害。

（4）吸烟和酗酒：吸烟致动脉粥样硬化的机制可能与内皮细胞损伤和血一氧化碳浓度升高有关；此外，尼古丁刺激交感神经可使血管收缩、血压升高。脑梗死危险性与吸烟量及持续时间相关，戒烟 2 年后脑梗死的危险性才会降低。酗酒者脑梗死的发病率升高，但少量饮酒通常并不构成脑梗死的危险。

（5）TIA 和脑梗死史：也是脑梗死的重要危险因素。约 20% 脑梗死患者有 TIA 史，大动脉粥样硬化亚型患者的既往 TIA 发生率，特别是相似神经功能缺损发作的多次 TIA 发生率较高；约 1/3 的 TIA 患者发生脑卒中，TIA 患者脑梗死的年发生率为 1%～15%；TIA 发作越频繁，发生脑梗死的危险性越高。有脑梗死患者再发缺血性脑梗死的风险明显高于正常人。

（6）其他危险因素：包括体力活动减少、饮食（如高摄盐量及肉类、动物油的高摄入）、超重、药物滥用、口服避孕药、感染、血液病及血液流变学异常所致的血栓前状态或血黏度增加等亦与脑梗死的发生有关。

2. 心源性脑栓塞 心源性脑栓塞是指血液中的各种栓子（如心脏内的附壁血栓、动脉粥样硬化的斑块、脂肪、肿瘤细胞、纤维软骨或空气等）随血流进入脑动脉而阻塞血管，当侧支循环不能代偿时，引起该动脉供血区脑组织缺血性坏死，出现局灶性神经功能缺损，占脑梗死的 15%～20%。

3. 小动脉闭塞。

实验证明，神经细胞在完全缺血、缺氧后十几秒即出现电位变化，20～30s 后大脑皮质的生物电活动消失，30～90s 后小脑及延髓的生物电活动也消失。脑动脉血流中断持续 5 分钟，神经细胞就会发生不可逆性损害，出现脑梗死。严重缺血的脑组织能量很快耗竭，能量依赖性神经细胞膜的泵功能耗竭，脑缺血引起膜去极化和突触前兴奋性递质（主要是谷氨酸和天冬氨酸）的大量释放，细胞外液中的钙离子通过电压门控通道和 NMDA 受体门控通道进入细胞内，细胞内还由于 ATP 供应不足和乳酸酸中毒，使细胞内的结合钙大量释放，细胞内钙离子稳态失调在神经细胞缺血损害中起重要作用，称为细胞内钙超载。造成缺血性损伤的另一种机制是细胞凋亡。

【病理】

脑动脉闭塞的早期，脑组织改变不明显，肉眼可见的变化要在数小时后才能辨认。缺血中心区发生肿胀、软化，灰质、白质分界不清。大面积脑梗死时，脑组织高度肿胀，可向对侧移位，导致脑疝形成。镜下可见神经元出现急性缺血性改变，如皱缩、深染及炎细胞浸润等，胶质细胞破坏，神经轴突和髓鞘崩解，小血管坏死，周围有红细胞渗出及组织间液的积聚。在发病后的 4~5 天脑水肿达高峰，7~14 天脑梗死区液化成蜂窝状囊腔，3~4 周后，小的梗死灶可被肉芽组织所取代，形成胶质瘢痕，大的梗死灶中央液化成囊腔，周围由增生的胶质纤维包裹，变成卒中囊。局部血液供应中断引起的脑梗死多为白色梗死。由于脑梗死病灶内的血管壁发生缺血性病变，当管腔内的血栓溶解及（或）侧支循环开放等原因使血流恢复后，血液会从破损的血管壁漏出，或引起继发性渗血或出血，导致出血性脑梗死，也称为红色梗死。

【临床表现】

1. 大动脉粥样硬化性卒中（large-artery atherosclerosis，LAA）　以中、老年多见，患者多有高血压、糖尿病、血脂异常等危险因素，部分患者发病前有短暂性黑矇、肢体无力、麻木或眩晕等 TIA 症状。

（1）LAA 按发病机制有以下三种情况，各自具有不同的起病特点。

1）大动脉闭塞：粥样斑块较大，斑块表面粗糙继发血栓形成，直接导致颅内、外大动脉闭塞而引起缺血性脑卒中。此类患者常在安静状态下发病，病情逐渐进展，局灶性神经功能缺损症状多在发病后数小时至数十小时达到高峰。

2）血流动力学异常：动脉粥样硬化斑块致脑供血大动脉狭窄，颅内低灌注，当发生血流动力学异常，脑内相邻动脉供血区之间的边缘带缺血缺氧发生梗死，即分水岭脑梗死（cerebral watershed infarction，CWSI）。此类患者多于安静状态起病，发病前常有血压下降或血容量减少的表现，病情相对较轻。

3）动脉源性脑栓塞：动脉粥样硬化斑块不稳定、破裂、脱落，顺血流阻塞远端脑动脉引起脑梗死，即动脉-动脉栓塞。该类患者在安静或活动时突然发病，病情在数秒至数分钟内达到高峰。

（2）根据闭塞动脉的部位不同，患者出现相应的局灶性神经功能障碍的症状和体征，常见的脑梗死临床综合征包括：

1）颈内动脉闭塞综合征：临床表现复杂多样，如果侧支循环代偿良好，可以全无症状。若侧支循环不良，临床可表现出前循环缺血的多种症状。

A. 眼动脉缺血出现病灶侧单眼一过性黑矇，偶可为永久性视力障碍，或因颈上交感神经节后纤维受损导致病灶侧 Horner 征。

B. 大脑中动脉或大脑中、前动脉缺血，致对侧偏瘫、偏身感觉障碍和双眼对侧同向性偏盲等，优势半球受累可有失语症，非优势半球受累可出现体象障碍。

C. 发生大面积脑梗死时，患者多有不同程度的意识丧失，脑水肿严重时导致脑疝形成，甚至死亡。

D. 亦可出现晕厥发作或痴呆等表现。

此外，患者颈部触诊可发现颈内动脉搏动减弱或消失，听诊可闻及眼或颈部血管杂音。

2）大脑中动脉闭塞综合征

A. 主干闭塞

a. 三偏综合征：病灶对侧中枢性面舌瘫及偏瘫、偏身感觉障碍和双眼偏盲或象限盲，上下肢瘫痪程度基本相等，可伴有双眼向病灶侧凝视。

b. 优势半球受累可出现失语，非优势半球受累可见体象障碍。

c. 由于主干闭塞可引起大面积脑梗死，故患者可有不同程度的意识障碍。

B. 皮质支闭塞

a. 上分支包括至眶额部、额部、中央回、中央前回及顶前部的分支，闭塞时可出现病灶对侧偏瘫和感觉障碍，面部及上肢重于下肢，Broca 失语（优势半球）或体象障碍（非优势半球）。

b. 下分支包括至颞极及颞枕部，颞叶前、中、后部的分支，闭塞时常出现 Wernicke 失语、命名性失语和行为障碍等，而无偏瘫。

C. 深穿支闭塞

a. 对侧中枢性上、下肢均等性偏瘫，可伴有中枢性面舌瘫，对侧偏身感觉障碍，有时可伴有对侧同向性偏盲。

b. 优势半球病变可出现皮质下失语。

3）大脑前动脉闭塞综合征

A. 主干闭塞：发生于前交通动脉之前，因对侧代偿可无任何症状；发生于前交通动脉之后可有：

a. 对侧中枢性面、舌瘫及偏瘫，以面、舌瘫及下肢瘫为重，可伴轻度感觉障碍。

b. 尿潴留或尿急（旁中央小叶受损）。

c. 精神障碍如淡漠、反应迟钝、欣快感、始动障碍和缄默等（额极与胼胝体受累），常有强握与吸吮反射（额叶病变）。

d. 优势半球病变可见上肢失用，亦可出现 Broca 失语。

B. 皮质支闭塞

a. 对侧下肢远端为主的中枢性瘫，可伴感觉障碍（胼周和胼缘动脉闭塞）。

b. 对侧肢体短暂性共济失调、强握反射及精神症状（眶动脉及额极动脉闭塞）。

C. 深穿支闭塞：对侧中枢性面舌瘫及上肢近端轻瘫（影响内囊膝部及部分前肢）。

4）大脑后动脉闭塞综合征

A. 主干闭塞：对侧偏盲、偏瘫及偏身感觉障碍（较轻），丘脑综合征，优势半球病变可有失读症。

B. 皮质支闭塞

a. 因侧支循环丰富而很少出现症状，仔细检查可见对侧同向性偏盲或象限盲，而黄斑视力保存（黄斑回避现象），两侧病变可有皮质盲。

b. 优势半球颞下动脉闭塞可见视觉失认及颜色失认。

c. 顶枕动脉闭塞可见对侧偏盲，可有不成形的视幻觉痫性发作。

d. 优势半球病损可有失读或命名性失语，非优势半球受累可表现体象障碍。

e. 累及颞叶下内侧时，可出现严重的记忆力损害。

C. 深穿支闭塞

a. 丘脑穿通动脉闭塞产生红核丘脑综合征：病灶侧小脑性共济失调、意向性震颤、舞蹈样不自主运动，对侧感觉障碍。

b. 丘脑膝状体动脉闭塞可见丘脑综合征：对侧感觉障碍，深感觉为主，自发性疼痛、感觉过度、轻偏瘫，共济失调和不自主运动，可有舞蹈、手足徐动症和震颤等锥体外系症状。

c. 中脑支闭塞出现 Weber 综合征，表现为同侧动眼神经瘫痪，对侧偏瘫；或 Benedikt 综合征，表现为同侧动眼神经瘫痪，对侧不自主运动。

D. 后脉络膜动脉闭塞：罕见，主要表现对侧象限盲。

5）基底动脉闭塞综合征

A. 基底动脉主干闭塞：引起脑干广泛梗死，出现脑神经、锥体束及小脑症状，如眩晕、呕吐、共济失调、眼球震颤、瞳孔缩小、延髓麻痹、四肢瘫痪、昏迷、高热等，病情进展迅速，常因病情危重死亡。

B. 一侧基底动脉分支闭塞：短旋支闭塞，发生脑桥腹外侧综合征（Millard-Gubler syndrome），表现为同侧外展神经麻痹和周围性面瘫，对侧中枢性偏瘫，也可出现对侧偏身感觉障碍。旁正中支闭塞，发生 Foville 综合征，表现为双眼不能向病灶侧同向运动，病灶侧面神经和展神经麻痹，对侧偏瘫。

C. 双侧基底动脉脑桥分支闭塞：双侧脑桥基底部梗死而使双侧皮质脑干束和皮质脊髓束被阻断，展神经核以下运动性传出功能丧失，动眼神经和滑车神经的功能保留，出现闭锁综合征（locked-in syndrome）。表现为双侧面瘫，延髓麻痹，四肢瘫痪，不能讲话和吞咽，但因大脑半球和脑干被盖部网状激活系统而未受累，患者意识清楚，语言理解能力正常，能以睁、闭眼或眼球上、下运动示意。

D. 基底动脉尖端闭塞：基底动脉尖端分出两对动脉，即小脑上动脉和大脑后动脉，其分支供应中脑、丘脑、小脑上部、颞叶内侧及枕叶。故基底动脉尖端闭塞可出现以中脑病损为主要表现的基底动脉尖综合征（top of the basilar syndrome，TOBS），表现为：

a. 眼球运动及瞳孔异常：一侧或双侧动眼神经部分或完全麻痹、眼球上视不能（上丘受累）及一个半综合征，瞳孔对光反射迟钝而调节反应存在，类似 Argyll-Robertson 瞳孔（顶盖前区受损）。

b. 意识障碍：一过性或持续数天，或反复发作[中脑和（或）丘脑网状激活系统受累]。

c. 对侧偏盲或皮质盲：为一侧或双侧枕叶视皮质受损所致。

d. 严重记忆障碍：颞叶内侧受累导致边缘内侧环路中断。

6）椎动脉闭塞综合征

A. 椎动脉闭塞：若双侧椎动脉发育完整，一侧椎动脉闭塞时，通过对侧椎动脉的代偿作用，可以无明显症状。若一侧锁骨下动脉或无名动脉在椎动脉起始处近心端闭塞或明显狭窄，患者活动上肢时因虹吸作用使同侧椎动脉血流逆流入锁骨下动脉，出现眩晕、复视、共济失调和晕厥等脑干缺血表现，即为锁骨下动脉盗血综合征（subclavian steal syndrome）。双侧椎动脉闭塞所致临床表现与基底动脉主干闭塞相似，病情危重，常致患者死亡。

B. 延髓旁正中动脉闭塞：该动脉供应延髓内侧旁中线结构，闭塞出现 Jackson 综合征，表现为病灶侧舌下神经周围性麻痹和对侧中枢性偏瘫，对侧肢体深感觉障碍。

C. 小脑后下动脉或椎动脉供应延髓外侧的分支闭塞。

发生延髓背外侧综合征（Wallenberg syndrome），是脑干梗死中最常见的类型。主要表现有：

a. 眩晕、呕吐、眼球震颤（前庭神经核受损）。

b. 交叉性感觉障碍（三叉神经脊束核及对侧交叉的脊髓丘脑束受损）。

c. 同侧 Horner 征（交感神经下行纤维受损）。

d. 吞咽困难、饮水呛咳和声音嘶哑（舌咽、迷走神经、疑核受损）。

e. 同侧小脑性共济失调（绳状体或小脑受损）。

由于小脑后下动脉的解剖变异较多，使临床症状复杂化，常有不典型的临床表现。

7）小脑梗死：小脑的三对供血动脉即小脑上动脉、小脑前下动脉及小脑后下动脉间有广泛的吻合支，因此小脑梗死率较低。临床表现与小脑梗死的部位和范围有关，常见有头昏、眩晕、呕吐、眼球震颤、小脑性语言、同侧肢体共济失调等。

8）分水岭脑梗死（CWSI）根据脑内血供分布特点，分为：

A. 皮质型

a. 皮质前型：前动脉与中动脉皮质支之间的分水岭区，位于额顶叶，呈带状或楔形。表现为以上肢为主的中枢性偏瘫及偏身感觉障碍，一般无面、舌瘫。可有情感障碍、强握反射和局灶性癫痫等。优势侧病变出现经皮质运动性失语，双侧病变出现四肢瘫、智能障碍。

b. 皮质后型：中动脉与后动脉，或前动脉/中动脉/后动脉皮质支分水岭区，病灶位于顶、枕、颞交界区。临床表现有偏盲、皮质型感觉障碍、轻偏瘫、情感淡漠、记忆力减退和 Gerstman 综合征等，优势侧病变出现认字困难和经皮质感觉性失语，非优势侧病变可见体象障碍。

B. 皮质下型：前动脉、中动脉、后动脉的皮质支与深穿支分水岭区，或前动脉回返支（Heubner 动脉）与中动脉豆纹动脉分水岭区梗死等，出现轻偏瘫、感觉障碍、不自主运动或帕金森综合征等。

2. 心源性脑栓塞　常见临床表现如下。

（1）任何年龄均可发病，青壮年多见。

（2）发病急骤，常于活动中骤然发生神经功能缺损表现，并在数秒至数分钟之内达到高峰，也常见以癫痫发作起病。如患者症状加重，可能是脑栓塞后有逆行性血栓形成，或继发脑出血。

（3）局灶性神经功能障碍的表现与栓塞的部位及其供血区有关，具体表现见"大动脉粥样硬化性卒中"部分。约 4/5 的脑栓塞发生于颈内动脉系统，约 1/5 发生于椎-基底动脉系统。

（4）发病时患者通常意识清楚，也可伴发一过性意识障碍。当颈内动脉主干、颅内大动脉或广泛颅内动脉栓塞导致严重脑水肿和颅内高压，或椎-基底动脉栓塞时，患者均可出现昏迷，但持续时间常较短。

（5）除神经系统的临床表现外，患者往往伴有原发性心脏疾病的症状和体征，如心悸、心前区疼痛、呼吸困难、发绀、水肿、心界异常和（或）心脏杂音等；也可有其他部位栓塞的表现，如肺栓塞（胸痛、发绀、气急、咯血或胸膜摩擦音等）、肾栓塞（腰痛、血尿等）、肠系膜栓塞（腹痛、便血等）、皮肤栓塞（皮

下出血）等。

3. 小动脉闭塞性脑梗死

（1）一般特点：多发生于中老年人，常有长期高血压、糖尿病病史。多为急性起病，也有部分为渐进性或亚急性起病。症状较轻，体征单一，无头痛、颅内压增高表现和意识障碍等，神经功能缺损表现取决于病灶的部位和大小。由于病变小，且常位于脑相对静区，许多患者并不出现临床症状或体征，而在影像学检查或尸检时发现病灶。

（2）临床表现多样，临床常见的腔隙综合征有以下几种。

1）纯运动性轻偏瘫（pure motor hemiparesis，PMH）：常见，表现为一侧面部和肢体瘫痪，程度多较轻，不合并感觉障碍、视野缺损、失语、失用或失认等，也无眩晕、耳鸣、复视、小脑性共济失调等。病变部位多在运动纤维最集中的部位，如内囊后肢、放射冠、脑桥基底下部或大脑脚中部等。

2）纯感觉性卒中（pure sensory stroke，PSS）：临床常见，表现为偏身感觉障碍，呈麻木、烧灼、沉重、刺痛、瘙痒或僵硬感等，可有或无感觉缺失的体征。不伴瘫痪、偏盲和失语等。病灶多位于丘脑后腹核、内囊后肢、放射冠后部或脑干背外侧部等，通常为大脑后动脉丘脑穿通支闭塞所致。

3）共济失调性轻偏瘫（ataxic-hemiparesis，AH）：表现为病变对侧轻偏瘫，伴瘫痪侧肢体共济失调，下肢常重于上肢。病变位于放射冠、半卵圆中心、内囊后肢、丘脑或脑桥基底部等。

4）构音障碍-手笨拙综合征（dysarthric-clumsy hand syndrome，DCHS）：表现为严重的构音障碍、吞咽困难，病变对侧中枢性面、舌瘫、手轻度无力、动作缓慢笨拙，精细动作障碍明显。病灶常在脑桥基底部，为基底动脉旁中线支闭塞所致，也可见于内囊膝部。

5）感觉运动性卒中（sensorimotor stoke，SMS）：通常以偏身感觉障碍起病，继之出现轻偏瘫（包括面、舌瘫）。病灶位于丘脑腹后核并波及邻近的内囊后肢，是丘脑膝状体动脉分支或脉络膜后动脉丘脑支闭塞所致。

6）腔隙状态（lacunar state）：指多发性腔隙性梗死累及双侧皮质脑干束及皮质脊髓束，出现严重精神障碍、痴呆、假性延髓麻痹、双侧锥体束征、类帕金森综合征和大、小便失禁等。

案例 2-2 诊疗思路

根据上述病史和体征，考虑为右侧大脑中动脉主干狭窄或闭塞导致右侧大脑半球梗死。

主要检查结果:头颅 MRI＋MRA 示右侧放射冠区脑梗死(新发病变),双侧放射冠区多发腔隙性脑梗死;头颅 MRA 示脑动脉硬化,双侧大脑后动脉 P_1 段及左侧大脑中动脉 M_2 段管腔局限性狭窄。颈部动脉彩超:双侧颈总动脉粥样硬化,双侧颈内动脉、颈外动脉未见斑块,右侧椎动脉细小,双侧椎动脉血流阻力增高。

【辅助检查】

1. 影像学检查

(1)头颅 CT:CT 平扫在脑卒中的诊断中广泛应用,对早期缺血性改变的敏感性不如 MRI,但具有相同的特异性,并且 CT 能有效区分急性缺血性和出血性脑卒中。多数脑梗死病例于发病后 24 小时内 CT 不显示密度变化,但早期可能发现大面积脑梗死。24~48 小时后逐渐显示与闭塞血管供血区一致的低密度梗死灶,以及组织肿胀脑脊液空间减小和提示腔内血栓形成的动脉高密度征。出血性脑梗死呈混杂密度改变。如病灶较小或脑干梗死 CT 检查常不显示。值得注意的是,病后 2~3 周(亚急性期)梗死区处于吸收期,此时因水肿消失及吞噬细胞的浸润病灶可与脑组织等密度,导致 CT 上不能见到病灶,称"模糊效应",需强化方可显示。

(2)头颅 MRI:脑梗死数小时内,病灶区即有 MR 信号改变,呈长 T_1、长 T_2 信号,出血性梗死显示其中混杂 T_1 高信号。与 CT 相比,MRI 具有显示病灶早,清晰显示小病灶及后颅凹的梗死灶。病灶检出率为95%。弥散加权成像(DWI)可于缺血早期发现病变,发病后半小时即可显示梗死病灶,因此,对疑似 TIA 或急性脑卒中患者的 MRI 检查,应常规包括 DWI。但 MRI 不适用于躁动患者或者可能出现呕吐并误吸的患者。磁共振血管成像(MRA)在不使用对比剂的情况下,通过抑制背景结构信号而单独直观地显示血管结构,为无创性检查,且无放射性损伤。但 MRA 空间分辨率差,对细小血管显示差,不及 DSA 和 CTA,且信号变化复杂,易产生伪影。

(3)数字减影血管造影(DSA):是评价头颈部血管走行、狭窄或闭塞部位、侧支循环情况的"金标准",但该技术需经动脉插管、注射造影剂、接受 X 线放射等,为有创性检查,被检者可能并发出血、感染及脑卒中等,且在临床应用中受到一定限制。

(4)颈部血管超声:是最广泛应用于临床的一项无创性检测手段,可客观检测颈部血管结构、内径、血流动力学的改变,以及粥样硬化斑块的厚度及表面形态结构等。超声在颈动脉壁的形态观察上较敏感,并可对斑块性质做出判断。

(5)SPECT 和 PET:能早期显示脑梗死的部位、程度和局部脑血流改变,观察脑梗死灶的氧代谢和葡萄糖代谢情况,并监测缺血半暗带及对远隔部位代谢的影响,但由于费用昂贵,难以在脑梗死诊断中广泛应用。

2. 血液化验 包括血常规、血糖、血脂、血同型半胱氨酸、凝血、血流变、血清离子等检查,结合相关病史,明确脑卒中危险因素,并可及时发现和处理水电解质紊乱。

3. 心电图及超声心动图 用于排除可导致心源性脑栓塞的心脏疾病和心源性栓子来源。如果怀疑心律失常但普通心电图未发现,还应进行 24 小时动态心电图监测以明确。

【诊断与鉴别诊断】

1. 诊断 本病的诊断要点:①中老年患者,多有脑血管病的相关危险因素病史;②发病前可有 TIA;③安静休息时发病较多,常在睡醒后出现症状;④迅速出现局灶性神经功能缺失症状并持续 24 小时以上,症状可在数小时或数日内逐渐加重;⑤多数患者意识清楚,但偏瘫、失语等神经系统局灶体征明显;⑥头颅 CT 早期正常,24~48 小时后出现低密度灶。

2. 鉴别诊断

(1)脑出血:发病更急,数分钟或数小时内出现神经系统局灶定位症状和体征,常有头痛、呕吐等颅内压增高症状及不同程度的意识障碍,血压增高明显。但大面积脑梗死和脑出血,轻型脑出血与一般脑血栓形成症状相似。可行头颅 CT 以鉴别。

(2)脑栓塞:起病急骤,数秒钟或数分钟内症状达到高峰,常有心脏病史,特别是心房颤动、细菌性心内膜炎、心肌梗死或有其他栓子来源时应考虑脑栓塞。

(3)颅内占位:某些硬膜下血肿、颅内肿瘤、脑脓肿等发病也较快,出现偏瘫等症状及体征,需与本病鉴别。可行头颅 CT 或 MRI 鉴别。

案例 2-2 分析总结

1. 根据中老年女性,有糖尿病、高血压危险因素,迅速出现神经功能缺损症状,持续 24 小时以上,体格检查:口角右歪,左侧鼻唇沟变浅,左上肢肌力 0 级,左下肢肌力 2 级,左侧肢体腱反射较右侧减弱,左侧肢体浅感觉减退,指鼻试验、跟膝胫试验、快速轮替试验不能完成,左下肢 Babinski 征、查多克征阳性。考虑定位:右侧大脑半球;定性:缺血性脑血管病。

2. 根据头颅 MRI＋MRA 示:右侧放射冠区

脑梗死（新发病变），双侧放射冠区多发腔隙性脑梗死；头颅 MRA 示脑动脉硬化，双侧大脑后动脉 P_1 段及左侧大脑中动脉 M_2 段管腔局限性狭窄。颈部动脉彩超示：双侧颈总动脉粥样硬化。临床确诊为脑梗死。

【治疗】

1. 一般治疗

（1）保持呼吸道通畅及吸氧：保持呼吸道通畅，气道功能严重障碍者应给予气道支持（气管插管或切开）及辅助呼吸，合并低氧血症患者（$SpO_2 < 92\%$ 或血气分析提示缺氧）应予以吸氧。

（2）调控血压

1）高血压：约 70% 的缺血性脑卒中患者急性期血压升高，原因主要包括疼痛、恶心呕吐、颅内压增高、意识模糊、焦虑、脑卒中后应激状态、病前存在高血压等。准备溶栓者，血压应控制在收缩压 <180mmHg，舒张压 <100mmHg，缺血性脑卒中后 24 小时内血压升高的患者应谨慎处理，血压持续升高，收缩压 ≥200mmHg 或舒张压 ≥110mmHg，或伴有严重心功能不全、主动脉夹层、高血压脑病，可予缓慢降压治疗，并严密观察血压变化。

2）可能原因：主动脉夹层、血容量减少、心排血量减少等。

（3）血糖控制。

（4）体温控制。

（5）降颅压治疗：严重脑水肿和颅内压增高是急性重症脑梗死的常见并发症，是死亡的主要原因之一。常用的降颅压药物为甘露醇、呋塞米和甘油果糖。20% 甘露醇的常用剂量为 125～250ml，每 4～6 小时使用一次；呋塞米（10～20mg，每 2～8 小时 1 次），其他可用白蛋白佐治，但价格昂贵。甘油果糖也是一种高渗溶液，常用 250～500ml 静脉滴注，每日 1～2 次。

（6）心脏监测及处理：脑梗死后 24 小时应常规心电图检查，必要时心电监护，以便早期发现心脏病变并及时处理；避免或慎用加重心脏负担的药物。

（7）营养支持。

2. 特殊治疗

（1）溶栓治疗：抢救缺血半暗带，时间窗 4.5 小时内或 6 小时之内，药物：重组组织型纤溶酶原激活剂 rtPA 和尿激酶 UK。

（2）抗血小板聚集治疗：不符合溶栓适应证且无禁忌证的缺血性脑卒中患者应在发病后尽早给予口服阿司匹林 150～300mg/d，急性期后可改为预防用量 50～150mg/d。溶栓治疗者，阿司匹林等抗血小板药物应在溶栓 24 小时后开始使用。对不能耐受阿司匹林者，可考虑使用氯吡格雷等。

（3）抗凝：一直存在争议。

（4）降纤治疗：推荐意见为对不适合溶栓并经过严格筛选的脑梗死患者，特别是高纤维蛋白血症患者可选用降纤治疗。

（5）扩容：推荐意见为对一般缺血性脑卒中患者，不推荐扩容，对于低血压或低灌注所致的如分水岭脑梗死可考虑扩容，但应注意可能加重脑水肿、心力衰竭等并发症，此类患者不推荐使用。

（6）神经保护：理论上，针对急性缺血或再灌注后细胞损伤的药物（神经保护剂），可保护神经细胞，提高对缺血、缺氧的耐受性。主要有胞二磷胆碱钠、依达拉奉、吡拉西坦等。

3. 急性期并发症的处理

（1）脑水肿和颅内高压：是急性重症脑梗死患者的常见并发症，是死亡的主要原因之一。

推荐意见：①卧床，避免和处理引起颅内压增高的因素，如头颈部过度扭曲、激动、用力、发热、癫痫、呼吸道不通畅、咳嗽、便秘等。②使用甘露醇静脉滴注（一般每 8g 甘露醇可带出体内水分 100ml，用药后 20～30 分钟起效），必要时可使用呋塞米或甘油果糖。

（2）出血转化：脑梗死出血转化率为 8.5%～30%，其中有症状的为 1.5%～5%。心源性脑栓塞、大面积脑梗死、占位效应、早期低密度征、年龄大于 70 岁，应用抗栓药物（尤其抗凝药物）或溶栓药物等会增加出血转化的风险。

推荐意见：①症状性出血转化：停用抗栓治疗等致出血药物；②何时开始抗凝和抗血小板治疗：对需要抗栓治疗的患者，可于出血转化病情稳定后 7～10 天开始抗栓治疗，对于再发血栓风险相对较低或全身情况较差者，可用抗血小板药物代替华法林。

（3）癫痫：推荐意见为①不推荐预防性应用抗癫痫药物。②孤立发作一次或急性期痫性发作控制后，不建议长期使用抗癫痫药物。③脑卒中 2～3 个月再发的癫痫，建议按癫痫常规治疗进行长期药物治疗。④脑卒中后癫痫持续状态，建议按癫痫持续状态治疗原则处理。

（4）吞咽困难：约 50% 的脑卒中患者入院时存在吞咽困难，3 个月时降为 15%，为防治脑卒中后肺炎与营养不良，应重视吞咽困难的评估和处理。

推荐意见：①建议于患者进食前采用饮水试验进行吞咽功能评估。②吞咽困难短期内不能恢复者早期可插鼻胃管进食，吞咽困难长期不能恢复者可行 PEG 进食。

（5）肺炎：约 5.6%脑卒中患者合并肺炎，误吸是主要原因。意识障碍、吞咽困难是导致误吸的主要危险因素，其他包括呕吐、不活动等，肺炎是脑卒中患者死亡的主要原因之一，15%～25%脑卒中患者死于细菌性肺炎。

推荐意见：①早期评估和处理吞咽困难和误吸问题，对意识障碍患者应特别注意预防肺炎。②疑有肺炎的发热患者应给予抗生素治疗。但不推荐预防性使用抗生素。

（6）排尿障碍和尿路感染：排尿障碍在脑卒中早期很常见，主要包括尿失禁和尿潴留。住院期间40%～60%中重度脑卒中患者发生尿失禁，29%发生尿潴留。尿路感染主要继发于因尿失禁或尿潴留留置导尿管的患者，约 5%出现败血症，与脑卒中预后不良有关。

推荐意见：①建议对排尿障碍进行早期评估和康复治疗。记录排尿日记。②尿失禁患者应尽量避免留置导尿管，可定时使用便盆或尿壶，白天每 2 小时一次，晚上每 4 小时一次。③尿潴留患者应测定膀胱残余尿，排尿时可在耻骨上施压加强排尿。必要时可间歇性导尿或留置导尿。④有尿路感染者应给予抗生素治疗，但不推荐预防性使用抗生素。

（7）深静脉血栓形成和肺栓塞预防。

（8）外科或介入治疗。

（9）康复治疗。

【预后】

本病的病死率高，存活的患者中，致残率亦高，影响预后的因素较多，重要的是神经梗死的部位、神经功能缺损的严重程度，其他还包括患者的年龄及脑卒中的病因等。

（二）脑出血

案例 2-3

患者，男性，52 岁。

主诉：右侧肢体无力 6 小时，加重伴意识障碍 2 小时。

现病史：6 小时前跑步时突发右侧肢体无力，表现为右侧肢体活动欠灵活，伴右侧肢体麻木，伴头痛，位于双侧颞部，呈阵发性胀痛，伴言语含糊不清、右侧肢体麻木，伴恶心、呕吐，非喷射性呕吐，呕吐物为胃内容物，无咖啡样物，无吞咽困难、饮水呛咳，无意识障碍、大小便失禁，休息后上述症状未见明显好转，2 小时前右上肢无力症状逐渐加重，表现为右上肢抬举、持物困难，不能自主站立及行走，伴意识障碍，无肢体

抽搐、口吐白沫，遂入急诊科就诊，急诊科查头颅 CT 提示左侧基底核区出血，以"脑出血"收入科室。

既往史：有高血压病史 8 年余，最高血压达 200/120mmHg，近期口服硝苯地平控释片（30mg 一天一次）控制血压未规律监测血压。余病史无特殊。

体格检查：T36.2℃，R20 次/分，HR86 次/分，BP168/92mmHg，心、肺、腹查体正常，神经系统查体：意识呈嗜睡状态，言语含糊不清，双侧瞳孔等大等圆，直径约 3mm，对光反射灵敏，颈软无抵抗，Kernig 征阴性，右侧鼻唇沟变浅，伸舌右偏，右侧肢体肌力 3 级，左侧肢体肌力 5 级，四肢肌张力正常，右侧共济运动查体不能配合，左侧轮替试验、指鼻试验正常，右侧肢体肱二头肌反射、肱三头肌反射、膝反射亢进，右侧 Hoffmann 征阳性，右侧 Babinski 征阳性。

辅助检查：血常规、凝血功能、电解质、肝肾功能均未见异常。心电图：窦性心律，ST-T 改变。头颅 CT：左侧基底核脑出血，量约 24ml。

问题：

1. 脑出血的分类、病因、发病机制、病理、临床表现、辅助检查、诊断、鉴别诊断有哪些？

2. 脑出血院前与急诊室的急救管理及内、外科治疗是什么？

脑出血（intracerebral hemorrhage，ICH）是指非外伤性脑实质内血管破裂引起的出血，占全部脑卒中的 20%～30%，急性期病死率为 30%～40%。发生的原因主要与脑血管的病变有关，即与高血脂、糖尿病、高血压、血管的老化、吸烟等密切相关。脑出血的患者往往于情绪激动、费劲用力时突然发病，早期死亡率很高，幸存者中多数留有不同程度的运动障碍、认知障碍、言语吞咽障碍等后遗症。

亚洲国家脑出血占脑卒中发病率的 25%～55%，而欧美国家脑出血仅占脑卒中发病率的 10%～15%。脑出血 1 个月死亡率高达 35%～52%，6 个月末仍有 80%左右的存活患者遗留残疾，是中国居民死亡和残疾的主要原因之一。规范脑出血的诊断标准和治疗技术，有利于降低其死亡率和致残率。

【脑出血分类】

脑出血的危险因素及病因以高血压、脑血管淀粉样变性（cerebral amyloid angiopathy，CAA）、脑动静脉畸形、脑动脉瘤、肿瘤卒中、凝血功能障碍等多见。目前国际上尚无公认的分类，欧洲国家将

脑出血分为原发性脑出血、继发性脑出血和原因不明性脑出血；美国有学者将脑出血命名为非动脉瘤性脑出血、非脑动静脉畸形性脑出血、非肿瘤性自发性脑出血。原发性脑出血与继发性脑出血的分类，目前得到较多认可。

继发性脑出血一般指有明确病因的脑出血，多由脑动静脉畸形、脑动脉瘤、使用抗凝药物、溶栓治疗、抗血小板治疗、凝血功能障碍、脑肿瘤、脑血管炎、硬脑膜动静脉瘘、烟雾病、静脉窦血栓形成等引起，占脑出血的15%～20%。

原发性脑出血指无明确病因的脑出血，多数合并有高血压。在我国虽未进行大样本流行病学调查，但就现有文献资料分析，原发性脑出血合并高血压者可高达70%～80%，所以我国一直沿用"高血压性脑出血"命名。而在国外医学文献中，多将该病统称为脑出血或自发性脑出血，占所有脑出血的80%～85%。

【病因与发病机制】

1. 引起脑出血的病因有很多，最常见的病因是高血压动脉粥样硬化，其次为先天性脑血管畸形或动脉瘤、血液病、脑外伤、抗凝或溶血栓治疗、淀粉样血管病等引起的脑出血。根据病因分类如下：

（1）根据血管病理：常见有微动脉瘤或者微血管瘤、脑动静脉畸形、淀粉样脑血管病、囊性血管瘤、颅内静脉血栓形成、脑膜动静脉畸形、特异性动脉炎、真菌性动脉炎、烟雾病和动脉解剖变异等。

（2）根据血流动力学：血压和偏头痛。血液因素有抗凝、抗血小板或溶栓治疗、嗜血杆菌感染、白血病、血栓性血小板减少症等。

（3）其他：颅内肿瘤、酒精中毒及交感神经兴奋药物等。

（4）原因不明：如特发性脑出血。

此外，有些因素与脑血管病的发生有一定的关系，可能是导致脑血管病的诱因。①血压波动：如高血压患者近期没有服用降压药物或生气、着急等引起血压增高，以收缩压升高尤为重要；②脾气急躁或情绪紧张：常见于生气与人争吵后；③不良嗜好：如吸烟、酗酒、食盐过多、体重过重；④过分疲劳：如体力和脑力劳动过度排便用力运动。

2. 发病机制 在发生机制上，每一例脑出血并不是单一因素引起，而可能是几种综合因素所致。高血压形成脑出血的机制有许多说法，比较公认的是微动脉瘤学说。一般认为单纯的血压升高不足以引起脑出血，脑出血常在合并脑血管病变的基础上发生。

（1）微动脉瘤破裂：因脑内小动脉壁长期受高血压引起的张力影响，使血管壁薄弱部位形成动脉

瘤，其直径一般为500μm。高血压患者的脑内穿通动脉上形成许多微动脉瘤，多分布在基底核的纹状动脉、脑桥、大脑白质和小脑中直径在100～300μm的动脉上。这种动脉瘤是在血管壁薄弱部位形成囊状，当血压突然升高时，这种囊性血管容易破裂造成脑出血。

（2）脂肪玻璃样变或纤维坏死：长期高血压对脑实质内直径100～300μm小穿通动脉管壁内膜起到损害作用，血浆内的脂质经损害的内膜进入内膜下，使管壁增厚和血浆细胞浸润 形成脂肪玻璃样变，最后导致管壁坏死。当血压或血流急剧变化时容易破裂出血。

（3）脑动脉粥样硬化：多数高血压患者的动脉内膜同时存在多样病变，包括局部脂肪和复合糖类积聚，出血或血栓形成，纤维组织增长和钙沉着。脑动脉粥样硬化患者易发生脑梗死，在大块脑缺血软化区内的动脉易破裂出血，形成出血性坏死病灶。

（4）脑动脉的外膜和中层在结构上薄弱：大脑中动脉与其所发生的深穿支-豆纹动脉成直角，这种解剖结构在用力、激动等因素使血压骤然升高的情况下，该血管容易破裂出血。

【病理】

1. 主要病理生理变化 血管破裂形成血肿，其周围组织在血肿形成30分钟后出现海绵样变性；6小时后邻近的脑实质内，随时间变化由近及远有坏死层、出血层、海绵样变性及水肿等。血肿周围脑组织的这些变化除机械压迫外，主要是血浆、血细胞成分，如血红蛋白及其他血管活性物质等起着重要作用。出血后颅内容积增大，破坏了颅内环境的稳定。所致的脑水肿导致颅内压进一步增高，同时也影响局部脑血流量和凝血纤溶系统功能。脑出血除血肿本身的占位性损害外，还有周围脑组织血液循环障碍、代谢紊乱（如酸中毒）、血管运动麻痹、血-脑脊液屏障受损及血液分解产物释放多种生物活性物质对脑组织的损害。

（1）大分子物质：血浆中的白蛋白、细胞膜性成分裂解及细胞内释放的大分子物质可参与脑水肿形成。

（2）血肿中的血管活性物质：血肿中的血管活性物质可向脑组织弥散，引起血管痉挛、血管扩张或血管通透性改变。

（3）血肿外的一些血管活性物质：如组胺、5-羟色胺、激肽、缓激肽、花生四烯酸及其代谢产物增多，可加重脑组织损害。

（4）自由基：红细胞外渗破坏，血红蛋白分解释放出铁离子和血红素，可诱导产生大量的自由基，

加重脑损害。

（5）活性酶类释放：神经细胞内含大量溶酶体，各种水解酶释放至胞质中，使神经细胞进一步损伤或坏死。

（6）内皮素释放：由血管内皮细胞损伤产生的内皮素可导致细胞内钙离子超载，致使血管收缩，加重脑缺血。

（7）兴奋性神经毒性氨基酸：损伤区兴奋性氨基酸增加可促使神经细胞坏死。

（8）各种免疫反应的参与：各种趋化因子促使中性白细胞向病灶转移，并产生活性物质、酶类及自由基等，对局部脑组织造成直接而严重的损伤。

2. 脑水肿形成　水肿在出血灶周围最严重，同侧大脑皮质、对侧皮质和基底核区也有水肿。血肿周围脑水肿既有血管源性，也有细胞毒性，远离病灶的脑水肿是血管源性脑水肿扩散的结果。实验显示：自体血注入小鼠尾状核研究发现同侧基底核区水肿在24小时内进行性加重达高峰，之后保持恒定，直到第5天开始消退。

3. 脑出血对凝血、抗凝、纤溶状态的影响　一般认为，急性期脑组织损伤后释放组织凝血活酶，使血中凝血活性升高，抗凝血酶消耗性降低，纤溶活性代偿性升高。对凝血过程的研究发现，出血后头24小时内，凝血块形成过程中凝血酶的释放，会引起邻近脑水肿、血-脑脊液屏障破坏和细胞毒作用。

另外，红细胞溶解，在最初出血后3天左右达高峰，是脑水肿形成的另一个机制，这可能与释放游离血红蛋白及其降解产物有关。最近研究表明，自由基、兴奋性氨基酸和膜对钙的通透性，是缺血性脑损伤的重要因素。氧自由基可能来源于花生四烯酸释放、儿茶酚胺代谢、白细胞活化、一氧化氮合成和其他病理生理过程。三价铁释放，促使过氧化物和过氧化氢转化成毒性更大的羟自由基，这是缺血性脑水肿的一种更重要的递质。血液和脑实质能产生超氧负离子，这大概与血液分解产物包括三价铁有关。

综上所述，尽管脑出血的病理生理机制十分复杂，了解并掌握脑出血时脑损害的病理过程，将有助于药物治疗及促进血肿的吸收和神经功能的恢复。同时，对脑出血的病理生理机制的认识有待进一步深入。

4. 脑出血的主要病理改变

（1）出血部位：约70%的高血压性脑出血发生在基底核区；脑叶、脑干及小脑齿状核各占约10%。

脑深穿支动脉常可见小粟粒状动脉瘤，高血压

性脑出血好发部位包括大脑中动脉深穿支豆纹动脉（42%）、基底动脉脑桥支（16%）、大脑后动脉丘脑支（15%）、供应小脑齿状核及深部白质的小脑上动脉支（12%）、顶枕叶及颞叶白质分支（10%）等。壳核出血常侵犯内囊和破入侧脑室，血液充满脑室系统和蛛网膜下腔；丘脑出血常破入第三脑室或侧脑室，向外损伤内囊；脑桥或小脑出血直接破入蛛网膜下腔或第四脑室。非高血压性脑出血多位于皮质下，常见于脑淀粉样血管病、动静脉畸形、Moyamoya病等。

（2）病理检查：出血侧半球肿胀、充血，血液流入蛛网膜下腔或破入脑室；出血灶形成不规则空腔，中心充满血液或紫色葡萄浆状血块，周围是坏死脑组织、淤点状出血性软化带和明显的炎细胞浸润。血肿周围脑组织受压，水肿明显，较大血肿可引起脑组织和脑室移位、变形和脑疝形成。幕上半球出血，血肿向下挤压丘脑下部和脑干，使之移位、变形和继发出血，常出现小脑幕疝；丘脑下部和幕上脑干等中线结构下移形成中心疝；如颅内压极高或幕下脑干和小脑大量出血可发生枕大孔疝；脑疝是脑出血最常见的直接致死原因。

急性期后血块溶解，吞噬细胞清除含铁血黄素和坏死脑组织，胶质增生，小出血灶形成胶质瘢痕，大出血灶形成卒中囊。

【临床表现】

1. 一般表现：常见于50岁以上患者，男性稍多于女性，寒冷季节发病率较高，多有高血压病史。多在情绪激动或活动中突然起病，发病后病情常于数分钟至数小时内达高峰。少数也可在安静状态下发病。前驱症状一般不明显。

发病后多有血压明显升高，由于颅内压升高，常有头痛、呕吐和不同程度的意识障碍，如嗜睡或昏迷等。

2. 局限性定位表现（取决于出血量和出血部位）

（1）基底核区出血

1）壳核出血：最常见，常有病灶对侧偏瘫、偏身感觉缺失和同向性偏盲，还可出现双眼球向病灶对侧同向凝视不能，优势半球受累可有失语。

2）丘脑出血：常有对侧偏瘫、偏身感觉障碍，通常感觉障碍重于运动障碍。深、浅感觉均受累，而深感觉障碍更明显。可有特征性眼征，如上视不能或凝视鼻尖、眼球偏斜或分离性斜视、眼球会聚障碍和无反应性小瞳孔等。小量丘脑出血致丘脑中间腹侧核受累可出现运动性震颤和帕金森综合征样表现；累及丘脑底核或纹状体可呈偏身舞蹈——投掷样运动；优势侧丘脑出血可出现丘脑性失语、精神障碍、认知障

碍和人格改变等。

3）尾状核头出血：常有头痛、呕吐、颈强直、精神症状，神经系统功能缺损症状并不多见，故临床酷似蛛网膜下腔出血。

（2）脑叶出血：以顶叶最常见，其次为颞叶、枕叶、额叶，也可有多发脑叶出血。额叶出血可有偏瘫、尿便障碍、Broca 失语、摸索和强握反射等。颞叶出血可有 Wernicke 失语、精神症状、对侧上象限盲、癫痫；枕叶出血可有视野缺损；顶叶出血可有偏身感觉障碍、轻偏瘫、对侧下象限盲，非优势半球受累可有构象障碍。

（3）脑干出血

1）脑桥出血：大量出血（血肿＞5ml）累及双侧被盖部和基底部。常破入第四脑室，患者迅速出现昏迷、双侧针尖样瞳孔、呕吐咖啡样胃内容物、中枢性高热、中枢性呼吸障碍、眼球浮动、四肢瘫痪和去大脑强直发作等。小量出血可无意识障碍，表现为交叉性瘫痪和共济失调性偏瘫，两眼向病灶侧凝视麻痹或核间性眼肌麻痹。

2）中脑出血：少见，常有头痛、呕吐和意识障碍，轻症表现为一侧或双侧动眼神经不全麻痹、眼球不同轴、同侧肢体共济失调，也可表现为 Weber 或 Benedikt 综合征；重症表现为深昏迷，四肢迟缓性瘫痪，可迅速死亡。

3）延髓出血：更为少见，临床表现为突然意识障碍，影响生命体征，如呼吸、血压、心率改变，继而死亡。轻症患者可表现不典型的 Wallenberg 综合征。

（4）小脑出血：常有头痛、呕吐，眩晕和共济失调明显，起病突然，可伴有枕部疼痛。出血量较少者，主要表现为小脑受损症状，如患侧共济失调、眼震和小脑语言等，多无瘫痪；出血量较多者，尤其是小脑蚓部出血，病情迅速进展，发病时或病后 12～24 小时内出现昏迷及脑干受压征象，双侧瞳孔缩小至针尖样、呼吸不规则等。暴发型则常突然昏迷，在数小时内迅速死亡。

（5）脑室出血：常有头痛、呕吐，严重者出现意识障碍如深昏迷、脑膜刺激征、针尖样瞳孔、眼球分离斜视或浮动、四肢迟缓性瘫痪及去大脑强直发作、高热、呼吸不规则、脉搏和血压不稳定等症状。临床上易误诊为蛛网膜下腔出血。

案例 2-3 诊疗思路

本病为老年男性，起病急，病程短，迅速出现意识障碍，既往有高血压病史，入院时测血压 168/92mmHg，查体出现右侧肢体肱二头肌反射、肱三头肌反射、膝反射亢进，右侧 Hoffmann 征阳性，右侧 Babinski 征阳性等体征。定性诊断：应考虑出现脑部器质性病变，结合患者有高血压病史，考虑出血的可能性较大。定位诊断：患者出现右侧肢体无力，言语含糊不清，右侧鼻唇沟变浅，伸舌右偏，右侧肢体肌力 3 级，左侧肢体肌力 5 级，右侧共济运动查体不能配合，应考虑病变在大脑右侧。诊疗上首先进行头颅 CT 检查，明确病变部位的定性定位，再决定下一步的治疗方案。

【辅助检查】

1. 影像学检查 这是诊断脑出血的重要方法，主要包括：脑 CT、MRI 和脑血管造影等。CT 及 MRI 能够反映出血的部位、出血量、波及范围及血肿周围脑组织情况。

（1）CT 扫描：使用广泛，脑出血在 CT 上表现为高密度影，是诊断脑卒中首选的影像学检查方法。可根据多田公式粗略计算血肿体积：血肿体积 T（ml）$=\pi/6 \times L * S \times Slice$，式中（最大层面）$L$ 为血肿的长轴，S 为短轴，Slice 为所含血肿层面的厚度（cm）。

（2）多模式 CT 扫描：包括 CT 脑灌注成像（CTP）和增强 CT。CTP 能够反映脑出血后脑组织的血供变化，可了解血肿周边血流灌注情况。增强 CT 扫描发现造影剂外溢是提示患者血肿扩大风险高的重要证据。

（3）MRI 扫描：脑出血在 MRI 上的表现较复杂，根据血肿的时间长短而有所不同：超急性期（0～2 小时）：血肿为 T_1 呈低信号，T_2 呈高信号，与脑梗死不易区别；急性期（2～72 小时）：T_1 呈等信号，T_2 呈低信号；亚急性期（3 天至 3 周）：T_1、T_2 均呈高信号；慢性期（＞3 周）：T_1 呈低信号、T_2 呈高信号。MRI 在发现慢性出血及脑血管畸形方面优于 CT。但 MRI 耗时较长、费用较高，一般不作为脑出血的首选影像学检查。

（4）多模式 MRI 扫描：包括弥散加权成像（DWI）、灌注加权成像（PWI）、水抑制成像（FLAIR）、梯度回波序列（GRE）和磁敏感加权成像（SWI）等，它们能够对脑出血提供更多附加信息，如 SWI 对早期脑出血及微出血较敏感。

2. 脑血管检查 有助于了解脑出血病因和排除继发性脑出血，指导制订治疗方案。常用检查包括 CTA、MRA、CTV、MRV、DSA 等。

（1）CTA、MRA、CTV、MRV：是快速、无创

性评价颅内外动脉血管、静脉血管及静脉窦的常用方法，可用于筛查可能存在的脑血管畸形、动脉瘤、动静脉瘘等继发性脑出血，但阴性结果不能完全排除继发病变的存在。

（2）全脑血管造影（DSA）：能清晰显示脑血管各级分支，可以明确有无动脉瘤、脑动静脉畸形及其他脑血管病变，并可清楚显示病变位置、大小、形态及分布，目前仍是血管病变检查的重要方法和"金标准"。

3. 实验室检查 对疑似脑出血患者都应进行常规的实验室检查以排除相关系统疾病，协助查找病因。最好同时完成各项手术前检查，为一旦需要的紧急手术做好准备工作，包括血常规、血生化、凝血常规、血型及输血前全套检查、心电图及胸部 X 线等检查，部分患者还可选择毒理学筛查、动脉血气分析等检查。

【诊断及鉴别诊断】

1. 根据突然发病、剧烈头痛、呕吐、出现神经功能障碍（运动障碍以偏瘫为多见；言语障碍主要表现为失语和言语含糊不清；意识障碍表现为嗜睡或昏迷，程度与脑出血的部位、出血量和速度有关。在脑较深部位的短时间内大量出血，大多会出现意识障碍；瞳孔不等大常发生于颅内压增高、出现脑疝的患者；偏盲和眼球活动障碍；脑出血患者在急性期常常两眼凝视大脑的出血侧）等临床症状体征，结合 CT 等影像学检查，脑出血一般不难诊断。但原发性脑出血、特别是高血压性脑出血的诊断并无"金标准"，一定要排除各种继发性脑出血疾病，避免误诊，做出最后诊断需达到以下全部标准：

（1）有确切的高血压病史。

（2）典型的出血部位，包括基底核区、脑室、丘脑、脑干、小脑半球。

（3）DSA/CTA/MRA 排除继发性脑血管病。

（4）早期（72 小时内）或晚期（血肿消失 3 周后）增强 MRI 检查排除脑肿瘤或海绵状血管畸形（CM）等疾病。

（5）排除各种凝血功能障碍性疾病。

2. 鉴别诊断

（1）急性脑梗死：常见于中年以上的高血压及动脉硬化患者，静息状态下或睡眠中急性起病，迅速出现局灶性脑损害的症状和体征，并能用某一动脉供血区功能损伤解释，临床应考虑急性脑梗死可能。CT 或 MRI 检查发现梗死灶可明确诊断。

（2）蛛网膜下腔出血：突然发生的持续性剧烈头痛、呕吐、脑膜刺激征阳性，伴或不伴意识障碍，检查无局灶性神经系统体征，应高度怀疑蛛网膜下腔出血。同时 CT 证实脑池和蛛网膜下腔高密度征象或腰椎穿刺检查示压力增高和均匀血性脑脊液等临床可确诊。

（3）对于发病突然、迅速昏迷且局灶体征不明显者，应注意与引起昏迷的全身性疾病如中毒（酒精中毒、镇静催眠药物中毒、一氧化碳中毒）及代谢性疾病（低血糖、肝性脑病、肺性脑病和尿毒症等）鉴别。

（4）对于有头部外伤史者应与外伤性颅内血肿相鉴别。

> **案例 2-3 分析总结**
>
> 上述病例中，患者既往有长期高血压病史，未规律控制血压，此次活动中突发起病，有神经功能缺损症状：偏瘫、言语含糊，合并头痛，短期内进展为意识障碍，神经系统查体：意识呈嗜睡状态，右侧中枢性面、舌瘫，言语含糊不清，右侧肢体肌力 3 级，右侧病理征阳性，结合入院急查头颅 CT，诊断脑出血明确。

【治疗】

治疗原则为安静卧床、脱水降颅压、调整血压、防治继续出血、加强护理、防治并发症，以挽救生命，降低病死率、残疾率和减少复发。

1. 院前与急诊室的急救管理 院前急救和急诊处理对抢救生命、改善脑出血患者的预后至关重要。其流程如下：

（1）在发病现场进行急救时，首先观察患者的生命体征（记录脉搏、呼吸、血压）及意识状况、瞳孔变化。应用急救设备维持患者的生命体征，迅速建立静脉通道。如患者的呼吸道不通畅，应立即清理气道分泌物；如呼吸频率异常，血氧饱和度迅速下降，可现场气管插管、球囊辅助呼吸。如患者的血压过高或过低，可用升压或降压药将血压维持在基本正常范围内。

如患者发病时发生外伤，应注意检查有无骨折、开放性损伤及闭合性脏器出血，根据情况给予简易处理。经紧急现场处理后，立即转送患者至距离最近且有资质的医疗机构。转运途中应注意使患者始终保持头侧位，减少颠簸。

（2）到达急诊科，立即进行初诊。需再次确认患者生命体征，力争保持生命体征平稳。急诊抢救过程中应高度强调气道管理的重要性，始终保持呼吸道通畅。对于呼吸障碍或气道不通畅的患者，必须立即进行气管插管，插管有困难的可紧急气管切开，推荐环甲膜穿刺、经皮气管切开或气管正位切开。

根据患者意识障碍的程度、肢体活动障碍及语言障碍情况进行格拉斯哥昏迷评分（Glasgow coma scale，GCS）。在生命体征平稳的前提下，快速行头部CT检查（有条件的重危患者可做床旁移动CT检查）判断是否有脑出血及明确血肿大小，以便后续分诊。对于脑疝患者，急救过程更应争分夺秒。

（3）分诊至神经内/外科或神经重症加强医疗病房（NICU）。

1）颅内中小量血肿、无明显颅高压的患者，可暂时保守治疗，在发病72小时内严密观察，动态复查CT。

2）颅内大量血肿（幕上出血量＞30ml，幕下出血量＞10ml，中线移位超过5mm、环池及侧裂池消失）或伴梗阻性脑积水、严重颅高压甚至脑疝的患者，立即分诊至神经外科行手术治疗。

有条件的医院可将脑出血重症患者收住专门的卒中单元或NICU。

2. 内科治疗 一般应卧床休息2～4周，保持安静，避免情绪激动和血压升高。有意识障碍、消化道出血者宜禁食24～48小时，必要时应排空胃内容物。注意水、电解质平衡、预防吸入性肺炎和早期积极控制感染。明显头痛、过度烦躁不安者，可酌情适当给予镇静止痛剂；便秘者可选用缓泻剂。

（1）降低颅内压：急性期尤其在6小时内脱水药物使用不宜太剧烈；因早期脱水可增大血肿内、外压力差，易导致早期再出血或出血增多及血肿扩大。颅内压增高不突出、脑CT示幕上非丘脑出血、占位效应不突出、中线结构无移位、发病24小时以内者，不宜使用甘露醇脱水。当有颅内高压表现或影像学改变特别是脑疝时，病情进展并排除再发脑出血时，可用脱水药物如甘露醇降颅内压。因高频次的甘露醇可使脑水肿量增加，如已经高频次使用甘露醇而尚未达到脱水降颅内压的目标时，可联合使用呋塞米或使用高张盐水。

（2）控制血压：近年来，越来越多证据支持，在脑出血的早期，严格控制血压目标（140/90mmHg）优于传统血压目标（收缩压＜180mmHg）；早期应用静脉降压药（1小时内）迅速降压至140/90mmHg；常用静脉降压药为拉贝洛尔、艾司洛尔、尼卡地平、依那普利等；应避免使用硝普钠，因其可能有导致颅内压增高不良反应。

（3）止血治疗：严重的凝血功能障碍：可输凝血因子纠正；如患者正在服用华法林且INR升高，应立即停用，并输凝血因子纠正。在纠正INR的治疗方案中，凝血酶复合物可能优于新鲜冷冻血浆；如患者正在服用非维生素K拮抗剂抗凝药（如达比

加群、阿加曲班、利伐沙班），应立即停用，并可考虑使用Ⅷ因子拮抗剂FEIBA或重组Ⅶa因子治疗；如患者正在使用肝素，可使用鱼精蛋白对抗。

（4）血糖监测：高血糖原因可能有应激性高血糖或既往糖尿病史；低血糖的原因可能有疾病消耗及进食障碍等；血糖过高或过低均对预后不良；推荐监测血糖并维持血糖在正常范围内。

（5）体温监测：发热原因可能有感染、下丘脑功能障碍等。一般将体温维持在正常范围内。

（6）抗癫痫治疗：不宜预防性使用抗癫痫药物；有癫痫的临床表现：推荐使用抗癫痫药物；如脑损伤程度不足以解释意识障碍水平，推荐进行持续脑电图监测。当患者发生意识水平改变且脑电图证实癫痫发作，推荐使用抗癫痫药物。

（7）减轻脑水肿：不宜使用地塞米松。

（8）并发症防治：脑出血后常见并发症有肺部感染、误吸、呼吸衰竭、深静脉血栓/肺栓塞及脓毒症。误吸是肺部感染甚至呼吸衰竭的主要因素，故任何时候开始让患者经口进食前，均应评估吞咽功能。因脑出血患者长期卧床，故从入院就应开始间断气压辅助治疗以预防深静脉血栓形成；不推荐用加压弹力袜预防深静脉血栓。

3. 外科手术治疗 目前对于外科手术适应证、方法和时机选择尚无一致性意见，主要根据出血部位、病因、出血量及患者年龄、意识状态、全身状况决定。一般认为手术宜在早期（发病后6～24小时内）进行。

通常下列情况需要考虑手术治疗：基底核区中等量以上出血（壳核出血≥30ml，丘脑出血≥15ml）；小脑出血≥10ml或直径≥3cm，或合并明显脑积水；重症脑室出血（脑室铸型）；合并脑血管畸形、动脉瘤等血管病变。

4. 康复治疗 脑出血后，只要患者生命体征平稳、病情不再进展，宜尽早进行康复治疗。早期分阶段综合康复治疗对恢复患者的神经功能、提高生活质量有益。

案例2-3 简要治疗方案

该患者基底核区出血量尚未达手术界限，可内科保守治疗，一般应卧床休息2～4周，保持安静，避免情绪激动和血压升高。有意识障碍、消化道出血者宜禁食24～48小时，必要时应排空胃内容物。注意水电解质平衡、预防吸入性肺炎和早期积极控制感染。明显头痛、过度烦躁不安者，可酌情适当给予镇静止痛剂；便秘者可选用缓泻剂。

（二）蛛网膜下腔出血

案例 2-4

患者，男性，50 岁。以"突发头痛 6 小时"为主诉入院。患者于 6 小时前劳累后突感前额部疼痛，呈搏动性胀痛，数分钟后疼痛加重，无法忍受，伴恶心呕吐，呕吐物为胃内容物，无肢体麻木、无力、活动障碍、无视力异常，发病后在当地医院行相关检查头部 CT：蛛网膜下腔出血。门诊以"蛛网膜下腔出血"收住对应科室。

查体：T 36.8℃，P74 次/分，R21 次/分，BP154/70mmHg。专科检查：右侧眼睑下垂，右侧瞳孔 5mm，瞳孔对光反射迟钝，左侧瞳孔 3mm，对光反射灵敏。双侧额纹对称，双侧鼻唇沟无变浅，口角无偏斜，伸舌居中。躯干及四肢肌张力未见异常，四肢肌力 5 级，未见不自主运动，指鼻试验、指指试验、跟膝胫试验协调准确，Romberg 征阴性。双侧腱反射正常，双侧 Babinski 征阴性。颈抗阳性。

既往史及个人史：有高血压病史，长期服用硝苯地平片，否认肝炎、结核、疟疾病史，否认心脏病病史，否认糖尿病、精神疾病史，否认手术、外伤、输血史，否认食物、药物过敏史，预防接种史不详。吸烟 10 年，每天 10 支，无饮酒史，否认毒物接触史。

实验室及辅助检查：

头部 CT：蛛网膜下腔出血。

心电图：正常心电图。

内分泌功能检查：正常。乙肝全套：HBsAb ＋[2.141]、HBcAb＋[0.000]，凝血功能：定量纤维蛋白原 1.97g/L，活化部分凝血活酶时间 41.0s，肝功能：总胆红素 23.9μmol/L，直接胆红素 8.2μmol/L，电解质全套：钠 132mmol/L，血常规、肾功能、心肌酶全套、输血前四项正常。

腰椎穿刺：可见血性脑脊液，压力 280mmH$_2$O。

DSA 示：右侧颈内动脉后交通段动脉瘤，同侧大脑前动脉不显影。

问题：

1. 根据该病例的临床表现，应该考虑什么疾病？

2. 在明确疾病诊断之前，应该做哪些实验室检查？

3. 明确该疾病后，如何制订下一步治疗方案？

蛛网膜下腔出血（subarachnoid hemorrhage，SAH）是出血性脑血管病的一个类型，分原发性和继发性两种。原发性蛛网膜下腔出血是由于脑表面和脑底的血管破裂出血，血液直接流入蛛网膜下腔所致，又称自发性 SAH。脑实质或脑室出血、外伤性硬膜下或硬膜外出血流入蛛网膜下腔为继发性 SAH。

【病因】

1. 颅内动脉瘤 占 50%～85%，好发于脑底动脉环的大动脉分支处，以该环的前半部较多见。

2. 脑血管畸形 主要是动、静脉畸形，多见于青少年，占 2%左右，动、静脉畸形多位于大脑半球大脑中动脉分布区。

3. 脑底异常血管网病 约占 1%。

4. 其他 夹层动脉瘤、血管炎、颅内静脉系统血栓形成、结缔组织病、血液病、颅内肿瘤、凝血障碍性疾病、抗凝治疗并发症

5. 部分患者出血原因不明，如原发性中脑周围出血。

蛛网膜下腔出血的危险因素主要是导致颅内动脉瘤破裂的因素，包括高血压、吸烟、大量饮酒、既往有动脉瘤破裂病史、动脉瘤体积较大、多发性动脉瘤等。与不吸烟者相比，吸烟者的动脉瘤体积更大，且更常出现多发性动脉瘤。

【病理】

血液进入蛛网膜下腔后，主要沉积在脑底部各脑池中，可激惹血管、脑膜和神经根等脑组织，引起无菌性脑膜炎反应，以后可发生粘连，严重时影响蛛网膜颗粒，出现不同程度的正常颅压脑积水。血液进入蛛网膜下腔后，直接刺激血管或血细胞破坏产生多种血管收缩物质如氧合血红蛋白、肾上腺素、去甲肾上腺素、5-羟色胺等，进一步刺激血管，使部分患者发生脑血管痉挛，严重时可导致脑梗死。

【临床表现】

1. 急性期表现 各年龄组均有发病，30～40 岁青壮年多见，也有的报道 80%的发病年龄在 30～69 岁。男性稍多于女性，秋季及冬初发病率较高。发病时多有情绪激动或用力病史，部分患者可有反复发作头痛史。发病时，90%患者为突然起病，少数起病缓慢。

主要的临床表现是在情绪激动、体力劳动、咳嗽、用力排便、饮酒、性交等情况下发病，主要表现是突发剧烈头痛、呕吐、意识障碍。症状的轻重取决于病变的部位、出血量的多少，并且与发病年龄有关。

（1）前驱期症状：少数患者发病前 2 周内有头痛、头晕、视力改变或颈项强直，这些表现可能是蛛网膜下腔出血的前驱症状。其产生与动脉瘤扩大压迫刺激邻近组织，或动脉瘤微量出血有关。一般年轻人

比老人更多见，常被临床误诊为偏头痛或颈椎病。从前驱症状到发生大出血的间隔期为2～3周，约半数前驱症状是由反复的小量渗血引起，外渗的血液可以围绕血管壁或瘤壁引起一些纤维化的粘连反应，起到止血作用。

（2）头痛与呕吐：是本病常见而重要的症状，患者从突然剧烈难以忍受的头痛开始，常伴有呕吐、颜面苍白、全身冷汗。头痛分布于前额、后枕或整个头部，并可放射至枕后、颈部、肩部、背部、腰部及两腿等，并持续不易缓解或进行性加重，头痛持续时间一般1～2周，以后逐渐减轻或消失。少数患者仅表现为头昏或眩晕而无头痛。开始头痛的部位有定位意义，如前头痛提示小脑幕上和大脑半球（单侧痛）、后头痛表示颅后窝病变。头痛的发生率国内报告为68%～100%。中青年头痛严重，老年人蛛网膜下腔出血头痛的发生率低，这是因为老年人脑实质多有萎缩，蛛网膜下腔多有扩大，疼痛敏感组织如血管、神经、脑膜有不同程度的退化，感知与反应多较迟钝、疼痛阈增高。头痛重者伴有恶心及呕吐，多为喷射性呕吐，是颅内压增高的表现，少数患者呕吐咖啡样液体，提示应激性溃疡出血，预后不良。少数动脉瘤破裂导致大出血的病例，在剧烈头痛呕吐后随即昏迷，出现去皮质强直，甚至很快呼吸停止而猝死。

（3）意识及精神障碍：多数患者在发病后立即出现短暂性意识丧失，少数患者在起病数小时发生。意识障碍的程度和持续时间与出血部位及量、脑损害的程度有关。

（4）颈项强直及脑膜刺激征：是本病的主要阳性体征。颈项强直是由于支配颈肌群的颈丛神经受到血液的刺激引起颈部的伸屈肌群处于痉挛状态并伴有疼痛。而阳性的克氏征、布氏征则是由于相应支配的神经根受到血液的刺激所引起。脑膜刺激征相对于蛛网膜下腔出血有重要的诊断价值。起病数小时后出现，少数患者出现较晚。脑膜刺激征的强度取决于出血的多少、位置和年龄，表现为颈部肌肉（尤其是伸肌）发生痉挛、颈部僵直，或被动屈曲颈部时有阻抗，下颏不能贴近胸部。程度可有轻有重，严重时不能屈曲颈部，甚至呈角弓反张。据报道，布氏征的发生率为66%～100%，克氏征的发生率为35%～60%，多在起病后3～4周消失。60岁以上的老年人，脑膜刺激征不明显，但意识障碍却较重，应引起注意。

（5）神经系统定位体征：分为两种，即早期定位体征和晚期定位体征。

1）早期出现的神经系统定位体征：是指出血后短时间内出现的体征，常提示外侧裂中的大脑中动脉破裂，血液流入脑实质内。临床表现可有眼睑下垂、眼球运动障碍、轻偏瘫、四肢瘫、偏身感觉障碍等。肢体瘫痪是由于出血量较大或血肿压迫脑组织或血管痉挛甚至脑梗死所致。其体征出现在发病的初期，持续时间相对较短，随着病情的好转，瘫痪亦逐步好转。

2）晚期出现的神经系统定位体征：是指发生于出血3天以后，一般在4天至3周，最常见于出血后第5～10天，可持续2周左右，绝大多数于1个月内恢复正常，少数也有达数月之久，常提示为脑血管痉挛所致。

（6）眼底改变：蛛网膜下腔出血后可有在视盘周围、视网膜前的玻璃体下出血。可发生在一侧或两侧，从靠近中央静脉的视网膜和视网膜前间隙向他处扩散，外形可呈片状、条纹状、斑点状或火焰状。视网膜前出血后，紧接着可以发生玻璃体局限性或普遍性出血，引起视物模糊或黑矇。这些体征是诊断蛛网膜下腔出血的重要依据之一。这是由于血液从蛛网膜下腔向前扩散，充满了视神经鞘的蛛网膜下腔。因而使视网膜静脉回流受阻，此时供应视网膜的动脉血液并未减少，导致视网膜静脉及毛细血管发生破裂而出血。出血最早可在起病后1小时内出现，数小时内产生，约2周内吸收。有20%的蛛网膜下腔出血患者由于颅内压增高，眼动脉回流受阻，可产生一侧或双侧视盘水肿、静脉充血，发生时间可在起病后几小时，一般在几天内，个别数周内，3～4周才能消失。视盘水肿的程度通常在1～2天，偶尔可达3天，是颅内压增高的结果。颅内动脉瘤破裂引起的蛛网膜下腔出血，视网膜静脉常有淤血表现。

（7）癫痫发作：原发性蛛网膜下腔出血的继发癫痫发作发病率为9%～20%。蛛网膜下腔出血继发癫痫发作与其出血量、脑组织直接受损部位、程度和范围密切相关。可有多种表现形式的发作，如全身性强直-阵挛发作、复杂部分性运动发作、简单部分性运动发作。蛛网膜下腔出血继发癫痫常见全身性强直-阵挛发作，且多数为出血量较多，出血范围较大，血液遍及整个蛛网膜下腔，血液层厚，甚至部分脑室及基底池也有积血者，而复杂部分性运动发作和简单部分性运动发作则相对较少见，且出血量较少，出血范围亦较小。蛛网膜下腔出血继发癫痫发作多发生在发病早期，尤以发病当时最为常见，部分患者以癫痫为首发症状，且短期内（1～3天）频繁发作，过后则再无癫痫发作，而在蛛网膜下腔出血恢复期（2周后）癫痫发作者相对较少。

（8）脑神经障碍：有定位体征。最常见的是动眼神经麻痹，颈内动脉与后交通动脉连接处的动脉瘤常伴有眼球运动障碍、视野缺损，头痛部位多限于眼球、眼眶或同侧前额；较大的动脉瘤更易引起头痛和动眼神经麻痹。其次是面神经、视神经、听神经、三叉神经、展神经等。

（9）腰腿疼：可因脑或脊髓蛛网膜下腔出血血液流入椎管，刺激神经根所致。临床上所见蛛网膜下腔出血多数是脑蛛网膜下腔出血，而脊髓型蛛网膜下腔出血极少见，故临床医师常不容易考虑到该病。脊髓型蛛网膜下腔出血因早期未侵犯脑膜，无明显头痛，仅因血液刺激脊神经根，临床主要表现为腰背痛及下肢牵拉痛，行走困难。而"椎间盘突出""坐骨神经痛"亦可出现上述症状，故易误诊。

综上所述，蛛网膜下腔出血的临床表现差异很大，轻者症状、体征均不明显，且消失快，恢复完全。重者可有中枢性高热、迅速昏迷、出现去皮质强直，甚至死亡。

2. 继发性表现 蛛网膜下腔出血经治疗后可完全恢复健康，一般不遗留神经系统后遗症，但部分患者可有再次出血、继发脑血管痉挛、急性脑积水或正常压力性脑积水等。

（1）再出血：是蛛网膜下腔出血的主要死亡原因之一。

1）发病率为11%～15.3%，再出血的发生时间：国内报道50%发生在2周内，81%发生在1个月内。

2）临床表现：蛛网膜下腔出血在经治疗病情稳定的情况下，突然剧烈头痛、烦躁不安、恶心呕吐或意识障碍及脑膜刺激征明显加重，或出现新症状和体征者常首先考虑为再出血。脑CT扫描在蛛网膜下腔或脑室内可见新鲜高密度影，腰椎穿刺脑脊液为新鲜血、红细胞增多或大量的红细胞。

3）常见诱因：头痛剧烈，影响休息及焦虑不安、血压波动明显，或经治疗后头痛缓解，过早下床活动、咳嗽、打喷嚏等，使尚未修复好的血管破裂再出血；卧床休息，肠蠕动减少或不习惯床上排便而导致便秘，用力排便而致再出血；亲友探视过多或有使情绪激动的因素、血压骤增亦可致再出血。

（2）脑血管痉挛：是蛛网膜下腔出血最严重的并发症，常引起严重的局部脑组织缺血或迟发性缺血性脑损害，甚至导致脑梗死，成为致死和致残的主要原因。

关于蛛网膜下腔出血患者临床病情恶化的原因，有些作者报道认为颅内压增高不是唯一的主要原因，他们研究中发现，血压降至正常，但仍不能防止意识的进行性恶化，脑血管痉挛的患者中儿茶酚胺浓度增高，说明交感神经活性的亢进导致脑血管痉挛和临床情况的恶化。

1）发生率：蛛网膜下腔出血后血管痉挛发生率达30%～90%。有意识障碍的患者脑血管痉挛发生率更高。有报道动脉瘤破裂引起蛛网膜下腔出血的患者血管痉挛发生率为47%，而脑外伤引起的蛛网膜下腔出血发生率仅为6.4%。

2）发生时间：多数学者认为脑血管痉挛具有两期：即急性血管痉挛和迟发性血管痉挛。

A. 急性血管痉挛：在蛛网膜下腔出血后立即出现，持续时间短，多在24小时内缓解，国外学者动物实验证明当向动物颈部蛛网膜下腔注入新鲜血液时，即出现Willis动脉环及其分支的急性双侧弥漫性血管痉挛。3分钟内痉挛最为明显，多数持续在30分钟以内，少数可达数小时之久。并且第2次出血所引起的脑血管痉挛，常常比第1次更强烈而持久。

B. 迟发性血管痉挛：多在蛛网膜下腔出血3天后发生，最常见于出血后第5～10天，一般在4天至3周，可持续2周左右，绝大多数于1个月内血管管径恢复正常，少数也有达数月之久。

3）发生部位：蛛网膜下腔出血后的脑血管痉挛可发生于颅内动脉的各个部位，但以Willis环动脉及其分支最为常见。过去认为脑血管痉挛主要发生于颈内动脉系统，随着MRA、DSA的广泛应用，发现椎-基底动脉的脑血管痉挛也不少见。血管痉挛范围与动脉瘤部位有密切关系。常见的动脉瘤部位有前交通动脉瘤、颈内动脉瘤、大脑中动脉瘤、大脑前动脉瘤、椎-基底动脉瘤、多发性动脉瘤等。

4）临床表现：脑血管痉挛致脑缺血梗死的临床表现主要有：蛛网膜下腔出血症状经治疗或休息好转后出现恶化或进行性加重；意识障碍与脑血管痉挛关系密切，意识障碍逐渐加重或为昏迷→清醒→再昏迷的病程；出现偏瘫、偏身感觉障碍、失语等神经系统定位体征；出现头痛加重等颅内压升高症状；腰椎穿刺证实无新鲜出血；脑CT扫描没有发现新鲜出血高密度影。多数患者表现为病情发展缓慢，经数小时或数天逐渐出现较重神经障碍体征，可伴或不伴有意识变化，极少数患者亦可急性起病，迅速发展。

（3）脑积水：蛛网膜下腔出血后继发脑积水发生率在20%左右。根据蛛网膜下腔出血后脑积水发生的时间可分为急性和慢性。急性脑积水是指在蛛网膜下腔出血的2周内发生，较常见；慢性脑积水则指蛛网膜下腔出血的2周以后形成。有时甚至在半年后出现。正常颅压脑积水是其中的一种类型。按脑积水的类型可分为梗阻性脑积水和交通性脑积水，两者均可见于急性脑积水，而慢性脑积水则多为交通性脑积水。

案例 2-4 诊疗思路

根据上述病史特点及体征，考虑蛛网膜下腔出血，需要进一步做腰椎穿刺脑脊液检查、头颅CT、MRI及DSA以明确诊断。

主要检查结果：腰椎穿刺可见血性脑脊液，压力280mmH₂O，头颅CT示蛛网膜下腔出血，DSA示右侧颈内动脉后交通段动脉瘤，同侧大脑前动脉不显影（图2-1）。

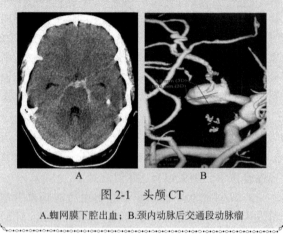

图2-1 头颅CT

A.蛛网膜下腔出血；B.颈内动脉后交通段动脉瘤

【实验室检查】

1. 血常规、尿常规和血糖 重症脑蛛网膜下腔出血患者在急性期血常规检查可见白细胞增高，可有尿糖与尿蛋白阳性。急性期血糖增高是由应激反应引起的。血糖升高不仅直接反映机体代谢状态，而且反映病情的严重程度。血糖越高，应激性溃疡、代谢性酸中毒、氮质血症等并发症的发生率越高，预后越差。

2. 脑脊液 均匀一致血性的脑脊液是诊断蛛网膜下腔出血的主要指标，注意起病后立即腰椎穿刺，由于血液还没有进入蛛网膜下腔，脑脊液往往是阴性。等到患者有明显脑膜刺激征后，或患者发病几小时后腰椎穿刺阳性率会明显提高，脑脊液表现为均匀一致血性、无凝块。绝大多数蛛网膜下腔出血脑脊液压力升高，多为200~300mmH₂O，个别患者脑脊液压力低，可能是血块阻塞了蛛网膜下腔。脑脊液中蛋白质含量增加，可高至1.0g/dl。出血后8~10天蛋白质增加最多，以后逐渐减少。脑脊液中糖及氯化物含量大多在正常范围内。

蛛网膜下腔出血后脑脊液中的白细胞在不同时期有3个特征性演变过程。①6~72小时脑脊液中以中性粒细胞为主的血细胞反应，72小时后明显减少，1周后逐渐消失。②3~7天出现淋巴-单核吞噬细胞反应，免疫激活细胞明显增高，并出现红细胞吞噬细胞。

③3~7天脑脊液中开始出现含铁血黄素吞噬细胞。14~28天逐渐达到高峰。

3. 影像学检查

（1）头颅CT：临床疑诊蛛网膜下腔出血首选头颅CT平扫检查。具有安全、敏感的特点，并可早期诊断。出血当天敏感性高，可检出90%以上的蛛网膜下腔出血，显示大脑外侧裂池、前纵裂池、鞍上池、桥小脑角池、环池和后纵裂池高密度出血征象。并可确定脑内出血或脑室出血，伴脑积水或脑梗死，可对病情进行动态观察。

（2）头颅MRI：当蛛网膜下腔出血发病后数天CT检查的敏感性降低，MRI可发挥较大作用，当出血位于大脑表面时，MRI比CT敏感，通过磁共振梯度回波T₂加权成像等方法常可显示出血部位，在动静脉畸形引起的脑内血肿已经吸收后，MRI检查可以提示动、静脉畸形存在，对确诊蛛网膜下腔出血而DSA阴性的患者，MRI用来检查其他引起蛛网膜下腔出血的原因。当颅内未发现出血原因时，应行脊柱MRI排除脊髓海绵窦血管瘤或动静脉畸形等。

（3）CT血管成像（CTA）和MR血管成像（MRA）：主要用于有动脉瘤家族史或破裂先兆者的筛查，动脉瘤患者的随访，及DSA不能进行及时检查时的替代方法。

（4）DSA：条件具备、病情许可时应争取尽早行全脑DSA检查，以确定有无动脉瘤、出血原因、决定治疗方法和判断预后。DSA仍是临床明确有无动脉瘤的诊断"金标准"，可明确动脉瘤的大小、位置、与载瘤动脉的关系、有无血管痉挛等解剖特点。但20%~25%的蛛网膜下腔出血患者DSA不能发现出血来源或原因。由于血管造影可加重神经功能损害，如脑缺血、动脉瘤再次破裂出血等，因此造影时机宜避开脑血管痉挛和出血的高峰期，一般出血3天内或3周后进行为宜。

（5）腰椎穿刺术：如果CT扫描结果阴性，强烈建议行腰椎穿刺脑脊液（CSF）检查。均匀血性CSF是蛛网膜下腔出血的特征性表现。腰椎穿刺误伤血管所致的血性CSF，其颜色由第1管至第3管逐渐变淡。

（6）TCD：可作为非侵入性技术监测蛛网膜下腔出血后血管痉挛情况。

（7）其他：血常规、凝血功能和肝功能等检查有助于寻找其他出血原因；心电图可显示T波高尖或明显倒置，PR间期缩短或出现U波异常。

【诊断与鉴别诊断】

1. 诊断 突然发生的剧烈头痛、恶心、呕吐和脑膜刺激征阳性的患者，无局灶性神经缺损体征，伴或不伴意识障碍，应高度怀疑本病，结合CT检查证实脑池与蛛网膜下腔内有高密度征象可诊断为蛛网膜下腔出血。如果 CT 检查未发现异常或没有条件进行 CT 检查时，可根据临床表现结合腰椎穿刺 CSF 呈均匀一致血性、压力增高等特点做出蛛网膜下腔出血的诊断。

2. 鉴别诊断

（1）高血压性脑出血：也可见反应迟钝和血性脑脊液，但有明显局灶性体征如偏瘫、失语等。另外，小脑出血、尾状核头出血等，因无明显的肢体瘫痪也易与蛛网膜下腔出血混淆，CT 和 DSA 检查可以鉴别。

（2）颅内感染：结核性、真菌性、细菌性和病毒性脑膜炎等可有头痛、呕吐及脑膜刺激征，但先有发热，CSF 检查提示为感染，并需与蛛网膜下腔出血后发生化学性脑膜炎鉴别。蛛网膜下腔出血脑脊液黄变、淋巴细胞增多，应注意与结核性脑膜炎区别，但后者 CSF 糖、氯降低，头部 CT 正常。

（3）约 1.5% 的脑肿瘤可发生瘤卒中，形成瘤内或瘤旁血肿并合并 SAH；癌瘤颅内转移、脑膜癌症或中枢神经系统白血病也可见血性 CSF，根据详细病史、CSF 检出瘤细胞和头部 CT 可以鉴别。

（4）其他：某些老年患者，头痛、呕吐均不明显，而以突然出现的精神障碍为主要症状，临床工作中应予注意。

案例 2-4 分析总结

根据上述病史特点及体征，考虑蛛网膜下腔出血，结合腰椎穿刺可见血性脑脊液、压力 280mmH$_2$O；头部 CT：蛛网膜下腔出血；DSA：右侧颈内动脉后交通段动脉瘤，同侧大脑前动脉不显影。诊断蛛网膜下腔出血，出血原因：动脉瘤破裂。

【治疗】

急性期治疗目的是防治再出血，降低颅内压，防治继发性脑血管痉挛，减少并发症，寻找出血原因，治疗原发病和预防复发。

1. 内科治疗

（1）一般处理：蛛网膜下腔出血病人应住院监护治疗，绝对卧床休息 4～6 周，床头抬高 15°～20°，病房保持安静、舒适和暗光。避免引起血压及颅内压增高的诱因，如用力排便、咳嗽、喷嚏和情绪激动等，以免发生动脉瘤再破裂。由于高血压患者死亡风险增加，需审慎降压至 160/100mmHg，通常卧床休息和轻度镇静即可。头痛时可用止痛药，保持便通可用缓泻剂。适量给予生理盐水保证正常血容量和足够脑灌

注，低钠血症常见，可口服 NaCl 或 3% 生理盐水静脉滴注，不应限制液体。心电监护防止心律失常，注意营养支持，防止并发症。避免使用损伤血小板功能药物如阿司匹林。

（2）蛛网膜下腔出血引起颅内压升高，可用 20% 甘露醇、呋塞米和人血白蛋白（白蛋白）等脱水降颅压治疗。颅内高压征象明显有脑疝形成趋势者可行颞下减压术和脑室引流，挽救患者生命。

（3）预防再出血：抗纤溶药可抑制纤溶酶形成，推迟血块溶解和防止再出血。常用氨基己酸（6-氨基己酸）4～6g 加于 0.9% 生理盐水 100ml 静脉滴注，15～30 分钟内滴完，再以 1g/h 剂量静脉滴注 12～24 小时；之后 24g/日，持续 3～7 天，逐渐减量至 8g/d，维持 2～3 周；肾功能障碍者慎用，副作用为深静脉血栓形成。氨甲苯酸（止血芳酸）0.4g 缓慢静注，2 次/日，或促凝血药（立止血）、维生素 K$_3$ 等，但止血药应用仍有争论。高血压伴癫痫发作可增加动脉瘤破裂风险，常规推荐预防性应用抗癫痫药如苯妥英（苯妥英钠）300mg/d。

（4）预防性应用钙通道阻滞剂（calcium channel antagonist）：尼莫地平 40mg 口服，4～6 次/日，连用 21 天；尼莫地平（硝苯吡酯）10mg/d，6 小时内缓慢静脉滴注，7～14 天为一个疗程。可减少动脉瘤破裂后迟发性血管痉挛导致缺血合并症。用去氧肾上腺素（苯肾上腺素）或多巴胺使血压升高可治疗血管痉挛，确定动脉瘤手术治疗后用此方法较安全。

（5）放脑脊液疗法：腰椎穿刺缓慢放出血性脑脊液，每次 10～20ml，每周 2 次，可减少迟发性血管痉挛、正常颅压脑积水发生率，降低颅内压，应注意诱发脑疝、颅内感染和再出血的风险，严格掌握适应证，并密切观察。

2. 手术治疗　手术治疗是根除病因、防止复发的有效方法。

（1）动脉瘤：破裂动脉瘤最终手术治疗常用动脉瘤颈夹闭术、动脉瘤切除术等。患者意识状态与预后密切相关，临床采用 Hunt-Hess 分级法对确定手术时机和判定预后有益。完全清醒（Ⅰ级、Ⅱ级）或轻度意识模糊（Ⅲ级）患者手术能改善临床转归，昏睡（Ⅳ级）或深昏迷（Ⅴ级）患者似乎不能获益。手术最适时机选择仍有争议，目前证据支持早期（出血后 2 天）手术，可缩短再出血风险期，并允许用扩容及升压药治疗血管痉挛。未破裂动脉瘤治疗应个体化，年轻的、有动脉瘤破裂家族史和低手术风险患者适宜手术，无症状性动脉瘤患者适合保守治疗。血管内介入治疗采用超选择性导管技术、可脱性球囊或铂金微弹簧圈栓塞术治疗动脉瘤。

蛛网膜下腔出血 Hunt-Hess 分级法

Ⅰ级　无症状或轻微头痛及轻度颈强直。

Ⅱ级　中-重度头痛，颈强直，除有颅神经麻痹外，无其他神经功能缺失。

Ⅲ级　嗜睡，意识模糊，或轻微的灶性神经功能缺失。

Ⅳ级　木僵，中或重度偏侧不全麻痹，可能有早期的去脑强直及自主神经系统功能障碍。

Ⅴ级　深昏迷，去大脑强直，濒死状态。

若有严重的全身疾病如：高血压、糖尿病、严重动脉硬化、慢性肺病及动脉造影上有严重血管痉挛要加一级。

（2）动静脉畸形：力争全切除是最合理的，也可采用供血动脉结扎术、血管内介入栓塞或 γ 刀治疗等。由于动静脉畸形早期再出血风险远低于动脉瘤，手术可择期进行。

蛛网膜下腔出血后需要积极地行功能训练。对于用药方面予以营养神经、能量、活血化瘀的药物即可，如胞磷胆碱钠、血栓通、香丹等。饮食方面一般无禁忌，予以易消化、吸收的食物即可。建议可到针灸科康复科治疗一段时间。

（四）高热惊厥

案例 2-5

患儿李某，女性，1 岁，家长代诉：发热、流涕 1 天，抽搐 1 次。患儿今晨无明显诱因出现发热，初时体温 38℃，伴流涕，下午体温升至 39.5℃，并突发抽搐 1 次，表现为四肢强直抽搐，双上肢握拳屈曲，双下肢伸直，双眼向上凝视，牙关紧闭，呼之不应，无大、小便失禁，持续约 4 分钟后缓解，意识逐渐恢复，家长立即就诊于急诊，诊断为"高热惊厥"，予地西泮静脉注射后收入科室。

既往体健，无类似抽搐病史，足月顺产儿出生顺利，无窒息及产伤史，无手术、外伤病史。

查体：T 39.2℃，P 112 次/分，R 30 次/分，精神疲倦，咽部充血，双扁桃体Ⅰ度肿大，双肺呼吸音清，未闻及干、湿啰音，心音有力，心率 112 次/分，律齐，各瓣膜听诊区未闻及明显杂音。腹平软，肝脾肋下未触及。四肢无畸形，双下肢无水肿。神经系统查体：神志清楚，精神疲倦，双侧瞳孔等大等圆，直径约 3mm，直接及间接对光反射灵

敏，颈软，无抵抗，克氏征、布氏征（－），四肢腱反射对称正常，四肢肌力约 5 级，四肢肌张力正常，双侧深浅感觉及共济运动检查正常，双侧病理征未引出。

问题：

1. 根据该病例的临床表现，应该考虑什么疾病？该疾病的临床发展过程是怎样的？

2. 该疾病发生时，应做哪些急救处理？

3. 明确该疾病后，怎样制订下一步治疗方案？

高热惊厥（febrile convulsions）是小儿时期最常见的惊厥性疾病，常在呼吸道感染或其他感染性疾病早期发病，好发年龄为 6 个月至 6 岁，18～22 个月为发病高峰，在体温迅速上升 24 小时内发生的惊厥，排除颅内病变和其他导致惊厥的器质性和代谢性疾病，既往没有无热惊厥病史，即可诊断为高热惊厥。

【病因与发病机制】

生物学机制不明。研究发现，本病有明显遗传性，可能为常染色体显性遗传，伴年龄相关的不完全外显性及表现度，可能与解剖、生理、生化等方面的成熟程度有关，在此时期内小儿脑发育不成熟，神经元的树突发育不完善，结构简单、皮质分化不全、髓鞘未完全形成，兴奋性神经递质和抑制性神经递质的动态平衡不稳定，以至于微弱的刺激也能在大脑引起强烈的兴奋与扩散，导致神经细胞突然异常放电而发生惊厥。

【临床表现】

惊厥多呈全身性发作，伴意识丧失，惊厥持续时间短，多在 10 分钟内自行缓解，缓解后意识恢复快，一般无神经系统阳性体征。部分表现为局限性或半身性发作。

1. 高热惊厥的分型　可分为单纯型和复杂型两种（表 2-1）。

表 2-1　高热惊厥的分型

	单纯型高热惊厥	复杂型高热惊厥
发病年龄	6 个月至 3 岁	<6 个月或>5 岁
体温	>38.5℃	可以<38.5℃
持续时间	<10 分钟	>10 分钟
发作次数	仅 1 次，偶有 2 次	多次发作
惊厥类型	全身性发作	局限性或半身性
神经系统体征	无	可有
脑电图	热退后 1～2 周正常	热退后 1～2 周仍异常
预后	较好	较差，可继发癫痫

2. 高热惊厥的复发　初次高热惊厥发作后，遇

到高热时再次出现惊厥，成为复发，复发与初次惊厥发作的年龄、惊厥前后的神经系统状况及发作类型有关，年龄越小，复发的危险性越大，有阳性家族史及初发前有神经系统异常的患儿复发率高。

案例 2-5 诊疗思路

根据上述病史特点及体征，诊断为：高热惊厥。需要进一步做腰椎穿刺脑脊液检查、头颅 CT 或 MRI 及脑电图以排除颅脑病变和其他导致惊厥的器质性和代谢性疾病。

主要检查结果：酶学指标示 AST 35U/L，ALT 31U/L，TBIC 5.36U/L，DBIL 2.12U/L，CK 274U/L，LDH 260U/L，CK-MB 36U/L。血常规：WBC $11.0×10^9$/L，N39%，L53%，粪便常规、头颅磁共振 MRI 均无明显异常。腰椎穿刺：脑脊液压力为 $150mmH_2O$。脑脊液常规、生化、抗酸染色、墨汁染色、细菌、真菌等检查均正常。24 小时动态脑电图：正常小儿脑电图。

【辅助检查】

1. 脑电图检查 发病早期可有轻度异常改变，呈阵发性慢波或尖波，2 周后复查可正常，复杂型高热惊厥可持续异常改变。

2. 脑脊液检查 多无明显异常。

3. 影像学检查 包括 CT 扫描和 MRI，可确定脑结构异常或病变，主要用于排除脑部疾病。

4. 实验室检查 酶学指标的改变，肢体抽搐后多有肌肉的受损，会引起相应酶学指标的升高。

【诊断及鉴别诊断】

1. 诊断

（1）发病年龄多为 6 个月至 4 岁，亦可<6 个月或>4 岁。

（2）惊厥发生于上呼吸道感染或其他感染性疾病早期，体温升高至≥39℃时。

（3）惊厥持续约 10s 至数分钟，极少超过 10 分钟，多发作 1 次。

（4）惊厥为全身性对称发作（幼婴儿可不对称），发作时意识丧失，过后意识恢复快，无中枢神经系统异常。

（5）脑电图于惊厥 2 周后恢复正常。

（6）预后良好。

（7）既往有高热惊厥史，如条件不完全符合前述 6 条依据，而又能排除引起惊厥的其他疾病，可诊断为复杂性高热惊厥。

2. 本病需要与以下疾病鉴别

（1）中枢神经系统感染：婴幼儿期脑膜炎、脑炎等神经系统感染性疾病常有惊厥发作，而小婴儿脑膜炎时脑膜刺激征不明显，缺乏典型症状及体征，极易误诊，脑脊液检查有鉴别意义。

（2）中毒性脑病：有原发病的临床表现，如中毒性菌痢、败血症、肺炎等感染中毒症状；惊厥可呈局限性，发作次数多，持续时间长，常有意识障碍，有神经系统阳性体征。

（3）癫痫：无热性惊厥，反复发作，意识障碍，脑电图多有棘波或尖波改变，部分有颅内器质性病变。

（4）电解质紊乱：低血钠、低血钙、低血镁、高血钠等都可以引起婴儿惊厥，尤其是低钠血症合并抗利尿激素不适当分泌。

案例 2-5 分析总结

小婴儿，突然高热，突发惊厥，有四肢强直抽搐，意识丧失，双眼上翻凝视等典型临床表现，持续时间短，意识恢复快，抽搐后无神经系统阳性体征，既往无惊厥病史，符合高热惊厥的诊断标准。

抽血、脑脊液检查及头颅影像学检查及脑电图检查均无异常。

询问病史，临床诊断高热惊厥，完善脑脊液检查及脑电检查，头颅影像学检查排除颅脑病变和其他导致惊厥的器质性和代谢性疾病，既往无高热惊厥病史，即可明确诊断。

【治疗】

治疗原则：①控制惊厥；②及时退热；③预防惊厥复发。

具体治疗：

1. 一般措施 保持安静，保持呼吸道通畅，及时清理呼吸道分泌物、呕吐物，以免误吸；给氧；监护生命体征：呼吸、心率、血压、血氧等；建立静脉输液通路；对症治疗，维持生命体征和内环境的稳定；根据具体情况进行实验室检查，如全血细胞计数、尿常规、肝功能、血糖、血电解质等。

2. 控制惊厥发作的治疗

（1）地西泮：0.3～0.5mg/kg（最大剂量 10mg），静脉注射（1mg/min），注射后 1～3 分钟即可生效，且有效率高达 85%，但半衰期短，为 30～60 分钟，必要时 15 分钟后重复 1 次，无效后改用其他药物，有效后按 0.25～1mg/kg 稀释后缓慢静脉滴注，维持 12 小时。注意观察呼吸、心率、血压变化。

（2）复方氯丙嗪：1mg/kg，稀释后缓慢静脉注射。

（3）咪达唑仑：0.3～0.5mg/kg，静脉注射，必要时于 40～120μg/（kg·h）维持治疗，少有呼吸抑制，撤药时逐渐减少药量。

（4）劳拉西泮：0.05～0.1mg/kg，静脉注射，必要时 15 分钟后重复 1 次，起效快，静脉给药后数秒即可达脑内，作用持续时间 24～48 小时，少有呼吸抑制。

（5）苯巴比妥：15～20mg/kg，静脉注射，每分钟 1mg/kg，适用于惊厥持续状态，维持量 5mg/（kg·d），直至热退。

3. 及时退热

（1）物理降温。

（2）布洛芬或对乙酰氨基酚口服或灌肠。

（3）安乃近滴鼻。

（4）亚冬眠疗法：复方氯丙嗪 1mg/kg，同时冰敷降温。

4. 预防惊厥发作 预防的主要目标是针对反复多次惊厥患儿，目的是在高危年龄期避免发作，避免神经系统后遗症。

（1）地西泮：2mg/（kg·d）分 3 次口服，连服 2～3 天。

（2）苯巴比妥：3～5mg/（kg·d），分 1～2 次口服，自第一次高热惊厥始，至 4～6 岁。

（3）丙戊酸 10～20mg/（kg·d），分 2 次口服。

（五）低钙血症

> **案例 2-6**
>
> 患者，女性，16 岁。因发作性肢体抽搐 10 个月入院。患者于 10 个月前无明显诱因突然摔倒在地，右侧肢体强直抽搐，伴右眼向上凝视、牙关紧闭、尿失禁，无口吐白沫，抽搐持续数秒钟左右自行缓解，缓解后不能回忆发作过程。无幻视、幻听，无双眼黑矇。抽搐症状每天发作 2～3 次，偶有摔倒在地，每次发作前有四肢麻木感。曾在当地医院住院，诊断为"症状性癫痫"，治疗后（具体用药不详）症状好转。近 8 天来，患者上述症状加重，每天发作 10 余次，今再次发作，急来院急诊科就诊。
>
> 查体：意识清楚，精神状态正常，言语流利、对答切题。记忆力、理解判断力、定向力、计算力正常。脑膜刺激征阴性，脑神经查体未见异常。四肢肌力 5 级，四肢肌张力正常，腱反射对称。痛觉、温度觉、触觉正常。双侧肱二头肌反射、肱三头肌反射、跟腱反射正常。双侧 Babinski 征、Chaddock 征阴性。
>
> **问题：**
> 1. 试述低钙血症的常见病因。
> 2. 试述低钙血症的治疗原则。

低钙血症（hypocalcemia）是指血清蛋白浓度正常时，血清钙<2.2mmol/L。钙的调节主要通过甲状旁腺激素（PTH）、维生素 D 和降钙素进行。低钙血症临床表现与血钙下降的程度、速度、时间长短等因素有关，如果短时间内血钙迅速下降或伴碱中毒，可出现癫痫发作、抽搐、顽固性低血压和心律失常，威胁生命。

【病因】

正常的血游离钙浓度由 PTH 对肾和骨的直接作用及对肠的间接作用［通过 1, 25-（OH）$_2$D］来维持。根据其发病机制，可将低钙血症大致分为两大类：

1. 原发性甲状旁腺功能减退症（甲旁减） 该类低钙血症的发生是由于 PTH 分泌减少和（或）作用不足所致。

2. 靶器官功能障碍（如肾衰竭、肠吸收不良及维生素 D 缺乏）引起的低钙血症 在这一类型中，尽管 PTH 正常甚或升高（继发性甲状旁腺功能亢进症），低钙血症仍可发生。肾衰竭和急性磷负荷（可发生于 Burkitt 淋巴瘤等肿瘤的化疗中）可引起低钙血症和高磷血症。维生素 D 缺乏或吸收不良可伴有正常或低磷血症。急性胰腺炎患者也可有正常或低血磷水平的低钙血症。

【临床表现】

低钙血症的临床表现多种多样，轻者仅有生化改变，而无临床症状，病情严重者甚至危及生命。该症的主要表现是神经肌肉的兴奋性增高，决定于血游离钙降低的程度和速度，还可因其他电解质的异常而加重，尤其是低镁血症。

低钙血症可有不同程度的手足搐搦、口周麻木、肢体远端感觉异常或肌肉痉挛、易激惹、焦虑或抑郁等症状。严重低钙血症可有喉痉挛、晕厥和各种类型的癫痫发作。

神经肌肉兴奋性增高的体征包括面神经叩击征（Chvostek 征）和束臂加压征（Trousseau 征）。敲击患者耳前的面神经，诱发同侧面肌收缩为 Chvostek 征阳性（约 10%正常成人可有 Chvostek 征呈假阳性）；束臂加压征用血压计袖套绑住上臂，将压力打至收缩压之上 20mmHg 维持 2～3 分钟，造成前臂缺血，阳性反应为拇指内收、腕及掌指关节屈曲、指间关节伸展。

低钙血症还可伴有非特异性的脑电图改变、颅内压升高和视盘水肿。

长期低钙血症还可伴有皮肤干燥、毛发枯萎和指甲易碎。长期低钙和高磷血症可引起白内障。甲状旁腺功能减退症患者可发生不同程度的基底核和大脑皮质钙化，头颅 CT 扫描的发现率约 50%。颅内钙化可引起不同程度的神经精神或认知功能障碍。甲状旁腺功能减退症患者骨转换减慢、骨钙动员减少、血磷升高，可引起韧带和肌腱等软组织钙化。

> **案例 2-6 诊疗思路**
>
> 本案例首先考虑抽搐查因：症状性癫痫，但患者既往无癫痫等其他抽搐病史，临床上遇到抽搐、意识障碍的患者除考虑癫痫外，应想到低钙血症的可能。检查中应注意患者有无神经肌肉兴奋性增高症状和体征（Trousseau 征和 Chvostek 征阳性）。需急查血钙明确诊断或排除该病。低钙血症明确后应进一步寻找低钙血症的病因。

【辅助检查】

1. 血钙、血磷、血镁和其他电解质水平　血钙水平可按公式校正：校正钙（mmol/L）=测量总钙（mg/dl）+0.02×[40−血清白蛋白（g/dl）]。

大部分低钙、高磷、肾功能正常的患者常为原发性或继发性甲状旁腺功能减退或假性甲状旁腺功能减退。

肾衰竭的患者大多表现为低钙、高磷、高 PTH。

低磷提示维生素 D 缺乏或饥饿性骨病。

镁摄入不足可致低镁血症、低磷血症和低钙血症。

2. 24 小时尿钙。

3. 白蛋白、肾功能、肝功和凝血四项　低蛋白血症是低钙血症最常见的原因，常见于肝硬化、肾病、营养不良、烧伤、慢性疾病等，这类疾病患者的离子钙水平正常。

肌酐和尿素氮的升高提示肾功能不全。

由于凝血酶原时间（PT）为在血浆中加入钙离子和组织因子后的血浆凝固时间，低钙血症可引起 PT 延长。

4. 甲状旁腺素、25-(OH)D　低钙血症可致 PTH 升高。PTH 测定值偏低或正常提示遗传性或获得性甲状旁腺功能减退症或严重低镁血症。25-(OH)D 降低提示维生素 D 缺乏症。

5. 碱性磷酸酶　在 PTH 缺乏的患者，碱性磷酸酶水平趋于正常或略有下降，而骨软化和佝偻病患者的碱性磷酸酶水平往往升高。如果怀疑骨软化症，骨活检可明确诊断。

6. ACTH、皮质醇、甲状旁腺功能　怀疑 1 型自身免疫性多内分泌腺体综合征（autoimmune polyendocrine syndrome type 1，APS-1）时需检测。

7. 影像学检查根据可疑病因的选择　可发现 20%特发性甲状旁腺功能减退患者有颅内钙化（以基底核为主）。眼科检查有无白内障。

本例患者实验室及辅助检查结果：血钙 1.34mmol/L；血磷 2.01mmol/L。PTH 0.6pg/ml。24

小时尿钙：2.0mmol。

【诊断及鉴别诊断】

1. 诊断　当血清白蛋白浓度在正常范围时，血清总钙<2.2mmol/L（8.8mg/dl）可确立诊断。

轻度低钙血症：无症状；血钙>1.9mmol/L。

重度低钙血症：血钙<1.9mmol/L（7.5mg/dl）；血钙低于参考值范围并存在症状，这属于急症范畴。

当血钙低于 0.88mmol/L（3.5mg/dl）时，可发生严重的肌肉痉挛，导致惊厥、癫痫发作，症状严重时可引起喉肌痉挛致窒息、心功能不全、心搏骤停。

2. 病因鉴别

（1）甲状旁腺功能减退：包括原发性甲状旁腺功能减退症、自身免疫性多腺体综合征 I 型等。低血钙、高血磷、低 1，25-(OH)$_2$D、PTH 常降低或测不出。如果低钙血症是由 PTH 抵抗而引起的，则 PTH 水平可能升高。

（2）维生素 D 代谢障碍：维生素 D 缺乏的患者会出现低血磷、高 PTH 和低 25-(OH)D。

（3）肾衰竭。

（4）药物：如双磷酸盐、氨苯蝶啶、糖皮质激素、苯巴比妥、卡马西平、枸橼酸等。

（5）恶性肿瘤伴发的低钙血症：乳腺癌、肺癌、前列腺癌或成骨细胞转移，淋巴瘤、白血病化疗时。

（6）其他：急性胰腺炎、横纹肌溶解、酶缺乏（见于质子泵抑制剂相关的低镁血症）等。

> **案例 2-6 分析总结**
>
> 本例患者实验室及辅助检查结果：血钙 1.34mmol/L，血磷 2.01mmol/L，PTH 0.6pg/ml，24 小时尿钙：2.0mmol。多次检查脑电图无异常。本例患者血钙明显降低，又排除了其他抽搐的原因，低钙抽搐诊断明确。患者血 PTH 明显低于正常值，因此本患者低钙血症的原因是甲状旁腺功能减退症。

【治疗】

1. 治疗目标

对于急性患者：纠正低血钙/高血磷，缓解症状。

对于慢性患者：纠正低血钙，避免治疗后继发的高血钙、高尿钙，预防异位钙化等因长期低钙血症造成的慢性并发症。

药物的选择取决于低钙血症的严重程度。若血钙浓度小于 1.9mmol/L（7.5mg/dl），无论有无症状均应进行治疗。ICU 患者的低钙血症是否需要治疗尚有争议。

需在积极治疗原发病的基础上补充钙剂和（或）镁剂（对有肾功能障碍患者慎用镁剂）。

2. 急性低钙血症的治疗 严重的低血钙可出现低钙血症危象，危及生命，属内分泌急症，需紧急处理。应注意支持治疗，如补液、吸氧、心电监护。静脉注射钙剂是治疗的关键。静脉注射钙剂应缓慢，避免注入过快引起循环衰竭、心律失常等毒性反应。

3. 慢性患者的药物治疗 应注意高钙饮食，口服钙剂加维生素 D。PTH 缺乏会阻碍维生素 D 转化为 $1,25-(OH)_2D_3$，所以甲状旁腺功能减退的患者最有效的治疗是加用活性维生素 D。活性维生素 D 首选 $1,25-(OH)_2D_3$，但 2017 年的一项研究显示，与 $1,25-(OH)_2D_3$ 相比，甲状旁腺功能减退症的患者用维生素 D_2（ergocalciferol，麦角骨化醇）治疗（2000～50 000 IU/d），需要急症治疗的低钙血症发生率较低，而高钙血症和血肌酐无差异。血钙一般纠正到正常低值或接近正常范围（2.0～2.25mmol/L，8.0～9.0mg/dl）即可，纠正到正常偏高值可导致高尿钙症，易发生尿路结石和肾损伤。

案例 2-6 简要治疗方案

1. 处方一

10% 葡萄糖酸钙 10ml　iv 缓慢，大于 10 分钟。

5% 葡萄糖 40ml　iv 缓慢，大于 10 分钟。

2. 处方二

10% 葡萄糖酸钙 50ml　iv drip　st（速度为 50～100ml/h）。

5% 葡萄糖　450ml　iv drip　st（速度为 50～100ml/h）。

3. 处方三

碳酸钙 D_3 片（Caltrate，钙尔奇 D）1 片　po bid。

4. 处方四

骨化三醇（calcitriol，罗盖全）0.25μg　po bid。

（六）癫痫持续状态

案例 2-7

患者，女性，32 岁，身高 158cm，体重 55kg。主诉：反复发作性四肢抽搐 8 年，再发 2 小时。患者 8 年前无明显诱因突发四肢抽搐，主要表现为双上肢握拳屈曲，双下肢伸直僵硬，双眼向上凝视，牙关紧闭，伴口吐白沫，呼之不应，无舌咬伤，无大、小便失禁，症状持续约 1 分钟后意识逐渐恢复，但不能回忆发作过程。曾就诊于当地医院，诊断为"癫痫"，予抗癫痫药物治疗后好转出院。院外不规律服药，上述症状反复发作，性质及持续时间类似，并于 2 个月前自行停药。2

小时前上述症状再发，持续 2 分钟后四肢抽搐停止，随即再次出现，共发作 3 次，总时间近 10 分钟，发作间歇期意识无恢复，来院就诊，诊断为"癫痫持续状态"，予控制症状等治疗后收住院。

既往体健。

查体：T 37.6℃，P 112 次/分，R 20 次/分，BP 100/70mmHg，SpO_2 90%。体型消瘦，双肺呼吸音粗，未闻及干、湿啰音，心音有力，心率 112 次/分，律齐，各瓣膜听诊区未闻及明显杂音。腹平软，肝脾肋下未触及。四肢无畸形，双下肢无水肿。神经系统查体：神志嗜睡，双侧瞳孔等大等圆，直径约 3mm，直接及间接对光反射灵敏，颈软，无抵抗，克氏征、布氏征（－），四肢腱反射对称正常，四肢肌力约 5 级，四肢肌张力正常，双侧深浅感觉及共济运动检查正常，双侧病理征未引出。

问题：

1. 根据该病例的临床表现，应该考虑什么疾病？该疾病的临床发展过程是怎样的？

2. 在明确疾病诊断之前，应该做哪些实验室检查？

3. 明确该疾病后，怎样制订下一步治疗方案？

癫痫（epilepsy）即俗称的"羊角风"或"羊癫风"，是大脑神经元突发性异常放电，导致短暂的大脑功能障碍的一种慢性疾病。癫痫持续状态（status epilepticus，SE）是指全面性惊厥发作超过 5 分钟，或者非惊厥性发作或部分性发作持续超过 15 分钟，或者 5～30 分钟内 2 次发作间歇期意识未完全恢复者。

【病因与发病机制】

癫痫持续状态的原因多为不恰当地停用抗癫痫药物或急性脑血管病、外伤、颅内感染、肿瘤及药物中毒等，个别患者原因不明，不规范抗癫痫药物治疗、感染、精神因素、过度疲劳、饮酒等均可诱发。癫痫持续状态是由于终止癫痫发作的机制失灵或有了新的致痫机制，导致异常持久的痫性发作，是一种可能造成长期脑损伤的疾病，包括神经元坏死、神经元损伤和神经元网络改变，依发作类型和发作持续时间不同，造成的损伤也各异。

发病机制主要包括：①电生理基础：在各种致病因素（如脑缺氧、缺血、低血糖、中毒或脑肿瘤等）作用下，中枢神经系统调节兴奋和抑制的功能失衡，使神经元产生高频同步放电，这种超同步化放电是癫痫放电的电生理基础。它通过皮质水平细胞或皮质下 U 纤维，传向对侧半球而产生全脑的传播，从而引起全身癫痫发作。当各种致病因素持续存在或逐渐加重时，神经元膜电位呈现过度去极化，便形成了癫痫持续状态。②病理生理改变：由于脑组织代谢率较其他组织高，而且没有氧和葡萄糖的储备，因此，当癫痫发作时，能量很快得以大量消耗，使得离子泵功能发生障碍，细胞膜稳定性受到破坏。各种酶、神经递质、氨基酸及有关化合物释放，导致脑水肿甚至脑细胞死亡。当癫痫持续60分钟以上时，大脑即可产生永久性损害。与此同时，由于代谢性酸中毒、高热、休克、持续抽搐致大量肌纤维溶解等，导致多器官功能衰竭。

【病理】

癫痫持续状态中神经元持续放电时，脑的代谢率、耗氧量和葡萄糖摄取率成倍增加，同时，经NMDA受体介导，兴奋性氨基酸过度释放，对神经元产生兴奋毒性损伤。反复发作造成神经元的不可逆性损伤和死亡。

由于目前癫痫的病理大部分来自难治性癫痫患者手术切除的病变组织，这类患者中，海马硬化（ammonhorn sclerosis，AHS）具有一定代表性。海马组织在肉眼观察表现为海马萎缩、坚硬；组织学表现为双侧海马硬化病变，多呈不对称性，往往发现一侧有明显海马硬化表现，而另一侧海马仅有轻度的神经元脱失，此外，也可波及海马旁回、杏仁核、钩回等结构。镜下典型表现是神经元脱失和胶质细胞增生，且神经元的脱失在癫痫易损区更为明显，如CA1区、CA3区和门区。另外，苔藓纤维出芽是海马硬化患者的另一重要表现；海马硬化患者还可发现齿状回结构的异常。而对于非海马硬化患者，反复的癫痫发作是否一定发生神经元脱失等海马的神经病理改变，尚无定论。

近年的研究表明，惊厥性脑损伤的组织学改变主要表现在：①神经元丧失；②反应性胶质细胞增生；③海马齿状核颗粒细胞树突丝状芽生，后者可能反复兴奋齿状回内分子层神经元，导致持续状态延长。

【临床表现】

癫痫持续状态分类及各自的临床表现：

（1）强直-阵挛性癫痫持续状态：是临床上最为常见的一种，表现为癫痫大发作的连续反复出现，症状逐渐加重，发作时间延长，间隙缩短，昏迷加深，发作间隙意识不再恢复。可能开始就是全身性大发作，也可能是由局限性发作发展而来。多伴有自主神经症状，如高热、大汗、心动过速等心律失常，呼吸加快或不规则，唾液增多，以致上呼吸道堵塞而引起发绀、瞳孔散大、对光反射消失。50%的患者有病理反射，亦可有一过性偏瘫（Todd's 瘫痪），若不及时控制可致残或死亡。

（2）强直性癫痫持续状态：表现为强直性发作而无阵挛，呈角弓反张型发作，上述自主神经症状显著。

（3）肌阵挛性癫痫持续状态：为持续数小时至数天的节律性反复全身性抽搐，常无意识障碍。脑电图特点为高峰节律异常。

（4）失神性癫痫持续状态：临床特征为反应迟钝到不同程度的意识障碍。10岁以下患儿多见，发作持续数小时到数天，甚至长达数月，半数患儿在12小时以内。脑电图以暴发性或弥散性棘慢综合波为主。

（5）单侧性癫痫持续状态：主要见于儿童和婴儿，72%在3岁以前，以单侧阵挛为主。表现为Jackson型发作，惊厥的一侧肢体常有暂时性轻瘫。50%的病例可发现病因，须进一步做CT或MRI检查。

（6）部分性运动性癫痫持续状态：表现为持续性身体某一部分抽搐，可数小时或数天，常无意识障碍。病因以炎症、肿瘤、外伤多见，脑电波异常为局限性异常。

（7）精神运动性癫痫持续状态：又称为颞叶癫痫状态。表现为持续较长时间的精神错乱、自动症、神游等。

（8）婴儿癫痫持续状态：婴幼儿及新生儿期癫痫状态较常见，病因多种多样，临床表现不典型，导致死亡和后遗症均较高。

有学者认为上述分类并不能明确地说明发作特点，故国际抗癫痫协会将癫痫持续状态按症状学分为两大类。

1. 伴显著运动症状：

（1）惊厥性癫痫持续状态（CSE）或强直-阵挛性癫痫持续状态：①全身性癫痫持续状态；②部分性演变为双侧CSE；③未知。

（2）肌阵挛性癫痫持续状态（显著的癫痫性肌阵挛）：①伴昏迷；②不伴昏迷。

（3）部分运动性：①Jackson型；②部分性癫痫持续状态（EPC）；③扭转性发作状态；④眼肌阵挛状态；⑤发作的麻痹性痴呆；⑥强直状；⑦运动亢进性癫痫持续状态。

2. 不伴显著运动症状

（1）非惊厥性癫痫持续状态（NCSE）伴昏迷。

（2）非惊厥性癫痫持续状态（NCSE）不伴昏迷。

1）全身性：①典型失神状态；②非典型失神状态；③肌阵挛性失神状态。

2）部分性：①不伴意识障碍；②失语状态；③伴意识障碍。

（3）未知：自主神经性。

上述分类强调最初症状并对于不明起源的癫痫发作，也可以根据运动或非运动症状进行进一步描述。

> **案例 2-7 诊疗思路**
>
> 　　根据上述病史特点及体征，诊断为：全面强直-阵挛发作持续状态。需要进一步做腰椎穿刺脑脊液检查、头颅 CT、MRI 及脑电图以明确诊断。
>
> 　　主要检查结果：酶学指标示 AST 225U/L，ALT 67.68U/L，TBIC 71.9U/L，DBIL 64.7U/L，CK 546U/L，LDH 3874U/L，CK-MB 35.29U/L。血常规、凝血功能、粪便常规、免疫七项、甲亢七项、D-二聚体、自身抗体谱检测、抗核抗体三项（ACA、ANA、PCNA）、心电图、头颅磁共振 MRI＋MRA＋DWI 均无明显异常。腰椎穿刺：脑脊液压力为 120mmH$_2$O。脑脊液常规、生化、抗酸染色、墨汁染色、细菌、真菌等检查均正常。24 小时动态脑电图：弥漫性高幅慢波。

【辅助检查】

1. 脑电图检查　大多数癫痫持续状态患者存在脑的结构性损害，大多有明显的诱发因素，阵发性尖波节律暴发可能是预测癫痫持续状态发作的脑电图特点，长程视频脑电图应成为癫痫持续状态诊疗的必用工具，尤其是对于非惊厥性癫痫持续状态更具有重要的意义。

2. 脑脊液检查　多无明显异常。

3. 影像学检查　包括 CT 扫描和 MRI，可确定脑结构异常或病变，主要用于癫痫的病因诊断，如脑血管疾病、颅内肿瘤、灰质异位等，特别是冠状位和海马体积测量能较好地显示海马病变。功能影像学检查如 SPECT、PET 等能反应脑局部代谢变化，辅助癫痫灶的定位。

4. 实验室检查　酶学指标的改变，肢体抽搐后多有肌肉的受损，会引起相应酶学指标的升高。

【诊断及鉴别诊断】

1. 诊断　根据癫痫病史、临床特征、常规或视频 EEG 检查等。GTCS 持续状态发作间期意识丧失才能诊断；部分性发作持续状态可见局部持续性运动发作长达数小时或数天，无意识障碍；边缘叶癫痫持续状态、自动症持续状态均有意识障碍，可伴精神错乱等。

2. 本病需要与以下疾病鉴别

（1）假性癫痫发作：又称癔症样发作，可有运动、感觉和意识模糊等类似癫痫发作症状，发作前多有情绪改变的诱因，发作时多无舌咬伤、尿失

禁等，脑电图上无相应的癫痫样放电，抗癫痫治疗无效，暗示治疗效果显著。需注意的是，10%假性癫痫发作患者可同时存在真正的癫痫，10%～20%癫痫患者中伴有假性发作，故临床上需动态观察予以鉴别。

（2）晕厥：由脑血流灌注全面下降后缺血缺氧所致，少数患者可出现四肢强直-阵挛性抽搐，患者有以下特点：多身体虚弱、有心血管疾病史；常先有头昏、胸闷、眼黑、恶心等先兆；晕厥持续时间较长，约为数分钟或更长，而癫痫小发作每次仅数秒，常突然停止活动，双目凝视发呆；晕厥时大多血压降低；脑电图检查晕厥无变化。

（3）发作性睡病：可引起意识丧失和猝倒被误诊。可根据突然发作的不能抑制的睡眠、睡眠瘫痪、入睡前幻觉及猝倒四联症来鉴别。

（4）桥本脑病：多急性期起病，中年女性多见，病程中呈复发-缓解形式，也可呈持续进展型，多表现为肢体偏瘫、失语、失用、小脑共济失调等锥体束症状，也可表现为意识障碍、幻觉、激越、抑郁、淡漠、人格改变、行为异常等精神症状，以抗甲状腺抗体增高为特征。

> **案例 2-7 分析总结**
>
> 　　患者青年起病、反复发作，有肢体抽搐、意识丧失、双眼向上凝视、牙关紧闭及口吐白沫等典型临床表现，可考虑癫痫，患者 10 分钟发作 3 次，其间意识未恢复，符合癫痫持续状态诊断。
>
> 　　抽血、脑脊液检查及头颅影像学检查无异常，脑电图结果提示：弥漫性高幅慢波。
>
> 　　询问病史有癫痫临床症状可高度怀疑诊断，完善脑脊液检查及视频脑电检测有助于明确诊断，头颅影像学检查有助于明确病因。

【治疗】

尽快终止癫痫发作，一般应在癫痫持续状态发生的 30 分钟内终止癫痫发作，治疗原则是：①选择强有力、足量的抗惊厥药物及时控制癫痫发作；②力求一次大剂量投药，防止少量多次重复给药。③维持生命功能，预防和控制并发症，特别注意处理脑水肿、酸中毒、呼吸循环衰竭、高热、感染和纠正水、电解质失调等；④积极寻找病因，进行病因治疗；⑤癫痫发作控制后，应继续予以维持量治疗，并进行密切监护。

具体治疗如图 2-2 所示。

1. 一般措施　保持呼吸道通畅；给氧；监护生命体征：呼吸、心脏功能、血压、血氧等；建立大静

脉输液通路；对症治疗，维持生命体征和内环境的稳定；根据具体情况进行实验室检查，如全血细胞计数、尿常规、肝功能、血糖、血钙、凝血、血气分析、抗癫痫药物血药浓度监测等。

2. 控制抽搐药物治疗 抗癫痫药物使用指征为：癫痫的诊断一旦确立，应及时应用抗癫痫药物控制癫痫发作。但是对首次癫痫发作、癫痫发作有诱发因素或癫痫发作稀少者，可酌情考虑。

（1）地西泮：是控制各型癫痫持续状态的首选药物。注射后 1～3 分钟即可生效，且有效率高达 85%，但半衰期短，为 30～60 分钟，因此控制癫痫发作后应静脉滴注以维持疗效。通常不经稀释予以静脉注射，一次 10～20mg，以每分钟 1～2mg 为宜。无效后改用其他药物，有效后予 100～200mg，加入 5%葡萄糖 500ml 中，于 12 小时内缓慢静脉滴注。儿童按 0.25～1mg/kg 稀释后缓慢静脉滴注。注意观察呼吸、心率、血压变化。

（2）异戊巴比妥钠：可在安定无效时使用，成人为 250～500mg 溶于 10～20ml 液体内，10 分钟注射完。该药对呼吸抑制较大，不可注射过快。

（3）氯硝西泮：是广谱抗癫痫持续状态的药物，75%的患者可获满意疗效。常用 1～4mg 静脉注射，维持药效可达 24 小时。

3. 各药物治疗的推荐及证据级别

（1）劳拉西泮：0.1mg/kg，静脉注射，每 5～10 分钟可追加一次，追加量不超过 4mg（Ⅰ级推荐，A级证据）。

（2）咪达唑仑：10mg，肌内注射（Ⅰ级推荐，A级证据）。

（3）安定：20mg，经直肠给药或静脉推注 5～30mg，每 10～15 分钟可追加 5mg（Ⅱa级推荐，A级证据）。

（4）苯妥英/磷苯妥英：苯妥英 10～15mg/kg，最大输液速度为 50mg/min（Ⅱb级推荐，A级证据）。

（5）镇静安眠剂：（Ⅱa级推荐，A级证据）。

（6）丙戊酸钠：25～40mg/kg，静脉注射，最大输液速度 3mg/（kg·min）（Ⅱa级推荐，A级证据）。

（7）左乙拉西坦：200～400mg，静脉注射，最大滴速为 500mg/min（Ⅱa级推荐，C级证据）。

（8）拉科酰胺：200～400mg，静脉注射，注射 5 分钟以上。

（9）苯巴比妥：20mg/kg，静脉注射，最大滴速为 60mg/min。

4. 对于难治性癫痫持续状态（或伴有严重意识障碍者）一般选用麻醉药品

（1）咪达唑仑：0.2mg/kg，静脉泵入，泵速为 0.1～2mg/（kg·h）；

（2）丙泊酚：1.2mg/kg，静脉泵入，泵速为 2～12mg/（kg·h）；

（3）戊巴比妥：5～15mg/kg，静脉泵入 1 小时以上，泵速为 0.5～5mg/（kg·h）；

（4）氯胺酮：1.5～4.5mg/kg，静脉泵入，泵速为 2.75～5mg/（kg·h）。

5. 外科治疗 经过正规抗癫痫药物治疗，仍有 20%～30%患者为药物难治性癫痫。癫痫的外科手术治疗为这一部分患者提供了一种新的治疗手段，估计约有 50%的药物难治性癫痫患者可通过手术使癫痫发作得到控制或治愈，从一定程度上改善了难治性癫痫的预后。

手术适应证：

（1）药物难治性癫痫，影响日常工作和生活者。

（2）对于部分性癫痫，癫痫源区定位明确，病灶单一而局限。

（3）手术治疗不会引起重要功能缺失。

近年来癫痫外科实践表明，一些疾病或综合征的手术治疗效果肯定，可积极争取手术。如颞叶癫痫伴海马硬化，若定位准确其有效率可达 60%～90%。婴幼儿或儿童的灾难性癫痫如 Rasmussen 综合征，其严重影响了大脑的发育，应积极手术，越早越好。其他如皮质发育畸形、良性低级别肿瘤、海绵状血管瘤、动静脉畸形、半身惊厥-偏瘫-癫痫综合征等均是手术治疗较好的适应证。

严格掌握手术适应证是手术取得良好疗效的前提。首先，患者必须是真正的药物难治性癫痫。如果由于诊断错误、选药不当或者服用所谓的"中药"导致病情迁延不愈，而误认为是难治性癫痫，不进行手术治疗。其次，有些癫痫患者误以为癫痫是终身疾病，对抗癫痫药的副作用过度恐惧和夸大，误认为手术可以根治癫痫，而积极要求手术，对这部分患者，一定要慎重。再次，应该强调手术的局限性，并不是每一位患者手术治疗后都能够达到根除发作的目的。虽然药物难治性癫痫的大部分通过手术可以使发作得到控制或治愈，但尚有一部分难治性癫痫即使手术，效果也不理想，甚至还可能带来一些新的问题。

6. 出院后注意事项 癫痫持续状态是临床常见的急症之一，占癫痫患者的 2.6%～6.0%，死亡率为 5%～10%，致残率达 39%～59%，尤其以智力障碍为明显，因此要求家人配合。在控制病情后，癫痫服药期很长，需准时服药，不得随意更换药物的剂量、品种，也不可随时停药。睡眠不足、饥饿、疲劳、饮酒、情感冲动等可诱发癫痫发作，应尽量予以避免。避免从事高空、游泳、驾驶等工作。

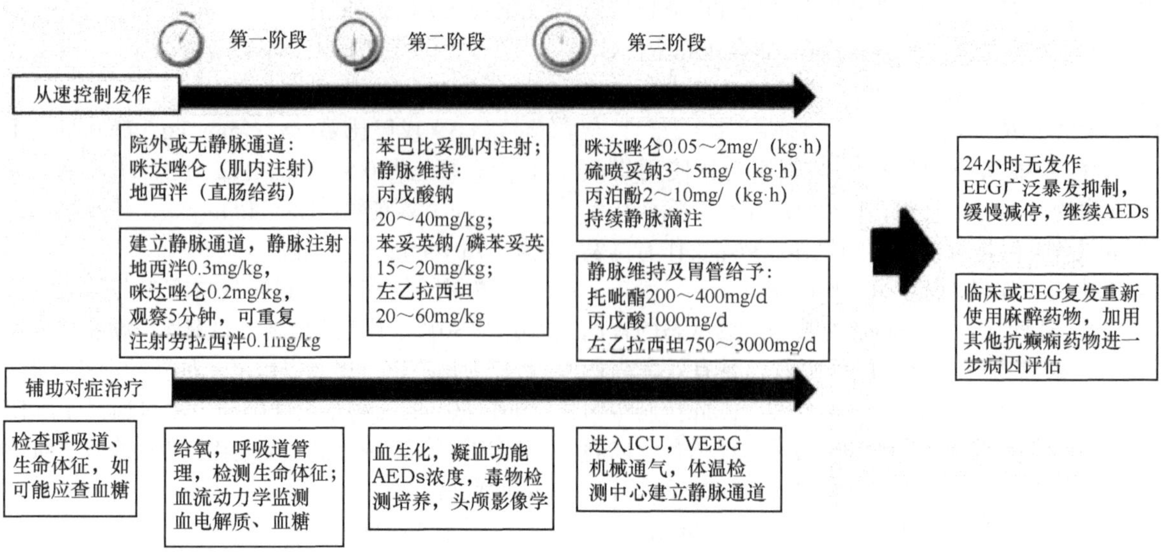

 第一阶段　 第二阶段　　第三阶段

从速控制发作

| 院外或无静脉通道：
咪达唑仑（肌内注射）
地西泮（直肠给药） | 苯巴比妥肌内注射；
静脉维持：
丙戊酸钠
20～40mg/kg；
苯妥英钠/磷苯妥英
15～20mg/kg；
左乙拉西坦
20～60mg/kg | 咪达唑仑0.05～2mg/（kg·h）
硫喷妥钠3～5mg/（kg·h）
丙泊酚2～10mg/（kg·h）
持续静脉滴注 | 24小时无发作
EEG广泛暴发抑制，
缓慢减停，继续AEDs |
| 建立静脉通道，静脉注射
地西泮0.3mg/kg，
咪达唑仑0.2mg/kg，
观察5分钟，可重复
注射劳拉西泮0.1mg/kg | | 静脉维持及胃管给予：
托吡酯200～400mg/d
丙戊酸1000mg/d
左乙拉西坦750～3000mg/d | 临床或EEG复发重新
使用麻醉药物，加用
其他抗癫痫药物进一
步病因评估 |

辅助对症治疗

| 检查呼吸道、
生命体征，如
可能应查血糖 | 给氧，呼吸道管
理，检测生命体征；
血流动力学监测
血电解质、血糖 | 血生化，凝血功能
AEDs浓度，毒物检
测培养，头颅影像学 | 进入ICU，VEEG
机械通气，体温检
测中心建立静脉通道 |

图 2-2　癫痫具体治疗流程

思　考　题

1. 高热惊厥的临床特点是什么？如何分型？
2. 高热惊厥需要与哪些疾病鉴别？
3. 高热惊厥的治疗原则有哪些？
4. 癫痫药物治疗相关的副作用有哪些？
5. 癫痫持续状态的病因有哪些？
6. 癫痫持续状态各型的脑电图特点是什么？

第三节　呼吸困难

目标要求

1. 掌握　呼吸困难的发病机制，支气管哮喘的临床表现、实验室检查及其他检查、诊断、鉴别诊断及治疗。

2. 熟悉　呼吸困难的概念，支气管哮喘的预后及预防。

3. 了解　呼吸困难的病因及发病机制，支气管哮喘的病因及发病机制。

一、概　　述

呼吸困难（dyspnea）是指患者主观感到空气不足、呼吸费力，客观上表现为呼吸运动用力，严重时可出现张口呼吸、鼻翼扇动、端坐呼吸甚至发绀，呼吸辅助肌参与呼吸运动，并且可有呼吸频率、深度、节律的改变。引起呼吸困难的原因繁多，主要为呼吸系统和循环系统疾病等。

1. 呼吸系统疾病　常见于：①气道阻塞：如喉、气管、支气管的炎症、水肿、肿瘤或异物所致的狭窄或阻塞及支气管哮喘、慢性阻塞性肺疾病等；②肺部疾病：如肺炎、肺脓肿、肺结核、肺不张、肺淤血、肺水肿、弥漫性间质疾病、细支气管肺泡癌等；③胸壁、胸廓、胸膜腔疾病：如胸壁炎症、严重胸廓畸形、胸腔积液、自发性气胸、广泛胸膜粘连、结核、外伤等；④神经肌肉疾病：如脊髓灰质炎病变累及颈髓、急性多发性神经根神经炎和重症肌无力累及呼吸肌，药物导致呼吸肌麻痹等；⑤膈运动障碍：如膈麻痹、大量腹水、腹腔巨大肿瘤、胃扩张和妊娠末期。

2. 循环系统疾病　常见于各种原因所致的左心和（或）右心衰竭、心脏压塞、肺栓塞和原发性肺动脉高压等。

3. 中毒　系各种中毒所致，如糖尿病酮症酸中毒、吗啡类药物中毒、有机磷杀虫药中毒、氢化物中毒、亚硝酸盐中毒和急性一氧化碳中毒等。

4. 神经、精神性疾病　如脑出血、脑外伤、脑肿瘤、脑炎、脑膜炎、脑脓肿等颅脑疾病引起呼吸中枢功能障碍和精神因素所致的呼吸困难，如癔症等。

5. 血液病　常见于重度贫血、高铁血红蛋白血症、硫化血红蛋白血症等。

6. 其他　如甲状腺功能亢进、睡眠呼吸暂停综合征，纵隔疾病，如纵隔肿瘤、纵隔气肿等。

【发生机制及临床表现】

根据发生机制及临床表现特点，将呼吸困难归纳分为以下5种类型。

1. 肺源性呼吸困难　主要是呼吸系统疾病引起的通气、换气功能障碍导致缺氧和（或）二氧化碳潴留而引起。临床上常分为3种类型。

（1）吸气性呼吸困难：主要特点表现为吸气显著费力，严重者吸气时可见"三凹征"（three depression sign），表现为胸骨上窝、锁骨上窝和肋间隙明显凹陷，此时亦可伴有干咳及高调吸气性喉鸣。"三凹征"的出现主要是由于呼吸肌极度用力，胸腔负压增加所致。常见于喉部、气管、大支气管的狭窄与阻塞。

（2）呼气性呼吸困难：主要特点表现为呼气费力、呼气缓慢、呼吸时间明显延长，常伴有呼气期哮鸣音。主要是肺泡弹性减弱和（或）小支气管的痉挛或炎症所致。常见于慢性支气管炎（喘息型）、慢性阻塞性肺气肿、支气管哮喘、弥漫性泛细支气管炎等。

（3）混合性呼吸困难：主要特点表现为吸气期及呼气期均感呼吸费力，呼吸频率增快、深度变浅，可伴有呼吸音异常或病理性呼吸音。主要是由于肺或胸膜腔病变使肺呼吸面积减少引起换气功能障碍所致。常见于重症肺炎、重症肺结核、大面积肺栓塞（梗死）、弥漫性肺间质疾病、大量胸腔积液、气胸、广泛性胸膜增厚等。

2. 心源性呼吸困难　主要是由于左心和（或）右心衰竭引起，尤其是左心衰竭时呼吸困难更为严重。

左心衰竭发生的主要原因是肺淤血和肺泡弹性降低。发生机制：①肺淤血，使气体弥散功能降低；②肺泡张力增高，刺激牵张感受器，通过迷走神经反射兴奋呼吸中枢；③肺泡弹性减退，使肺活量减少；④肺循环压力升高对呼吸中枢的反射性刺激。

左心衰竭引起的呼吸困难特点：①有引起左心衰竭的基础病因，如风湿性心脏病、高血压心脏病、冠状动脉硬化性心脏病等；②呈混合性呼吸困难，活动时呼吸困难出现或加重，休息时呼吸困难减轻或消失，卧位明显，坐位或立位时减轻，故而当患者病情较重时，往往被迫采取半坐位或端坐体位呼吸；③两肺底部或全肺出现湿啰音；④应用强心剂、利尿剂和血管扩张剂改善左心功能后呼吸困难症状随之好转。

急性左心衰竭时，常可出现夜间阵发性呼吸困难，表现为夜间睡眠中突感胸闷气急，被迫坐起，惊恐不安。轻者数分钟至数十分钟后症状逐渐减轻、消失；重者可见端坐呼吸、面色发绀、大汗、有哮鸣音、咳浆液性粉红色泡沫痰，两肺底有较多湿啰音，心率加快，可有奔马律。此种呼吸困难称"心源性哮喘"（cardiac asthma）。左心衰竭发生机制：①睡眠时迷走神经兴奋性增高，冠状动脉收缩、心肌供血减少，心功能降低；②小支气管收缩，肺泡通气量减少；③仰卧位时肺活量减少，下半身静脉

回心血量增多，致肺淤血加重；④呼吸中枢敏感性降低，对肺淤血引起的轻度缺氧反应迟钝，当淤血加重，缺氧明显时，才刺激呼吸中枢做出应答反应。

右心衰竭严重时也可引起呼吸困难，但程度较左心衰竭轻，其主要原因为体循环淤血所致。发生机制：①右心房和上腔静脉压升高，刺激压力感受器反射性地兴奋呼吸中枢；②血氧含量减少，乳酸、丙酮酸等代谢产物增加，刺激呼吸中枢；③淤血性肝大、腹水和胸腔积液，使呼吸运动受限，肺交换面积减少。临床上主要见于慢性肺源性心脏病、某些先天性心脏病或由左心衰竭发展而来。另外，也可见于各种原因所致的急性或慢性心包积液。其发生呼吸困难的主要机制是大量心包渗液致心脏压塞或心包纤维性增厚、钙化、缩窄，使心脏舒张受限，引起体循环静脉淤血所致。

3. 中毒性呼吸困难　代谢性酸中毒可导致血中代谢产物增多，刺激颈动脉窦、主动脉体化学受体或直接兴奋刺激呼吸中枢引起呼吸困难。主要表现：①有引起代谢性酸中毒的基础病因，如尿毒症、糖尿病酮症等；②出现深长而规则的呼吸，可伴有鼾音，称为酸中毒深大呼吸（Kussmaul 呼吸）。

某些药物如吗啡类、巴比妥类等中枢神经抑制药物和有机磷杀虫药中毒时，可抑制呼吸中枢引起呼吸困难。主要特点：①有药物或化学物质中毒史；②呼吸缓慢、变浅伴有呼吸节律异常的改变如 Cheyne-Stokes 呼吸（潮式呼吸）或 Biots 呼吸（间停呼吸）。

化学毒物中毒可导致机体缺氧引起呼吸困难，常见于一氧化碳中毒、亚硝酸盐和苯胺类中毒、氢化物中毒、百草枯中毒等。其发生机制分别为：一氧化碳中毒时，吸入的一氧化碳与血红蛋白结合形成碳氧血红蛋白，失去携带氧的能力导致缺氧而产生呼吸困难；亚硝酸盐和苯胺类中毒时，使血红蛋白变为高铁血红蛋白失去携带氧的能力导致缺氧；氢化物中毒时，氢离子抑制细胞色素氧化酶的活性，影响细胞呼吸作用，导致组织缺氧引起呼吸困难，严重时引起脑水肿抑制呼吸中枢；百草枯中毒早期可引起急性呼吸窘迫综合征、晚期可引起肺纤维化，都可导致呼吸困难。

4. 神经、精神性呼吸困难

（1）神经性呼吸困难：主要是由于呼吸中枢受增高的颅内压和供血减少的刺激，使呼吸变为慢而深，并常伴有呼吸节律的改变，如双吸气（抽泣样呼吸）、呼吸遏制（吸气突然停止）等。临床上常见于重症颅脑疾病，如脑出血、脑炎、脑膜炎、脑脓肿、脑外伤及脑肿瘤等。

（2）精神性呼吸困难：主要表现为呼吸频率快而浅，伴有叹息样呼吸或出现手足搐搦。临床上常见

于癔症患者，患者可突然发生呼吸困难。其发生机制多为过度通气而发生呼吸性碱中毒所致，严重时也可出现意识障碍。

5. 血源性呼吸困难　多由红细胞携氧量减少，血氧含量降低所致。表现为呼吸浅，心率快。临床上常见于重度贫血、高铁血红蛋白血症、硫化血红蛋白血症。除此以外，大出血或休克时，因缺氧和血压下降，刺激呼吸中枢，也可使呼吸加快。

二、支气管哮喘

> **案例 2-8**
>
> 患者，女性，60 岁。因反复喘息、气促 10 余年，再发 1 周入院。患者近 10 余年常因气候变化或吸入灰尘、油烟、油漆味等气体后出现喘息、气促等症状，"感冒"后加重，多伴夜间咳嗽、喘鸣，可自行缓解或吸入"沙丁胺醇气雾剂"后缓解，曾被明确诊断为"支气管哮喘"。于急性发作期多次住院，予抗感染、解痉平喘等治疗，缓解期规律使用沙美特罗替卡松吸入剂及茶碱缓释片等药物治疗。查体：口唇无发绀，双肺叩诊呈清音，双肺呼吸音粗，双肺闻及散在哮鸣音。
>
> **问题：**
>
> 1. 支气管哮喘有哪些临床特点？
>
> 2. 该患者目前可临床诊断支气管哮喘吗？依据是什么？
>
> 3. 该患者的诊断主要需与什么疾病鉴别？急诊需做什么主要检查？
>
> 4. 支气管哮喘急性发作如何治疗？

支气管哮喘（bronchial asthma，简称哮喘）是由多种细胞（如嗜酸性粒细胞、肥大细胞、T 淋巴细胞、中性粒细胞、气道上皮细胞等）和细胞组分参与的气道慢性炎症性疾病。主要特征包括气道慢性炎症，气道对多种刺激因素呈现的高反应性，广泛多变的可逆性气流受限及随病程延长而导致的一系列气道结构的改变，即气道重构。临床表现为反复发作性的喘息、气促、胸闷或咳嗽等症状，常在夜间和（或）清晨发作、加剧，多数患者可自行缓解或经治疗缓解。

【病因与发病机制】

1. 病因　哮喘是一种复杂的、具有多基因遗传倾向的疾病，其发病具有家族集聚现象，亲缘关系越近，患病率越高；患者病情越严重，其亲属患病率也越高。

环境因素中主要包括某些激发因素，如尘螨、花粉、真菌、动物毛屑、二氧化硫、氨气等各种特异和非特异性吸入物；感染，如细菌、病毒、原虫、寄生虫等；食物，如鱼、虾、蟹、蛋类、牛奶等；药物，如阿司匹林、抗生素等；气候变化、运动、妊娠等都可能是哮喘的激发因素。

2. 发病机制　哮喘的发病机制尚不完全清楚，可概括为气道免疫-炎症反应、气道高反应性、气道重构、神经机制及其相互作用。

（1）气道免疫-炎症机制：免疫系统在功能上分为体液（抗体）介导的免疫和细胞介导的免疫，均参与哮喘的发病。

抗原通过抗原递呈细胞激活 T 细胞，活化的辅助性 T 细胞（主要是 Th2 细胞）产生白细胞介素 IL-4、IL-5、IL-10 和 IL-13 等进一步激活 B 淋巴细胞，后者合成特异性 IgE，并结合于肥大细胞和嗜碱性粒细胞等细胞表面的 IgE 受体。若变应原再次进入体内，可与结合在细胞的 IgE 交联，使该细胞合成并释放多种活性介质导致平滑肌收缩、黏液分泌增加、血管通透性增高和炎症细胞浸润等。炎症细胞在介质的作用下又可分泌多种介质，使气道病变加重，炎症浸润增加，产生哮喘的临床症状，这是一个典型的变态反应过程。

根据变应原吸入后哮喘发生的时间，可分为速发型哮喘反应（IAR）、迟发型哮喘反应（LAR）和双相型哮喘反应（OAR）。其中 IAR 几乎在吸入变应原的同时立即发生反应，15～30 分钟达高峰，2 小时后逐渐恢复正常。LAR 约 6 小时发病，持续时间长，可达数天。而且临床症状重，常呈持续性哮喘表现，肺功能损害严重而持久。LAR 是由于气道慢性炎症反应的结果。

（2）气道高反应性（airway hyperresponsiveness，AHR）：是指气道对各种刺激因子如变应原、理化因素、运动、药物等呈现的高度敏感状态，表现为患者接触这些刺激因子时气道出现过强或过早的收缩反应。AHR 是哮喘的基本特征，可通过支气管激发试验来量化和评估，有症状的哮喘患者几乎都存在 AHR。目前普遍认为气道炎症是导致气道高反应性的重要机制之一，当气道受到变应原或其他刺激后，由于多种炎症细胞、炎症介质和细胞因子的参与，气道上皮的损害和上皮下神经末梢的裸露等因素导致气道高反应性。AHR 常有家族倾向，受遗传因素的影响。AHR 为支气管哮喘患者的共同病理生理特征，然而出现 AHR 者并非都是支气管哮喘，如长期吸烟、接触臭氧、病毒性上呼吸道感染、慢性阻塞性肺疾病（COPD）等也可出现 AHR。

（3）气道重构（airway remodeling）：是哮喘的重要病理特征，表现为气道上皮细胞黏液化生、平滑肌肥大/增生，上皮下胶原沉积和纤维化、血管增生等，多出现在反复发作、长期没有得到良好控制的哮喘患者。

（4）神经机制：神经因素也被认为是哮喘发病的重要环节之一。支气管受复杂的自主神经支配。除胆碱能神经、肾上腺素能神经外，还有非肾上腺素能非胆碱能（NANC）神经系统。支气管哮喘与 β-肾上腺素受体功能低下和迷走神经张力亢进有关，并可能存在有 α-肾上腺素能神经的反应性增加。NANC 能释放舒张支气管平滑肌的神经介质如血管活性肠肽（VIP）、一氧化氮（NO），以及收缩支气管平滑肌的介质如 P 物质、神经激肽，两者平衡失调，则可引起支气管平滑肌收缩。

【临床表现】

1. 症状　典型症状为发作性伴有哮鸣音的呼气性呼吸困难。症状可在数分钟内发生，并持续数小时至数天，可经平喘药物治疗后缓解或自行缓解。夜间及凌晨发作或加重是哮喘的重要临床特征。严重者被迫采取坐位或呈端坐呼吸，干咳或咳大量白色泡沫痰，甚至出现发绀等，有时咳嗽可为唯一的症状。有些青少年，其哮喘症状表现为运动时出现胸闷、咳嗽和呼吸困难（运动性哮喘）。对以胸闷为唯一症状的不典型哮喘称为胸闷变异性哮喘（chest tightness variant asthma，CTVA）。

2. 体征　发作时胸部双肺可闻及广泛的哮鸣音，呼气音延长。但非常严重哮喘发作时，哮鸣音反而减弱，甚至完全消失，表现为"沉默肺"，是病情危重的表现。

案例 2-8 诊疗思路

　　根据上述病史特点及体征，临床上可诊断支气管哮喘。但需与心源性哮喘、COPD 等疾病鉴别。急诊需要进一步做肺功能检查和支气管舒张试验、胸部 X 线/CT 动脉血气分析、心电图等检查。

　　实验室及辅助检查：

　　血气分析：pH 7.33，PaO_2 57mmHg，$PaCO_2$ 35mmHg，BE 3.2mmol/L，FiO_2 29%。

　　血常规：WBC $8.32×10^9$/L，ST 67.7%。

　　肺 CT：双肺透亮度增加。

　　心电图：窦性心动过速。

【实验室检查】

1. 痰液检查　如患者无痰咳出时可通过诱导痰方法进行检查。涂片在显微镜下可见较多嗜酸性粒细胞。

2. 呼吸功能检查

（1）通气功能检测：在哮喘发作时呈阻塞性通气功能改变，呼气流速指标均显著下降，1s 用力呼气容积（FEV_1）、1s 率（1s 用力呼气量占用力肺活量比值 FEV_1/FVC%）及最高呼气流量（PEF）均减少。肺容量指标可见用力肺活量减少、残气量增加、功能残气量和肺总量增加，残气占肺总量百分比增高。缓解期上述通气功能指标可逐渐恢复。病变迁延、反复发作者，其通气功能可逐渐下降。

（2）支气管激发试验（bronchial provocation test，BPT）：用以测定气道反应性。常用吸入激发剂为乙酰甲胆碱、组胺、甘露糖醇等。吸入激发剂后其通气功能下降、气道阻力增加。运动亦可诱发气道痉挛，使通气功能下降。一般适用于通气功能在正常预计值的 70% 以上的患者。如 FEV_1 下降 ≥20%，可诊断为激发试验阳性。通过剂量反应曲线计算使 FEV_1 下降 20% 的吸入药物累积剂量（$PD20-FEV_1$）或累积浓度（$PC20-FEV_1$），可对气道反应性增高的程度做出定量判断。

（3）支气管舒张试验（bronchial dilation test，BDT）：以测定气道可逆性。有效的支气管舒张药可使发作时的气道痉挛得到改善，肺功能指标好转。常用吸入气管舒张剂如沙丁胺醇、特布他林及异丙托溴铵等。舒张试验阳性诊断标准：①FEV_1 较用药前增加 12%或以上，且其绝对值增加 200ml 或以上；②PEF 较治疗前增加 60L/min 或增加≥20%。

（4）呼气峰流速（PEF）及其变异率：测定 PEF 可反映气道通气功能的变化。哮喘发作时 PEF 下降。此外，由于哮喘有通气功能时间节律变化的特点，常于夜间或凌晨发作或加重，使其通气功能下降。若 24 小时内 PEF 或昼夜 PEF 波动率≥20%，也符合气道可逆性改变的特点。

3. 动脉血气分析　哮喘发作时由于气道阻塞且通气分布不均，通气/血流值失衡，可致肺泡-动脉血氧分压差（$A-aDO_2$）增大；严重发作时可有缺氧，PaO_2 降低，由于过度通气可使 $PaCO_2$ 下降，pH 上升，表现为呼吸性碱中毒。若重症哮喘，病情进一步发展，气道阻塞严重，可有缺氧及 CO_2 滞留，$PaCO_2$ 上升，表现呼吸性酸中毒。若缺氧明显，可合并代谢性酸中毒。

4. 胸部 X 线检查　早期在哮喘发作时可见两肺透亮度增加，呈过度通气状态；在缓解期多无明显异常。如并发呼吸道感染，可见肺纹理增加及炎性浸润阴影。同时要注意肺不张、气胸或纵隔气肿等并发症的存在。

5. 特异性变应原的检测　哮喘患者大多数伴有过敏体质，对众多的变应原和刺激物敏感。测定变应性指标结合病史有助于对患者的病因诊断和脱离致敏因素的接触。

体外检测可检测患者的特异性IgE，过敏性哮喘患者的血清特异性IgE可较正常人明显增高。

【诊断与鉴别诊断】

1. 诊断标准

（1）反复发作喘息、气促、胸闷或咳嗽，多与接触变应原、冷空气、物理、化学性刺激、病毒性上呼吸道感染、运动等有关。

（2）发作时在双肺可闻及散在或弥漫性、以呼气相为主的哮鸣音，呼气相延长。

（3）上述症状可经平喘药物治疗缓解或自行缓解。

（4）除外其他疾病所引起的喘息、气促、胸闷和咳嗽。

（5）临床表现不典型者（如无明显喘息或体征）应有下列三项中至少一项阳性：①支气管激发试验或运动试验阳性；②支气管舒张试验阳性；③昼夜PEF变异率≥20%。

符合以上1～4条或4、5条者，可以诊断为支气管哮喘。

2. 支气管哮喘的分期及控制水平分级

支气管哮喘可分为急性发作期、非急性发作期。

（1）急性发作期：是指气促、咳嗽、胸闷等症状突然发生或症状加重，常有呼吸困难，以呼气流量降低为其特征，常因接触变应原等刺激物或治疗不当所致。哮喘急性发作时其程度轻重不一，病情加重可在数小时或数天内出现，偶尔可在数分钟内即危及生命，故应对病情做出正确评估，以便给予及时有效的紧急治疗。哮喘急性发作时严重程度可分为轻度、中度、重度和危重4级。

（2）非急性发作期（亦称慢性持续期）：许多哮喘患者即使没有急性发作，但在相当长的时间内仍不同频度和（或）不同程度地出现症状（喘息、咳嗽、胸闷等），肺通气功能下降。过去曾以患者白天、夜间哮喘发作的频度和肺功能测定指标为依据，将非急性发作期的哮喘病情严重程度分为间歇性、轻度持续、中度持续和重度持续4级，目前则认为长期评估哮喘的控制水平是更为可靠和有用的哮喘严重性评估方法，对哮喘的评估和治疗的指导意义更大。哮喘控制水平分为控制、部分控制和未控制3个等级。

> **案例2-8 分析总结**
>
> 1. 根据病史中有"反复喘息、气促"病史，用激素及支气管舒张剂治疗有效。体格检查：双肺呼吸音粗，双肺闻及散在哮鸣音。
>
> 2. 肺功能检查是支气管哮喘与COPD鉴别的

> "金标准"。该患者肺功能检查$FEV_1/FVC>70\%$，$FEV_1>80\%$预计值，可以排除慢性阻塞性肺疾病。
>
> 3. 该患者处于急性发作期（重度），不适合做BPT（可加重病情），可以做BDT或PEF以明确诊断。

【并发症】

严重发作时可并发气胸、纵隔气肿、肺不张；长期反复发作或感染可致慢性并发症，如慢性阻塞性肺疾病、支气管扩张和肺源性心脏病。

【治疗】

目前尚无特效的治疗方法，但长期规范化治疗可使哮喘症状得到控制，减少复发乃至不发作。长期使用最少量药物或不用药物能使患者活动不受限制，并能与正常人一样生活、工作和学习。

1. 脱离变应原　部分患者能找到引起哮喘发作的变应原或其他非特异刺激因素，立即使患者脱离变应原的接触是防治哮喘最有效的方法。

2. 药物治疗　治疗哮喘药物主要分为两类。

（1）缓解哮喘发作：此类药物主要作用为舒张支气管，故也称支气管舒张药。

1）β_2-肾上腺素受体激动剂（简称β_2激动剂）：主要通过激动呼吸道的β_2受体，激活腺苷酸环化酶，使细胞内的环磷酸腺苷（cAMP）含量增加，游离Ca^{2+}减少，从而松弛支气管平滑肌，是控制哮喘急性发作的首选药物。常用的短效β_2激动剂有沙丁胺醇、特布他林和非诺特罗，作用时间为4～6小时。长效β_2受体激动剂有福莫特罗、沙美特罗及丙卡特罗，作用时间为10～12小时。长效β_2激动剂尚具有一定的抗气道炎症，增强黏液-纤毛运输功能的作用。临床上不主张单独使用长效β_2激动剂，须与吸入激素联合应用。但福莫特罗可作为应急缓解气道痉挛的药物。肾上腺素、麻黄碱和异丙肾上腺素，因其心血管副作用多而已被高选择性的β_2激动剂所代替。

用药方法可采用吸入，包括定量气雾剂（MDI）吸入、干粉吸入、持续雾化吸入等，也可采用口服或静脉注射。首选吸入法，因药物吸入气道直接作用于呼吸道，局部浓度高且作用迅速，所用剂量较小，全身性不良反应少。常用剂量为沙丁胺醇或特布他林MDI，每喷100μg，每天3～4次，每次1～2喷。通常5～10分钟即可见效，可维持4～6小时。长效β_2激动剂如福莫特罗MDI每喷4.5μg，每天2次，每次1喷，每喷可维持12小时。应教会患者正确掌握MDI的吸入方法。儿童或重症患者可在MDI上加贮雾瓶（spacer），雾化释出的药物在瓶中停留数秒，患者可从容吸入，并可减少雾滴在口咽部沉积引起刺激。干粉吸入方法较易掌握。持续雾化吸入多用于重症和儿童患者，使用方法简单，易于配合。如沙丁胺醇 5mg 稀释在 5～20ml 溶液中雾化吸入。沙丁胺醇或特布他林一般口服用法为 2.4～2.5mg，每日 3 次，15～30 分钟起效，但心悸、骨骼肌震颤等不良反应较多。β_2 激动剂的缓释型及控制型制剂疗效维持时间较长，用于防治反复发作性哮喘和夜间哮喘。注射用药，用于严重哮喘。一般每次用量为沙丁胺醇 0.5mg，滴速 2～4μg/min，易引起心悸，只在其他疗法无效时使用。

2）抗胆碱药：吸入抗胆碱药如异丙托溴铵，为胆碱能受体（M 受体）拮抗剂，可以阻断节后迷走神经通路，降低迷走神经兴奋性而起舒张支气管作用，并有减少痰液分泌的作用。与 β_2 受体激动剂联合吸入有协同作用，尤其适用于夜间哮喘及多痰的患者。可用 MDI，每日 3 次，每次 25～75μg 或用 100～150μg/ml 的溶液持续雾化吸入。约 10 分钟起效，维持 4～6 小时。不良反应少，少数患者有口苦或口干感。近年发展的选择性 M1、M3 受体拮抗剂如泰乌托品（噻托溴铵）作用更强，持续时间更久（可达 24 小时）、不良反应更少。

3）茶碱类：除能抑制磷酸二酯酶，提高平滑肌细胞内的 cAMP 浓度外，还能拮抗腺苷受体；刺激肾上腺分泌肾上腺素，增强呼吸肌的收缩；增强气道纤毛清除功能和抗炎作用，是目前治疗哮喘的有效药物。茶碱与糖皮质激素合用具有协同作用。

口服给药：包括氨茶碱和控（缓）释茶碱，后者因其昼夜血药浓度平稳，不良反应较少，且可维持较好的治疗浓度，平喘作用可维持 12～24 小时，可用于控制夜间哮喘。一般剂量为每日 6～10mg/kg，用于轻-中度哮喘。静脉注射氨茶碱首次剂量为 4～6mg/kg，注射速度不宜超过 0.25mg/（kg·min），静脉滴注维持量为 0.6～0.8mg/（kg·h）。每日注射量一般不超过 1.0g。静脉给药主要应用于重、危症哮喘患者。

茶碱的主要副作用为胃肠道症状（恶心、呕吐）、心血管症状（心动过速、心律失常、血压下降）及尿多，偶可兴奋呼吸中枢，严重者可引起抽搐乃至死亡。最好在用药中监测血浆氨茶碱浓度，其安全有效浓度为 6～15μg/ml。发热患者、妊娠期妇女、小儿或老年人，患有肝、心、肾功能障碍及甲状腺功能亢进者尤须慎用。合用西咪替丁（甲氰咪胍）、喹诺酮类、大环内酯类等药物可影响茶碱代谢而使其排泄减慢，应减少用药量。

（2）控制或预防哮喘发作：此类药物主要治疗哮喘的气道炎症，亦称抗炎药。

1）糖皮质激素：由于哮喘的病理基础是慢性非特异性炎症，糖皮质激素是当前控制哮喘发作最有效的药物。主要作用机制是抑制炎症细胞的迁移和活化；抑制细胞因子的生成；抑制炎症介质的释放；增强平滑肌细胞 β_2 受体的反应性。其可分为吸入、口服和静脉用药。

吸入治疗是目前推荐长期抗炎治疗哮喘的最常用方法。常用吸入药物有倍氯米松（beclomethasone dipropionate，BDP）、布地奈德、氟替卡松、莫米松等，后二者生物活性更强，作用更持久。通常需规律吸入 1 周以上方能生效。根据哮喘病情，吸入剂量（BDP 或等效量其他皮质激素）在轻度持续者一般为 200～500μg/d，中度持续者一般为 500～1000μg/d，重度持续者一般 >1000μg/d（不宜超过 2000μg/d）（氟替卡松剂量减半）。吸入治疗药物全身性不良反应少，少数患者可引起口咽念珠菌感染、声音嘶哑或呼吸道不适，吸药后用清水漱口可减轻局部反应和胃肠吸收。长期使用较大剂量（>1000μg/d）者应注意预防全身性不良反应，如肾上腺皮质功能抑制、骨质疏松等。为减少吸入大剂量糖皮质激素的不良反应，可与长效 β_2 受体激动剂、控释茶碱或白三烯受体拮抗剂联合使用。

口服剂：有泼尼松（强的松）、泼尼松龙（强的松龙）。用于吸入糖皮质激素无效或需要短期加强的患者。起始量为 30～60mg/d，症状缓解后逐渐减量至 ≤10mg/d。然后停用，或改用吸入剂。

静脉用药：重度或严重哮喘发作时应及早应用琥珀酸氢化可的松，注射后 4～6 小时起作用，常用量为 100～400mg/d，或甲泼尼龙（80～160mg/d）起效时间更短（2～4 小时）。地塞米松因在体内半衰期较长、不良反应较多，宜慎用，一般用量为 10～30mg/d。症状缓解后逐渐减量，然后改口服和吸入制剂维持。

2）LT 调节剂：通过调节 LT 的生物活性而发挥抗炎作用，同时具有舒张支气管平滑肌。可以作为轻度哮喘的一种控制药物的选择。常用半胱氨酸 LT 受体拮抗剂，如孟鲁司特 10mg、每天 1 次；或扎鲁司特 20mg、每日 2 次，不良反应通常较轻微，主要是胃肠道症状，少数有皮疹、血管性水肿、转氨酶升高，停药后可恢复正常。

3）其他药物：酮替酚和新一代组胺 H_1 受体拮抗剂如阿司咪唑、曲尼斯特、氯雷他定在轻症哮喘和季节性哮喘有一定效果，也可与 β_2 受体激动剂联合用药。

3. 急性发作期的治疗

急性发作的治疗目的是尽快缓解气道阻塞，纠正低氧血症，恢复肺功能，预防进一步恶化或再次发作，防止并发症。一般根据病情的分度进行综合性治疗。

（1）轻度：每日定时吸入糖皮质激素（200～500μg BDP），出现症状时吸入短效 β₂ 受体激动剂，可间断吸入。效果不佳时可加用口服 β₂ 受体激动剂控释片或小量茶碱控释片（200mg/d），或加用抗胆碱药如异丙托溴胺气雾剂吸入。

（2）中度：吸入剂量一般为每日 500～1000μg BDP；规则吸入 β₂ 受体激动剂或联合抗胆碱药吸入或口服长效 β₂ 受体激动剂。亦可加用口服 LT 拮抗剂，若不能缓解，可持续雾化吸入 β₂ 受体激动剂（或联合用抗胆碱药吸入），或口服糖皮质激素(＜60mg/d)。

必要时可用氨茶碱静脉注射。

（3）重度至危重度持续雾化吸入 β₂ 受体激动剂，或合并抗胆碱药；或静脉滴注氨茶碱或沙丁胺醇。加用口服 LT 拮抗剂。静脉滴注糖皮质激素如琥珀酸氢化可的松或甲泼尼龙或地塞米松。待病情得到控制和缓解后（一般 3～5 天），改为口服给药。注意维持水、电解质平衡，纠正酸碱失衡，当 pH＜7.20，且合并代谢性酸中毒时，应适当补碱；可给予氧疗，如病情恶化缺氧不能纠正时，进行无创通气或插管机械通气。若并发气胸，在胸腔引流气体下仍可机械通气。此外应预防下呼吸道感染等。

4. HT 哮喘非急性发作期的治疗（表 2-2）

表 2-2　哮喘非急性发作期的治疗

第 1 级	第 2 级	第 3 级	第 4 级	第 5 级
按需使用 SABA	按需使用 SABA	按需使用 SABA	按需使用 SABA	按需使用 SABA
	选用 1 种	选用 1 种	在第 3 级基础上选择 1 种或 1 种以上	在第 4 级基础上增加 1 种
	低剂量 ICS	低剂量 ICS＋LABA	中等剂量或高剂量 ICS＋LABA	口服最小剂量糖皮质激素
控制性药物	白三烯调节剂	中等剂量或高剂量 ICS	白三烯调节剂	抗 IgE 治疗
		低剂量 ICS＋白三烯调节剂	缓释茶碱	
		低剂量 ICS＋缓释茶碱		

一般哮喘经过急性期治疗症状得到控制，但哮喘的慢性炎症病理生理改变仍然存在，因此，必须制订哮喘的长期治疗方案。根据哮喘的控制水平选择合适的治疗方案。

对哮喘患者进行哮喘知识教育和控制环境、避免诱发因素贯穿于整个治疗阶段。对于大多数未经治疗的持续性哮喘患者，初始治疗应从第 2 级治疗方案开始，如果初始评估提示哮喘处于严重未控制，治疗应从第 3 级方案开始。从第 2 步到第 5 步的治疗方案中都有不同的哮喘控制药物可供选择。而在每一步中缓解药物都应该按需使用，以迅速缓解哮喘症状。

其他可供选择的缓解用药：吸入型抗胆碱能药物、短效或长效口服 β₂ 受体激动剂、短效茶碱等。除非规律地联合使用吸入型糖皮质激素，否则不建议规律使用短效和长效 β₂ 受体激动剂。

由于哮喘的复发性及多变性，需不断评估哮喘的控制水平，治疗方法则依据控制水平进行调整。如果目前的治疗方案不能够使哮喘得到控制，治疗方案应该升级直至哮喘控制。当哮喘控制维持至少 3 个月后，治疗方案可以降级。通常情况下，患者在初诊后 1～3 个月回访，以后每 3 个月随访一次。如出现哮喘发作时，应在 2 周至 1 个月内进行回访。对大多数控制剂来说，最大的治疗效果可能要在 3～4 个月后才能显现，只有在这种治疗策略维持 3～4 个月后，仍未达到哮喘控制，才考虑增加剂量。对所有达到控制的患者，必须通过常规跟踪及阶段性地减少剂量来寻求最小控制剂量。大多数患者可以达到并维持哮喘控制，但一部分难治性哮喘患者可能无法达成同样水平的控制。

以上方案为基本原则，但必须个体化、联合应用（以最小量、最简单的联合，副作用最少），达到最佳控制症状的目的。

5. 免疫疗法　分为特异性和非特异性两种，前者又称脱敏疗法（或称减敏疗法）。由于有 60% 的哮喘发病与特异性变应原有关，采用特异性变应原（如螨、花粉、猫毛等）做定期反复皮下注射，剂量由低至高，以产生免疫耐受性，使患者脱（减）敏。例如，采用标准化质量（standard quality，SQ）单位的变应原疫苗，起始浓度为 100SQ-U/ml，每周皮下注射一次，15 周达到维持量，治疗 1～2 年，若治疗反应良好，可坚持 3～5 年。脱敏治疗的局部反应发生率为 5%～30%(皮肤红肿、风团、瘙痒等)，全身反应包括荨麻疹、结膜炎/鼻炎、喉头水肿、支气管痉挛及过敏性休克等，有个别报道死亡者（死亡率 1/10 万以下），因而脱敏治疗需要在有抢救措施的医院进行。

除常规的脱敏疗法外，季节前免疫疗法对于一些季节性发作的哮喘患者（多为花粉致敏，可在发病季节前3～4个月开始治疗，除皮下注射外，目前已发展了口服或舌下（变应原）免疫疗法，但尚不成熟。

非特异性疗法，如注射卡介苗、转移因子、疫苗等生物制品抑制变应原反应的过程，有一定辅助的疗效。目前采用基因工程制备的人工重组抗IgE单克隆抗体治疗中、重度变应性哮喘，已取得较好效果。

【哮喘的教育与管理】

哮喘患者的教育与管理是提高疗效、减少复发、提高患者生活质量的重要措施。在医生指导下患者要学会自我管理、学会控制病情。应为每个初诊哮喘患者制订防治计划，使患者了解或掌握以下内容：①相信通过长期、适当、充分的治疗，完全可以有效地控制哮喘发作；②了解哮喘的激发因素，结合每个人具体情况，找出各自的促激发因素，以及避免诱因的方法；③简单了解哮喘的本质和发病机制；④熟悉哮喘发作先兆表现及相应处理办法；⑤学会在家中自行监测病情变化，并进行评定，重点掌握峰流速仪的使用方法，有条件的应记录哮喘日记；⑥学会哮喘发作时进行简单的紧急自我处理方法；⑦了解常用平喘药物的作用、正确用量、用法、不良反应；⑧掌握正确的吸入技术（MDI 或 Spacer 用法）；⑨知道什么情况下应去医院就诊；⑩与医生共同制订出防止复发，保持长期稳定的方案。

在此基础上采取一切必要措施对患者进行长期系统管理，包括鼓励哮喘患者与医护人员建立伙伴关系，通过规律的肺功能监测（包括PEF）客观地评价哮喘发作的程度，避免和控制哮喘激发因素，减少复发，制订哮喘长期管理的用药计划，制订发作期处理方案和长期定期随访保健，改善患者的依从性，并根据患者病情变化及时修订防治计划。

【预后】

哮喘的转归和预后因人而异，与正确的治疗方案关系密切。儿童哮喘通过积极而规范的治疗，临床控制率可达95%。轻症者容易恢复，若病情重、气道反应性增高明显或伴有其他过敏性疾病者不易控制。若长期发作而并发慢性阻塞性肺疾病、肺源性心脏病者，预后不良。

三、急性呼吸窘迫综合征（ARDS）

案例 2-9

患者，男性，26岁，以"车祸致意识不清15小时，呼吸困难9小时"为主诉入院。患者于15小时前骑摩托车时不慎撞到电线杆上，当时车速约60km/h，摔倒在地，伤后意识不清。送当地人民医院，患者于9小时前出现呼吸困难，予氢化可的松200mg静脉滴注、双侧胸腔闭式引流术及补液等处理后，转送来急诊科。

查体：T 38℃，P 126次/分，R 43次/分，BP 163/80mmHg，FiO_2 60%，SaO_2 79%，浅昏迷，右侧额面部可见擦伤性伤痕。颈部肿大，可触及握雪感。双侧胸部腋中线第4肋间可见胸腔闭式引流管。双肺呼吸音稍弱，满肺可闻及湿啰音，未闻及明显干啰音。心界无扩大，心率126次/分，律齐，未闻及杂音。腹稍紧，压痛、反跳痛不合作，肝、脾肋下未触及。四肢肌力查体不合作，肌张力正常，右足背可见创伤性伤痕，生理反射存在，病理性神经反射未引出。

问题：

1. ARDS 的病因是什么？
2. ARDS 有哪些临床表现？
3. ARDS 应完善哪些辅助检查？

急性呼吸窘迫综合征（acute respiratory distress syndrome，ARDS）是指肺内、外严重疾病导致的肺毛细血管弥漫性损伤，肺血管通透性增加，血管外肺水增多，肺含气组织减少，肺顺应性下降，临床以低氧血症为主要表现。急性期形态学主要特征为弥漫性肺泡损伤（如水肿、炎症、透明膜形成或出血）。

根据 ARDS 的柏林定义，ARDS 按严重程度分为三种类型：

1. 轻度 200mmHg＜PaO_2/FiO_2≤300mmHg 伴 PEEP 或 CPAP≥5cmH_2O。

2. 中度 100mmHg＜PaO_2/FiO_2≤200mmHg 伴 PEEP≥5cmH_2O。

3. 重度 PaO_2/FiO_2≤100mmHg 伴 PEEP≥5cmH_2O。

如果海拔超过1000米，PaO_2/FiO_2 值需用公式校正，校正后 $PaO_2/FiO_2=PaO_2/FiO_2×$（当地大气压/mmHg）

【病因与发病机制】

1. 病因 引起 ARDS 的原因或高危因素可分为肺内因和肺外因。肺内因是指对肺的直接损伤，包括重症肺炎、吸入大量有毒气体或液体、肺挫伤等。肺外因包括休克及脓毒血症、严重创伤、大面积烧伤、重症胰腺炎、大量输血、药物中毒等。

2. 发病机制 ARDS 的发病机制尚未完全阐明。除有些致病因素对肺泡膜的直接损伤外，更重要的是多种炎症细胞（巨噬细胞、中性粒细胞等）及其释放的炎性介质和细胞因子间接介导的肺炎症反应，最终引起肺泡膜损伤、毛细血管通透性增加和微血栓形成；并可造成肺泡上皮损伤，表面活性物质减少或消失，加重肺水肿和肺不张，从而引起肺的氧合功能障碍，导致顽固性低氧血症。

目前参与 ARDS 发病过程的细胞学与分子生物学机制，尚有待深入研究。中性粒细胞在肺内聚集、激活，并通过"呼吸暴发"释放氧自由基、蛋白酶和炎性介质，以及巨噬细胞、肺毛细血管内皮细胞的参与是 ARDS 发病的重要细胞学机制。在生理情况下，衰老的中性粒细胞以凋亡的形式被吞噬细胞清除，但目前研究发现，很多导致 ARDS 发生的因素能够延迟中性粒细胞凋亡，使中性粒细胞持续发挥作用，引起过度和失控的炎症反应，因此促进中性粒细胞凋亡有可能成为 ARDS 最具希望的治疗手段之一。除中性粒细胞外，巨噬细胞及血管内皮细胞可分泌肿瘤坏死因子 α（tumor necrosis factor-α，TNF-α）、白细胞介素-1（IL-1）等炎性介质，对启动早期炎症反应与维持炎症反应起重要作用。

肺内炎性介质和抗炎介质的平衡失调，是 ARDS 发生、发展的关键环节。除炎性介质增加外，还有 IL-4、IL-10、IL-13 等抗炎介质释放不足。新近研究表明，体内一些神经肽/激素也具有一定的抗炎作用，如胆囊收缩素（cholecystokinin，CCK）、血管活性肠肽（vasoactive intestinal peptide，VIP）和生长激素等。因此加强对体内保护性机制的研究，实现炎性介质与抗炎介质的平衡亦十分重要。

随着系统性炎症反应综合征（systemic inflammatory response syndrome，SIRS）和代偿性抗炎症反应综合征（compensatory anti-inflammatory response syndrome，CARS）概念的提出，人们对炎症这一基本病理生理过程的认识更为深刻。SIRS 即指机体失控的自我持续放大和自我破坏的炎症反应；CARS 是指与 SIRS 同时启动的一系列内源性抗炎介质和抗炎性内分泌激素引起的抗炎反应。如果 SIRS 和 CARS 在病变发展过程中出现平衡失调，则会导致 MODS。目前人们已经逐渐认识到 ARDS 是 MODS 发生时最早或最常出现的器官表现。

【临床表现】

ARDS 大多数于原发病起病后 72 小时内发生，几乎不超过 7 天。除原发病的相应症状和体征外，最早出现的症状是呼吸加快，并呈进行性加重的呼吸困难、发绀，常伴有烦躁、焦虑、出汗等。其呼吸困难的特点是呼吸深快、费力，患者常感到胸廓紧束、严重憋气，即呼吸窘迫，不能用通常的吸氧疗法改善，亦不能用其他原发心肺疾病（如气胸、肺气肿、肺不

张、肺炎、心力衰竭）解释。早期体征可无异常，或仅在双肺闻及少量细湿啰音；后期多可闻及水泡音，可有管状呼吸音。

案例 2-9 诊疗思路

1. 病史特点　严重创伤，意识障碍伴呼吸困难。

2. 体格检查　T 38℃，R 43 次/分，SaO_2 79%，双肺呼吸音稍弱，满肺可闻及湿啰音。

实验室及辅助检查：

血气分析：pH 7.29，PaO_2 47mmHg，$PaCO_2$ 58mmHg，BE 4.3mmol/L，血乳酸 2.1mmol/L（FiO_2 100%）。PaO_2/FiO_2=47<100

血常规：WBC 17.84×10^9/L，NE 79.6%，Hb 132g/L，PLT 244×10^9/L。

凝血四项：PT 12.8s，PT-INR 1.16，APTT 22.3s，FIB 3.30g/L。

头颅 CT、胸部 CT：未见脑出血，可见双侧气胸，未排除右侧肋骨多发骨折。

【辅助检查及影像学检查】

1. 动脉血气分析　PaO_2<60mmHg，有进行性下降趋势。早期 $PaCO_2$ 多不升高，甚至可以因过度通气而低于正常。早期为单纯呼吸性碱中毒，随着病情进展，可合并代谢性酸中毒，晚期出现呼吸性酸中毒，甚至三重酸碱失衡。

2. 肺功能测定　FEV_1<1L 提示肺功能损害极为严重，急性加重期患者，因为患者无法配合检查，结果不够准确，故急性加重期间一般不推荐行肺功能检查。

3. X 线检查　发病<24 小时胸片可无异常，或仅见肺纹理增多呈网状，边缘模糊。发病 1~5 天，X 线表现以浸润渗出为主要特征，两肺散在分布大小不等、边缘模糊的斑片状密度增高影，且常融合成大片，呈"磨玻璃样影"，有时候可见支气管充气征。发病 5 天以上，两肺或其大部分呈均匀密度增加，"磨玻璃样影""支气管气相"明显，心缘不清或消失，甚至可因广泛肺水肿、实变出现"白肺"。

【诊断与鉴别诊断】

1. 诊断　根据 ARDS 柏林定义，满足如下 4 项条件方可诊断 ARDS。

（1）明确诱因下 1 周内出现的急性或进展性呼吸困难。

（2）胸部 X 线/胸部 CT 显示双肺浸润影，不能完全用胸腔积液、肺叶/全肺不张和结节影解释。

（3）呼吸衰竭不能完全用心力衰竭和液体负荷过重解释。如果临床没有危险因素，需要用客观检查

来评价心源性肺水肿。

（4）低氧血症根据 PaO_2/FiO_2 确立 ARDS 诊断，$PaO_2/FiO_2 \leqslant 100mmHg$。

该患者符合 ARDS 诊断标准，且属于重度。

2. 鉴别诊断

（1）心源性肺水肿：多见于各种原因导致的急性左心衰，如瓣膜性、高血压性和冠状动脉粥样硬化性心脏病、心肌炎和心肌病等。结合 X 线胸片、血脑钠肽水平和血气分析等鉴别诊断多不困难。

（2）非心源性肺水肿：可见于如输液过量，血浆胶体渗透压降低等疾病。还可因胸腔抽液或者抽气过快、过多，或者抽吸负压过大，主要由于胸膜腔负压突然增加导致复张后肺水肿。此类患者病史明确，肺水肿症状、体征及 X 线征象出现较快，治疗后消失也快；低氧血症一般不严重，吸氧后容易纠正。

（3）急性肺栓塞（PE）：忽然发病，呼吸急促、烦躁不安、咯血、胸痛和发绀。血气分析示 PaO_2 和 $PaCO_2$ 均降低。急性肺栓塞患者多有深静脉血栓史或者肿瘤、心脏病病史等，临床上有剧烈胸痛、咳嗽、呼吸困难、发热等症状。肺动脉造影可以明确诊断。

（4）特发性肺纤维化（IPF）：患者多有不明原因干咳、进行性呼吸困难、持续性低氧血症。但本病人多为慢性发病，少数呈亚急性。查体可闻及爆裂音，胸部 X 线或 CT 有纤维化和网状结节影，病理上可见广泛的间质纤维化和间质性肺炎，肺功能检查为限制性通气功能障碍和弥散功能降低，可与 ARDS 鉴别。

案例 2-9 分析总结

1. 根据病史中有外伤史，伴有呼吸困难症状。查体：T 38℃，P 126 次/分，R 43 次/分，BP 163/80mmHg，SaO_2 79%，神志呈浅昏迷状，右侧额面部可见擦伤性伤痕。颈部肿大，可触及握雪感。双侧胸部腋中线第 4 肋间可见胸腔闭式引流管。双肺呼吸音稍弱，满肺可闻及湿啰音，未闻及明显干啰音。

2. 实验室检查　血气分析：pH 7.29，PaO_2 47mmHg，$PaCO_2$ 58mmHg，BE 4.3mmol/L，血乳酸 2.1mmol/L（FiO_2 100%）。血常规：WBC：$17.84 \times 10^9/L$，NE 79.6%，Hb 132g/L，PLT $244 \times 10^9/L$。凝血四项：PT 12.8s，PT-INR 1.16，APTT 22.3s，FIB 3.30g/L。头颅 CT、胸部 CT：未见脑出血，可见双侧气胸，未排除右侧肋骨多发骨折。

【治疗】

1. 呼吸支持　呼吸支持是治疗 ARDS 的主要手段，目的是维持基本的气体交换，降低吸氧浓度，尽量减少机械通气的并发症

（1）模式选择：开始可以用容量控制通气（VCV），用辅助/控制通气（A/C）模式，也可用 SIMV。

（2）参数调整：治疗初可以先用下列参数：FiO_2 1.0；潮气量（Vt）6～10ml/kg。PEEP $\leqslant$ 5cmH$_2$O；吸气流量 60L/min。目标使血氧饱和度（SaO_2）$\geqslant$ 90%，预防气道压力增高的并发症。

（3）PEEP 呼吸末正压：是治疗 ARDS 的重要措施，可增加肺容量和保持肺泡张开，减少肺内分流和改善氧饱和度。使用 PEEP 从低压开始，增加幅度每次 3～5cmH$_2$O，到 15cmH$_2$O 为止。使 SaO_2 > 90%，FiO_2 < 60%，气道峰压（PAP）< 40～45cmH$_2$o。

（4）允许性高碳酸血症（PHV）原则：PHV 可减少潮气量或通过频率，可能出现高碳酸血症。PHV 方法：①PEEP，把 PEEP 调至肺泡扩张的最佳点，此时肺顺应性良好，膨胀到该点时，肺顺应性曲线开始下降。②潮气量，采用小潮气量按 6～7ml/kg，维持 Pplat 30cmH$_2$O。③通气频率，一般通气频率在 14～20 次/分，不超过 30 次/分。④呼吸性酸中毒的处理：镇静患者，等待体内对酸血症代偿。一般认为 pH > 7.25 不用处理，可通过降温、限制糖摄入，减少二氧化碳产生。

（5）ARDS 通气模式的选择：尚无研究表明何种通气模式对 ARDS 治疗效果最好。目前推荐压力控制通气。①压力控制通气模式：选择 PCV 模式，固定最大吸气压（气道峰压）30～35cmH$_2$O，开始时加 8cmH$_2$O 的 PEEP，然后逐步增加 PEEP 水平，维持最大吸气压不变，允许 Vt 减少，直到某一点，此时潮气顺应性从增加到减低，则为理想 PEEP 值。②容量控制通气（VCV）：选用 VCV 模式来通气，预设小潮气量（5ml/kg），采用减速流量波形，预设较低的压力报警限（< 35cmH$_2$O），密切监测气道平台压。③可采取俯卧通气方式，尤其是 $PaO_2/FiO_2 \leqslant 100mmHg$ 时，可以改善患者肺组织通气/血流值，增加氧饱和度，另外该通气方式还能改善肺内胸腔压力梯度，使之趋于均匀。④肺复张手法可以改善患者氧饱和度情况。

2. 其他治疗手段

（1）胃肠道营养：及早给予胃肠道进食、建立完整的胃肠道屏障、防治胃肠道菌群失调是 ARDS 整体治疗的一个关键因素，同时给予一些肠道益生菌（如乳酸杆菌、双歧杆菌、大肠杆菌等）以补充在大量应用抗生素和禁食时急剧减少的正常菌群。

（2）液体管理：早期限水、利尿，行血流动力学监测管理液体，保证足够的心排血量，防止循环血量减少。

（3）抗生素的合理应用：ARDS 并发肺部感染后，在治疗开始应根据经验使用抗生素，有培养结果后根据药敏报告选择抗生素。

（4）维持内环境稳定：注意包括水（容量、细胞内、细胞外、间质、各腔隙）的正常，酸碱、各电解质的平衡，以保证患者整体状况得到改善。

3. ARDS 的药物治疗

（1）糖皮质激素：ARDS 早期治疗用大量糖皮质激素无益处。ARDS 纤维化（5～10 天）或患者血液或肺泡灌洗液嗜酸性粒细胞增高可用激素治疗。

（2）胶体液体的应用：ARDS 晚期阶段，肺泡及上皮细胞渗透障碍已修复，此时静脉应用胶体溶液，增加血管内胶体渗透压，促进肺间质内液体的重吸收。

（3）血管活性药物的应用：ARDS 时如出现心功能减退，可考虑应用如硝普钠、硝酸甘油等血管扩张剂。

（4）外源性表面活性物质：对婴儿 ARDS 效果很好，对于成人则效果欠佳。

思　考　题

1. 呼吸困难的发病机制是什么？

2. 支气管哮喘的临床表现有哪些？

3. 支气管哮喘需要完善哪些实验室检查及其他检查？

4. 如何诊断支气管哮喘？

5. 支气管哮喘需要与哪些疾病相鉴别？如何鉴别？

6. 如何治疗支气管哮喘？

第四节　心悸与心律失常

一、概　述

目标要求

1. 掌握　不同类型心律失常的心电图特点、诊断标准、急诊治疗原则及诊疗流程。

2. 熟悉　心悸与心律失常的概念、常见病因、临床表现。

3. 了解　各种类型心律失常的鉴别方法。

心悸（palpitation）是指患者自觉心中悸动，伴有心前区不适或心慌的感觉，甚则不能自主的一类症状。正常心律激动起源于窦房结，通过心房内的前、中、后三条结间束传至房室结、希氏束、左右束支及浦肯野纤维，最后抵达心室。心律失常（arrhythmia）是由于窦房结激动异常或激动产生于窦房结以外，激动的传导缓慢、阻滞或经异常通道传导，即心律激动的起源和（或）传导异常导致心脏搏动的频率和（或）节律发生改变。

（一）常见病因

1. 非器质性心脏病　精神紧张、过度劳累，过量的烟、酒、咖啡，感染、妊娠、洋地黄、奎尼丁、三环类抗抑郁药等药物中毒，各种原因引起的缺氧、电解质、酸碱平衡紊乱（低钾、低镁、酸中毒），麻醉，低温，胸腔或心脏手术等。

2. 器质性心脏病　先天性心脏病、冠心病（尤其是心力衰竭或急性心肌梗死）、心肌病、瓣膜性心脏病、二尖瓣脱垂等。

3. 遗传性因素　心脏相关基因突变、离子通道异常等，如长 QT 综合征、Brugada 综合征等。

4. 部分心律失常原因不明。

（二）临床表现

心律失常易引起心脏充盈不足和（或）心排血量下降，导致血流动力学改变，全身器官缺血，主要影响的器官是脑与心脏。心律失常的临床表现主要取决于心律失常的病因、性质、类型、心功能及对血流动力学影响的程度。部分心律失常可无症状或症状轻微，对机体无明显影响。有些心律失常可引起严重的血流动力学障碍，诱发或加重心力衰竭、心肌梗死；或是心律失常本身对机体无明显影响，但有可能发展成致命性心律失常，这两种心律失常称为严重心律失常，包括短暂或持续性室性心动过速（ventricular tachycardia，VT）、阵发性室上性心动过速（supraventricular tachycardia，ST）、心室颤动（ventricular fibrillation，VF）、心房颤动（atrial fibrillation，AF）、二度Ⅱ型、三度、高度房室传导阻滞（advanced atrioventricular block，AAB）、病态窦房结综合征（sick sinus syndrome，SSS）等。心律失常主要有以下几种临床表现：

1. 冠状动脉供血不足的表现　各种心律失常均可引起冠状动脉血流量不同程度的降低。虽然心律失常可以引起冠状动脉血流量降低，但较少引起心肌缺血，然而，对有冠心病的患者，心律失常可能诱发或加重心肌缺血，主要表现为心绞痛、气短、周围血管损伤、急性心力衰竭、急性心肌梗死等。

2. 脑动脉供血不足的表现　不同的心律失常对脑血流量的影响也不同。脑血管正常者，上述血流动力学的障碍不致造成严重后果；对脑血管已发生了病变者，则足以导致脑供血不足，表现为头晕、乏力、视物模糊、暂时或一过性全盲，甚至失语、瘫痪、抽搐、昏迷等一过性或永久性的脑损害。

3. 肾动脉供血不足的表现　心律失常发生后，肾血流量也发生不同程度的减少，可能影响肾脏功能，临床可表现为少尿、蛋白尿、氮质血症等。

4. 肠系膜动脉供血不足的表现　快速心律失常时，血流量降低，诱发肠系膜动脉痉挛，可产生胃肠道缺血的临床表现，如腹胀、腹痛、腹泻，甚至发生出血、溃疡或麻痹。

（三）诊断

心电图可以明确心律失常的诊断，部分患者根据病史和体征可以做出初步诊断。心律失常发作时的心率、节律、发作起止与持续时间，发作时有无伴随低血压、晕厥、抽搐、心绞痛或心力衰竭等表现，发作的诱因、既往心电图记录及治疗经过等，均有助于明确诊断心律失常。

（四）急诊治疗原则

心律失常的治疗包括心律失常本身及原发病、诱因的处理。通过纠正或控制心律失常，达到稳定血流动力学状态、改善症状的目的。心律失常紧急处理需遵循以下总体原则：

1. 首先识别和纠正血流动力学障碍　心律失常急性期应根据血流动力学状态来决定处理原则。血流动力学状态不稳定包括进行性低血压、休克、急性心力衰竭、进行性缺血性胸痛、晕厥、意识障碍等。在血流动力学不稳定时不应苛求完美的诊断流程，而应追求抢救治疗的效率。严重血流动力学障碍者，需立即纠正心律失常。对快速心律失常者应采用电复律，见效快又安全。电复律不能纠正或纠正后复发，需兼用药物。心动过缓者需使用提高心率的药物或置入临时起搏器治疗。血流动力学相对稳定者，根据临床症状，心律失常性质，选用适当治疗策略，必要时可动态观察。所选药物以安全为主，即使不起效，也不要加重病情或使病情复杂化。

2. 基础疾病和诱因的纠正与处理　基础疾病和心功能状态与心律失常，尤其是室性心律失常的发生关系密切，心脏的基础状态不同，心律失常的处理策略也有所不同。心律失常病因明确者，在紧急纠正心律失常的同时应兼顾基础疾病的治疗，如由急性冠状动脉综合征引起者需重建冠状动脉血运，心力衰竭者尽快改善心功能，药物过量或低血钾引起要尽快消除诱因。有关基础疾病的急诊处理，应根据相应疾病的《诊疗指南》进行。基础疾病和心律失常可互为因果，紧急救治中孰先孰后，取决于何者为当时的主要矛盾。心律失常病因不明者或无明显基础疾病者，也应改善患者的整体状况，消除患者紧张情绪，如适当采用 β 受体阻滞剂。应用抗心律失常药物要注意安全性，警惕促心律失常副作用的发生。

3. 衡量获益与风险　对危及生命的心律失常者应采取积极措施加以控制，追求抗心律失常治疗的有效性，挽救生命；对非威胁生命的心律失常者，需要更多考虑治疗措施的安全性，过度治疗反而可导致新的风险。在心律失常紧急处理时经常遇到治疗矛盾，应首先顾及对患者生命危害较大的方面，而对危害较小的方面处理需谨慎，甚至可观察，采取不使病情复杂化的治疗，如既往有缓慢型心律失常病史者发生室上性心动过速，既要终止心动过速，又要防止心脏停搏，可选食管心房调搏。

4. 治疗与预防兼顾　心律失常易复发，在纠正后应采取预防措施，尽量减少复发。根本措施是加强基础疾病的治疗，控制诱发因素。要结合患者的病情确定是否采用抗心律失常药物治疗。恶性室性心律失常终止后一般都要使用药物预防发作。在紧急处理后应对心律失常远期治疗有所考虑和建议，某些患者可能需应用口服抗心律失常药物，如有适应证，建议用射频消融或起搏治疗。

5. 对心律失常本身的处理

（1）询问简要病史，包括是否有心脏病史，心律失常是初发还是复发，家族内是否有相似病例，过去服药史，最近用药情况，此次发病是否接受过治疗。由此可大致了解心律失常可能的原因。

（2）在血流动力学允许的情况下快速完成心电图记录，了解心率快慢，心律是否规整、QRS 波时限宽窄、QRS 波群形态是单形还是多形，QT 间期是否延长，P、QRS 波是否相关。以此可大致确定心律失常的种类。

（3）终止心律失常：若心律失常本身造成严重的血流动力学障碍，终止心律失常是首要任务。有些心律失常可造成患者不可耐受的症状，也需采取终止措施，如室上性心动过速、症状明显的心房颤动等。

（4）改善症状：有些心律失常不容易立刻终止，但快速心室率会使血流动力学状态恶化或伴有明显症状，如伴有快速心室率的心房颤动、心房扑动。减慢心室率可稳定病情，缓解症状。

6. 急性期抗心律失常药物应用原则　根据基础疾病、血流动力学状态、心律失常性质选择抗心律失常药物。应用一种静脉抗心律失常药物后疗效不满意，应先审查用药是否规范、剂量是否足够。一般不建议短期内换用或合用另外一种静脉抗心律失常药物，宜考虑采用非药物的方法如电复律或食管调搏等。序贯或联合应用静脉抗心律失常药物易致药物不良反应及促心律失常的副作用，仅在室性心动过速/心室颤动风暴状态或其他顽固性心律失常处理时才予以考虑。

（五）心律失常急诊处理流程

心律失常急诊处理流程如图2-3。

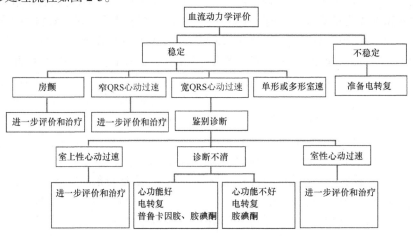

图2-3　心律失常急诊处理流程

二、快速型心律失常

（一）阵发性室性心动过速（室速）及扭转型室速

案例2-10

患者，男性，51岁。因发作性心悸、胸闷、头晕半小时入院。无胸痛。1年前经冠状动脉造影诊断为冠心病。查体：T 36.5℃，P 54次/分，R 21次/分，BP 85/56mmHg。神志清楚，侧颈静脉无怒张，双肺未闻及干、湿啰音；心尖冲动点位于第5肋间左锁骨中线内0.5cm，无弥散或震颤感，心率204次/分，律齐，心音弱，各瓣膜区未闻及杂音；腹部平软，全腹无压痛及反跳痛，未触及包块，肝脾肋下未触及肿大；双下肢无水肿。

案例2-10心电图特征（图2-4）：宽QRS波群心动过速，呈左束支阻滞图形，Ⅱ、Ⅲ、AVF导联呈QS形，Ⅰ导联呈R形。未见相关P波，胸导联QRS波群移行慢，在V5导联呈R形。频率204次/分。

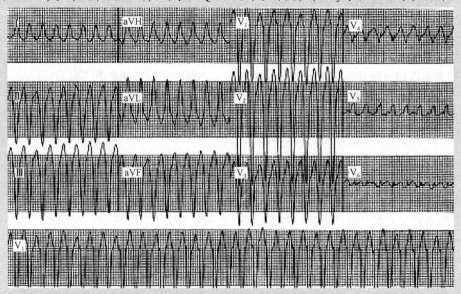

图2-4　案例2-10心电图特征

1. 根据该病例的临床表现，首先应该考虑什么疾病？
2. 在明确疾病诊断之前，应该做哪些检查？
3. 诊断明确后，应该怎么进行治疗？

阵发性室性心动过速（室速）具有重要的临床意义，持续性室速可自行终止，很容易恶化蜕变为心室扑动和（或）心室颤动而导致猝死。

【病因与发病机制】

大多数阵发性室性心动过速的病因为器质性心脏病，心肌梗死、心绞痛或无痛性心肌缺血等类型的冠心病最常见，其次是各种心肌病，如扩张型心肌病、肥厚型心肌病及限制型心肌病，心肌炎，各种瓣膜病，先天性心脏病，洋地黄、奎尼丁、乙胺碘呋酮（胺碘酮）中毒等药物不良反应，电解质紊乱、酸碱平衡紊乱、麻醉、心导管检查，以及心脏手术等。个别患者病因不明，但尸检往往发现有心肌炎或心肌病的改变。

阵发性室性心动过速的发病机制：

1. 折返激动 折返是临床上所见大多数室速的发生机制。浦肯野纤维或局部心室肌的传导速度与不应期的差异是产生折返运动的病理生理基础。多见于器质性心脏病，尤其是冠心病有过心肌梗死的患者。少数可见于其他心脏病或心脏正常者及药物影响、电解质紊乱等，传导的各向异性都可引起传导性和不应期的改变，形成折返性心动过速。最重要的临床和电生理特点：①发作和终止均骤然；②期前刺激或自发性期前收缩的偶联间期，或超速起搏的周长与被诱发的室速的第一个 QRS 波群的周长成反比；③室速时进行超速（连续）起搏可出现拖带现象。

2. 自律性增高 心室异位起搏点（包括原来具有自律功能的浦肯野纤维），或是没有自律性的心室肌细胞，在病理情况下转变为慢反应细胞，具有自律性，当其频率超过主导节律时，即可形成室速。临床上见到的加速性心室自主心律属于这种机制。

3. 触发活动 在动作电位的复极过程中，或复极完毕后，出现的膜电位震荡，称为后除极，后除极达到阈电位可产生兴奋，形成触发活动。临床所见的某些长 QT 间期综合征与尖端扭转型室速、洋地黄制剂中毒发生的室速属于这种机制。

【病理】

可见原发心脏病的病理表现。冠心病引起者可见动脉内膜脂质沉着、增厚形成斑块。斑块逐渐扩大，中心坏死、软化、崩解，与脂质混合成粥样斑块病灶。增大的粥样斑块逐渐使动脉管腔狭窄，发生阻塞，妨碍冠状动脉血流通过。肉眼观察冠状动脉粥样硬化病变可分为局限型及弥漫型两种。冠状动脉病变使管腔狭窄达 50%以上，多属弥漫型；仅有局部或小节段冠状动脉病变造成阻塞的为局限

型。瓣膜病引起者可见受累瓣膜关闭不全或狭窄、瓣膜增厚、变形，以及继发的心室肌、心房肌改变等。

【临床表现】

一般表现为起病突然，可有心悸、不安、胸闷、气短等症状。

非持续性室性心动过速：短阵室性心动过速不超过 30s，可反复发作。心室率<150 次/分时，多无明显症状。

持续性室性心动过速：心室率为 120～200 次/分，多数为 160 次/分左右，也有的为 110 次/分，很少超过 200 次/分。持续时间均>30s，可持续数分钟、数小时或数天，可反复发作。持续时间有报告为 3～168 小时，甚至有持续 3 个月者。心律大致整齐，也可不齐。由于干扰脱节，第一心音可强弱不均。也可闻及第四心音及颈静脉大泡音。如发作持续时间较久则血流动力学有明显改变，表现在心排血量降低、血压降低，尤其是收缩压降低明显。有效循环血量、脑血流量、冠状动脉血流量等均降低，可出现头晕、心悸、面色苍白、血压下降及末梢循环障碍等症状。若心动过速频率更快或持续时间更长，则心排血量极度降低，最终发生心室颤动或心室停搏及阿-斯综合征。此外，患者可有原发疾病的症状及体征表现。

> **案例 2-10 诊疗思路**
>
> 根据上述病史特点及体征，考虑心律失常，需要进一步做心电图以明确诊断。
>
> 主要检查结果：心电图提示宽 QRS 波群心动过速，呈左束支阻滞图形，Ⅱ、Ⅲ、aVF 导联呈 QS 形，Ⅰ 导联呈 R 形。未见相关 P 波，胸导联 QRS 波群移行慢，在 V$_5$ 导联呈 R 形。频率 204 次/分。

【诊断与鉴别诊断】

1. 临床诊断依据 阵发性室性心动过速在心电图上表现为宽大 QRS 波群，基本匀齐，频率多在 150～180 次/分，频率更快的也不少见。室速前后可见室性期前收缩，形态相同。室速根据发作情况分为非持续性和持续性。非持续性室速多不引起明显的症状。持续性室速的临床症状取决于室速的频率和心脏功能。一部分出现严重的血流动力学障碍，另一部分则症状轻微。所以症状轻重不是诊断室速的指标。

2. 鉴别诊断

（1）阵发性室性心动过速与阵发性室上性心动

过速伴束支传导阻滞的鉴别

A. 如果能找出 P 波则有助于鉴别：P 波与 QRS 波无关，呈干扰性房室分离，P 波频率慢于心室率，则符合室性心动过速的诊断。如 P 波与 QRS 波有固定关系，则符合室上性心动过速的特点。

B. 室性心动过速心室律轻度不齐，心室率 <200 次/分；心室率>200 次/分，节律齐提示为室上性心动过速。

C. 室性心动过速发作间歇有与之相同的室性期前收缩；室上性心动过速间歇期其 QRS 波也呈相同的束支阻滞图形。

D. 如果有心室夺获或室性融合波出现，则可诊断为室性心动过速。室上性心动过速伴束支阻滞者不可能出现。

E. 采用兴奋迷走神经的方法：室上性心动过速伴束支阻滞者，刺激迷走神经可突然中止发作，而室性心动过速对迷走神经刺激无效。

F. 室性心动过速时第一心音可强弱不均；而室上性心动过速者第一心音强弱相等。

G. 室性心动过速者多系器质性心脏病，常有血流动力学障碍；而室上性心动过速伴束支阻滞者对血流动力学影响较小，故症状较轻。

（2）阵发性室性心动过速与特发性室性心动速的鉴别：由于心电图上两者均为单形性持续性或非持续性室性心动过速，均有类似特点，导致鉴别困难。但两者的病因截然不同，前者多伴有器质性心脏病，预后凶险；后者为无器质性心脏病依据的正常人，预后良好。这是鉴别两者的最关键之处。

（3）阵发性室性心动过速与预激综合征伴心房颤动的鉴别

A. 室性心动过速的节律规则，少数不规则者其互差仅 20ms；而预激综合征伴心房颤动的节律除呈极速外，均呈绝对不齐、无规则。

B. 室性心动过速的 QRS 波形态呈单形性，在同一导联上是相同的（心室夺获或室性融合波除外）；而预激综合征伴心房颤动时的 QRS 波类似多形性特点。

C. 室性心动过速发作间歇期可见形态与之相同的室性期前收缩；而预激综合征伴心房颤动间歇期应见到预激综合征的心电图特点，可见 δ 波。

案例 2-10 分析总结

1. 根据病史中有冠心病病史，发作性心悸、胸闷、头晕半小时入院。

2. 体格检查：心率 204 次/分，律齐。

3. 心电图表现，确诊为阵发性室性心动过速。心电图是诊断本病的必备标准。

【治疗】

出现严重血流动力学障碍的室速，必须立即直流电转复（洋地黄中毒引起的室速除外），不宜先试用抗心律失常药物。在转复为窦性心律后可以酌情用药维持并预防近期复发。只有当血流动力学稳定时才可用药物试行控制室速。

1. 药物治疗

（1）利多卡因：确认无器质性心脏病变的患者，此药为首选。此药半衰期短，作用发生与消失均很迅速，对血流动力学也无明显影响，使用安全，是紧急情况下治疗室速的首选药物。利多卡因对急性室速，尤其是急性心肌梗死合并室速时疗效好，而对慢性、反复发作的室速作用并不理想。

利多卡因只能静脉使用，应先给予负荷剂量（1～2mg/kg），每 10～15 分钟给一次，总量不超过 250mg。开始给药就应维持静脉给药 2～4mg/min。将静脉注射和静脉滴注结合起来给药可以迅速提高血药浓度达到治疗水平。但应注意利多卡因给药浓度过多，速度加快，可能产生神经系统副作用，如嗜睡、乏力、震颤、抽搐等。

（2）乙胺碘呋酮（胺碘酮）：在其他药物治疗无效时，可选用胺碘酮静脉注射，或直流电复律。胺碘酮首剂需给负荷量，剂量为 1mg/min，维持 6 小时，随后以 0.5mg/min 维持 18 小时。第一个 24 小时内用药总量不超过 1200mg。用药过程中，如出现心动过缓、房室传导阻滞、低血压等，要减量或停用胺碘酮治疗，必要时适量使用异丙肾上腺素、多巴胺，以及补液治疗等处理。

（3）普鲁卡因酰胺：静脉注射 50～100mg，5 分钟一次，总量不超过 1g。室速终止发作后可用 1～4mg/min 的速度静脉维持点滴。

静脉给药的副作用是引起血压下降而被迫停止用药。还可能延长房室和室内传导，故用药时注射要缓慢，并监测血压及心电图，一旦出现不良反用，立即停药。控制室速后改用 250～500mg 口服，每 4～6 小时一次，防止再发。

（4）普罗帕酮（心律平）：静脉点滴心律平对室速有较好的效果，静脉注射：成人常用量为 1～1.5mg/kg 或以 70mg 加 5%葡萄糖液稀释，于 10 分钟内缓慢注射，必要时间隔 10～20 分钟重复一次，总量不超过 210mg。静脉注射起效后改为静脉滴注，滴速为 0.5～1.0mg/min 或口服维持，450～600mg/d，分 2～3 次可以预防再发。

（5）溴苄胺：当首选的一线药物无效时，可试用溴苄胺。它延长心肌不应期，提高室颤阈值，有协助电转复成功的作用。但是它有明显的副作用，溴苄胺阻断交感神经,开始用药时神经末端儿茶酚胺被释放使血压上升,过后血压又下降,在儿茶酚胺增多时可能诱发室性异位搏动。常用剂量为 5~10mg/kg,稀释后缓慢静脉滴注(持续 10~20min),必要时可以重复给药。

(6)奎尼丁、慢心律:都有一定的效果。

(7)β 受体阻滞剂:对运动或快速窦性心律伴有交感神经张力过高状况时易发的室速,心得安、氨酰心安、美多心安等 β 受体阻滞剂可能控制其发作。当上述各种药物无疗效时可以合并用药,ⅠA 型加ⅠB 型或ⅠC 型,或与 β 受体阻滞剂、Ⅲ型药物同用。

(8)维拉帕米(异搏定):近年来发现部分室速患者,应用各种药物治疗无效但用维拉帕米有效,使用方法同室上速。这部分室速的机制可能与触发活动(依赖钙离子浓度)有关,故钙通道阻滞剂可控制发作。

2. 电生理检查 近年来开展电生理-药理学方法,能在较短时间内选到有效的药物。用程序刺激法诱发与临床发作相似的室速,当时给药就可以观察疗效,是终止发作,或是预防诱发,或是无效。以不能再诱发或不再发生持续性室速为有效,继续改为口服长期使用有预防复发的作用。电生理检查不宜在急诊进行,若是药物控制不满意,心内安置的导管可用程序刺激以终止室速。

3. 起搏治疗 先天性 QT 间期延长综合征的机制是双侧心脏交感神经不平衡。右侧张力弱和(或)左侧张力过亢,致使出现扭转室速。确诊先天性 QT 间期延长综合征的患者,可进行永久性起搏治疗,加快窦性心律,以缩短 QT 间期,同时起到除颤的作用。此外,同时给予 β 受体阻滞剂长期口服,有预防尖端扭转型室速发生的作用。获得性药物或电解质紊乱造成的扭转性室速,以清除诱因、防止复发为原则。

4. 尖端扭转型室性心动过速 有一种特殊类型的、恶性的室性心动过速,其 QRS 波群形态多变,波群尖端上下翻动,也称为"尖端扭转型室速"。这种室速往往发生于 QT 间期延长,家族性 QT 间期延长综合征,药物尤其是抗心律失常药如奎尼丁、普鲁卡因酰胺、乙胺碘呋酮,甚至利多卡因都可能诱发。临床上低血钾、低血镁、心动过缓、心肌缺血或炎症,以及急性中枢神经病变都可能是诱因。

尖端扭转型室速的心电图上可见不规则的 QRS 波群增宽或不明显增宽,频率为 160~300 次/分,QT 间期延长,诱发的室早落在 T 波的下降支,QRS 波群尖端时而朝上,时而朝下。往往发作连续 3~20 个搏动,间以窦性搏动。由于频率过快可伴有血流动力学不稳定的症状,甚至出现心、脑缺血现象。持续发作控制不满意可能发展为心室颤动。

尖端扭转型室速用电转复治疗只能暂时奏效,过后仍要复发。常用的抗心律失常药物效果并不满意,ⅠA 型药物中如奎尼丁、普鲁卡因酰胺、双异丙吡胺等有可能加重 QT 的延长,所以一般避免使用。

伴有低血钾时可静脉点滴稀释后的氯化钾,可以减轻发作。硫酸镁与氯化钾合用,协助细胞钠-钾泵将钾离子转入细胞内,也可以单独应用控制尖端扭转型室速的发作。25%硫酸镁 20ml 加入 5%~10%葡萄糖 100ml 中以 20~25 滴/分的速度静脉点滴,过 6~8 小时还可重复应用。

静脉点滴异丙肾上腺素可加快窦性心律,缩短 QT 间期,有利于夺获心室,减少发作。静脉点滴 2~8μg/min,开始小剂量,每 5 分钟左右增量 1μg/min。异丙肾上腺素的副作用是加快窦性心律,诱发室性期前收缩,扩张周围血管使血压下降,以及增加心肌耗氧量。因此在用药期间要监测血压、心电图。

(二)心室扑动(室扑)、心室颤动(室颤)

案例 2-11

患者,男性,59 岁。因阵发性胸痛 1 天,加重 6 小时入院。胸痛为心前区压榨样疼痛,伴心悸、胸闷。入院查体:T 36.6℃,P 83 次/分,BP 120/84mmHg。急性痛苦面容,神志清楚,颈静脉无怒张,双肺未闻及干、湿啰音,心率 83 次/分,律齐,心音正常,未闻及各瓣膜区杂音。腹部无异常。急查心电图提示 V_1~V_3 导联 R 波振幅明显减低,呈 rS 或 r 型,ST 段显著抬高 0.2~0.4mV。考虑诊断急性前间壁心肌梗死。入院后几分钟,患者突然出现抽搐、意识丧失而倒地。立即给予心电监护并行心电图记录,提示心室扑动、心室颤动者,遂及时给予电除颤。患者立即恢复窦性心律,神志清醒。

案例 2-11 心电图特征 1(图 2-5):V_1~V_3 导联 R 波振幅明显减低,呈 rS 或 r 型,伴 ST 段显著抬高。

心电图诊断：窦性心律，急性前间壁心肌梗死。

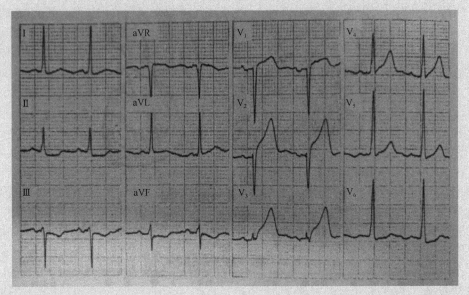

图 2-5　案例 2-11 心电图特征 1

案例 2-11 心电图特征 2（图 2-6）：连续记录的 Ⅱ 导联心电图，在窦性心律的基础上发作心室扑动，频率 300 次/分，可见心室扑动逐渐演变为心室颤动。

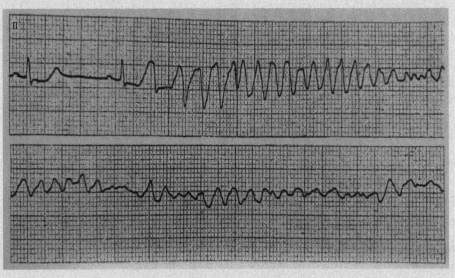

图 2-6　案例 2-11 心电图特征 2

1. 根据该病例的临床表现，首先应该考虑什么疾病？
2. 在明确疾病诊断之前，应该做哪些检查？
3. 诊断明确后，应该怎么进行治疗？

【病因与发病机制】

室颤的常见病因：最常见的病因是冠心病，尤其是不稳定型心绞痛、急性心肌梗死、心力衰竭、室壁瘤及急性心肌梗死后 6 个月内的患者；各种心肌病；瓣膜病，尤其是主动脉瓣狭窄或关闭不全合并心绞痛、心力衰竭的患者；原发性或是药物引起或电解质异常引起的继发性 QT 间期延长综合征；病态窦房结综合征或完全性房室传导阻滞所致严重心动过缓；电击或雷击；低温；预激综合征诱发等。

室颤的发病机制：局部激动对室颤的触发起重要作用，而室颤的维持主要是折返机制，大多数的折返是游走的子波引起的，折返通路随心搏不断变化，折返部位也在不断变化。有时在室颤早期可以见到规律的自旋波,自旋波理论认为传导过程中波阵被打碎后沿高曲率路径传导,出现不需伴有解剖障碍的自旋波折返激动。计算机模拟模型证实自旋波的产生同折返有关。由功能性阻滞形成的主导折返环及结构性阻滞形成的折返均能产生折返自旋波,并形成自我维持的折返激动。自旋波形成后围绕着一个可兴奋,但未被激动的中心核运动。已经存在的自旋波在受激动后,可以产生新的自旋波,两者相互作用形成更复杂的自旋波。有人认为游走子波也可能是自旋波的一部分。

近年来随着特发性室颤研究的深入和 M 细胞的发现,认为室颤的发生与 M 细胞和复极化的异常密切相关。M 细胞有多种电生理特性,M 细胞的动作电位时程比心外膜细胞明显长,可以使动作电位时程缩短 40%~70%,结果,动作电位不同区域之间的电异质性和不同区域心室肌细胞间复极的差异和离散,导致折返性室性心律失常的发生。多部位的室内微折返可引发室颤。

【病理】

原发心脏病病理表现:由冠心病引起者可见 1、2 或 3 支冠状动脉狭窄>70%,分别各占 25%左右,5%~10%有左冠状动脉主干狭窄,其余约 15%患者无显著冠状动脉狭窄,急性心肌梗死引起者可见冠状动脉有血栓形成。

【临床表现】

1. 临床症状 包括意识丧失、抽搐、呼吸停止甚至死亡。听诊心音消失、脉搏触不到、血压亦无法测到。伴随急性心肌梗死发生的原发性心室颤动,预后较佳,复发率与猝死率均很低。相反,不伴随急性心肌梗死发生的心室颤动,1 年内复发率高达 20%~30%。

2. 室颤心电图表现 QRS-T 波群完全消失,代之以形状不一、大小不等、极不规则的室颤波,频率为 250~500 次/分。最初的颤动波常较粗大,之后逐渐变小,心排血量极少或无排血,可迅速发生脑缺血,表现为阿-斯综合征,患者突然抽搐,常为全身的抽搐,持续时间长短不一,可达数分钟,多发生在室颤后 10s 内,意识丧失,昏迷常发生在室颤 30s 后,随几次缓慢的叹息状呼吸后,呼吸逐渐变浅而停止,此常发生在室颤后 20~30s 内,面色由苍白变暗紫,心音、脉搏、血压均消失,瞳孔散大多在室颤 30~60s 出现。

案例 2-11 诊疗思路
  根据上述病史特点及体征,考虑急性前间壁心肌梗死、心室扑动、心室颤动,需要进一步做

心肌酶、肌钙蛋白、冠状动脉造影以明确诊断。
  主要检查结果:第一份心电图提示 V_1~V_3 导联 R 波振幅明显减低,呈 rS 或 r 型,伴 ST 段显著抬高。心电图诊断:窦性心律,急性前间壁心肌梗死。第二份心电图提示心室扑动、心室颤动。

【心电图检查】

1. 心室扑动(室扑)心电图特征 ①心室波明显增宽,呈规律性连续大幅度的"正弦曲线"波形,QRS-T 不能区别。②F-F 间无等电位线。③频率在 150~250 次/分。④常与心室颤动相互转变。

2. 心室颤动心电图特征 ①QRS-T 波消失,呈大小不等、形态不同的心室颤动波,常由心室扑动转变而来,波幅>0.5mV 称粗波型心室颤动,波幅<0.5mV 称细波型心室颤动。②f-f 之间无等电位线。③频率在 250 次/分以上者称为快速型心室颤动,频率<100 次/分者称慢速型心室颤动。④如夹有心室扑动波则称为不纯型心室颤动。

【诊断与鉴别诊断】

1. 诊断 突然出现意识丧失、抽搐、呼吸停止等临床症状,听诊心音消失、脉搏触不到、血压亦无法测到,心电图提示室扑、室颤可以确诊。

2. 鉴别诊断

(1)与多形性室性心动过速鉴别:①室性心动过速(室速)发作前后的心电图,出现 QT 间期延长和 U 波,联律间期较长,或出现典型的诱发顺序等,支持多形性室速诊断;②室颤发作时的临床表现一般明显重于室速。

(2)与伴有晕厥或具有猝死风险的疾病鉴别:如间歇依赖性室速,预激综合征伴极速性房颤、特发性室颤、Brugada 综合征、继发性 QT 间期延长、病态窦房结综合征及癫痫等。

案例 2-11 分析总结
  1. 本案例病史中有阵发性胸痛 1 天,加重 6 小时,伴心悸、胸闷,入院几分钟后突然出现抽搐、意识丧失。
  2. 意识丧失后查体未闻及心音,大动脉搏动消失,血压测不到。
  3. 第一份心电图提示 V_1~V_3 导联 R 波振幅明显减低,呈 rS 或 r 型,伴 ST 段显著抬高。心电图诊断:窦性心律,急性前间壁心肌梗死。第二份心电图提示心室扑动、心室颤动。

冠状动脉造影是急性心肌梗死诊断的"金标准"，心电图是室扑、室颤诊断的必备标准。因此考虑急性前间壁心肌梗死、室扑、室颤诊断明确，下一步要考虑行冠状动脉造影。

【治疗】

1. 除颤　室扑、室颤抢救首选电除颤，单向波电击能量选择 360J，若双向波一般选择 120～200J，可以反复除颤，长时间电除颤难于恢复窦性心律者，需要用碳酸氢钠纠正酸中毒。

2. 心肺复苏　按 C、A、B 的顺序进行心肺复苏，按压幅度 5～6cm，频率 100～120 次/分，按压：通气比为 30：2。

3. 抗心律失常药物　电除颤未能恢复窦性心律的患者，在除颤的同时应用抗心律失常药物治疗，首选胺碘酮，也可用利多卡因、普鲁卡因胺或溴苄胺。

4. 血管活性药物　肾上腺素、去甲肾上腺素、多巴胺、多巴酚丁胺等。

5. 脑保护　低温治疗、脱水治疗等。

6. 机械通气。

7. 防止肾衰竭。

（三）阵发性室上性心动过速（室上速）

案例 2-12

患者，男性，66 岁。因反复阵发性心悸、胸闷 10 年余，近 2 日再发入院。患者在 10 余年前每于劳累时突然出现心悸、胸闷，伴头晕，无咳嗽、咳痰，无胸痛、腹痛，无恶心、呕吐。每年发作 1～2 次，数小时自行缓解或是到医院注射心律平缓解。查体：T 36.8℃，P 150 次/分，R 18 次/分，BP 109/62mmHg。神清，双侧颈静脉无怒张；双肺呼吸音清，未闻及干、湿啰音；心尖冲动点位于第 5 肋间左锁骨中线内 0.5cm，无弥散或震颤感，心率 150 次/分，律齐，各瓣膜区未闻及杂音；腹部平软，全腹无压痛及反跳痛，未触及包块，肝脾肋下未触及肿大；双下肢无水肿。

案例 2-12 心电图特征（图 2-7）：窄 QRS 波群心动过速，Ⅱ、Ⅲ、aVF、V_1 导联可见直立的逆传 P' 波，R-P' 间期>70ms，QRS 波群时限 0.10s，频率 150 次/分。

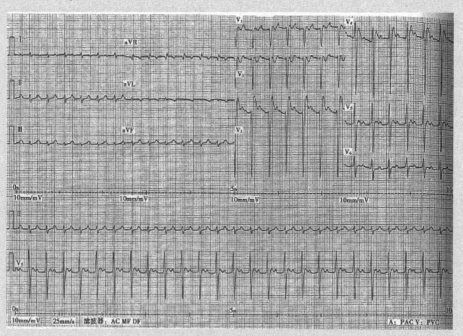

图 2-7　案例 2-12 心电图特征

1. 根据该病例的临床表现，首先应该考虑什么疾病？

2. 在明确疾病诊断之前，应该做哪些检查？

3. 诊断明确后，应该怎么进行治疗？

阵发性室上性心动过速（paroxysmal supraventricular tachycardia，PSVT）是一种连续出现 3 次以上的房性期前收缩（atrial premature beats）或房室交界性期前收缩（premature atrioventricular junctional beats）所形成的心律失常。发作特征是心动过速突然发作与突然终止，轻者仅感心悸、胸闷，重者出现严重血流

动力学障碍而导致晕厥、意识丧失或心搏骤停。

【病因与发病机制】

无器质性心脏病的年轻人多见，也见于器质性心脏病，如预激综合征，该病存在房室结双通路，即房室结内存在两条电生理性能不同的途径，约30%阵发性室上性心动过速患者由该病引起；其他包括瓣膜病、冠心病、心肌病、肺源性心脏病、甲状腺功能亢进、洋地黄中毒、艾勃斯坦畸形、心脏手术及QT间期延长综合征等。运动过度、疲劳、情绪激动、妊娠、饮酒或吸烟过多等可以诱发。室上速的发生机制包括折返激动和自律性增高两大类。折返激动少部分发生在窦房结与心房之间，心房内，90%发生在房室间旁路（或附加肌束）和正常传导系统，以及心房和心室之间。

90%室上速发作时，激动由正常途径下传，从旁路逆行上传，QRS波群形态、时间正常，10%室上速发作时激动从旁路下传到心室，再由正常途径逆传到心房，此时的QRS波群宽大畸形，系心室完全预激。

【病理】

原发心脏病引起者可见原发病的病理表现，如冠状动脉狭窄、血栓形成、心室壁变薄、心肌水肿等。

【临床表现】

阵发性室上性心动过速常见临床表现有心悸、胸闷、气短、乏力、胸痛等，持续时间较长者可出现严重血流动力学障碍表现，如休克、心力衰竭、心绞痛、心肌梗死、反复晕厥或抽搐，甚至心搏骤停。

> **案例 2-12 诊疗思路**
> 根据上述病史特点及体征，考虑心律失常诊断，需要进一步做心电图以明确诊断。
> 主要检查结果：心电图提示窄QRS波群心动过速，Ⅱ、Ⅲ、aVF、V₁导联可见直立的逆传 P′波，RP′间期＞70ms，QRS波群时限0.10s，频率150次/分。

【心电图检查】

室上性心动过速发生和终止都是突然的，这个特征有助于正确诊断。心动过速频率为150～240次/分，很是匀齐。从心电图上不易区分房室结内或是房室旁路的折返（在QRS波群正常时）。房室结折返的室上性心动过速频率为167～190（平均178）次/分，旁路折返者为187～214（平均201）次/分。结内折返的逆行P波埋在心室波群内不能查见，而旁路折返的逆行P波紧跟在R波之后，仔细观察常规12导联心电图，往往能在某些导联中见到倒置的P波。室内差异性传导在旁路折返时也比结内折返远为多

见，因此QRS波群呈束支传导阻滞图形。若有正常图形的心动过速作比较，出现束支阻滞图形时心率减慢（心动过速周期延长30ms以上）提示同侧旁路。偶尔在房室结内折返心动过速时出现 2∶1 房室传导阻滞，但在旁路折返中绝对不会有房室传导阻滞而心动过速仍持续不止。

逆向传导折返性室上速，QRS波群宽大、匀齐，与室性心动过速的心电图往往难于鉴别。

【诊断与鉴别诊断】

1. 临床诊断　阵发性室上性心动过速常常表现为，突然发作心率增快至150～250次/分，可能持续数秒、数小时甚至数日。心悸可能是唯一的症状，但如有心脏病基础或心率超过每分钟200次，可能表现为无力、头晕、心绞痛、呼吸困难、低血压、少尿和昏厥。其诊断主要靠以下几点。

（1）室上性心动过速常见于无器质性心脏病者，亦可见于风湿性心脏病、二尖瓣狭窄、冠心病、高血压心脏病、甲状腺功能亢进、心肌病及预激综合征者。伴有房室传导阻滞的阵发性室上性心动过速多见于洋地黄过量、肺源性心脏病、缺氧、低钾血症。

（2）发作特征为突然发作与突然终止，心率常在150～250次/分，室上性心动过速者心律绝对规则，而室性心动过速者可有轻度不齐，刺激迷走神经的机械方法和药物对室上性心动过速者常可奏效。

（3）阵发性室上性心动过速多数有心悸、胸闷、气短、乏力、胸痛等，持续发作较久者可有休克、心衰。冠心病患者可导致心绞痛、心肌梗死。扭转型室性心动过速常呈短阵反复发作，可引起反复晕厥或抽搐。

2. 本病需要与以下疾病鉴别

（1）窦性心动过速：一般心率很少超过150次/分，且受呼吸运动及体位影响，心电图出现窦性 P波有助于鉴别。

（2）房扑及房颤：心电图可见窦性 P波消失，代之以大小不一的 F波（房颤）或者规整的锯齿状 F波（房扑）可助鉴别。

（3）阵发性室性心动过速

1）连续 3 次以上快速的室性期前收缩，QRS波群畸形时间≥0.12s频率规则或略不规则。

2）窦性 P波与 QRS 无关，呈房室分离，P波频率较慢，埋于 QRS 波群内，故不易被发现。

3）有时见心室夺获和心室融合波，心室夺获的QRS波群形态接近正常，偶有 1∶1 室房逆传导，QRS波群后有P′波并兼有不同程度的房室传导阻滞，压迫颈动脉窦心率不变。常见于冠心病特别是急性心肌梗死等有器质性损伤心脏病患者。心电图有室性心动过速特征性改变可助鉴别。

（4）阵发性房性心动过速

1）持续 3 次以上快速而规则的心搏，其 P 波形态异常。

2）PR 间期＞0.12s。

3）QRS 波群形态与窦性心律相同。

4）心房率为 160～220 次/分。

5）有时 P 波重叠于前一心搏的 T 波中，而难以认出，可伴有一或二度房室传导阻滞。

（5）阵发性交界区性心动过速

1）连续 3 次或 3 次以上房室交界区过期前收缩动，频率 160～250 次/分，节律规则。

2）P'波和 QRS 波群形态具有前述房室交界处性期前收缩的特征，P'波可在 QRS 波群前、中或后，呈逆行性，可伴有不同程度的前向或逆向传导阻滞。可同时或不同时出现房室分离。

> **案例 2-12 分析总结**
> 　　1. 根据病史中有反复阵发性心悸、胸闷，伴头晕，数小时自行缓解或到医院注射心律平缓解。
> 　　2. 体格检查：神清，双肺无啰音，心率 150 次/分，心律齐。
> 　　3. 心电图表现，确诊阵发性室上性心动过速。

【治疗】

阵发性室上性心动过速（室上速）的处理也是决定于血流动力学的状态。在器质性心脏病的基础上又发生了室上速，患者耐受差。逆向传导室上速中，心室激动顺序完全不正常，对血流动力学的影响较大，同时有可能演变为心室颤动。因此在血流动力学状态不稳定时宜选用直流电同步转复，迅速终止室上速。一般所需电量在 100J 左右。

多数室上速发生于无器质性病变的心脏，血流动力学状态稳定，即使有轻度胸闷、胸痛或轻度心脏功能失代偿的现象，也无须立即直流电转复，可试用下列治疗措施。

1. 刺激迷走神经　这种方法简便、易行，往往最先采用。其中以颈动脉窦按压和 Valsava 动作效果较好。压迫眼球可能导致视网膜剥离，目前已较少采用。自行引吐或憋气也可终止发作。

做颈动脉窦按压时，患者应取卧位或半卧位，以免发生晕厥。在约与甲状软骨上缘同一水平摸得颈动脉搏动最明显处用手指按压。先压右侧，如无效，数分钟后再按压左侧，不可双侧同时按压。每次按压时间不宜超过 5s，并应进行心电监测，一旦心率减慢则立即停止。年龄超过 75 岁、有过脑血管病变者禁用此法。Valsava 动作为会厌紧闭用力呼气，使肺内

和胸膜腔内压力同时上升，肺内压力上升更多些。压力升高刺激了张力感受器，引起迷走反射，减慢心率。另外在用力呼气胸内压力升高时回心血量减少，动脉血压及心搏出量也下降，一旦憋气动作停止，回心血量骤然增多，动脉血压突然上升，反射性地增强了迷走神经兴奋性。

刺激迷走神经的措施一方面可治疗心动过速，另一方面有鉴别诊断的作用。只有室上速可以因刺激迷走神经而突然终止，而其他快速心律失常一般无反应。

2. 升压药物　可以提高血压反射性地增加迷走神经张力。应注意升压药物仅能用于没有心、脑血管疾病者。一般当收缩压升高到 160mmHg 时心动过速常可终止，升血压不宜过高。可选用的升血压药有甲氧胺（一次静脉注射不宜超过 15mg）、间羟胺、多巴胺、去甲肾上腺素及苯肾上腺素。升压药还可以和抗心律失常药物同用，以提高疗效。

3. 抗心律失常药物　维拉帕米是最有效的药物，可终止 95% 室上速的发作。用法：首次静脉推注剂量为 5～10mg（0.1mg/kg 体重）。初始的 5mg 可以稍快地推入，以后的剂量应按 1mg/min 的速度推进。多数发作于 2～3 分钟内奏效，无效时 15 分钟后再重复 5～10mg。推注过程中监测心律，心动过速终止则停止注射。维拉帕米剂量过多，推注过快，可引起严重的窦性停搏、房室传导阻滞及血压降低。已有血压偏低的患者不宜选用维拉帕米。合并轻度心功能障碍而血压正常者，如必须使用维拉帕米治疗之前，对于合并轻度心功能障碍而血压正常者，维拉帕米需待患者症状经洋地黄或利尿剂处理改善后使用。针对轻度心功能不全患者，维拉帕米可迅速终止发作而有利于心功能的恢复，中度至重度心功能不全患者应用维拉帕米可能会出现病情急性恶化，应慎重。

心律平是近年用于临床有效的药物，可用 70mg 溶于葡萄糖溶液中，5 分钟内缓慢推入静脉。无效时，于 20～30 分钟后可重复注射。必要时还可注入第 3 个 70mg。心律平半衰期短无蓄积作用，相对安全，但它有致室律失常的副作用。

毛花苷丙（西地兰）0.4～0.6mg，或心得安按 0.1～0.15mg/kg 静脉注射（1mg/min 的速度）可以终止心动过速，或减慢心室率。

乙胺碘呋酮按 5mg/kg 缓慢静脉推注，其终止心动过速的有效率约为 50%。但长期口服预防复发的效果良好。

三磷酸腺苷用 6～18mg 快速静脉注射可迅速终止室上速发作，其有效率与维拉帕米同。但该药副作用多，可致血压下降、窦性心动过缓及异位室性搏动等。所幸此药半衰期极短，副作用消失也快。

4. 电生理方法

（1）超速抑制法：由于超过90%的室上速为折返性质，给予程序刺激延长折返途径中某一段组织的不应期，使再传来的激动无法如期通过，从而中止发作。

经皮静脉穿刺插入电极导管放置在右心房或右心室尖部，给以短于心动过速周期50ms左右的脉冲，连续3～10次刺激往往能终止室上速发作。短阵突发刺激或持续10～20s的超速刺激也可奏效。

经食管左房调搏方法简便，可广泛应用。方法：

从患者鼻孔插入电极导管。成人插入深度为35～40cm。选择食管电图上房波振幅最高的部位进行程序刺激，容易夺获心房，达到治疗的目的。程序刺激电压为20～40V，脉冲宽度为10ms，容易夺获心房，达到治疗的目的。

（2）射频消融术：电灼希氏束区或房室旁路是在电生理检查基础上开展的新治疗，有待积累更多的经验后可能用于急诊治疗。

（四）心房颤动

案例 2-13

患者，女性，87岁。因反复心悸、气促7年，上述症状加重伴头晕1周入院。查体：T 36.4℃，P 92次/分，R 22次/分，BP 148/66mmHg。神清，双肺未闻及干、湿啰音，心界不大，心率105次/分，心律绝对不齐，第一心音强弱不等，心率快慢不一，各瓣膜区未闻及杂音；腹部无异常，双下肢无水肿。

案例2-13心电图特征（图2-8）：P波消失，代之以大小、形态不等的F波，RR间期绝对不等，心室率70次/分。

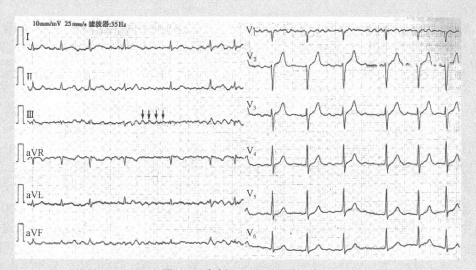

图2-8 案例2-13心电图特征

1. 根据该病例的临床表现，首先应该考虑什么疾病？
2. 在明确疾病诊断之前，应该做哪些检查？
3. 诊断明确后，应该怎么进行治疗？

【病因与发病机制】

心房颤动（房颤）是最常见的心律失常，有阵发性及持续性两类，多见于器质性心脏病。风湿性心脏病二尖瓣狭窄和关闭不全、冠心病、高血压性心脏病是最多见的原因。心肌病、心包疾病，以及某些非心脏病如甲状腺功能亢进、肺栓塞、慢性阻塞性肺疾病都可能是其潜在的病因。有一小部分病例为阵发性心房颤动，并无器质性心脏病的证据，更少的是无病因的持续性心房颤动。近年来认为这部分病例中部分是心肌炎或是病态窦房结综合征的患者。

目前认为大部分的阵发性心房颤动及部分持续性或慢性（永久性）心房颤动皆属于自律性增高的局灶起源性心房颤动；而部分的阵发性及部分持续性、慢性心房颤动为心房内、肺静脉、腔静脉局部微折返机制所致。

1. 自律性增高的局灶起源性心房颤动 多数学者认为能够触发心房颤动的局灶电活动，可能属于异常自律性增高或触发活动。局灶具有显著的解剖学特点，这种局灶大多位于肺静脉，少数位于肺静脉以外的部位。局灶中存在起搏细胞，有T、P细胞及浦肯野细胞。触发心房颤动的局灶约95%位于双侧上肺静脉，约6%位于上腔静脉，3%～4.7%位于右心房。

2. 折返机制　肺静脉的心房肌袖在有和没有阵发性心房颤动患者的尸检中都存在，肌袖的远端纤维化程度增加，最后萎缩的肌细胞消失在纤维组织中，此系微折返发生的基础。此外，还发现局灶的电冲动（从肺静脉或腔静脉）缓慢向左心房或右心房传导（可达160ms），并有明显的递减传导。心房内不规则的微折返，折返环路不能确定，心房超速起搏不能终止。

【病理】

风湿性心脏病以二尖瓣狭窄及关闭不全多见。高血压性心脏病：其心房肌的很多小动脉管腔可因内膜增厚而狭窄或完全闭塞，使局部心肌发生缺血性变化及纤维化。甲状腺功能亢进：早期心肌有局灶性坏死和淋巴细胞浸润，病程久者心肌常呈细小局限性纤维化。病态窦房综合征：窦房结动脉局灶性肌纤维结构发育不良，胶原结构异常及窦房结周围的变性。心肌病：各类型的心肌病，常见局灶性的心房肌炎症、变性或纤维化。

【临床表现】

心房颤动发作时，如心率不快，可无明显症状。如心率快，患者诉心悸、心慌、胸闷、气短、心脏乱跳、烦躁、乏力等。听诊心律不齐、心音强弱不等、快慢不一及脉搏短绌、多尿等。如心室率过快还可引起血压降低甚至晕厥，尤其是老年患者，由于脑缺氧及迷走神经亢进所致。可诱发心力衰竭或使原有心力衰竭或基础心脏病加重，特别是当心室率超过150次/分时，可加重心肌缺血症状或诱发心绞痛。血栓形成易感性增强，因而易发生栓塞并发症。心房颤动持续3天以上者，心房内即可有血栓形成。年龄大、有器质性心脏病、左心房内径增大、血浆纤维蛋白增加均是发生血栓栓塞并发症的危险因素。心律不规则，第一心音强弱不均、间隔不一。未经治疗的心房颤动心室率一般在80～150次/分，很少超过170次/分。心率>100次/分，称快速性心房颤动；>180次/分称极速性心房颤动。

> **案例2-13诊疗思路**
>
> 　　根据上述病史特点及体征，考虑心房颤动诊断，需要进一步做心电图检查以明确诊断。
>
> 　　主要检查结果：心电图提示P波消失，代之以大小、形态不等的F波，RR间期绝对不等，心室率70次/分。

【心电图检查】

1. 心房颤动典型心电图特点

（1）各导联上窦性P波消失，代之以形态各异、大小不同、间隔不等的心房颤动波（F波），频率为350～600次/分。

（2）QRS波形态、振幅与窦性心律基本相同，或伴有室内差异传导，但振幅变化较大，彼此不等。

（3）RR间期绝对不匀齐。

2. 阵发性心房颤动心电图特点

（1）心房颤动持续时间为几秒到几分钟，长时可达几小时。

（2）多次心房颤动发作之前，常有多个或单个房性期前收缩。有时心房颤动发作前无房性期前收缩，可能属于局灶节律点隐匿性放电，其放电发作需经心电图证实。

【诊断与鉴别诊断】

临床检查听诊时发现完全不齐的心律，心音绝对不等，多可以就此做出诊断。心电图示P波消失，代之以大小不一，间距不等的心房颤动波——F波。F波在Ⅱ、Ⅲ、aVF及V_1导联比较明显，有时振幅太低不易辨明。QRS波间距绝对不等，可以是窄的也可以是宽的。

1. 心房颤动伴室内差异性传导与室性期前收缩的鉴别　室性期前收缩的特点：①V_1导联QRS波呈单向或双向型，V_6呈QS或rS型；②以左束支阻滞多见；③有固定的联律间期，后有完全性代偿间歇；④畸形QRS波的起始向量与正常下传者不同。

2. 心房颤动伴室内差异性传导与室性心动过速的鉴别　前者的节律大多绝对不规则：①心率极快时才基本规则，而后者基本规则（RR间期相差仅在0.02～0.04s）或绝对规则；②前者QRS时限多为0.12～0.14s，易变性大；而后者QRS时限可大于0.14s，如>0.16s则肯定为室性心动过速，此外室性心动过速易变性小；③前者无联律间期也无代偿间歇，后者有联律间期且固定，发作终止后有代偿间歇；④前者无室性融合波而后者有；⑤V_1～V_6导联QRS波方向一致，都向上或都向下，高度提示室性心动过速；⑥如出现连续畸形QRS波时，如电轴发生方向性改变者，多为室性心动过速（扭转型室性心动过速）。

3. 预激综合征合并心房颤动与室性心动过速的鉴别　室性心动过速的特点：①心室率在140～200次/分，大于180次/分者少见；②心室节律可稍有不齐或完全整齐，RR间期相差仅0.02～0.04s；③QRS波很少呈右束支阻滞图形，无预激波；④可见到心室夺获，有室性融合波；⑤室性心动过速发作前后的心电图可呈现同一形态的室性期前收缩。

预激综合征伴心房颤动的特点：①心室率多在180～240次/分；②心室节律绝对不规则，RR间期相差可大于0.03～0.10s；③QRS波宽大畸形，但起始部可见到预激波；④无心室夺获故无室性融合波；⑤发作前后，心电图可见到预激综合征的图形。

4. 心房颤动与房室交界性心律的鉴别 在某些情况下，心房颤动的 F 波非常细小，以致常规心电图上不能明显地显示出来，此时容易误诊为房室交界性心动过速。但心房颤动时心室律是绝对不规则的（伴三度房室传导阻滞除外）；而房室交界性心律是绝对匀齐的。此外，如能加大增益 F 波可能会出现。如能在特殊导联（如食管导联）描记到 F 波。即可确诊为心房颤动。

案例 2-13 分析总结

1. 病史中有反复心悸、胸闷，伴头晕。
2. 查体心率 105 次/分，心律绝对不齐，第一心音强弱不等，心率快慢不一，各瓣膜区未闻及杂音。
3. 心电图提示，诊断心房颤动明确。

【治疗】

心房颤动时，由于失去了心房收缩对心室的充盈作用及快速而不规则的心室搏动，使心排血量降低。若是原有心脏病已近于失代偿，则能导致不同程度的心力衰竭，有时甚至难以恢复代偿状态。因此，治疗房颤的最终目的是恢复窦性心律，并维持窦性心律。如果房颤不能纠正，则应控制心室率保持适当的心排血量。

1. 阵发性房颤 对发作时间短且无明显症状者可不进行特殊治疗。嘱患者休息，必要时给予镇静剂即可。但若发作时间长或有血流动力学影响时，则应争取恢复窦性心律。恢复窦性心律的方法宜首选直流电转复，其次是药物，如乙胺碘呋酮、心律平等。奎尼丁是较有效的复律药物，使用之前需先给予适量的洋地黄制剂，以减慢房室传导。

洋地黄制剂，如地高辛和西地兰，在治疗房颤中占有重要地位。对于不是正在接受洋地黄类药物治疗的患者，可静脉给予西地兰 0.4~0.8mg 溶于 5%葡萄糖 20ml 中缓慢注射。其主要目的在于迅速减慢心室率，从而减轻由于心室率过快所造成的血流动力学异常及临床不适。必要时过 4~6 小时后还可给予西地兰 0.2~0.4mg。西地兰纠正房颤恢复窦性心律的作用并不肯定，但是部分患者在房颤心室率减慢后能自行恢复。洋地黄制剂不可用于房颤合并预激综合征的患者。

2. 持续性房颤 由于心室率未能满意控制，引起临床症状加重，常使慢性房颤患者急诊就医。此时首先应详细了解病史，进行全面检查，寻找可能的诱发因素，并做相应处理。诱因去除后症状常可明显好转。

持续性房颤患者多已长期口服洋地黄制剂，当心室率加快或心力衰竭加重时，需要分析药量不足抑或过多。血清地高辛浓度测定有一定帮助，高于 20ng/L 则有过量的可能，10~20ng/L 常表示用量合适。若无过量的可能，可酌情加口服地高辛 0.125~0.25mg，或静脉注射西地兰 0.1~0.2mg，并严密观察心率和病情。

协助洋地黄制剂控制心室率的药物有钙通道阻滞剂维拉帕米。维拉帕米作用于房室结，减少房颤波的下传。口服 40mg，一日 2~3 次，也有人主张可小剂量静脉推注。但维拉帕米可成倍地提高地高辛的血浓度，引起临床洋地黄中毒症状，所以要慎重，心室率确实不能满意控制必须加维拉帕米时，地高辛的剂量宜减半。β 受体阻滞剂心得安也有减慢心室率的作用，注意事项同上。

持续房颤一般不做急诊直流电转复，需要进行全面检查，权衡病程、心脏大小、心房大小、有无血栓和栓塞，以及长期预防复发等多方面条件后才能做出是否转复窦性心律的决定。

3. 心房扑动 多为阵发性，少数为持续性。心房扑动不如心房颤动常见。心电图上扑动波（F 波）在 250~350 次/分，呈不同比例下传心室。若呈 2:1，甚至 1:1 下传，心室率极为迅速，患者可出现心悸、气短等症状。同步直流电转复成功率高达 90%~100%，应作为首选。使用 75~100J，甚至更低的电能量即可奏效。控制心室率的药物同心房颤动，但效果往往不满意。

三、缓慢型心律失常

（一）窦性停搏及病态窦房结综合征

案例 2-14

患者，男性，81 岁。反复心悸、胸闷伴黑矇 12 年，现因阵发性晕厥、抽搐 1 小时入院。患者于 12 年前反复出现心悸、胸闷，间歇性发作，伴黑矇，无胸痛，无咳嗽，每年发作 3~5 次，持续数小时可自行缓解或住院用抗心律失常药物治疗缓解。因 1 小时前无明显诱因出现阵发性晕厥、抽搐，家人按压人中 5 分钟后清醒，送其来住院。查体：T 36.5℃，P 60 次/分，R 25 次/分，BP 110/70mmHg，神志清醒。双侧呼吸运动对称，双侧呼吸音均低，双肺可闻及少许湿啰音，未闻及哮鸣音。心率 60 次/分，心律不齐，未闻及心脏杂音；腹部无异常，双下肢无水肿。

1. 根据该病例的临床表现，首先应该考虑什么疾病?
2. 在明确疾病诊断之前，应该做哪些检查?
3. 诊断明确后，应该怎么进行治疗?

心率低于每分钟 60 次即为心动过缓。正常心脏即使只有 30 次/分的心跳,也能保持适当的心排血量。当心脏有器质性病变时,过于缓慢的心率可以引起一系列心排血量不足的症状,如头痛、头晕、黑矇、乏力,甚至一过性晕厥。

窦性停搏(sinus arrest)又称窦性静止(sinus standstill),指窦房结在一定时间内停止发放激动。病态窦房结综合征简称病窦综合征或病窦,多由冠心病、高血压性心脏病、风湿性心脏病、心肌疾病等器质性心脏病或是药物导致窦房结或其周围组织(包括心房、房室交接区等)的器质性病变,窦房结冲动形成障碍和传出障碍而产生的一系列心律失常,主要以窦性心动过缓、窦房传导阻滞、窦性停搏为主,也可出现心动过缓-心动过速综合征(慢快综合征)。严重的病窦综合征和高度房室传导阻滞是急诊中常见的缓慢心律失常。

【病因与发病机制】

病窦综合征的病因有冠心病、高原心脏病、风湿性心脏病、心肌疾病等器质性心脏病及药物副作用。老年人窦房结细胞退行性变,病窦综合征的发生率自中年后随年龄而增长。多种抗心律失常药物,如Ⅰ型快通道抑制剂、β受体阻滞剂、钙通道阻滞剂和乙胺碘呋酮等都有抑制窦房结的作用。治疗剂量的药物对于正常窦房结没有或有轻微作用,一旦窦房结功能障碍,药物抑制作用便可显现,以致发生严重的缓慢心率。部分患者可合并窦房结、房室结双结病变,导致心率更加缓慢,病情加重。

【病理】

原发心脏病病理表现:由冠心病引起者可见冠状动脉狭窄、血栓形成;心肌病引起者有心腔扩大、心室壁变薄、纤维瘢痕形成,常伴有附壁血栓;心肌炎引起者可见心肌水肿变性。

【临床表现】

病窦综合征的临床表现有三种:窦性心动过缓(持续性)、窦房传导阻滞及慢快综合征。持续的窦性心动过缓和阻滞比例高的窦房阻滞心率可降低到 40 次/分左右,甚至仅有 30 余次/分。慢快综合征的症状多发生在两种心律转换的时候,心律由慢突然变快(此时多为房性心动过速或房颤、房扑)患者觉得心悸、气短,心律由快变慢往往发生很突然,病变的窦房结受到快速心律的抑制,不能按正常时间恢复发放冲动,致心脏停搏较长时间,此时患者出现一系列脑缺血的症状,甚至晕倒。正常窦房结恢复时间在 1.5s 以内,病变时可长达数秒之久。

有症状的病窦,从心电图上就可以获得诊断。

临床表现主要取决于窦性心律的快慢及伴有或不伴有快速性心律失常。当心率过慢或伴有短暂的或较长时间的心脏停搏,使心排血量减少,导致心、脑、肾等重要脏器的灌注不足,常可诱发明显症状,尤其是以脑供血不足的症状为主。病态窦房结综合征最常见脑部症状,如头晕、黑矇,甚至晕厥。其次为各种心脏症状,主要的心脏症状有三种:心悸、充血性心力衰竭和心绞痛。症状可呈持续性,也可呈间歇性发作。轻型病例可能会因无明显症状而被漏诊、误诊。

案例 2-14 诊疗思路

根据上述病史特点及体征,考虑心律失常诊断,需要进一步做心电图、动态心电图、心脏彩超检查以明确诊断。

主要检查结果:心电图提示窦性心动过缓,慢快综合征,窦性停搏。

案例 2-14 心电图特征 1(图 2-9):同一天不同时间Ⅱ导联记录到两种节律的心电图。上Ⅱ导联:窦性心律,心率为 36 次/分,有一个单发的房室交界性期前收缩。小、宽而双向的 P 波提示心房内传导障碍。QRS 时限为 100ms。下Ⅱ导联:为机制不明的室上性心动过速,没有明显的 P 波或扑动波,心率为 127 次/分。

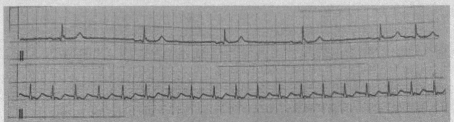

图 2-9　案例 2-14 心电图特征 1

案例 2-14 心电图特征 2(图 2-10):这个心电图同步记录Ⅱ导联(上图)和胸前导联(下图)的心电图,注意两者长间歇(A 或 B)和基础 PP 间期均不成整数倍数关系。心电图诊断:窦性停搏。

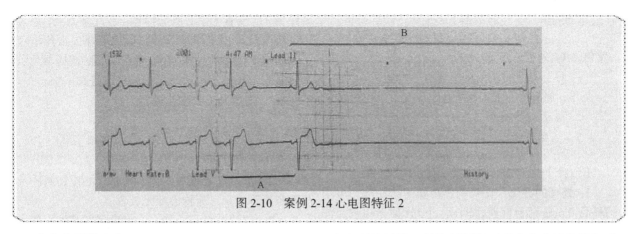

图 2-10 案例 2-14 心电图特征 2

【心电图检查】

（1）显著而持久的窦性心动过缓，对心动过速刺激（如运动或严重疼痛或静脉注射阿托品等）反应性下降，窦性心率仍无明显提高。

（2）明显的窦性心动过缓时，可出现房室交界性逸搏或逸搏心律，或室性逸搏、室性逸搏心律。可引起房室交界性逸搏夺获二联律，可产生不完全性房室分离。常可伴有一度房室传导阻滞，亦可伴有窦房传导阻滞、窦性停搏。

（3）心动过缓-心动过速综合征（bradycardia tachycardia syndrome）简称慢快综合征，是病窦综合征常见的一种类型，系严重的病窦综合征常见表现之一。慢快综合征的主要心电图表现是在心动过缓的基础上出现快速心律失常。心动过缓主要包括显著的窦性心动过缓、窦房传导阻滞和窦性停搏，但以窦性心动过缓最常见。它所伴有的快速性心律失常主要包括房性心动过速、心房颤动、室上性心动过速、房室交界性心动过速，一般认为心房颤动是心动过速最常见的形式，多呈阵发性。房性心动过速、房室交界性心动过速并不多见。快速性心律失常中室性心动过速等较少见，仅为 3% 左右，也有报告为 8%~10%。快速性心律失常与窦性心动过缓互相转变即形成慢快综合征。在慢快心律失常转变时，常可见到窦性停搏（常≥2s），不伴有逸搏。从 24 小时动态心电图上常可见到心房颤动终止后导致的窦性停搏。

（4）双结病变与传导阻滞：当病变波及窦房结与房室交界区时，可出现两种混合心律失常。如窦性心动过缓合并房室传导阻滞、窦房传导阻滞合并房室传导阻滞、心房扑动或心房颤动合并房室传导阻滞，严重窦性心动过缓、窦房传导阻滞、窦性停搏不出现房室交界性逸搏或逸搏心律时，此即为双结病变。约 30% 的病窦综合征患者合并双结病变。

（5）房性期前收缩后代偿间歇异常延长：房性期前收缩后的代偿间歇大部分是不完全性代偿间歇。房性期前收缩如果发生在舒张晚期，对窦房结激动发生生理性干扰，其恢复周期可形成完全性代偿间歇。如果房性期前收缩发生在舒张早期，是代偿间歇异常延长，则应怀疑有窦房结不应期的延长或存在一度窦房传导阻滞。

（6）室上性心动过速终止后发生长间歇：部分患者在室上性心动过速（包括心房扑动、心房颤动）终止时发生长间歇，尤其是长间歇的时间＞2s 者。即使心电图上无病窦综合征的各种表现，也应怀疑有病窦综合征的可能。

（7）导致病窦综合征心电图的表现混合出现：病窦综合征由于窦房结的病变程度不同及其是否合并其他部位的病变等，导致了病窦综合征患者的心电图表现各不相同，既可表现为某一种单独的异常，也可有多种异常心电图表现的共存，从而使心电图的表现更为复杂，所以，应仔细加以鉴别。必要时应做电生理学检查。

病窦综合征心电图主要表现的发生率：①过缓性心律失常，发生率为 35%。可表现有显著而持久的窦性心动过缓，它是过缓性心律失常中最常见的一种；其次有窦性停搏、窦房传导阻滞及房室交界区逸搏心律和心脏复律后窦性节律恢复不良等。②慢快综合征，发生率为 33%。③窦房结-房室结病变综合征（亦称双结病变），发生率为 25%。④全传导系统缺陷，发生率为 5%，病窦综合征患者，除窦房结本身激动和（或）传导障碍外，约半数病例存在房室传导阻滞。其他出现如房内、室内传导系统的传导障碍。

【诊断与鉴别诊断】

1. 临床诊断依据 病窦综合征与药物、迷走神经张力增高的窦性心动过缓、窦性停搏、窦房传导阻滞等鉴别后，三种异常心律经停用药物或降低迷走神经张力后，窦性心律失常可以很快消失；而病窦综合征治疗困难。

2. 病窦综合征中的慢快综合征，应与变异性慢快综合征相鉴别，Washington 首先提出，一种由房性期前收缩未下传导致的心动过缓与短阵心房颤动或心房扑动的组合，在心电图上表现为慢快综合征。

> **案例 2-14 分析总结**
> 1. 根据病史中有反复出现心悸、胸闷，间歇性发作，伴黑矇、阵发性晕厥、抽搐 1 小时入院。
> 2. 查体心律不齐。
> 3. 结合心电图，考虑诊断：病窦综合征。

【治疗】

1. 处理的办法 ①药物提高窦房结频率。可用阿托品 0.6mg 静脉注射，如心动过缓未改善可重复注射，2.5 小时内总剂量不应超过 2.5mg。阿托品适用于急性心肌梗死、低血压、心力衰竭，或伴有室性期前收缩时的心动过缓。第二个药物是异丙肾上腺素，取 1mg 溶于葡萄糖液内成 2～4µg/ml。开始以小剂量（1.0～2.0µg/min）静脉点滴，逐步调整剂量以达到最合适的心率。异丙肾上腺素是有力的 β 受体兴奋剂，可以加快心率，增强心肌收缩力，但是对周围血管为无选择性的扩张作用。可以使冠状动脉灌注压降低，加重心肌缺血，心率和心肌收缩力增加，心肌耗氧量增多。②安装临时起搏器。消除诱因，给予药物后心率不增快，仍有心排血量不足或心功能不全的症状者，宜经皮静脉穿刺送入起搏导管，留置于右心室心尖部（偶有在右心房临时起搏），进行起搏。临床起搏一般不超过 7 天，病情好转；若超过 2 周仍不缓解，则应考虑安置永久性心脏起搏器。应包括病因治疗和对症治疗两个方面。病因治疗主要是针对原发基础疾病的治疗，如对心肌缺血、炎症等的治疗。对症治疗主要指提高基础心率，减少快速心律失常的发生，预防晕厥、阿-斯综合征的发作，避免使用减慢心率的药物。

2. 慢快综合征的治疗 慢快综合征在治疗上有一定的困难。经食管或心脏起搏对终止室上性心动过速有效，对心房扑动效果较差，对心房颤动无效。电复律应慎用。抗心律失常药物的使用需避免引起严重心动过缓，这是非常困难的。例如，洋地黄可使心动过速被控制，但会发生明显的心动过缓，甚至发生晕厥、阿-斯综合征。所以对反复发作的慢快综合征的患者，应安置人工心脏起搏器。在此基础上，患者可以较安全地接受洋地黄和其他抗心律失常药治疗或预防室上性心动过速。在安置人工心脏起搏器后服用预防室上性心动过速最适当的药物是胺碘酮。

3. 安置人工心脏起搏器

（1）适应证

1）病窦综合征症状较重：影响生活与工作，甚至发生晕厥、阿-斯综合征者。

2）心率显著缓慢，伴有头晕、心悸、胸闷及双眼黑矇等症状；药物治疗无效者。

3）慢快综合征：如在心室率慢的基础上屡发快速心律失常，药物治疗有困难者；快慢交替、快转为慢时停搏时间长，有生命危险者。

（2）临床作用：安置人工心脏起搏器可起到以下作用。

1）避免因心脏暂时停搏而引起晕厥、阿-斯综合征的发作，起到保护心脏起搏的作用。

2）减轻因心率过慢引起的一系列症状：晕厥通常伴有心率的突然改变，常见于心动过速自发转为心动过缓时，可出现一个较长的窦性停搏及心脏传导系统低位起搏点的功能障碍。安置人工心脏起搏器后症状可以消失。

3）在伴有房室传导阻滞时：由于心率减慢，使心排血量减少、心肌收缩力减弱，可加重心力衰竭。安置人工心脏起搏器后，使心排血量增加，心力衰竭可减轻，症状得以改善。

4）慢快综合征时：应用抗心律失常药有一定的危险。因为在心动过缓基础上的心动过速，用抗心律失常药物，如洋地黄、β 受体阻滞药、奎尼丁等，心动过速虽被控制，但这些抗心律失常药物对窦房结均有抑制作用，反而加重了心动过缓。

另外，对心动过缓应用加快心率的药物，如阿托品、异丙肾上腺素等，又可引起房性或室性心律失常或加重心动过速。安置人工心脏起搏器虽不能预防快速型心律失常的发生，但应用后，可以较安全地接受洋地黄、β 受体阻滞剂、胺碘酮、奎尼丁等抗心律失常药治疗快速型心律失常。

（二）高度房室传导阻滞

> **案例 2-15**
> 患者，女性，74 岁，因反复心悸、胸闷 3 年，现加重 3 小时入院。患者于 3 年前诊断频发室性期前收缩，长期服用胺碘酮治疗，每日一片，症状基本控制。3 小时前因误服 7 片胺碘酮，心悸、胸闷加重，伴头晕，家人送其来住院。入院查体：T 36.6℃ P 48 次/分，R 20 次/分，BP 85/57mmHg，神清，双肺呼吸音清，未闻及干、湿啰音；心界无扩大，心率 48 次/分，律不齐，各瓣膜区未闻及杂音，腹部无异常。

案例2-15心电图特征（图2-11）：心房率120次/分，平均心室率48次/分，PR间期0.17s，QT间期0.45s，P波顺序出现，以5∶1比例下传心室，其间可见延迟出现的与室上性QRS波群形态不同的QRS波。心电图诊断：窦性心动过速，室性逸搏，高度房室传导阻滞。

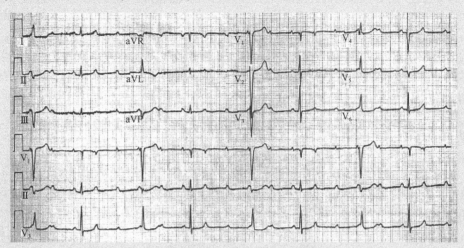

图2-11 案例2-15心电图特征

1. 根据该病例的临床表现，首先应该考虑什么疾病？

2. 在明确疾病诊断之前，应该做哪些检查？

3. 诊断明确后，应该怎么进行治疗？

高度房室传导阻滞（high-grade atrioventricular block）是指房室传导比例超过2∶1的房室传导阻滞，表现为3∶1、4∶1、5∶1等。阻滞部位可在房室结内、希氏束及束支-浦氏系统。希氏束电图可明确阻滞的部位。高度房室传导阻滞往往是三度房室传导阻滞的先兆，其严重性和临床意义与三度房室传导阻滞相似。

【病因与发病机制】

许多因素都能影响房室传导系统，最常见的是传导系统的纤维化和硬化及缺血性心脏病。

1. 以各种原因的心肌炎症最常见，如风湿性、病毒性心肌炎和其他感染。

2. 迷走神经兴奋，常表现为短暂性房室传导阻滞。

3. 药物，如地高辛、可达龙、心律平等，长期服用可能导致心率减慢，多数患者停药后，房室传导阻滞消失。

4. 各种器质性心脏病如冠心病、风湿性心脏病及心肌病。

5. 高钾血症、尿毒症等。

6. 特发性的传导系统纤维化、退行性变（即老化）等。

7. 外伤，心脏外科手术或介入手术导管消融时误伤或波及房室传导组织可引起房室传导阻滞。

【病理】

原发心脏病病理表现，由心肌炎引起者可见心肌水肿变性，由心肌病引起者可见心肌肥厚、心肌变薄或纤维化、钙化等。

【临床表现】

大多数患者在休息时可无症状，或有心悸。在体力活动时可有心悸、头晕、乏力、胸闷、气短。如心室率过于缓慢，尤其是心脏同时有明显的缺血或其他病变，或并发广泛急性心肌梗死或严重急性心肌炎者，则症状可较重，可出现心力衰竭或休克，或因大脑供血不足而发生反应迟钝或神志模糊，进而发展为晕厥（发生率可达60%）、阿-斯综合征。由于舒张期心室充盈量与每搏量的增大，可出现脉压增宽及轻至中度的心脏扩大。

案例2-15诊疗思路

根据上述病史特点及体征考虑：①胺碘酮中毒；②心律失常。需要做心电图、血常规、心肌酶、肌钙蛋白检查以明确诊断。

主要检查结果：心电图提示心房率120次/分，平均心室率48次/分，PR间期0.17s，QT间期0.45s，P波顺序出现，以5∶1比例下传心室，其间可见延迟出现的与室上性QRS波群形态不同的QRS波。心电图诊断：窦性心动过速，室性逸搏，高度房室传导阻滞。

【心电图检查】

1. 房室传导比例的特点

（1）可以有各种房室传导比例，一般均＞2∶1。偶数比例（如4∶1，6∶1，8∶1）比奇数比例（如3∶1，5∶1）多见。

（2）在出现心律失常时，诊断高度房室传导阻滞的房室比例应为：A.窦性心律时，房室传导比例应大于2∶1；B.房性心动过速时，房室传导比例应在4∶1以上；C.心房扑动时，房室传导比例应在5∶1以上。

（3）房室传导比例可固定或不固定：固定在6∶1以上者少见。

（4）房室传导比例易变：在2∶1房室传导或3∶2文氏型房室传导阻滞，如出现隐匿性传导，则可以3∶1高度房室传导阻滞形式出现。它与因阻滞性的传导中断所致的真正的3∶1高度房室传导阻滞，在体表心电图上是无法鉴别的。

2. 下传的RP间期 可以正常，也可延长，但大多是固定的，少有不固定的，此见于P波出现在相对不应期的不同阶段（RP间期长短不一）而使传导延缓的程度有所不同，可使RP间期不固定；伴有隐匿性传导或超常传导亦可不固定。此外，还可出现跨越性P波传导，甚至也可见到相邻的几个下传的RP间期逐渐延长，类似文氏现象。

3. 可不伴有或伴有逸搏、逸搏心律

（1）不伴有逸搏时，P波的数目恰为QRS波群数目的倍数，通常为3倍或4倍。

（2）伴有逸搏、逸搏心律时，逸搏多为房室交界性的。室性逸搏少见。如为连续性的逸搏心律时，P波与逸搏无关，形成不完全性房室脱节，可出现心室夺获或室性融合波。

4. RR间期几乎总是不规则的 因为除了个别下传搏动外，常发生交界性或室性逸搏。当有隐匿性传导和（或）意外传导（空隙现象、韦金斯基现象和超常传导）参与时，RR间期可出现意外的不规则。仅当房室传导比例恒定，且无逸搏发生，RR间期才是规则的。若不同的房室传导比例交替出现（如2∶1与4∶1交替），则出现成对搏动或伪二联律。此外，室性期前收缩也使心室节律不齐。

5. 高度房室传导阻滞的分型可根据阻滞部位分为两型：

（1）Ⅰ型：大多发生在房室结水平，少数在希氏束近端阻滞。

（2）Ⅱ型：均在希氏束远端和束支部位阻滞。

【诊断】

心电图诊断标准

（1）散在发生的连续2个或数个P波因阻滞未下传心室。

（2）大于2∶1的房室阻滞。对于高度以上的房室传导阻滞的心电图应对P波进行逐个分析，观察P波出现的时相，如半数以上P波发生于ST段或T波顶峰前未下传心室，不能诊断为高度房室传导阻滞，心室率大于60次/分时，尽管几乎全部P波都不能下传心室，也不一定是高度房室传导阻滞，因为往往还有干扰因素在起作用。只有发生于心动周期的反应期内半数以上的P波未下传者，才可诊断为高度房室传导阻滞。

> **案例 2-15 分析总结**
>
> 1. 根据病史中患者有服用大剂量胺碘酮后出现心悸、胸闷伴头晕的症状。
> 2. 查体心率慢，心律不齐。
> 3. 心电图可以确诊本病。心电图是本病诊断的必备标准。

【治疗】

1. 病因治疗 电解质紊乱引起者应纠正电解质紊乱，尿毒症引起者采用血液净化治疗，急性心肌梗死引起者应溶栓或介入治疗，药物引起者应停用药物。药物中毒者采用洗胃或血液净化治疗应在患者血流动力学稳定后进行。

2. 药物治疗 处理上可以先试行予以异丙肾上腺素静脉点滴，剂量同病窦综合征。异丙肾上腺素可以提高逸搏频率，但也可能诱发室性搏动。阿托品静脉注射可能改善房室结传导，但对希氏束及其远端阻滞者，由于加快了窦性心率，增加房室传导阻滞部位的刺激频率，使阻滞部位心肌相对不应期延长，反而延长了房室间的传导时间。急性心肌炎或心肌缺血可以试用静脉氢化可的松或地塞米松，可能帮助消除传导部位的水肿。若是治疗2～3天无效则不宜长时间应用。

3. 安装人工心脏起搏器 出现严重血流动力学障碍、药物治疗效果差，应安装人工心脏起搏器，病因短时间可逆者安装心脏临时起搏器，否则安装永久人工心脏起搏器。

思 考 题

1. 心律失常的急诊处理流程是什么？
2. 严重心律失常有哪几种？

第五节　急性疼痛

急性疼痛（acute pain）为新近产生并可能持续时

间较短的疼痛。急性疼痛通常与损伤或疾病有关，常在潜在性病理学改变解除后自行消退。

一、急 性 头 痛

头痛（headache）是临床常见的症状，通常将局限于头颅上半部，包括眉弓、耳轮上缘和枕外隆凸连线以上部位的疼痛统称头痛。头痛病因较复杂，可由颅内病变，颅外头颈部病变，头颈部以外躯体疾病及神经症、精神病引起。常见于青年、中年和老年群体。

（一）发病原因

引起头痛的常见病因：

1. 颅脑病变

（1）感染：脑膜炎、脑膜脑炎、脑炎、脑脓肿等。

（2）血管病变：蛛网膜下腔出血、脑出血、脑血栓形成、脑栓塞、高血压脑病、脑供血不足、脑血管畸形等。

（3）颅内占位性病变：脑肿瘤、颅内转移癌、颅内白血病浸润、颅内猪囊尾蚴病（囊虫病）或棘球蚴病（包虫病）等。

（4）颅脑外伤：如脑震荡、脑挫裂伤、硬膜下血肿、颅内血肿、脑外伤后遗症。

（5）其他：如偏头痛、丛集性头痛（组胺性头痛）、头痛型癫痫。

2. 颅外病变

（1）颅骨疾病：如颅底凹入症、颅骨肿瘤。

（2）颈椎病及其他颈部疾病。

（3）神经痛：如三叉神经、舌咽神经及枕神经痛。

（4）眼、耳、鼻和口腔疾病所致的头痛。

3. 全身性疾病

（1）急性感染：如流行性感冒、伤寒、肺炎等发热性疾病。

（2）心血管疾病：如高血压、心力衰竭。

（3）中毒：如铅、酒精、一氧化碳、有机磷、药物（如颠茄、水杨酸类）等中毒。

（4）其他：尿毒症、低血糖、贫血、肺性脑病、系统性红斑狼疮、月经期及绝经期头痛、中暑等。

4. 神经症　神经衰弱及癔症性头痛。

（二）发病机制

主要发病机制：①血管因素，各种原因引起的颅内外血管收缩、扩张及血管受牵引或伸展（如颅内占位性病变对血管的牵引、挤压）；②脑膜受刺激或牵拉；③具有痛觉的脑神经（Ⅴ、Ⅶ、Ⅹ三对脑神经）和颈神经被刺激、挤压或牵拉；④头、颈部肌肉的收缩；⑤五官和颈椎病变引起的头面痛；⑥生化因素及内分泌紊乱；⑦神经功能紊乱。

颅内高压（intracranial hypertension）是急诊常见的临床综合征，是由于颅内病变造成颅腔内容积增加，导致颅内压持续增高超过2.0kPa（200mmH$_2$O）引起。颅内压增高主要表现为三主征：头痛、呕吐、视盘水肿。颅内压增高所致头痛特点常是持续性发作，阵发性加剧。头痛原因可能是由于脑膜、血管或神经受牵引或挤压。呕吐常出现于头痛剧烈时，典型表现为与饮食无关的喷射性呕吐，但并不多见。呕吐是因为迷走神经核团或其神经受到刺激引起。视盘水肿是颅内压增高的重要体征，是由于颅内高压影响眼底静脉回流之故。持续视盘水肿，可导致视神经萎缩，造成不可恢复的失明。

高血压危象是指发生在高血压过程中的一种特殊临床现象，也可见于症状性高血压。它是在高血压的基础上，周围小动脉发生暂时性强烈收缩，导致血压急剧升高的结果。其诱因包括过度劳累、精神创伤、寒冷及内分泌失调等。高血压危象可发生在各级缓进型高血压患者，亦可见于各种急进型高血压。根据有无靶器官损害和是否需要立即降压将高血压危象分为高血压急症和高血压亚急症。

（三）颅内压增高

案例 2-16

患者，女性，50岁。因从高处落下摔伤头部，意识不清1小时入院。患者于9小时前自3米高处落下摔伤左侧头部，伤后有4分钟的短暂性意识障碍，清醒后患者四肢尚能活动，自感头痛、头晕及恶心，无呕吐。此后头痛逐渐加重，并出现烦躁及呕吐，呕吐呈喷射性，呕吐物为胃内容物，无胆汁及血液。2小时前患者逐渐感到困乏，1小时前再次出现意识不清。

查体：T 36.8℃，P 96次/分，R 26次/分，BP 135/83mmHg。双肺呼吸音清晰。心界不大，心率96次/分，律齐，未闻及杂音。腹部平软，全腹无压痛、反跳痛，肝脾肋下未触及，肠鸣音正常。

神经科检查：神志不清，呈浅昏迷状态。左侧颞顶部可触及 8cm×5cm 大小头皮血肿，未触及颅骨骨折。双侧瞳孔不等大，左侧 5mm，对光反射消失，右侧 3mm，对光反射存在。四肢肌力检查欠配合，肌张力可。右侧 Babinski 征阳性，颈项有抵抗。

问题：

1. 根据该病例的临床表现，首先应该考虑什么疾病？

2. 在明确疾病诊断之前，应该做哪些辅助检查？

3. 诊断明确后，应该怎么进行治疗？

颅内压增高（increased intracranial pressure）是急诊常见的综合征，颅内占位性病变、颅内感染性疾病、颅脑损伤、脑缺氧等均可造成颅内高压。正常成人颅内压如超过 2.0kPa（200mmH$_2$O）即为颅内压增高，可引起脑疝，导致死亡。

【病因】

引起颅内压增高的原因可分为三大类：

（1）颅腔内容物的体积增大如脑组织体积增大（脑水肿）、脑脊液增多（脑积水）、颅内静脉回流受阻或过度灌注，脑血流量增加，使颅内血容量增多。

（2）颅内占位性病变使颅内空间相对变小如颅内血肿、脑肿瘤、脑脓肿等。

（3）先天性畸形使颅腔的容积变小如狭颅症、颅底凹陷症等。

【临床表现】

典型症状为三联征：头痛、呕吐、视盘水肿。

1. 头痛 头痛是颅内高压的常见症状，初时较轻，之后加重，并呈持续性、阵发性加剧，清晨时加重是其特点。

2. 呕吐 不如头痛常见，但可能成为慢性颅内压增高患者的唯一的主诉。其典型表现为喷射性呕吐，与饮食关系不大而与头痛剧烈程度有关。

3. 视盘水肿 视盘水肿是颅内压增高最客观的重要体征。虽然有典型的眼底所见，但患者多无明显自觉症状，一般只有一过性视物模糊，色觉异常，或有短暂的视力丧失。

4. 其他症状 可有头昏、耳鸣、烦躁不安、嗜睡、癫痫发作、展神经麻痹、复视等症状。颅内高压严重时有生命体征变化：血压升高、脉搏及呼吸变慢。生命体征变化是颅内压增高的危险征兆，要警惕脑疝的发生。

5. 脑疝 急性和慢性颅内压增高者均可以引起

脑疝。前者发生较快，有时数小时就可出现，后者发生缓慢，甚至不发生。

案例 2-16 诊疗思路

1. **病史特点** 有头部外伤病史，出现进行性加重的头痛、喷射性呕吐，伴高热、抽搐。

2. **体格检查** 内科检查未见异常。神经系统检查：神志不清，呈浅昏迷状态。左侧颞顶部可触及 8cm×5cm 大小头皮血肿，未触及颅骨骨折。双侧瞳孔不等大，左侧 5mm，对光反射消失，右侧 3mm，对光反射存在。四肢肌力检查欠配合，肌张力可。右侧 Babinski 征阳性，颈项有抵抗。

根据上述病史特点及体征考虑：①颅脑损伤；②颅内高压？需要进一步做头颅 CT 或 MRI 及眼底检查以明确诊断。

检查结果：

头颅 CT：表现为左侧颅骨内板下凸透镜形高密度占位病变，病灶附近的颅骨有骨折线，未见脑膜中断。

眼底检查：见双侧视盘水肿。

【辅助检查】

一般经过详细询问病史及神经系统查体，能够发现许多颅内疾病在引起颅内压增高之前就已有一些局灶性症状与体征，由此可做出初步诊断。应及时地做以下辅助检查，以尽早诊断和治疗。

1. 电子计算机 X 线断层扫描（CT） 目前头颅 CT 是诊断颅内占位性病变的首选辅助检查措施。它不仅能对绝大多数占位性病变做出定位诊断，而且还有助于定性诊断。

2. 磁共振成像（MRI） 在 CT 不能确诊的情况下，可进一步行头颅 MRI 检查，以利于确诊。

3. 数字减影血管造影（DSA） 脑血管造影安全性高，图像清晰，疾病的检出率较高。

4. 头颅 X 线摄片 颅内压增高时，可见颅骨骨缝分离，指状压迹增多，鞍背骨质稀疏及蝶鞍扩大等。但单独作为诊断颅内占位性病变的辅助检查手段现已少用。

5. 腰椎穿刺 腰椎穿刺测压能提供诊断依据，但对颅内占位性病变患者有一定的危险性，后颅窝占位行腰椎穿刺易引起脑疝，故应当慎重进行。

【诊断】

出现头痛、呕吐等症状，体检视盘水肿，即可诊断。

【鉴别诊断】

颅内高压症状需要与下面的症状相鉴别。

1. 脑积水

（1）病史

1）先天性脑积水：出生时即有症状，如较常见的 Dandy-Walk 异常（第四脑室孔闭锁、第四脑室扩张、头颅过长或小脑末端形成的囊肿堵塞了颅后窝），有家族史。

2）继发性脑积水：可有脑炎和脑膜炎史，或出生后有颅内出血史。

3）多数患者有巨颅，智能低下，精神萎靡，嗜睡，身体发育落后和营养不良等表现。

（2）体格检查

1）头围增大，囟门膨出，颅缝裂开，头颅外形变圆，叩诊有破壶音，颅骨变薄，甚至呈半透明状，额和颞部可见静脉怒张。颅骨透照试验阳性。

2）两眼呈落日状，多数患者有眼球震颤。

3）患者常有抽动，或有反复惊厥发作。另外可见脑神经麻痹，肢体瘫痪，肌张力高或共济失调等体征。

（3）辅助检查

1）头颅 X 线检查或 CT 检查示颅腔增大，颅骨变薄，颅缝分离和前囟增大。

2）侧脑室注射中性酚红 1ml，2～12 分钟内做腰椎穿刺，CSF 可见酚红，提示系非阻塞性脑积水。若 20 分钟 CSF 仍未见酚红出现，提示为阻塞性脑积水。

3）脑室造影，用过滤的氧气缓缓地注射于脑室内，然后做 X 线检查，可观察到脑室扩大及大脑皮质变薄。若大脑皮质厚度在 2cm 以上，并且脑积水能够被解除，提示患者智力有望恢复。同时脑室造影也可帮助确定阻塞部位，或发现颅内肿瘤。

2. 脑出血 患者年龄多在 50 岁以上，既往有高血压、动脉硬化病史；多在情绪激动或体力劳动中发病；起病突然，发病后出现头痛、恶心、呕吐，半数患者有意识障碍或出现抽搐、尿失禁；可有明显定位体征，如偏瘫、脑膜刺激征；发病后血压明显升高；CT 扫描及 MRI 可见出血灶，脑脊液可呈血性。

> **案例 2-16 分析总结**
>
> 根据病史中有头部外伤病史，出现头痛、喷射性呕吐症状；体格检查存在双侧视盘水肿，且有颅内病变的特征（脑膜刺激征阳性，一侧肢体肌力下降）；头颅 CT 检查：发现左侧颅骨内板下凸透镜形高密度占位病变，病灶附近的颅骨有骨折线。综合以上，此例患者具备颅内损伤病变和典型的颅内高压三联征，故支持颅内高压的诊断。

【治疗】

任何原因造成的急性颅内高压症都是导致患者死亡的主要原因之一。应通过维持适宜的平均动脉压使脑灌注压达到 60mmHg 以上，保证脑部的正常功能活动；避免一切能够加重或促发颅内高压的不利因素。

1. 病因治疗 就是针对引起颅内压增高的病因进行合理的治疗。对于颅内占位或颅内血肿等应采取手术治疗；有脑积水者可行脑脊液分流术；针对颅内感染或寄生虫给予抗感染或抗寄生虫治疗等。同时注意保持呼吸道通畅，改善脑缺氧及脑代谢障碍，给氧及纠正水、电解质及酸碱平衡紊乱，以阻断引起脑水肿的恶性循环。

2. 降低颅内压和抗脑水肿 常用药物：20%的甘露醇 250ml 快速静脉滴注，每 4～6 小时 1 次；呋塞米 20～40mg，每天静脉推注 2～4 次，常与甘露醇交替使用；甘果糖（甘油果糖）注射液 250～500ml，每天静脉滴注 2～3 次；地塞米松 5～10mg，静脉或肌内注射，2～3 次/日，或氢化可的松 100mg 静脉滴注，1～2 次/日；20%的人血白蛋白 10～20g 或浓缩冰冻血浆等大分子的胶体静脉输入。如颅内压增高不严重，也可口服 50%的甘油盐水、氢氯噻嗪（双氢克脲噻）及氨苯蝶啶等。

若药物治疗无效或颅内压增高症状不断恶化，可行脑室穿刺引流术，或施行颞肌下减压术、去骨瓣减压术等。

3. 控制液体入量、防止快速输液 每天液体入量一般限制在 2000ml 左右，应根据患者对脱水药物的反应、尿量多少、中心静脉压（central venous pressure，CVP）及电解质的变化等因素综合考虑液体的入量及输液速度。

4. 监护病情变化 严密观察患者的主诉、意识状态、瞳孔大小及生命体征的变化，有条件者可进行持续颅内压监测。

5. 其他 如冬眠低温治疗，可通过减少脑组织的代谢活动，降低耗氧量，防止脑水肿的发生与发展，起到降低颅内压的作用。但它的效果不明显，目前已少用。另如辅助过度换气，通过 CO_2 的排出，减少脑血流量，从而降低颅内压。

> **案例 2-16 治疗措施**
>
> 1. 严密观察患者的主诉症状、意识状态、瞳孔大小及生命体征的变化。
>
> 2. 20%的甘露醇 250ml 快速静脉滴注，每 4～6 小时 1 次；呋塞米 20～40mg，每 4～6 小时 1 次，与甘露醇交替使用；地塞米松 10mg，静脉注射，3 次/日；20%的人血白蛋白 10～20g 或浓缩干血浆等大分子的胶体静脉输入。

3. 控制液体入量、防止快速输液。每天液体入量限制在 2000ml 左右。

4. 手术治疗，如内科治疗无效或出现颅内高压危象时。

【预后】

经有效的脱水治疗或手术治疗，控制颅内高压综合征并不难，但病因治疗的效果因病而异。病因不去除，则颅内高压综合征还会出现反复。

（四）偏头痛

案例 2-17

患者，男性，26 岁。主诉"发作性眼花、肢麻、头痛 6 年"来诊。自诉 6 年前开始头痛，呈阵发性，于每次头痛发作前无明显诱因，头痛时出现眼花，表现为多条亮线波动，上下振荡，持续 10～20 分钟，继之出现一侧肢体麻木，不伴无力，时间持续约 20 分钟，有时可伴有口唇及舌尖麻木，数分钟后出现头痛，以两侧颞部跳痛为主，疼痛程度较重，活动可使头痛加重，伴有恶心呕吐，每次发作时间持续 4 小时左右，睡眠后头痛症状缓解或减轻，服"感冒清"或止痛药后头痛亦可缓解，近年来每月平均发作 3～4 次。发作间期无明显不适。

查体：生命体征平稳，两侧颞部喜按，余无明显异常。

问题：

1. 根据该病例的临床表现，首先应该考虑什么疾病？

2. 在明确疾病诊断之前，应该做哪些辅助检查？

3. 诊断明确后，应该怎么进行治疗？

偏头痛（migraine）多为一侧或两侧颞部反复发作的搏动性头痛，发作前可伴视觉、体觉先兆，发作时常伴呕吐，是常见的原发性头痛类型。多起病于儿童和青春期，中青年期达发病高峰，女性多见，男女患者比例为 1：（2～3），人群中患病率为 5%～10%，常有遗传背景。

【发病原因】

偏头痛的病因尚不明确，可能与下列因素有关：

1. 遗传因素 约 60% 的偏头痛患者有家族史，其亲属出现偏头痛的风险是一般人群的 3～6 倍。

2. 内分泌和代谢因素 因本病女性多于男性，多在青春期发病，月经期容易发作，妊娠期或绝经后发作减少或停止。这提示内分泌和代谢因素参与偏头痛的发病。

3. 饮食与精神因素 偏头痛发作可由某些食物和药物诱发。一些环境和精神因素如紧张、过劳、情绪激动、睡眠过度或过少、强光也可诱发。

【发病机制】

偏头痛的发病机制尚不十分清楚，目前主要有以下学说：血管学说、神经学说、三叉神经血管学说。

【临床表现】

2004 年国际头痛学会（IHS）制定的偏头痛分型分为 6 型：

①无先兆偏头痛（migraine without aura）；②有先兆偏头痛（migraine with aura）；③常为偏头痛前驱的儿童周期性综合征（childhood periodic syndromes that are commonly precursors of migraine）；④视网膜性偏头痛（retinal migraine）；⑤偏头痛并发症（complications of migraine）；⑥很可能的偏头痛（probable migraine）。

1. 无先兆偏头痛 这是最常见的偏头痛类型，约占 80%。发病前可没有明显的先兆症状，也有部分患者在发病前有精神障碍、疲劳、打哈欠、食欲不振、全身不适等表现，女性月经来潮、饮酒、空腹饥饿时也可诱发疼痛。头痛多呈缓慢加重，反复发作的一侧或双侧额颞部疼痛，呈搏动性，疼痛持续时伴颈肌收缩可使症状复杂化。常伴有恶心、呕吐、畏光、畏声、出汗、全身不适、头皮触痛等症状。

2. 有先兆偏头痛 约占偏头痛患者的 10%。发作前数小时至数日可有倦怠、注意力不集中和打哈欠等前驱症状。在头痛之前或头痛发生时，常以可逆的局灶性神经系统症状为先兆，最常见为视觉先兆，如视物模糊、暗点、闪光、亮点亮线或视物变形；其次为感觉先兆，感觉症状多呈面-手区域分布；言语和运动先兆少见。先兆症状一般在 5～20 分钟内逐渐形成，持续不超过 60 分钟；不同先兆可以接连出现。头痛在先兆同时或先兆后 60 分钟内发生，表现为一侧或双侧额颞部或眶后搏动性头痛，常伴有恶心、呕吐、畏光或畏声、苍白或出汗、多尿、易激惹、气味恐怖及疲劳感等，可见头面部水肿、颞动脉突出等。活动能使头痛加重，睡眠后可缓解头痛。疼痛一般在 1～2 小时达到高峰，持续 4～6 小时或十几小时，重者可历时数天，头痛消退后常有疲劳、倦怠、烦躁、无力和食欲差等。

3. 常为偏头痛前驱的儿童周期综合征 临床少见，包括复型偏头痛、周期性呕吐、儿童良性阵发性眩晕等。为周期性发作的短暂性神经系统功能紊乱症状，与头痛有密切关系，也称为偏头痛等位征，发作时不伴有头痛，随时间推移可发生偏头痛。

4. 视网膜性偏头痛 属于有先兆偏头痛的一种亚型，由于视网膜小动脉收缩而损害单眼视力，伴或不伴闪光幻觉，随后出现头痛。

5. 偏头痛并发症 包括慢性偏头痛、偏头痛持续状态、无梗死的持续先兆、偏头痛性脑梗死、偏头痛诱发的痫样发作等。

6. 很可能的偏头痛 包括很可能的无先兆性偏头痛、很可能的有先兆性偏头痛、很可能的慢性偏头痛。

大多数偏头痛患者的预后良好。偏头痛可随年龄的增长而症状逐渐缓解，部分患者可在 60～70 岁时偏头痛不再发作。

> **案例 2-17 诊疗思路**
>
> 根据上述病史特点和体征考虑：偏头痛。但需行头颅 MR＋MRA＋BOLD、心脏彩超、颈动脉彩超、经颅多普勒检查，排除脑及颈部血管病变。
>
> 检查结果：
>
> 头颅 MR＋MRA＋BOLD：脑 MR 未见明显异常，脑 MRA 及手动 BOLD 未见异常。
>
> 心脏彩超、颈动脉彩超、经颅多普勒检查未见明显异常。

【辅助检查】

1. 脑电图检查 偏头痛患者的脑电图改变不具有特异性，因为它可有正常波形。

2. 脑血流图检查 在发作期和间歇期脑血流图的主要变化是两侧波幅不对称，一侧偏高或一侧偏低。

3. 脑血管造影检查 原则上偏头痛患者不需进行脑血管造影，只有在严重的头痛发作，高度怀疑是否为蛛网膜下腔出血的患者才进行脑血管造影，以期除外有颅内动脉瘤、动静脉畸形等疾病。偏头痛患者脑血管造影绝大多数是正常的。

4. 脑脊液检查 脑脊液的常规检查通常是正常的，有时淋巴细胞可增高。

5. 头颅 CT 检查 偏头痛患者是正常的。

【诊断】

偏头痛诊断应结合偏头痛发作类型、家族史、临床表现和神经系统检查进行综合判断。

【鉴别诊断】

本病注意与丛集性头痛、紧张型头痛、症状性偏头痛等鉴别。

1. 丛集性头痛 又称组胺性头痛，临床较少见。表现为一系列密集的、短暂的、严重的单侧钻痛。头痛部位多局限并固定于一侧。起病突然而无先兆，发病时间固定，持续 15 分钟至 3 小时，发作从隔天 1 次到每日 8 次。发病年龄常较偏头痛晚，平均 25 岁，男女之比约 4∶1。

2. 紧张型头痛 又称肌收缩型头痛，头痛部位较弥散，可位于前额、双颞、顶、枕及颈部。头痛性质常呈钝痛，头部有压迫感、紧箍感。头痛常呈持续性，部分病例也可表现为阵发性、搏动性头痛。很少伴有恶心、呕吐。多数患者头皮、颈部有压痛点，按摩头颈部可使头痛缓解。多见于青、中年女性，情绪障碍或心理因素可加重头痛症状。

3. 症状性偏头痛 头颈部血管病变的头痛、非血管性颅内疾病的头痛、颅内感染的头痛等在临床上也可表现为类似偏头痛性质的头痛，但无典型偏头痛发作过程，大部分病例有局灶性神经功能缺损或刺激症状，颅脑影像学检查可显示病灶。

> **案例 2-17 分析总结**
>
> 1. 根据每次头痛发作前出现眼花等先兆，数分钟后出现头痛，以两侧颞部跳痛为主，伴有恶心呕吐；每次发作时间持续 4 小时左右，睡眠后或服药后头痛可缓解；发作间期无明显不适；查体无明显异常。以上支持偏头痛的诊断。
>
> 2. 头颅 MR＋MRA＋BOLD 示：脑 MR 未见明显异常，脑 MRA 及手动 BOLD 未见异常。心脏彩超、颈动脉彩超、经颅多普勒检查未见明显异常。以上排除了颅脑器质性病变，确定偏头痛的诊断。

【治疗】

偏头痛的治疗目的在于消除、抑制或减轻疼痛及伴随症状。

治疗药物包括非特异性止痛药如非甾体抗炎药（NSAIDs）和阿片类药物，特异性药物如麦角类制剂和曲普坦类药物。

（1）轻中度头痛：单用 NSAIDs 如对乙酰氨基酚、萘普生、布洛芬等可有效治疗，如无效再用偏头痛特异性治疗药物。

（2）中重度头痛：可直接选用偏头痛特异性治疗药物。①麦角类制剂：麦角胺咖啡因 0.1～0.2g（日总量≤0.6g），肌内注射麦角新碱 0.2～0.5mg，合并有心脏病、周围血管病或妊娠期者禁用。②曲普坦类：佐米曲普坦 2.5mg 口服，2 小时后未见好转可再次服用同等剂量。

（3）伴随症状恶心、呕吐：使用止吐剂（如甲氧氯普胺 10mg 肌内注射）；对于严重呕吐者可给予小剂量奋乃静、氯丙嗪。

案例 2-17 治疗措施
　　由于服用非特异性止痛药如非甾体抗炎药有效，故仍然予以对乙酰氨基酚片 1～2 片口服。

【预后】

　　成人偏头痛常反复发作持续几十年，而对于儿童，经治疗 6 年后约 1/2 患儿偏头痛症状消失，约 1/3 患儿偏头痛得到改善。

二、急性胸痛

目标要求
　　1. 掌握　急性冠状动脉综合征、主动脉夹层的临床表现、鉴别诊断和急诊处置。
　　2. 熟悉　自发性食管破裂的临床表现及治疗。

（一）急性冠状动脉综合征

　　急性冠状动脉综合征（acute coronary syndrome, ACS）是冠状动脉内粥样硬化斑块破裂、血栓形成，并导致病变血管不同程度的阻塞。根据心电图有无 ST 段持续性抬高，可将急性冠状动脉综合征分为急性 ST 段抬高性心肌梗死（STEMI）、急性非 ST 段抬高性心肌梗死和不稳定型心绞痛（UA）。

　　典型表现为发作性胸骨后闷痛，紧缩压榨感或压迫感、烧灼感，可向左上臂、下颌、颈、背、肩部或左前臂尺侧放射，呈间断性或持续性，伴有出汗、恶心、呼吸困难、窒息感甚至晕厥，持续＞10 分钟，含服硝酸甘油不能完全缓解时常提示急性心肌梗死（AMI）。

　　不典型表现：牙痛、咽痛、上腹隐痛、消化不良、胸部针刺样痛或仅有呼吸困难。大多数 ACS 患者无明显的体征。

　　重症患者可出现皮肤湿冷、面色苍白、烦躁不安、颈静脉怒张等，听诊可闻肺部啰音、心律不齐、心脏杂音、心音分裂、第三心音、心包摩擦音和奔马律。

　　要注意与主动脉夹层所致胸痛的鉴别。主动脉夹层胸痛一开始即达高峰，常放射到背、肋、腹、腰和下肢，两上肢的血压和脉搏可有明显差别，可有主动脉瓣关闭不全的表现，偶有意识模糊和偏瘫等神经系统受损症状。但无血清心肌坏死标志物升高等可资鉴别。二维超声心动图检查、X 线或磁共振体层显像有助于诊断。

　　急救措施：发生疑似急性缺血性胸痛症状时应立即停止活动、休息，并尽早向急救中心呼救。对无禁忌证的 ACS 患者应立即舌下含服硝酸甘油 0.3～0.6mg，每 5 分钟重复 1 次，总量不超过 1.5mg。

　　对于 STEMI 患者，采用溶栓或介入治疗（PCI）方式尽可能早地开通梗死相关动脉可明显降低死亡率、减少并发症、改善患者的预后。

　　治疗方法：药物治疗、手术治疗、介入治疗、其他治疗等。

【STEMI 的治疗】

　　1. 所有 STEMI 患者到院后应立即给予吸氧和心电图、血压和血氧饱和度监测，伴有严重低氧血症者，需面罩加压给氧或气管插管并机械通气；镇痛治疗。

　　2. 溶栓治疗　STEMI 急性期行直接 PCI 已成为首选方法。溶栓治疗具有快速、简便、经济、易操作的特点，静脉溶栓仍然是较好的选择。

　　发病 3 小时内行溶栓治疗，其临床疗效与直接 PCI 相当。发病 3～12 小时内行溶栓治疗，其疗效不如直接 PCI，但仍能获益。发病 12～24 小时内，如果仍有持续或间断的缺血症状和持续 ST 段抬高，溶栓治疗仍然有效。STEMI 发生后，血管开通时间越早，则挽救的心肌越多。目标是在救护车到达的 30 分钟内开始溶栓。

　　3. 经皮冠状动脉介入治疗（PCI）　PCI 可快速有效开通梗死相关动脉，是 STEMI 急性期的首选治疗。

　　（1）直接 PCI

　　A. 如果即刻可行，且能及时进行（就诊-球囊扩张时间＜90 分钟），对发病 12 小时内的 STEMI（包括正后壁心肌梗死）或伴有新出现或可能新出现左束支传导阻滞的患者应行直接 PCI。

　　B. 年龄＜75 岁，在发病 36 小时内出现休克，病变适合血管重建，并能在休克发生 18 小时内完成者，应行直接 PCI，除非因为患者拒绝、有禁忌证和（或）不适合行有创治疗。

　　C. 症状发作＜12 小时，伴有严重心功能不全和（或）肺水肿（Killip Ⅲ级）的患者应行直接 PCI。无血流动力学障碍患者，在直接 PCI 时不应该对非梗死相关血管进行 PCI 治疗。发病＞12 小时、无症状、血流动力学和心电稳定的患者不宜行直接 PCI 治疗。

　　（2）转运 PCI：高危 STEMI 患者就诊于无直接 PCI 条件的医院，尤其是有溶栓禁忌证或虽无溶栓禁忌证但已发病＞3 小时的患者，可在抗栓（抗血小板或抗凝）治疗同时，尽快转运患者至可行 PCI 的医院。

4. 抗栓治疗

（1）抗血小板治疗

1）阿司匹林：所有患者只要无禁忌证，均应立即口服水溶性阿司匹林或嚼服肠溶阿司匹林300mg，继以100mg/d长期维持。

2）噻吩并吡啶类：在首次或再次PCI之前或当时应尽快服用氯吡格雷初始负荷量为300mg（拟直接PCI者最好用600mg）。

3）GPIIb/IIIa受体拮抗剂：阿昔单抗、依替非巴肽、替罗非班等，可选择性用于血栓负荷重的患者和噻吩并吡啶类药物未给予适当负荷量的患者。

（2）抗凝治疗：①普通肝素；②低分子量肝素。

5. 抗心肌缺血和其他治疗

（1）硝酸酯类：如患者收缩压低于90mmHg或较基础血压降低＞30%、严重心动过缓（心率＜50次/分）或心动过速（心率＞100次/分），拟诊右心室梗死，则不应使用硝酸酯类药物。

（2）β受体阻滞剂：无该药禁忌证时，应于发病后24小时内常规口服应用。

（3）血管紧张素转换酶抑制剂（ACEI）和血管紧张素受体阻滞剂（ARB）：如无禁忌证，所有STEMI患者均应给予ACEI长期治疗。如果患者不能耐受ACEI，可考虑换用ARB。

（4）醛固酮受体拮抗剂：对STEMI后左心室射血分数（LVEF）≤0.4，有心功能不全或糖尿病，无明显肾功能不全[血肌酐：男性≤221μmol/L（2.5mg/dl），女性≤177μmol/L（2.0mg/dl）、血钾≤5mmol/L]的患者，应给予醛固酮受体拮抗剂。

（5）钙拮抗剂：不推荐使用短效二氢吡啶类钙拮抗剂。

（6）他汀类药物：所有无禁忌证的STEMI患者入院后应尽早开始他汀类药物治疗，且无须考虑胆固醇水平。使用他汀类药物将低密度脂蛋白胆固醇水平控制在2.6mmol/L（100mg/dl）以下。

6. 冠状动脉搭桥术（CABG）
对少数STEMI合并心源性休克不适宜PCI者，急诊CABG可降低病死率。机械性并发症（如心室游离壁破裂、乳头肌断裂、室间隔穿孔）引起心源性休克时，在急性期需行CABG和相应心脏手术治疗。

7. 治疗并发症

（二）主动脉夹层

案例 2-18

患者，男性，37岁。因剧烈活动后左侧腰腹部剧烈持续性疼痛1小时急诊入院。患者于1小时前搬重物过程中，突发左侧腰腹部剧烈持续性疼痛，随即晕厥一次，持续约2分钟，无呕吐，无腹泻，无血尿，无发热。

既往史：既往体健，从未到医院看病。无食物、药物过敏史，无输血史，无手术史，无传染病史。

查体：T 36.8℃，P 106次/分，R 20次/分，BP 105/70mmHg，神志清，表情痛苦，贫血貌。心肺检查未见异常。腹部略膨隆，腹肌紧张，压痛，轻反跳痛，以左侧为著，肝脾无肿大，未触及明显包块，左肾区叩痛，肠鸣音3次/分。

问题：

1. 主动脉夹层的病因是什么？
2. 主动脉夹层的临床表现是什么？
3. 还有哪些辅助检查可以帮助诊断？

主动脉夹层（aortic dissection）是指主动脉内膜破裂，主动脉腔内血液经内膜裂口进入主动脉壁中膜，内膜逐步被剥离，在动脉内沿长轴方向扩展形成真、假两腔而形成的血肿，故亦称主动脉夹层血肿。本病少见，高峰年龄50～70岁，男女之比为2:1～3:1。当病变侵及颅内大血管、冠状动脉、肾动脉、肠系膜上动脉，或向心包腔、胸腔、支气管穿破时，出现相应的临床征象。年自然发病率约5/100万。

【病因】

原因未明。通常认为主动脉夹层是主动脉中膜结构异常和血流动力学异常相互作用的结果。

1. 主动脉结构异常　常见的因素包括马方综合征、先天性心血管畸形、特发性主动脉中膜退行性变化、主动脉粥样硬化、主动脉炎性疾病等。

2. 血流动力学改变造成动脉壁的损伤　最为常见的原因是高血压，几乎所有的主动脉夹层患者都存在控制不良的高血压现象。妊娠是另外一个高发因素，与妊娠期间血流动力学改变相关。

根据主动脉夹层内膜裂口的位置和夹层累及的范围，目前有两种主要的分类方法。一是DeBakey 3型分类法。I型：主动脉夹层累及范围自升主动脉到降主动脉甚至到腹主动脉。Ⅱ型：主动脉夹层累及范围仅限于升主动脉。Ⅲ型：主动脉夹层累及降主动脉，如向下未累及腹主动脉者为ⅢA型；向下累及腹主动脉者为ⅢB型。二是Stanford分类法：Stanford A型，相当于DeBakey I型和Ⅱ型；Stanford B型，相当于DeBakeyⅢ型。

【临床表现】

根据夹层发生的位置不同可以出现不同的表现，

主要包括：

1. 典型患者往往表现为突发的、剧烈的、胸背部、撕裂样疼痛。严重的可以出现心力衰竭、晕厥甚至突然死亡；多数患者同时伴有高血压和心动过速。

2. 病情进展期主动脉分支动脉闭塞可出现相应的脑、肢体、腹腔脏器缺血症状或体征：如脑梗死、少尿、腹部疼痛、双腿无力、皮肤花斑，甚至截瘫等。

案例 2-18 诊疗思路

上述病史特点和体格检查结果不支持腹部损伤、绞榨性疝、肠扭转或套叠，而应考虑主动脉夹层瘤。需要行腹部超声、CT 血管造影、磁共振检查或是直接的数字减影血管造影帮助确定诊断。同时行血常规、尿常规、凝血功能检查，排除泌尿系结石及做术前检查。

辅助检查：血常规示 HGB 95 g/L，WBC 11.2×10^9/L。尿常规：正常。出凝血时间：正常。

腹主动脉造影：左侧腹膜后巨大血肿形成，上至膈下，下至盆腔。考虑腹主动脉夹层可能性大。

【辅助检查】

确诊主动脉夹层的主要辅助检查手段：CT 血管造影（CTA），磁共振检查（MRA）或是直接的数字减影血管造影。

1. 胸片 普通胸片可发现中上纵隔影增宽，或主动脉影增宽。需要进一步 CTA 等检查以明确诊断。

2. 主动脉 CTA 这是目前最常用的术前影像学评估方法。CTA 断层扫描可观察到夹层隔膜将主动脉分割为真、假两腔，重建图像可提供主动脉全程的二维和三维图像。

3. 主动脉 MRA 对主动脉夹层患者的诊断敏感性和特异性与 CTA 接近，磁共振所使用的增强剂无肾毒性；其缺点是扫描时间较长，不适用于循环状态不稳定的急诊患者，而且也不适用于体内有磁性金属植入物的患者。

4. 数字减影血管造影（DSA） 目前多只在腔内修复术中应用而不作为术前诊断手段。

5. 超声检查 优点是无创，无须造影剂，可定位内膜裂口，显示真、假腔的状态及血流情况，还可显示并发的主动脉瓣关闭不全、心包积液及主动脉弓分支动脉的阻塞等情况。但肥胖患者难以清晰显像。血管腔内超声可清楚显示主动脉腔内的三维结构，诊断正确性高于传统超声，但因其为血管内操作，主要应用于微创介入治疗时对夹层破口和残留内漏的判断上。

【诊断】

出现胸腹部突发剧烈疼痛，排除心肺腹部脏器疾病，行胸部 X 线＋CTA 检查发现胸腹主动脉夹层，即可诊断。

【鉴别诊断】

1. 急性心肌梗死 疼痛一般逐渐加剧，疼痛部位局限于胸骨后或向颈部或左臂放射。心电图和心肌酶谱的动态变化及影像学检查有助于主动脉夹层与急性心肌梗死的鉴别。

2. 急腹症 主动脉夹层累及腹主动脉或其大分支时可产生各种急腹症的临床表现，有时误诊为肠系膜动脉栓塞、急性胰腺炎、急性胆绞痛、肾绞痛、消化性溃疡穿孔或肠梗阻等。需密切观察身体相应部位有无血管阻塞体征。超声多普勒、CT、MRI 及主动脉造影可供鉴别。

3. 与其他原因引起的主动脉瓣反流如感染性心内膜炎所致主动脉瓣穿孔及主动脉窦瘤破裂相鉴别。感染性心内膜炎所致主动脉瓣穿孔一般有长期不明原因的发热等感染性心内膜炎的病史，超声波检查可见瓣膜穿孔，无假腔形成，无主动脉根部扩大，可见瓣膜赘生物形成，通过超声、主动脉造影、CT、MRI 检查可资鉴别。

案例 2-18 分析总结

根据突发腹部疼痛，体格检查腹部存在包块，排除腹部脏器病变的表现；腹主动脉造影证实腹部包块为腹膜后血肿，考虑腹主动脉夹层。本病例症状典型，可以确定腹主动脉夹层的诊断。

【治疗】

1. 早期急症治疗 所有高度怀疑主动脉夹层的患者均应立即收入急症监护病房，监测血压、心率、中心静脉压、尿量，必要时还需监测肺小动脉楔嵌压和心输出量。

2. 控制血压和降低心率 联合应用 β 受体阻滞剂和血管扩张剂，控制血压在 100～120mmHg。心率在 60～75 次/分。

3. 外科治疗

（1）A 型主动脉夹层：为防止急性 A 型主动脉夹层破裂或恶化，应尽早手术治疗。

（2）B 型主动脉夹层：更多地使用覆膜支架隔绝，其优点为创伤小、出血少、恢复快、死亡率低，尤其适用于高龄及全身情况差无法耐受传统手术者。

【预后】

　　主动脉夹层的自然经过十分凶险，如果未能及时诊断治疗，病死率极高。影响预后的因素主要包括主动脉夹层的类型、病变性质、累及范围、并发症及年龄。

（三）自发性食管破裂

　　自发性食管破裂（spontaneous rupture of esophagus）是指因食管腔内压力骤增，致使邻近横膈上的食管左侧壁全层纵行撕裂，又称 Boerhaave 综合征、自发性食管撕裂综合征、食管压力性破裂等。多数发生于饮酒、呕吐之后。

【病因】

　　1. 呕吐　呕吐是最重要的发病原因。与呕吐相联系的是饮酒，呕吐的患者多数是过食、饮酒之后发生呕吐。其他自发性食管破裂的原因有分娩、车祸、颅脑手术后、癫痫等。自发性食管破裂多因增加的腹压传导至食管造成，呕吐可以在食管远端成角部，裂口以食管下段多见。因食管上段以骨骼肌为主不易破裂，食管中下段则以平滑肌为主，纵形肌纤维逐渐减

少，肌层薄，血管神经也少，易破裂。裂口多呈纵形，长 4～7cm，在下肺静脉水平附近。

　　2. 压力因素　造成自发性食管破裂的压力因素并非胃内绝对压，而是胃食管结合部透壁的压力差。食管穿孔后，如与胸膜腔不交通（纵隔胸膜未破），强酸性的胃液、胃内容物及咽下的含有大量细菌的口腔唾液，在胸膜腔负压的作用下，经过穿孔处溢入纵隔，主要引起纵隔感染和消化液对组织的腐蚀，但在后期感染物亦可穿破纵隔胸膜进入胸膜腔，引起胸腔感染。如食管穿孔后纵隔胸膜同时破裂，则以胸膜腔感染为主要表现。

【临床表现】

　　男性患者明显多于女性，多数为青壮年，也可发生于 50 岁以上。

　　（1）症状为呕吐、恶心、上腹痛、胸痛。半数患者有呕血。呕吐的患者往往有饮酒或过食史。疼痛的位置多为上腹部，也可在胸骨后、两季肋部、下胸部，有时放射至肩背部。症状严重时可有气短、呼吸困难、发绀、休克等。

　　（2）体格检查多表现为上腹压痛，肌紧张，甚至板状腹。食管、胃内容物进入胸腔、腹膜腔可有气短、呼吸困难、发绀、休克等急性化脓性纵隔炎及胸、腹膜炎的表现。

【辅助检查】

　　1. 早期可以无发热，血白细胞也不升高；稍晚则可以有发热、寒战、血白细胞增高。

　　2. X 线胸部检查　为首选，食管壁间穿孔合并壁间血肿时 X 线钡餐检查可见食管壁上有一持续的钡残留区至占位性的充盈缺损，与管腔相通的血肿出现双重食管征象，两条钡柱能很快排空，之间有一代表黏膜瓣的透亮带，Boerhaave 综合征在 X 线片见不同程度的纵隔气肿、胸腔积液及液气胸，心缘左方由于化学性肺炎可见片状不规则阴影，Naclerio 称其为"V"征，口服水溶性对比剂泛影葡胺或钡剂，有助于定位，尤其是临床现象不明确者，而对于 Mallory-Weiss 综合征的胸部 X 线片及食管造影并无

较多的阳性发现，X线胸部透视具有重要价值，胸部透视因发现一侧液气胸而引起注意。X线胸片侧位常可见到纵隔气肿，颈部皮下气肿影，后前位有时可见到后下纵隔一侧气肿阴影，呈三角形。食管碘油造影发现外漏可明确诊断。

3. 诊断性穿刺 抽出血性酸味液体，或食物渣滓，则可以确诊。如穿刺前口服少量亚甲蓝液更能明确显示。穿刺液的淀粉酶值可以很高。

4. 食管镜检查 可发现食管破裂部位，对诊断、定位、治疗均有意义。

【诊断】

有呕吐后剧烈胸痛，伴胸闷、呼吸困难；查体发现液气胸表现；食管碘油造影发现外漏。综合以上指征即可诊断。行胃镜检查可明确破裂位置，有利于治疗。

【鉴别诊断】

本病在临床上较少见，故常易漏诊、误诊，本病常与其他常见心胸、胃肠疾病表现类似，误诊率高达37.5%～84%，最常混淆的是消化性溃疡穿孔（41%的患者本身合并消化性溃疡）或心肌梗死，如食管破裂入心包，与心肌梗死的鉴别更为困难，发现可疑病例时应注意与下列疾病鉴别：

1. 溃疡病穿孔 患者常有溃疡病史，发病突然，以剧烈的上腹疼痛为主要表现，腹部查体可见腹肌紧张，压痛、反跳痛明显，腹部X线检查可见膈下有游离气体。

2. 自发性气胸 常有慢性阻塞性肺疾病史、突发的剧烈胸痛和呼吸困难，典型的X线征象为肺组织压缩向肺门部，气体常积聚于胸腔外侧或肺尖，局部透亮度增高，肺纹理消失。

3. 心绞痛、心肌梗死 多由于劳累、进食、激动而诱发，胸痛有其特征性，含服硝酸甘油可缓解症状。心肌酶谱及肌红蛋白、肌钙蛋白多升高，心电图有时出现特征性改变。

4. 急性肺栓塞 有手术、长期卧床、下肢静脉血栓病史，临床表现可从无症状到突然死亡，常见症状为呼吸困难和胸痛、咯血。查体见呼吸增快、发绀，肺部常有湿啰音或哮鸣音、肺血管杂音、胸膜摩擦音或胸腔积液体征。X线片显示斑片状浸润，肺不张，膈肌抬高，胸腔积液，有以胸膜为基底凸面朝向肺门的圆形致密阴影，以及扩张的肺动脉伴远端肺纹理稀疏等对肺栓塞具有诊断价值。D-二聚体升高可做排除指征。肺CTA是诊断本病敏感的方法。

5. 夹层动脉瘤 急性剧烈的胸痛，血压增高，突发主动脉瓣关闭不全，两侧脉搏不等，或触及搏动

性肿块也应该考虑此病，超声心动图、CT、MRI、DSA等检查均可确诊。

6. 急性胰腺炎 本病常有暴饮暴食、饮酒、胆石症等病史，以剧烈的上腹疼痛为主要表现，B超等影像学检查可见胰腺弥漫性或局限性肿大，血、尿淀粉酶升高，血脂肪酶升高。

7. 嵌顿性膈疝 嵌顿性膈疝是指腹腔内或腹膜后的脏器通过膈肌裂孔或缺损进入胸腔的病理状态，脏器被嵌顿时可出现恶心呕吐、胸闷、气促、发绀、心动过速等症状，严重者可产生呼吸困难、循环衰竭，胸部患侧叩诊鼓音，可闻及肠鸣音，胸部X线检查示一侧膈面轮廓不清，于胸腔内可见肠曲充气或胃泡所致的不规则透明区，常伴液平面，通过胃肠钡餐检查或施行人工气腹一般可做出明确诊断。

8. 肠系膜动脉栓塞 早期临床表现呈剧烈腹痛，但体征常不明显，多伴恶心，呕吐、便鲜血或黑便，甚至发生肠梗阻，患者大多年纪较大，且常有心脏病或感染性心内膜炎、动脉硬化、冠心病病史，肠系膜血管造影可确诊本病。

> **案例 2-19 分析总结**
>
> 1. **病史和体格检查特点** 剧烈呕吐后胸部及上腹部剧烈疼痛。疼痛位置是胸部及上腹部，疼痛放射至肩、背及腰部；伴有发热、呼吸困难、神志模糊等。体格检查特点：左侧胸廓稍饱满，叩诊呈鼓音，移动性浊音（＋），呼吸音微弱，右侧胸部如常。腹平坦，腹肌紧张，上腹压痛、反跳痛明显，余无明显异常。根据以上病史和体格检查特点支持诊断：自发性食管破裂。
>
> 2. **X线片示** 纵隔气肿；左侧液气胸。诊断性胸腔穿刺：抽出少量淡红色混浊含食物残渣不凝固液体。根据以上特点可以确定诊断为：自发性食管破裂。

【治疗】

一旦确诊即积极处置，给予抗生素、抢救休克，应尽早手术治疗、清除刺激性液体、缝合食管破裂。

> **案例 2-19 治疗措施**
>
> 本例患者快速收入住院，行必要准备后送手术室，在床旁行胃镜检查，了解食管破裂的详细情况后，行手术，修补食管裂口，术后行胸膜腔持续引流，置入胃管引流胃内容物以防止反流，置入空肠营养管行营养支持，抗感染及对症处理。患者顺利康复出院。

【预后】

本病的预后取决于诊断时间、破裂位置、基础疾病、食管基础情况、有无自发性壁层胸膜破裂等。虽然自 1947 年 Barrett 首次成功缝合裂口以来，Boerhaave 综合征的死亡率大大降低，但延误诊断仍可明显增加并发症，使治疗的难度和费用增加，是病死率高的主要原因。临床医生必须高度警惕此病，全面观察、思考，尽早诊断，正确治疗，才能挽救更多的患者。临床急诊工作中食管异物和食管穿孔并不少见，早期诊断、早期干预是改善其预后的重要因素。在有食管异物或内镜操作史的患者中，诊断并不难。而对于有大量饮酒、醉酒后呕吐的患者，急诊医生应敏锐地考虑到有 Boerhaave 综合征的可能性。一旦确诊，应准确评估患者的一般情况、穿孔程度，纵隔和胸腔感染的程度，然后决定是否手术治疗。临床上真正不需要手术干预的食管穿孔患者极少，胸腔食管穿孔大多应考虑手术探查。只要条件允许，应尽可能尝试一期缝合或组织瓣修补。绝不能因为患者就诊时一般情况尚可就盲目乐观地观察病情，一旦患者感染性休克失代偿，则病情急转直下，影响呼吸、循环，而无法耐受手术乃至死亡。

三、急性腹痛

目标要求

1. 掌握　常见急腹症的临床表现、鉴别诊断和剖腹探查指征。
2. 熟悉　急腹症的分类与临床表现。
3. 了解　了解急腹症的急诊处理。

急性腹痛是指腹腔内、盆腔和腹膜后组织和脏器发生了急剧的病理变化，从而产生以腹部疼痛为主的症状和体征，同时伴有全身反应的临床综合征。

常见的急腹症：急性阑尾炎、溃疡病急性穿孔、急性肠梗阻、急性胆道感染及胆石症、急性胰腺炎、腹部外伤、泌尿系结石及异位妊娠子宫破裂、主动脉夹层等。从病因及病变性质上将急性腹痛进行分类如下：

1. 炎症性腹痛　临床特点：腹痛＋发热＋压痛或腹肌紧张。如急性阑尾炎为转移性腹痛，开始在脐周或上腹部，为炎症刺激性内脏痛，当炎症波及浆膜或阑尾周围壁层腹膜时，则表现为右下腹痛，可有腹肌紧张，压痛及反跳痛。白细胞和中性粒细胞比例增高。

2. 脏器穿孔性腹痛　临床特点：突发持续性腹痛＋腹膜刺激征＋气腹。如胃、十二指肠溃疡穿孔开始为突发剧烈的刀割样疼痛在上腹部，当穿孔后消化液流向下腹，此时腹痛扩展至右下腹乃至全腹，出现"板状腹"，肝浊音界缩小或消失，立位腹平片或 CT 可见膈下游离气体征。

3. 梗阻性腹痛　临床特点：阵发性腹痛＋呕吐＋腹胀＋排泄障碍。如肠梗阻为阵发性腹痛发展到持续性腹痛，阵发性加剧，伴呕吐、腹胀及停止排气、排便。腹部 X 线检查可见胀气的肠管和气液平面。

4. 出血性腹痛　临床特点：腹痛＋隐性出血或显性出血＋失血性休克。如常见的异位妊娠破裂出血，发生于育龄妇女，多有停经或阴道不规则出血史，患者突然发作下腹部持续性剧痛，下腹压痛、肌紧张及反跳痛，肠鸣减少。常有心率加快、血压下降等失血性休克表现，腹腔及阴道后穹隆穿刺可抽到不凝血液，人绒毛膜促性腺激素（hCG）测试阳性。

5. 缺血性腹痛　临床特点：持续性腹痛＋随缺血性坏死而出现的腹膜刺激征。如急性肠系膜血管缺血性疾病。主要是指肠系膜上动脉和肠系膜上静脉的缺血性病变，病因包括肠系膜上动脉栓塞、肠系膜上动脉血栓形成、肠系膜上静脉血栓形成和非闭塞性肠系膜缺血四种疾病。男性发病多于女性，40～60 岁多发。多数患者有可形成动脉栓子的心脏病史。1/3 以上的患者伴有肢体或脑血管栓塞史。本病发病急骤，突发剧烈腹痛，伴有频繁呕吐。初期时腹痛症状和体征不相符，腹痛剧烈而腹部体征轻微。当患者出现呕吐血性水样物或排出暗红色血便时，腹痛症状反而减轻，但却出现腹部压痛、反跳痛、腹肌紧张等腹膜刺激征象，肠鸣音转弱、消失。检查有移动性浊音时，腹腔穿刺可抽出血性渗出液，此时肠管已发生梗死。

6. 损伤性腹痛　临床特点：外伤＋腹痛＋腹膜炎或腹腔内出血症候群。患者有腹部、腰部及下胸部外伤史。出现持续性剧烈腹痛，伴恶心、呕吐。有内出血征象：烦躁不安、面色苍白、出冷汗、脉搏细速、血压进行性下降，严重者出现休克。出现腹膜炎综合征：恶心、呕吐、腹肌紧张、压痛、反跳痛，腹腔穿刺可抽出消化道分泌物或腹腔分泌物。行 X 线检查或超声检查可见：腹腔脏器移位、膈下游离气体、腹内积液或积气。

7. 功能紊乱性或其他疾病所致腹痛　临床特点：腹痛无明显定位＋精神因素＋全身性疾病。排除常见的原因所引起的腹痛后，就要考虑全身性疾病或罕见疾病引起的急性腹痛，如肠易激综合征、结肠肝曲粘连综合征、胆道运行功能综合征、慢性铅中毒、腹型癫痫、急性溶血、糖尿病酮症酸中毒、腹型紫癜等。

（一）急性胃炎

> **案例 2-20**
>
> 　　患者，男性。因恶心、呕吐持续 2 天入院。2 天前因进食冷冻食物后出现恶心、呕吐，呕吐物为胃内容物，无咖啡样物，伴腹痛、腹胀，无呕血，无反酸、嗳气，无腹泻。即到当地医院就诊，予抑酸、抗感染治疗（具体不详），症状未缓解，现为进一步诊治来就诊，门诊拟"恶心、呕吐查因"收入。病程中，患者精神、睡眠可，食欲差，大、小便未见明显异常。近期体重减轻约 5kg。
>
> 　　查体：T 36.5℃，P 90 次/分，R 20 次/分，BP 120/80 mmHg。全身皮肤黏膜及巩膜无黄染，无出血点，未见蜘蛛痣及肝掌。全身浅表淋巴结未触及肿大。腹平坦，未见胃肠型及蠕动波，无腹壁静脉曲张，腹肌软，剑突下轻压痛，无反跳痛，余腹未见明显压痛、反跳痛，未扪及包块，肝、脾肋下未及，墨菲征阴性，麦氏点无压痛，肝区、脾区、双肾区无叩击痛，移动性浊音阴性，肠鸣音正常，约 4 次/分，无振水音及血管杂音。双下肢无水肿。
>
> 　　既往史及个人史：有饮酒史 40 余年，酒精量约 24g，未戒酒。
>
> **问题：**
>
> 　　1. 根据该病例的临床表现，首先应该考虑什么疾病？
>
> 　　2. 在明确疾病诊断之前，应该做哪些实验室检查？
>
> 　　3. 诊断明确后，应该怎么进行治疗？

　　急性胃炎（acute gastritis）指各种外在和内在因素引起的急性广泛性或局限性的胃黏膜急性炎症。急性胃炎的症状、体征因病因不同而不尽相同，其病因多样，包括急性应激、药物、缺血、胆汁反流和感染等。临床上将急性胃炎分为急性单纯性胃炎、急性糜烂性胃炎、急性化脓性胃炎、急性腐蚀性胃炎，以前两种较常见。

【病因】

　　1. 物理因素　过冷、过热的食物和饮料，浓茶、咖啡、烈酒、刺激性调味品、过于粗糙的食物均可刺激胃黏膜，破坏黏膜屏障。

　　2. 化学因素　阿司匹林等药物干扰胃黏膜上皮细胞合成硫糖蛋白，使胃黏液减少，脂蛋白膜的保护作用减弱，以致胃黏膜充血、水肿、糜烂和出血等病理过程，前列腺素合成受抑制，胃黏膜的修复亦受到影响。

　　3. 生物因素　细菌及其毒素。常见致病菌为沙门氏菌、嗜盐菌、致病性大肠杆菌等，常见毒素为金黄色葡萄球菌或毒素杆菌毒素，尤其是前者较为常见。进食污染细菌或毒素的食物数小时后即可发生胃炎或同时合并肠炎，即急性胃肠炎。葡萄球菌及其毒素摄入后亦可合并肠炎，且发病更快。近年因病毒感染而引起本病者渐多。

　　4. 精神、神经因素　精神、神经功能失调，各种急重症的危急状态，以及机体的变态（过敏）反应均可引起胃黏膜的急性炎症损害。

　　5. 胃内异物或胃石、胃区放射治疗　可作为外源性刺激，导致本病。

【临床表现】

　　临床上以感染或进食了被细菌、毒素污染的食物后所致的急性单纯性胃炎为多见。一般起病较急，在进食污染食物后数小时至 24 小时发病，症状轻重不一，表现为中上腹不适、疼痛，以致剧烈的腹部绞痛，厌食、恶心、呕吐，因常伴有肠炎而有腹泻，大便呈水样，严重者可有发热、呕血和（或）便血、脱水、休克和酸中毒等症状。

　　因饮酒、刺激性食物和药物引起的急性单纯性胃炎多表现为上腹部胀满不适、疼痛，食欲不振、恶心、呕吐等消化不良症状，症状轻重不一，伴肠炎者可出现发热、中下腹绞痛、腹泻等症状。体检有上腹部或脐周压痛，肠鸣音亢进。

> **案例 2-20 诊疗思路**
>
> 　　根据以上病史特点考虑急性胃炎，因为无腹泻故不考虑肠炎。进一步需要行胃镜检查确定胃炎的类型；行血常规检查了解是否存在感染及其程度。
>
> 　　检查结果：
>
> 　　血常规：WBC 11.46×10^9/L，Hb 125g/L。
>
> 　　胃镜：胃黏膜明显充血、水肿，见糜烂及出血点，黏膜表面覆盖黏稠的炎性渗出物和黏液。
>
> 　　诊断：急性糜烂性胃炎。

【辅助检查】

　　1. 实验室检查　感染因素引起者末梢血白细胞计数一般轻度增高，中性粒细胞比例增高；伴肠炎者大便常规检查可见少量黏液及红细胞、白细胞，大便培养可检出病原菌。

　　2. 辅助检查　内镜检查可见胃黏膜明显充血、

水肿，有时见糜烂及出血点，黏膜表面覆盖黏稠的炎性渗出物和黏液。

【诊断】

根据病史，起病急，有上腹部疼痛、不适、恶心、呕吐、食欲不振等消化不良症状，一般可做出急性胃炎诊断。如有酗酒、严重创伤等病史，突发上消化道出血，呈间歇性，可在 48 小时内做胃镜检查，以明确出血病因，有利于急性出血性胃炎的诊断。

【鉴别诊断】

1. 急性胆囊炎　本病的特点是进食油腻食物后出现右上腹持续性剧痛或绞痛，阵发性加重，可放射到右肩部，墨菲征阳性。腹部 B 超、CT 或 MRI 等影像学检查可确立诊断。

2. 急性胰腺炎　常有暴饮暴食史或胆道结石病史，突发性上腹部疼痛，重者呈刀割样疼痛，伴持续性腹胀和恶心、呕吐；血、尿淀粉酶在发病早期升高，重症患者腹水中淀粉酶含量明显增高。B 超、CT 等辅助检查可发现胰腺呈弥漫性或局限性肿大有利于诊断。

3. 空腔脏器穿孔　患者多有溃疡病史并在近期加重，或近期有焦虑、紧张史，起病急骤，表现为全腹剧烈疼痛，体检有压痛与反跳痛、腹肌紧张呈板样，叩诊肝浊音界缩小或消失。X 线透视或平片可见膈下游离气体。

4. 肠梗阻　呈持续性腹痛，阵发性加剧，伴剧烈呕吐，肛门停止排便、排气。早期腹部听诊可闻及高亢的肠鸣音或气过水声，晚期肠鸣音减弱或消失。腹部 X 线平片可见充气肠袢及多个液平面。

> **案例 2-20 分析总结**
>
> 1. 根据病史特点：因进食冷冻食物后出现恶心、呕吐，呕吐物为胃内容物，无咖啡样物，伴腹痛、腹胀。无腹泻。体格检查特点：T 36.5℃，P 90 次/分，R 20 次/分，BP 120/80 mmHg。上腹部剑突下轻压痛，无反跳痛，其他部位无异常体征。支持诊断：急性胃炎。
>
> 2. 根据检查结果：血常规示 WBC 11.46×10^9/L，Hb 125g/L；胃镜：急性糜烂性胃炎，确诊：急性胃炎。

【治疗】

1. 一般治疗　应去除病因，卧床休息，停止一切对胃有刺激的食物或药物，给予清淡饮食，必要时禁食，多饮水，腹泻较重时可饮糖盐水。

2. 对症治疗　针对不同的症状进行治疗。

（1）腹痛者可行局部热敷，疼痛剧烈者给予解痉止痛药，如阿托品、复方颠茄片、山莨菪碱等。

（2）剧烈呕吐时可注射甲氧氯普胺（胃复安）。

（3）必要时给予口服 H_2 受体拮抗药，如西咪替丁、雷尼替丁等；或质子泵抑制剂，如奥美拉唑等，减少胃酸分泌，以减轻黏膜炎症；也可应用铝碳酸镁或硫糖铝等抗酸药或黏膜保护药。

3. 抗感染治疗　一般不需要抗感染治疗，但由细菌引起尤其伴腹泻者，可选用小檗碱（黄连素）、呋喃唑酮（痢特灵）、磺胺类制剂、诺氟沙星（氟哌酸）等喹诺酮制剂、庆大霉素等抗菌药物。

4. 维持水、电解质及酸碱平衡　因呕吐、腹泻导致水、电解质紊乱时，轻者可给予口服补液，重者应予静脉补液，可选用平衡盐液或 5%葡萄糖盐水，并注意补钾；对于有酸中毒者可用 5%碳酸氢钠注射液予以纠正。

> **案例 2-20 治疗措施**
>
> 1. 进食清淡与易消化饮食。
> 2. 口服 H_2 受体拮抗剂雷尼替丁。
> 3. 抗感染治疗，口服盐酸小檗碱。
> 4. 维持水、电解质及酸碱平衡。

【预后】

常在数天内恢复。如致病因素持续存在，可发展为慢性浅表性胃炎，最终可导致胃腺体萎缩。

（二）急性阑尾炎

> **案例 2-21**
>
> 患者，男性。以"转移性右下腹痛 12 小时"为主诉入院。患者于 12 小时前无明显诱因出现阵发性上腹痛，性质为绞痛，疼痛无放射性，疼痛逐渐向右下腹部转移，最后疼痛固定于右下腹部。无畏寒、发热，伴有恶心，无呕吐，无腹泻、便秘，无胸闷、气促，无胸痛、心悸，无尿频、尿急、尿痛等不适。未做特殊处理，患者上述症状持续。今患者为求进一步诊治遂至门诊就诊，门诊拟诊"急性阑尾炎"收入。
>
> 查体：T 38.5℃，P 85 次/分，R 20 次/分，BP 130/88 mmHg，
>
> 全腹平坦，未见胃肠型及蠕动波，未见浅表静脉曲张；腹肌稍紧张，右下腹轻压痛及反跳痛，以麦氏点为甚，全腹未扪及明显包块，肝脾肋下未触及，墨菲征阴性，肝脾区及双肾区无叩击痛，移动性浊音阴性，肠鸣音亢进，5~6 次/分。结肠充气试验、闭孔内肌试验、腰大肌试验均阴性。

脊柱、四肢未见异常，活动自如，生理反射存在，病理反射未引出。

既往史及个人史：无特殊。

问题：

1. 根据该病例的临床表现，首先应该考虑什么疾病？

2. 在明确疾病诊断之前，应该做哪些实验室检查？

3. 诊断明确后，应该怎么进行治疗？

急性阑尾炎（acute appendicitis）是急诊外科常见病，居各种急腹症的首位。以转移性右下腹痛及麦氏点压痛、反跳痛为其常见临床表现。但是急性阑尾炎的病情变化多端。其临床表现为持续伴阵发性加剧的右下腹痛、恶心、呕吐，多数患者白细胞和中性粒细胞计数增高。右下腹阑尾区（麦氏点）压痛，则是该病重要体征。急性阑尾炎一般分四种类型：急性单纯性阑尾炎、急性化脓性阑尾炎、坏疽及穿孔性阑尾炎和阑尾周围脓肿。

【病因】

1. 梗阻　阑尾为一细长的管道，仅一端与盲肠相通，一旦梗阻可使管腔内分泌物积存、内压增高，压迫阑尾壁、阻碍远侧血运。在此基础上管腔内细菌侵入受损黏膜，易致感染。梗阻为急性阑尾炎发病常见的基本因素。

2. 感染　其主要因素为阑尾腔内细菌所致的直接感染。阑尾腔因与盲肠相通，因此具有与盲肠腔内相同的以大肠杆菌和厌氧菌为主的菌种和数量。若阑尾黏膜稍有损伤，细菌侵入管壁，引起不同程度的感染。

3. 其他　被认为与发病有关的其他因素中有因腹泻、便秘等胃肠道功能障碍引起内脏神经反射，导致阑尾肌肉和血管痉挛，一旦超过正常强度，可以产生阑尾管腔狭窄、血供障碍、黏膜受损，细菌入侵而致急性炎症。此外，急性阑尾炎发病与饮食习惯、便秘和遗传等因素有关。

【临床表现】

1. 腹痛　典型的急性阑尾炎初期有中上腹或脐周疼痛，数小时后腹痛转移并固定于右下腹。早期阶段为一种内脏神经反射性疼痛，故中上腹和脐周疼痛范围较弥散，常不能确切定位。当炎症波及浆膜层和壁腹膜时，疼痛即固定于右下腹，原中上腹或脐周痛即减轻或消失。

单纯性阑尾炎常呈阵发性或持续性胀痛和钝痛，持续性剧痛往往提示为化脓性或坏疽性阑尾炎。持续剧痛波及中下腹或两侧下腹，常为阑尾坏疽穿孔的征象。有时阑尾坏疽穿孔，腹痛反而有所缓解，但这种疼痛缓解的现象是暂时的，且其他伴随的症状和体征并未改善，甚至有所加剧。

2. 胃肠道症状　单纯性阑尾炎的胃肠道症状并不突出。在早期可能由于反射性胃痉挛而有恶心、呕吐。盆腔位阑尾炎或阑尾坏疽穿孔可有排便次数增多。

3. 发热　一般只有低热，无寒战，化脓性阑尾炎患者体温一般不超过38℃。高热多见于阑尾坏疽、穿孔或已并发腹膜炎。伴有寒战和黄疸，则提示可能并发化脓性门静脉炎。

4. 压痛和反跳痛　腹部压痛是壁腹膜受炎症刺激的表现。阑尾压痛点通常位于麦氏点，即右髂前上棘与脐连线的中、外1/3交界处。随阑尾解剖位置的变异，压痛点可相应改变，但关键是右下腹有一固定的压痛点。在肥胖或盲肠后位阑尾炎的患者，压痛可能较轻，但有明显的反跳痛。

5. 腹肌紧张　阑尾化脓即有此体征，坏疽穿孔并发腹膜炎时腹肌紧张尤为显著。但老年或肥胖患者腹肌较弱，须同时检查对侧腹肌进行对比，才能判断有无腹肌紧张。

【专有体征】

1. 结肠充气试验　患者取仰卧位时，用右手压迫左下腹，再用左手挤压近侧结肠，结肠内气体可传至盲肠和阑尾，引起右下腹疼痛为阳性。

2. 腰大肌试验　患者取左侧卧位，使右大腿后伸，引起右下腹疼痛者为阳性。说明阑尾位于腰大肌前方、盲肠后位或腹膜后位。

3. 闭孔内肌试验　患者取仰卧位，使右髋和右大腿屈曲，然后被动向内旋转，引起右下腹疼痛者为阳性。提示阑尾靠近闭孔内肌。

案例 2-21 诊疗思路

根据上述病史特点考虑急性阑尾炎。还需要行腹部超声了解肝、胆、肾及阑尾情况，帮助确诊；行血常规、尿常规检查，以判断感染状态及是否存在泌尿系结石。

检查结果：

血常规：WBC 11.99×10^9/L，RBC 3.05×10^{12}/L，HGB 88g/L，Hct 28.5%，PLT 789×10^9/L，N 73%。

急诊彩超示：①右下腹见低回声管状结构及横切面呈同心圆似的靶样显影，考虑增粗阑尾；②腹腔少量积液；③肝、胆、脾、胰、双肾未见异常。

【辅助检查】

1. 血常规检查　白细胞计数增多者约占患者的90%，是临床诊断中重要依据。一般在（10～15）×10^9/L。随着炎症加重，甚至可超过20×10^9/L。但年老体弱或免疫功能受抑制的患者，白细胞数不一定增多。白细胞数增多，中性粒细胞数也有增高，两者往往同时出现。但有时仅中性粒细胞明显增高，也具有同样重要意义。

2. 尿常规检查　尿液检查并无特殊，但为排除类似阑尾炎症状的泌尿系统疾病，如输尿管结石。如阑尾远端炎症部位与输尿管或膀胱相粘连，尿中也可出现少量红、白细胞。

3. 超声检查　超声显示中呈低回声管状结构，较僵硬，其横切面呈同心圆似的靶样显影，直径≥7mm，是急性阑尾炎的典型图像。超声检查也可在鉴别诊断中起重要作用，因为它可显示输尿管结石、卵巢囊肿、异位妊娠、肠系膜淋巴结肿大等，因此对女性急性阑尾炎的诊断和鉴别诊断特别有用。

4. 腹腔镜检查　这是急性阑尾炎诊断手段中能得到最肯定结果的一种方法。因为通过腹腔镜可以直接观察阑尾有无炎症，也能分辨与阑尾炎有相似症状的邻近其他疾病，对确定诊断可起决定作用，并可同时进行治疗。

【诊断】

疼痛由上腹部逐渐移到右下腹；查体右下腹麦氏点有固定压痛点；血常规见白细胞升高；超声显示中呈低回声管状结构及横切面呈同心圆似的靶样显影。有此特征的患者即可诊断。

【鉴别诊断】

1. 右侧输卵管异位妊娠　右侧输卵管异位妊娠破裂后，腹腔内出血刺激右下腹壁层腹膜，可出现急性阑尾炎的临床特点。但输卵管异位妊娠常有停经及早孕史，而且发病前可有阴道出血。患者继腹痛后有会阴和肛门部肿胀感，同时有腹腔内出血及出血性休克现象。妇科检查可见阴道内有血液、子宫稍大伴触痛，右侧附件肿大和阴道后穹隆穿刺有血等阳性体征。

2. 卵巢囊肿扭转　本病常有盆腔包块史，且发病突然，为阵发性绞痛，可伴轻度休克症状。妇科检查时能触到囊性包块，并有触痛，腹部B超证实右下腹有囊性包块存在。

3. 卵巢滤泡破裂　多发生于未婚女青年，常在月经后2周发病，因腹腔内出血，引起右下腹痛。本病右下腹局部体征较轻，诊断性腹腔穿刺可抽出血性渗出。

4. 急性附件炎　多发生于已婚妇女，有白带过多史，发病多在月经来潮之前。虽有右下腹痛，但无典型的转移性，而且腹部压痛部位较低，几乎靠近耻骨处。妇科检查可见阴道有脓性分泌物，子宫两侧触痛明显，右侧附件有触痛性肿物。

5. 溃疡病急性穿孔　本病多有慢性溃疡病史，发病前多有暴饮暴食的诱因，发病突然且腹痛剧烈。查体时见腹壁呈板状，腹膜刺激征以剑突下最明显。腹部透视膈下可见游离气体，诊断性腹腔穿刺可抽出上消化道液体。

6. 急性胆囊炎、胆石症　常有胆绞痛发作史，伴右肩和背部放射痛；而后者为转移性腹痛的特点。检查时急性胆囊炎可出现墨菲征阳性，甚至可触到肿大的胆囊，急诊腹部B超检查可显示胆囊肿大和结石声影。

7. 急性梅克尔憩室炎　憩室发生急性炎症时，临床症状极似急性阑尾炎，手术前很难鉴别。因此，当临床诊断阑尾炎而手术中的阑尾外观基本正常时，应仔细检查末段回肠长度至1m，以免遗漏发炎的憩室。

8. 右侧输尿管结石　输尿管结石发作时呈剧烈的绞痛，难以忍受，疼痛沿输尿管向外阴部、大腿内侧放射。腹部检查，右下腹压痛和肌紧张均不太明显，腹部平片有时可发现泌尿系有阳性结石，而尿常规有大量红细胞。

案例 2-21 分析总结

1. 根据病史特点　转移性右下腹痛12小时。伴有恶心，无呕吐，无腹泻、无畏寒、发热，无胸闷、气促，无胸痛、心悸，无尿频、尿急、尿痛等不适。体格检查：T 38.5℃，腹肌稍紧张，右下腹轻压痛及反跳痛，以麦氏点为甚；肠鸣音亢进，5～6次/分。其他体检未见异常体征。支持急性阑尾炎的诊断。

2. 血常规示 WBC 11.99×10^9/L，N 73%。急诊彩超示：①右下腹见低回声管状结构及横切面呈同心圆似的靶样显影，考虑增粗阑尾；②腹腔少量积液；③肝、胆、脾、胰、双肾未见异常。化验及超声检查结果可证实急性阑尾炎的诊断。

【治疗】

1. 手术治疗　原则上急性阑尾炎确诊后都应采用阑尾切除手术治疗。

2. 非手术治疗

（1）当急性阑尾炎处在早期单纯性炎症阶段时可用抗生素抗感染治疗。当急性阑尾炎诊断明确，有手术指征，但因患者周身情况或客观条件不允许，也可先采取非手术治疗，延缓手术治疗。若急性阑尾炎已合并局限性腹膜炎，形成炎性肿块，也应采用非手术治疗，使炎性肿块吸收，再考虑择期行阑尾切除术。

（2）一般治疗主要为卧床休息、禁食，给予水、电解质静脉输入等。

（3）选择有效抗生素抗感染治疗。

（4）止痛药可用于已决定手术的患者，但禁用于一般情况，尤其是体弱者。

（5）对症处理：如镇静、止吐、必要时放置胃减压管等。

案例 2-21 治疗措施

该患者急诊收住院后即安排在全麻下行腹腔镜阑尾切除术。术后诊断为急性化脓性阑尾炎。术后可顺利康复出院。

【预后】

急性阑尾炎手术治疗可痊愈；非手术治疗约70%患者会复发。

（三）急性肠梗阻

案例 2-22

患者，男性。以"腹痛腹胀，伴恶心、呕吐及肛门停止排气12小时"为主诉入院。患者于12小时前无明显诱因出现下腹部疼痛，呈持续性胀痛，伴有恶心、呕吐，肛门停止排气排便。无畏寒、发热，无排尿困难等。1年前曾因类似情况诊断为"粘连性肠梗阻"，住院保守治疗，后好转出院。此次患者至门诊就诊，门诊拟"粘连性肠梗阻"收入。

查体：T 37.0℃，HR 70次/分，R 20次/分，BP 110/70mmHg。

腹稍隆起，腹壁浅静脉未见曲张，未见胃肠蠕动波，下腹见一长约10cm的陈旧性伤口，手术切口愈合良好。全腹肌稍紧张，下腹部有压痛、反跳痛，肝脾肋下未触及，墨菲征阴性。腹部叩诊鼓音，肝肾区无叩击痛，移动性浊音阴性，肠鸣音活跃，6～8次/分，未闻及血管杂音。

既往史及个人史：2008年8月因车祸外伤行剖腹探查术，具体术式不详。术后多次因"粘连性肠梗阻"住院保守治疗。

问题：

1. 根据上述的病史特点，你能够做出什么样的诊断？

2. 如果要确诊，还需要做哪些实验室检查？

3. 对于此种疾病，应该怎么治疗？

肠管内容物正常运行和通过发生障碍时，称肠梗阻（intestinal obstruction）。为腹部常见疾病，若未得到及时合理的治疗，往往危及患者的生命。

【病因】

1. 分类

（1）按发生的基本原因分为：①机械性肠梗阻；②动力性肠梗阻；③血运性肠梗阻。

（2）按肠壁有无血供障碍分为单纯性肠梗阻、绞窄性肠梗阻。

（3）按梗阻部位分为高位肠梗阻、低位肠梗阻。

（4）按梗阻程度分为完全性肠梗阻、不完全性肠梗阻。

2. 肠梗阻的发病原因

（1）肠外原因：①粘连与粘连带压迫，粘连可引起肠折叠、扭转，而造成梗阻。先天性粘连较多见于小儿，腹部手术或腹内炎症产生的粘连是成人肠梗阻最常见的原因，但少数病例可无腹部手术及炎症史；②嵌顿性外疝或内疝；③肠扭转，常由于粘连所致；④肠外肿瘤或腹部肿块压迫。

（2）肠管本身的原因：①先天性狭窄和闭孔畸形；②炎症、肿瘤、吻合手术及其他因素所致的狭窄，如炎症性肠病、肠结核、放射性损伤、肠肿瘤（尤其是结肠癌）、肠吻合等；③肠套叠，在成人较少见，多因息肉或其他肠管病变引起。

（3）肠管内原因：成团蛔虫、异物或粪块等引起肠梗阻。

【临床表现】

不同类型的肠梗阻症状不尽相同，但"痛、吐、胀、闭"为共同的表现。

1. 腹痛 机械性肠梗阻表现为阵发性绞痛，原因是梗阻近端肠管的阵缩，伴有肠鸣、腹部"气块"在腹中窜动。腹痛间歇期缩短或剧烈持续性腹痛提示绞窄性肠梗阻。麻痹性肠梗阻表现为胀痛。

2. 呕吐 早期呕吐为反射性，吐出物为食物或胃液，进食即吐。呕吐频率与吐出物性质随梗阻部位高低而有所不同。梗阻部位越高，呕吐出现越早、越频，吐出物为胃、十二指肠内容物；低位肠梗阻时呕吐出现迟、次数少，吐出物可为粪性。结、直肠梗阻很晚才出现呕吐，肠管血运障碍吐出物呈棕褐色或血性，麻痹性肠梗阻呈溢出性呕吐。

3. 腹胀 腹胀程度与梗阻部位有关。高位肠梗阻腹胀不明显，低位及麻痹性肠梗阻全腹性腹胀显著。结肠闭袢性肠梗阻则脐周膨胀显著。

4. 停止排便排气 完全性肠梗阻患者多不再排便、排气，但早期或高位肠梗阻可有残存粪便和气体排出。

5. 体征 机械性与麻痹性肠梗阻的体征不同。机械性肠梗阻可见肠型、逆蠕动波；肠扭转时腹胀多不均匀；麻痹性肠梗阻腹胀均匀。单纯性肠梗阻轻压痛，绞窄性肠梗阻则有固定压痛和腹膜刺激征，可触及肿块。绞窄性肠梗阻时，移动性浊音可呈阳性。机械性肠梗阻可有肠鸣音亢进、气过水音或高亢如金属音。麻痹性肠梗阻，肠鸣音减弱或消失。直肠指检可发现直肠肿瘤及肠内、肠壁或肠外肿块。

案例 2-22 诊疗思路

上述病史特点支持急性粘连性肠梗阻的诊断。还需行腹部立位 X 线检查以明确诊断及梗阻的程度、位置；行血、尿、粪常规检查，血生化检查来评估梗阻的类型及内环境状态。

检查结果：

血常规：WBC 12.99×10^9/L，RBC 6.05×10^{12}/L，N 86%，HGB 120g/L，PLT 225×10^9/L。

尿常规、粪常规检查无异常。血钾、钠、氯离子浓度正常。

腹部平片提示：可见多个液平面及气胀肠袢。

【辅助检查】

1. 粘连性肠梗阻

（1）实验室检查：梗阻早期一般无异常发现。应常规检查白细胞计数，血红蛋白，血细胞比容，二氧化碳结合力，血清钾、钠、氯及尿、便常规。

（2）辅助检查：X 线立位腹平片检查：梗阻发生后的 4~6 小时，腹平片上即可见胀气的肠袢及多数气液平面。如立位腹平片表现为一位置固定的咖啡豆样积气影，应警惕有肠绞窄的存在。

2. 绞窄性肠梗阻

（1）实验室检查：①白细胞计数增多，中性粒细胞核左移，血液浓缩；②代谢性酸中毒及水电解质平衡紊乱；③血清肌酸激酶升高。

（2）辅助检查：X 线立位腹平片表现为固定孤立的肠袢，呈咖啡豆状，假肿瘤状及花瓣状，且肠间隙增宽。

【诊断】

根据典型的"痛、吐、胀、闭"征，腹部体检见肠型或蠕动波，肠鸣音亢进，加上腹部立位 X 线的影像学表现可明确诊断。

【鉴别诊断】

对肠梗阻患者必须确定其梗阻类型，是机械性还是动力性，是单纯性还是绞窄性，是高位性还是低位性，是完全性还是不完全性。根据年龄、病史、体征、X 线检查等方面分析梗阻的原因，为进一步治疗提供依据。

案例 2-22 分析总结

1. 根据临床特点：既往曾因车祸外伤行剖腹探查术；术后多次发生"粘连性肠梗阻"而住院治疗；本次再发 12 小时；体格检查发现腹膨隆，下腹部有愈合良好的手术切口。全腹肌稍紧张，下腹部有压痛、反跳痛，腹部叩诊鼓音，肠鸣音活跃，6~8 次/分。有典型的"痛、吐、胀、闭"表现，可以得出急性粘连性肠梗阻的诊断。

2. 血常规：WBC 12.99×10^9/L，RBC 6.05×10^{12}/L，N 86%，HGB 120g/L，PLT 225×10^9/L。尿常规、粪常规检查无异常。血钾、钠、氯离子浓度正常。腹部平片提示：可见多个液平面及气胀肠袢。可以证实急性粘连性肠梗阻的诊断。

【治疗】

肠梗阻的治疗方法取决于梗阻的原因、性质、部位、病情和患者的全身情况。但不论采取何种治疗方法，纠正肠梗阻所引起的水、电解质和酸碱平衡的紊乱，做胃肠减压以改善梗阻部位以上肠段的血液循环及控制感染等皆属必要。

1. 纠正水、电解质丢失及酸碱平衡紊乱 该病常引起水、电解质丢失及酸碱平衡紊乱，但因患者病情程度及疾病类型不同，患者的水、电解质丢失及酸碱平衡紊乱程度不同。

2. 禁食、胃肠减压。

3. 控制感染 采用以抗革兰氏阴性杆菌为重点的广谱抗生素治疗。

4. 解除梗阻、恢复肠道功能 单纯性机械性肠梗阻，尤其是早期不完全性肠梗阻，如由蛔虫、粪块堵塞或炎症粘连所致的肠梗阻等可做非手术治疗。早期肠套叠、肠扭转引起的肠梗阻亦可在严密的观察下先行非手术治疗。动力性肠梗阻除非伴有外科情况，一般不需手术治疗。

5. 外科手术的主要内容

（1）松解粘连或嵌顿性疝，整复扭转或套叠的肠管等以消除梗阻的局部原因。

（2）切除坏死的或有肿瘤的肠段引流脓肿等以清除局部病变。

（3）肠造瘘术可解除肠膨胀，避免肠切除；肠吻合术可绕过病变肠段恢复肠道的通畅。

> **案例 2-22 治疗措施**
>
> 　　由于诊断发病原因是手术所致粘连性肠梗阻，有多次采取保守治疗后改善的病史，故此次发生的肠梗阻仍采取非外科手术治疗，即予以胃肠减压，纠正脱水、电解质丢失和酸碱平衡失调，控制感染及对症处理。经治疗数日后症状改善出院。

【预后】

粘连性肠梗阻治疗后会不定期复发，大多不需手术治疗就可以改善；其他类型肠梗阻预后较好。

（四）急性胆囊炎

> **案例 2-23**
>
> 　　患者，女性，50 岁。因阵发性右上腹绞痛伴呕吐持续 2 天来诊。患者于 2 天前进食较多肉食后，突发右上腹中部剧烈疼痛，伴有恶心，呕吐 3 次，吐出食物；后疼痛转为持续性，向右肩部放射，伴发热，无寒战，大小便正常。
>
> 　　查体：T 38.0℃，P 119 次/分，BP 110/85mmHg。神志清楚，全身皮肤及巩膜无黄染。腹部对称，腹式呼吸存在。上腹部腹肌紧张，右上腹有压痛及反跳痛，墨菲征阳性，肝胆脾未触及，移动性浊音阴性，肠鸣音减弱。
>
> **问题：**
>
> 　　1. 根据上面的病史特点，你能够做出什么样的诊断？
>
> 　　2. 如果要确诊，还需做哪些实验室检查？
>
> 　　3. 对于此种疾病，应该怎么治疗？

急性胆囊炎（acute cholecystitis）是由于胆囊管发生梗阻和细菌侵袭而引起的急性炎症性病变。其典型临床特征为右上腹阵发性绞痛，伴有明显的触痛和腹肌强直。约 95% 的患者合并有胆囊结石，称为结石性胆囊炎；约 5% 的患者未合并胆囊结石，称为非结石性胆囊炎。

【病因】

胆囊内结石突然梗阻或嵌顿胆囊管是导致急性胆囊炎的常见原因，胆道蛔虫或胆道肿瘤阻塞亦可引起急性胆囊炎。胆囊管或胆囊颈梗阻后，胆囊内淤滞的胆汁浓缩形成胆酸盐，高浓度的胆酸盐具有细胞毒性，可引起细胞损害，加剧黏膜的炎症、水肿甚至坏死。若胆囊管梗阻而没有细菌感染，则发展为胆囊积液。近年的研究表明，磷脂酶 A 可因胆汁淤滞或结石嵌顿从损伤的胆囊黏膜上皮释放，使胆汁中卵磷脂水解成溶血卵磷脂，后者进而使黏膜上皮细胞的完整性发生变化引起急性胆囊炎。

【临床表现】

1. 右上腹剧痛或绞痛　疼痛常突然发作，十分剧烈，或呈现绞痛样，多发生在进食高脂肪食物后，常发生在夜间；胆囊管非梗阻性急性胆囊炎时，右上腹疼痛一般不剧烈，多为持续性胀痛，随着胆囊炎症的进展，疼痛亦可加重，疼痛放射到右肩部、右肩胛骨下角、背部等处。

2. 恶心、呕吐　这是最常见的症状，如恶心、呕吐顽固或频繁，可造成脱水、虚脱和电解质紊乱，多见于结石或蛔虫梗阻胆囊管时。

3. 畏寒、寒战、发热　轻型病例常有畏寒和低热；重型病例则可有寒战和高热，体温可达 39.1℃ 以上，并可出现谵语、谵妄等精神症状。

4. 黄疸　可能是胆色素通过受损的胆囊黏膜进入血液循环，或炎症引起 Oddi 括约肌痉挛所致。较少见。

> **案例 2-23 诊疗思路**
>
> 　　上述病史和体征支持急性胆囊炎的诊断。还需行超声检查以了解肝、胆、脾、胰、肾的情况，以及血常规、尿常规、肝功能检查以确定诊断。
>
> 　　检查结果：
>
> 　　血常规：WBC $18.0×10^9$/L，N 88%。
>
> 　　B 超检查：胆囊 9cm×5cm，壁厚 0.4cm，呈"双边征"，周围有液性暗区，内无结石声影，胆总管直径 0.6cm。

【辅助检查】

1. 实验室检查

（1）白细胞总数及中性粒细胞增高：其升高的程度与病变严重程度及有无并发症有关，若白细胞总数在 $20×10^9$/L 以上时，应考虑有胆囊坏死或穿孔存在。

（2）血清总胆红素增高：单纯急性胆囊炎患者血清总胆红素一般不超过 34μmol/L，若超过 85.5μmol/L 时应考虑有胆总管结石并存；当合并有急性胰腺炎时，血、尿淀粉酶含量亦增高。

（3）血清转氨酶增高：多数在 400U 以下，若超过 1000U/L 时应考虑急性肝炎的可能。

2. 影像学检查

（1）B型超声：这是急性胆囊炎快速简便的非创伤检查手段，其主要声像图特征为：①胆囊的长径和宽径可正常或稍大，由于张力增高常呈椭圆形；②胆囊壁增厚，轮廓模糊；有时多数呈双环状，其厚度大于3mm；③胆囊内容物透声性降低，出现雾状散在的回声光点；④胆囊下缘的增强效应减弱或消失。

（2）X线检查：近20%的急性胆囊结石可以在X线片中显影，化脓性胆囊炎或胆囊积液，也可显示出肿大的胆囊或炎性组织包块阴影。

（3）CT检查：B超检查有时能替代CT，但有并发症而不能确诊的患者必须行CT检查。CT可显示胆囊壁增厚度。增强扫描时，炎性胆囊壁密度明显增强。

【诊断】

有右上腹突发性疼痛，并向右肩背部放射，伴有发热、恶心、呕吐，查体见右上腹压痛和肌紧张，墨菲征阳性，白细胞计数增高，B超示胆囊壁水肿，即可确诊为本病。

【鉴别诊断】

1. 胃、十二指肠溃疡穿孔　多数患者有溃疡病史，其腹痛程度较剧烈，呈连续的刀割样痛，腹肌紧张，常呈"板状腹"，压痛、反跳痛明显；肠鸣音消失；腹部X线检查可发现膈下有游离气体。

2. 急性胰腺炎　腹痛多位于上腹正中或偏左，多呈持续性。可有上腹部肌紧张，墨菲征阴性；血清淀粉酶升高幅度显著；B超显示胰腺肿大、边界不清等而无急性胆囊炎征象；CT检查对诊断急性胰腺炎较B超更为可靠。

3. 急性肠梗阻　肠梗阻的绞痛多位于下腹部，常伴有肠鸣音亢进，"高亢音"或"气过水声"，腹痛无放射性，腹肌亦不紧张，有排便、排气停止。X线检查可见腹部有液平面。

4. 右肾结石　患者在运动后出现疼痛，多伴有腰背痛，放射至会阴部；查体肾区有叩击痛；有肉眼血尿或显微镜下血尿，X线腹部平片可显示阳性结石，B超可见肾结石或伴肾盂扩张。

> **案例2-23 分析总结**
>
> 　1. 病史特点：进食较多肉食等油腻食物后突发右上腹中部剧烈疼痛，伴有恶心、呕吐，吐出食物；疼痛呈持续性，向右肩部放射，伴发热，无寒战。体格检查特点：低热，T 38.0℃，上腹部腹肌紧张，右上腹有压痛及反跳痛，墨菲征阳性。上述特征支持急性胆囊炎的诊断。

> 　2. 血常规示 WBC 18.0×10⁹/L，N 88%。B超检查：胆囊9cm×5cm，壁厚0.4cm，呈"双边征"，周围有液性暗区，内无结石声影，胆总管直径0.6cm。上述检查确定急性胆囊炎的诊断。

【治疗】

1. 非手术治疗　禁食、胃肠减压，纠正水、电解质紊乱，解痉止痛，抗感染及对症等治疗。

2. 手术治疗　当患者出现以下情况时，宜选用手术治疗：①寒战、高热，WBC 20×10⁹/L 以上；②黄疸加重；③胆囊肿大，压力高；④出现局部腹膜刺激征；⑤并发重症胰腺炎；⑥60岁以上的老年患者。

> **案例2-23 治疗措施**
>
> 　此例腹膜炎病灶局限，白细胞不超过20×10⁹/L，感染不重，胆囊张力不高，故先采用非手术治疗，密切观察病变发展动态。经非手术治疗，患者症状缓解，痊愈出院。

【预后】

急性胆囊炎的病死率为5%～10%，几乎均因并发化脓性感染和合并其他严重疾病。急性胆囊炎并发局限性穿孔，可通过手术治疗取得满意的疗效；并发游离性穿孔，则预后较差，病死率高达25%。

（五）急性梗阻性化脓性胆管炎

> **案例2-24**
>
> 　患者，男性，62岁。因右上腹痛持续3天入院。患者于3天前无明显诱因出现右上腹持续隐痛，向右肩放射，疼痛逐渐加重，伴畏寒、寒战、发热，有恶心、呕吐，无腹泻、腰痛、尿痛，于当地医院给予对症处理（具体不详）。近3天疼痛逐渐加重，出现神情淡漠，烦躁不安，遂来就诊，收入住院。
>
> 　查体：T 39.5℃，P 105次/分，R 20次/分，BP 85/50 mmHg。巩膜轻度黄染，全腹平坦，未见胃肠型及蠕动波，未见浅表静脉曲张，右上腹部腹肌紧张，右上腹部有压痛、反跳痛，全腹未扪及明显包块，肝脾肋下未触及，墨菲征阳性，肝区叩痛，双肾区无叩击痛，移动性浊音阴性，肠鸣音约4次/分。
>
> 　既往史及个人史：曾有"胆囊结石"病史10余年。

问题:

1. 根据该病例的临床表现,首先应该考虑什么疾病?

2. 在明确疾病诊断之前,应该做哪些实验室检查?

3. 诊断明确后,应该怎么进行治疗?

急性梗阻性化脓性胆管炎是由于胆管梗阻和细菌感染,胆管内压升高,肝脏-胆-血屏障受损,大量细菌和毒素进入血液循环,造成以肝胆系统病损为主,合并多器官损害的全身严重感染性疾病,是急性胆管炎的严重表现形式。

【病因】

本病的特点是在胆道梗阻的基础上伴发胆管急性化脓性感染和积脓,胆道高压,大量细菌内毒素进入血液,导致多菌种、强毒力、厌氧菌与需氧菌混合性败血症、内毒素血症、氮质血症、高胆红素血症、中毒性肝炎、感染性休克及多器官功能衰竭等一系列严重并发症。

【临床表现】

一般起病急骤,突然发作剑突下和(或)右上腹部持续性疼痛,伴恶心及呕吐,继而出现寒战和发热,半数以上的患者有黄疸。典型的患者均有腹痛、寒战及发热、黄疸等 Charot 三联征,近半数患者出现神情淡漠、烦躁不安、意识障碍、血压下降等征象。

腹痛常是本病的首发症状。常有反复发作的病史。疼痛的部位一般在剑突下和(或)右上腹部,为持续性疼痛阵发性加重,可放射至右肩背部。

发热是最常见的症状,除少数患者因病情危重,出现感染中毒性休克,体温可以不升高外,一般急性梗阻性化脓性胆管炎患者均有发热,体温可高达 40℃以上,持续高热。

黄疸是急性梗阻性化脓性胆管炎另一个常见症状,其发生率约为 80%。黄疸出现与否及黄疸的程度,取决于胆道梗阻的部位和梗阻持续的时间。一般来讲胆道梗阻的时间越长,胆道内压力越高,梗阻越完全,黄疸症状越重。

恶心及呕吐是 Charcot 三联征以外常见的伴发症状。

体格检查:巩膜和皮肤黄染,皮肤有抓痕,剑突下和右上腹有压痛及反跳痛,腹肌紧张通常不明显。在胆囊未切除及胆囊没有萎缩的患者,可触及肿大的胆囊。在胆囊同时有急性炎症时,右上腹则出现压痛、反跳痛及肌紧张,墨菲征阳性。

案例 2-24 诊疗思路

根据上述病史特点和体征,符合右上腹痛、黄疸、发热、神志改变、休克等 Reynolds 五联征,支持急性化脓性胆管炎的诊断。还需行腹部超声、血、尿常规、凝血功能、肝功能、电解质检查以确定诊断。

检查结果:

血常规:WBC $19.13 \times 10^9/L$, N 94.6%, PLT $95 \times 10^9/L$。

肝功能:ALT 112.61U/L, AST 84U/L, TBIL 117.3μmol/L, DBIL 102.1μmol/L。

超敏 C 反应蛋白:143.7mg/L。

凝血四项:PT 16.4s, FIB 4.91g/L,余未见异常。

腹部彩超:①轻度脂肪肝;②胆囊肿大、胆囊结石;胆总管结石合并胆总管扩张;③脾脏、胰腺未见异常。

【辅助检查】

1. 实验室检查　多有血白细胞计数显著增多,常达 $20 \times 10^9/L$,其上升程度与感染严重程度成正比,分类见核左移;胆道梗阻和肝细胞坏死可引起血清胆红素、尿胆红素、尿胆素、碱性磷酸酶、血清转氨酶、γ-谷氨酰转肽酶、乳酸脱氢酶等升高。如同时有血清淀粉酶升高,表示伴有胰腺炎。血小板计数减少和凝血酶原时间延长,提示有弥散性血管内凝血(disseminated intravascular coagulation, DIC)倾向。

此外,常可有低氧血症、代谢性酸中毒、低血钾、低血糖等。血细菌培养阳性,细菌种类与胆汁中培养所得一致。门静脉和周围静脉血中内毒素浓度超过正常人数十倍(正常值小于 50pg/ml)。

临床测定血小板量及血小板聚集率对判定病情程度和预后评价具有重要意义。

2. B 超检查　可显示胆管扩大范围和程度以估计梗阻部位,可发现结石、蛔虫、大于 1cm 直径的肝脓肿、膈下脓肿等。

3. 胸、腹 X 线检查　有助于诊断脓胸、肺炎、肺脓肿、心包积脓、膈下脓肿、胸膜炎等。胆肠吻合手术后反流性胆管炎的患者,其腹部 X 线片可见胆道积气。上消化道钡餐示肠胆反流。腹部 X 线片还可同时提供鉴别诊断,如排除肠梗阻和消化道穿孔等。

4. CT 扫描　AFC 的 CT 图像,不仅可以看到肝胆管扩张、结石、肿瘤、肝脏增大、萎缩等征象,有时尚可发现肝脓肿。若怀疑急性重症胰腺炎,可做 CT 检查。

5. 经内镜逆行胆管引流（ERBD）、经皮肝穿刺引流（PTCD） 既可确定胆道阻塞的原因和部位，又可做应急的减压引流，但有加重胆道感染或使感染淤积的胆汁溢漏进腹腔的危险。

6. 磁共振胆胰管成像 可显示肝内胆管树的全貌、阻塞部位和范围。图像不受梗阻部位的限制，是一种无创伤性的胆道显像技术。

【诊断】

依据典型的 Charcot 三联征及 Reynolds 五联征，实验室及影像学检查可做出诊断。不具备典型五联征者，体温持续在 39℃以上，脉搏＞120 次/分，白细胞计数＞$20×10^9$/L，血小板降低时，即应考虑为急性梗阻性化脓性胆管炎。

【鉴别诊断】

1. 胃、十二指肠溃疡穿孔 多数患者有溃疡病史，其腹痛程度较剧烈，呈连续的刀割样痛，腹肌紧张，常呈"板状腹"，压痛、反跳痛明显；肠鸣音消失；腹部 X 线检查可发现膈下有游离气体，可鉴别。

2. 急性胰腺炎 腹痛多位于上腹正中或偏左，多呈持续性。可有上腹部肌紧张，墨菲征阴性；血清淀粉酶升高幅度显著；B 超显示胰腺肿大，边界不清而无急性胆囊炎征象；CT 检查对诊断急性胰腺炎较 B 超更为可靠，可以鉴别。

案例 2-24 分析总结

1. 根据病史和体格检查特点：有"胆囊结石"病史 10 余年；右上腹痛 3 天。呈右上腹持续隐痛，无右肩放射，疼痛逐渐加重，出现神情淡漠、烦躁不安，伴畏寒、寒战、发热，有恶心、呕吐，无腹泻、腰痛、尿痛。T 39.5℃，P 105 次/分，R 20 次/分，BP 85/50 mmHg。巩膜轻度黄染，右上腹部腹肌紧张，有压痛、反跳痛，墨菲征阳性，肝区叩痛。综合上述特点，符合右上腹痛、黄疸、发热、神志改变、休克等 Reynolds 五联征，支持急性化脓性胆管炎的诊断。

2. 根据实验室及辅助检查：血常规示 WBC $19.13×10^9$/L，N 94.6%，PLT $95×10^9$/L。肝功能：ALT 112.61U/L，AST 84U/L，TBIL 117.3μmol/L，DBIL 102.1μmol/L。超敏 C 反应蛋白：143.7mg/L。凝血四项：PT 16.4s，FIB 4.91g/L，余未见异常。腹部彩超示：①轻度脂肪肝；②胆囊肿大、胆囊结石；胆总管结石并胆总管扩张。可以确定本诊断。

【治疗】

1. 非手术疗法

（1）有休克者首先抗休克。

（2）纠正代谢性酸中毒和电解质紊乱。

（3）加强抗感染治疗。先选用广谱抗生素静脉内滴注，然后根据胆汁及血液的细菌培养及抗生素敏感度测定结果加以调整。

（4）镇痛药和解痉剂支持治疗，静脉给予大剂量维生素 C 及维生素 K_1 等。

（5）条件允许时可做 ERCP＋EST 及鼻胆管引流术。

经过上述紧急处理者，病情可能趋于稳定，血压平稳、腹痛减轻、体温下降。待全身情况好转后，再择期行手术治疗。如不能改善病情，则紧急行手术治疗。

2. 手术治疗 手术的基本方法为胆总管切开引流术。并发胆囊积脓及结石者，可同时取出胆石并做胆囊造口引流术，待病情改善后，再做第二次手术。

案例 2-24 治疗措施

急诊收住院，在必要准备后急诊手术行胆总管切开、T 管引流术。术后予全身支持、对症处理、抗感染等治疗，患者顺利康复出院。

【预后】

急性梗阻性化脓性胆管炎是导致良性胆道疾病患者死亡的最主要原因，死亡率约 25%，早期诊断和在采取必要的手术处理的情况下，死亡率有所降低。引起死亡的主要原因是其导致的多器官功能障碍综合征。最重要的预防措施是及时掌握手术引流的时机，避免过度依赖抗生素或过分的延误。

（六）异位妊娠

案例 2-25

患者，女性，23 岁。因停经 41 天，阴道出血持续 5 天，下腹剧痛 2 小时来诊。患者月经规律，周期为 28～30 天，经期 5 天，量中等，无痛经，末次月经在 41 天前。停经后偶感乏力，5 天来阴道出血，2 小时前突发右下腹剧痛，呈撕裂样，伴恶心、呕吐、头晕，遂到医院就诊。既往体健，否认传染病接触史，结婚半年。生育史：0-0-0-0。无遗传病家族史。

查体：T 37.4℃，P 118 次/分，R 26 次/分，BP 80/50mmHg。平车推入，神志清楚，面色苍白。双肺呼吸音清，未闻及干、湿啰音。心律齐，各瓣膜听诊区未闻及杂音。腹平坦，腹肌紧张，右下腹压痛伴反跳痛，移动性浊音阳性。

妇科检查：外阴，已婚未产式；阴道见少量暗红色血液；宫颈举痛；子宫稍大稍软，子宫右侧可触及不规则包块，约 6cm×5cm×4cm，软硬不均，压痛明显。

问题：

1. 根据该病例的临床表现，首先应该考虑什么疾病？

2. 在明确疾病诊断之前，应该做哪些实验室检查？

3. 诊断明确后，应该怎么进行治疗？

受精卵在子宫体腔以外着床并生长发育称为异位妊娠（ectopic pregnancy），俗称宫外孕。异位妊娠根据受精卵的种植部位不同分为多种，包括输卵管妊娠、宫颈妊娠、子宫肌壁间妊娠、宫角妊娠等，但其中最常见的为输卵管妊娠。异位妊娠是妇科常见急腹症之一。

【病因】

1. 子宫、输卵管和盆腔周围组织感染　这是输卵管妊娠的主要原因。炎症可使输卵管粘连、狭窄，造成输卵管扭曲不顺畅，蠕动能力减弱，影响受精卵通过，从而导致输卵管妊娠。

2. 有输卵管手术史或有异位妊娠、盆腔和腹腔手术史。

3. 使用辅助生殖技术（试管婴儿）后。

4. 宫内节育器放置　这可能与节育器放置后引起的输卵管炎有关。

5. 输卵管发育不良或功能异常　如输卵管过长、肌层发育差、黏膜纤毛缺乏、双输卵管、憩室或有副伞等，均可成为输卵管妊娠的原因。

6. 其他　不孕症、子宫内膜异位症、性传播疾病、避孕失败、子宫肌瘤或卵巢肿瘤压迫输卵管、吸烟、妊娠时接触过药物如己烯雌酚、孕妇年龄过大等。

【临床表现】

1. 停经　除输卵管间质部妊娠有较长的停经史外，大多数患者停经 6～8 周，20%～30%患者无明显停经史。

2. 腹痛　这是输卵管妊娠的主要症状，表现为突发一侧下腹部撕裂样疼痛，常伴有恶心、呕吐。腹腔内出血由盆腔流至全腹，形成全腹痛，刺激膈肌可引起肩胛部放射性疼痛。

3. 阴道出血　为不规则阴道出血、色暗红、量少、淋漓不尽，一般不超过月经量，随阴道出血可排出蜕膜管型或碎片。

4. 晕厥与休克　由于腹腔内急性出血及剧烈腹痛，轻者晕厥，重者发生失血性休克。其严重程度与腹腔内出血速度及出血量成正比，与阴道出血量不成正比。

【体征】

1. 一般检查　腹腔内出血量多时呈贫血貌，失血性休克时，出现面色苍白，四肢湿冷，脉快、细、弱，血压下降。体温一般正常或略低，腹腔内血液吸收时体温可略升高。

2. 腹部检查　下腹有明显压痛、反跳痛，尤以患侧为著，但腹肌紧张较轻，腹腔内出血多时可出现移动性浊音。少数患者下腹部可触及包块。

3. 盆腔检查　阴道内可有少量暗红色血液，阴道后穹隆可饱满、触痛，宫颈可有举痛或摆痛，子宫大小相当于停经月份或略大而软，宫旁可触及有轻压痛的包块。腹腔内出血多时，子宫有漂浮感。

案例 2-25 诊疗思路

上述病史特点支持异位妊娠的诊断。还需行血、尿妊娠试验，血常规、超声妇科检查以确定诊断。

检查结果：

血常规：Hb 65g/L，RBC $2.0×10^{12}$/L，MCV 80fl，WBC $11.1×10^9$/L，PLT $210×10^9$/L。

血 β-hCG 定量：2400U/L。

超声检查：在输卵管部位见到妊娠囊。

【辅助检查】

怀疑异位妊娠时，需要做以下检查：

（1）妇科检查：能够发现一些其他异常情况。

（2）血 β-hCG 测定：异位妊娠时，患者体内 β-hCG 水平比正常妊娠低。

（3）孕酮测定：用于判断妊娠胚胎的发育情况。

（4）B 超检查：经阴道的检查，比经腹部的检查更准确，当血 β-hCG 水平大于 2000U/L、阴道超声未发现子宫内妊娠时，基本可以判断为异位妊娠。

（5）腹腔镜检查：这是诊断异位妊娠的"金标准"，而且可以在确诊的同时行手术治疗。

（6）阴道后穹隆穿刺：这是一种简单可靠的诊断方法，适用于怀疑有腹腔内出血的患者。如果发生异位妊娠，穿刺检查时常可发现出血。

【诊断】

1. 停经后腹痛与阴道流血。

2. 血 β-hCG 测定：β-hCG 水平大于 2000U/L。

3. 阴道超声检查未发现子宫内妊娠。

4. 符合以上指征，可诊断。

【鉴别诊断】

1. 早期妊娠先兆流产 先兆流产腹痛一般较轻，子宫大小与妊娠月份基本相符，阴道出血量少，无腹腔内出血表现。B 超可鉴别。

2. 卵巢黄体破裂出血 卵巢黄体破裂多发生在黄体期，或月经期。但有时也难以与异位妊娠鉴别，特别是无明显停经史，阴道有不规则出血的患者，常需结合 β-hCG 进行诊断。

3. 卵巢囊肿蒂扭转 患者月经正常，无腹腔内出血征象，一般有附件包块病史，囊肿蒂部可有明显压痛，经妇科检查结合 B 超检查即可明确诊断。

4. 卵巢巧克力囊肿破裂出血 患者有子宫内膜异位症病史，常发生在经前或经期，疼痛比较剧烈，可伴明显的肛门坠胀，经阴道后穹隆穿刺可抽出巧克力样液体以确诊，若破裂处伤及血管，可出现腹腔内出血征象。

5. 急性盆腔炎 一般无停经史，腹痛常伴发热，血象、血沉多升高，B 超检查可探及附件包块或盆腔积液，尿 hCG 可协助诊断。

6. 急性阑尾炎 常有明显转移性右下腹疼痛，多伴发热、恶心、呕吐，查体见右下腹有固定压痛，血象增高，B 超可见肿大的阑尾。

7. 输尿管结石 常在运动后出现腹痛，常呈绞痛，伴同侧腰痛或向会阴部放射，常有血尿，结合 B 超和 X 线检查可确诊。

> **案例 2-25 分析总结**
>
> 1. 根据病史特点：停经 41 天，阴道出血 5 天，下腹剧痛 2 小时，腹痛呈撕裂样，伴恶心、呕吐、头晕。体格检查特点：T 37.4℃，P 118 次/分，R 26 次/分，BP 80/50mmHg。平车推入，神志清楚，面色苍白。心率 118 次/分，律齐，各瓣膜听诊区未闻及杂音。腹平坦，腹肌紧张，右下腹压痛伴反跳痛，移动性浊音阳性。妇科检查：外阴，已婚未产式；阴道见少量暗红色血液；宫颈举痛；子宫稍大稍软，子宫右侧可触及不规则包块，约 6cm×5cm×4cm，软硬不均，压痛明显。以上支持异位妊娠的诊断。
>
> 2. 实验室及辅助检查 血常规示 Hb 65g/L，RBC $2.0×10^{12}$/L，MCV 80fl，WBC $11.1×10^9$/L，PLT $210×10^9$/L；血 β-hCG 定量：2400U/L；超声检查：在输卵管部位见到妊娠囊。上述检查确定诊断。

【治疗】

腹腔内出血并发休克的急症患者，且没有生育要求者行输卵管切除术。有生育要求的年轻妇女，应酌情保留或切除患侧输卵管，也可以行输卵管开窗术。

> **案例 2-25 治疗措施**
>
> 急诊行患侧输卵管切除术。术后患者顺利康复出院。

【预后】

异位妊娠如不及时治疗，可引起失血性休克导致死亡。手术治疗可能导致不孕不育。

（七）睾丸扭转

> **案例 2-26**
>
> 患者，男性，14 岁。以"右侧睾丸疼痛 7 小时"入院。患者于 7 小时前无明显诱因突然出现右侧睾丸疼痛，呈持续性胀痛，以手触摸则疼痛更加剧烈，疼痛无明显放射，睾丸变硬，有明显坠胀感，遂至门诊就诊，查阴囊彩超示：睾丸扭转，右侧睾丸不均并缺乏血供，右侧精索、附睾增大并富血供；现为进一步治疗，门诊拟"右睾丸扭转"收住院。
>
> 查体：T 36.9℃，P 110 次/分，R 20 次/分，BP 115/70mmHg。
>
> 双肾区无压痛及叩击痛，双侧输尿管上、中段压痛点无压痛，膀胱区不胀，无压痛。外生殖器未见异常，右侧阴囊增大，皮温不高，右睾丸大小约 5.0cm×4.0cm×3.5cm，明显大于左睾丸，质韧，有压痛；左睾丸附睾偏小，形态未见明显异常；前列腺未检。
>
> 既往史及个人史：无特殊。
>
> **问题：**
>
> 1. 根据上述的病史特点，你能够做出什么样的诊断？
>
> 2. 如果要确诊，尚需做哪些实验室检查？
>
> 3. 对于此种疾病，应该怎么治疗？

睾丸通过睾丸系膜与阴囊相连，由睾丸系膜将睾丸固定于阴囊。有的胎儿在发育时会产生一侧或两侧睾丸系膜过长，出生后，睾丸与精索的活动度很大，如果突然遇上用力或猛烈震荡等情况，睾丸与精索就会发生一定程度的扭转，也称精索扭转，造成睾丸缺血。主要发生在青少年，是最紧急的阴囊内急性疾病，若不能在 24 小时内发现并予以复位，将导致睾丸萎缩。

【病因】

睾丸扭转（testicular torsion）分为鞘膜内和鞘膜外两种类型，具体的发病原因尚未清楚。目前认为可能的发病原因有：①睾丸系膜过长；②鞘膜壁层在精索的止点高于正常；③附睾后外方与阴囊壁间无固定结构。

【临床表现】

发病急骤，多于睡眠中发病。睾丸扭转初起时疼痛还局限在阴囊部位，之后会向下腹和会阴部发展，平卧时加重。同时还会伴有呕吐、恶心或发热，阴部出现红肿、压痛。

主要鉴别诊断为睾丸炎、附睾炎。睾丸炎在青少年罕见，病情发展缓慢，尿常规检查和泌尿系症状有助于鉴别。睾丸炎、附睾炎有排尿异常，尿中有白细胞。查体能分清阴囊内结构。

> **案例 2-26 诊疗思路**
>
> 　　上述病史特点支持睾丸扭转的诊断。还需行睾丸 B 超及血常规检查以确定诊断。
>
> 　　检查结果：
>
> 　　血常规：WBC 示 9.46×10^9/L，Hb 122g/L，PLT 202×10^9/L。
>
> 　　阴囊彩超示：右侧睾丸扭转；右侧睾丸不均并缺乏血供；右侧精索、附睾增大并富血供。
>
> 　　睾丸造影示：右侧睾丸内部实质造影剂低灌注，提示有睾丸梗死的可能。

【辅助检查】

1. ^{99m}TC 睾丸扫描　显示患睾血流灌注降低减少。

2. 彩色多普勒超声检查　因精索自身扭转而致睾丸血液循环障碍，表现为患侧睾丸增大，回声减低。彩色多普勒血流图显示，睾丸内血流信号明显减少或消失。

【诊断】

1. 突然发生睾丸剧痛，睾丸迅速肿大，并伴有严重的恶心、呕吐。

2. 睾丸触痛明显，托高睾丸不能缓解或加重疼痛。睾丸和附睾的位置异常或触诊不清楚。

3. ^{99m}TC 睾丸扫描，显示患睾血流灌注降低减少。

4. 彩色多普勒超声检查，显示睾丸内血流信号明显减少或消失。

有以上特征的患者可确诊。

【鉴别诊断】

1. 急性附睾炎　睾丸有疼痛、发热，尿检可见脓性细胞，超声检查可确定。

2. 阴囊血肿　有外伤史，有睾丸肿大并压痛，超声检查可以确诊。

3. 鞘膜积液　有睾丸肿大，但无明显疼痛，透光试验阳性。超声检查可以确诊。

> **案例 2-26 分析总结**
>
> 　　**1. 根据病史特点**　突发右侧睾丸疼痛 7 小时，睾丸疼痛呈持续性胀痛，以手触摸疼痛更加剧烈，疼痛无明显放射，睾丸变硬，有明显坠胀感。体格检查特点：T 36.9℃，P 110 次/分，R 20 次/分，BP 115/70 mmHg。外生殖器未见异常，右侧阴囊增大，皮温不高，右侧睾丸大小约 5.0cm×4.0cm×3.5cm，明显大于左侧睾丸，质韧，有压痛；左睾丸附睾偏小，形态未见明显异常。以上支持睾丸扭转的诊断。
>
> 　　**2. 根据血常规**　WBC 9.46×10^9/L，Hb 122g/L，PLT 202×10^9/L。阴囊彩超示：右侧睾丸扭转；右侧睾丸不均并缺乏血供；右侧精索、附睾增大并富血供。睾丸造影示：右侧睾丸内部实质造影剂低灌注，提示有睾丸梗死的可能。确定本诊断。

【治疗】

发生睾丸扭转，最好的治疗方法就是进行手术。手术方法包括手术复位和手法复位两种。

1. 手术复位　睾丸扭转 6 小时内行手术，可在扭转的睾丸复位后观察血运正常，再行睾丸、精索与阴囊内层鞘膜间断缝合固定，以免术后复发。如术中发现睾丸血液循环极差，复位后仍不能恢复，应切除睾丸。

2. 手法复位　在发病初期可以试行手法复位。应先给予镇痛剂及解痉剂，半小时后再将横位并上提的睾丸进行轻柔的手法复位。复位成功后再用"丁"字带托起阴囊，让患侧睾丸充分休息。但手法复位后不能防止睾丸扭转再次复发。

> **案例 2-26 治疗措施**
>
> 　　急诊行手术复位，术后患者顺利康复出院。

【预后】

发生睾丸扭转在 10 小时内复位，睾丸可以存活，无不良后果；在 24 小时内复位，半数可以恢复功能；超过 24 小时复位几乎没有可能恢复睾丸功能。

四、腰背及四肢疼痛

目标要求

1. **熟悉**　急性腰扭伤的临床表现。

2. 掌握 腰椎间盘突出症、泌尿系结石的诊断与鉴别诊断。

3. 了解 动脉栓塞的诊断与鉴别诊断。

【病因与临床特点】

腰背与四肢疼痛是常见急症,但却是多种疾病引起的症状。其可分成5种不同性质的疼痛:脊柱源性、神经源性、内脏源性、血管源性和精神源性疼痛。

1. 脊柱源性疼痛 可分为脊柱和脊柱相关结构引起的疼痛。通常可因某种方式的活动引起,又可以在某种方式的休息而缓解。

2. 神经源性疼痛 腰椎神经根张力、刺激或受压是导致单侧或双侧下肢疼痛的原因,是神经源性疼痛最常见的原因。

3. 内脏源性疼痛 内脏源性腰背痛可由肾或骨盆内脏器的疾病引起,如较小的囊肿、腹膜后肿瘤、妇科疾病、上泌尿道疾病、后位阑尾炎、前列腺炎等均可引起牵涉下腰背痛或骶尾部痛。

4. 血管源性疼痛 腹主动脉瘤或周围血管疾病(PVD)会引起腰背痛或类似坐骨神经痛的症状。腹主动脉瘤的疼痛与活动无关;PVD 的症状与椎管狭窄相似,PVD 表现为疼痛和下肢无力,短距离行走后诱发或加重,而椎管狭窄的特征是疼痛不会因为站立静止而缓解。

5. 精神源性疼痛 单纯型的精神源性腰背痛在临床上少见,必须认真检查,排除器质性疾病后才能诊断。

【急诊处理】

对急性腰背痛及四肢疼痛的患者,应予以制动平卧、止痛对症处理。对椎管内急性进行性压迫性疾病,如椎管内出血、外伤骨折压迫等,应积极采取手术治疗;对椎管内慢性压迫性疾病,如各种良恶性肿瘤,应限期手术治疗;对于常见疾病如椎间盘突出症、椎管狭窄症、腰椎滑移症、软组织损伤等经保守治疗无效时,则考虑手术治疗;对于感染性疾病引起的疼痛,在应用抗生素的同时,可采用适当的止痛药缓解疼痛。

(一)急性腰扭伤

案例 2-27

患者,女性,60 岁。因摔伤致腰部疼痛 2 天来诊。患者于 2 天前行走时不慎摔倒,当时感腰部疼痛,不能动弹,活动或用力时疼痛加剧;无意识障碍,无呕吐,无头痛。

查体:

生命体征平稳,神志清楚,腰部僵硬,转身不能,脊柱纵向叩击痛阴性。腰骶弯曲变平,各

个椎体无压痛,L$_4$～L$_5$ 旁肌紧张,压痛明显。直腿抬高试验阴性。

问题:

1. 根据该病例的临床表现,首先应该考虑什么疾病?

2. 在明确疾病诊断之前,应该做哪些实验室检查?

3. 诊断明确后,应该怎么进行治疗?

急性腰扭伤(acute lumbar sprain)是腰部肌肉、筋膜、韧带等软组织因外力作用突然受到过度牵拉而引起的急性撕裂伤,常发生于搬抬重物、腰部肌肉强力收缩时。急性腰扭伤可使腰骶部肌肉的附着点、骨膜、筋膜和韧带等组织撕裂。

【病因】

腰部软组织主要包括参与和支配脊柱运动的肌肉、肌腱和连接椎体的各条韧带、小关节、椎间盘及有关的筋膜、滑膜等。在正常情况下,共同起到连接椎体的作用,并且灵活协调地参与脊柱的功能活动。一旦直接或间接地受到外来暴力的突然刺激、撞击、扭闪或过分牵拉,即可造成腰椎所附着的韧带、筋膜、肌肉、关节囊受损。通常是在韧带、筋膜附着的骨骼处引起撕裂伤,此时大部分或一部分纤维断裂,局部有出血、水肿及渗出等病理改变。

【临床表现】

1. 有腰部扭伤史,多见于青壮年。

2. 外伤后即感腰痛,不能继续用力,疼痛为持续性,活动时加重,休息后也不能消除,咳嗽、大声说话、腹部用力等均可使疼痛加重。活动受限,不能翻身、坐立和行走,常保持一定强迫姿势。

3. 腰部僵硬,主动活动困难,翻身困难,骶棘肌或臀大肌紧张,使脊柱侧弯。在棘突两旁骶棘肌处、两侧腰椎横突处或髂嵴后有压痛,多为肌肉或筋膜损伤。在棘突两侧较深处压痛者,多为椎间小关节所致损伤。在骶髂关节部有压痛者,多为骶髂关节损伤。

4. 一般无下肢放射痛,部分患者有下肢牵涉性痛,直腿抬高试验阳性,但加强试验则为阴性。鉴别困难时,可做局部痛点普鲁卡因封闭。若痛点减轻或消失,则为牵涉痛,腿痛无改变者为神经根放射痛。

案例 2-27 诊疗思路

根据以上病史特点和体格检查特点,考虑急性腰扭伤。需要行腰椎 X 线检查以明确诊断。

检查结果:

血常规、尿常规及粪便常规均正常。生化及

出凝血常规检查无异常。

腰椎正侧位片片显示：①胸椎、腰椎骨质疏松；骨质增生；②L$_5$～S$_1$ 椎间盘变性；③胸椎、腰椎未见明确骨折及脱位。

【辅助检查】

本病的辅助检查方法主要是 X 线检查。

1. 损伤较轻者　X 线片无异常表现。

2. 损伤严重者　X 线片表现一般韧带损伤多无异常，或见腰生理前凸消失。棘上、棘间韧带断裂者，侧位片表现棘突间距离增大或合并棘突，关节突骨折。

【诊断】

患者可有搬抬重物史，伤后疼痛剧烈，甚至不能起床。检查时见患者腰部僵硬，腰前凸消失，可有脊柱侧弯及骶棘肌痉挛。在损伤部位可找到明显压痛点。X 线检查无明显异常发现。

有以上特征者可确诊。

【鉴别诊断】

1. 腰肌扭伤　主要症状是腰部或腰骶部胀痛、酸痛，反复发作，疼痛可随气候变化或劳累程度而变化，如日间劳累加重，休息后可减轻或时轻时重。查体在骶骨附着点处压痛最常见，其次为棘突旁或横突上的腱膜附着处。

2. 棘上韧带损伤　损伤局部多有较剧烈疼痛，尤以前屈时痛觉更甚，后仰时可减轻。多在 L$_5$～S$_1$ 有压痛。

3. 棘间韧带损伤　多无外伤史。腰痛长期不愈，以弯腰时明显，但在过伸时因挤压病变的棘间韧带，也可引起疼痛。部分患者可向骶部或臀部放射痛。检查时在损伤韧带处棘突或棘间有压痛，但无红肿。

4. 腰椎小关节紊乱　患者表现为下腰部疼痛，可有向臀部、大腿或骶尾部的牵扯痛，但没有向腿部放射的感觉。无神经根刺激症状。晨起翻身时腰痛加剧，稍事活动后疼痛可减轻。检查时腰肌痉挛，腰后伸障碍，多表现为屈身侧弯、不能随意活动的特殊体位。脊柱出现代偿性后凸和侧弯；腰骶部小关节处压痛明显；双手拇指触诊有时可触及患椎棘突偏歪、韧带钝厚。

案例 2-27 分析总结

1. 根据病史特点　患者摔伤致腰部疼痛，活动或用力时疼痛加剧；体格检查特点：腰部僵硬，转身不能，脊柱纵向叩击痛阴性。腰骶弯曲变平，各个椎体无压痛，L$_4$～L$_5$ 旁肌紧张，压痛明显。

直腿抬高试验阴性。考虑急性腰扭伤。

2. 血常规、尿常规及粪便常规检查均正常。生化及出凝血常规检查无异常。腰椎正侧位片显示：①胸椎、腰椎骨质疏松；骨质增生；②L$_5$～S$_1$ 椎间盘变性；③胸椎、腰椎未见明确骨折及脱位。可以确定诊断。

【治疗】

急性期应卧床休息。压痛点明显者可用 1%普鲁卡因（或加入醋酸氢化可的松 1ml）做痛点封闭，并辅以物理治疗。也可局部敷贴活血、散瘀、止痛膏药。症状减轻后，逐渐开始腰背肌锻炼。

案例 2-27 治疗措施

本例予卧床休息；压痛点用 1%普鲁卡因加入醋酸氢化可的松 1ml 做痛点封闭；腰部物理治疗。症状减轻后，开始腰背肌锻炼。患者经治疗 1 周后缓解出院。

【预后】

经正规治疗者，95%以上可完全愈合而不遗留有任何后遗症。治疗不当时，则易转为慢性劳损性腰背痛，主要是由撕裂伤处愈合不良、瘢痕过多及肌肉松弛等因素引起。

（二）腰椎间盘突出症

案例 2-28

患者，男性，40 岁。因右腰腿痛 1 周来诊。自诉 1 周前因搬运重物后突然感右侧腰痛，疼痛逐渐加重，渐向右臀部、大腿、小腿、足背放射，咳嗽、打喷嚏时疼痛加剧，无下肢麻木，无间歇性跛行。

体格检查：T 36.8，P 106 次/分，R 20 次/分，BP 105/70mmHg，头面部、颈、胸、腹部未见异常，脊柱左侧弯，腰骶部变平，腰部活动受限，腰侧弯试验（＋），L$_4$～L$_5$ 棘间隙压痛，右直腿抬高试验阳性，加强试验阳性，右下肢感觉减弱。

问题：

1. 根据该病例的临床表现，首先应该考虑什么疾病？

2. 在明确疾病诊断之前，应该做哪些实验室检查？

3. 诊断明确后，应该怎么进行治疗？

腰椎间盘突出症（lumbar disc herniation）是临床

上最为常见的腰腿痛疾病之一，主要是因为腰椎间盘，尤其是髓核，退行性改变后，在外力因素的作用下，椎间盘的纤维环破裂，髓核组织从破裂之处突出（或脱出）于后方或椎管内，导致相邻脊神经根遭受刺激或压迫，从而产生腰部疼痛，一侧下肢或双下肢麻木、疼痛等一系列临床症状。腰椎间盘突出症以 $L_4 \sim L_5$、$L_5 \sim S_1$ 发病率最高，约占 95%。

【病因】

外伤、职业活动、腰骶先天发育异常使下腰椎承受的应力发生改变，会导致椎间盘内压升高和易发生退变、损伤。加上各种诱发因素，如腹压增加的活动、活动时腰姿不正、突然负重、妊娠等可诱发椎间隙压力突然升高致使呈游离状态的髓核穿过已变性、薄化的纤维环进入椎管前方或穿过椎板侵入椎体边缘处，从而诱发本病。

【临床表现】

1. 症状

（1）腰痛：腰痛是大多数患者最先出现的症状，发生率约为 91%。有时可伴有臀部疼痛。

（2）下肢放射痛：典型痛是从下腰部向臀部、大腿后方、小腿外侧直到足部的放射痛，在打喷嚏和咳嗽等腹压增高的情况下疼痛会加剧。

（3）马尾神经症状：主要表现为大、小便障碍，会阴和肛周感觉异常。

2. 体征

（1）一般体征

1）腰椎侧凸：腰椎侧凸是一种为减轻疼痛的姿势性代偿畸形。视髓核突出的部位与神经根之间的关系不同而表现为脊柱弯向健侧或弯向患侧。

2）腰部活动受限：大多有不同程度的腰部活动受限，急性期尤为明显，以前屈受限最明显。

3）压痛、叩痛：压痛及叩痛的部位基本上与病变的椎间隙相同。叩痛以棘突处为明显，可出现沿坐骨神经放射痛。

（2）特殊体征

1）直腿抬高试验及加强试验阳性。

2）股神经牵拉试验阳性。

3. 神经系统表现

（1）感觉障碍：早期多表现为皮肤感觉过敏，渐而出现麻木、刺痛及感觉减退。

（2）肌力下降：70%～75%的患者出现肌力下降。

（3）反射改变：亦为本病易发生的典型体征之一。反射改变对受累神经的定位意义较大。

案例 2-28 诊疗思路
上述病史特点和体格检查支持腰椎间盘突出

症的诊断。还需行腰椎 X 线或 CT 检查及血、尿、粪便常规，生化常规以帮助明确诊断。

检查结果：

腰部 CT 提示 $L_4 \sim L_5$ 椎间盘突出。

血常规、尿常规及大便常规均正常。生化常规无异常。

【辅助检查】

1. 腰椎 X 线片 可见椎间隙变窄、椎体边缘增生等退行性改变，是一种间接的提示，部分患者可以有脊柱偏斜、脊柱侧凸。此外，X 线片可以发现有无结核、肿瘤等骨病，有重要的鉴别诊断意义。

2. CT 检查 可较清楚地显示椎间盘突出的部位、大小、形态和神经根、硬脊膜囊受压移位的情况，同时可显示椎板及黄韧带肥厚、小关节增生肥大、椎管及侧隐窝狭窄等情况，对本病有较大的诊断价值。

3. 磁共振（MRI）检查 MRI 可以全面地观察腰椎间盘是否病变，并通过不同层面的矢状面影像及所累及椎间盘的横切位影像，清晰地显示椎间盘突出的形态及其与硬膜囊、神经根等周围组织的关系，另外可鉴别是否存在椎管内其他占位性病变。

4. 其他 电生理检查（肌电图、神经传导速度与诱发电位）可协助确定神经损害的范围及程度，观察治疗效果。

【诊断】

结合病史、查体和影像学检查，一般诊断多无困难。

【鉴别诊断】

1. 腰肌扭伤 主要症状是腰或腰骶部胀痛、酸痛，反复发作，疼痛可随气候变化或劳累程度而变化，如日间劳累加重，休息后可减轻或时轻时重。查体在骶骨附着点处压痛最常见，其次为棘突旁或横突上的腱膜附着处压痛。

2. 棘上韧带损伤 损伤局部多有较剧烈疼痛，尤以前屈时痛觉更甚，后仰时可减轻。多在 $L_5 \sim S_1$ 有压痛。

3. 棘间韧带损伤 多无外伤史。腰痛长期不愈，以弯腰时明显，但在过伸时因挤压病变的棘间韧带，也可引起疼痛。部分患者痛可向骶部或臀部放射。检查时在损伤韧带处棘突或棘间有压痛，但无红肿。

4. 腰椎小关节紊乱 患者表现为下腰部疼痛，可有向臀部、大腿或骶尾部的牵扯痛，但没有向腿部放射的感觉。无神经根刺激症状。晨起翻身时腰痛加剧，稍事活动后疼痛可减轻。检查时腰肌痉挛，腰后伸障碍，多表现为屈身侧弯、不能随意活动的特殊体位。脊柱出现代偿性后凸和侧弯；腰骶部小关节处压痛明显；双手拇指触诊有时可触及患椎棘突偏歪、韧带钝厚。

案例2-28 分析总结

1. 根据病史特点：因搬运重物后右侧腰痛，疼痛渐向右臀部、大腿、小腿、足背放射，咳嗽、打喷嚏时疼痛加剧。体格检查特点：脊柱左侧弯，腰骶部变平，腰部活动受限，腰侧弯试验（＋），$L_4 \sim L_5$ 棘间隙压痛，右直腿抬高试验阳性，加强试验阳性，右下肢感觉减弱。上述特点支持腰椎间盘突出症的诊断。

2. 腰部CT提示 $L_4 \sim L_5$ 间盘突出。实验室检查：血常规、尿常规及粪便常规均正常。生化常规无异常。证实腰椎间盘突出症的诊断。

【治疗】

1. 非手术疗法 大多数腰椎间盘突出症患者可以经非手术治疗缓解或治愈。非手术治疗主要适用于：①年轻、初次发作或病程较短者；②症状较轻，休息后症状可自行缓解者；③影像学检查无明显椎管狭窄。

（1）绝对卧床休息。卧床休息3周后可以佩戴腰围保护下床活动，3个月内不做弯腰持物动作。

（2）牵引治疗：采用骨盆牵引。

（3）理疗和推拿、按摩。

（4）支持治疗。

（5）皮质激素硬膜外注射：一般采用长效皮质类固醇制剂＋2%利多卡因行硬膜外注射，每周1次，3次为一个疗程，2~4周后可再用一个疗程。

2. 手术治疗 手术适应证：①病史超过3个月，严格保守治疗无效或保守治疗有效，但经常复发且疼痛较重者；②首次发作，但疼痛剧烈，尤以下肢症状明显，患者难以行动和入眠，处于强迫体位者；③合并马尾神经受压表现；④出现单根神经根麻痹，伴有肌肉萎缩、肌力下降；⑤合并椎管狭窄者。

【预后】

约85%的患者可通过保守治疗获得满意疗效。保守治疗无效的患者，通过手术治疗，绝大多数患者效果满意，疼痛消除，肌力恢复。但少数患者仍会残留部分症状、体征。

（三）泌尿系结石

案例2-29

患者，女性，68岁。因双侧腰背疼痛，伴尿频尿急，向会阴部放射5小时来诊。患者于5小时前无明显诱因出现双侧腰背疼痛及下腹部疼痛不适，呈持续性胀痛，伴尿频尿急，向会阴部放射，伴恶心、呕吐2次，呕吐物为胃内容物，无畏寒、发热，小便短赤，未做任何诊治。

查体：T 37.8℃，P 80次/分，BP 130/80mmHg。神志清楚，检查合作，自动体位，急性痛苦面容。

腹平坦，未见胃肠型及蠕动波，腹壁浅静脉不曲张，腹肌不紧张，双侧腰腹部深压痛，无反跳痛，双输尿管行程有压痛点。肋下未扪及肝脾，肝区无叩痛，膀胱叩痛，双肾叩击痛，移动性浊音（－），肠鸣音4次/分。

问题：

1. 根据该病例的临床表现，首先应该考虑什么疾病？

2. 在明确疾病诊断之前，应该做哪些实验室检查？

3. 诊断明确后，应该怎么进行治疗？

泌尿系结石是最常见的泌尿外科疾病之一。南方多于北方，男性多于女性，为（4~5）：1。发病年龄高峰在25~40岁，女性有两个发病高峰，即25~40岁及50~65岁。尿路结石在肾和膀胱内形成。可见于肾、膀胱、输尿管和尿道的任何部位。但以肾与输尿管结石为常见。临床表现因结石所在部位不同而有异。

【病因】

泌尿系结石的病因较复杂，由多种因素促成。外部因素与自然和社会环境有关，内部因素与种族、遗传、饮食习惯、代谢异常和疾病等有关。总结如下：

1. 原发性尿石 原因不明、机制不清的尿路结石。

2. 代谢性尿石 这类结石最为多见，由体内或肾内代谢紊乱而引起。如甲状腺功能亢进、特发性尿钙症、痛风、肾小管酸中毒等。其形成的结石多为尿酸盐、碳酸盐、胱氨酸黄嘌呤结石。

3. 继发性或感染性结石 主要为感染泌尿系统的细菌，将尿素分解为游离氨使尿液碱化，促使磷酸盐、碳酸盐以菌团或脓块为核心而形成结石。

【临床表现】

发病突然，剧烈腰痛，疼痛多呈持续性或间歇性，并沿输尿管向腰背部、髂窝、会阴及阴囊等处放射；可出现血尿或脓尿，排尿困难或尿流中断等。患者常坐立不安，呈阵发性绞痛，常伴有恶心、呕吐及腹胀等症状。

案例2-29 诊疗思路

上述病史特点和体格检查支持泌尿系结石的诊

断。还需行腹部B超及血、尿常规检查以协助诊断。

> 检查结果：
>
> 血常规：未见异常。
>
> 尿常规：显微镜下可见有红细胞。
>
> 泌尿系彩超：双肾结石。

【辅助检查】

1. 尿常规 检查有红细胞，合并感染则尿中有脓细胞。需做尿细菌培养、菌落计数和药物敏感试验。

2. X线检查

（1）腹部平片：可显示肾、输尿管和膀胱区的阳性结石。

（2）排尿性尿路造影：可显示结石梗阻位置，了解因结石造成的肾脏积水情况。

（3）逆行肾盂造影：可了解输尿管结石的部位及梗阻情况。

3. CT扫描 可发现在X线片不显影的尿酸结石。

4. 膀胱尿道镜检查 可确诊并了解造成结石的原因。

5. B超检查 最常用的方法，可以发现0.3cm以上的结石。

【诊断】

突发腰腹部的剧烈绞痛，可向下腹部、会阴部、大腿根部放射，尿常规显示血尿，B超或X线检查发现结石即可诊断。

【鉴别诊断】

1. 输卵管妊娠 异位妊娠破裂后，腹腔内出血刺激下腹壁层腹膜，可出现下腹痛。但异位妊娠常有停经及早孕史，而且发病前可有阴道出血。同时有腹腔内出血及出血性休克现象。妇科检查可见阴道内有血液，子宫稍大伴触痛，右侧附件肿大和阴道后穹隆穿刺有血等阳性体征。

2. 卵巢囊肿扭转 本病常有盆腔包块史，且发病突然，为阵发性绞痛，可伴轻度休克症状。妇科检查时能触到囊性包块，并有触痛，腹部B超证实右下腹有囊性包块存在。

3. 卵巢滤泡破裂 多发生于未婚女青年，常在月经后2周发病，因腹腔内出血，引起右下腹痛。本病右下腹局部体征较轻，诊断性腹腔穿刺可抽出血性渗出液。

4. 急性附件炎 多发生于已婚妇女，有白带过多史，发病多在月经来潮之前。虽有右下腹痛，但无典型的转移性，而且腹部压痛部位较低，几乎靠近耻骨处。妇科检查可见阴道有脓性分泌物，子宫两侧触痛明显，右侧附件有触痛性肿物。

5. 溃疡病急性穿孔 本病多有慢性溃疡病史，发病前多有暴饮暴食的诱因，发病突然且腹痛剧烈。查体时见腹壁呈板状，腹膜刺激征以剑突下最明显。腹部透视膈下可见游离气体，诊断性腹腔穿刺可抽出上消化道液体。

> **案例2-29 分析总结**
>
> 1. 根据病史特点：患者老年女性，68岁。无明显诱因出现双侧腰背疼痛及下腹部疼痛不适，呈持续性胀痛，伴尿频尿急，向会阴部放射，伴恶心、呕吐。体格检查：T 37.8℃，急性痛苦面容，腹平坦，未见胃肠型及蠕动波，双输尿管行程有压痛点。膀胱叩痛，双肾叩击痛，移动性浊音（－），肠鸣音4次/分。上述特点支持泌尿系结石的诊断。
>
> 2. 血常规：未见异常。尿常规：显微镜下可见有红细胞。泌尿系彩超：双肾结石。可以明确泌尿系结石的诊断。

【治疗】

1. 保守治疗 适合于直径小于0.6cm的结石，大量饮水（2000～3000ml/d）、利尿排石、适度运动有助于自行排除。伴绞痛者采用阿托品0.5mg皮下注射或山莨菪碱10mg肌内注射和哌替啶50～100mg肌内注射可止痛、解痉。合并感染者同时给予如喹诺酮类抗生素治疗。如果保守治疗6个月结石位置无下移，应考虑体外碎石或微创手术治疗。

2. 体外冲击波碎石 采用碎石机产生的冲击波于体外震碎结石，适合2cm以下的泌尿系单发结石，对于多发、较大的结石碎石效果不佳。

3. 手术治疗 膀胱镜取石术、经皮肾镜取石术等。

> **案例2-29 治疗措施**
>
> 此例患者收住院后，予山莨菪碱10mg肌内注射和哌替啶50～100mg肌内注射可止痛，喹诺酮类抗感染等治疗，症状好转后出院。

【预后】

泌尿系结石经药物或手术清除后，症状当即解除，如梗阻时间不长，疗效比较满意。但实际上并未消除形成结石的原因，如不积极治疗，5～10年内常会复发。因此，应强调寻找和解除病因。

（四）动脉栓塞

案例 2-30

　　患者，女性，79 岁。因右下肢发凉、麻木伴疼痛 6 小时来诊。患者于 1 个月前行右侧人工股骨头置换术，今晨突发右下肢发凉、麻木伴明显疼痛，拒按。既往史：房颤病史 10 年。

　　查体：T 38.3℃，P 97 次/分，BP 140/80mmHg。神志清楚，检查合作，限制体位，急性痛苦面容，右侧股动脉、腘动脉、足背动脉、胫后动脉搏动消失，左侧股动脉、腘动脉、足背动脉搏动正常，右下肢皮肤颜色花白，右足背部分皮肤发黑，右下肢皮肤温度厥冷，左下肢皮温低。

问题：

　　1. 根据该病例的临床表现，首先应该考虑什么疾病？

　　2. 在明确疾病诊断之前，应该做哪些实验室检查？

　　3. 诊断明确后，应该怎么进行治疗？

　　急性动脉栓塞（acute arterial embolism）是指来自于心脏、近端动脉壁，或者其他来源的栓子随动脉血流冲入并栓塞远端直径较小的分支动脉，继而引起此动脉供血脏器或肢体的缺血坏死，多见于下肢，严重者将最终导致截肢。动脉栓塞主要由血栓造成，此外，肿瘤、空气、脂肪等异物也可能成为栓子。发病原因和机制尚不完全清楚，高脂血症、高血压、吸烟、糖尿病、肥胖和高密度脂蛋白低下等，是易患因素。

【病因】

　　目前认为动脉栓塞主要由血栓造成，此外，肿瘤、空气、脂肪滴等异物进入血管也能成为栓子，造成动脉栓塞。

　　归纳起来动脉栓塞的原因有：①心源性，约 90% 的栓子来源于心脏，房颤与栓塞关系密切，房颤造成的栓塞，大部分来源于左心房附壁血栓；②血管源性，如动脉瘤或人工血管腔内的血栓脱落；动脉粥样斑块脱落形成的栓子等也会形成动脉栓塞；③医源性，如动脉穿刺插管导管折断成异物，或内膜撕裂继发血栓形成并脱落等形成动脉栓塞。

　　在以上这些原因中，以心源性造成的动脉栓塞最为常见。在周围动脉栓塞中，以下肢较上肢多见，依次为股总动脉、髂总动脉、股动脉和腔主动脉分叉部位；在上肢，依次为肱动脉、腋动脉和锁骨下动脉。

【临床表现】

　　急性动脉栓塞的典型表现包括"5P"征，即疼痛（pain）、麻木（parasthesia）、运动障碍（paralysis）、无脉（pulselessness）和苍白（pallor）。

　　1. 疼痛　大多为患肢剧烈疼痛，疼痛部位主要取决于栓塞的部位，一般是急性动脉栓塞以远平面的患肢疼痛，活动时疼痛加剧。随着继发性血栓的形成及延伸，疼痛平面可向近端发展。

　　2. 麻木、运动障碍　在早期出现患肢感觉及运动障碍。表现为患肢远端存在袜套形感觉丧失区，其近端有感觉减退区，再近端可有感觉过敏区，感觉减退区平面低于动脉栓塞平面。此外，患肢有肌力减退、麻痹及不同程度的手足下垂，当最终出现肌肉坏死而表现运动功能完全丧失时，提示患肢即将出现不可逆转的改变。

　　3. 苍白、厥冷　可见苍白皮肤间散在的青紫斑块。肢体严重缺血，因此皮肤厥冷，肢端尤为明显。通常患肢皮色、皮温发生变化的平面要比栓塞部位低一掌宽至两个关节平面。

　　4. 动脉搏动减弱或消失　栓塞及动脉痉挛，导致栓塞平面远侧的动脉搏动明显减弱或消失。

案例 2-30 诊疗思路

　　上述病史特点及体格检查特点支持右下肢急性动脉栓塞的诊断。但还需行右下肢血管彩色多普勒超声或 CTA 检查帮助确诊。

　　检查结果：

　　右下肢动脉彩超发现：右下肢动脉血栓形成。

【辅助检查】

　　1. 彩色多普勒超声检查　能发现栓塞部位，下游动脉通畅情况。

　　2. 节段性测压　对肢体动脉进行多普勒测压，客观了解肢体血供情况。

　　3. CTA、MRA　确定栓塞部位、栓子形态，下游远侧动脉是否通畅、侧支循环情况。可明确诊断和指导治疗。

　　4. 动脉造影　这是诊断的"金标准"，但属于有创检查。一般不作为首选。

　　本症为全身性疾病，所有患者均需做如下检查。①一般检查：血脂测定、心电图、心功能及眼底检查等；②无创伤性血管检查：超声多普勒血流检查及节段动脉压测定等，了解患肢的血流状况；③X 线摄片：有时可见病变动脉段有不规则钙化，患肢远侧段有骨质疏松等退行性变化；④动脉造影：能准确显示病变的部位、范围，程度、侧支和闭塞远侧动脉主干的情况，对选择手术方法有重要意义。磁共振血管造影（MRA）和数字减影血管造影（DSA）都能达到诊断和指导治疗的目的。

【诊断】

急性动脉栓塞具有显著的症状及体征，有房颤史、近期发生心肌梗死或上述发病原因者，突然出现"5P"征象，辅助检查 CTA 表现，比较容易做出临床诊断。

【鉴别诊断】

1. 急性动脉血栓形成　常在动脉硬化性闭塞的基础上发生。具有与急性动脉栓塞相似的"5P"征，但由于有慢性缺血伴侧支循环建立，因而患肢坏死率较低。本病病史中有动脉硬化性闭塞的慢性缺血表现，如间歇性跛行、静息痛等。

2. 主动脉夹层　可引起急性下肢缺血，但常伴有胸痛或后背痛，有高血压或马方综合征病史。

3. 股青肿　急性下肢深静脉血栓形成合并压迫动脉或者动脉痉挛时也会出现与急性动脉栓塞相似的患肢剧痛、发冷、苍白、肢体远端动脉搏动减弱消失等症状体征，但患肢缺血多在12～24小时后改善。本病还有急性动脉栓塞所缺乏的患肢肿胀、浅静脉曲张等体征。

4. 动脉痉挛　因手术刺激、外伤引起，扩血管药物治疗有效。

案例 2-30 分析总结

1. 根据上述病史特点：患者，女性，79 岁，房颤病史 10 年；1 个月前于行右侧人工股骨头置换术；早晨突发右下肢发凉、麻木伴明显疼痛 6 小时，拒按。体格检查特点：T 38.3℃，P 97 次/分，BP 140/80mmHg。神志清楚，检查合作，限制体位，急性痛苦面容，右侧股动脉、腘动脉、足背动脉、胫后动脉搏动消失，左侧股动脉、腘动脉、足背动脉搏动正常，右下肢皮肤颜色花白，右足背部分皮肤发黑，右下肢皮肤温度厥冷，左下肢皮温低。以上病史及体格检查特点，支持右下肢急性动脉栓塞的诊断。

2. 右下肢动脉彩超发现：右下肢动脉血栓形成。可以确诊右下肢急性动脉栓塞。

【治疗】

1. 非手术治疗　主要适用于早期动脉栓塞，肢体功能障碍较轻，栓塞不完全的患者，或者作为手术的辅助治疗。

由于在急性动脉栓塞基础上可继发血栓形成，因此可以使用肝素、华法林等药物抗凝治疗，防止血栓形成加重病情。抗血小板治疗抑制血小板黏附、聚集和释放反应。解除血管痉挛治疗，积极处理原发病如房颤、心肌梗死等。对症支持治疗。

2. 手术治疗　手术治疗是治疗急性动脉栓塞的主要手段。肢体缺血坏死的时间一般在 4～8 小时，因而手术时间越早越好。否则截肢率随着动脉栓塞时间的延长而上升。

（1）手术取栓：取栓应争取在发病 6 小时内进行，一般不超过 12 小时。应为首选。

（2）溶栓治疗：栓塞发生 14 日内介入下动脉导管溶栓。

案例 2-30 治疗措施

患者收住院后，检查：血脂测定、心电图、心功能及眼底检查等，双下肢动脉造影确定病变的部位、范围，程度、侧支和闭塞远侧动脉主干的情况；使用肝素抗凝治疗，防止血栓形成加重病情；抗血小板治疗抑制血小板黏附、聚集和释放反应；解除血管痉挛治疗；积极处理原发病如房颤、心肌梗死等；急诊行手术取栓。术后积极对症支持。患者康复出院。

【预后】

预后与患者就诊及时程度有关，也与栓塞部位相关。早期疏通堵塞的血管，患肢的功能就能够较好地保留；栓塞的动脉越往远端，对肢体的功能损害就较小。

思 考 题

1. 颅内压增高的临床表现是什么？

2. 急性冠状动脉综合征的临床表现是什么？

3. 急性 ST 段抬高心肌梗死如何急诊处理？

4. 主动脉夹层与急性冠状动脉综合征如何鉴别？

5. 急性腹痛的剖腹探查的指征是什么？

6. 胃、十二指肠溃疡穿孔的临床表现是什么，急诊处置措施有哪些？

第六节　出　血

目标要求

1. 掌握　咯血的病因及鉴别诊断；支气管扩张咯血的发病机制及治疗原则；肺结核咯血的发病机制及治疗原则；肺癌咯血的治疗原则。

2. 熟悉　支气管扩张的病因、临床表现、诊断；肺结核的病因、临床表现、诊断；肺癌的病因、临床表现及诊断。

3. 了解　支气管扩张、肺结核、肺癌的鉴别诊断。

一、咯　血

（一）概述

喉及喉部以下的呼吸道任何部位的出血，经口腔咯出称为咯血（hemoptysis）。咯血占急诊病例的5%～8%，多见于呼吸系统疾病及心血管系统疾病，最严重的并发症为窒息，应尽快明确病因，治疗原发病使咯血停止。咯血机制：①支气管疾病：其发生机制主要是病变部位的支气管黏膜、毛细血管通透性受到炎症因子、肿瘤的破坏，使血管破裂导致咯血。②肺部疾病：病变使毛细血管通透性增高，血液渗出，导致痰中带血或小血块；如病变累及小血管使管壁破溃，则造成中等量咯血；如肺动脉分支形成的小动脉瘤破裂或形成的动静脉瘘破裂，则造成大量咯血，甚至危及生命。③心血管疾病：常见于急性左心衰患者，咳粉红色泡沫样血痰，其发生机制多因肺淤血造成肺泡壁或支气管内膜毛细血管破裂和支气管黏膜下层支气管静脉曲张破裂所致。在临床工作中，亦需注意其他系统疾病引起的咯血，如血液病（白血病、血小板减少性紫癜、血友病、再生障碍性贫血等）、某些急性传染病（流行性出血热、肺出血型钩端螺旋体病等）、风湿性疾病（结节性多动脉炎、系统性红斑狼疮、Wegener肉芽肿、贝赫切特病等及气管、支气管子宫内膜异位症等）。

【临床表现】

1. 年龄　青壮年咯血常见于肺结核、支气管扩张、二尖瓣狭窄等。40岁以上有长期吸烟史（大于纸烟20支/日×20年）者，应高度注意支气管肺癌的可能性。儿童慢性咳嗽伴少量咯血与低色素贫血，须注意特发性含铁血黄素沉着症的可能。

2. 咯血量　咯血量大小的标准尚无明确的界定，但一般认为每日咯血量在100ml以内为少量，100～500ml为中等量，每日咯血量在500ml以上或一次咯血100～500ml为大量。大量咯血主要见于肺结核、支气管扩张和慢性肺脓肿。支气管肺癌少有大咯血，主要表现为痰中带血，呈持续或间断性。慢性支气管炎和支原体肺炎也可出现痰中带血或血性痰，但常伴有剧烈咳嗽。

3. 颜色和性状　因肺结核、支气管扩张、肺脓肿和出血性疾病所致咯血，其颜色为鲜红色；铁锈色血痰可见于典型的肺炎球菌肺炎，也可见于肺吸虫病和肺泡出血；砖红色胶冻样痰见于典型的肺炎克雷伯菌肺炎。二尖瓣狭窄所致咯血多为暗红色；左心衰竭所致咯血为浆液性粉红色泡沫样痰；肺栓塞引起咯血为黏稠暗红色血痰。

【鉴别诊断】

1. 呕血　指上消化道病变导致的出血，常见的有消化道溃疡出血、食管胃底静脉曲张破裂出血、胃癌出血等，患者既往多有上腹不适、反酸、胃灼热病史，肝病病史或长期服用非甾体药物史。呕出的血液为酸性，可伴食物残渣，行胃镜检查可明确，并可知出血的性质、部位、大小，有条件者直接在胃镜下止血。

2. 鼻出血　后鼻腔出血可经后鼻孔沿软腭与咽后壁下流，使患者的咽部有异物感，容易与咯血相混淆，可行鼻内镜检查鉴别，如为鼻咽部肿瘤出血，行CT或MR检查亦可鉴别。

（二）支气管扩张

案例2-31

患者，男性，52岁，以"反复咳嗽、咳脓痰15年，咯血12年，加重5天"为主诉入院。患者于15年前患肺脓肿后出现咳嗽、咳脓痰，受凉或感冒后加重，抗炎对症治疗后症状缓解。患者于12年前出现咯血，量不多，在当地医院就诊，确诊为"支气管扩张"，对症止血治疗后好转。于10年前出现胸闷、气短，活动后加重，仅能步行500m，长期服用抗炎、止咳药物。5天前无诱因咯血，呈鲜红色，量约500ml，伴心悸、气短、出冷汗，体温38.0℃，无胸痛，当地医院应用垂体后叶素治疗后咯血减少，患者于1天前再次咯血，量为500～600ml，再次应用垂体后叶素，咯血减少后急来我院急诊。

查体：T 36.5℃，P 120次/分，R 35～40次/分，BP 68/20mmHg，SpO_2 68%。神志不清（麻醉未醒），经口气管插管接呼吸机辅助通气，模式VC，参数：Vt 280ml，f 24次/分，FiO_2 100%。监测 P_{peak} 38cmH_2O。双侧瞳孔等大、正圆，直径3.0mm，对光反射阳性。桶状胸，双肺叩诊过清音。肺肝界于右锁骨中线第6肋间。听诊双肺呼吸音减弱，双下肺可闻及细湿啰音。心界无扩大，肺动脉听诊区未闻及P_2亢进。腹软，无压痛、反跳痛及肌紧张，肝脾肋下未触及。双下肢无水肿。

既往史及个人史：高血压病史2年，血压最高达180/100mmHg，应用依那普利和拜新同降压，血压控制在130～140/80～90mmHg。否认冠心病、糖尿病病史。

实验室及辅助检查：

血气分析：pH 7.36，PaO_2 42mmHg，$PaCO_2$

53mmHg，BE 5.5mmol/L，血乳酸 1.7mmol/L（FiO_2 100%）。

血常规：WBC $13.46×10^9$/L，St 82.4%，Hb 82g/L，PLT $76×10^9$/L。

凝血四项：PT 13.6s，APTT 47.9s，FIB 2.05g/L，余未见异常。

肺CT：双肺支气管扩张合并感染，右肺中叶不张，陈旧性肺结核。

问题：

1. 试述支气管扩张的病因及发病机制。
2. 试述支气管扩张的临床表现。
3. 对该患者应完善哪些辅助检查？

【病因与发病机制】

支气管扩张（bronchiectasis）是由于支气管及其周围肺组织慢性化脓性炎症和纤维化，使支气管壁的肌肉和弹性组织破坏，导致支气管变形及持久扩张。典型的症状有慢性咳嗽、咳大量脓痰和反复咯血。主要致病因素为支气管感染、阻塞和牵拉，部分有先天遗传因素。患者多有麻疹、百日咳或支气管肺炎等病史。

1. 感染 感染是引起支气管扩张的最常见原因。肺结核、百日咳、腺病毒肺炎可继发支气管扩张。曲霉菌和支原体及可以引起慢性坏死性支气管肺炎的病原体也可继发支气管扩张。

2. 先天性和遗传性疾病 引起支气管扩张最常见的遗传性疾病是囊性纤维化。另外，可能是由于结缔组织发育较弱，马方综合征也可引起支气管扩张。

3. 纤毛异常 纤毛结构和功能异常是支气管扩张的重要原因。Kartagener综合征表现为三联征，即内脏转位、鼻窦炎和支气管扩张。本病伴有异常的纤毛功能。

4. 免疫缺陷 一种或多种免疫球蛋白的缺陷可引起支气管扩张，一个或多个IgG亚类缺乏通常伴有反复呼吸道感染，可造成支气管扩张。IgA缺陷不常伴有支气管扩张，但它可与IgG_2亚类缺陷共存，引起肺部反复化脓感染和支气管扩张。

5. 异物吸入 异物在气道内长期存在可导致慢性阻塞和炎症，继发支气管扩张。

【临床表现】

支气管扩张病程多呈慢性经过，可发生于任何年龄。患者幼年患有麻疹、百日咳或流感后肺炎病史，或有肺结核、支气管内膜结核、肺纤维化等病史。典型症状为慢性咳嗽、咳大量脓痰和反复咯血。咳痰在晨起、傍晚和就寝时最多，每天可达 100～400ml。

咳痰通畅时患者自感轻松；痰液引流不畅，则感胸闷、全身症状亦明显加重。痰液多呈黄绿色脓样，合并厌氧菌感染时可臭味，收集全日痰静置于玻璃瓶中，数小时后可分为3层：上层为泡沫，中层为黄绿色混浊脓液，下层为坏死组织沉淀物。90%患者常有咯血，程度不等。有些患者，咯血可能是其首发和唯一的主诉，临床上称为"干性支气管扩张"，常见于结核性支气管扩张，病变多在上叶支气管。若反复继发感染，患者时有发热、盗汗、乏力、食欲减退、消瘦等。当支气管扩张并发代偿性或阻塞性肺气肿时，患者可有呼吸困难、气急或发绀，患病晚期可出现肺源性心脏病及心肺衰竭的表现。部分病人（1/3）可有杵状指（趾），全身营养不良。

案例 2-31 诊疗思路

根据上述病史特点及体征，考虑呼吸系统出血性疾病：支气管扩张伴咯血，患者已出现呼吸衰竭及循环衰竭，已用呼吸机，应全力进行抗休克治疗，维护患者生命体征的平稳，为止血治疗做准备。

主要检查结果：

血气分析：pH 7.36，PaO_2 42mmHg，$PaCO_2$ 53mmHg，BE 5.5mmol/L，血乳酸 1.7mmol/L（FiO_2 100%）。

血常规：WBC $13.46×10^9$/L，St 82.4%，Hb 82g/L，PLT $76×10^9$/L。

凝血四项：PT 13.6s，APTT 47.9s，FIB 2.05g/L，余未见异常。

肺CT：双肺支气管扩张合并感染，右肺中叶不张，陈旧性肺结核。

【辅助检查】

1. 实验室检查 感染明显时血白细胞升高，核左移。痰有恶臭味，培养可见致病菌。药敏的细菌学检查，针对囊性纤维化的Sweat试验、血清免疫球蛋白测定（B淋巴细胞）、淋巴细胞计数和皮肤试验（T淋巴细胞）、白细胞计数和分类（吞噬细胞）、补体成分测定（CH50、C3、C4）。

2. 肺功能检查 1s用力呼出量/用力肺活量比值肺功能损害为渐进性，表现为阻塞性通气障碍，FEV_1、FEV_1/FVC、PEF降低。残气量/肺总量比值残气占肺总量百分比增高。后期可有低氧血症。

3. 胸片 可无异常（占 10%）或肺纹理增多、增粗，排列紊乱。囊状支气管扩张在胸片上可见粗乱肺纹理中有多个不规则蜂窝状（卷发状）阴影，或圆形、卵圆形透明区，甚至出现小液平，多见于肺底或肺门附近。柱状支气管扩张常表现为"轨道征"，即在增多纹理中出现2条平行的线状阴影(中央透明的管状影)。

4. 胸部 HRCT 对支气管扩张显示能力取决于CT扫描方法、扩张支气管的级别及支气管扩张的类型,CT诊断囊状支气管扩张较柱状扩张可靠性更大。支气管扩张的CT表现与支气管扩张类型、有无感染及管腔内有无黏液栓有关。

5. 纤维支气管镜检查 通过纤维支镜可明确扩张、出血和阻塞部位。可进行局部灌洗,取得灌洗液做涂片革兰氏染色或细菌培养,对协助诊断及治疗均有帮助;通过支气管黏膜活检可有助于纤毛功能障碍的诊断。

【诊断与鉴别诊断】

1. 诊断

(1)幼年有诱发支气管扩张的呼吸道感染史,如麻疹、百日咳或流感后肺炎病史或肺结核病史等。

(2)出现长期慢性咳嗽、咳脓痰或反复咯血症状。

(3)体检肺部听诊有固定性、持久不变的湿啰音,杵状指(趾)。

(4)X线检查示肺纹理增多、增粗,排列紊乱,其中可见到卷发状阴影,并发感染出现小液平,CT典型表现为"轨道征"或"戒指征"或"葡萄征"。确诊有赖于胸部 HRCT。怀疑先天因素应做相关检查,如血清 Ig 浓度测定、血清 γ-球蛋白测定、胰腺功能检查、鼻或支气管黏膜活检等。

2. 本病需要与以下疾病鉴别

(1)慢性支气管炎:该疾病易受天气变化影响,常因着凉后急性发作,发作时可闻及双肺干、湿啰音,有咳白痰或脓痰,但无反复咯血病史,CT 检查未见扩张的支气管表现。

(2)肺脓肿:可并发支气管扩张,主要临床表现为咳大量脓痰、高热、咳嗽,急性起病,CT 及 X线检查可见肺组织坏死形成的含气液平的空洞。

(3)肺结核:严重时可有反复咯血症状,常伴随午后潮热、乏力、盗汗、消瘦等症状,好发部位为肺上部,行痰涂片找结核分枝杆菌阳性、PPD试验阳性。

(4)先天性肺囊肿:常无症状,感染后可出现咯血、发热、咳嗽、咳痰等症状,CT 表现为边缘光整圆形或类圆形阴影,多发肺囊肿可呈蜂窝状。

(5)弥漫性泛细支气管炎:多有慢性鼻窦炎病史,该疾病症状同慢性支气管炎,确诊主要依靠病理学证实,CT 检查可见弥漫性的小结节影。类风湿因子、冷凝集试验、抗核抗体检测可阳性。

案例2-31分析总结

1. 52 岁男性患者,反复咳嗽、咳脓痰15年,咯血12年,加重5天,伴呼吸衰竭及循环衰竭。

2. 既往有高血压病史2年,血压最高达180/100mmHg,应用依那普利和拜新同降压,血压控制在130~140/80~90 mmHg。

3. 体征:P 120 次/分,R 35~40 次/分,BP 68/20mmHg,SpO_2 68%,桶状胸,双肺叩诊过清音,听诊双肺呼吸音减弱,双下肺可闻及细湿啰音。

4. 血气分析:pH 7.36,PaO_2 42mmHg,$PaCO_2$ 53mmHg,BE 5.5mmol/L,血乳酸1.7mmol/L(FiO_2 100%)。

血常规:WBC $13.46×10^9$/L,St 82.4%,Hb 82g/L,PLT $76×10^9$/L。

凝血四项:PT 13.6s,APTT 47.9s,FIB 2.05g/L,余未见异常。

肺CT:双肺支气管扩张合并感染,右肺中叶不张,陈旧性肺结核。

临床诊断:①支气管扩张伴咯血;②失血性休克中度贫血;③I 型呼吸衰竭;④高血压病3级高危组;⑤陈旧性肺结核。

【急诊处置】

1. 维持气道通畅,呼吸机纠正呼吸衰竭

咯血窒息的急救处理:对于幼儿及老年患者,极易发生咯血后窒息,可瞬间危及生命,在急诊处置咯血患者时,应以始终保持呼吸道通畅为第一原则,同时进行病因治疗。如出现窒息,应紧急处理,方法如下:

(1)清除积血、吸痰:将患者头部偏向一侧,必要时使患者侧卧,拍打其背部,有利于血块排出,或刺激咽部吐出血块,用纱布将口咽鼻内积血清除,并立即将舌拉出,吸痰管洗干净口腔内容物,为气管插管或气管切开做准备。

(2)如上述办法仍未解除窒息,应紧急气管插管,将有侧孔的吸痰管迅速插入气管内,边进边吸。

(3)保持周围安静,避免刺激,大流量给氧恢复组织供氧,如有心搏、呼吸骤停者应立即给予心肺复苏。

2. 积极抗休克治疗

(1)开放深静脉通道(具体方法详见急诊技能——中心静脉穿刺置管相关内容)。

(2)补液、扩容、输红细胞悬液、新鲜冷冻血浆、防治 DIC 等并发症。

(3)根据 CT 显示病变的范围和咯血量,可选择支气管动脉栓塞止血或外科手术切除病灶止血。

3. 支气管扩张伴肺部感染的处置原则：止咳、化痰、体位引流排痰、支气管舒张药物平喘、抗生素控制感染。

（三）肺结核

案例 2-32

患者，男性，35 岁。以"反复咳嗽、咳痰、午后潮热 3 年，咯血 1 天"为主诉入院。患者于 3 年前无明显诱因出现咳嗽、咳白痰，约 10ml/天，伴午后潮热、盗汗及乏力，无胸闷、胸痛、意识障碍、咯血、气促、畏寒症状，自服"感冒药"后无缓解，就诊于当地医院，诊断为：原发型肺结核右中涂（-）。给予 HRZ 抗结核及对症治疗后好转，其间未复查及继续 HRZ 治疗，偶咳嗽及少许黏液白痰，经对症后好转，持续午后潮热。患者于 1 天前无诱因咯血 9 次，鲜红色，总量约 400ml，无心悸、气短、胸闷、胸痛，急来就诊。

体格检查：T 38.3℃，P 104 次/分，R 19～22 次/分，BP 100/65 mmHg，SpO_2 98%。神志清楚，营养中等，双侧瞳孔等大、正圆，直径 3.0mm，对光反射阳性。胸廓无畸形，双肺叩诊清音。肺肝界于右锁骨中线第 6 肋间。听诊双肺呼吸音粗，右中上肺可闻及细湿啰音。心界无扩大，肺动脉听诊区未闻及 P_2 亢进。腹软，无压痛、反跳痛及肌紧张，肝脾肋下未触及。双下肢无水肿。

既往史及个人史：否认肝炎、高血压病史，否认冠心病、糖尿病病史。否认食物及药物过敏史，出生于原籍，否认曾到过疫区，否认毒物接触史。

实验室及辅助检查：

血气分析：pH 7.35，PaO_2 78mmHg，$PaCO_2$ 45mmHg，BE 2.5mmol/L，血常规：WBC $11.46×10^9$/L，NE 82.4%，Hb 92g/L，PLT $206×10^{12}$/L。

凝血四项：PT 15.2s，APTT 30.8s，FIB 2.05g/L，余未见异常。

胸部 X 线片：右上肺肺结核，右侧少许胸腔积液。

问题：

1. 根据该病例的临床表现，首先应该考虑什么疾病？

2. 在明确疾病诊断之前，应该做哪些实验室检查？

3. 试述急诊应给予哪些处置？

【病因与发病机制】

肺结核（pulmonary tuberculosis）主要致病因素为结核杆菌感染，90% 以上为人型分枝杆菌，我国为高发地区，有高感染率、高患病率、高死亡率及地区患病差异大等特点。我国为结核病的高负担、高危险性国家，该疾病的发病率与地区经济水平有关，亦和免疫缺陷病毒（HIV）感染的流行、人口增长、移民、耐药结核分枝杆菌的增多等有关。基本病理形态是感染后在肺部出现炎性渗出、增生和干酪样坏死，可出现破坏及修复同时进行，三者可同时存在，亦可相互转化。典型的症状有长期午后潮热、咳嗽、咳痰、咯血。结核杆菌可从原发病灶播散至全身各个器官，如肠结核、肾结核、脑结核、结核性心包炎等。

结核杆菌的特性与感染方式：结核分枝杆菌具有多形性、抗酸性、生长缓慢、抵抗力强、菌体结构复杂等特点，可分为人型、牛型、非洲型和鼠型 4 类，依靠患者的痰液排出体外而进行传播，痰液中所带的菌数决定了传染性的大小，咳嗽、喷嚏、大笑、大声谈话是肺结核的主要传播方式，主要通过飞沫途径感染易感人群，使得结核病具有控制难、传染率高、治疗疗程长等特点，因此，结核病同其他传染病相似，控制传染源，切断传播途径和保护易感人群是主要的治疗原则。

【临床表现】

咳嗽、咳痰为肺结核最常见症状，大多数患者咳嗽症状较轻，如无感染时可有少量黏液痰，亦可为干咳。若发展为纤维空洞性肺结核时痰量增多，咳大量脓性痰可考虑合并细菌感染。支气管结核，表现为刺激性咳嗽。肺结核患者约半数左右咯鲜红色血液，出血量因病变累积的血管而定，出血量大（少数患者）时可发生失血性休克。当病变累积胸膜时，患者可出现胸痛，该胸痛可随呼吸及咳嗽加重。如患者出现干酪样肺炎和大量胸腔积液，可伴呼吸困难。

午后潮热为结核感染患者较特异性症状，可伴有乏力、盗汗、食欲减退和体重减轻等症状。育龄女性患者可以有月经失调。

案例 2-32 诊疗思路

根据上述病史特点及体征，考虑呼吸系统出血性疾病：肺结核并咯血？需要进一步做胸部 CT、结核菌素试验、血气分析、痰培养、痰涂片找结核分枝杆菌、血常规、凝血四项、肝肾功能、抗核抗体初筛以明确诊断及评估病情的严重性。

主要检查结果：

血气分析：pH 7.35，PaO_2 78mmHg，$PaCO_2$

45mmHg，BE 2.5mmol/L，血常规：WBC 11.46×10^9/L，NE 82.4%，Hb 92g/L，PLT 206×10^{12}/L。

凝血四项：PT 15.2s，APTT 30.8s，FIB 2.05g/L，余未见异常。

胸部CT：胸廓对称，两肺纹理增多、增粗，右上肺尖段见片状及小结节状密度增高影，边界较清，右侧肺叶内见高密度液体征象，考虑为血液。气管、支气管通畅，纵隔无移位，气管前间隙见肿大淋巴结影，腋窝及胸壁未见异常征象。

诊断考虑：右上肺结核并咯血。

痰涂片找结核分枝杆菌：阳性。

结核菌素试验结果48小时后回报。

【实验室检查】

1. 影像学 影像学是诊断肺结核的重要方法，能确定病变的性质、大小、位置、密度、有无空洞、形态及与周围组织的关系，CT还有助于肺结核分类的诊断，显示出有无肿大的淋巴结。对于大量咯血的患者，行CT血管三维重建，可有效地辨别出血的病变血管，为介入栓塞、穿刺或外科手术切除提供重要的参考依据。

2. 病史及症状体征 患者的病史、症状、体征及接触史对于肺结核的诊断提供了重要的参考意义，因缺乏特异性，单凭某一项不能诊断肺结核，还需影像学或下述诊断条件的支持。

3. 痰液检测 可分为培养法、涂片找结核分枝杆菌、药物敏感性测定、PCR或特异性抗原抗体检测等，痰液检测出结核分枝杆菌是诊断肺结核的主要方法，还能作为制订化疗方案及评估治疗效果的重要依据，其中痰液培养法为"金标准"。痰检为阴性并不能排除肺结核的诊断。

4. 其他 如结核菌素试验、纤维支气管镜检查。

【诊断与鉴别诊断】

1. 诊断

（1）是否有结核接触史，午后潮热、盗汗、消瘦等结核中毒症状具有重要的参考价值。

（2）出现长期慢性咳嗽、咳脓痰或反复咯血症状。

（3）痰液检查：痰涂片、痰培养、药物敏感性测定可找出结核杆菌，或使用PCR、色谱技术找出痰液中的结核杆菌可诊断。

（4）胸部CT：这是目前诊断肺结核最简洁、最重要的方法，可显示出病灶的形态、位置、大小、密度及与邻近组织的关系。肺结核CT检查常见的特征有：小叶中心结节、腺泡结节、树芽征、实变、空洞、

支气管管壁增厚、结核瘤及淋巴结肿大等。

（5）纤维支气管镜检查：镜下表现为黏膜充血、溃疡、增生、糜烂、气道狭窄及瘢痕形成。

（6）结核菌素试验阳性。

2. 本病需要与以下疾病鉴别

（1）肺炎：多由细菌、支原体或衣原体感染形成，呈急性病程，发热温度较肺结核高，咳嗽、咳痰较明显，无结核中毒症状，胸片表现密度较淡且较均匀的片状或斑片状阴影，抗生素治疗有效，经治疗后阴影有明显吸收。

（2）慢性阻塞性肺疾病：为不可逆性通气障碍肺疾病，长期慢性咳嗽、咳痰，少有咯血，急性加重期可以有发热。肺功能检查为阻塞性通气功能障碍。影像表现无肺结核（肺尖及锁骨上下）密度不均匀片状阴影。

（3）支气管扩张：呈慢性病程，长期反复咳嗽、咳痰，多有大量脓痰，并伴有咯血，部分患者以痰中带血首诊。CT典型表现为"轨道征"或"戒指征"或"葡萄征"。

（4）肺癌：好发于40岁以上并长期吸烟患者，主要临床症状为刺激性咳嗽、痰中带血、胸痛和消瘦等。痰内可找到脱落肿瘤细胞，胸部CT可发现高密度病灶，伴边缘毛刺征。行病理检查是鉴别的重要方法。

（5）肺脓肿：主要临床表现为高热、咳嗽及大量脓痰，多为上呼吸道及口腔的定植菌吸入发生的肺部感染，由肺组织坏死形成的含气液平的空洞，白细胞、中性粒细胞及降钙素原明显增高，痰培养可找出病原体，抗生素治疗有效，应注意与空洞型肺结核相鉴别。

案例2-32 分析总结

1. 35岁男性患者，反复咳嗽、咳痰、午后潮热3年，咯血1天，伴盗汗及乏力。

2. 既往曾诊断为原发型肺结核右中涂（－）。给予HRZ抗结核治疗。

3. 体征 T 38.3℃，P 104次/分，右中上肺可闻及细湿啰音。

4. 血常规：WBC 11.46×10^9/L，NE 82.4%，Hb 92g/L。

5. 胸部X线片：右上肺肺结核，右侧少许胸腔积液。

临床诊断：①原发型肺结核，右上涂（＋）咯血；②轻度贫血。

【急诊处置】

1. 一般处置 维护气道通畅、保持周围安静、避免刺激、吸氧、心电监护、卧床休息、空气隔离、

开通静脉通道。

2. 药物治疗 收缩血管药（垂体后叶素）、止血药物（氨甲磺酸、酚磺乙胺）。

3. 完善相关检查

（1）胸部CT：可明确出血的病因，并了解肺内病变的范围，能为下一步治疗提供重要参考。

（2）血常规：评估患者有无贫血。

（3）血型＋交叉配血：为需要输血时做准备。

（4）凝血四项及传染病筛查：了解有无凝血障碍及为术前做准备。

4. 确诊肺结核咯血后的处置

（1）填报传染病卡及结核防治所就诊卡。

（2）行支气管动脉栓塞止血治疗：该方法是目前比较常用的止血方式，主要通过血管腔进行封堵治疗，在DSA机器引导下，导管经股动脉放入，超选置支气管动脉，行造影剂注入后，出血血管可有造影剂溢出征象，给予栓塞剂（明胶海绵颗粒）栓塞该血管，以达到止血的目的及效果。

（3）纤维支气管镜检查并止血。

（四）肺癌

案例 2-33

患者，男性，62岁。以"反复咳嗽、咳痰3个月，咯血3天，加重2小时"为主诉入院。患者于3个月前无明显诱因出现咳嗽、咳白痰，约30ml/d，体温38℃，伴食欲减退，无声音嘶哑、吞咽障碍、胸闷、胸痛、意识障碍、咯血、气促、畏寒症状，自服头孢拉定胶囊2粒 t.i.d，症状无缓解，持续加重，3天前开始出现痰中带血，色淡红，晨起为重，每日咯血量约10ml，未予诊治，2小时前患者运动后咯血3次，呈鲜红色，约300ml/次，伴心悸、气短、乏力及大汗淋漓，体温38.3℃，拨打"120"转运至急诊，近3个月体重减少4kg。

查体：T 38.3℃，P 116次/分，R 21～24次/分，BP 100/60mmHg，SpO_2 98%。神志清楚，营养状况中等，急性面容，贫血貌，双侧瞳孔等大、正圆，直径3.0mm，对光反射阳性。桶状胸，双肺叩诊过清音。肺肝界于右锁骨中线第6肋间。听诊双肺呼吸音粗，右中肺呼吸音减弱，语音震颤增强，双肺未闻及干湿啰音。心界无扩大，肺动脉听诊区未闻及P_2亢进。腹软，无压痛、反跳痛及肌紧张，肝脾肋下未触及。双下肢无水肿。

既往史及个人史：否认肝炎、高血压病史，否认冠心病、糖尿病病史。否认食物及药物过敏史，

出生于原籍，否认曾到过疫区，否认毒物接触史。吸烟40年，约40支/天，否认嗜酒及吸毒史。

实验室及辅助检查：

血气分析：pH 7.37，PaO_2 80mmHg，$PaCO_2$ 30mmHg，BE 1.5mmol/L。

血常规：WBC $9.13×10^9$/L，NE 53.4%，Hb 73g/L，PLT $161×10^9$/L。

凝血四项：PT 13.2s，APTT 23.8s，FIB 1.89g/L，余未见异常。

肺CT：右中肺占位性病变，考虑右肺周围型肺癌。

问题：

1. 试述肺癌的病因。

2. 试述肺癌的临床表现。

3. 该患者应完善哪些辅助检查？

肺癌（lung cancer）为起源于支气管黏膜或腺体的恶性肿瘤，预后较差，主要临床表现为咳嗽、咳痰、咯血、气短、喘鸣、发热、体重下降，并可转移至各个部位及器官引起相应症状，如胸痛、声音嘶哑、吞咽困难、胸腔积液、颅内高压、骨痛、病理性骨折、腹痛及内分泌失调等。该疾病在所有恶性肿瘤性疾病中的发病率及死亡率居全球首位，主要的危险因素为吸烟及空气污染，好发于40岁以上长期重度吸烟者，早期诊断、早期规范治疗可提高生存率，CT为目前早期排查肺癌最简洁的手段，确诊依赖于细胞学及病理学检查。

【病因与发病机制】

目前肺癌的发病机制及病因尚未十分明确，病因考虑主要与下列几点密切相关。

1. 吸烟 包括主动吸烟及被动吸烟，烟内含有苯并芘、尼古丁、亚硝酸和放射元素，可激活致癌基因及使抑癌基因失活，与致癌关系极为密切，多项实验表明，吸烟已成为肺癌的最主要致病因素。

2. 职业致癌因子 长期接触致癌因子人群患肺癌机会较正常人群高3～30倍，吸烟可明显加大患病概率，肺癌亦为职业病中最重要的病种之一。

3. 空气污染 人类的生活、工业、交通等每天必须燃烧大量的燃料，产生多种致癌物质，如3,4-苯并芘、氧化亚砷、放射性物质等，尤其在不完全燃烧时危害更大。

4. 电离辐射 具有高频率、高能量的放射线，能诱发基因突变，使原癌基因活化，抑癌基因失活。

5. 遗传及基因改变 目前该机制尚未十分明确，主要与 *ras* 及 *myc* 两大基因家族有关，当基因发

生改变后，表达出的细胞出现生理功能异常，尤其在外因的刺激下，极容易出现恶性病变。

【临床表现】

肺癌的临床表现较多，主要分为肺内症状及转移至各部位引起的相应症状，该症状的严重程度与肿瘤的大小、数量及生长部位密切相关。肺内的主要临床表现为咳嗽、咳痰、咯血、气短、喘鸣、发热，转移至各个部位及器官可引起：淋巴结肿大、Horner 综合征、胸痛、声音嘶哑、吞咽困难、胸腔积液、颅内高压、骨痛、病理性骨折、腹痛及内分泌失调等。少数患者可无症状，体检发现肺部阴影，进一步检查后确诊肺癌。当肺癌患者出现其他伴随症状时，应警惕是否发生转移。

> **案例 2-33 诊疗思路**
>
> 　　根据上述病史特点及体征，考虑呼吸系统出血性疾病：患者高龄，长期吸烟，且>400 支/年，查体可发现右侧肺部语音震颤增强，根据所提供病史及辅助检查，优先考虑为右侧周围型肺癌伴咯血。
>
> 　　主要检查结果：
>
> 　　肺 CT：右中肺占位性病变，考虑右肺周围型肺癌。

【实验室检查】

1. 影像学检查　CT 扫描是发现肿瘤最重要的方法之一，经增强扫描后更容易显示肿瘤病灶，并且可分辨血管及非血管结构、了解病变组织的供血情况及有无癌栓形成等。中央型肺癌中可见软组织密度肿块影，伴支气管管壁增厚、管腔狭窄。周围型肺癌的肿块可成圆形或不规则形，边缘可见分叶切迹，可见小棘突或短毛刺征。如遇诊断困难，可行分辨率更高的 PET-CT 检查，特异性可达 85%，敏感性可达 90%，但因该检查费用高昂，限制了该检查的临床使用。

2. 肺功能检查　可表现为阻塞性通气障碍及肺气肿，多与患者长期吸烟有关，FEV_1、FEV_1/FVC、PEF 降低。残气量/肺总量比值残气占肺总量百分比增高。后期可有低氧血症。肺功能检查可术前评估患者是否耐受手术的重要依据之一。

3. 肿瘤标志物　发生肺癌时，与肺癌相关肿瘤标志物（CEA、CA-50、CA-125、CA-199）可增高，但缺乏特异性，仅为参考。

4. 痰脱落细胞检查　肿瘤细胞在肺内存在着不断增殖与凋亡，可随着痰液排出体外，收集患者痰液查找恶性肿瘤细胞可为诊断提供重要帮助。

5. 支气管镜检查　诊断率同肿瘤的大小成正比

关系，了解支气管壁内病变的程度及受压迫程度，能行刷检、活检及肺泡灌洗检测提高阳性率，为无创操作，相对安全，检查中可出现喉痉挛、低氧血症、气胸及出血等，须做好应急准备。

6. 穿刺病理活检　为确诊肺癌的重要手段，该检查可了解肺癌的病理分型、免疫组化，并能穿刺肿大的淋巴结以了解有无转移，为拟定手术、化疗、放疗、靶向药物治疗及判断患者的预后提供最重要的参考依据。常在 B 超或 CT 引导下进行，常见的并发症为气胸、血胸。

7. 其他　根据肿瘤的位置、大小及邻近组织，可选择胸腔镜或纵隔镜取病理活检，达到诊断及切除病变的目的。

【诊断与鉴别诊断】

1. 诊断

（1）年龄大于 40 岁，有吸烟、职业致癌因子接触、电离辐射接触等高危因素。

（2）无明显原因地出现刺激性咳嗽，常规治疗无效。

（3）原有的肺部疾病加重，且痰中带血。

（4）痰内可找到脱落肿瘤细胞，纤维支气管镜检查、胸腔积液等行病理检查是诊断的重要方法。

（5）肿瘤标志物，如 CEA、CA-50、CA-125、CA-199 的升高具有重要的参考价值，肺外的体征亦具有重要的参考价值。

（6）胸部 CT：中央型肺癌中可见软组织密度肿块影，伴支气管管壁增厚，管腔狭窄。周围型肺癌的肿块可呈圆形或不规则形，边缘可见分叶切迹，可见小棘突或短毛刺征。

2. 本病需要与以下疾病鉴别

（1）肺脓肿：主要临床表现为咳大量脓痰、高热、咳嗽，急性起病，CT 及 X 线检查可见肺组织坏死形成的含气液平面的空洞。经抗感染治疗后病灶可逐渐吸收，病理学检查可见大量的炎症细胞浸润，未见肿瘤细胞。

（2）肺结核：严重时可有反复咯血症状，常伴随午后潮热、乏力、盗汗、消瘦等症状，好发部位为肺上部，行痰涂片找结核分枝杆菌阳性、PPD 试验或者 T-SPOT-TB 阳性。

（3）其他咯血疾病：如支气管扩张、肺动脉血栓形成等疾病，可有咯血症状，但影像学检查未见肺内占位性病变，行肿瘤标志物检查阴性，痰内未能找到癌细胞。

> **案例 2-33 分析总结**
>
> 　　1. 62 岁男性患者，反复咳嗽、咳痰 3 个月，

咯血3天，加重2小时就诊，伴心悸、气短、乏力及大汗淋漓。

2. 既往有长期吸烟史及消瘦史。

3. 体征 T 38.3℃，P 116次/分，R 21～24次/分，桶状胸，双肺叩诊过清音，听诊双肺呼吸音粗，右中肺呼吸音减弱，语音震颤增强。

血气分析：pH 7.37，PaO_2 80mmHg，$PaCO_2$ 30mmHg，BE 1.5mmol/L，血常规 WBC $9.13×10^9$/L，NE 53.4%，Hb 73g/L，PLT $161×10^9$/L。

凝血四项：PT 13.2s，APTT 23.8s，FIB 1.89g/L，余未见异常。

肺CT：右中肺占位性病变，考虑右肺周围型肺癌。

临床诊断：①右肺周围型肺癌伴咯血；②中度贫血。

【治疗原则】

1. 根据患者病史特点及辅助检查，诊断该疾病并无困难，针对咯血患者，急诊首要处置原则为维护呼吸道通畅及止血治疗，如有循环衰竭或血容量不足，则根据患者的生命体征、心功能、中心静脉压进行综合评估补液量，以及是否使用血管活性药物。

2. 肺癌的治疗 在拟定治疗方案前，应完善相关检查，确定肿瘤的病理类型、大小、有无转移或压迫重要器官，主要的治疗方式有手术治疗、放疗疗法、化学疗法、介入疗法、分子靶向治疗等。

思 考 题

1. 咯血导致的呼吸道梗阻应怎样急救？

2. 咯血常见于哪些疾病？

3. 支气管扩张的病因是什么？

二、消化道出血

目标要求

1. 掌握 上消化道出血与下消化道出血的定义、鉴别诊断及治疗。

2. 熟悉 消化性溃疡出血的定义、鉴别诊断、临床表现、病因、发病机制及治疗原则；食管胃底静脉曲张出血的定义、鉴别诊断、临床表现、病因、发病机制及治疗原则。

3. 了解 消化道出血的病因、发病机制及治疗原则。

（一）概述

消化道以屈氏韧带为界，其上的消化道出血称为上消化道出血（upper gastrointestinal hemorrhage），其下的消化道出血称为下消化道出血（lower gastrointestinal hemorrhage）。消化道急性大量出血，临床表现为呕血、黑粪、血便等，并伴有血容量减少引起的急性周围循环障碍，是临床常见急症，病情严重者，可危及生命。

上消化道疾病及全身性疾病均可引起上消化道出血。通常以下面几种疾病多见：胃、十二指肠溃疡、门静脉高压症、应激性溃疡、急性糜烂出血性胃炎、胃癌、肝内局限性慢性感染、肝肿瘤和肝外伤。

下消化道出血的患病率虽不及上消化道出血高，但临床亦常发生。其中，小肠出血比大肠出血少见，但诊断较为困难。近年来由于检查手段增多及治疗技术的提高，下消化道出血的病因诊断率有了明显提高，急性大出血病死率亦有所下降。引起下消化道出血的疾病中以下几种较为常见：肠道原发疾病、炎症性病变引起出血的感染性肠炎、肠道血管病变、肠壁结构性病变、肛门病变、痔和肛裂。

呕血、黑便是上消化道出血的特征性表现。上消化道大量出血之后，均有黑粪。出血部位在幽门以上者常伴有呕血。若出血量较少、速度慢亦可无呕血。反之，幽门以下出血如出血量大、速度快，可因血反流入胃腔引起恶心、呕吐而表现为呕血。呕血多为棕褐色呈咖啡渣样，如出血量大，未经胃酸充分混合即呕出，则为鲜红或有血块。黑粪呈柏油样，黏稠而发亮。下消化道出血若出血量小，出血速度慢有时也可表现为黑便。血便在上消化道出血与下消化道出血中均存在，当上消化道出血量大，血液在肠内推进快，粪便可呈暗红色甚至鲜红色。下消化道出血绝大多数均表现为血便。

（二）消化性溃疡出血

案例2-34

患者，女性，23岁。反复上腹疼痛5年余，解柏油样便1天入院，无饮酒史、无肝炎病史。

患者于5年前因减肥节食出现空腹后上腹部疼痛，疼痛性质以灼痛为主，进食后疼痛可缓解，疼痛无向他处放射，伴腹胀、反酸、嗳气，无畏寒、发热等不适。1天前患者空腹后再次出现上腹疼痛，疼痛程度较前加重，进食后解柏油样便2次，总量约1200g，伴头晕、乏力、大汗淋漓，无意识障碍，为求诊治遂于当地社区医院门诊就诊，门诊医生予奥美拉唑抑酸、酚磺乙胺止血等对症支持处理后，患者症状无明显缓解，再次解柏油样便1次，量约400g，为求进一步诊治遂于急诊科就诊，急诊科以"上消化道出血"收住院。

体格检查：T 36.8℃，P 110次/分，R 20次/分，BP 88/65 mmHg，SaO₂ 98%，神志清楚，呈贫血貌，口唇、皮肤黏膜苍白，巩膜无黄染，腹平坦，腹肌软，肝脾肋下未触及，全腹未扪及包块，剑突下压痛，无明显反跳痛，肠鸣音亢进，约10次/分，双下肢无水肿。

问题：

1. 根据上述临床特点，首先应该考虑什么疾病？

2. 在明确疾病诊断之前，应该做哪些实验室检查？

3. 诊断明确后，应该怎么进行治疗？

消化性溃疡出血（peptic ulcer bleeding，PUB）是胃、十二指肠局限性圆形或椭圆形的全层黏膜缺损引起基底动脉腐蚀破裂导致的出血，主要由胃、十二指肠溃疡（gastroduodenal ulcer）引起。随着纤维内镜技术的不断完善，新型制酸剂和抗幽门螺杆菌（helicobacter pylori，Hp）药物的应用使得溃疡病诊断和治疗发生了很大改变。

【病因与发病机制】

胃、十二指肠溃疡出血发病是多个因素综合作用的结果。其中最为重要的是胃酸分泌异常、幽门螺杆菌感染和黏膜防御机制的破坏导致胃溃疡形成，当溃疡基底的血管壁被侵蚀导致破裂出血，大多数为动脉出血。引起大出血的十二指肠溃疡通常位于球部后壁，可侵蚀胃、十二指肠动脉或胰、十二指肠上动脉及其分支引起大出血。胃溃疡大出血多数发生在胃小弯，出血源自胃左、右动脉及其分支。十二指肠前壁附近无大血管，故此处的溃疡常无大出血。溃疡基底部的血管侧壁破裂出血不易自行停止，可引发致命的动脉性出血。大出血后血容量减少、血压降低、血流变缓，可在血管破裂处形成血凝块而暂时止血。由于胃肠的蠕动和胃、十二指肠内容物与溃疡病灶的接触，暂时停止的出血有可能再次活动出血，应予高度重视。

【病理】

典型溃疡呈圆形或椭圆形，黏膜缺损深达黏膜肌层。溃疡深而壁硬，呈漏斗状或打洞样，边缘增厚或是充血水肿，基底光滑，表面可覆盖有纤维或脓性呈灰白或灰黄色苔膜。胃溃疡多发生在胃小弯，以胃角最多见，胃窦部与胃体也可见，大弯胃底少见。十二

指肠溃疡主要在球部，发生在球部以下的溃疡称为球后溃疡。球部前后壁或是大、小弯侧同时见到的溃疡称对吻溃疡。

【临床表现】

胃、十二指肠溃疡大出血的临床表现取决于出血量和出血速度。患者的主要症状是呕血和解柏油样黑便，多数患者只有黑便而无呕血，迅猛的出血则为大量呕血与暗红色血便。呕血前常有恶心，便血前后可有心悸、眼前发黑、乏力、全身疲软，甚至出现晕厥。患者过去多有典型溃疡病史，近期可有服用阿司匹林或NSAID药物等情况。如出血速度缓慢则血压、脉搏改变不明显。短期内失血量超过800ml，可出现休克症状。患者焦虑不安、四肢湿冷、脉搏细速、呼吸急促、血压下降。如血细胞比容在30%以下，出血量已超过1000ml。大出血通常指的是每分钟出血量超过1ml且速度较快的出血。患者可呈贫血貌、面色苍白，脉搏增快；腹部体征不明显，腹部稍胀，上腹部可有轻度压痛，肠鸣音亢进。腹痛严重的患者应注意有无伴发溃疡穿孔。大量出血早期，由于血液浓缩，血象变化不大，以后红细胞计数、血红蛋白值、血细胞比容均呈进行性下降。

案例2-34 诊疗思路

根据上述病史特点及体征，考虑十二指肠溃疡并出血可能性大，需要进一步行血常规、胃镜检查以明确诊断。

实验室检查：①大便潜血＋＋＋＋。②血常规检查：WBC 14.32×10⁹/L，N 85.4%，Hb 92g/L，PLT 200×10⁹/L。③凝血四项：PT 15.6s，INR 1.4，FIB 1.2g/L，余未见异常。④传染病筛查未见异常。⑤胃镜：十二指肠球部溃疡A₁期并出血，十二指肠球部可见一形态规则、大小约2cm×2cm类圆形溃疡，可见出血。

【诊断与鉴别诊断】

1. 临床诊断依据 ①典型腹痛病史，胃溃疡常表现为饱食后腹痛，十二指肠溃疡常表现为饥饿后腹痛；②呕血、呕吐咖啡样物、解柏油样黑便，若出血量大可表现为血便；③体格检查剑突下压痛；④辅助检查大便潜血阳性，胃镜可确诊；

2. 本病需要与以下疾病鉴别

（1）胃癌：该病以中老年患者多见，常有胃溃疡病史，常以上腹疼痛、饱胀不适、反酸、嗳气、黑便、呕血为主要表现，查体剑突下多有压痛，胃镜检查可见形态不规则溃疡，一般较大，溃疡底部凹凸不平，苔污秽，边缘呈结节状隆起，行病理活

检时鉴别。

（2）食管胃底静脉曲张破裂出血：患者多以呕血、黑便为主要症状，多数患者病情进展迅速，较消化性溃疡出血量更凶猛，既往常有肝炎、酗酒病史；查体可见慢性病容、皮肤黄染、蜘蛛痣、腹壁静脉曲张、移动性浊音阳性。肝脏CT可见肝硬化，胃镜检查可见食管胃底静脉曲张。

（3）胃泌素瘤：该病是胰腺非B细胞瘤分泌大量胃泌素所致。肿瘤往往很小（＜1cm），生长缓慢，半数为恶性。大量胃泌素可刺激壁细胞增生，分泌大量胃酸，使上消化道经常处于高酸环境，导致胃、十二指肠球部和不典型部位（十二指肠降段、横段甚或空肠近端）发生多发性溃疡。胃泌素瘤与普通消化性溃疡的鉴别要点是该病溃疡发生于不典型部位，具有难治性特点，有过高胃酸分泌（BAO和MAO均明显升高，且BAO/MAO＞60%）及高空腹血清胃泌素（＞200pg/ml，常＞500pg/ml）。

> **案例2-34 分析总结**
>
> 1. 患者年轻女性，无饮酒史，无肝炎病史，基本可排除肝硬化、门静脉高压引起的食管胃底静脉曲张破裂出血，患者典型的饥饿疼痛病史及柏油样便症状可以初步诊断为十二指肠溃疡出血。
>
> 2. 患者大便潜血4＋，可诊断为消化道出血，胃镜检查为诊断消化性溃疡的"金标准"，胃镜检查发现十二指肠球部溃疡并出血，可明确诊断。

【治疗】

治疗原则是补充血容量，防治失血性休克，尽快明确出血部位并采取有效止血措施。

1. 补充血容量，建立可靠畅通的静脉通道，快速滴注平衡盐液，做输血配型试验。同时严密观察血压、脉搏、尿量和周围循环状况，并判断失血量指导补液。失血量达全身总血量的20%时，应输注经乙基淀粉、右旋糖酐或其他血浆代用品，用量在1000ml左右。出血量较大时可输注浓缩红细胞，也可输全血，并维持血细胞比容不低于30%。输入液体中晶体与胶体之比以3∶1为宜。监测生命体征，测定中心静脉压、尿量，维持循环功能稳定和良好呼吸、肾功能十分重要。

2. 留置鼻胃管，用生理盐水冲洗胃腔，清除血凝块，直至胃液变清，持续低负压吸引，动态观察出血情况。可经胃管注入200ml含8mg去甲肾上腺素的生理盐水溶液，每4~6小时一次。

3. 急诊胃镜检查可明确出血病灶，还可同时施

行内镜下电凝、激光灼凝、注射或喷洒药物等局部止血措施。胃镜检查前必须纠正患者的低血容量状态。

4. 止血、制酸、生长抑素等药物的应用经静脉或肌内注射巴曲酶；静脉给予HZ受体拮抗剂（西咪替丁等）或质子泵抑制剂（奥美拉唑等）。

5. 介入治疗　若胃镜及保守治疗无效，可行胃、十二指肠动脉、胃左动脉、肠系膜上动脉造影，明确出血部位后，选择出血责任血管进行栓塞止血治疗。

6. 急症手术止血　多数胃、十二指肠溃疡大出血，可经非手术治疗止血，约10%的患者需急症手术止血。手术指征：①出血速度快，短期内发生休克，或较短时间内（6~8小时）需要输入较大量血液（＞800ml）方能维持血压和血细胞比容者；②年龄在60岁以上伴动脉硬化症者自行止血机会较小，对再出血耐受性差，应及早手术；③近期发生过类似的大出血或合并穿孔或幽门梗阻；④正在进行药物治疗的胃、十二指肠溃疡患者发生大出血，表明溃疡侵蚀性大，非手术治疗难以止血；⑤胃镜检查发现动脉搏动性出血，或溃疡底部血管显露再出血危险很大。急诊手术应争取在出血48小时内进行，反复止血无效，拖延时间越长危险越大。胃溃疡较十二指肠溃疡再出血概率高3倍，应争取及早手术。

（三）食管胃底静脉曲张出血

> **案例2-35**
>
> 患者，男性，42岁。确诊肝硬化2年余，呕血8小时入院，有30余年饮酒史，500~700ml/d。
>
> 患者于2年前体检时发现酒精性肝硬化，行胃镜检查发现食管胃底静脉中度曲张，伴肝功能异常，常有上腹饱胀不适、腹泻等症状，未予系统治疗，8小时前大量酗酒（约600ml"白酒"）后呕吐胃内容物及鲜红色血液，量约2000ml，伴头晕、乏力，一过性意识障碍，由"120"转运中心送至当地医院急诊科，予泮托拉唑抑酸，三腔两囊管压迫后仍呕血不止，于当地医院急诊科再次呕吐鲜血，量约1000ml，急诊科以"上消化道出血"收住院。
>
> 体格检查：T 36.9℃，P 140次/分，R 25次/分，BP 65/35 mmHg，SaO_2 95%，烦躁，呈重度贫血貌，皮肤黏膜苍白，可见"肝掌"，巩膜黄染，腹膨隆，腹肌稍紧，腹壁静脉曲张，蜘蛛痣，肝肋下3cm可触及，质硬，脾大，肋下5cm可触及，全腹均有压痛、反跳痛，以剑突下压痛明显，移动性浊音阳性，肠鸣音亢进，约12次/分，双下

肢轻度水肿。

问题：

1. 根据上述临床表现，最有价值的辅助检查是什么？

2. 消化性溃疡出血与食管胃底静脉曲张破裂出血治疗的区别？

3. 手术治疗食管胃底静脉曲张破裂出血的禁忌证有哪些？

食管胃底静脉曲张出血（esophagogastric variceal bleeding）是门静脉的血流受阻、血液淤滞时，引起门静脉系统压力的增高。当门静脉压力增大至 2.9～4.9 kPa（30～50cmH$_2$O）时，可使门静脉与腔静脉系的胃底、食管下段交通支曲张破裂引发出血。

【病因与发病机制】

门静脉系与腔静脉系之间存在四个交通支。①胃底、食管下段交通支：门静脉血流经胃冠状静脉、胃短静脉，通过食管胃底静脉与奇静脉、半奇静脉的分支吻合，流入上腔静脉。②直肠下端、肛管交通支：门静脉血流经肠系膜下静脉、直肠上静脉与直肠下静脉、肛管静脉吻合，流入下腔静脉。③前腹壁交通支门静脉（左支）的血流经脐旁静脉与腹上深静脉、腹下深静脉吻合，分别流入上、下腔静脉。④腹膜后交通支：在腹膜后，有许多肠系膜上、下静脉分支与下腔静脉分支相互吻合。在这四个交通支中，最主要的是胃底、食管下段交通支。这些交通支在正常情况下都很细小，血流量都很少。当肝脏由于酒精、病毒、药物等因素导致肝细胞损伤，发生变性坏死，进而肝细胞再生和纤维结缔组织增生，肝纤维化形成，最终发展为肝硬化。肝纤维化及再生结节对肝窦及肝静脉的压迫导致门静脉阻力升高，门静脉压力升高时促使门静脉系与腔静脉系之间的四个交通支开放，当门静脉压力增大至 2.9～4.9kPa（30～50cmH$_2$O）时，可引起胃底、食管下段交通支曲张破裂出血。

【病理】

门静脉无瓣膜，其压力通过流入的血量和流出阻力形成并维持，门静脉血流阻力增加，常是门静脉高压症的始动因素。正常时，门静脉、肝动脉小分支分别流入肝窦，它们之间的交通支细而不开放，当出现肝硬化后肝内门静脉通路受阻，门静脉又无静脉瓣，交通支大量开放，并扩张、扭曲形成静脉曲张。在扩张的交通支中最有临床意义的是在食管下段、胃底形成的曲张静脉。它离门静脉主干

和腔静脉最近，压力差最大，因而受门静脉高压的影响也最早、最显著。肝硬化患者常有胃酸反流，腐蚀食管下段黏膜引起反流性食管炎，或因坚硬粗糙食物的机械性损伤，以及咳嗽、呕吐、用力排便、负重等使腹腔内压突然升高，可引起曲张静脉的破裂，导致致命性的大出血。

【临床表现】

曲张的食管、胃底静脉一旦破裂，立刻发生急性大出血，呕吐鲜红色血液。由于肝功能损害引起凝血功能障碍，又因脾功能亢进引起血小板减少，因此出血不易自止。由于大出血引起肝组织严重缺氧，容易导致肝昏迷。通常还可伴随脾肿大、脾功能亢进、腹水或非特异性全身症状（如疲乏、嗜睡、厌食）。还可有慢性肝病的其他征象如蜘蛛痣、肝掌、男性乳房发育、睾丸萎缩等。

案例 2-35 诊疗思路

根据上述病史特点及体征，考虑食管胃底静脉曲张出血可能性大，需要进一步行胃镜检查以明确诊断。

主要检查结果：胃镜检查，食管可见 3 条重度曲张静脉，呈红色征，其中两条喷射样出血，胃底可见中度曲张静脉团。

【实验室检查】

1. 呕吐物潜血　＋～＋＋＋＋。

2. 血常规　主要以红细胞计数、血红蛋白定量及红细胞压积减少为主，但急性出血早期由于血液浓缩可出现一过性三系（红细胞计数、白细胞计数及血小板计数）增高，出血 3～4 小时后可出现三系的减少。

3. 凝血四项　少量出血时凝血功能可无明显变化；严重出血可因凝血因子丢失出现凝血功能障碍，如凝血酶原时间（PT）、活化部分凝血活酶时间（APTT）延长及纤维蛋白原定量（FIB）下降。

4. 肝功能　肝硬化患者常合并有肝功能异常，如转氨酶及胆红素升高、血清白蛋白含量降低。

5. 上腹部 CT 检查　多可发现肝硬化典型征象，如肝脏缩小、肝裂增宽、脾脏增大、食管胃底静脉曲张、腹水等。

6. 胃镜　可发现肝硬化门脉高压相关表现，如食管胃底静脉曲张、门脉高压性胃病等典型表现。

【诊断与鉴别诊断】

1. 临床诊断依据　①呕血、黑便或暗红色血便为主要症状，病情进展迅速，出血量凶猛；②多

有长年饮酒的病史或长年乙肝、丙肝病史；③体格检查，可见"肝掌""蜘蛛痣""腹壁静脉曲张"；④肝脏彩超、CT 可见肝硬化影像学改变；⑤胃镜检查可确诊。

2. 本病需要与以下疾病鉴别

（1）贲门撕裂综合征合并出血：该病患者既往多体健，常在剧烈呕吐后诱发，先呕吐胃内容物，再呕吐鲜血，行胃镜检查见贲门黏膜撕裂征象可鉴别。

（2）消化道溃疡合并出血：患者多有上腹部疼痛、饱胀不适病史，疼痛与饮食关系密切，可在空腹及饱腹后诱发，行胃镜检查可鉴别。

> **案例 2-35 分析总结**
>
> 1. 患者为中年男性，长年饮酒史、既往已诊断酒精性肝硬化、食管胃底静脉曲张，本次入院呕血量大，病情进展迅速，基本符合食管胃底静脉曲张出血的临床特点。
>
> 2. 结合患者典型的"肝掌""蜘蛛痣""腹壁静脉曲张"等肝硬化体征及急诊胃镜检查，可明确诊断。

【治疗】

主要是预防和控制食管胃底曲张静脉破裂出血。

为了提高食管胃底曲张静脉破裂出血的治疗效果，应根据患者的具体情况，采用药物、内镜、介入放射学和外科手术的综合性治疗措施。其中手术治疗应强调有效性、合理性和安全性，并应正确掌握手术适应证和手术时机。在抢救治疗中又必须分别对待下列两类不同的大出血患者：

1. 对于有黄疸、大量腹水、肝功能严重受损的患者（Child-Pugh C 级）发生大出血，如果进行外科手术，死亡率可高达 60%～70%。对这类患者应尽量采用非手术疗法，重点是输血、注射垂体加压素及应用三腔两囊管压迫止血。

非手术治疗食管胃底曲张静脉破裂出血，尤其是对肝功能储备 Child-Pugh C 级的患者，尽可能采用非手术治疗。

（1）建立有效的静脉通道，扩充血容量，采取措施监测患者生命体征。但应避免过量扩容，防止门静脉压力反跳性增加而引起再出血。

（2）药物止血：首选血管收缩药或与血管扩张药硝酸酯类合用。①三甘氨酰赖氨酸加压素（特立加压素 terlipressin，glypressin）：常用量为 1～2mg，静脉滴注，每 6 小时 1 次。②生长抑素（somatostatin）和它的八肽衍生物奥曲肽（octreotide）：生长抑素首次用剂量 250μg 静脉推注，以后每小时 250μg 静脉持续点滴。奥曲肽首次用剂量 50μg 静脉推注，以后每小时 25～50μg 静脉滴注。推荐 5 天药物治疗。药物治疗的早期再出血率较高，必须采取进一步的措施防止再出血。③垂体后叶素（hypophysoma）：垂体后叶素 0.2～0.4U/min 持续静脉泵入，最高可加至 0.8U/min，治疗时应根据患者的心血管疾病情况及对药物的反应联合静脉输入硝酸酯类药物，并保证收缩压＞90mmHg。

（3）内镜治疗：经内镜将硬化剂（国内多选用鱼肝油酸钠）直接注射到曲张静脉腔内（EVS），使曲张静脉闭塞，其黏膜下组织硬化，以治疗食管静脉曲张出血和预防再出血。对于急性出血的疗效与药物治疗相似，长期疗效优于血管加压素和生长抑素。主要并发症是食管溃疡、狭窄或穿孔。食管穿孔是最严重的并发症，比硬化剂注射疗法（EVS）操作相对简单和安全的是经内镜食管曲张静脉套扎术（EVL）。方法是经内镜将要结扎的曲张静脉吸入到结扎器中，用橡皮圈套扎在曲张静脉基底部。在急性出血期间，在掌握经内镜治疗的时机方面尚有不同意见，但目前公认这是控制急性出血的首选方法，成功率可达 80%～100%。硬化剂注射疗法和套扎对胃底曲张静脉破裂出血无效。EVS 和 EVL 需多次进行。EVL 术后坏死脱痂时间为 7～15 日，有发生大出血的危险，可行再次 EVL 或 EVS，时间以术后 10～15 日为宜。

（4）三腔两囊管压迫止血：原理是利用充气的气囊分别压迫胃底和食管下段的曲张静脉，以达止血目的。

（5）经颈静脉肝内门体分流术（transjugular intrahepatic portosystemic shunt，TIPS）：是采用介入放射方法，经颈静脉途径在肝内肝静脉与门静脉主要分支间建立通道，置入支架以实现门体分流，TIPS 的内支撑管的直径为 8～12mm，TIPS 可明显降低门静脉压力，一般可降低至原来压力的一半，能治疗急性出血和预防复发出血。其主要问题是支撑管可引起进行性狭窄和并发肝衰竭（5%～10%）、肝性脑病（20%～40%）。目前 TIPS 的主要适应证是药物和内镜治疗无效、肝功能差的曲张静脉破裂出血患者和用于等待行肝移植的患者。

2. 对于没有黄疸、没有明显腹水的患者（Child-Pugh A、B 级）发生大出血，应争取即时或经短时间准备后即行手术。应该认识到，食管胃底曲张静脉一旦破裂引起出血，就会有很大可能反复出血，而每次出血必将给肝脏带来损害。积极采取手术止血，不但可以防止再出血，而且是预防发生肝昏迷的有效措施。手术治疗主要分为两类：一类是通过各种不同的分流手术，来降低门静脉压力；另一类是阻断门奇静脉间的反常血流，达到止血的目的。

（四）下消化道出血

> **案例 2-36**
>
> 患者，男性，17 岁。反复血便 3 年，再发加重 1 小时。
>
> 患者于 3 年前无明显诱因反复出现鲜红色血便，每次量为 300～500ml，伴头晕、乏力，无意识障碍。于当地医院行胃镜、肠镜、胶囊镜、全腹 CT 平扫＋增强均未发现出血灶，予禁食、抑酸、止血等对症处理后出血可停止。1 小时前患者再次解鲜红色血便，量约 1500ml，伴头晕、乏力、大汗淋漓，无意识障碍，由转运中心送至我院急诊科就诊，急诊科以"下消化道出血"收住院。
>
> 体格检查：T 36.5℃，P 135 次/分，R 23 次/分，BP 70/45 mmHg，SaO$_2$ 98%，神志清楚，呈重度贫血貌，皮肤黏膜苍白，巩膜无黄染，可见"肝掌"，腹平坦，腹肌软，未见腹壁静脉曲张、蜘蛛痣，肝脾肋下未触及。左腹轻压痛，无反跳痛，余腹无压痛及反跳痛，移动性浊音阴性，肠鸣音亢进，约 9 次/分，双下肢轻度水肿。
>
> **问题：**
>
> 1. 上消化道出血与下消化道出血的诊断如何鉴别？
>
> 2. 针对该患者，目前最重要的治疗是什么？
>
> 3. 当患者病情逐渐平稳，下一步的检查应是什么？

下消化道大出血（lower gastrointestinal hemorrhage）又称急性下消化道出血（acute lower gastrointestinal hemorrhage），95%来自结肠。鲜血进入肠道与肠内容混合呈棕色，表示出血量少，多来自肛管、直肠或乙状结肠，可在门诊检查。大出血多见于老年患者。因消化道出血住院的患者中，下消化道出血占 1/4。

【病因与发病机制】

屈氏韧带以下的消化道病变均可能引起下消化道出血，引起下消化道出血的病因主要有以下几种。

1. 肠道原发疾病

（1）肿瘤和息肉：恶性肿瘤有癌、类癌、恶性淋巴瘤、平滑肌肉瘤、纤维肉瘤、神经纤维肉瘤等；良性肿瘤有平滑肌瘤、脂肪瘤、血管瘤、神经纤维瘤、囊性淋巴管瘤、黏液瘤等。这些肿瘤以癌最常见，多发生于大肠；其他肿瘤少见，多发生于小肠。

息肉多见于大肠，主要是腺瘤性息肉，还有幼年性息肉及幼年性息肉病及 Peutz-Jeghers 综合征（又称黑斑息肉综合征）。

（2）炎症性病变引起出血的感染性肠炎有肠结核、肠伤寒、菌痢及其他细菌性肠炎等；寄生虫感染有阿米巴、血吸虫、蓝氏贾第鞭毛虫所致的肠炎，由大量钩虫或鞭虫感染所引起的下消化道大出血国内亦有报道。非特异性肠炎有溃疡性结肠炎、克罗恩病、结肠非特异性孤立溃疡等。此外，还有抗生素相关性肠炎、坏死性小肠炎、缺血性肠炎、放射性肠炎等。

（3）血管病变如血管瘤、毛细血管扩张症、血管畸形（其中结肠血管扩张常见于老年人，为后天获得，常位于盲肠和右半结肠，可发生大出血）、静脉曲张（注意门静脉高压所引起的罕见部位静脉曲张出血可位于直肠、结肠和回肠末段）。

（4）肠壁结构性病变如憩室（其中小肠 Meckel 憩室出血不少见）、肠重复畸形、肠气囊肿病（多见于高原居民）、肠套叠等。

（5）肛门病变痔和肛裂。

2. 全身疾病累及肠道

白血病和出血性疾病；风湿性疾病如系统性红斑狼疮、结节性多动脉炎、Behcet 病等；淋巴瘤；尿毒症性肠炎。

腹腔邻近脏器恶性肿瘤浸润或脓肿破裂侵入肠腔可引起出血。

据统计，引起下消化道出血的最常见原因为大肠癌和大肠息肉，肠道炎症性病变次之，其中肠伤寒、肠结核、溃疡性结肠炎、克罗恩病和坏死性小肠炎有时可发生大量出血。不明原因出血虽然少见，但诊断困难，应予注意。

> **案例 2-36 诊疗思路**
>
> 根据上述病史特点及体征，考虑下消化道出血，患者进一步的肠镜、小肠镜或消化道血管造影可明确诊断。
>
> 主要检查结果：急诊胃镜及结肠镜示：胃、十二指肠未见明显异常，空肠下段积血，未见明确出血灶。急诊消化道动脉造影：肠系膜上动脉供应空肠下段分支出血，如图 2-12 所示。

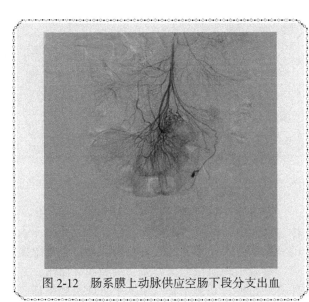

图 2-12　肠系膜上动脉供应空肠下段分支出血

【实验室检查】

1. 血常规　WBC 17.62×10^9/L，N 82.6%，Hb 45g/L，PLT 35×10^9/L。

2. 凝血四项　PT 14.6s，INR 1.4，FIB 1.6g/L，余未见异常。

3. 急诊胃镜及肠镜　胃、十二指肠未见明显异常，空肠下段积血，未见明确出血灶。

4. 急诊消化道动脉造影　肠系膜上动脉供应空肠下段分支出血。

【诊断与鉴别诊断】

1. 临床诊断依据　①主要临床表现为血便；②体格检查有时可触及中下腹压痛，若合并原发性肠道肿瘤可扪及腹部肿块；③胃镜结果阳性可间接诊断下消化道出血；④小肠镜、结肠镜可发现出血灶；⑤正在出血时行肠道血管造影及全腹部增强CT可发现出血点。

2. 鉴别诊断　上消化道出血：该病多由胃、十二指肠溃疡、食管胃底静脉曲张出血引起，临床表现多为呕血、黑便，若出血量大，可出现解暗红色血便，行胃镜检查可鉴别。

案例 2-36 分析总结

1. 患者年轻男性，通过典型的血便史及左中腹查体可基本明确诊断为屈氏韧带以下消化道出血，但上消化道出血凶猛时也可表现为血便，所以需要进一步行胃镜、肠镜检查鉴别及确诊，因小肠镜检查在多数医院无法开展，通过增强CT造影及DSA下动脉造影也是诊断下消化道出血的方法。

2. 患者行胃镜及结肠镜检查均未发现明确出血灶，可基本判断出血位于空肠段，若有条件

行小肠镜检查可进一步明确出血部位，该患者通过消化道动脉造影明确发现空肠段的造影剂溢出，也可确诊为空肠出血。

【治疗】

下消化道出血主要是病因治疗，大出血时应积极抢救。

1. 一般急救措施及补充血容量　详见上消化道出血的治疗。

2. 止血治疗

（1）凝血酶保留灌肠有时对左半结肠出血有效。

（2）内镜下止血急诊结肠镜检查如能发现出血病灶，可试行内镜下止血。

（3）血管活性药物应用血管加压素、生长抑素静脉滴注可能有一定作用。如做动脉造影，可在造影完成后动脉输注血管加压素 0.1～0.4U/min，对右半结肠及小肠出血止血效果优于静脉给药。

（4）动脉栓塞治疗对动脉造影后动脉输注血管加压素无效病例，可做超选择性插管，在出血灶注入栓塞剂。本法的主要缺点是可能引起肠梗死，拟进行肠段手术切除的病例，可作为暂时止血用。

（5）紧急手术治疗：经内科保守治疗仍出血不止危及生命，无论出血病变是否确诊，均是紧急手术的指征。

3. 病因治疗　针对不同病因选择药物治疗、内镜治疗、择期外科手术治疗。

思　考　题

1. 食管胃底静脉曲张出血的发病机制是什么？

2. 消化道出血合并失血性休克时的治疗原则是什么？

3. 下消化道出血的诊断流程及标准是什么？

4. 下消化道出血的病因是什么？

5. 十二指肠溃疡与胃溃疡临床表现的区别有哪些？

6. 消化道溃疡出血有哪些临床表现？如何治疗？

三、血　尿

目标要求

1. 掌握　血尿的定义和病因。
2. 熟悉　血尿的临床表现。
3. 了解　血尿的治疗原则。

（一）概述

血尿（hematuria）包括镜下血尿和肉眼血尿，前者是指尿色正常，须经显微镜检查方能确定，通过离心沉淀后的尿液镜检每高倍视野≥3个红细胞。原因有肾脏疾病及泌尿系炎症、结核、结石、肿瘤、外伤和药物所致等，对机体影响甚为悬殊。轻者仅镜下发现红细胞增多，称为镜下血尿；重者外观呈洗肉水样或含有血凝块，称为肉眼血尿，通常每升尿液中有1ml血液时即肉眼可见，尿呈红色或呈洗肉水样。95%以上的血尿是泌尿系本身疾病所致，其中以肾小球疾病（急性肾炎、急进性肾炎、膜增殖性肾炎、系膜增生性肾炎、局灶性肾小球硬化症等）、肾囊肿、结石（肾、输尿管、膀胱、尿道结石）、前列腺增生、尿路感染性疾病（结核、肾盂肾炎、膀胱尿道炎、前列腺炎）及肿瘤（肾、输尿管、膀胱、前列腺肿瘤）最为多见，其他如凝血异常的疾病（特发性或药物性血小板减少、血友病、坏血病等）、全身性疾病（再生障碍性贫血、白血病、系统性红斑狼疮、皮肌炎、钩端螺旋体病、流行性出血热等）也可引起血尿。

（二）肾小球肾炎血尿

案例2-37

患者，男性，11岁，以"颜面部、双眼睑水肿6天，血尿3天"为主诉入院。患儿于6天前无明显诱因出现颜面部及双眼睑水肿，以晨起时明显，无发热、咳嗽，无皮肤化脓、感染，无鼻塞、流涕，无呕吐、腹泻，无腹胀、尿少。无泡沫尿、肉眼血尿，无烦躁不安，无头痛、头晕，无皮下出血点，无关节红肿，家属未予重视，故未予特殊处理。3天前患儿水肿较前明显，逐渐蔓延至腹部及双下肢，其水肿呈轻度非凹陷性，伴有血尿，量多，时解浓茶样尿，无血压升高，无尿急、尿频及尿痛，无泡沫尿，无血便，无牙龈出血，无呕血等情况。就诊于当地医院，诊断为"水肿查因：急性肾小球肾炎？"静脉予哌拉西林舒巴坦钠注射治疗2天后，患儿水肿症状较前明显减轻，其家长为求进一步治疗来本院门诊就诊。

查体：T 37℃，R 24次/分，P 90次/分，BP 90/60mmHg，神志清楚，精神尚可，全身浅表淋巴结未触及肿大，双眼睑及颜面部水肿，压之无凹陷，咽无充血，双侧扁桃体Ⅱ度肿大，双肺呼吸音清，未闻及干、湿啰音，心脏听诊律齐，心音有力，无杂音，腹部稍膨隆，腹围50cm，肝脾肋下未触及，移动性浊音阳性，双肾区无叩击痛，双下肢呈轻度非凹陷性水肿。神经系统检查未见阳性体征。

辅助检查：

尿常规：隐血3＋，尿蛋白2＋，白细胞2＋。

血常规：WBC $11.5×10^{12}/L$，HGB 129g/L，N 55.8%，L 23.5%。

问题：

1. 根据上述临床特点，考虑什么疾病？
2. 试述应完善哪些辅助检查。
3. 如何治疗该患儿？

急性肾小球肾炎（acute glomerulonephritis）简称急性肾炎，是以急性肾炎综合征为主要临床表现的一组疾病，是常见的肾脏疾病，其特点为急性起病，患者出现血尿、蛋白尿、水肿和高血压，并可伴有一过性肾功能不全。多见于链球菌感染后，而其他细菌、病毒及寄生虫感染亦可引起。血尿只是急性肾炎的表现之一。

【病因与发病机制】

本病常因β-溶血性链球菌"致肾炎菌株"（常见为A组12型等）感染所致，常见于上呼吸道感染（多为扁桃体炎）、猩红热、皮肤感染（多为脓疱疮）等链球菌感染后。感染的严重程度与急性肾炎的发生和病变轻重并不完全一致。本病主要是由感染所诱发的免疫反应引起，链球菌的胞质成分（内链素，endostreptosin）或分泌蛋白（外毒素B及其酶原前体）可能为主要致病抗原，导致免疫反应后可通过循环免疫复合物沉积于肾小球致病，或种植于肾小球的抗原与循环中的特异抗体相结合形成原位免疫复合物而致病。自身免疫反应也可能参与了发病机制。肾小球内的免疫复合物激活补体，导致肾小球内皮及系膜细胞增生，并可吸引中性粒细胞及单核细胞浸润，导致肾脏病变。

【临床表现】

1. 尿异常　几乎全部患者均有肾小球源性血尿，约30%的患者可有肉眼血尿，常为起病首发症状和患者就诊原因。可伴有轻、中度蛋白尿，少数患者（<20%患者）可呈肾病综合征范围的大量蛋白尿。尿沉渣除红细胞外，早期尚可见白细胞和上皮细胞稍增多，并可有颗粒管型和红细胞管型等。

2. 水肿（edema）　80%以上的患者有水肿，常为起病的初发表现，典型表现为晨起眼睑水肿或伴有下肢轻度可凹性水肿，少数严重者可波及全身。

3. 高血压（hypertension）　约80%的患者出现一过性轻、中度高血压，常与其钠水潴留有关，利尿后血压可逐渐恢复正常。少数患者可出现严重高血压，甚至高血压脑病。

4. 肾功能异常　患者起病早期可因肾小球滤过

率（glomerular filtration rate，GFR）下降、钠水潴留而尿量减少（常在 400～700ml/d），少数患者甚至少尿（<400ml/d）。肾功能可一过性受损，表现为轻度氮质血症。多于 1～2 周后尿量渐增，肾功能于利尿后数日可逐渐恢复正常。仅有极少数患者可表现为急性肾衰竭，易与急进性肾炎相混淆。

5. 充血性心力衰竭 常发生在急性肾炎综合征期，钠水严重潴留和高血压为重要的诱发因素。患者可有颈静脉怒张，奔马律和肺水肿症状，常需紧急处理。老年患者发生率较高（可达 40%），儿童患者少见（<5%）。

> **案例 2-37 诊疗思路**
> 　　根据上述病史特点及检查，考虑急性肾小球肾炎，需要进一步做肾功能、尿成分分析、24 小时蛋白尿、抗核抗体谱、胸腹腔超声、泌尿系彩超、肾穿刺活检术等检查，以明确诊断。
> 　　主要检查结果：尿成分分析示畸形红细胞。补体 C3 0.6g/L。胸腹腔超声示有积液。泌尿系彩超未见结石。肾功能、传染病筛查、抗核抗体谱未见异常。

【实验室检查】

1. 尿液检查

（1）血尿：几乎全部患者都有肾小球源性血尿，约 30% 患者为肉眼血尿。

（2）蛋白尿（proteinuria）：常为轻、中度蛋白尿，24 小时蛋白定量<3g，且多为非选择性的蛋白尿，少数患者（<20% 患者）可呈大量蛋白尿（24 小时蛋白定量>3.5g）。

（3）尿沉渣检查：可见多形性红细胞（占 80% 以上），每个高倍镜视野至少有 10 个以上红细胞，早期可见白细胞和肾小管上皮细胞稍增多，并可见颗粒管型和红细胞管型等。尿液改变较其他临床表现恢复得慢，常迁延数月。大多数儿童、约半数成人患者蛋白尿在 4～6 个月后消失，少数延至 1 年，而少数镜下血尿可延至 1～2 年。

2. 血液检查 ①大约一半患者血红蛋白及红细胞数降低，呈轻度贫血，但严重贫血者少见，利尿消肿后血红蛋白即恢复正常；②感染未愈时，白细胞总数及中性粒细胞常增高；③红细胞沉降率增快，一般在 30～60mm/h，随着急性期缓解，红细胞沉降率逐渐恢复正常。

3. 免疫学检查 起病初期血清补体 C3 及总补体（CH50）活性下降，8 周内逐渐恢复正常，此对诊断本病意义很大。在使用青霉素前，70%～80% 急性肾炎患者出现 ASO 阳性，于链球菌感染后 3 周滴度上升，3～5 周达高峰，之后逐渐下降，约 50% 的患者在 6 个月内恢复正常。部分病例循环免疫复合物（CIC）及血清冷球蛋白可呈阳性。

4. 肾功能检查 患者起病早期可因肾小球滤过率下降、钠水潴留而尿量减少（常在 400～700ml/d），少数患者甚至少尿（<400ml/d）。肾功能呈一过性受损，患者血肌酐、尿素氮升高。表现为轻度氮质血症，多于 1～2 周后随着利尿后尿量渐增肾功能逐渐恢复正常。仅有少数患者可表现为急性肾衰竭，易与急进性肾小球肾炎相混淆。

5. 影像学 泌尿系 B 超观察肾脏大小有助于判断肾病的进程；胸片和超声学检查有助于发现胸腔积液和腹水等。

6. 肾穿刺活检 病变类型为毛细血管内增生性肾炎，以肾小球中内皮及系膜细胞增生为主，早期可有中性粒细胞和单核细胞的浸润。免疫病理检查可见 IgG 及 C3 沉积于系膜区与毛细血管壁，电镜下可见上皮下驼峰状电子致密物沉积。

【诊断与鉴别诊断】

1. 临床诊断依据

（1）链球菌感染后的急性肾小球肾炎：病前有感染史，经 1～3 周潜伏期后出现肉眼血尿、蛋白尿、尿量减少、水肿等，也有出现一过性高血压。证实有溶血性链球菌（或其他病原菌、病毒）感染史（血中抗溶血性链球菌"O"滴定度增高，或去氧核糖核酸酶 B 增加）。血清补体（CH50、C3、C4、C3a、C3NeF）可见一过性降低（但 5%～6% 的患者示正常值）。肾活检电镜检查，在肾小球基膜可见致密块状驼峰样物存在。

（2）非链球菌感染后的急性肾小球肾炎：病因及起病时期不明。多有镜下血尿（红细胞>10～20 个/高倍视野），而较少伴有水肿、少尿、高血压。伴蛋白尿。

2. 鉴别诊断

（1）慢性肾炎急性发作：大多数慢性肾炎，往往隐匿起病，急性发作常继发于急性感染后，前驱期往往较短，1～2 日即出现水肿、少尿、氮质血症等症状，严重者尚可能伴有贫血、高血压、肾功能持续不好转，平时可能伴有夜尿增多，尿比重常低或固定低比重尿。

（2）急进性肾炎：起病初与急性肾炎难鉴别；本病在数周内进行性肾功能不全可帮助鉴别，必要时采用肾穿刺病理检查，如表现为新月体肾炎可资鉴别。

（3）急性尿路感染：尿常规可出现红细胞，但常伴白细胞及脓细胞，部分患者有发热及尿路刺激征，中段尿培养可确诊，常伴补体正常。

（4）膜增生性肾炎：常以急性肾炎起病，但常常蛋白尿明显，血清补体持续下降（大于8周），疾病恢复不及急性肾炎好，必要时予肾穿刺活检明确诊断。

（5）IgA肾病：主要以反复发作性血尿为主要表现，ASO、C3往往正常，肾活检可以明确诊断。

（6）继发性肾炎：如低敏性紫癜肾炎、狼疮性肾炎、乙型肝炎病毒相关肾炎等。

案例 2-37 分析总结

患者为儿童，急性起病，以水肿及血尿为首发症状。体格检查：查体双侧扁桃体Ⅱ度肿大，腹部稍膨隆，腹围50cm，移动性浊音阳性，双肾区无叩击痛，双下肢呈轻度非凹陷性水肿。辅助检查：尿常规：隐血3＋，尿蛋白2＋，白细胞2＋。血常规：WBC $11.5×10^{12}$/L，HGB 129g/L，N 55.8%，L 23.5%。尿成分分析示畸形红蛋白。补体C3 0.6g/L。胸腹腔超声示有积液。经抗感染治疗症状缓解，考虑急性肾小球肾炎。当然明确诊断尚需行肾穿刺活检。

【治疗】

1. 一般治疗　急性期应卧床休息，待肉眼血尿消失、水肿消退及血压恢复正常后逐步增加活动量。急性期应予低盐（每日3g以下）饮食。肾功能正常者不需要限制蛋白质摄入量，肾功能不全时可考虑限制蛋白质摄入，明显少尿者应注意控制液体输入量。

2. 治疗感染症灶　由于本病主要为链球菌感染后造成的免疫反应所致，急性肾炎发作时感染灶多数已经得到控制，往往注射青霉素10天左右，其使用的必要性现有争议。对于反复发作的慢性扁桃体炎，待病情稳定后可考虑做扁桃体摘除，术前、术后2周注射青霉素。

3. 对症治疗　包括利尿消肿、降血压、预防心脑并发症的发生。休息、低盐和利尿后高压控制不满意时，可加用降压药。

4. 透析治疗　少数发生急性肾衰竭而有透析指征患者，应及时给予透析治疗以帮助患者度过急性期。

5. 血尿的治疗　该类疾病患者出现血尿主要由于急性肾小球肾炎引起肾小球基底膜的损伤，肾小球滤过率增加所致，治疗上予积极治疗原发病，血尿可逐渐改善，如合并贫血，血红蛋白低于70g/L时，可予适当输注红细胞悬液。

【预后】

绝大多数患者在1～3周内出现利尿、消肿、降压，尿化验也常随之好转，肾脏病理检查大部分恢复正常或遗留系膜细胞增生，但少量镜下血尿及微量尿

蛋白有时可延半年至一年才消失。

（三）膀胱癌血尿

案例 2-38

患者，男性，63岁。以"解肉眼血尿7天"为主诉入院。患者于7天前无明显诱因出现血尿，表现为全程血尿，以起始段明显，无凝血块，无尿频、尿急、尿痛，腰痛，呈酸痛感，无畏寒、发热，无头晕、头痛，无恶心、呕吐，无乏力、盗汗、午后低热，无腹胀、腹痛等症状。于外院门诊就诊，查彩超示：①膀胱壁增厚、毛糙，膀胱右侧壁混合型包块（性质待查）建议进一步检查；②前列腺肥大并钙化。予口服药物治疗（具体不详）后血尿明显减轻。今患者为求进一步治疗，来本院就诊。

查体：T 36.7℃，P 72次/分，R 15次/分，BP 124/70mmHg，神志清楚，心肺未见明显异常。双肾肋下未触及，双肾区无压痛及叩击痛。双侧季肋点、肋脊角、肋腰角无压痛。双侧输尿管行程区无压痛。膀胱区不胀，无压痛及叩击痛。阴茎未见异常，尿道外口未见狭窄，双侧阴囊内可扪及睾丸，睾丸附睾大小形态正常。肛门形态正常，黏膜正常，未见外痔及赘生物。

辅助检查：尿液分析示PRO 3＋，BLD 3＋，RBC 775/μl，WBC 102/μl，BACT 192/μl。

问题：

1. 根据上述临床特点，考虑什么疾病？

2. 该患者应完善哪些辅助检查？如何治疗？

膀胱癌（bladder carcinoma）是指发生在膀胱黏膜上的恶性肿瘤，是泌尿系统最常见的恶性肿瘤，占我国泌尿生殖系肿瘤发病率的第一位。膀胱癌可发生于任何年龄，甚至于儿童。其发病率随年龄增长而增加，高发年龄为50～70岁。绝大多数肿瘤来自上皮组织，其中90%以上为移行上皮肿瘤。膀胱癌血尿只是其表现之一。

【病因】

引起膀胱肿瘤的病因有很多，与发病相关的危险因素如下：

1. 长期接触某些致癌物质的职业人员，如染料、纺织、皮革、橡胶、塑料等，发生膀胱癌的危险性显著增加。现已肯定的主要致癌物质时联苯胺、β-萘胺、4-氨基双联苯等。潜伏期长，可达30～50年。对致癌物质的易感性个体差异极大。

2. 吸烟是重要的致癌因素，约1/3膀胱癌与吸烟

有关。吸烟者患膀胱癌的危险性是不吸烟者的 4 倍。可能与香烟含有多种芳香胺的衍生物致癌有关。

3. 膀胱慢性感染与异物长期刺激会增加发生膀胱癌的危险，如膀胱结石、膀胱憩室、埃及血吸虫膀胱炎或留置导尿管等容易诱发膀胱癌，以鳞癌多见。

4. 其他　研究资料显示，多数膀胱癌是由于癌基因的激活和抑癌基因的缺失等诱导形成，使移行上皮的基因组发生多处改变，导致细胞不能凋亡、无限增殖、DNA 复制错误，最后形成癌。如长期大量服镇痛药含非那西丁、食物中或由肠道菌作用产生的亚硝酸盐及盆腔放射治疗等，均可能为膀胱癌的病因或诱因。

【临床表现】

血尿是膀胱癌患者最常见和最早出现的症状。约 85% 的患者表现为间歇性肉眼血尿，可自行减轻或停止，易给患者造成"病愈"的错觉而贻误治疗。然而，有时可仅为镜下血尿。出血量与血尿持续时间的长短，与肿瘤的恶性程度、大小、范围和数目并不一定成正比。非上皮性肿瘤血尿一般较轻。

尿频、尿急、尿痛亦是常见的症状，而患者无明显的肉眼血尿，多为膀胱肿瘤的晚期表现。这多由于肿瘤坏死、溃疡、膀胱内肿瘤较大或数目较多或膀胱肿瘤弥漫浸润膀胱壁，使膀胱容量减少或并发感染所引起。有时尿内混有"腐肉"样坏死组织排出；膀胱三角区及膀胱颈部的肿瘤可梗阻膀胱出口，而出现排尿困难的症状。

早期肿瘤可无任何不适，晚期浸润癌时，可在下腹部耻骨上区触及肿块，坚硬，排尿后不消退。当广泛浸润盆腔或转移时，出现腰骶部疼痛，阻塞输尿管可导致肾积水、肾功能不全、下肢水肿、贫血、体重下降、衰弱等症状。

案例 2-38 诊疗思路

根据上述病史特征及检查结果考虑膀胱癌，需要进一步做流式细胞光度术、下腹部 CT、静脉泌尿系统造影、膀胱镜（cystoscope）等检查，以明确诊断。

主要检查结果：下腹部 CT 表现为向腔内突出的肿块，局部膀胱壁不规则增厚。膀胱镜示灰白色碎组织一堆，大小为 1.5cm×1.2cm×0.5cm，光镜：癌细胞层次明显增多，乳头状生长，细胞有异型，可见核分裂，免疫组化：癌细胞 CK7＋，CK20 部分＋，CD44＋，P63＋，34βE12＋，Vim－，P53 部分＋，Ki-67＋（约 30%）。

【实验室检查】

1. 尿液检查　在新鲜尿液中，易发现脱落的肿瘤细胞，故尿细胞学检查可作为血尿的初步筛选。然而，低级别肿瘤细胞不易与正常移行上皮细胞及因炎症或结石引起的变异细胞鉴别。近年采用尿液检查端粒末端转移酶活性、膀胱肿瘤抗原（BTA）、核基质蛋白（NMP22、BLCA-4）及原位荧光杂交（FISH）等有助于提高膀胱癌的检出率。

2. 影像学检查　超声能发现直径在 0.5cm 以上的肿瘤，可作为患者的最初筛选。IVU 对较大的肿瘤可显示为充盈缺损，并可了解肾盂、输尿管有无肿瘤及膀胱肿瘤对上尿路的影响。CT/MRI 多用于浸润性癌，可以发现肿瘤浸润膀胱壁深度、局部转移肿大的淋巴结及内脏转移情况。放射性核素检查可了解有无骨转移。

3. 膀胱镜检查　这是易患膀胱癌年龄范围出现血尿患者的重要检查手段。可以直接观察到肿瘤所在部位、大小、数目、形态、有蒂或广基，初步估计基底部浸润程度。检查中需注意肿瘤与输尿管口及膀胱颈的关系。还应注意有无膀胱憩室及憩室内有无肿瘤。发现异常部位应做活检，必要时可随机活检。

【诊断与鉴别诊断】

1. 临床诊断依据　①年龄大于 40 岁；②间歇性、无痛性肉眼血尿；③尿液检查。患者新鲜尿液中，易找到脱落的肿瘤细胞，简便易行，故可作为血尿的初步筛选；④影像学检查：膀胱 B 超可发现 0.5cm 以上的肿瘤，可作为患者的最初筛选。如应用经尿道超声扫描，能较准确地了解肿瘤浸润深度、范围与分期。静脉尿路造影可了解肾盂、输尿管有无肿瘤及膀胱肿瘤对上尿路的影响，如有肾积水或肾显影不良，常提示肿瘤已侵犯输尿管。膀胱造影可见膀胱内充填缺损。CT 和 MRI 可发现肿瘤浸润膀胱壁深度及局部转移肿大的淋巴结；⑤膀胱镜检查是诊断膀胱肿瘤的重要手段，能直接观察肿瘤部位、大小、数目、形态、有蒂还是广基，初步估计肿瘤基底部浸润程度等。还应取肿瘤组织送病理检查，了解肿瘤性质、细胞分化程度及临床分期。

2. 鉴别诊断

（1）肾脏、输尿管肿瘤：血尿特点也为全程无痛性肉眼血尿，与膀胱癌类似，可单独发生或与膀胱癌同时发生，上尿路肿瘤引起的血尿可出现条形或蚯蚓状血块，明确诊断需要 B 超、CT、泌尿造影等检查。

（2）泌尿系结核：除了血尿外，主要症状为慢性膀胱刺激症状，伴有低热、盗汗、消瘦、乏力等全身症状，通过尿找抗酸杆菌、静脉肾盂造影、膀胱镜检查等与膀胱癌鉴别。

（3）前列腺增生：主要症状为进行性排尿困难及尿频，有时出现肉眼血尿，在老年人，膀胱癌可以和前列腺增生同时存在，需要行尿脱落细胞学、B超、CT、膀胱镜检查等鉴别。

（4）尿石症：血尿多为镜下血尿，上尿路结石可出现肾、输尿管绞痛，膀胱结石可出现排尿中断现象，通过KUB平片、B超、膀胱镜检查等鉴别，由于膀胱结石对局部黏膜的刺激，可导致肿瘤发生。因此，长期膀胱结石出现血尿时，应想到患膀胱癌的可能，必要时行膀胱镜检查及活检。

（5）腺性膀胱炎：有明显的膀胱刺激症状，需要行膀胱镜检及活检，单纯膀胱镜检有时误诊。

（6）前列腺癌：血尿癌肿浸润膀胱时出现，经直肠指诊、B超、CT、活组织检查等明确。

（7）其他：如放射性膀胱炎（多有盆腔放疗史，膀胱镜下有放射状毛细血管扩张、膀胱黏膜溃疡及肉芽肿，需行活检确诊），子宫颈癌（侵入膀胱后可出现血尿，但一般先有阴道出血，阴道检查可鉴别）等。

案例 2-38 分析总结

患者老年男性，无痛性全程血尿。辅助检查：尿液分析示 PRO 3＋，BLD 3＋，RBC 775/μl，WBC 102/μl，BACT 192/μl。彩超示膀胱壁增厚、毛糙，膀胱右侧壁混合型包块（性质待查）下腹部，CT表现为向腔内突出的肿块，局部膀胱壁不规则增厚。膀胱镜示灰白色碎组织一堆，大小为1.5cm×1.2cm×0.5cm，光镜：癌细胞层次明显增多，乳头状生长，细胞有异型，可见核分裂，免疫组化：癌细胞 CK7＋，CK20 部分＋，CD44＋，P63＋，34βE12＋，Vim−，P53 部分＋，Ki-67＋（约30%）。考虑膀胱癌。膀胱镜术病理报告是确诊的"金标准"。

【治疗】

1. 手术治疗

（1）膀胱肿瘤局部切除及电灼术：手术适应证为肿瘤只浸润黏膜或黏膜下层，恶性程度较低、基蒂较细的膀胱乳头状瘤。

（2）部分膀胱切除术：手术适用证为范围较局限的浸润性乳头状癌，位于远离膀胱三角区及颈部区域的肿瘤。

（3）全膀胱切除术：手术适应证为对于肿瘤范围较大、分散的多发性肿瘤，不宜做局部切除者；肿瘤位于膀胱三角区附近；或者位于膀胱颈部的浸润性肿瘤，均应采用全膀胱切除术。

全膀胱切除术的术前必须改善患者的一般情况，使用肠道做尿路改道者，需做肠道准备、备血、术前灌肠，女性还需消毒阴道。

2. 经尿道膀胱肿瘤电切术（transurethral resection of bladder tumor，TURBT）　这是膀胱表浅非浸润性肿瘤的治疗方法，具有损伤小、恢复快、可以反复进行、几乎无手术死亡率并能保留膀胱排尿功能等优点。此法又通常是诊断和治疗相结合的方法，可避免或减少膀胱开放性手术。

3. 激光及动力学治疗　通过内镜将激光光纤导入人体空腔器官内治疗疾病，是治疗上的一大进展。对于膀胱肿瘤的激光治疗，目前最常用的有掺钕-钇铝石榴石激光治疗（简称 Nd：YAG 激光治疗）和光动力学治疗（photodynamic therapy，PDT）。Nd：YAG激光治疗及 PDT 膀胱的 PDT 治疗，因其反应灵敏、治疗效果较满意而被引起广泛注意。

4. 介入治疗　目前无外科手术指征、年龄大、基础疾病多的膀胱癌患者，介入化疗栓塞，不仅止血效果明显，还能有效控制肿瘤。

5. 放射治疗　膀胱癌对于放射治疗欠敏感，临床疗效欠佳，目前主要用于晚期肿瘤患者的姑息治疗或手术、化疗患者的辅助治疗。

6. 加热疗法　利用高于体温的温度（43℃）使癌细胞生长受抑制，而正常组织不受损害。

【预后】

手术切除肿瘤或介入栓塞止血后效果明显。

思 考 题

1. 肾小球肾炎血尿的诊断有哪些？

2. 肾小球肾炎血尿与非肾小球肾炎血尿如何区别？

3. 膀胱癌的检查有哪些？

4. 膀胱癌的治疗方法有哪些？

第七节　呕吐与腹泻

一、呕　　吐

目标要求

1. 掌握　呕吐概念，呕吐的病因、临床表现、急诊处理思路及治疗原则。

2. **熟悉** 呕吐的诊断及鉴别诊断。

3. **了解** 呕吐的发生机制。

呕吐（vomiting）是消化系统临床常见症状，常发生在恶心之后，是一个复杂的反射动作，呕吐是由胃、胸部、腹部肌肉协同剧烈收缩而促使胃或部分小肠的内容物，经食管、口腔而排出体外的现象。呕吐的病因较为复杂，很多种疾病均可引起呕吐，常见于消化系统疾病，如急性胃肠炎、肠梗阻等，也可作为临床表现之一出现在其他疾病中，如尿毒症、糖尿病酮症酸中毒、颅内压升高、中毒等。根据呕吐的临床特点，对病因予以初步鉴别，为明确诊断提供帮助。严重呕吐可导致脱水、电解质紊乱等并发症，应引起临床医生的重视，及时进行处理。

病例 2-39

患者，男性，56岁，主诉：恶心、呕吐2天。2天前患者于进食后出现恶心、呕吐，3～4次/天，呕吐物为胃内容物，伴有酸臭味，不含胆汁，为非喷射样呕吐。伴有上腹部隐痛，阵发性发作，呕吐后好转，伴有发热，最高体温38℃，伴有乏力、头晕，无意识障碍、胸闷气短等。2小时前患者症状加重，家属送其至急诊科就诊。查体：T 37.8℃，P 104次/分，R 26次/分，BP 96/54mmHg。神志清楚，急性病容，呼吸促，双肺呼吸音清，未闻及干、湿啰音。心界不大，心律齐。上腹部压痛，无反跳痛，肝脾肋下未触及，移动性浊音阴性，肠鸣音稍活跃。双下肢无水肿。

既往史：患者既往3年前诊断"十二指肠球部溃疡"病史，间断口服药物治疗。

辅助检查：血常规示 WBC 16.3×10^9/L，N 92%，Hb 105g/L。肝功能：胆红素及肝酶正常，白蛋白 30g/L。肾功能：肌酐正常，尿素氮11.4mmo/L。电解质：血钠 136mmol/L，血钾3.4mmol/L。血气分析结果示 pH 7.5，PaCO$_2$ 50mmHg，HCO$_3^-$ 36mmol/L。腹部平片提示巨大胃泡。

问题：

1. 呕吐的病因有哪些？临床特点是什么？

2. 对该患者可能考虑的诊断有哪些？应完善的辅助检查有什么？

3. 呕吐可能合并哪些并发症，急诊处理思路是什么？

【病因】

呕吐的病因较多，通常按发病机制可分为反射性、中枢性、化学性。

1. 反射性呕吐 ①胃肠相关疾病：如急慢性胃肠炎、消化性溃疡、急性胃扩张或幽门梗阻、食物或酒精中毒、急性阑尾炎、各型肠梗阻、急性出血性坏死性肠炎、腹型过敏性紫癜等。②咽部：鼻咽喉部炎症、剧烈咳嗽、异物等。③肝胆胰腺疾病：如急性肝炎、肝硬化、肝淤血、急慢性胆囊炎或胰腺炎等。④腹膜及肠系膜疾病：如急性腹膜炎。⑤全身性疾病：如输尿管结石、急性肾盂肾炎、急性盆腔炎、异位妊娠等。心肌梗死、心力衰竭、内耳迷路病变、青光眼、屈光不正等亦可出现恶心呕吐。

2. 中枢性呕吐 ①颅内感染或颅脑损伤：如各种脑炎、脑膜炎、脑挫裂伤或颅内血肿。②脑血管疾病：如脑出血、脑栓塞、脑血栓形成、高血压脑病及偏头痛等。③癫痫：特别是持续状态。④内耳前庭功能障碍：如迷路炎、晕动病等。⑤神经性呕吐：见于功能性呕吐、神经性厌食等。

3. 化学性呕吐 ①全身疾病：如尿毒症、肝性脑病、糖尿病酮症酸中毒或低血糖引起的脑水肿、颅内压升高。②药物与中毒：某些药物（如抗生素、抗癌药、洋地黄、吗啡等）可因兴奋呕吐中枢而致呕吐；重金属、一氧化碳、有机磷农药等中毒也可致呕吐。

【发病机制】

呕吐中枢位于延髓。由神经反射中枢和化学感受器触发带构成。化学感受器触发带可以接受各种外来的化学物质或药物和内生代谢产物的刺激，发出神经冲动，传至呕吐中枢引起呕吐。神经反射中枢接受来自消化道、大脑皮质及化学感受器触发带的传入冲动，直接支配呕吐动作。

呕吐是一个复杂的反射动作，可分为恶心、干呕和呕吐三个阶段。呕吐时胃窦部收缩，贲门开放，腹肌收缩腹压升高，迫使胃内容物由胃反流，经食管、口腔排出体外，目的是从上消化道清除可能有害的物质。

【临床表现】

呕吐症状的特点对疾病的诊断具有一定指导意义。

1. 呕吐与时间的关系 晨起呕吐常见于早期妊娠、鼻窦炎、慢性酒精中毒、尿毒症；晚上或夜间呕吐常见于幽门梗阻。

2. 呕吐与进食的关系 餐后即刻呕吐，可能为神经性呕吐；餐后近期呕吐，可能由食物中毒所致；延迟性呕吐，也即餐后1小时以上呕吐，常提示胃张力下降；餐后较久或数餐后呕吐为潴留性呕吐，常见于幽门梗阻。

3. 呕吐的特点　反射性呕吐常伴有恶心，呕吐常为非喷射性的；而神经性或颅内高压性呕吐，常表现为喷射状呕吐。

4. 呕吐物的性质　有发酵、腐败气味，提示胃潴留；带有粪臭味常提示为低位小肠梗阻；含多量胆汁常说明梗阻部位在十二指肠乳头以下；不含胆汁说明梗阻平面多在十二指肠乳头以上；含有大量酸性液体者多有胃泌素瘤或十二指肠溃疡。根据呕吐物的量可确定有无上消化道梗阻，并可估计液体丢失量。

并发症：呕吐的并发症常见有低血容量、代谢性碱中毒、低钾、Mallory-Weiss 撕裂、Boerhaave 综合征（食管破裂）、误吸等。

> **病例 2-39 诊疗思路**
>
> 　　根据上述病史特点及体征，考虑消化系统炎症、溃疡或梗阻性疾病，呕吐物不含胆汁，极有可能出现幽门梗阻，需进一步完善血常规、电解质、肝肾功能及心电图、上消化道造影等检查，患者病情稳定后行胃镜等检查。
>
> 　　患者已出现电解质紊乱，首先需建立静脉通路，纠正水电解质失衡。维持生命体征稳定，进一步完善检查。

【诊断与鉴别诊断】

根据呕吐的临床特点，基础疾病及实验室、影像学检查可对呕吐的病因做出相应诊断。

需注意与以下疾病鉴别：

1. 妊娠呕吐　出现在育龄期女性患者，晨起呕吐，可伴有乳房胀痛，查体腹部正常，通过询问月经史、尿妊娠试验及彩超等检查可做出诊断。

2. 急性心肌梗死　典型表现为胸骨后或心前区剧烈疼痛，部分患者无明显疼痛，以呕吐为首发症状，可通过心电图及心肌酶学检查予以鉴别。

3. 患者有贫血、低热，需排除消化系统肿瘤，必要时可行腹部 CT 等检查，以进行确认。

> **病例 2-39 分析总结**
>
> 　　1. 患者男性，56 岁，起病急、病程短，以呕吐为主要症状，伴有低热。既往有十二指肠球部溃疡病史。
>
> 　　2. 查体　T 37.8℃，P 104 次/分，R 26 次/分，BP 96/54mmHg。心率增快，呼吸促，上腹部压痛，肠鸣音稍活跃。
>
> 　　3. 辅助检查　血常规示 WBC 16.3×10⁹/L，N 92%，Hb 105g/L。电解质：血钠 136mmol/L，血钾 3.4mmol/L。血气分析结果示 pH 7.5，PaCO₂

> 50mmHg，HCO₃⁻ 36mmol/L。腹部平片提示巨大胃泡。
>
> 　　初步诊断：①幽门梗阻；②电解质紊乱（低钾血症）代谢性碱中毒（失代偿）；③十二指肠球部溃疡。

【急诊处置】

患者目前血流动力学基本稳定，但已出现脱水、低钾血症和酸碱平衡紊乱，给予禁食，胃肠减压，并立即建立静脉通路，纠正水、电解质失衡及代谢性碱中毒，情况稳定后行胃镜检查明确病因。

二、腹　泻

> **目标要求**
>
> 　　1. 掌握　腹泻的概念、病因、临床表现及治疗原则。
>
> 　　2. 熟悉　腹泻的诊断与鉴别诊断。
>
> 　　3. 了解　腹泻的发病机制。

腹泻（diarrhea）是急诊常见病症之一，是各种原因引起的大便次数及性状的改变，病因可分为感染性因素和非感染性因素，根据发病机制可分为渗透性、分泌性、渗出性、胃肠动力失常。腹泻可导致患者脱水、电解质紊乱、休克甚至死亡等严重后果，甚至会出现大范围的发病或死亡。腹泻是全球共同的健康问题，世界卫生组织（WHO）和联合国国际儿童紧急救援基金会（UNICEF）的数据表明，全球每年约有 20 亿腹泻病例发生。在发展中国家，5 岁以下儿童腹泻死亡率高达 18%，每天约有 5000 名儿童因腹泻死亡。

> **案例 2-40**
>
> 　　患者，男性，6 岁，主诉：发热伴腹泻 2 天。既往体健，无明确不洁饮食史。2 天前患者出现发热，体温最高达 39℃，稀便 6 次/日，可见脓血，无腹痛，纳差不吐，无咳嗽流涕，尿量正常。查体：T 38℃，P 112 次/分，BP 86/50mmHg。精神反应欠佳，皮肤弹性降低，末梢循环尚可。咽红，心肺（－），腹胀、软，无压痛、反跳痛，移动性浊音阴性，肠鸣音活跃，双下肢不肿。实验室检查：血常规示 WBC 13.8×10⁹/L，N 43%；大便常规示白细胞 50 个/HP，红细胞 200 个/HP。血钾 3.2mmol/L，血钠 130mmol/L。肝肾功能正常。血气分析：pH 7.398，PaO₂ 94mmHg，PaCO₂ 29mmHg，BE－6.5mmol/L，乳酸 3.3mmol/L。

问题

1. 什么是腹泻？急诊常见引起腹泻的病因有哪些？

2. 该患者应该完善哪些基本检查？首先应该做哪些处理？

3. 患者的诊断是什么？鉴别诊断应考虑什么？下一步处理是什么？

【概念和病因】

腹泻是指排便次数增多（大于 3 次/日）、粪质稀薄，粪便量增加，每日排便量超过 200g，或带有黏液、脓血、未消化的食物。腹泻按照病程长短可分为急性腹泻与慢性腹泻两种。按照致病因素可分为炎症性腹泻和非炎症性腹泻两种，炎症性腹泻又分为感染性腹泻和非感染性腹泻。

急诊常见引起腹泻的病因：①感染性腹泻常见由细菌、病毒、寄生虫等病原菌引起的腹泻；②非感染性腹泻病因有饮食不当、消化道过敏、食物不耐受、抗生素相关性腹泻等，另外需注意有无腹部器官的外科疾病，如急性阑尾炎等；还应注意有无药物、食物中毒的可能，如重金属、植物或鱼类毒素等。案例 2-40 中患者出现发热、腹泻、脓血便，首先应考虑为感染性腹泻，病原菌常不能明确。

【发病机制】

1. 渗透性腹泻　肠腔内摄入大量高渗食物或药物，使肠腔内容物渗透性增高，体液水分进入高渗状态的肠腔。

2. 分泌性腹泻　肠黏膜受到刺激而导致水、电解质分泌过多或吸收受抑制引起腹泻。

3. 渗出性腹泻　肠黏膜的完整性受到病变的破坏而大量渗出导致腹泻。

4. 胃肠动力失常　疾病、药物或手术等因素改变肠道正常的运动功能，肠蠕动增加，肠内容物通过肠腔过快，与黏膜接触时间过短，从而影响肠道吸收，导致腹泻。

【临床表现】

1. 起病与病程　急性腹泻起病急骤，病程较短，多为感染或食物中毒所致。慢性腹泻起病缓慢，病程较长，多见于慢性感染、非特异性炎症、吸收不良、肠道肿瘤或神经功能紊乱等。

2. 腹泻次数及粪便性质　分泌性腹泻便量常超过 1L/d，而渗出性腹泻粪便远少于此量。大便次数多而量少与结肠激惹有关；反之则病变部位较高。急性感染性腹泻，每天排便次数可多达 10 次以上，如为细菌感染，常有黏液血便或脓血便。阿米巴痢疾的

粪便呈暗红色（或果酱样）。粪便奇臭而黏附提示多有消化道吸收不良或严重感染性肠病。粪便中带黏液而无病理成分者常见于肠易激综合征。慢性腹泻常每天排便数次，可为稀便，亦可带黏液、脓血，见于慢性痢疾、炎症性肠病及结肠、直肠癌等。

3. 腹泻与腹痛的关系　急性腹泻常有腹痛，尤以感染性腹泻为明显。小肠疾病的腹泻疼痛常在脐周，便后腹痛缓解不明显，而结肠疾病则疼痛多在下腹，且便后疼痛可缓解。分泌性腹泻往往无明显腹痛。

病例 2-40 诊疗思路

根据上述病史特点及体征，考虑感染性腹泻，患儿目前心率偏快，血压偏低，精神反应差，已存在明显脱水及休克早期的表现，应立即给予密切监护，开放静脉通道，给予补液扩容，纠正电解质紊乱。

【诊断】

腹泻的病因诊断可从病史、临床特点、查体及实验室检查中获得证据。

【鉴别诊断】

1. 急性腹泻　首先鉴别细菌、病毒等病原菌引起的感染性腹泻，或者食物中毒、药物等引起的腹泻。食物中毒引起腹泻常起病快，有进食不洁食物病史，常伴呕吐。

2. 慢性腹泻　多通过病史、体检、大便常规、培养及肠镜检查来明确诊断。如通过肠镜检查和活检可发现炎症性肠病等。

【急诊治疗原则】

快速评估和处理，及时评估患者血流动力学状态和脱水状况，纠正水、电解质及酸碱平衡；根据病因采取针对性治疗。针对本病例患者的诊疗处理：①立即给予容量复苏，静脉补液及口服补液盐，补充电解质。②经验性给予甲硝唑等抗感染治疗，但需注意避免长时间使用广谱抗生素。③密切监测血压、脉搏、呼吸、体温，水电解质及乳酸变化。④根据检测结果判断是否具有传染性，必要时给予上报隔离。

案例 2-40 分析总结

1. 病史特点　男性患儿，起病急，病程短。以腹泻，脓血便为主要症状，伴有低热。

2. 查体　T 38℃，P 112 次/分，BP 86/50mmHg。精神反应欠佳，咽红，腹胀、软，无压痛、反跳痛，心肺（－）。皮肤弹性降低，末梢循环尚可。

3. 辅助检查　血常规示 WBC 13.8×10^9/L，N 43%；大便常规示白细胞 50 个/HP，红细胞 200 个/HP。血钾 3.2mmol/L，血钠 130mmol/L。肝肾功

能正常。血气分析：pH 7.398，PaO_2 94mmHg，$PaCO_2$ 29mmHg，BE– 6.5mmol/L，乳酸 3.3mmol/L。

初步诊断：感染性腹泻（细菌性痢疾可能），电解质紊乱（低钾、低钠血症）。

第八节 少尿与无尿

目标要求

1. 掌握 急性肾损伤的概念、KDIGO诊断标准、临床表现及急诊处理思路。

2. 熟悉 急性肾损伤少尿期的相关并发症及其形成机制。

3. 了解 急性肾损伤的病因。

急性肾损伤（acute kidney injury，AKI），既往称为急性肾衰竭（acute renal failure，ARF），是指由肾脏本身或肾外原因引起的肾功能短期内进行性下降，不能完成维持体液、电解质平衡、酸碱平衡和排泄代谢产物的功能，导致内环境紊乱，而出现少尿或无尿、氮质血症、高钾血症和代谢性酸中毒等表现的临床综合征。引起急性肾损伤的疾病较多，根据病因发生的解剖部位不同，临床上将其分为肾血流灌注不足（肾前性）、肾实质受损（肾性）和尿路梗阻（肾后性）三大类，其中以急性肾小管坏死（acute tubular necrosis，ATN）为常见。急性肾损伤的恢复一般经历起始期、维持期和恢复期，预后与病因及并发症的严重程度有关。一般在疾病严重程度类似的情况下，伴有急性肾损伤患者的死亡风险明显增高。加强患者急性肾损伤的早期诊断、积极防治和逆转急性肾损伤的发展，对改善患者的预后极为关键。

案例 2-41

患者，男性，32 岁，体重60kg。患者于 10 小时前骑电动车摔倒，左上腹疼痛，进行性加重，伴恶心、口干和头晕，无意识障碍，无胸闷气短，无大、小便失禁。1 小时前上述症状加重，家人将其送至医院急诊科。查体：T 36.0℃，P 130 次/分，R 26 次/分，BP 75/50mmHg。腹部平坦，腹肌软，全腹轻压痛，肝脾肋下未触及，墨菲征阴性，腹部叩诊鼓音，移动性浊音阳性，肝区、肾区叩击痛阴性。肠鸣音 3～4 次/分，未闻及震水音及血管杂音。腹腔穿刺抽出不凝血。急诊腹部彩超提示：脾脏破裂及腹腔积液。急诊科予输血、补液抗休克治疗，送手术室行急诊脾脏切除术。术后患者神志清楚，心率 85 次/分，血压 125/70mmHg，生命体征稳定，

转回普通外科治疗。患者术后第 2 天及第 3 天，24 小时尿量分别为 120ml 和 80ml，尿色深黄，出现少尿及无尿。复查血液生化检查提示：尿素氮 6.5mmol/L，血清肌酐 360μmol/L，钾 6.2mmol/L，钠 126mmol/L，氯 90mmol/L；动脉血气分析提示：pH 7.16，$PaCO_2$ 36mmHg，PaO_2 86mmHg，HCO_3^- 16mmol/L，BE– 8mmol/L。该患者经过间断肾脏替代治疗（IRRT）5 天后，尿量逐日增多，每日尿量约 1000ml，至第 10 天，患者自主尿量每日 2100ml。

【病因】

目前一般认为，休克、全身性感染、造影剂应用、糖尿病及外科大手术等因素是发生急性肾损伤的独立危险因素。该患者有明确创伤病史，脾脏破裂出血出现失血性休克，休克打击可引起肾脏血流灌注持续减少，导致肾小管上皮细胞明显损伤，肾小球滤过率（GFR）下降，尿量减少。

急性肾衰竭的病因复杂，可根据引起少尿与无尿的病因分为肾前性、肾性和肾后性三类：

1. 肾前性急性肾损伤 ①低血容量：严重外伤、大出血、脱水、呕吐、腹泻或应用大量利尿剂所致；②心排血量减少：充血性心力衰竭、急性肺水肿、心脏瓣膜病等；③有效血容量减少：药物过敏、脓毒血症、肾病综合征、肝衰竭、应用血管扩张剂等；④肾血管阻塞：由于深静脉或者肾动脉栓塞；⑤肾血管的自身调节受损：由于不合理应用血管紧张素转换酶抑制剂、前列腺素抑制剂等所致。

2. 肾性急性肾损伤 ①肾小管损害：其为急性肾损伤的主要病因，以急性肾小管坏死最为常见，肾缺血、肾中毒（某些药物、中草药、重金属、造影剂和内源性毒素，如血红蛋白、肌红蛋白等）等均可引起肾小管损伤，导致急性肾损伤。②肾小球病变：原发性肾小球疾病（急进型肾小球肾炎等）、自身免疫性疾病和系统性血管炎等。③肾血管疾病：肾脏的小血管炎或大血管病变。④肾间质病变：常由各种药物过敏反应所致。

3. 肾后性急性肾损伤 ①肾内和输尿管病变：血凝块、结石、腹膜后纤维化、肾乳头坏死和肿瘤压迫输尿管等。②膀胱、前列腺和尿道：肿瘤、结石、血凝块、前列腺增生、尿道狭窄、神经源性膀胱功能障碍等。

【临床表现】

常见的急性肾损伤多出现在脓毒症、严重创伤、中毒等情况，超过 75% 的患者为急性肾小管坏死。患者可迅速出现少尿或无尿，内环境变化进行性加重，

病情进展迅速。根据病程,临床上一般分为起始期、维持期和恢复期3期。

1. 起始期 此期患者常受低血压、缺血、脓毒血症和肾毒素等影响,但尚未发生明显的肾实质损伤,此阶段急性肾损伤是可预防的。但随着肾损伤持续进展,肾小管上皮细胞发生明显损伤,GFR下降,即进入维持期。

2. 维持期 又称少尿期。患者可出现少尿(<400ml/d)和无尿(<100ml/d)。但也有些患者尿量在400ml/d以上,称为非少尿型急性肾损伤,病情大多较轻,预后较好。然而,不论尿量是否减少,随着肾功能减退,可出现一系列临床表现。如水、电解质和酸碱平衡紊乱及尿毒症表现。这些症状随时间延长而进行性加重。少尿期一般持续1~2周,也可长达4~6周。

(1)水、电解质和酸碱平衡紊乱

1)水过多:见于水分控制不严,或早期液体复苏时补液过多、失水量、伤口渗出量等估计不准确,随着少尿期延长,易发容量负荷加重,表现为稀释性低钠血症、软组织水肿、高血压、急性心力衰竭和脑水肿等。

2)高钾血症:主要是由肾脏排泄功能障碍及大量钾离子从细胞内转移到细胞外液所致。一般血钾每日增高0.3~0.5mmol/L,合并感染、血肿吸收、酸中毒或输注库存血等因素时,血钾可短期明显增高,高钾血症是急性肾损伤患者死亡的主要原因,当同时存在低钠、低钙血症或酸中毒时,高钾血症的临床表现较显著,易诱发各种心律失常。

3)低钠、低氯血症:两者多同时存在,一般血钠浓度在135mmol/L以下。出现严重低钠血症时,可出现急性水中毒和脑水肿症状,进一步加重酸中毒。

4)低钙血症与高磷血症:少尿2天后即可发生低钙血症,由于伴有酸中毒时,细胞外液离子钙增多,故多不发生低钙血症的临床表现。高磷血症较常见,但升高幅度一般不大,不需紧急对症处理。

5)代谢性酸中毒:正常人每日固定酸性代谢物为50~100mmol。急性肾损伤时,酸性代谢产物排出减少,肾小管泌酸能力和保存HCO_3^-能力下降,加之创伤、感染等打击下,高分解状态,固定酸产生增多,HCO_3^-及其他有机阴离子均释放和堆积在体液中,导致患者阴离子间隙增高,表现为换气过度、深大呼吸。

(2)全身症状:由于肾小球滤过降低,致使氮质和其他代谢产物排出减少,血肌酐及尿素氮升高,其升高速度与体内蛋白分解状态有关。肌肉坏死、血肿吸收、感染、发热等因素可使血浆尿素氮明显升高。消化系统表现为食欲减退、恶心、呕吐、腹胀、腹泻等,严重者可发生消化道出血。呼吸系统除感染外,主要是因容量负荷过多导致的急性肺水肿,表现为呼吸困难、咳嗽、憋气等症状。循环系统多因少尿和未控制饮水,以致体液过多,出现高血压及心力衰竭表现;因毒素蓄积、电解质紊乱、贫血及酸中毒引起各种心律失常及心肌病变。神经系统可出现意识障碍、躁动、谵妄、抽搐、昏迷等尿毒症脑病症状。血液系统可有出血倾向及轻度贫血表现。

3. 恢复期 进行性尿量增多是肾功能恢复的重要标志,一般认为24小时尿量增加至400ml以上,提示进入多尿期。进入多尿期后,肾功能指标一般恢复较慢,当肾小球滤过率明显增加时,氮质血症才逐渐纠正,因此不宜立即停用血液净化治疗。另外,此期容易发生低钾血症、感染等并发症,应积极预防。多尿期持续时间为1~3周或更长。该患者经肾脏替代治疗后,酸中毒、高钾血症、低钠血症等得到纠正,尿量逐日增多,患者病情进入多尿期及恢复期。

恢复期患者症状明显缓解,血尿素氮和肌酐恢复或接近正常,尿量恢复正常。肾小球滤过功能一般3个月内恢复,部分肾小管浓缩功能不全可持续1年以上。若肾功能超过3个月持久不恢复,提示肾脏遗留永久性损害,转化为慢性肾衰竭,需要长期肾脏替代治疗。

【诊断标准】

改善全球肾脏病预后组织(kidney disease improving global outcomes,KDIGO),于2012年3月发布了KDIGO分期标准。KDIGO标准将急性肾损伤定义为:①在48小时内Scr升高≥26.5μmol/L;②或在7日之内Scr升高超过基础值的1.5倍及以上;③或尿量减少(<0.5ml/kg/h)且持续时间在6小时以上。根据该分期标准,本例患者可诊断急性肾损伤(KDIGO3期)。KDIGO分期标准如表2-3所示。

表2-3 KDIGO分期标准

期别	肾小球功能指标(Scr)	尿量指标
1期	升高≥26.5μmol/L(0.3mg/dl)或升高1.5~1.9倍	<0.5ml/(kg·h),时间6~12小时
2期	升高2.0~2.9倍	<0.5ml/(kg·h),时间≥12小时
3期	升高≥353.6μmol/L(4mg/dl),或需启动肾脏替代治疗,或患者<18岁,估计GFR降低到<35ml/(min·1.73m²),或升高≥3倍	<0.3ml/(kg·h),时间≥24h或无尿>12h

注:KDIGO改善全球肾脏病预后组织;Scr,血清肌酐;GFR,肾小球滤过率。

【治疗】

1. 一般处理

（1）评估血容量：在排除肾脏病变和肾后性因素的基础上，应当对血容量不足或体液丢失的程度做出正确判断，并及时补充，进行中心静脉压（central venous pressure，CVP）测定、超声心动图检查，评估患者的血容量状态和心功能状态，对于指导补液具有重要意义。

（2）感染与创伤处理：两者均可引起急性肾小管坏死。在补充有效血容量的基础上，如存在明确感染灶，应及时处理创伤和应用有效抗菌药物以控制感染。

（3）避免使用肾毒性药物。

（4）应用利尿药物：在血容量充足时，可适当应用利尿剂，但临床实践中，当出现少尿期急性肾损伤时，利尿效果不佳。

2. 急诊处理

（1）保持液体平衡：量出为入，严格控制液体摄入，防止液体过负荷引起的急性肺水肿。

（2）保持电解质、酸碱平衡平衡：如患者血钾≥6mmol/L，必须立即处理。具体措施：限制钾的摄入、禁用库存血、葡萄糖加胰岛素（4g∶1U）静脉滴注、缓慢静注钙剂（10%葡萄糖酸钙10～20ml缓慢静脉注射）。另外，患者合并酸中毒，可予5%碳酸氢钠50～100ml静脉滴注。最有效的治疗措施为血液滤过或透析。在临床实践中，由高分解代谢肾小管坏死导致的急性肾损伤患者，早期行血液净化可纠正容量过负荷，纠正电解质及酸碱紊乱，患者临床预后较佳。

3. 急性肾损伤透析指征　出现下列任何一种情况即可进行透析治疗：①血清肌酐≥354μmol/L（4mg/dl），或尿量<0.3ml/（kg·h）持续24小时以上。②高钾血症，血清钾≥6.5mmol/L。③血HCO_3^-<15mmol/L。④体液过多，如球结膜水肿、胸腔积液、心包积液、心音呈奔马律或中心静脉压升高；持续呕吐；烦躁或嗜睡。⑤感染性休克、多脏器衰竭患者提倡肾脏支持治疗，即早期开始透析。

紧急透析指征：①严重高钾血症，血钾≥7.0mmol/L或有严重心律失常。②急性肺水肿，对利尿剂无反应。③严重代谢性酸中毒，血HCO_3^-<13mmol/L。

案例 2-41 诊疗思路

1. 患者青年男性，明确外伤病史，因"脾脏破裂"行外科手术治疗，术后出现少尿及无尿。

2. 查体 T 36.0℃，P 130次/分，R 26次/分，BP 75/50mmHg。腹部平坦，腹肌软，全腹轻压痛，肝脾肋下未触及，墨菲征阴性，腹部叩诊鼓音，移动性浊音阳性，肝区、肾区叩击痛阴性。肠鸣音3～4次/分，未闻及震水音及血管杂音。腹腔穿刺抽出不凝血。急诊腹部彩超提示：脾脏破裂及腹腔积液。

3. 实验室检查　常规生化检查提示：尿素氮6.5mmol/L，血清肌酐360μmol/L，钾6.2mmol/L，钠126mmol/L，氯90mmol/L；血气分析提示：pH 7.16，$PaCO_2$ 36mmHg，PaO_2 86mmHg，HCO_3^- 16mmol/L，BE–8mmol/L。

案例 2-41 分析总结

创伤后出血致低血容量性休克，加上肾血管收缩，导致肾小球滤过率急剧降低，而肾小管功能尚属正常，同时，因继发性醛固酮和抗利尿激素分泌增加，可加强远曲小管和集合管对钠水的重吸收，因而临床表现为少尿，甚至无尿，尿钠浓度低（<20mmol/L），尿比重较高（>1.020）和氮质血症，尿肌酐/血肌酐比值大于40。结合本病例特点及诊断标准，可诊断急性肾衰竭（肾前性），针对高钾血症、严重酸中毒和低钠血症等急性肾损伤的严重状况，予以间断肾脏替代治疗（IRRT），纠正高钾血症、酸中毒，为肾脏及原发创伤的恢复争取宝贵时间。

思 考 题

1. 少尿与无尿的常见原因有哪些？

2. 急性肾损伤的严重并发症及急诊处理原则是什么？

3. 急性肾损伤的KDIGO诊断标准是什么？

第一节　　第二节　　第三节　　第四节　　　　第五节　　第六节　　第七节　　第八节

第三章 急性中毒

第一节 概 述

急性中毒是一种急症，关系着患者的生命安危。目前，在我国人口死亡原因中，中毒位居第五位，群体突发化学性中毒事件是造成居民急性死亡的常见原因之一。中毒（poisoning）是指由化学物质进入人体后，达到中毒量而产生的全身性损害，分为急性中毒和慢性中毒两类。引起机体中毒的物质称为毒物（poison）。急性中毒（acute poisoning）是指机体一次大剂量暴露或24小时内多次暴露于某种或者某些毒物引起急性病例变化而出现的临床表现，其发病急，病情重，变化快，如不及时治疗常危及生命。慢性中毒是长时间吸收小量毒物的结果，一般起病缓慢，病程较长，缺乏特异性诊断指标，多不属于急诊范畴。

【病因与发病机制】

1. 根据常见毒物来源和用途可将病因分为以下几种。

（1）职业性中毒：由于生产过程中不注意劳动保护，密切接触有毒原料、中间产物或成品而发生的中毒。另外，在有毒物品保管和使用过程中，违反安全防护制度也可发生中毒。如配制和喷洒农药时经皮肤吸收中毒。

（2）生活性中毒：生活环境的空气、水源与土壤受到污染，日用品中毒、毒物污染食品等，有时可引起群体性中毒。

（3）医源性中毒：医疗活动中如错用药物、药物过量、用药途径错误或药物被污染等引起的中毒。

（4）特殊原因：主要由于误服或故意，服（吸）毒自杀，服用有毒物质、服用药过量、故意投毒谋害等使过量毒物进入人体内而引起中毒。战争中可有军用毒剂，或恐怖分子应用毒剂制造恐怖事件。

2. 毒物的吸收、代谢及排出 毒物可通过呼吸道、消化道及皮肤黏膜等途径进入人体。职业性中毒时，毒物主要以粉尘、烟雾、蒸汽、气体等形态由呼吸道吸入；生活性中毒时，毒物大多经口摄入，由呼吸道进入的毒物很少，主要是一氧化碳。毒物吸收后经血液循环分布于全身，主要在肝脏代谢。多数毒物代谢后毒性降低（解毒），但也有少数毒物代谢后毒性反而增强，如对硫磷氧化为对氧磷后，毒性较原来增加约300倍。体内毒物主要由肾脏排出，气体和易挥发毒物还可以原型经呼吸道排出，某些重金属如铅、汞、锰、砷等可由消化道和乳汁排出。

3. 中毒机制

（1）局部腐蚀、刺激作用，如强酸、强碱可吸收组织中的水分，并与蛋白质或脂肪结合，使细胞变性、坏死。

（2）缺氧、一氧化碳、硫化氢、氰化物等窒息性毒物可阻碍氧的吸收、转运或利用，使机体组织和器官缺氧。

（3）麻醉作用：脑组织和细胞膜脂类含量高，而有机溶剂和吸入性麻醉剂具有较强的亲脂性，能通过血脑屏障进入脑内，抑制脑功能。

（4）抑制酶的活力：很多毒物或其代谢产物可经过抑制酶的活力而对人体产生毒性。如有机磷系虫药抑制胆碱酯酶，氰化物抑制细胞色素氧化酶，重金属抑制含琉基的酶等。

（5）干扰细胞或细胞器的生理功能，如四氯化碳代谢生成的三氯甲烷自由基可作用于肝细胞膜中不饱和脂肪酸，产生脂质过氧化。使线粒体、内质网变性，肝细胞坏死。

（6）受体竞争，如阿托品通过竞争阻断毒蕈碱受体，产生毒性作用。

【临床表现】

1. 毒物接触史 中毒的临床表现复杂，症状多数缺乏特异性，因此毒物接触史对于确诊具有重要意义。对怀疑生活性中毒者，应详细了解患者的精神状态、长期服用药物种类、家中药量有无缺少等。怀疑一氧化碳中毒时，需查问室内炉火和通风情况、有无煤气泄漏、当时同室其他人员是否也有中毒表现。怀疑食物中毒时，应调查同餐进食者有无类似症状发生。对于职业性中毒，应详细询问职业史，包括工种、工龄、接触毒物种类和时间、环境条件、防护措施及先前是否发生过类似事故等。

2. 相应临床表现 急性中毒可以累及全身各器官、系统出现相应的临床表现，各类毒物所致器官、系统损害及临床表现如表3-1所示。

表 3-1　各类毒物所致器官、系统损害及临床表现

累及系统	临床表现	毒物
皮肤黏膜	皮肤及口腔黏膜灼伤	见于强酸、强碱、甲醛、苯酚、百草枯等腐蚀性毒物
	发绀	麻醉药、有机溶剂、刺激性气体、亚硝酸盐和苯胺、硝基苯等
	眼黄疸	毒蕈、鱼胆、四氯化碳、百草枯等
	颜面潮红	阿托品、颠茄、乙醇、硝酸甘油
	皮肤湿润	有机磷、水杨酸、拟胆碱药、吗啡类
	樱桃红色	一氧化碳、氰化物
神经系统	瞳孔缩小	有机磷类、阿片类、镇静催眠药及氨基甲酸酯类
	瞳孔扩大	阿托品、莨菪碱、甲醛、乙醇、大麻、苯、氰化物等
	视神经炎	甲醇、一氧化碳等
	昏迷	麻醉药、镇静催眠药、有机溶剂、一氧化碳、硫化氰、氰化物、有机汞、拟除虫菊酯、乙醇、阿托品等
	谵妄	有机汞、抗胆碱药、乙醇、苯、铅等
	肌纤维颤动	有机磷、有机汞、有机氯、汽油、乙醇、硫化氰等
	惊厥	毒鼠强、窒息性毒物有机氯杀虫剂、拟除虫菊酯类杀虫剂及异烟肼等
	瘫痪	可溶性钡盐、一氧化碳、三氧化二砷、蛇毒、河豚毒素、箭毒等
	精神异常	二硫化碳、一氧化碳、有机溶剂、乙醇、阿托品、抗组胺药和蛇毒等
呼吸系统	呼吸气味	氰化物有苦杏仁味；有机磷杀虫药、黄磷、铊等有太蒜味、苯酚和甲酚皂溶液有苯酚味
	呼吸加快或深大	二氧化碳、呼吸兴奋剂如冰杨酸类、抗胆碱药
	呼吸减慢	催眠药、吗啡、海洛因
	肺水肿	刺激性气体、磷化锌、有机磷杀虫剂、百草枯等
消化系统	中毒性肝损害	磷、硝基苯、毒蕈、氰化物、蛇毒
	中毒性胃肠炎	铅、锑、砷、强酸、强碱、磷化锌
循环系统（心律失常）	心动过速	阿托品、颠茄、氯丙嗪、拟肾上腺素药
	心动过缓	洋地黄类、毒蕈、拟胆碱药、钙通道阻滞剂、β受体阻滞剂
	心搏骤停	直接作用于心肌（洋地黄、奎尼丁、氨茶碱、依米丁）
泌尿系统	缺钾	窒息性毒物
	低钾血症	可溶性钡盐、棉酚、排钾性利尿剂
	血压下降或休克	呕吐、腹泻、大量血浆渗出
	肾小管坏死	毒蕈、蛇毒、生鱼胆、斑蝥、氨基糖苷类抗生素
	肾小管堵塞	砷化物中毒、蛇毒、磺胺结晶等
血液系统	溶血性贫血	砷化氢、苯胺、硝基苯等
	再生障碍性贫血	氯霉素、抗肿瘤药、苯等
	出血	阿司匹林、氯霉素、氢氯噻嗪、抗肿瘤药等
	血液凝固障碍	肝素、香豆素类、水杨酸类、敌鼠药、蛇毒等

【急性中毒的治疗原则及急救措施】

1. 治疗原则

（1）立即脱离中毒现场，终止与毒物的接触。

（2）检查并稳定生命体征。

（3）迅速清除进入人体未被吸收和已被吸收的毒物。

（4）如有可能，尽快使用特效解毒剂。

（5）对症治疗。

2. 急救措施

（1）评估生命体征：若患者出现呼吸循环功能不稳定，如休克、呼吸心搏骤停，应立即进行心肺脑复苏。尽快采取相应的救治措施。

（2）立即终止接触毒物：经呼吸道吸入者，立即脱离现场，移至空气新鲜的环境。经皮肤、黏膜接触者，立即脱掉被污染的衣服，用清水彻底清洗接触部位的皮肤黏膜。口服毒物者立即停服。

3. 清除胃肠道内尚未被吸收的毒物

（1）催吐：对于神志清醒合作的患者，简单有效的催吐方法是让患者饮温水 200～300ml，然后用手指或压舌板刺激患者的舌根部或咽后壁，使患者呕

吐,这样反复进行多次,直至胃内容物完全呕出为止,也可用药物如依米丁(吐根碱)或口服吐根糖浆催吐,15~20ml 加入 200ml 水中分次口服。惊厥、昏迷、吞服腐蚀性毒物如强酸、强碱和吞食石油蒸馏物者禁用催吐方法。在催吐过程中,头应侧位以避免呕吐物堵塞呼吸道而窒息。

(2)洗胃:用于口服毒药 1 小时以内者,一般在服毒后 4~6 小时内洗胃有效。但超过 6 小时后有些毒物仍在胃内残留,多数仍有洗胃的必要。对吞服强酸、强碱者不宜插管洗胃。洗胃可造成消化道穿孔。惊厥患者应在控制后进行。食管胃底静脉曲张和溃疡病近期有出血、穿孔病史者不宜洗胃。

正确的洗胃方法:①患者左侧卧位,使幽门处于最高位。②胃管插入深度距门齿约 50cm,向胃内注入适量空气,同时在胃区听到咕噜声,证明胃管在胃内。③先吸净胃内容物(第一份胃内容物送检)。④灌入 30~35℃洗胃液 200~300ml,一次注入量过多可使毒物进入肠道内。反复灌洗,至吸出液澄清无味为止,一般总量为 2~5L,甚至可用到 6~8L。对有机磷杀虫剂中毒患者应反复多次洗胃。对不明原因的中毒,一般用清水洗胃,如已知毒物种类,则应选择特殊洗胃液(表 3-2)。

表3-2 特殊洗胃液及注意事项

洗胃液	常见中毒	注意事项
牛奶、蛋清、植物油	强酸、强碱、腐蚀性毒物	
液状石蜡	汽油、煤油、甲醇等	口服液状石蜡后再用清水洗胃
1:5000 高锰酸钾	镇静安眠药、有机磷	对硫磷中毒禁用
1%活性炭悬浊液	河豚毒素、生物碱	
2%碳酸氢钠	有机磷杀虫剂、苯、汞等	敌百虫及强酸中毒时禁用
10%氢氧化镁悬浊液	硝酸、盐酸、硫酸等	
3%~5%醋酸、食醋	氢氧化钠、氢氧化钾等	
生理盐水	砷、硝酸银等	
石灰水上清液	氟化钠、氟乙酰胺	
5%~10%硫代硫酸钠	氰化物、汞、砷	
1%~3%过氧化氢	阿片类、氰化物、高锰酸钾等	

(3)导泻:洗胃后灌入泻药清除肠道内尚未吸收的毒物,可用硫酸镁(20~30g)溶于 100ml 水中(昏迷或呼吸抑制者用硫酸钠),经胃管注入。一般不用油类泻药,避免促进脂溶性毒物的吸收。

(4)全肠道灌洗:这是一种快速清除肠道毒物的方法,可在 4~6 小时内清空肠道,效果显著,已

经取代了以前常用的温肥皂水的灌肠法。主要用于中毒超过 6 小时或导泻无效者。方法:高分子聚乙二醇等渗电解质溶液连续灌洗,速度为 2L/24 时。

4. 促进已吸收毒物的排泄

(1)吸氧:吸入有害气体时,吸氧能促进毒物排出,高压氧促使一氧化碳排出的效果更佳。

(2)利尿:静脉滴注葡萄糖、生理盐水能增加尿量、促进毒物排泄,也可用呋塞米、甘露醇等利尿,如有急性肾衰竭,则不宜采用输液利尿方法,但可透析。

(3)血液净化治疗:是指把患者的血液引出体外,通过净化装置除去其中某些致病物质,达到血液净化、治疗疾病的目的。包括血液透析、血液灌流、血浆置换等。

1)血液透析:对于长效巴比妥类、苯丙胺、磺胺、硫氰酸盐、阿司匹林、水杨酸等透析效果较好,并能治疗急性肾衰竭。一般在中毒 12 小时内透析效果好,脂溶性的毒物透析效果不好。

2)血液灌流:适合于大分子(分子质量500~40 000Da)的水溶性和脂溶性毒物的清除,包括镇静安眠药、解热镇痛药、洋地黄、有机磷杀虫剂等。因其对脂溶性强、蛋白结合力高的毒物清除率高,目前常作为急性中毒的首选净化方法。

3)血浆置换:主要清除蛋白结合率高、分布容积小的大分子物质,如蛇毒、毒蕈及砷化氢等溶血性毒物中毒。此外,还可清除肝衰竭所产生的大量内毒素,补充血中有益成分,如有活性的胆碱酯酶等。

5. 特效解毒剂的应用

(1)金属中毒解毒药

1)依地酸二钠(EDTA Ca-Naz):依地酸二钠是最常用的氨羧螯合剂,可与多种金属形成稳定且可溶的金属螯合物排出体外。主要用于治疗铅中毒。用法:每日 1g 加入 5%葡萄糖 250ml 中静脉滴注。3 天为一个疗程,休息 3~4 天后可重复用药。

2)二巯基丙醇(BAL):此药含有活性巯基,进入体内可与某些金属形成无毒的难解离的整合物由尿中排出。用于治疗砷、汞中毒。急性砷中毒治疗剂量:第 1~2 天,2~3mg/kg,肌内注射每 4~6 小时1 次,第 3~10 天,每日 2 次。副作用:可有恶心、呕吐、腹痛、心悸、头晕、头痛。

3)二巯基丙磺酸钠(Na-DMPS):其作用与二巯基丙醇相似,但疗效较高,副作用较少。多用于治疗汞、砷、铜、锑等中毒。如汞中毒时:用 5%二巯基丙磺酸钠 5ml,每日 1 次,肌内注射,3 天为一个疗程,休息 4 天后再用药。

4）二巯基丁二酸钠（Na-DMS）：用于治疗锑、铅、汞、砷、铜等中毒效果好。每日1～2g：静脉滴注或肌内注射，3天为一个疗程，休息4天后可再用药。急性锑中毒心律失常时，每小时静脉注射1g，可连用4～5次。

（2）高铁血红蛋白血症解毒药：常用亚甲蓝，小剂量可使高铁血红蛋白还原为正常血红蛋白，用于治疗亚硝酸盐、苯胺、硝基苯等中毒引起的高铁血红蛋白血症。用法：亚甲蓝1～2mg/kg，静脉注射，如有必要可重复应用。但应注意，药液外渗时可引起组织坏死，而大剂量（10mg/kg）则效果相反，可产生高铁血红蛋白血症，用于治疗氰化物中毒。

（3）氰化物中毒解毒药：氰化物中毒一般采用亚硝酸盐＋硫代硫酸钠疗法。中毒后即给予适量亚硝酸盐，使血红蛋白氧化成高铁血红蛋白，后者与氰化物结合成氰化高铁血红蛋白，此时的氰离子与硫代硫酸钠作用，形成毒性低的硫氰酸盐排出体外。剂量：亚硝酸异戊酯吸入；3%亚硝酸钠10ml缓慢静脉注射，随即用25%硫代硫酸钠50ml缓慢静脉注射。

（4）有机磷杀虫剂的解毒药：主要有阿托品、碘解磷定等。

（5）中枢神经抑制剂中毒解毒药：①纳洛酮，为阿片受体拮抗剂，对麻醉镇痛药所致的呼吸抑制有特异性拮抗作用。对酒精中毒和镇静安眠药中毒引起的意识障碍也有较好疗效；②氟马西尼：为苯二氮䓬类中毒的特效解毒剂。用法：0.2mg静脉注射，酌情重复，总量可达2mg。

6. 对症治疗 对症治疗的目的在于维持和保护主要脏器的功能，使患者度过危险期。具体措施包括：①密切观察病情，保暖、注意口腔卫生，经常翻身拍背，预防肺炎和褥疮的发生。维护营养、水、电解质和酸碱平衡，必要时应用抗生素预防和治疗继发性感染。②保持呼吸道通，应用呼吸中枢兴奋药，必要时行气管插管或气管切开，行机械通气治疗。③如有躁动时用10%水合氯醛10ml灌肠，惊厥时可用苯巴比妥钠、地西泮等。④脑水肿时可用20%甘露醇250ml快速静脉滴注。休克、心功能不全、急性肾衰竭、心搏骤停、昏迷时应及时进行抢救和治疗。

一、有机磷农药中毒的发生机制与临床表现

急性有机磷杀虫药中毒（organophosphorous insecticides poisoning）在我国是急诊常见的危重症，

占急诊中毒的49.1%，占中毒死亡的83.6%。有机磷农药是目前应用最广的一类广谱、杀虫效力高、残毒少、价格低的杀虫剂。有机磷杀虫药主要经胃肠道、呼吸道、皮肤和黏膜吸收，吸收后迅速分布于全身各器官，以肝脏浓度最高，其次为肾、肺、脾等，肌肉和脑内最少。

有机磷杀虫药大多呈油状或结晶状，色泽由淡黄至棕色，有蒜味。常用剂型有乳剂、油剂和粉剂等。有机磷杀虫药主要在肝脏代谢，进行多种形式衍生物转化。一般先经氧化反应使毒性增强，而后经水解降低毒性。例如，对硫、磷、内吸磷代谢时，首先氧化为对氧磷、亚砜，使毒性分别增加300倍和5倍，然后通过水解反应降低毒性。敌百虫代谢时，先脱去侧链上氧化氢，转化为敌敌畏，使毒性成倍增加，然后经水解、脱胺、脱烷基等降解反应失去毒性。有机磷杀虫药代谢产物主要通过肾脏排泄，少量经肺排出，48小时后可完全排尽，体内一般无蓄积。

【发病机制】

有机磷杀虫药能抑制多种酶，但对人畜的毒性主要在于抑制乙酰胆碱酯酶。体内乙酰胆碱酯酶有真性和假性两类。真性的乙酰胆碱酯酶分布于中枢神经系统灰质、红细胞、交感神经节和运动终板中，对乙酰胆碱水解作用较强。假性或称丁酰胆碱酯酶分布于中枢神经系统白质、血清、肝脏、肠黏膜下层和一些腺体中，能水解丁酰胆碱，但对乙酰胆碱几乎无作用。

有机磷杀虫药进入体内后能与乙酰胆碱酯酶酯解部位结合，形成磷酰化胆碱酯酶，后者化学性质稳定，无分解乙酰胆碱的能力，从而造成体内乙酰胆碱蓄积，引起胆碱能神经持续冲动，产生先兴奋后抑制的一系列毒蕈碱样、烟碱样和中枢神经系统症状。神经末梢的乙酰胆碱酯酶被有机磷杀虫药抑制后恢复较快，少部分在中毒后第二日即基本恢复；但红细胞的乙酰胆碱酯酶被抑制后一般不能自行恢复，须待数月红细胞再生后胆碱酯酶活力才能逐渐恢复正常。长期接触有机磷杀虫药的人群，可耐受体内逐渐增高的乙酰胆碱，虽然胆碱酯酶活力显著降低，但临床症状往往较轻。

【临床表现】

（1）急性中毒胆碱能危象（cholinergic crisis）：发生的时间与毒物种类、剂量和侵入途径密切相关。口服中毒者多在10分钟至2小时内发病；吸入中毒者30分钟内发病；皮肤吸收中毒者常在接触后2～6小时发病。

1）毒蕈碱样症状（muscarinic symptoms）：又称M样症状，在三种表现中出现最早，同类似毒蕈碱

作用而得名。主要由于副交感神经末梢兴奋,引起平滑肌痉挛和腺体分泌增加。临床表现:恶心、呕吐、腹痛、腹泻、尿频、大小便失禁、多汗、全身湿冷(尤以躯干和腋下等部位明显)、流泪、流涎、心率减慢、瞳孔缩小(严重时呈针尖样)、气道分泌物增加、支气管痉挛等,严重者可出现肺水肿。

2)烟碱样症状(nicotinic symptoms):又称N样症状,是由于乙酰胆碱在横纹肌神经肌肉接头处过度蓄积,持续刺激突触后膜上烟碱受体所致。临床表现:颜面、眼睑、舌、四肢和全身横纹肌发生肌纤维颤动,甚至强直性痉挛,伴全身紧缩和压迫感。后期出现肌力减退和瘫痪,严重时并发呼吸肌麻痹,引起周围性呼吸衰竭。乙酰胆碱还可刺激交感神经节,促使节后神经纤维末梢释放儿茶酚胺,引起一过性血压增高、心率加快和心律失常。

3)中枢神经系统表现:中枢神经系统受乙酰胆碱刺激后可出现头晕、头痛、疲乏、共济失调、烦躁不安、谵妄、抽搐、昏迷等症状。

(2)反跳:反跳是指急性有机磷杀虫药中毒,特别是乐果和马拉硫磷口服中毒者,经积极抢救临床症状好转,达稳定期数天至1周后病情突然急剧恶化,再次出现胆碱能危象,甚至发生昏迷、肺水肿或突然死亡,这种现象可能与皮肤、毛发和胃肠道内残留的有机磷杀虫药被重新吸收及解毒药减量过小或停用过早等因素有关。

(3)迟发性多发性神经病(delayed polyneuropathy):少数患者在急性重度中毒症状消失后2~3周可发生感觉型和运动型多发性神经病变,主要表现为肢体末端烧灼、疼痛、麻木及下肢无力、瘫痪、四肢肌肉萎缩等异常。目前认为此种病变不是胆碱酯酶受抑制的结果,而是因有机磷杀虫药抑制神经靶酯酶(NTE)并使其老化所致。

(4)中间型综合征(intermediate syndrome,IMS):是指急性有机磷杀虫药中毒所引起的一组以肌无力为突出表现的综合征。因其发生时间介于胆碱能危象与迟发性神经病之间,故被称为中间型综合征。常发生于急性中毒后1~4日,个别病例可在第7日发病。主要表现为屈颈肌、四肢近端肌肉及第Ⅲ~Ⅶ对和第Ⅸ~Ⅻ对脑神经所支配的部分肌肉肌力减退。病变累及呼吸肌时,常引起呼吸肌麻痹,并可进展为呼吸衰竭。中间型综合征的发病机制尚不完全清楚,一般认为是因有机磷杀虫药排出延迟、在体内再分布或解毒药用量不足,使胆碱酯酶长时间受到抑制,蓄积于突触间隙内高浓度乙酰胆碱持续刺激突触后膜上烟碱受体并使之失敏,而导致冲动在神经肌肉接头处传递受阻。

(5)局部损害:敌敌畏、敌百虫、对硫磷、内吸磷等接触皮肤后可引起过敏性皮炎,严重者甚至发生剥脱性皮炎。有机磷杀虫药溅入眼内可引起结膜充血和瞳孔缩小。

二、镇静催眠药中毒的发生机制与临床表现

镇静催眠药是指具有镇静、催眠作用的中枢神经系统抑制药,可分为四类:①苯二氮䓬类,如地西泮、阿普唑仑等;②巴比妥类,如苯巴比妥、戊巴比妥等;③非巴比妥非苯二氮䓬类,如水合氯醛、格鲁米特等;④吩噻嗪类(抗精神病药),如氯丙嗪、奋乃静等。

【病因与发病机制】

1. 病因 急性中毒主要是因过量服用镇静催眠药所致。

2. 发病机制

(1)苯二氮䓬类在神经元突触后膜表面存在由苯二氮䓬受体、1-氨基丁酸(GABA)受体及氯离子通道组成的大分子复合物。苯二氮䓬类与苯二氮䓬受体结合后,可增强GABA与其受体的亲和力,使GABA受体耦联的氯离子通道开放,从而放大GABA的突触后抑制效应。

(2)巴比妥类效应与苯二氮䓬类相似,但两者的作用部位有所不同。苯二氮䓬类选择性作用于边缘系统;巴比妥类主要抑制网状结构上行激活系统。此类药物具有剂量-效应关系,随着剂量增加,效应依次表现为镇静、催眠、麻醉、延脑中枢麻痹。

(3)非巴比妥非苯二氮䓬类对中枢神经系统的作用与巴比妥类相似。

(4)吩噻嗪类可抑制中枢神经系统多巴胺受体,减少邻苯二酚氨生成。主要作用于网状结构,减轻焦虑、紧张、幻觉、妄想等精神症状。还具有抑制血管运动中枢、阻断α-肾上腺素能受体、抗组胺、抗胆碱能等效应。

【临床表现】

1. 苯二氮䓬类中毒 主要表现为嗜睡、头晕、言语不清、意识模糊、共济失调,很少出现长时间深度昏迷、休克及呼吸抑制等严重症状。

2. 巴比妥类中毒 中毒表现与服药剂量有关,依病情轻重分为:

(1)轻度中毒:服药量为催眠剂量的2~5倍,表现为嗜睡、记忆力减退、言语不清、判断及定向障碍。

(2)中度中毒:服药量为催眠剂量的5~10倍,患者昏睡或浅昏迷,呼吸减慢,眼球震颤。

（3）重度中毒：服药量为催眠剂量的 10～20 倍，患者呈深昏迷，呼吸浅慢甚至停止，血压下降，体温不升高，可并发脑水肿、肺水肿及急性肾衰竭等。

3. 非巴比妥非苯二氮䓬类中毒　临床表现与巴比妥类中毒相似。

4. 吩噻嗪类中毒　最常见表现为锥体外系反应：①震颤麻痹综合征；②静坐不能；③急性肌张力障碍反应，如斜颈、吞咽困难、牙关紧闭等。还可引起血管扩张、血压降低、心动过速、肠蠕动减慢。病情严重者可发生昏迷、呼吸抑制，全身抽搐少见。

第二节　急性有机磷中毒

案例 3-1

患者，女性，35 岁，昏迷 1 小时。

患者于 1 个小时前因与家人不和，自服药水 1 小瓶，把药瓶打碎扔掉。5 分钟后患者腹痛、恶心，并呕吐一次，吐出物有大蒜味，逐渐神志不清，急送来诊，病后大、小便失禁，出汗多。

既往体健，无肝、肾、糖尿病病史，无药物过敏史。

查体：T 36.5℃，P 60 次/分，R 30 次/分，BP 110/80mmHg，平卧位，神志不清，呼之不应，压眶上有反应，皮肤湿冷，肌肉颤动，巩膜不黄，瞳孔针尖样，对光反射弱，口腔流涎，肺叩清，两肺较多哮鸣音和散在湿啰音，心界不大，心率 60 次/分，律齐，无杂音，腹平软，肝脾肋下未触及，下肢无水肿。

问题

1. 根据上述临床表现，首先应考虑什么疾病？

2. 在明确疾病诊断之前，应该做哪些实验室检查？

3. 诊断明确后，应该怎么治疗？

有机磷农药（organophosphorus pesticides，OPS）是目前应用最广泛、用量最大的杀虫剂，具有广谱、杀虫效力高、残毒少、价格低等优点。主要包括敌敌畏、对硫磷（1605）、甲拌磷（3911）、内吸磷（1059）、乐果、敌百虫、马拉硫磷（4049）等。急性有机磷农药中毒（acute organophosphorus pesticide poisoning，AOPP）是指有机磷农药短时大量进入人体后造成的以神经系统损害为主的一系列伤害，临床上主要包括急性中毒患者表现的胆碱能兴奋或危象，其后的中间综合征（intermediate syndrome，IMS）及迟发性周围神经病（organophosphate induced delayed polyneuropathy，OPIDPN）。每年全世界有数百万人发生 AOPP，其中约有 30 万人口死亡，且大多数发生在发展中国家。

【病因与发病机制】

1. 中毒的原因　同本章"第一节　概述"。

2. 发病机制　同本章"有机磷农药中毒的发生机制与临床表现"。

【临床表现】

案例 3-1 诊疗思路

1. 急性起病。接触毒物后出现腹痛、恶心，并呕吐 1 次，吐出物有大蒜味，逐渐神志不清，伴大、小便失禁，出汗多。既往体健，无肝、肾、糖尿病史，无药物过敏史。

2. 获取药瓶，明确药物种类。

3. 进一步实验室检查确诊。

主要检查结果：

Hb 125g/L，WBC $7.4×10^9$/L，N 68%，L 30%，M 2%，PLT $156×10^{12}$/L。血胆碱酯酶活力 35%。

【诊断】

1. 服食毒物后出现呕吐，呕吐物有大蒜味是有机磷农药中毒的特点，临床表现腹痛、恶心、呕吐、大汗等，并迅速神志不清。

2. 查体发现肌颤，瞳孔呈针尖样，流涎，两肺哮鸣音和湿啰音，心率慢等毒蕈碱样表现和烟碱样表现。

3. 无其他引起昏迷的疾病史。

4. 实验室检查支持。

5. 进一步检查血气分析、肝肾功能、血糖、电解质。

案例 3-1 分析总结

1. 根据病史有腹痛、腹泻、呕吐、体表多汗等表现。

2. 年轻，女性，争吵后服农药史，急性起病。

3. 有特殊的农药味道，与药瓶药物一致。

4. 实验室检查支持。

【治疗】

1. 迅速清除体内毒物　洗胃、导泻。

2. 特效解毒剂

（1）胆碱酯酶复活剂：解磷定（PAM）、氯磷定（PAM-Cl）、双复磷（PMO4）等能夺取已与胆碱酯酶结合的有机磷的磷酰基，恢复胆碱酯酶分解乙酰胆碱的能力，又可与进入体内的有机磷直接结合，故对解除烟碱样作用和促使患者苏醒有明显效果,但对毒蕈碱样症状疗效较差。虽然它们也有一定程度的阿托品作用,但对于控制某些危重症状如中枢呼吸抑制、肺水肿、心率减慢等不如阿托品的作用快速。解磷定和氯磷定毒性较小,可任选一种,两者均不可与碱性药物混合使用。其对内吸磷、对硫磷、甲拌磷、乙硫磷、苏化203等急性中毒疗效显著,对敌敌畏、敌百虫等疗效较差,重症中毒时应与阿托品同用;对马拉硫磷、乐果疗效可疑。对谷硫磷及二嗪农无效。故对后几种有机磷农药中毒的治疗,应以阿托品为主,亦可应用双复磷。双复磷复活胆碱酯酶的作用强,较易透过血脑屏障,并有阿托品样作用,故对有机磷农药中毒所引起的烟碱样、毒蕈碱样及中枢神经系统症状均有效,对敌敌畏及敌百虫中毒,效果较解磷定好。本品可做皮下、肌内或静脉注射,但其副作用较多,如剂量过大,尚可引起室性期前收缩、传导阻滞、室颤等,偶有中毒性肝炎及癔症发作。

1)轻度中毒:氯磷定每次 15mg/kg,肌内注射;或解磷定每次 10～15mg/kg,加入 5%～25%葡萄糖溶液 20ml 静脉缓慢注射。

2)中度中毒:氯磷定或解磷定剂量为每次15～30mg/kg,静脉注射。每 2～4 小时可重复 1 次(剂量减半),症状好转后,逐渐减少药量及延长用药间隔时间。

3)重度中毒:静脉注射氯磷定或解磷定(每次 30mg/kg)。如症状无好转,可于半小时后重复 1次,剂量减半或 20mg/kg;以后视病情需要,可每2～4 小时 1 次或改为静脉点滴,每小时 0.4g。如病情好转,逐渐减少阿托品及胆碱酯酶复能剂的用量,延长用药间隔时间,并酌情考虑停止注射(病情好转至少 6 小时以后)。待症状基本消失后至少还应观察 24 小时。

(2)抗胆碱药:阿托品的应用。

1)轻度中毒:阿托品每次 0.02～0.03mg/kg,口服或肌内注射。

2)中度中毒:强调阿托品与胆碱酯酶复能剂合用,阿托品剂量为每次 0.03～0.05mg/kg,每 30～60分钟肌内或静脉注射 1 次。

3)重度中毒:应用阿托品每次 0.05～0.1mg/kg,静脉注射。特别对危重患者,开始应大量突击使用阿托品以挽救生命,首次可用 0.1～0.2mg/kg,静脉注射,每 10～15 分钟一次,以后改为每次 0.05～0.1mg/kg(按首次半量),10～20 分钟 1 次,至瞳孔散大、肺部啰音消退或意识恢复时,减量并延长注射时间。

特效解毒药物的剂量和用法:均应早期、足量应用,并根据病情变化适量增减,治疗期间,应监测红细胞胆碱酯酶活性,<30%时,必须联合用药。

3. 对症治疗 包括维持正常心肺功能、保持呼吸道通畅,氧疗,必要时使用人工呼吸机等。

第三节　氨基甲酸酯类中毒

案例 3-2

患者,女性,8 岁,腹痛不适半小时入院。患者中午饭前误服一瓶液体约 30ml,约 10 分钟后出现头痛、腹部不适。家人报"120"后急诊入院。入院后诉头痛、头晕、恶心、呕吐、上腹部不适,伴胸闷、心悸,伴咽干。

既往体健,无肝、肾、糖尿病病史,无药物过敏史。

个人史及家族史无特殊。

查体:T 36.5℃,P 120 次/分,R 30 次/分,BP 110/80mmHg,平卧位,神志清,皮肤湿冷,肌肉无颤动,巩膜不黄,瞳孔呈针尖样,对光反射弱,口腔流涎,肺叩清,两肺较多哮鸣音和散在湿啰音,心界不大,心率 120 次/分,律齐,无杂音,腹平软,肝脾未触及,肠鸣音 8 次/分,下肢无水肿。

问题:

1. 根据上述临床表现,首先应考虑什么疾病?

2. 在明确疾病诊断之前,应该做哪些实验室检查?

3. 诊断明确后,应该怎么治疗?

4. 该患者与有机磷中毒的临床表现有何相似之处?

氨基甲酸酯类农药(carbamates)是用作农药的杀虫剂、除草剂、灭菌剂等。这类杀虫剂分为五大类:①萘基氨基甲酸酯类,如西维因;②苯基氨基甲酸酯类,如叶蝉散;③氨基甲酸肟酯类,如涕灭威;④杂环甲基氨基甲酸酯类,如呋喃丹;⑤杂环二甲基氨基甲酸酯类,如异索威。除少数品种如呋喃丹等毒性较高外,大多数属中、低毒性。少数属高毒或剧毒,但合成这些农药的原料却是剧毒的。

【病因与发病机制】

氨基甲酸酯类农药中毒病因:氨基甲酸酯类农药可经呼吸道、消化道侵入机体,也可经皮肤黏膜缓慢吸收,主要分布在肝、肾、脂肪和肌肉组织中,在体内代谢迅速,经水解、氧化和结合等代谢产物随尿排出,24 小时一般可排出摄入量的 70%～80%。

氨基甲酸酯类农药毒作用机制与有机磷农药相似，主要是抑制胆碱酯酶活性，使酶活性中心丝氨酸的羟基被氨基甲酰化，因而失去酶对乙酰胆碱的水解能力，氨基甲酸酯类农药不需经代谢活化，即可直接与胆碱酯酶形成疏松的复合体，由于氨基甲酸酯类农药与胆碱酯酶结合是可逆的，且在机体内很快被水解，胆碱酯酶活性较易恢复，故其毒性作用较有机磷农药中毒为轻。

【临床表现】

1. 轻度中毒，可出现头晕、头痛、乏力、视物模糊、全身麻木、多汗、面色苍白、恶心、呕吐、瞳孔缩小、肌肉震颤等，脱离接触后一般在24小时内恢复正常，全血胆碱酶活性往往在70%以下。

2. 重度中毒，除上述症状加重外，并出现下列情况之一者，可诊断为重度中毒：①肺水肿；②昏迷，脑水肿，全血胆碱酯酶一般在30%以下。

案例3-2 诊疗思路

1. 急性起病。接触毒物后出现头痛、头晕、恶心、呕吐、上腹部不适，伴胸闷、心悸，伴咽干。

2. 尽快获取药瓶，明确药物种类。

3. 进一步做实验室检查确诊。

主要检查结果

实验室检查：血胆碱酯酶 54U/L。血常规：血 Hb 125g/L，WBC 11.4×10^9/L，N 68%，L 30%，M 2%，PLT 156×10^{12}/L，血钾 3.0mol/L。

其他检查：心电图表现为窦性心动过速。

【诊断与鉴别诊断】

与轻度有机磷农药中毒相似，但一般较轻，以毒蕈碱样症状为明显，可出现头昏、头痛、乏力、恶心、呕吐、流涎、多汗及瞳孔缩小，血液胆碱酯酶活性轻度受抑制，因此一般病情较轻，病程较短，复原较快，大量经口中毒严重时可发生肺水肿、脑水肿、昏迷和呼吸抑制，中毒后不发生迟发性周围神经病。

注意与有机磷农药中毒相鉴别。因农药包装瓶标出的化学名常与实际毒物名称不符，对难于诊断者，建议行毒物检测。

案例3-2 分析总结

1. 根据病史有毒物接触史，随后出现毒蕈碱样症状。

2. 根据体格检查有皮肤湿冷，肌肉无颤动，巩膜不黄，瞳孔呈针尖样，对光反射弱，口腔流

涎，肺叩清，两肺较多哮鸣音和散在湿啰音。

3. 实验室检查有胆碱酯酶活力改变。

【急诊治疗】

1. 急救措施

（1）发现农药中毒患者，应尽快使之脱离中毒环境，脱去沾上农药的衣服、鞋袜，并立即用清水反复冲洗全身，减少因皮肤污染而加重中毒。

（2）误食而中毒的要进行催吐、洗胃和导泻。

（3）快速送医院抢救。阿托品和胆碱酯酶复活剂（如解磷定、氯磷定等）是抢救有机磷农药的特效药。氨基甲酸酯类农药中毒用阿托品，严重者可加用肾上腺素。有机氯农药中毒应用碱性液（小苏打、肥皂水）冲洗，禁用油剂导泻。

2. 治疗　与轻度有机磷农药中毒相同。阿托品为治疗氨基甲酸酯类农药中毒首选药物，疗效极佳，能迅速控制由胆碱酯酶受抑制所引起的症状和体征，以采用常规用量 0.5～1mg 口服或肌内注射为宜，不必应用过大剂量。由于氨基甲酸酯类农药在体内代谢迅速，胆碱酯酶活性恢复很快，肟类胆碱酯酶复能剂需要性不大；有些氨基甲酸酯类农药如急性西维因中毒，使用肟类胆碱酯酶复能剂反会增强毒性和抑制胆碱酯酶活性，影响阿托品的治疗效果，故氨基甲酸酯类农药中毒一般不使用肟类胆碱酯酶复能剂治疗。如系氨基甲酸酯类农药和有机磷农药混合中毒，可先用阿托品，在中毒一段时间后，可酌情适量使用胆碱酯酶复能剂。

【预后】

预后良好，一般职业中毒者很少发生死亡，经积极抢救，多数完全恢复健康，无后遗症，仍可从事原工作。

第四节　拟除虫菊酯类农药中毒

案例3-3

患者，女性，29岁。抽搐伴意识不清持续1小时由"120"急诊入院。患者因与家人吵架，1小时前家人发现患者出现阵发性小抽动，随后出现意识不清，急呼唤"120"后入院。家属带有药瓶，发现已经服用约 200ml。查看药瓶，标记为凯素灵。患者入医院时呈浅昏迷状。面部有潮红、肿胀、丘疹。频发四肢小抽动。小便失禁。有流涎、呕吐。皮肤多汗。

既往体健，无肝、肾、糖尿病病史，无药物

过敏史。

查体：T 6.5℃，P 60 次/分，R 30 次/分，BP 40mmHg，平卧位，神志不清，呼之不应，压眶上有反应，口唇轻度发绀，皮肤湿冷，肌肉颤动，肌阵挛和阵发性强直性抽搐，巩膜不黄，瞳孔呈针尖样，对光反射弱，口腔流涎，肺叩清，两肺较多哮鸣音和散在湿罗音，心界不大，心率 60 次/分，律齐，无杂音，腹平软，肝脾未触及，下肢不肿。

问题

1. 根据上述临床表现，首先应考虑什么疾病？

2. 在明确疾病诊断之前，应该做哪些实验室检查？

3. 诊断明确后，应该怎么治疗？

拟除虫菊酯类农药是仿天然除虫菊素的化学结构，由人工合成的一类农药。本类农药有杀虫谱广、抗性低、对人畜毒性相对较低和在环境中残留较少的优点。我国目前已广泛使用此类农药，主要品种有溴氰菊酯（敌杀死、凯素灵、凯安保）、氰戊菊酯（速灭杀丁、敌虫菊酯、戊酸氰醚酯）和氯氰菊酯（兴棉宝、灭百可、安绿宝），而农药的急性中毒也均由这 3 个品种引起，尤其以溴氰菊酯最常见。本类农药对细胞膜功能的影响和干扰钠离子通道为中毒的主要机制。

【发病机制】

拟除虫菊酯类杀虫药主要作用于锥体外系、小脑、脊髓和周围神经。其作用机制尚未明确，目前认为是选择性地经细胞膜钠离子通道"M"闸门的关闭，使钠离子通道保持开放，动作电位的去极化期延长，引起感觉神经反复放电，使脊髓中间神经和周围神经兴奋性增强，导致肌肉持续收缩，最终由兴奋转为抑制。在发生有震颤和共济失调时，小脑环鸟苷酸水平和葡萄糖利用率都有增高。

【临床表现】

经皮肤急性中毒的潜伏期为 1～24 小时，一般为 6 小时左右；口服中毒多在 1 小时左右发病。

（1）局部刺激症状：首先表现为皮肤黏膜刺激症状，接触部位出现麻木、烧灼感、瘙痒、针刺及蚁行感，出汗和热水洗脸后加重；常有流泪和结膜充血、瞳孔缩小，面部有潮红、肿胀、丘疹及疼痛。

（2）消化系统症状：流涎、恶心、呕吐、上腹部疼痛、腹泻，重者消化道出血。

（3）神经系统症状：头晕、头痛、乏力、多汗、口唇及四肢麻木，重者肌肉震颤、神志恍惚、瞳孔缩小、肌阵挛和阵发性强直性抽搐、昏迷等，可有阵发

性颈扭转、肢体不自主性舞蹈病样症状。

（4）呼吸系统症状：胸闷、呼吸困难，严重者出现肺水肿，少数患者可有支气管哮喘的表现。

（5）心血管系统症状：一般是先抑制后兴奋，开始发病时心率减慢、血压偏低，然后出现心率增快、血压升高和各种心律失常及胸闷、心悸等症状。

案例 3-3 诊疗思路

1. 急性起病。

2. 服药后 1 小时出现意识障碍，面部有潮红、肿胀、丘疹。频发四肢小抽动。小便失禁。有流涎、呕吐。皮肤多汗。

3. 药瓶，标记为凯素灵（拟除虫菊酯类农药）。

主要检查结果：

化验：血 Hb 105g/L，WBC 9.4×10^9/L，N 78%，L 27%，M 4%，PLT 216×10^9/L；全血胆碱酯酶活力正常。

【实验室检查】

尿液、呕吐物及胃内容物毒物鉴定可确定诊断；拟除虫菊酯类农药排泄迅速，停止接触 12 小时后，尿中就难以测出。全血胆碱酯酶活性正常，心电图可有相应改变。脑电图可有异常改变，个别可诱发出棘波。

【诊断与鉴别诊断】

1. 诊断依据 毒物接触史，1 小时后出现典型临床症状。药瓶标签明确药物种类，结合实验室检查，容易诊断。

2. 本病在鉴别诊断上需排除上呼吸道感染、中暑、食物中毒或其他农药急性中毒等疾病。因拟除虫菊酯的气味与有机磷相似，尤应与有机磷杀虫剂中毒相鉴别，除依据接触史外，急性拟除虫菊酯中毒者红细胞胆碱酯酶活性大多正常，可进行阿托品试验治疗。急性拟除虫菊酯中毒者，多数不能耐受 5mg 以上的阿托品治疗，且经对症治疗后 2～6 日恢复，预后较好。

【治疗】

1. 清除尚未吸收毒物 立即将患者移出污染区。脱去染毒衣物，用 2%～4% 的碳酸氢钠溶液或肥皂水冲洗污染部位，有皮肤损伤者，避免强光照射。毒物溅入眼睛者，立即用 2% 碳酸氢钠溶液或生理盐水冲洗眼睛 15 分钟，滴抗生素眼药水。对口服毒物者，立即用碱性溶液反复洗胃，然后用盐类溶剂导泻，可注入活性炭吸附残余毒物。

2. 应用解毒药物 目前尚无满意的特效解毒药物。

中药葛根素和丹参的实验表明，两种药对中毒动

物具有治疗和保护作用，目前已试用于临床，对控制症状和缩短疗程有一定的效果。葛根素静脉滴注疗效较好，剂量每次 5mg/kg，每 2～4 小时可重复用药，24 小时不大于 20mg/kg，症状改善后改为每日 1～2次，直至症状消失。

肟类复活药对拟除虫菊酯类农药中毒患者无效，而且有一定毒副作用，不宜使用。遇到拟除虫菊酯类农药和有机磷农药混配中毒时，应先使用阿托品和肟类复活药治疗有机磷中毒，然后视病情再做相应处理。

3. 对症治疗　对抽搐的控制是本类农药中毒治疗的关键，多使用地西泮 5～10mg 或苯巴比妥0.1～0.2 肌内注射或静脉注射，抽搐控制后应维持用药防止再次发作。无抽搐发作者，可使用地西泮或巴比妥类药物预防抽搐发作。对流涎和出汗可用阿托品0.5～1.0mg 肌内注射或皮下注射；发生肺水肿者可增大至每次 1～2mg，达到控制症状即可，切不可过量，以免加重抽搐甚至导致死亡。重度中毒伴肺水肿、严重心肌损害和全身变态反应者应加用糖皮质激素；发生过敏性休克者应立即皮下注射肾上腺素。死亡原因多为抽搐大发作和昏迷。

4. 其他治疗　输液、利尿以促进毒物排出，对于中毒严重者，可行血液透析或血液灌流以清除血中毒物。适当补充碳酸氢钠等碱性溶液。酌情选用肝泰乐、能量合剂等，维持水、电解质及酸碱平衡。皮肤局部损害者，清洗后涂维生素 E 或氢基甲酸乙酯霜；有过敏反应者可加用糖皮质激素外用。

第五节　有机氮类杀虫药中毒

> **案例 3-4**
>
> 　　患者，43 岁，农民。因血尿 2 小时急诊入院。患者于当日上午约 8：00 给农作物喷洒农药，中午约 12：00 完毕。但中午用餐无食欲，并有乏力、轻度头痛及四肢酸痛，未予理会。2 小时前出现尿中带血，而到医院急诊。病程中无发热，无抽搐，无意识不清。追问病史，早上喷洒农药为杀虫脒。
>
> 　　既往体健，无肝、肾、糖尿病病史，无药物过敏史。
>
> 　　查体：T 36.5℃，P 62 次/分，R 24 次/分，BP110/60mmHg，平卧位，神志清楚，查体配合，口唇、甲床轻度发绀，皮肤冷，巩膜不黄，瞳孔正常，对光反射好，双肺叩诊清音，两肺呼吸音正常，心界不大，心率 112 次/分，律齐，无杂音，

> 腹平软，肝脾肋下未触及，下肢无水肿，肌张力正常。
>
> 　　化验：血 Hb 115g/L，WBC $5.4×10^9$/L，N 68%，L 37%，M 2%，PLT $316×10^{12}$/L，全血胆碱酯酶活力正常。

有机氮类农药包括甲脒类和脲类杀虫药，均是单胺氧化酶抑制剂，国内已广泛应用于防治水稻螟虫及棉铃虫等害虫。目前使用的甲脒类杀虫药主要是杀虫脒、单甲脒和双甲脒；脲类杀虫剂主要有螟蛉畏、灭幼脲、除虫脲、定虫隆等。急性中毒以杀虫脒最多。

【病因与发病机制】

本类农药的中毒机制较为复杂，具体机制尚不完全清楚。已明确的是不影响胆碱酯酶活力，对人体的致毒作用主要通过农药本身及其代谢、分解产物导致中枢神经系统麻醉、单胺氧化酶抑制、心血管功能紊乱、高铁血红蛋白形成而引起一系列临床表现。杀虫脒中毒的发病机制十分复杂，主要为麻醉和直接抑制心血管作用。杀虫脒及其代谢产物的苯胺活性基因能引起高铁血红蛋白血症并对泌尿道有刺激症状。

【临床表现】

潜伏期短，起病迅速。除局部刺激症状外，全身中毒症状表现为多器官受累，以嗜睡、发绀和出血性膀胱炎三大综合征为主要表现。

1. 神经系统症状　开始有头昏、眩晕、乏力、肌肉酸痛、肢体麻木等，而后出现视物模糊、步态不稳、肌肉震颤，甚至抽搐、嗜睡和昏迷，以嗜睡最为多见。

2. 血液系统症状　表现为发绀，以口唇、鼻尖、耳郭、四肢末端最明显。中度以上中毒发绀明显，且发绀程度与中毒剂量成正比。

3. 泌尿系统症状　出血性膀胱炎多见于中度以上中毒患者，多在神经系统症状和发绀之后出现，中毒后 12～48 小时出现尿频、尿急、尿痛等尿路刺激症状，多数为镜下血尿，部分患者有肉眼血尿。

4. 消化系统症状　经口服中毒患者恶心、呕吐及厌食症状出现早，而且明显，少数患者有上消化道出血。部分患者恢复期可有一过性轻度肝功能异常。

5. 循环系统症状　约 15%的患者在中毒初期血压升高，重症及晚期出现心力衰竭及肺水肿、血压下降，甚至休克，心电图可表现为 ST 段压低，T 波倒

置，QT间期延长及心律失常，但多为可逆性损害，一般于5～15日内自行恢复，个别患者在此基础发展为心源性猝死。

6. 局部症状 污染局部皮肤麻木、瘙痒、烧灼感、疼痛感，可有充血和皮疹。

案例3-4诊疗思路

1. 急性起病。

2. 接触药物后渐出现乏力、轻度头痛及四肢酸痛。2小时后出现尿中带血，病程中无发热，无抽搐，无意识不清。

3. 追问病史，早上喷洒农药为杀虫脒。

4. 进一步检查皮肤有无皮疹。

辅助检查：血Hb 115g/L，WBC 5.4×10⁹/L，N 68%，L 37%，M 2%，PLT 316×10¹²/L；全血胆碱酯酶活力正常。

【实验室检查】

1. 血中高铁血红蛋白升高。

2. 单胺氧化酶活性下降（正常值为12～40U/L）。

3. 尿液检查可见镜下血尿。

4. 尿中可检出杀虫脒及其代谢产物4-氯邻甲苯酚，不但可以协助诊断，还可提示中毒程度。

【鉴别诊断】

本病需与急性有机磷农药中毒、肠源性发绀病、中暑、急性食物中毒、乙型脑炎及急性泌尿道感染等相鉴别。

案例3-4分析总结

1. 有机氮类杀虫药可经呼吸道和皮肤吸收，接触后2～4小时出现症状。经口中毒一般在30分钟～1小时发病。本例经皮肤吸收。

轻度中毒：主要表现有头痛、头昏、精神萎靡、四肢乏力、恶心呕吐、心悸、嗜睡和轻度发绀。

中度中毒：除上述症状加重外，可出现浅昏迷，皮肤黏膜紫绀以及尿频、尿急、尿痛、血尿等出血性膀胱炎的表现。有些病例伴有发热、血压改变、心律失常等。

重度中毒：患者出现昏迷、抽搐、发绀加重、瞳孔散大、二便失禁，少数患者有肺水肿。其致死的主要机制可能以直接麻痹作用和对心血管的抑制为主或由严重的高铁血红蛋白血症造成的缺氧，加重组织或器官损害。可出现休克、呼吸衰竭和心力衰竭，少数可发生急性肾衰竭、脑水肿，甚至心搏骤停。

---

2. 急性杀虫脒中毒的诊断，可根据有杀虫脒大量接触皮肤和吸入或口服史，结合临床出现不同程度的意识障碍、发绀、出血性膀胱炎为主的中毒症状即可做出诊断。

3. 尿中杀虫脒及其代谢产物 4-氯邻甲苯胺增高进一步明确诊断。

【治疗】

1. 清除尚未吸收的毒物 脱去污染衣物，用肥皂水清洗皮肤。口服中毒者，用2%碳酸氢钠洗胃，洗胃后随胃管灌入活性炭以吸附毒物，硫酸镁导泄。即使有上消化道出血仍应谨慎洗胃，洗胃液中加入去甲肾上腺素（浓度4%～8%），洗胃后局部灌注止血药。

2. 纠正高铁血红蛋白血症 亚甲蓝1～2mg/kg加入10%葡萄糖溶液注射液20～40ml缓慢静脉注射，必要时1～2小时可重复使用半量，直至皮肤青紫消失，高铁血红蛋白基本正常。一般轻、中度中毒者注射1～2次即可，严重中毒者注射3～4次即可明显好转。总量不宜超过600mg/d，否则会因剂量过大致氧化反而加重发绀。皮下或肌内注射亚甲蓝可引起组织坏死；剂量过大会引起抽搐、溶血和黄疸。维生素C和高渗葡萄糖注射液也有一定的还原作用。维生素C一般用5g/d静脉滴注。硫代碳酸钠也有类似作用，每次1～2g静脉注射。

3. 对症支持治疗

（1）嗜睡及昏迷者：一般可给予脑代谢活化剂、纳洛酮、能量合剂。此时使用中枢兴奋剂不但无效，反而有害。意识障碍一般会随着中毒减轻而逐步恢复。

（2）出血性膀胱炎者：可用止血敏、安络血等止血药，必要时使用少量糖皮质激素，可选用无肾脏损害的抗生素预防尿路感染。

（3）抽搐者：可用地西泮及巴比妥等止痉。抽搐一般并不顽固，控制后很少再发，因此，不宜大量和持续反复使用止痉药物。

（4）心血管系统损害者：可给予糖皮质激素、保护心肌药物；给予抗心律失常及抗休克等治疗。

（5）给予高流量吸氧；补液、利尿，以促进毒物排泄。

（6）有机氮农药与有机磷农药混合中毒者：按有机磷农药中毒治疗，辅以小剂量亚甲蓝消除高铁血红蛋白血症；及时处理心律失常，适当使用保护心肌的药物，严防心源性猝死。

第六节　百草枯中毒

案例 3-5

患者，17 岁，高中学生。因阵发性腹痛 2 小时急诊入院。患者于当日上午约 9 时与男朋友拌嘴，撒娇并带玩笑性质地喝下家中某无色无味液体约 30ml，并制作视频传给男朋友看。其男朋友紧急呼叫"120"后，由父母陪同急诊。入院时诉腹痛又加重，恶心，呕吐一次。伴口咽干痛，吞咽时加重。头晕，头痛、肌肉痉挛感，无抽搐、幻觉。伴恐惧。病程中无发热，无抽搐，无呼吸困难，无二便失禁。追问病史，查看患者自拍视频和家属带来盛液体的药瓶，确定为百草枯。

既往体健，无肝、肾、糖尿病病史，无药物过敏史。

查体：T 36.5℃，P 72 次/分，R 24 次/分，BP 110/60mmHg，SaO₂ 92%。自然体位，神志清楚，言语轻松，查体配合，口唇、甲床轻度无发绀，皮肤冷，巩膜不黄，瞳孔正常，对光反射好，双肺叩清，两肺呼吸音正常，心界不大，心率 72 次/分，律齐，无杂音，腹平软，脐周部轻压痛，无反跳痛，肠鸣音 9 次/分。肝脾肋下未触及，下肢无水肿，肌张力正常。

百草枯（paraquat），又名一扫光，其 20% 的溶液又称克芜踪，化学名 1，1-二甲基-4，4'-联吡啶阳离子盐，一般为其二氯化物。遇碱水解，酸性条件下稳定，进入泥土很快失活，是目前使用最广泛的除草剂之一。百草枯经呼吸道、皮肤、消化道及腹腔均可吸收，该品对人畜有剧毒，严重病例多系口服所致，人经口服致死量为 1~3g，吸收后很快达血浆浓度峰值，在体内广泛分布，以肺和肌肉组织浓度较高，经肾小管以原形从肾脏排出。主要中毒机制是造成组织细胞的过氧化损害。由于Ⅰ型、Ⅱ型肺泡上皮细胞主动摄取和蓄积百草枯，故肺损伤为最突出的表现。

问题：

1. 根据上述临床表现，首先应考虑什么疾病？
2. 在明确疾病诊断之前，应该做哪些实验室检查？
3. 诊断明确后，应该怎么治疗？

【病因与发病机制】

百草枯口服后吸收快，主要蓄积在肺和肌肉中，排泄缓慢，因此毒性作用可持续存在，病变主要发生在肺，称为百草枯肺（paraquat lung），除莠剂能产生过氧化物离子损害Ⅰ型和Ⅱ型肺泡上皮细胞，引起肿胀、变性和坏死，抑制肺表面活性物质的产生，基本病变为增殖性细支气管炎和肺泡炎，肺的形态学变化取决于摄入后生存期的长短，在 1 周内死亡者，示肺充血、水肿，肺脏重量增加，类似于氧中毒，生存期超过 1 周者，肺泡渗出物（含脱落的肺泡上皮碎屑、巨噬细胞、红细胞及透明膜）机化，单核细胞浸润，出血和间质成纤维细胞增生，肺泡间质增厚，其结果发生广泛的纤维化，形成蜂窝状肺及细支气管扩张，百草枯中毒可引起肾小管坏死，肝中央小叶细胞损害、坏死，心肌炎，肺动脉中层增厚，肾上腺皮质坏死等。

【临床表现】

1. 消化系统　经口中毒者有口腔烧灼感，口腔、食管黏膜糜烂溃疡，恶心、呕吐、腹痛、腹泻，甚至呕血、便血等。严重者发生中毒性肝病，表现为肝区疼痛、肝大、黄疸和肝功能异常、肝衰竭等。

2. 中枢神经系统　表现为头晕、头痛、肌肉痉挛、抽搐、幻觉、恐惧、昏迷等。

3. 心脏　可见心肌炎、心包出血，心电图表现有窦性心动过速和过缓、心律失常、QT 间期延长，ST 段下移等。

4. 肾脏　表现为肾区叩痛，尿蛋白阳性，血 BUN、Cr 升高。严重者发生急性肾衰竭。

5. 肺脏　表现为胸痛、发绀、呼吸困难，早期多为刺激性咳嗽，呼吸音减低，两肺可闻及干、湿啰音，大量口服者，24 小时内可出现肺水肿、出血，常在 1~3 天内因 ARDS 而死亡。非大量摄入或经皮缓慢吸收者多呈亚急性经过，服药后有一个相对无症状期，于 3~5 天出现胸闷、憋气，2~3 周呼吸困难达高峰，患者往往在此期死于肺衰竭。少数患者可发生气胸、纵隔气肿等并发症。胸部 X 线片表现可随时间的改变而改变，由于病情程度可成局限或广泛。中毒早期（3 天至 1 周），主要为肺纹理增多，肺野呈毛玻璃样改变，严重者两肺出现广泛高密度影，形成"白肺"，同时出现肺实变，部分小囊肿，中毒中期（1~2 周），肺大片实变，肺泡结节，同时出现部分肺纤维化。中毒后期（2 周后）呈局限或弥漫性网状纤维化。动脉血气分析呈低氧血症。

6. 皮肤、黏膜　接触浓缩液可以引起皮肤的刺激、烧灼，1~3 天后逐渐出现皮肤烧伤，表现为红斑、水疱、溃疡等，吸收量大时可造成全身中毒损害。高浓度百草枯接触指甲后，可使指甲出现白点，甚至横断、脱落。眼结膜、角膜接触百草枯后，可引起严重的炎性改变，24 小时后逐渐加重，形成溃疡，甚至继发虹膜炎，影响视力，另外可有鼻、喉刺激，鼻出血等。

7. 其他 可有白细胞升高、发热、血尿、肾上腺坏死等。也可出现贫血、血小板减少和高铁血红蛋白症。

【严重程度分型】

1. 轻型 摄入百草枯量<20mg/kg，无临床症状或仅有口腔黏膜糜烂、溃疡，可出现呕吐、腹泻。

2. 中到重型 摄入百草枯量在20～40mg/kg，部分患者可存活，但多数患者在2～3周内死于肺衰竭。服后立即呕吐，数小时内出现腹泻、腹痛、口和喉部溃疡，1～4日内出现肾衰竭、肝损害、低血压和心动过速，1～2周内出现咳嗽、咯血、胸腔积液，随着肺纤维化的出现，肺功能恶化。

3. 暴发型 摄入百草枯量>40m/kg，口服后立即呕吐，数小时内出现腹痛、腹泻、肝肾衰竭、口腔喉部溃疡、胰腺炎、中毒性心肌炎、昏迷、死亡。多数在1～4日内死于多器官衰竭。

该患者虽经过积极救治，患者于发病第8天死于呼吸衰竭。

案例3-5 诊疗思路

1. 有明确口服百草枯史。

2. 服药后2小时出现阵发性腹痛。

3. 查体 脐周部轻压痛，余未见明显异常。

4. 查看患者自拍视频和家属带来盛液体的药瓶，确定为百草枯。

5. 结合临床表现和毒物检测即能明确诊断。

主要检查结果：

血常规：血 Hb 102g/L，WBC 5.4×10⁹/L，N 80%，L 18%，M 2%，PLT 310×10¹²/L；全血胆碱酯酶活力正常。

生化全项：ALT 33U/L，AST 20U/L，BUN 5.9mmol/L，Crea 76.2μmol/L，CK 151U/L，CKMB 19.4U/L；血气分析：PaO_2 13.3kPa，$PaCO_2$ 6.0kPa，SaO_2 92%，pH 7.35，BE 2.3mmol/L。

【实验室检查】

尿液现场检测（碱性和硫代硫酸钠）阴性时，可于摄入百草枯6小时后再次检测。血清百草枯检测有助于诊断、判断病情的严重程度和翌日后（必须采集摄入百草枯4小时后血样，样本保存在塑料试管内，不能用玻璃管），并在血液透析时起指导作用。肺部X线检查：中毒早期（3天～1周），主要为肺纹理增多，肺间质炎性变；可见点状、片状阴影，肺部透亮度减低或呈毛玻璃状；中期（1～2周），出现肺实变或大片实变，同时出现部分肺纤维化，后期（2周后）；

出现肺纤维化及肺不张。

【诊断与鉴别诊断】

1. 诊断依据

（1）百草枯服用史：患者本人或其他知情者的描述，这是关键。

（2）百草枯服用的证据（自杀的遗书、空的百草枯包装、残留物、气味和颜色）。

（3）临床征象：特别是有剧烈呕吐、黏膜红肿、疼痛或溃疡形成（一般口服后数小时出现）。

2. 鉴别诊断 百草枯在喷雾时，喷出的雾滴较大，不易被人体吸入肺中，若操作无误，一般也不会产生严重的系统性中毒，临床上常见的病例主要由消化道吸收引起，多数患者由于操作不当，自服或误服百草枯。由于百草枯中毒初期，症状不明显，其血、尿检测尚未推广普及，中毒后未能及时发现，因而当接触史不明确时，常给诊断带来困难，以至会错过黄金治疗时期，贻误治疗，影响预后。所以当患者出现原因不明的肺、肾、肝损伤的改变时，应当考虑百草枯中毒的可能。

案例3-5 分析总结

1. 根据病史有服用毒物史，能明确毒物种类。

2. 早期临床症状可能不典型，但后果往往十分严重。该例患者即属于中毒。

3. 早期诊断和积极抢救处理，能影响预后。

4. 血液透析技术对清除毒物有重要作用。

【治疗】

1. 百草枯尚无特效解毒剂，必须在中毒早期控制病情发展，阻止肺纤维化的发生。一经发现，即给予催吐并口服白陶土悬液，或者就地取材用泥浆水100～200ml口服。

2. 阻止毒物继续吸收 尽快脱去污染的衣物，用肥皂水彻底清洗污染的皮肤、毛发。眼部受污染时立即用流动清水冲洗，时间>15分钟。用白陶土悬液洗胃后口服吸附剂（活性炭或15%的漂白土）以减少毒物的吸收，继之用20%甘露醇（250ml加等量水稀释）或33%硫酸镁溶液100ml口服导泻。恶心、呕吐明显者也可口服适量频服并给予胃动力药物。由于百草枯有腐蚀性，洗胃时应避免动作过大导致食管或胃穿孔。

3. 加速毒物排泄 除常规输液、使用利尿剂外，最好在患者服毒后6～12小时内进行血液灌流或血液透析，血液灌流对毒物的清除率是血液透析的5～7倍。如果患者血中百草枯浓度超过30mg/L，预后极差。在肾功能允许的情况下，适量补液，使用利尿剂，加速排出。

4. 竞争剂　普萘洛尔可能与结合于肺组织的毒物竞争，使其释放出来，用量为每天 10～30mg。

5. 防止肺纤维化　防治毒物损伤及早应用自由基清除剂，如维生素 C、维生素 E、维生素 A、还原型谷胱甘肽等。早期应用糖皮质激素和免疫抑制剂对部分中、重度患者有效，可选用甲泼尼龙、地塞米松、硫唑嘌呤、环磷酰胺。一些中药如银杏叶提取物、丹参等具有抗过氧化损伤和纤维化作用，可以试用。早期大剂量应用糖皮质激素，根据服毒剂量的多少及病情严重程度，给予地塞米松 1～3mg/（kg·d），静脉滴注，分 2 次使用，1 周后逐渐减量，20～30 日后改为口服；或氢化可的松，初始剂量为 1～1.5g/d，分 4 次使用，后逐日递减 150～200mg，7 日后改为 400～500mg/d，分 2 次口服。在中到重度中毒患者可使用环磷酰胺，及早给予自由基清除剂，如维生素 C、维生素 E、谷胱甘肽、茶多酚等，对百草枯中毒有改善作用。高浓度氧气吸入，可加重肺组织损害，仅在氧分压＜40mmHg 或出现 ARDS 时才能使用。

6. 其他　保护胃黏膜，防治感染，对症、支持治疗。

第七节　急性灭鼠剂中毒

案例 3-6

患者，男性，24 岁。晚餐后因阵发性腹痛 2 小时急诊入院。就诊时患者诉恶心、呕吐、腹痛。呕吐物呈红褐色，并有口角流出鲜红色血液。合并头晕、乏力、胸闷、心悸，无抽搐，未解大便，小便有不适感。追问病史，同桌吃饭 5 人都有程度不同的症状。

既往体健，无肝、肾、糖尿病病史，无药物过敏史。

查体：T 36.4，HR 118 次/分，R 18 次/分，BP 118/70mmHg，神清，颜面稍苍白。皮肤、黏膜有少许淤点、淤斑。呼吸平顺，巩膜不黄，瞳孔直径 4mm，对光反射好，双肺叩诊清音，两肺呼吸音正常，心界不大，心率 120 次/分，律齐，无杂音，腹平软，脐周部轻压痛，无反跳痛，肠鸣音 7 次/分。肝脾肋下未触及，下肢无水肿，肌张力正常。

问题：

1. 根据上述临床表现，首先应考虑什么疾病？

2. 在明确疾病诊断之前，应该做哪些实验室检查？

3. 诊断明确后，应该怎么治疗？

我国明文规定禁止使用的灭鼠剂有氟乙酰胺、氟乙酸钠、毒鼠强、毒鼠硅及甘氟。但近年的调查资料显示，禁用灭鼠剂中毒事故时有发生。灭鼠剂是指一类可杀死啮齿类动物的化合物。根据毒性作用机制不同可分为：①抗凝血类灭鼠剂，如敌鼠钠、溴鼠隆等；②中枢神经系统兴奋性灭鼠剂，如毒鼠强、氟乙酰胺等；③其他，如无机化合物类（磷化锌）等。本节重点介绍溴鼠隆、毒鼠强、氟乙酰胺及磷化锌中毒。

【病因与发病机制】

1. 病因

（1）误食灭鼠剂制成的毒饵或灭鼠剂污染的动、植物。

（2）故意服毒或投毒。

（3）生产加工过程中，经皮肤或呼吸道进入人体。

2. 发病机制　灭鼠剂剂型不同，中毒机制有所不同。

（1）溴鼠隆（大隆）：化学结构与维生素 K 相似，可干扰肝脏对维生素 K 的利用，抑制凝血因子及凝血酶原合成，同时其代谢产物苄叉丙酮能损伤毛细血管，使血管壁通透性增加，导致严重内出血。

（2）毒鼠强（四亚甲基二砜四胺）：可拮抗 γ-氨基丁酸（GABA）受体，使 GABA 失去对中枢神经系统的抑制作用，导致中枢神经系统过度兴奋而引起惊厥。

（3）氟乙酰胺（敌蚜胺）：进入人体后生成氟柠檬酸。氟柠檬酸能抑制乌头酸酶，使柠檬酸向异柠檬酸转化，导致正常代谢途径中断，三羧酸循环受阻，三磷酸腺苷合成障碍。氟柠檬酸还可直接兴奋中枢神经系统，导致抽搐发作。

（4）磷化锌：口服后在胃酸作用下分解产生磷化氢和氯化锌。磷化氢可抑制细胞色素氧化酶，阻断电子传递，抑制氧化磷酸化，造成组织缺氧，导致意识障碍并诱发惊厥。氯化锌对胃黏膜有强烈刺激和腐蚀作用，可引起胃黏膜溃疡、出血。

案例 3-6 诊疗思路

1. 晚餐后 2 小时起病，腹痛，渐出现呕吐，呕吐物呈红褐色，后为鲜红色血液。

2. 病因与饮食有关。

3. 有凝血功能异常。

4. 群体发病，且临床症状相似。符合灭鼠剂中毒特点。

5. 辅助检查　CK、AST、BUN、Cr 均有异常增高，K^+ 3.5mmol/L。尿蛋白阳性（±～＋），

尿 BLD 阳性（＋～＋＋），镜下血尿，BT、BR 增高。心电图：心肌缺血，窦性心动过速。

【实验室检查】

氟乙酰胺中毒者在呕吐物或患者血、尿中检出氟乙酰胺或氟乙酸；氟乙酸钠中毒患者生物材料监测氟乙酰胺阴性，氟乙酸检出。应用衍生法气相色谱测定，曾测出氟乙酸钠中毒死亡半年后脏器中的氟乙酸；毒鼠强中毒者在呕吐物或患者血、尿中检出毒鼠强，有关人员曾在发病两个月的患者血中测出毒鼠强。

在临床上，此三类灭鼠剂的表现难以仅从临床表现准确鉴别，所以确切的诊断需依赖实验室毒物分析结果。

【诊断与鉴别诊断】

如出现下列情况应考虑为灭鼠剂中毒：

1. 灭鼠剂接触史 生产及销售鼠药者，更多为使用中误服。另一个不可忽视的原因为用剧毒灭鼠剂谋杀。所以，有明确接触史者应考虑灭鼠剂中毒。

2. 疾病的群发性 灭鼠剂引起的中毒往往表现为群发，共同进食或在一起玩耍的同时或先后发病，且临床表现相似。

3. 潜伏期 氟乙酰胺和氟乙酸钠多在接触后 20 分钟至 1 小时内发病，部分患者潜伏期可达数小时。毒鼠强一般为 10～30 分钟发病，少数发病可有一定延迟，有关人员曾观察到一例消化道毒物接触后 14 个小时发病的病例。潜伏期的长短同时也与摄入量直接有关。

4. 神经系统为主的多系统损害 毒素强、氟乙酰胺、磷化锌三种灭鼠剂均可引起头痛、乏力、恶心、呕吐、肝功能改变、肌束震颤等。随病情发展，出现不同程度的意识障碍及全身性阵发性抽搐，可反复发作。部分毒鼠强中毒患者以突发癫痫大发作起病。毒鼠强尚可引起明显的精神症状。三种灭鼠剂均可造成心肌损害、心律失常、心力衰竭等。部分毒鼠强中毒患者的恢复期出现以狂躁为主的精神症状；氟乙酸钠中毒症状较严重，可表现为速发型的多功能脏器衰竭，病死率高。

5. 中毒 在呕吐物或患者血、尿中可根据中毒类别检出氟乙酰胺或氟乙酸、毒鼠强。

案例 3-6 分析总结

1. 根据病史有误食毒物史。
2. 进食后快速起病。
3. 有凝血功能异常表现。
4. 群体发病，症状相同。
5. 本例尿中检查出毒鼠强。

【治疗】

1. 立即清除毒物 口服中毒者可用大量温淡盐水洗胃，一般在发病后 24 小时内均应洗胃，持续累计洗胃量不低于 10L。神志不清患者应注意防止误吸。无洗胃条件时要争取尽早催吐。洗胃后可给予氢氧化铝凝胶或生鸡蛋清保护消化道黏膜。洗胃后导泻。皮肤污染者用清水彻底冲洗。

2. 应用活性炭 初次洗胃后经胃管灌入 50g 活性炭，留置胃管，2 小时后抽出。24 小时后再灌入活性炭 50g（儿童 20g）。留置适当时间后抽出再拔出胃管。

3. 有效地控制抽搐可用安定 成人 10～20mg/次，儿童 2～10mg/次（0.25～0.5mg/kg 或每增加 1 岁增加 1～2mg）。缓慢静脉注射，成人注射速度不大于 5mg/min，儿童注射速度为 2mg/min。必要时 20～30 分钟以后可重复应用，或以 2mg/min 速度静脉点滴，直到抽搐控制。24 小时总量不得超过 100mg。特别要注意的是，青光眼、重症肌无力者不要用。

也可用苯巴比妥钠：成人 0.1～0.2g，肌内注射，间隔 4～6 小时后可重复一次，24 小时后可重复上述使用过程。

如经上述处理抽搐仍不停止，可考虑请麻醉科医生在有人工呼吸设备准备的情况下应用硫喷妥钠对患者全身麻醉。

4. 对服毒量较大或症状难以控制的患者 可给予血液灌注治疗。

5. 乙酰胺（解氟灵） 为氟乙酰胺、氟乙酸钠中毒的特效解毒剂。成人每次 2.5～5.0g，每日 2～4 次肌内注射，或每日 0.1～0.3g/kg，分 2～4 次肌内注射，持续用药 5 天。可与普鲁卡因混合使用，以减轻局部疼痛。毒鼠强中毒无特效解毒剂。对不能排除氟乙酰胺中毒的患者，可在严密观察下试用乙酰胺，以免延误治疗。

6. 积极对症及支持治疗 心肌损害者用 1，6-二磷酸果糖或能量合剂，预防继发感染，对有精神症状者可根据表现给相应的治疗。

第八节 急性酒精中毒

案例 3-7

患者，男性，48 岁。呼吸急促、呼之不应 12 小时。患者于昨天中午和朋友饮约 500ml 白酒后，卧床休息，下午也未进食，家属于今天早上发现其呼吸急促、呼之不应，在家掐其人中穴也无反应。为进一步求治故来诊。患者自发病以来，精神差,无咳嗽、咳痰等,无大、小便失禁,家属描述其近期饮食可。

既往无肝炎、结核病病史,无药物过敏史,无手术外伤史。

体格检查:T 35.9℃,P 110次,R 30次,BP 95/60mmHg。面色苍白,面容痛苦,呼吸酒味重。被动体位,双侧瞳孔直径5mm,等大圆形,对光反射迟钝,耳、鼻、咽无异常。气管居中,甲状腺不大;胸廓对称,无畸形,触诊语颤均等,无增强及减弱,腹软,腹部检查未见异常;神经系统检查:锥体束征未引出,膝腱反射未引出,腹壁反射未引出。脑膜刺激征(-)。

问题:

1. 根据上述临床表现,首先应考虑什么疾病?
2. 在明确疾病诊断之前,应该做哪些实验室检查?
3. 诊断明确后,应该怎么治疗?

酒精经胃肠道迅速吸收并分布于全身各组织,其中脑组织含量较高,首先减弱大脑的抑制过程,而后抑制大脑功能。延髓、脊髓也同时受到抑制。酒精还使末梢血管扩张,严重影响代谢,造成血糖降低及肝脏脂肪性变。成人的酒精中毒量为75~80ml,致死量为250~500ml;儿童的致死量为6~30ml。

【病因与发病机制】

1. 病因 多因一次饮入过量的酒或酒类饮料所致,中毒量有个体差异。

2. 发病机制 摄入的酒精中80%由十二指肠及空肠吸收,已吸收的酒精中90%在肝内经酶作用氧化为乙醛,最后氧化为二氧化碳和水,仅微量由尿排出。酒精是中枢神经系统抑制剂,初始作用于大脑,皮质功能受抑制,患者处于兴奋状态,继之影响延髓和脊髓,抑制血管运动中枢,使血管扩张、血压下降;严重中毒可引起呼吸和循环衰竭。

【临床表现】

临床表现特点:症状轻重与饮酒置、个体的敏感性有关。临床上大致分3期,各期界限不很明显。

1. 兴奋期 当饮酒后,血中乙醇达500mg/L时患者可有恶心、呕吐、结膜充血、颜面潮红或苍白、头晕、欣快感、语言增多,有时粗鲁无礼,易感情用事,喜怒无常,也有安静入睡者。

2. 共济失调期 酒精浓度达500~1500mg/L,即可出现共济失调,表现为动作笨拙,步态蹒跚,语无伦次,且言语含糊不清。

3. 昏睡期 酒精达2500mg/L以上时,即转入昏睡状态,面色苍白或潮红,皮肤湿冷、口唇轻度发绀、心跳加快,呈休克状态。瞳孔散大,呼吸缓慢带鼾声,严重者大、小便失禁、抽搐、昏迷,最后发生呼吸麻痹直至死亡。

案例3-7诊疗思路

1. 大量饮酒后出现意识改变。
2. 呼气中酒味重。
3. 查体无脑卒中、心血管急症表现。
4. 急诊检查血常规、血生化和血气分析未见异常。

【实验室检查】

1. 血清乙醇浓度 急性中毒时呼气中酒精浓度与血清酒精浓度相当。

2. 动脉血气分析 急性中毒时可见轻度代谢性酸中毒。

3. 血清电解质浓度 急、慢性酒精中毒时可见低血钾、低血镁和低血钙。

4. 血清葡萄糖浓度 急性酒精中毒时可见低血糖症。

5. 肝功能检查 慢性肝病时可见肝功能异常。

6. 心电图检查 可见心律失常如心肌损害。

【诊断与鉴别诊断】

1. 诊断

(1)病史:中毒者有过量饮酒史。详细询问所饮酒中酒精含量、饮用量及饮酒时间、饮酒习惯及中毒时间等

(2)分期中毒者呼气中有强烈酒精味,病程发展大致可分为3期。

1)兴奋期:中毒者异常兴奋,眼结膜充血、面部潮红或苍白、话语增多、行为粗鲁、时有呕吐。

2)共济失调期:中毒者动作笨拙、共济失调、步态蹒跚、语无伦次、吐字不清、神志错乱。

3)昏睡期:中毒者昏睡有鼾声,呼吸缓慢、皮肤湿冷、瞳孔正常或散大、血压和体温下降、大、小便失禁,常因延髓呼吸中枢和血管运动中枢极度抑制而发生呼吸循环衰竭。常可因吸入呕吐物,引起吸入性肺炎。小儿对酒精敏感,摄入中毒后可很快进入沉睡不省人事。

(3)实验室检查:取血、尿、呕吐物测定酒精含量。

2. 鉴别诊断 急性酒精中毒应与颅脑疾病、代谢性疾病及其他中毒所致的昏迷相鉴别。

案例 3-7 分析总结
1. 本例患者,大量饮酒后出现意识改变。
2. 呼气中酒味重。
3. 符合酒精中毒后昏睡症状。
4. 早晨后出现气促,经胸部 X 线检查有误吸。
5. 患者肝功能检查提示有慢性肝功能损害。

【治疗】

中、重症患者有可能在病程中死亡,有专家学者将其死因归结为 11 种死法或 13 种死法,主要是醉酒后冻死、淹溺、交通意外、伤人或自伤;呼吸功能急剧恶化;治疗不当等。

1. 安排清静舒适环境 中毒轻者无须特殊治疗,使其静卧,保暖,给予饮水或果汁等,可自行恢复。保持呼吸道通畅:清除口鼻腔呕吐物,头偏向一侧,以防窒息,必要时持续低流量吸氧。

2. 终止继续中毒 对烦躁不安、过度兴奋者可压迫舌根催吐;对较重的昏迷者,用胃管抽空胃内容物,以 1%碳酸氢钠或生理盐水洗胃后,存留 50～100ml 于胃内。

3. 输液排毒 可静脉注射 50%葡萄糖溶液 100ml,同时皮下注射普通胰岛素 20U,肌内注射维生素 B$_6$和烟酸各 100mg 以加速酒精的氧化和排泄,促进昏睡者清醒。若血中酒精浓度>0.4%时,可予血液透析治疗。

4. 维护呼吸功能 呼吸浅表缓慢而呈呼吸衰竭现象者,以含 5%二氧化碳的氧吸入,并肌内注射尼可刹米或山梗菜碱,必要时配合人工呼吸。

5. 使用中枢兴奋药 对于严重抑制状态而昏迷者,可适量肌内注射苯甲酸钠咖啡因或哌甲酯、回苏林等。可给予纳洛酮 0.8～1.2mg 加入 5%葡萄糖溶液 250ml 中静脉点滴,或醒脑静 20ml 加入 5%葡萄糖溶液注射液 250ml 静脉点滴。

6. 纳洛酮治疗 纳洛酮是内源性阿片样物质的特异性拮抗剂,对酒精中毒、休克、缺血性脑卒中、精神分裂症等有效。

7. 预防感染 应用抗生素等药物以预防肺炎等继发性感染。

第九节 工业毒物中毒

案例 3-8
患者,男性,油漆工人。以"阵发性腹痛伴双上肢乏力 3 天"为主诉入院。3 天前因装修工程紧,连续加班。渐出现腹部阵发性隐痛,未予注意。渐感乏力。今日腹痛明显加重,阵发性绞痛。乏力表现为垂腕和伸指无力,患者诉口有金属味。无发热,无咳嗽,无呕吐,无腹泻,饮食、睡眠正常。

体格检查:T 35.9℃,P 90 次,R 24 次,BP 125/60mmhg。面色略苍白,面容自然,呼吸无异味。自动体位,双侧瞳孔等大圆形,巩膜黄染,对光反射正常,耳、鼻、咽无异常。气管居中,甲状腺不大;胸廓对称,无畸形,触诊语颤均等,无增强及减弱,腹软,脐周轻压痛,无反跳痛。肠鸣音正常,神经系统检查:锥体束征未引出,膝腱反射未引出,腹壁反射未引出。脑膜刺激征(－)。

平素以装修工作为主。

问题:
1. 根据上述临床表现,首先应考虑什么疾病?
2. 在明确疾病诊断之前,应该做哪些实验室检查?
3. 诊断明确后,应该怎么治疗?

常见工业毒物的分类方法有很多,有的按毒物来源分,有的按进入人体途径分,有的按毒物作用的靶器官分类,目前最常用的是按化学性质及用途相结合的分类方法。一般分为:

(1)金属、类金属及其化合物,这是最多的一类,如铅、汞、锰、砷、磷等。

(2)卤族及其无机化合物,如氟、氯、溴、碘等。

(3)强酸和碱性物质,如硫酸、硝酸、盐酸、氢氧化钠、氢氧化钾等。

(4)氧、氮、碳的无机化合物,如臭氧、氮氧化物、一氧化碳、光气等。

(5)窒息性惰性气体,如氦、氖、氩、氮等。

(6)有机毒物,按化学结构又分为脂肪烃类、芳香烃类、脂肪环烃类、卤代烃类、氨基及硝基烃化合物、醇类、醛类、酚类、醚类、酮类、酰类、酸类、腈类、杂环类、羰基化合物等。

(7)农药类,包括有机磷、有机氯、有机汞、有机硫等。

(8)染料及中间体、合成树脂、橡胶、纤维等。

还有一种分类方法是按毒物的作用性质,可分为刺激性、腐蚀性、窒息性、麻醉性、溶血性、致敏性、致癌性、致畸性、致突变性毒物等,这种分类方法的优点是便于了解其毒性作用。

长期或过量接触这些毒物可引发急、慢性中毒。

【病因与发病机制、临床表现】

1. 铅中毒 周围环境中的铅主要有几个来源：①汽车尾气和工业生产排放的废气；②周围环境和用具上的油漆；③含铅量高的食品。

目前国际上将儿童铅中毒分为五级：

Ⅰ级：血铅＜100μg/dl相对安全（已有胚胎发育毒性，孕妇易流产）。

Ⅱ级：血铅100～199μg/dl，积压红细胞生成素代谢受影响，神经传导速度下降。

Ⅲ级：血铅200～449μg/dl，铁、锌、钙代谢受影响，出现缺钙、缺锌、血红蛋白合成障碍，可有免疫力低下、学习困难、注意力不集中、智商水平下降或体格生长迟缓等症状。

Ⅳ级：血铅450～699μg/dl，可出现性格多变、易激怒、多动症、攻击性行为、运动失调、视力下降、不明原因腹痛、贫血和心律失常等中毒症状。

Ⅴ级：血铅≥700μg/dl，可导致肾功能损害、铅性脑病（关节痛、惊厥、昏迷等）甚至死亡。

2. 汞中毒 以慢性为多见，主要发生在生产活动中，长期吸入汞蒸气和汞化合物粉尘所致。以精神-神经异常、齿龈炎、震颤为主要症状。大剂量汞蒸气吸入或汞化合物摄入即发生急性汞中毒。对汞过敏者，即使局部涂抹汞油基质制剂，亦可发生中毒。接触汞机会较多的有汞矿开采、汞合金冶炼、金和银提取、汞整流及真空泵、照明灯、仪表、温度计、补牙汞合金、雷汞、颜料、制药、核反应堆冷却剂和防原子辐射材料等的生产工人，有机汞化合物以往主要用作农业灭菌剂，但毒性大，我国已不再生产和使用。

3. 苯中毒 苯主要以蒸气状态经呼吸道吸入，皮肤仅少量吸收，消化道吸收完全。苯进入体内后，部分以原形由肺呼出；部分在肝脏代谢，通过微粒体混合功能氧化酶进行羟化，转化为酚、对苯二酚、邻苯二酚等酚类代谢产物。近来发现苯还可代谢转化为环氧化苯。这些代谢产物分别与硫酸根、葡萄糖醛酸结合为苯基硫酸脂及苯基葡萄糖醛酸脂，经肾排出。中毒机制尚未完全阐明。目前认为：急性中毒是因苯的亲脂性，抑制神经细胞氧化还原功能，影响神经递质，麻醉中枢神经系统。慢性毒作用主要是苯及代谢产物酚类所致造血系统损害：①酚类为原浆毒，直接抑制细胞核分裂。环氧化苯及酚类，尤其是对苯二酚和邻苯二酚，还能影响DNA合成。对增殖活跃的骨髓造血细胞，特别是处于S及G_2期细胞有明显的抑制作用。②酚类增强脂质过氧化，与巯基作用及与白细胞中硫结

合，分别使谷胱甘肽代谢障碍及形成具有自身抗原性的变性蛋白，导致血细胞破坏。③苯可抑制δ-氨基-γ-酮戊酸合成酶，干扰红细胞生成素对红细胞增殖的刺激作用。④苯也影响造血系统微环境，削弱造血干细胞复制功能。另外，由于苯及代谢产物能影响DNA合成，故可引起染色体畸变、血细胞突变而导致白血病。

4. 甲醇中毒 甲醇主要经呼吸道及消化道吸收，皮肤也可部分吸收，吸收后迅速分布于各组织器官，含量与该组织器官的含水量成正比。甲醇在体内氧化及排出均缓慢，故有明显的蓄积作用。未被氧化的甲醇，主要经肺呼吸排出（约为进入量的14%），也可经肾（约为进入量的30%）排出，尚有小部分可由胃肠道缓慢排出。人经口中毒的个体差异较大，一般5～10ml即可引起严重中毒，最低7～8ml即可引起失明，致死量30ml左右。中毒的后果不一致，有的口服20ml而致死，15ml导致永久性失明，但也有口服250ml而获救存活者。

其中毒机制主要为甲醇的氧化产物新生态甲醛或甲酸盐与细胞内的蛋白质相结合所致，对机体的危害主要有：①对中枢神经系统有明显的麻醉作用：其麻醉作用虽较乙醇为弱，但由于它的氧化代谢缓慢，蓄积性强，故毒害作用远较乙醇为大；其麻醉浓度与致死浓度较为接近，故危险性也较大。②对视神经及视网膜有特殊的选择作用：眼组织含水量高，故中毒后甲醇含量也很高，经醇脱氢酶氧化而生成的甲醛的毒性较甲醇大约33倍，它作用于视网膜上的糖原酵解酶，使细胞线粒体受损伤，细胞色素氧化酶被抑制，从而抑制视网膜的氧化磷酸化过程，使膜内不能生成ATP，致使细胞发生退行性变，招致视网膜及视神经病变，最终导致视神经萎缩。此外，甲醇代谢所形成的甲酸，比甲醇毒性约大6倍，它可抑制某些氧化酶，并引起酸中毒；甲酸盐尚可致神经轴质流障碍，也是使视网膜病变加剧的因素。③代谢性酸中毒：甲酸在体内的积累，再加上甲醇在体内可抑制某些氧化酶系统，使糖的需氧分解及机体代谢发生障碍，导致乳酸及其他有机酸在体内积聚，引起代谢性酸中毒。

5. 汽油中毒 误服煤油或汽油或吸入高浓度煤油或汽油蒸气都可引起中毒。汽油为麻醉性毒物，主要作用于中枢神经系统，引起神经功能紊乱，低浓度引起人体条件反射的改变，高浓度可致人体呼吸中枢的麻痹。并且汽油在体内对脂肪代谢有特殊作用，引起神经细胞内类脂质平衡失调，血中脂肪含量波动及胆固醇磷脂的改变。劳动环境的高温，加速汽油蒸发，使毒性增加，汽油与一氧化碳同时进入人体；人直接

吸入液态汽油引起的中毒死亡病例尸检见有肺水肿、渗出性支气管炎，并有肺淤血等损伤。

6. 刺激性气体 刺激性气体中毒性肺水肿是刺激性气体引起肺泡和肺泡膈毛细血管通透性增加所致肺间质和肺泡水分淤滞。深达肺泡的刺激性气体，直接损害肺泡Ⅰ、Ⅱ型上皮细胞和肺毛细血管内皮细胞，使肺泡和毛细血管通透性增加，毛细血管内的液体渗向间质，进而流向肺泡。同时，刺激性气体可使体内血管活性物质，如5-羟色胺、组胺酸等大量释放，并兴奋交感神经，引起淋巴回流受阻，进一步加重了毛细血管的液体渗出。肺泡与肺毛细血管的损伤；肺泡表面活性物质的减少及表面张力增高致使肺泡缩小；肺泡与肺间质液体淤滞等改变，导致肺泡的气-血、气-液屏障破坏，顺应性降低，肺弥散功能和通气功能发生障碍，通气/血流比例下降，肺泡血流不能充分氧合，动静脉分流增加，发生动脉血氧分压降低。缺氧又可进一步引起毛细血管痉挛，如果活动增加，耗氧量增大，增加静脉回流，毛细血管压力的进一步升高，致肺水肿加速发展；持续氧分压降低可导致进行性低氧血症和多脏器损伤。

7. 强酸 主要指硫酸、硝酸和盐酸，它们都有强烈刺激和腐蚀作用。中毒多由于生产过程中接触或呼吸道吸入或误服所致，药物接触局部，导致局部充血、水肿、坏死和溃疡，甚至腔管脏器穿孔，之后形成瘢痕、狭窄和变形，随着药物吸入血液循环，引起内脏器官的损害，以肝、肾受损较重。

8. 强碱 误服后导致口腔、咽部、食管及胃烧灼痛，腹部绞痛，流涎；呕吐带血的胃内容物，呈强碱性；排出血性黏液粪便，口、咽处可见糜烂创面，先为白色，后变为红色或棕色，重症有喉头水肿、窒息、肺水肿、休克、食管及胃穿孔，后期可致消化道狭窄，食入固体强碱时，口腔可无明显损伤，而食管与胃腐蚀很重，毒物吸收后，发生碱中毒，患儿有剧烈头痛、低钙性手足搐搦、昏迷等，其他可有肝、肾等内脏器官的损害，偶致急性肾衰竭，吸入中毒症状主要表现为剧烈咳嗽、呼吸困难、喉头水肿、肺水肿甚至窒息，接触者主要为局部红肿、水疱、糜烂、溃疡等。

9. 亚硝酸盐 亚硝酸盐为强氧化剂，发生中毒时，亚硝酸盐将机体中的氧合血红蛋白即亚铁血红蛋白氧化为高铁血红蛋白，使机体失去携带氧气的能力而缺氧。

10. 苯胺 可经呼吸道、消化道和皮肤吸收，其液体或蒸气均可经皮肤吸收，生产中尤以皮肤吸收为主要中毒途径，危险度随气温和相对湿度增加而增加。

吸收进入体内的苯胺多在体内代谢，其芳香环经羟基化作用有15%～60%氧化为对、邻或间氨基酚（主要代谢为对氨基酚p-aminophcnol）；约28%与硫酸结合生成 N-苯基氨基磺酸酯（N-phenylsulfamate）；10%～15%与葡萄糖醛酸结合为对氨基酚葡萄糖醛酸（p-aminophenolglucuronate）；皆经肾随尿液排泄，以原形化合物排出不足1%。

苯胺的毒性作用：

（1）血液毒性：形成高铁血红蛋白（methemoglobin），当苯胺吸收进入体内后经生物转化，生成的中间代谢产物具有强烈亲电子作用，将血红蛋白氧化为高铁血红蛋白，使血红蛋白失去携氧功能，造成组织缺氧，导致中枢神经系统、心血管系统及其他脏器的损害。

（2）溶血作用（hemolyzation）：苯胺的中间代谢产物可使还原型谷胱甘肽明显减少，红细胞膜功能异常导致红细胞破裂，产生溶血。同时还可直接作用于珠蛋白分子中的巯基，使珠蛋白变性，形成的Heinz小体使红细胞膜脆性增加，易于破坏，也是导致溶血性贫血的一个原因。

（3）肝毒性（hepatotoxicity）：苯胺中毒的肝损伤多为继发性，常由大量红细胞破坏、游离血红蛋白生成及其分解产物沉积所致，一般恢复较快。

（4）心血管系统毒性（cardiovascular toxicity）：苯胺类化合物可导致心脏损伤，可能为MHb形成和溶血引起的缺氧、缺血，以及毒物自身的毒性所致。

（5）泌尿系统毒性（urinary system toxicity）：苯胺类及其代谢产物可直接作用于肾，引起肾小管上皮细胞变性、坏死；也可继发于大量溶血，因大量游离血红蛋白聚集在肾小管形成管型，造成肾小管阻塞所致，最终可引起急性肾衰竭。

（6）皮肤损害及致敏作用：苯胺对皮肤有刺激和致敏作用，可引起接触性皮炎及过敏性皮炎，表现为丘疹、疱疹、皮肤色素减退或黑变、角化等。

（7）硫化氢：本品是强烈的神经毒素，对黏膜有强烈刺激作用。短期内吸入高浓度的硫化氢后出现流泪、眼痛、眼内异物感、畏光、视觉模糊、流涕、咽喉部灼烧感、咳嗽、胸闷、头痛、头晕、乏力、意识模糊等。重者可出现脑水肿、肺水肿，极高浓度（1000mg/m³以上）时可在数秒内突然昏迷，发生"闪电型"死亡。高浓度接触眼结膜可发生水肿和角膜溃疡。长期低浓度接触，可引起神经衰弱综合征和自主神经功能紊乱。

（8）氰化物：氰化物非常容易被人体吸收，经口、呼吸道或健康人的皮肤都能进入人体。氰化物进入胃内在胃酸的解离下，能立即水解成氰烃酸而被吸收，此种物质进入血液循环后，血液中的细胞色素氧化酶的 Fe^{3+} 与氰根结合，生成氰化高铁细胞色素氧化酶，丧失传递电子的能力，使呼吸链中断，细胞窒息死亡。由于氰化物在类脂中的溶解度比较大，所以中枢神经系统首先受到危害，尤其呼吸中枢更为敏感。呼吸衰竭乃是氰化物中毒致死的主要原因。

> **案例 3-8 诊疗思路**
>
> 1. 患者平素以装修工作为主。
> 2. 工作中出现阵发性腹痛，渐行性加重。腹绞痛为突然发作，多在脐周，呈持续性痛阵发性加重，每次发作自数分钟至几个时。因疼痛剧烈难忍，常弯腰屈膝，辗转不安，手按腹部以减轻疼痛。同时面色苍白，全身出冷汗，可有呕吐。检查时，腹部平坦柔软，可有轻度压痛，无固定压痛点，肠鸣音减少，常伴有暂时性血压升高和眼底动脉痉挛。伴肌无力、腕无力。
> 3. 口中有金属味。
> 4. 应进一步检查血液中血铅含量。
>
> 主要检查结果：本例检查肝脏转氨酶升高，血清尿酸增加，血铅浓度大于 78μg。血 Hb 85g/L，WBC $7.4×10^9$/L，N 68%，L 30%，M 2%，PLT $156×10^{12}$/L。

【实验室检查】

除铅中毒指标明显升高外，胆红素升高、ALT升高；尿中可见红细胞、白细胞、尿卟啉胆原阳性；血红蛋白和红细胞均下降。

【诊断、鉴别诊断及治疗】

常见工业毒物中毒的诊断、鉴别诊断及治疗见表 3-3。

表 3-3　常见工业毒物中毒诊断、鉴别诊断及治疗

毒物种类	诊断、鉴别诊断	治疗
铅	①接触史；②临床表现：口腔有金属味、齿龈铅线、腹绞痛、中毒性脑病、贫血和溶血、肝肾损害等；③实验室及辅助检查：血、尿铅含量升高，驱铅试验阳性、低色素性贫血、溶血性贫血	①清除毒物；②对症治疗；③驱铅治疗：依地酸钙钠、二巯丙醇、二巯丁二钠等
汞	①接触史；②临床表现：口服有口腔炎，消化道损伤，吸入者有意识障碍、精神失常、呼吸道及肾脏损害；③实验室检查：驱汞试验阳性	①清除毒物；②驱汞治疗：二巯丙磺酸、二巯丙醇、二巯丁二钠等增高；③血、尿汞含量对症治疗
苯	①接触史；②临床表现：急性中毒者主要为中枢神经系统抑制症状、慢性中毒者表现为造血系统损害，如再生障碍性贫血、白血病等；③实验室及辅助检查：血苯和尿酚增高，外周血细胞减少，骨髓增生异常	①清除毒物；②解毒措施应用葡醛内酯或维生素 C；③针对造血系统损害予以综合对症处理
甲醇	①接触史；②临床表现：主要为中枢神经系统抑制及视神经损害；③实验室及辅助检查：血甲醇、甲酸增高，代谢性酸中毒	①清除毒物；②对症治疗；③保护视神经，应用地巴唑、烟酸及维生素 B_1、维生素 B_{12}，必要时加用激素
汽油	①接触史；②临床表现：中枢神经系统抑制，吸入者有呼吸道损伤及肺水肿	①清除毒物；②治疗呼吸道损伤
刺激性气体	①接触史；②临床表现：眼部及上呼吸道刺激症状、中毒性肺炎及肺水肿、高铁血红蛋白血症等；③实验室及辅助检查：血中高铁血红蛋白含量增加；X 线检查可见肺部浸润阴影	①迅速脱离有毒环境以减轻呼吸道刺激症状，保持气道通畅；②治疗中毒性肺炎、肺水肿；③高铁血红蛋白血症的治疗应用小剂量亚甲蓝
强酸	①接触史；②临床表现：皮肤黏膜灼伤，口服者可发生消化道穿孔，吸入者有呼吸道损伤；③实验室及辅助检查：酸中毒	①口服中毒者避免洗胃，给予氢氧化铝凝胶中和，饮用牛奶、蛋清、植物油保护胃黏膜；②对症治疗
强碱	①接触史；②临床表现：皮肤黏膜灼伤、消化道及呼吸道损害；③实验室及辅助检查：碱中毒	①口服中毒者避免洗胃，给予食醋或稀醋酸中和，并饮用牛奶、蛋清、米汤等；②对症治疗
亚硝酸盐	①接触史；②临床表现：发绀、呼吸困难、意识障碍等；③实验室及辅助检查：血高铁血红蛋白含量增加，亚硝酸盐定性试验阳性	①清除毒物；②对症治疗；③特效解毒：应用小剂量亚甲蓝
苯胺	①接触史；②临床表现：发绀、呼吸困难、意识障碍，溶血性贫血，肝肾损害；③实验室及辅助检查：血高铁血红蛋白含量增加；红细胞内检出 Heinz 小体	①清除毒物；②对症治疗；③特效解毒：应用小剂量亚甲蓝
硫化氢	①接触史；②临床表现：眼部和呼吸道刺激症状，发绀呼吸困难等缺氧表现，中枢神经系统抑制症状，极高浓度吸入时可发生"闪电型"死亡；③实验室及辅助检查：血中硫化物含量增高	①清除毒物；②对症治疗，呼吸心搏骤停者立即行心肺复苏；③解毒药的应用：4-二甲氨基苯酚、亚硝酸钠等
氰化物	①接触史；②临床表现：呼出气有苦杏仁味，极度呼吸困难，昏迷、抽搐、角弓反张，呼吸、心跳迅速停止而死亡；③实验室及辅助检查：血氰化物及尿硫氰酸盐含量增高	①清除毒物；②呼吸心搏骤停者立即行心肺复苏；③特效解毒用亚硝酸盐硫代硫酸钠疗法

第十节 麻醉性镇痛药过量中毒

案例 3-9

患者，男性，32 岁。

以"呼吸困难 1 小时"为主诉入院。患者于 1 小时前出现胸闷，渐至呼吸困难。询问病因，患者不愿回答。家人回答也模棱两可。入科时患者诉有口干、乏力、眩晕、出汗、精神不振；伴有恶心、心悸。无咳嗽，无腹痛，无发热，有小便，2 日未解大便。

体格检查：T 35.9℃，P 110 次/分，R 10 次/分，BP 95/60mmHg。面色苍白，表情淡漠、呼吸缓慢。被动体位，双侧瞳孔针尖样改变，对光反射迟钝，耳、鼻、咽无异常。气管居中，甲状腺不大；胸廓对称，无畸形，触诊语颤均等，无增强及减弱，腹软，腹部检查未见异常，双手臂肘关节处可见有多个针眼。神经系统检查：锥体束征未引出，膝腱反射未引出，腹壁反射未引出，脑膜刺激征（−）。

既往史：既往吸毒史，2 次强制戒毒。

麻醉性镇痛药，主要包括阿片（鸦片）和阿片类物质。其中天然提取的有吗啡、可待因、罂粟碱等；人工合成的有哌替啶（杜冷丁）、海洛因（二乙酸吗啡）、芬太尼、布桂嗪（强痛定）等。本节主要介绍吗啡、哌替啶及海洛因过量。

问题：

1. 根据上述临床表现，首先应考虑什么疾病？

2. 在明确疾病诊断之前，应该做哪些实验室检查？

3. 诊断明确后，应该怎么治疗？

【病因与发病机制】

1. 吗啡 吸食吗啡对神经中枢的副作用表现为嗜睡和性格的改变，引起某种程度的惬意和欣快感；在大脑皮质方面，可造成人注意力、思维和记忆性能的衰退，长期大剂量地使用吗啡，会引起精神失常的症状，出现谵妄和幻觉；在呼吸系统方面，大剂量的吗啡会导致呼吸停止而死亡。吗啡的极易成瘾性使得长期吸食者无论从身体上还是心理上都会对吗啡产生严重的依赖性，造成严重的毒物癖，从而使吗啡成瘾者不断增加剂量以收到相同效果。

吸食吗啡的戒断症状：流汗、颤抖、发热、血压高、肌肉疼痛和挛缩等。

2. 哌替啶（杜冷丁） 连续使用可成瘾，连续使用 1～2 周便可产生药物依赖性。研究表明，这种依赖性以心理为主、生理为辅，但两者都比吗啡的依赖性弱。不良反应有头昏、头痛、出汗、口干、恶心、呕吐等。过量可致瞳孔散大、惊厥、幻觉、心动过速、血压下降、呼吸抑制、昏迷等。停药时出现的戒断症状主要有精神萎靡不振、全身不适、流泪流涕、呕吐，腹泻、失眠，严重者也会产生虚脱。一旦停药后则会产生类似于吗啡戒断后的戒断综合征。

3. 海洛因（二乙酸吗啡） 海洛因滥用超过个体耐受量时，极易产生急性过量中毒。急性中毒大多源于意外，与使用成瘾物质的方式、剂量有关。由静脉注射方式引起中毒较多见，因操作简单，一次性进入人体内的量、速度具有随意性，一旦注射量超过个体耐受量或注入速度快，可很快在体内达到中毒、致死浓度，立即出现中毒症状。

在大剂量滥用阿片类药物后，出现精神运动性抑制，言语不清、昏睡甚至昏迷；体征有针尖样瞳孔（深昏迷时也有可能由于缺氧而瞳孔放大）、呼吸抑制、肺水肿、心率减慢、心律失常等。临床常见的死亡原因绝大部分是由严重呼吸抑制而死亡。严重时患者可出现惊厥，呼吸抑制明显，呼吸频率可低至 3～4 次/分，可有呼吸节律改变或出现周期性呼吸，严重者呼吸停止。原因可能是呼吸中枢对二氧化碳分压的敏感性下降所致，是中毒者早期死亡的主要原因。体检时可见口唇指端发绀，发绀程度可提示中毒深度和时间；瞳孔缩小，严重时出现针尖样瞳孔，是海洛因过量的特征性症状，同时对光反射消失、双眼球固定。但过大剂量时因缺氧或合用其他药物中毒，可出现瞳孔散大，对光反射消失。

过量中毒早期血压尚可维持正常，中毒严重时由于缺氧使血压下降，在呼吸改善后可好转。严重病例可见非心源性肺水肿，致呼吸衰竭而死亡。

【临床表现】

临床表现与吸入或注射毒品剂量及个体耐受性有关。

1. 吗啡和海洛因过量 ①轻症：头痛、头晕、恶心、呕吐、兴奋或抑制、幻觉、时间和空间感消失等；②重症：常有昏迷、瞳孔针尖样缩小、呼吸抑制"三联征"，患者面色苍白、发绀、瞳孔对光反射消失、牙关紧闭、角弓反张、呼吸浅慢或叹息样呼吸，多死于呼吸衰竭。

2. 哌替啶过量 主要表现为呼吸抑制和低血压。与吗啡及海洛因中毒有所不同。哌替啶中毒时瞳孔扩大，并有中枢神经系统兴奋的症状和体征，如烦躁、谵妄、抽搐、惊厥、心动过速等。

案例 3-9 诊疗思路

1. 患者年轻，不明原因出现胸闷，渐至呼吸困难。

2. 询问病因可疑　患者不愿回答。家人回答也模棱两可。

3. 入科时患者诉有口干、乏力、眩晕、出汗、精神不振；伴有恶心、心悸。无咳嗽，无腹痛，无发热，有小便，2 日未解大便。

4. 体格检查　面色苍白，表情淡漠、呼吸缓慢。被动体位，双侧瞳孔呈针尖样改变，对光反射迟钝。尤其注意双手臂肘关节处可见有多个针眼。

5. 神经系统检查　锥体束征未引出，膝腱反射未引出，腹壁反射未引出。脑膜刺激征（－）。

6. 反复询问病史　有吸毒史，2 次强制戒毒，并未成功。

主要检查结果：血、尿毒品成分定性试验呈阳性反应。

【实验室检查】

重点专项药物检测：①血、尿毒品成分定性试验呈阳性反应；②血药浓度：治疗量为 0.01～0.07mg/L，中毒量为 0.1～1.0m/L，致死量为 4.0mg/L。

【诊断与鉴别诊断】

1. 诊断依据有吸毒史。

2. 不明原因出现呼吸抑制，瞳孔呈针尖样改变。

3. 排查心脑急症。

4. 重点检查血尿毒品成分定性试验呈阳性反应。

5. 纳洛酮治疗有效。

一般可做出诊断。但应与代谢性疾病、神经精神疾病及其他中毒相鉴别。

案例 3-9 分析总结

1. 根据病史，该患者可以诊断为海洛因过量中毒。多发生于静脉注射用药的情况下，往往导致意外猝死。

2. 常出现对神经（中枢和外周）精神系统、心血管系统、呼吸系统、消化系统、泌尿系统的损害。

3. 非心源性肺水肿和心律失常更常见，可引起猝死。

4. 该患者为注射海洛因过量中毒。

5. 血尿毒物检测明确。

【治疗】

1. **清除药物**　根据此类化学药物特点，服毒者用高锰酸钾洗胃，活性炭混悬液灌肠，甘露醇导泻。

2. **应用特效拮抗剂**

（1）纳洛酮：为阿片受体拮抗剂，可特异性阻断吗啡类物质与阿片受体结合，迅速逆转毒品中毒所致的昏迷和呼吸抑制。用法：首剂 0.4～0.8mg 静脉注射，10～20 分钟重复一次，直至呼吸抑制解除或总量达 10mg。

（2）烯丙吗啡：主要拮抗吗啡作用。用法：首剂 5～10mg 静脉注射，20 分钟重复一次，总量小于 40mg。

3. **对症支持治疗**　重在维持呼吸、循环和脑功能。对昏迷时间较长和呼吸抑制严重者，应使用甘露醇、糖皮质激素防治脑水肿，使用安钠咖、尼可刹米等兴奋呼吸中枢。

第十一节　"摇头丸"中毒

案例 3-10

患者，男性，21 岁。以"烦躁不安 1 小时余"为主诉入院。患者与朋友在 KTV 唱歌回家后逐渐出现头昏、头痛、心悸、焦虑不安、轻易激动、面部发红、发热、出汗，洗澡后睡眠，但入睡困难，且不适症状加重。在家中反复走动，难于控制。无抽搐，无二便失禁。

查体：T 36.4℃，R 22 次/分，BP 118/70mmHg。神志清楚，神情激动。呼吸尚平顺，巩膜不黄，瞳孔正常，对光反射好，双肺叩清，两肺呼吸音正常，心界不大，心率 118 次/分，律齐，无杂音，腹平软，脐周部轻压痛，无反跳痛，肠鸣音活跃。肝脾肋下未触及，下肢无水肿，四肢肌肉有疼痛感，肌张力正常。

问题：

1. 根据上述临床表现，首先应考虑什么疾病？

2. 在明确疾病诊断之前，应该做哪些实验室检查？

3. 诊断明确后，应该怎么治疗？

"摇头丸"的化学名称是亚甲二氧基甲基苯丙胺（MDMA），是苯丙胺类兴奋剂中具有致幻作用的一种，有胶囊、粉剂、小块多种形式。可抽吸、鼻吸、口服或注射，滥用后可即兴随音乐剧烈摆动头部而不觉痛苦，音乐越强劲越欣快，故名"摇头丸"。国内外有多种名称，主要是能引起幻觉的安非他明和选择性神经毒素合成的神经致幻剂。在我国出现的"摇头丸"，经检测发现多数含有 MDMA，或亚甲二氧基苯丙胺（MDA），或甲基苯丙胺——"冰毒"，掺杂物有兴奋剂咖啡因、麻黄素，麻醉药氯胺酮，有的含有抗过敏药苯海拉明，镇痛药非那西丁、对乙酰氨基酚、氨基比林、咪达唑仑，镇静催眠药苯巴比妥，甚至有报道添加鼠药成分。它能延迟致病，摄入过量会导致死亡。MDMA 给人造成的危害，除了其成分作用外，还有它含有的各种杂质的药片剂量。欧洲的真正的 MDMA 的片剂，每片重量有的为 20mg，有的高达 150mg。我国的"摇头丸"的重量为 200～300mg。

苯丙胺又称安非他明，为较强的中枢兴奋剂。曾治疗多种疾病，现仍用于儿童多动症和发作性疾病。"摇头丸"是安非他明类衍生物，是亚甲二氧基甲基苯丙胺的片剂，属中枢神经兴奋剂，是我国规定管制的精神药品。

【病因与发病机制】

常见的滥用方式为口服，其他方式还有：鼻吸、注射或掺入饮料中一起饮用。

MDMA 在体内代谢经 N-脱甲基形成 MDA（亚甲二氧基苯丙胺），代谢产物 MDA 也有活性和药理作用。一次服 MDMA 起作用后，感觉醉意持续约 5 小时，65% 经尿排除。MDMA 使突触前神经元释放 5-羟色胺、多巴胺和去甲肾上腺素，并抑制这些递质的再摄取。MDMA 也抑制单胺氧化酶，所以递质的破坏减少，不过 MDMA 不能增加多巴胺的合成。结果在大脑各区的突触，这些递质就明显增加，所以就和苯丙胺一样呈现中枢神经的刺激和兴奋，而且还有些致幻作用。MDMA 很可能由于 5-羟色胺的异常，使机体体温升高和活动过度亢进。有研究报道认为，MDMA 使大脑尾核的伏隔核、细胞外液中多巴胺增量，让人有快感并成瘾。最近经正电子发射断层成像（PET）研究证实长期服"摇头丸"成瘾者，有 5-羟色胺的神经性损害，临床上表现为发作性焦虑惊恐、抑郁、往事记忆倒斜闪回、认知功能障碍、记忆紊乱及其他神经精神症状。

因吸食"摇头丸"而中毒的患者在我国呈逐年增多的趋势。

【临床表现】

服"摇头丸"后往往 30～60 分钟开始感到药力作用，效力高峰约在 90 分钟，并能持续 8 小时或更长。表现为主观同情心增强，感情移入，欣快感，自信力的增强，视觉洞察力有改变。不过也有些服毒品后感到不适而来急诊求治，包括神经系统、呼吸系统、心血管系统和肌肉的不适，有些病例则是由于高热来就诊。如果使用毒品过量，中毒严重则有危及生命的可能。

交感神经的兴奋或刺激可造成多汗、瞳孔扩大、心动过速、血压增高和精神运动冲动增强。5-羟色胺能兴奋神经，可引出幻觉如感觉增强、失真、错觉、幻视、幻触等。神经系统的轻度影响为出现焦虑、苦闷、烦躁不安、意识模糊、时间感觉的变化、谵妄、偏执、强迫行为、惊恐、思绪不集中、疲劳感、头痛、过度反射、共济失调、眩晕、视物模糊、眼球震颤、抑郁、失眠、激动、嗜睡、昏睡等。中毒比较严重者也能观察到严重的神经精神症状，包括真正的精神病现象、昏迷、持续癫痫状态、脑出血、呼吸衰竭等。长期服用此毒品可致偏执型的精神病，有时与精神分裂症鉴别有困难。

常见的心血管并发症有血压上升、心动过速、心律失常、心悸、房室传导阻滞。严重者可发生心源性休克伴有血压骤降、肺水肿甚至心脏停搏等。致死者多由于心律失常加重所致。凡已经患慢性心脏病又服用"摇头丸"则上述并发症更易危及生命。有个别报道该品引起广泛血管痉挛，导致肠系膜血管缺血性坏死。

对横纹肌的作用则有肌张力上升、痉挛、僵硬、牙关紧闭、磨牙、肌肉疼痛、抽动及横纹肌溶解引起肾衰竭。体温过高则往往引起器官衰竭（尤其是急性肝肾衰竭）、弥散性血管内凝血（DIC）和成人呼吸窘迫综合征（ARDS）。如果影响代谢，则可出现代谢性酸中毒、高钾血症、低钠血症。个别病例可发生抗利尿激素分泌过多综合征。

滥用 MDMA 后的剧烈活动，加之食欲抑制往往导致体能处于极度"消耗""透支"状态，出现脱水、晕厥。致死的原因主要有高热综合征（高热、横纹肌溶解、代谢性酸中毒）、弥散性血管内凝血、急性肾衰竭、急性呼吸衰竭、急性肝衰竭、休克、心室颤动。

> **案例 3-10 诊断思路**
> 1. 在公共场所娱乐后出现神经精神症状应首先考虑毒品中毒。
> 2. 自我服用"摇头丸"者诊断不难。
> 3. 误服"摇头丸"者需多询问病史，特别是同时娱乐的人，往往可以问出病因。
> 4. 心电图、血生化检查有一定参考价值。
> 主要检查结果：
> 心电图：窦性心动过速。
> 血生化：血钾<3.0mmol/L。

【实验室检查】

1. 心电图检查 结果异常为最多见，可出现窦性心动过速、频发室性期前收缩、ST-T 改变、完全性左束支传导阻滞、QT 间期延长等。

2. 电解质异常 以低血钾为多见。

3. 肝肾功能检查 肾功能损伤常见，横纹肌溶解常可致急性肾衰竭。

4. 建立"摇头丸"中毒生物检测中 MDMA 及其

代谢产物的固相萃取与检验方法,探索其原形物与代谢产物随时间变化的规律,研究 MDMA 中毒症状与中毒致死量,为确认该药物的嫌疑服食者是否服食、服食时间及死因的分析提供科学的依据。但临床尚未普及使用。

【诊断与鉴别诊断】

1. 诊断依据　主要根据病史和临床表现。分为:轻度,表现为精神兴奋、好动多语,呼吸加快但神志清楚。中度:体温<38.5℃,神志恍惚,精神紧张、头痛、胸痛、运动不能。重度:体温≥38.5℃,神志不清或昏迷、抽搐、瞳孔散大、牙关紧闭、继而产生高血压危象。还可以表现为感觉异常、谵妄、狂躁、眼球震颤、共济失调、高热抽搐。经过激动和兴奋期后转为抑制,出现昏迷、呼吸衰竭、休克和心律失常。可并发脑出血、心绞痛或心肌梗死、肠系膜缺血、横纹肌溶解、急性肾衰竭。极重者可出现惊厥和循环衰竭。

2. 慢性中毒　长期滥用可导致:①苯丙胺性精神病,表现为顽固性失眠、精神激动、幻听、幻视及类偏执狂妄想;②恶心、呕吐和腹泻;③明显消瘦;④体温升高;⑤心血管功能障碍;⑥黄疸;⑦抽搐。

3. 鉴别诊断　一般来求治的都是中度中毒的患者,多数都知道自己服用过"摇头丸",所以确诊不困难,对病史不清、症状可疑者,医护人员应该想到用过"摇头丸"之类毒品的可能。由于存在有在"摇头丸"内部添加"冰毒"及咖啡因的情况,以及患者同时可能饮酒,应用其他致幻剂及麻醉品的情况,在治疗护理时,不应只注意患者服用"摇头丸"的病史而忽视其他药物的作用,以免耽误病情。就诊时,往往由于"摇头丸"的药理作用及同时饮酒等原因,患者存在活动过度、冲动、嗜舞、偏执、妄想、自我约束力下降、痛觉阈值提高及出现幻觉和暴力倾向等,病史描述未必完全可靠,因此,密切的临床观察是必要的。尤其应注意患者有无合并头颈部及其他部位的外伤,以及有无自发性脑出血的可能。

案例 3-10 分析总结

1. 依据病史有接触不明毒物史,后经追问得知为"摇头丸"。

2. 潜伏期约 1 小时后出现临床症状。

3. 心电图、血生化检查可有相应异常结果。

4. 请毒物鉴定中心鉴定为"摇头丸"。

5. 该患者无兴奋后二次受伤情况。

【治疗】

1. 一般治疗

(1)中小剂量中毒仅表现为短暂性心理障碍,给予戒毒和心理治疗。

(2)烦躁、激动时给予地西泮 5～10mg 口服。

(3)心动过速给予普萘洛尔 40～60mg,分次口服,或 40～60mg 缓慢静脉滴注,每分钟不少于 1mg,控制心率在 90 次/分。

(4)出现偏执状态可给予氟哌啶醇 5mg 肌内注射,每日 2 次,或加用地西泮 40mg/d。

(5)中毒导致冠状动脉痉挛是引起心肌缺血和心肌梗死最常见的原因,使用硝苯地平缓解痉挛,改善心肌缺血。

(6)酸化尿液,给予氯化铵 1～2g,3 次/日;维生素 C 静脉滴注,8g/d。

2. 急救治疗

(1)保持呼吸道畅通和给氧:必要时行气管插管,呼吸机辅助呼吸。

(2)清除毒物:清水或 1:5000 高锰酸钾溶液洗胃,直至洗出液透亮为止。

(3)促进毒物排泄:以 20%甘露醇 250ml 加活性炭 30g 制成混悬液口服,2 次/日。

(4)镇静:地西泮 10～20mg 肌内注射或静脉注射,必要时可重复应用。重度中毒以 5%葡萄糖 500ml 加入地西泮 100mg,持续静脉滴注。用药期间密切观察患者的神志、瞳孔及生命体征变化。

(5)血液净化治疗。

(6)对症支持治疗:纠正酸碱失衡和电解质紊乱、控制体温、保护心肺功能等治疗。肌肉松弛是控制体温的有效方法,可缓慢静脉注射硫喷妥钠或用肌肉松弛剂琥珀酰胆碱,血压升高者给予降压治疗。

第十二节　急性食物中毒

案例 3-11

患者,女性,汉族,43 岁。以"饭后出现头晕、恶心、乏力 4 小时"入院。当日 20 时左右,在家进食后感头晕、恶心、全身乏力,4 小时后送急诊,给予输液治疗,症状无明显改善,阵发性腹痛,解稀烂便 4 次,量中等。出现口渴,咽喉干燥,瞳孔扩大,脉率增快,谵妄,不安,手足不自主运动。门诊以"食物中毒"收住急诊观察。病程中患者神志逐渐不清,呈谵妄状态,无畏寒、发热。

既往无特殊病史。

查体:T 36.2℃,P 98 次/分,R 24 次/分,BP 125/80mmHg。神志呈镇静状态。全身皮肤、黏膜无黄染,结膜苍白。双侧瞳孔等大圆形,对光反射灵敏。口腔黏膜完整无溃疡。听诊双肺正常。

心率 98 次/分，律齐。腹肌软，脐周部有压痛，以剑突下最明显，无反跳痛，下腹部无压痛，未触及包块，肝脾肋缘下未触及，墨菲征（－），肝颈反流征（－），麦氏征（－）。腹部叩诊呈鼓音，肝区无叩击痛，双肾区无压痛及叩击痛。移动性浊音（－），肠鸣音 8 次/分。病理反射未引出。

问题：

1. 根据上述临床表现，首先应考虑什么疾病？

2. 在明确疾病诊断之前，应该做哪些实验室检查？

3. 诊断明确后，应该怎么治疗？

急性食物中毒的含义非常广泛，凡是食用被致病菌及其毒素污染的食物，或被毒物（重金属、农药等）污染的食物，以及自身含有某种毒素（毒蕈、河豚等）的食物引起的急性中毒性疾病都可称为急性食物中毒。急性食物中毒具有潜伏期短、急性发病、多群体发病等特征，且有明显的季节性特征，如急性细菌性食物中毒多发生在夏季。

【病因】

根据急性食物中毒的病因一般分为两大类。

1. 细菌性食物中毒 常见的致病菌有沙门氏菌属、变形杆菌、副溶血弧菌、产肠毒素性大肠杆菌等，均有一定的传染性。而葡萄球菌和肉毒杆菌引起的食物中毒与其产生的毒素有关，不具有传染性。

2. 非细菌性食物中毒 见于食物被有毒化学物质污染和食用有毒动植物。

【临床表现】

1. 细菌性食物中毒

（1）沙门氏菌食物中毒时，可表现为高热、恶心、呕吐、腹痛、腹泻水样便等，重者可出现抽搐和昏迷，抢救不及时可死亡。常因进食被细菌污染的肉、蛋、水产品，特别是病死的牲畜肉而引起。

（2）副溶血性弧菌食物中毒，表现为发病急，发热不高，也有呕吐、腹痛、腹泻，多在 1 周内恢复。生食鱼蟹或进食被细菌污染的肉、咸蛋、咸菜等均可引起中毒。

（3）葡萄球菌肠毒素食物中毒，主要表现为恶心、呕吐、腹痛、腹泻等，特别是呕吐较严重。常因进食被细菌污染的奶制品、肉制品、剩饭等引起。

（4）肉毒中毒是肉毒梭菌毒素中毒的简称，在细菌性食物中毒中最为严重。发病有其特点，除头晕、头痛、恶心、呕吐等症状外，主要表现为视物模糊、复视、眼睑下垂、睁眼困难、吞咽困难、声音嘶哑等，重者死亡。一般不发烧。多因进食被细菌污染的肉、蛋、咸鱼、腊肉、肉罐头、臭豆腐、豆酱、面酱等而引起。

急性食物中毒种类众多，表现不一。食用隔夜剩饭菜、肉类中毒后常表现为消化道症状。细菌学常为变形杆菌、蜡样芽孢杆菌、大肠杆菌等，肉类、罐头、禽类等，也有消化道症状，细菌为金黄色葡萄球菌、肉毒杆菌、沙门氏菌属等。大便培养可鉴别细菌种类。

2. 非细菌性食物中毒

（1）大豆中毒

1）中毒原因：生大豆含有一种有毒的胰蛋白酶抑制物，可抑制体内蛋白酶的正常活性，并对胃肠有刺激作用。

2）中毒表现：潜伏期数分钟到 1 小时，出现恶心、呕吐、腹痛、腹胀，也有出现腹泻、头痛，可很快自愈。

3）预防措施：豆浆必须煮沸后再喝。

（2）豆角中毒

1）中毒原因：豆角的品种很多，豆角引起中毒的原因一般认为是豆角中所含的皂素和血球凝集素。

2）中毒表现：潜伏期为数十分钟至 5 小时。主要为胃肠炎症状，恶心、呕吐、腹痛、腹泻。以呕吐为主，并伴有头晕、头痛、出冷汗，有的患者四肢麻木，胃部有烧灼感，预后良好，病程一般为数小时或 1～2 天。

3）预防措施："烧熟煮透"。

（3）发芽土豆中毒

1）中毒原因：土豆中含有一种生物碱，为龙葵素。正常土豆中龙葵素的含量较少，为（2～10）mg%。当土豆发芽后皮肉变绿，龙葵素含量增高。人一次食用 0.2～0.4g 可发生中毒。

2）中毒表现：一般在进食后 10 分钟至数小时出现症状，胃部灼痛，舌、咽麻，恶心、呕吐，腹痛，腹泻，严重中毒者体温升高，头痛，昏迷，出汗，心悸。儿童常引起抽搐、昏迷。

3）预防措施：①土豆应储存在低温、通风、无直射阳光的地方，防止生芽变绿。②生芽过多或皮肉大部分变黑、变绿时不得食用。③发芽很少的土豆，应彻底挖去芽和芽眼周围的肉。因龙葵素溶于水，可侵入水中泡半小时左右。

（4）亚硝酸盐中毒

1）中毒原因：亚硝酸盐可使正常的低铁血红蛋白被氧化成高铁血红蛋白，失去输送氧气的功能。因而出现皮肤青紫和组织缺氧现象。

2）中毒表现：潜伏期为 30 分钟至 3 小时，口唇、指甲及全身皮肤青紫，呼吸困难，并有头晕、头痛、恶心、呕吐、心跳加快、呼吸急促，也有出现昏迷，抽搐，终因呼吸衰竭而死亡。

【发病特点】

1. 潜伏期短，发病很突然，吃了某种食物后可在 10 分钟至十几小时发病，而且来势急剧，呈暴发性，很多人在很短的时间内同时或先后相继发病，而且很快达到高峰。

2. 患者症状大致相同或相似，多见于胃肠炎症状，也有以神经症状为主的。

3. 食物中毒有共同的致病食物，患者在相近的时间内都食用过某种致病食物，而且发病范围仅限于食用过某种有毒食物的人群中，也就是说与食物有明显的关系，没有进食该种食物的人，即使在同一桌用餐也不发病。但是一旦停止食用这种食物或污染源被除去后，发病立即停止。

4. 食物中毒不具有传染性。

5. 有明显的季节性（主要在夏秋季）。

6. 有明显的地区性，如肉毒中毒主要在新疆地区，河豚中毒和副溶血性弧菌中毒主要在沿海地区。现在由于市场的流动性很大，流转的各环节也可能发生食物中毒。

> **案例 3-11 诊疗思路**
> 1. 进食后出现乏力、腹痛腹泻等症状。
> 2. 病情进展快，出现脱水症状。
> 3. 腹部体征轻，无急腹症体征。
> 主要检查结果：
> 血常规：WBC $3.0×10^9$/L，N 64.9%，L 25.3%，RBC $4.13×10^{12}$/L，Hb 107g/L。
> 大便常规：水样便。可见脓球。

【实验室检查】

大便检验多为水样便，镜检见少量红细胞、白细胞。可疑细菌性食物中毒者，所剩食物及吐泻物中可找到沙门氏菌、嗜盐菌等。

【诊断与鉴别诊断】

根据进食可疑食物后短期内出现的急性胃肠炎症状，结合相应的流行病学资料，一般不难做出临床诊断。对可疑食物、患者呕吐物和粪便进行培养，如果分离出相同病原菌，则可以确诊细菌性食物中毒。

在进食可疑食物后出现眼肌瘫痪，呼吸、吞咽和言语困难的患者，特别是在集体发病的情况下，应考虑肉毒中毒的可能，并可对食物进行细菌学检测。

以胃肠炎为主的细菌性食物中毒应与非细菌性食物中毒、菌痢、霍乱、病毒性肠炎等进行鉴别。肉毒中毒则应与河豚和毒蕈中毒进行鉴别。

> **案例 3-11 分析总结**
> 1. 根据病史有进食后腹痛、腹泻。
> 2. 病情进展快，出现脱水、毒血症状。
> 3. 大便常规可见红、白细胞。
> 4. 细菌学监测：进一步大便培养可见相应细菌。
> 5. 细菌性食物中毒往往病情较严重。

【治疗】

1. 以急性胃肠炎为主要表现的食物中毒的处理

（1）一般处理：多数急性食物中毒患者临床症状较轻，且为一过性而不需要特殊处理。对呕吐严重者应暂时禁食。对呕吐、腹痛症状严重者可给予山莨菪碱 10mg 肌内注射。

（2）补液治疗：对呕吐、腹泻严重者，特别是年老体弱者和婴幼儿，应及时评估患者的脱水程度、有无电解质紊乱等。对有脱水症状和短期内不能进食的患者应进行补液治疗，选择乳酸林格液和 5%～10% 葡萄糖。补液量视脱水情况决定，并补充必要的电解质和维生素。

（3）病原菌治疗：多数患者不需要使用抗生素，对伴有高热、呕吐与腹泻严重者可酌情使用抗生素治疗，如口服诺氟沙星 200mg，3 次/日。

2. 肉毒杆菌中毒的治疗

（1）抗毒素治疗：尽早使用肉毒抗毒血清，发病 24 小时内最有效。在皮试阴性者静脉或肌内注射 5 万～8 万 U，必要时 68 小时重复注射，儿童和成人剂量相同，重症患者应加倍。皮试阳性者可先进行脱敏注射。

（2）促进肠道毒素排泄：对于疑诊和确诊患者应立即进行洗胃，可选择清水或 1∶4000 高锰酸钾溶液，同时进行灌肠。

（3）保持呼吸道通畅：监测患者呼吸情况，及时清理咽喉部分泌物，对呼吸衰竭者应及时进行气管插管和呼吸机辅助呼吸，必要时也可选择气管切开。对已经发生误吸者应及时行纤维支气管镜检查，灌洗并吸出误吸物。选择适当抗生素进行治疗。

（4）对症支持治疗。

思 考 题

1. 急性有机磷中毒有何临床特征？
2. 急性毒物中毒的救治原则是什么？
3. 百草枯中毒有哪些治疗措施？
4. 试述重金属中毒的常用解毒剂。
5. 试述急性食物中毒的诊断要点。

第四章 环境及理化因素损伤

环境及理化因素损伤是急诊临床的常见病、多发病。它所涉及的疾病谱较广，所致疾病的病情危急，需要积极抢救处理，也有可能损伤为多种因素、群体性伤害。因此，要求施救者必须熟练掌握相关的急救知识，对病情做出快速、准确的判断及救治得当。近年来由于急救医疗水平的提高，各种诊断技术的提高和治疗药物的发展，使得环境及理化因素损伤的病死率已大大下降。本章重点介绍几种常见的致死率高的淹溺、中暑、烧烫伤、电击伤、毒蛇咬伤的环境及理化因素损伤等。

第一节 淹 溺

淹溺（drowning）常称为溺水，是一种淹没或沉浸在液性介质中并导致呼吸损伤的过程。缺氧是淹溺患者共同和最重要的表现。由于淹没于水或其他液体中充塞呼吸道及肺泡或反射性引起喉痉挛发生窒息、缺氧、二氧化碳潴留，并处于临床死亡状态，进而导致死亡。淹溺致死多见于儿童及青少年。

通常将因淹溺引起的死亡称为溺死，主要见于淡水及海水（淡水属低渗液，海水属高渗液），也可见于粪坑、污水池和化学物贮存池等液体等。

淹溺导致窒息的机制：液体吸入肺所致称为湿性淹溺，占淹溺患者的 90%；因喉痉挛所致无（或很少）液体吸入肺，称为干性淹溺，占淹溺患者的 10%。发生淹溺的液性介质以海水和淡水最常见。

一、临 床 表 现

患者的许多症状和体征只发生在淹溺现场。临床表现的严重程度根据淹溺时间和淹溺后送院时间的不同而临床表现各异。主要表现为缺氧窒息所致的呼吸骤停，心脏停搏，严重缺氧引起的心、脑、肺等重要脏器损害及复苏后的再灌注损伤；常伴有酶谱升高及脏器损害的表现。

如为淡水淹溺，低渗水可从肺泡渗入血管中引起血液稀释、血容量增加和溶血引起血钾增高；如为海水淹溺则高渗海水可通过肺泡使水渗出，引起血液浓缩及血容量减少；还可能有化学物引起的中毒。

患者常表现为窒息、昏迷及意识不清，呼吸、心跳微弱或停止。一般表现有颜面、指端发绀，面部肿胀，双眼结膜充血，口鼻充满泡沫或杂质，四肢冰冷，腹部鼓胀，寒战。溺入海水者有口渴感，常表现为不同程度的低体温。

各系统表现如下：

1. 神经系统 头痛、视觉障碍、牙关紧闭、烦躁不安、抽搐、昏迷、肌张力增加等。

2. 循环系统 脉搏细弱或不能触及、血压不稳、心音微弱或消失、心律失常、心室颤动等。

3. 呼吸系统 呼吸困难、剧烈呛咳，可有血性泡沫状痰、胸痛。查体呼吸表浅，两肺可闻及干、湿啰音、偶有喘鸣音等。

4. 消化系统 大量水潴留于胃致胃扩张，复苏时及复苏后呕吐大量吸入的水。

5. 泌尿系统 尿液可呈橘红色，也可出现少尿和无尿。

二、实验室及特殊检查

1. 白细胞总数和中性粒细胞增高，尿蛋白可能出现阳性。

2. 淡水淹溺可出现低钠、低氯、低蛋白血症及溶血。海水淹溺可出现短暂性血液浓缩、高钠血症或高氯血症。

3. 淹溺肺的 X 线片、CT 表现呈多种征象并存，常见肺纹理增粗。典型表现有局限性分布的斑片状影、广泛分布的棉絮状影，主要分布于两肺下叶，肺水肿及肺不张可同时存在。住院 12～24 小时吸收好转或者恶化。约有 20%病例干性淹溺胸片无异常发现。

4. 心电显示为窦性心动过速、ST 段和 T 波改变、室性心律失常等。

动脉血气分析可有不同程度的低氧血症及混合性酸中毒，也可出现急性肾衰竭和 DIC 等。

三、生命指征评估

1. 评估淹溺持续时间及开始施救时间。

2. 观察意识、呼吸、脉搏、心率及节律、皮肤色泽，评估缺氧、窒息的严重程度。

3. 及时判断心脏复苏效果。

4. 判断是否存在低体温。

案例 4-1 诊疗思路

此年轻女性被从水中救起并且呈昏迷状态。查体可发现皮肤黏膜苍白和发绀，口、鼻充满泡沫或淤泥、杂草，腹部隆起，四肢厥冷、呼吸和心搏微弱，根据淹溺的病史和临床表现即可诊断。

四、诊断与鉴别诊断

根据淹溺的病史和临床表现虽可诊断，但须鉴别继发于其他疾病的淹溺，要通过详细了解既往史和检查资料做出判断。

案例 4-1 分析总结

淹溺又称溺水，是人淹没于水或其他液体介质中受到伤害的状况。水充满呼吸道和肺泡引起缺氧窒息，吸收到血液循环的水引起血液渗透压改变、电解质紊乱和组织损害，最后造成呼吸停止和心脏停搏而死亡。淹溺的后果可以分为非病态、病态和死亡，其过程是连续的。淹溺发生后患者未丧失生命者称为近乎淹溺。淹溺后窒息合并心脏停搏者称为溺死，如心脏未停搏则称近乎溺死。

五、急　救　处　理

（一）现场急救

1. 淹溺复苏　缺氧时间和程度是决定淹溺预后最重要的因素，最重要的紧急治疗是尽快对淹溺者进行通气和供氧，要尽可能迅速将淹溺者安全地从水中救出，一旦从水中救出，立即清除口鼻内水、泥沙污物及分泌物，保持呼吸道通畅。对无反应和无呼吸的淹溺者应立即进行心肺复苏，特别是呼吸支持。

2. 倒水方法　现场常用的倒水（控水）动作有：将患者腹部置于施救者屈膝的大腿上，头部下垂，施救者平压患者背部，将呼吸道和胃内的水倒出；或由施救者抱起患者的腰腹部，使背部朝上，头部下垂予以倒水（图 4-1）。

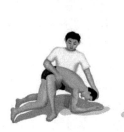
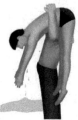
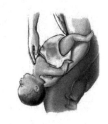

图 4-1　倒水方法

（二）急诊科处理

经现场抢救的淹溺患者应及时送至医院给予进一步的评估和监护，采取综合措施支持循环呼吸功能。

1. 机械通气　对意识不清、呼吸急促、全身发绀、咳粉红色泡沫痰、血压下降及血氧饱和度<85%，并有酸碱失衡、电解质紊乱的患者应进行气管插管，并进行人工机械通气。原则是尽可能维持氧供及尽可能低的气道压。当患者意识清楚、呼吸恢复、循环稳定、血气分析正常、胸部 X 线检查好转后再考虑撤机。

早期进行合理有效的机械通气是淹溺救治的关键，必要时可用支气管镜进行气道吸引灌洗，加强气道管理，勤翻身、拍背及吸除气道分泌物，另外可给予镇静剂或肌松药，降低气道压力。

2. 补充血容量，维持水、电解质和酸碱平衡　淡水淹溺时，因血液稀释而适当限制入水量并适当补充氯化钠溶液、浓缩血浆和白蛋白；海水淹溺时，由于大量体液渗入肺组织导致血容量偏低，需要及时补充液体，可用葡萄糖溶液、低分子右旋糖酐、血浆，严格控制氯化钠溶液。注意纠正高钾血症及酸中毒。

3. 防治急性肺损伤　早期、短程、足量应用糖皮质激素是防治淹溺后急性肺损伤的根本。淹溺产生的急性炎性渗出导致广泛的肺水肿，严重时发生急性呼吸窘迫综合征。肾上腺皮质激素具有降低肺毛细血管通透性、减少渗出、作用于肺损伤的多个环节而减轻炎性反应等作用。

4. 防治脑缺氧损伤、控制抽搐　极早有效的脑复苏是影响患者预后的重要因素。患者淹溺后存在不同程度的缺氧性脑损害，尤其是发生呼吸衰竭的患者。因此，改善通气及维持血液中二氧化碳处于正常水平及降低颅内压是非常重要的。根据病情不同，应用甘露醇、甘油果糖、白蛋白及呋塞米等治疗，以减轻脑水肿、降低脑组织的损害、改善患者的预后。

5. 防治低体温 对冷水中淹溺者按低体温处理，可采用体外和体内复温措施。

6. 对症治疗 对血红蛋白尿、少尿或无尿患者，应积极防治急性肾功能不全的发生；溶血明显时可输血以增加血液携氧能力；强有力的抗感染，保持酸碱、电解质平衡，支持治疗及防治多器官功能障碍等。

思 考 题

试述淹溺时生命指征评估及急救措施。

第二节 中 暑

案例 4-2

某检查团在夏天进行露天安全检查，当天烈日高照。患者，男性，30 岁。因为走得急没有带遮阳伞，开始口渴，继之频频出汗，1 小时后感到头晕、眼花伴恶心，随后晕倒在地。

问题：

1. 试述中暑的原因。
2. 试述中暑的诊断。
3. 试述中暑的急救处理。

中暑（heat stroke or sunstroke）是指长时间暴露在高温环境中或在炎热环境中进行体力活动引起机体体温调节功能紊乱所致的临床症候群，以高热、皮肤干燥及中枢神经系统症状为特征的热损伤疾病。

一、原 因

高温环境作业，通风不良，强体力劳动；长时间露天作业，阳光直接暴晒，机体对高温环境的适应能力不足等均可引起中暑。

二、临 床 表 现

中暑根据临床表现的轻重程度分为三级：先兆中暑、轻症中暑、重症中暑。

1. 先兆中暑 患者在高温环境工作或生活一定时间后，出现口渴、乏力、多汗、头晕、眼花、耳鸣、头痛、恶心、胸闷、心悸、注意力不集中，体温正常或略高，不超过 38℃。

2. 轻症中暑 先兆中暑症状加重，体温在 38℃以上，出现早期循环功能紊乱。包括面色潮红或苍白、烦躁不安或表情淡漠、恶心呕吐、大汗淋漓、皮肤湿冷、脉搏细数、血压偏低、心率加快等。

3. 重症中暑 患者在先兆中暑和轻症中暑症状加重会出现高热、无汗、神志障碍、惊厥、休克、昏迷等重症中暑症状，体温高达 40～42℃甚至更高。严重者出现休克、心力衰竭、脑水肿、肺水肿、急性肾衰竭等。

重症中暑按表现不同可分为以下三型，也可出现混合型。

（1）热痉挛：出汗后水和盐分大量丢失造成低钠、低氯血症而导致骨骼肌痉挛伴疼痛。临床表现：以活动较多的四肢肌肉、腹部、背部肌肉的肌痉挛和收缩疼痛为特征，尤以腓肠肌多见，常呈对称性和阵发性。也可出现肠痉挛性剧痛。患者意识清楚，体温一般正常。热痉挛可以是热射病的早期表现。常发生于高温环境下强体力作业或运动。

（2）热衰竭：在热应激情况时因机体对热环境不适应引起脱水、电解质紊乱、外周血管扩张、周围循环容量不足而发生虚脱。可表现为头痛、头昏、眩晕、恶心、呕吐、脸色苍白、皮肤湿冷、大汗淋漓、呼吸增快、脉搏细数、心律失常、晕厥、肌痉挛、血压下降甚至休克，但中枢神经系统损害不明显。其中病情轻而短暂者也称为热晕厥，可发展为热射病。常发生于老年人、儿童和慢性疾病患者。

（3）热射病：又称中暑高热，是中暑最严重的类型。在高温、高湿或强烈的太阳照射环境中作业或运动数小时（劳力性），或老年、体弱、有慢性疾病患者在高温和通风不良环境中维持数日（非劳力性），热应激机制失代偿，使中心体温骤升，导致中枢神经系统和循环功能障碍。

三、实 验 室 检 查

1. 血常规、尿常规、粪便常规检查。
2. 肝功能、肾功能、电解质及无机元素检测。
3. 心血管检查。
4. CT 检查。
5. 血气分析及酸碱平衡指标的检测。

中暑时，应行紧急血生化检查和动脉血气分析。严重病例常出现肝、肾、胰和横纹肌损伤的实验室参数改变。住院后，应检查血清门冬氨酸氨基转移酶、丙氨酸氨基转移酶、乳酸脱氢酶、肌酸激酶及有关止、凝血功能等参数，以尽早发现重要器官功能障碍的证据。怀疑颅内出血或感染时，应行脑CT和脑脊液检查。

四、生命指征评估

1. 评估中暑原因、损伤持续时间及开始施救时间。

2. 评估中暑的轻重程度，注意体温、水与电解质紊乱。

3. 严密观察意识、脉搏、呼吸、血压、肌张力、尿量的变化。

> **案例4-2 诊疗思路**
> 凡有高温接触史，大量出汗，伴有肌痉挛及体位性昏厥、短暂血压下降者，结合实验室检查，不难诊断热痉挛或热衰竭。过高热、干热皮肤和严重的中枢神经系统症状被认为是热射病的三大特征，再加上在高温环境中突然发病，有散热机制障碍或热负荷增加等诱因，一般不难确诊。

五、诊断与鉴别诊断

对肌痉挛伴虚脱、昏迷伴有高热的患者应考虑中暑。须注意排除老年性肺炎、糖尿病、糖尿病酮症酸中毒、流行性乙型脑炎、细菌性脑膜炎、脑型疟疾、脑血管意外、脓毒症、甲状腺危象、伤寒等原因引起的高温综合征。

> **案例4-2 分析总结**
> 中暑是指长时间暴露在高温环境中或在炎热环境中进行体力活动引起机体体温调节功能紊乱所致的临床症候群，以高热、皮肤干燥及中枢神经系统症状为特征。核心体温达41℃是预后严重不良的指标，治疗主要是对症支持治疗，以及防治相关并发症。

六、相关并发症

1. 老年性肺炎　临床表现是多种多样的，甚至缺乏呼吸症状，如咳嗽、咯痰等，更缺乏典型的肺炎体征。可表现为食欲不振、意识障碍或精神异常，有些表现为心悸、胸闷、心动过速心律不齐等。发热，体温多在39℃以下，个别可无发热仅表现为多汗。周围血象，白细胞正常或升高，分类以中性增多为明显。易合并水、电解质紊乱和酸碱平衡失调，休克，心律失常及呼吸衰竭，心力衰竭。

查体：早期呼吸音减弱，可出现少许湿啰音，多在一侧局部肺底部多见。发生在慢性支气管炎基础上的，两肺可出现多种干、湿啰音，上述肺部体征可提供肺炎的线索，X线检查可明确诊断。

2. 脑出血　本病起病急骤，表现为头痛、呕吐、进行性言语不清和昏迷，鼾声大作，小便失禁，可有抽搐。丘脑出血累及丘脑下部、脑桥出血者表现为高热、昏迷，头颅CT可明确诊断。

3. 糖尿病　50岁以上的患者糖尿病发病率明显升高，且缺乏自觉症状，尿糖常为阴性，中暑使隐性糖尿病患者发病并加重，重症中暑的应激状态时亦可使血糖升高。

4. 糖尿病酮症酸中毒及非酮症高渗性昏迷　本病的诱发因素中以感染占首位，发热即成为主要症状之一，感染以肺部感染为多见。中暑亦是诱发因素之一。常以昏迷、失水、休克而就诊。非酮症高渗性昏迷多数见于老年人，半数无糖尿病病史。实验室检查能明确诊断。

5. 与热射病特别需要鉴别的疾病有脑炎、有机磷农药中毒、中毒性肺炎、菌痢、疟疾。

6. 热衰竭应与消化道出血或异位妊娠、低血糖等鉴别。

7. 热痉挛伴腹痛应与各种急腹症鉴别。

七、急救处理

1. 先兆中暑　立即将患者转移到阴凉、通风环境，口服淡盐水或含盐清凉饮料，休息后即可恢复。

2. 轻症中暑　将患者转移到阴凉、通风环境，口服淡盐水或含盐清凉饮料并休息。对有循环功能紊乱或循环衰竭倾向者，静脉补充5%葡萄糖盐水，滴速不能太快，注意加强观察，直至恢复。

3. 重症中暑

（1）热痉挛：治疗主要为补充氯化钠，静脉滴注5%葡萄糖盐水或生理盐水。

（2）热衰竭：及时补足血容量，防止血压下降。可用5%葡萄糖盐水或生理盐水静脉滴注，可适当补充血浆。必要时监测中心静脉压指导补液。

（3）热射病

1）将患者转移到通风良好的低温环境，可使用电风扇、空调。按摩患者四肢及躯干，促进散热。监测体温、心电、血压、凝血功能等。

2）给予吸氧。

3）降温：降温速度与预后密切相关。体温越高，持续时间越长，组织损害越严重，预后也越差。一般应在 1 小时内使直肠温度降至 37.8～38.9℃。

A. 体外降温：头部降温可采用冰帽、电子冰帽，或用装满冰块的塑料袋紧贴两侧颈动脉处及双侧腹股沟区。全身降温可使用冰毯，或用冰水擦拭皮肤。

B. 体内降温：用冰盐水 200ml 进行胃或直肠灌洗；也可用冰 5%葡萄糖盐水 1000～2000ml 静脉滴注，滴速控制在 30～40 滴/分；也可以用低温透析液（10℃）进行血液透析。

4）补钠和补液，维持水、电解质平衡，纠正酸中毒。低血压时应首先及时输液补足血容量，必要时应用升压药。

5）防治脑水肿和抽搐：应用甘露醇、糖皮质激素有一定的降温、改善机体的反应性、降低颅内压的作用，可酌情应用白蛋白。有抽搐发作者，可静脉输注地西泮。

6）综合与对症治疗：保持呼吸道通畅，昏迷或呼吸衰竭者行气管插管，用人工呼吸机辅助通气，肺水肿时可给予毛花苷 C、呋塞米、糖皮质激素和镇静剂。应及时发现和治疗肾功能不全，防治肝功能不全和心功能不全，控制心律失常，给予质子泵抑制剂预防上消化道出血，适当应用抗生素预防感染等。

思　考　题

1. 试述中暑的诊断。
2. 试述中暑的急救处理。

第三节　冻　伤

案例 4-3

　　冬季几个年轻健壮的朋友（20～25 岁）相约前往某风景区旅行。物资和装备齐全，当天的天气预报温度在-25℃左右，风极大，狂风席卷地上的积雪，飞速拍打身体，到达一个寺庙附近时，一人感觉脸部摸上去如同冰冻肉，所以大家遁入寺庙烤火。他们发现各自都有不同程度冻伤，一人比较严重，脸部苍白，开始变为褐色。在寺庙待 1 小时后决定返回，不再继续前行。几小时后，那位严重者脸部坏死部位开始流液，抵达当地镇医院，查体：T 36℃，BP 110/60mmHg，HR 110 次/分，R 30 次/分。给予简单消炎，涂冻伤膏药，返回家后 1 周后面部两处皮肤颜色变黑流脓并结痂，20 天后结痂脱落并留下轻度面部瘢痕。

问题

1. 试述冻伤的临床表现。
2. 试述冻伤的急救原则。
3. 试述冻伤的预防措施。

冻伤（congelation）是由于寒冷潮湿作用引起的人体局部或全身损伤。低温和作用时间、空气湿度、风速与冻伤的轻重程度密切相关。慢性疾病、营养不良、饥饿、疲劳、年老、痴呆、醉酒和创伤等是冻伤的易患因素。

冻伤的基本治疗目标是迅速复温，防止进一步的冷暴露及恢复血液循环。冻伤的早期治疗包括用衣物或用温热的手覆盖受冻的部位或其他身体表面使之保持适当温度，以维持足够的血供。有时可用快速水浴复温，水浴温度应为 37～43℃，适用于各种冻伤。

一、临床分类

冻伤按损伤范围可分为全身性冻伤（冻僵）和局部性冻伤（局部冻伤、冻疮、战壕足与浸泡足），按损伤性质可分为非冻结性冻伤（冻疮、战壕足与浸泡足）和冻结性冻伤（局部冻伤、冻僵）。

（一）非冻结性冻伤

因长时间暴露于 0～10℃的低温、潮湿环境造成的局部损伤，而不发生冻结性病理改变。一般表现为局部红肿，可出现水疱，去除水疱上的表皮可见创面发红渗液，并发感染时可形成糜烂或溃疡。受冻局部可渐次出现皮肤发红、苍白、发凉，皮肤或肢端刺痛，皮肤僵硬、麻木、感觉丧失。冻疮常发生在手、足部或耳郭，并易复发。

（二）冻结性冻伤

因人体局部或全部短时间暴露于极低气温，或者较长时间暴露于冰点以下低温造成的损伤，组织发生冻结性病理改变。

1. 局部冻伤　常发生在鼻、耳、颜面、手和足等暴露部位。患处温度低、皮肤苍白、麻木、刺痛。局部冻伤的临床表现可分为反应前期（前驱期）、反应期（炎症期）和反应后期（恢复期）。

2. 反应前期　系冻伤后至复温融化前的一个阶段，其主要临床表现有受冻部位冰凉、苍白、坚硬、感觉麻木或丧失。由于局部处于冻结状态，其损伤范围和程度往往难以判定。

3. 反应期　包括复温融化和复温融化后的阶段。冻伤损伤范围和程度，随复温后逐渐明显。

二、临床分度、病理损害和临床表现、预后（表 4-1）

表 4-1　冻伤的临床分度、病理损害和临床表现、预后

临床分度	病理损害	临床表现	预后
一度冻伤	红斑性冻伤，损害在表层	稍有麻木、痒痛	1 周后脱屑
二度冻伤	水疱性冻伤，损害真皮	知觉迟钝，水肿	2～3 周后，如无感染，可痂下愈合，少有瘢痕
三度冻伤	坏死性冻伤，损害在全层至皮下	由苍白转为黑褐色，出现血性水疱，知觉消失	4～6 周后，坏死组织脱落形成肉芽创面，愈合缓慢，留有瘢痕
四度冻伤	深层坏死，损害至肌肉、骨骼	可发展为干性坏死，感染后则变成湿性坏死，中毒症状严重	治愈后多留有功能障碍或残疾

反应后期：指一、二度冻伤愈合和三度冻伤坏死组织脱落后，肉芽创面形成的阶段可出现：①冻伤皮肤局部发冷，感觉减退或敏感；②对冷敏感，寒冷季节皮肤出现苍白或青紫；③痛觉敏感，肢体不能持重等（这些表现系交感神经或周围神经损伤后功能紊乱所引起）。

冻僵（frozen stiff）表现为低体温，易发生在冷水或冰水淹溺。主要表现如下：

1. 神经系统　体温在 34℃时可出现健忘症，低于 32℃时触觉、痛觉丧失，而后意识丧失，瞳孔扩大或缩小。

2. 循环系统　体温下降后，血液内的水分由血管内渗至组织间隙，血液浓缩，黏度增加，在 20℃时半数以上的外围小血管血流停止，肺循环及外周阻力加大；在 19℃时冠状动脉血流量为正常的 25%，心排血量减少，心率减慢，出现传导阻滞，可发生心室颤动。

3. 呼吸系统　呼吸中枢受抑制，呼吸变浅、变慢，在 29℃时呼吸比正常次数减少 50%，呼吸抑制后进一步加重缺氧、酸中毒及循环衰竭。

4. 肾脏　由于肾血管痉挛，肾血流量减少，肾小球滤过率下降。体温在 27℃时，肾血流量减少一半以上，肾小球滤过率减少 1/3。如果持续时间过久，导致代谢性酸中毒、氮质血症及急性肾衰竭危及生命。

三、实验室和心电图检查

冻僵时可有代谢性酸中毒、低氧和高碳酸血症、

氮质血症、血淀粉酶增高、血小板减少、血液浓缩、凝血障碍等指标，心电图可表现为心动过缓和传导阻滞，PR、QRS 和 QT 间期延长，T 波倒置改变，室性心律失常等。严重患者出现心室颤动、心室静止。

四、生命指征评估

1. 评估冻伤原因、类型、持续时间，开始施救时间。

2. 评估低体温程度，复温效果。

3. 评估意识、脉搏、呼吸、血压，及时判断心搏骤停，并观察复苏效果。

> **案例 4-3 诊疗思路**
> 冻伤是北方地区冬季临床工作中最常遇到的问题，其病因较明确，且危险性存在较大差别。冻伤的诊断首先要快速识别高危患者，因此，对冻伤者给予快速诊断，同时对其危险性给予准确的评估，并做出及时、正确的处理，仔细地询问病史、细致地查体，再结合必要的辅助检查，绝大多数患者能得到正确的诊断和处理。

五、诊断与鉴别诊断

通过了解受冻史、症状、体征即可确定冻伤的诊断，并判断冻伤类型。鉴别诊断应注意患者出现低体温前是否伴有药物过量、滥用酒精或外伤。

中心体温的测量：临床上以接近中心体温的部位测量。肺动脉测温最准确，直肠、膀胱、鼓膜、食管测温较常用，口腔测温可作为初筛监测。

> **案例 4-3 分析总结**
> 冻伤是由于寒冷潮湿作用引起的人体局部或全身损伤。轻时可造成皮肤一过性损伤，要及时救治；重时可致永久性功能障碍，需进行专业救治。严重时可危及生命，需紧急抢救。

六、急救处理

（一）冻僵

1. 迅速恢复患者中心体温，防止并发症。

2. 迅速而稳妥地将患者移入温暖环境，脱掉衣服、鞋袜，采取全身保暖措施，盖以棉被或毛毯，并用热水袋放于腋下及腹股沟，有条件的用电毯包裹躯干、红外线和短波透热等，也可将患者浸入 40～42℃

温浴盆中，水温自 34～35℃开始，5～10分钟后提高水温到 42℃，待肛温升到 34℃，有了规则的呼吸和心搏时，停止加温。如患者意识存在，可给予温热饮料或少量酒，静脉滴入加温 10%葡萄糖水（可将输液管加长到 5～6m，浸泡在 38～40℃水浴中），有助于改善循环。

3. 除体表复温外，也可采用中心复温法，尤其是那些严重冻僵的伤员。可采用体外循环血液加温和腹膜透析，前者很少应用，因为其副作用巨大。腹膜透析在一般医院都能进行，可用加温到 49～54℃的透析液悬挂在 3～4 尺（1 尺≈0.33 米）高度，通过在 43℃水浴中保温的导管，灌入腹腔内，进行腹膜透析，每次 20～30 分钟，可连续透析 5～6 次。每小时可使肛温升高 2.9～3.6℃，有助于改善心、肾功能。

4. 综合措施　包括对脏器功能监护和支持等综合措施，以及对低血容量、应激性反应、心肌梗死、脑血管意外、肺部等并发症的处理。

（二）局部冻伤

1. 治疗原则

（1）迅速脱离寒冷环境，防止继续受冻。

（2）抓紧时间尽早快速复温。

（3）局部涂敷冻伤膏。

（4）改善局部微循环。

（5）抗休克、抗感染和保暖。

（6）应用内服活血化瘀等类药物。

（7）二、三度冻伤未能分清者按三度冻伤治疗。

（8）冻伤的手术处理，应尽量减少伤残，最大限度地保留尚有存活能力的肢体功能。

2. 快速复温　尽快使伤员脱离寒冷环境后，如有条件，应立即进行温水快速复温，复温后在充分保暖的条件下后送。如无快速复温条件，应尽早后送，后送途中应注意保暖，防止外伤。到达医疗单位后应立即进行温水快速复温。特别对于救治仍处于冻结状态的二、三度冻伤，快速复温是效果最显著而关键的措施。

具体方法：将冻肢浸泡于 42℃左右温水中，至冻区皮肤转红，尤其是指（趾）甲床潮红，组织变软为止，时间不宜过长。对于颜面冻伤，可用 42℃的温水浸湿毛巾，进行局部热敷。在无温水的条件下，可将冻肢立即置于自身或救护者的温暖体部，如腋下、腹部或胸部，以达复温的目的。

注意：救治时严禁火烤、雪搓，冷水浸泡或猛力捶打患部。

3. 改善局部微循环　三度冻伤初期可应用低分子右旋醣酐，静脉滴注，逐日给药 500～1000ml，维持 7～10 天，以降低血液黏稠度，改善微循环。必要

时也可采用抗凝剂或血管扩张剂等。

4. 局部处理

（1）局部用药：复温后局部立即涂敷冻伤外用药膏，可适当涂厚些，指（趾）间均需涂敷，并以无菌敷料包扎，每日换药 1～2 次，面积小的一、二度冻伤，可不包扎，但注意保暖。

（2）水疱的处理：应在无菌条件下抽出水疱液，如果水疱较大，也可低位切口引流。

（3）感染创面和坏死痂皮的处理：感染创面应及时引流，防止痂下积脓，对坏死痂皮应及时蚕食脱痂。

（4）及时清除坏死痂皮的处理：肉芽创面新鲜后尽早植皮，消灭创面。早期皮肤坏死形成干痂后，对于深部组织生活能力情况，往往不易判断，有时看来肢端已经坏死，但脱痂后露出肉芽创面，表明深部组织未坏死，经植皮后痊愈。因此，对冻伤后截肢应取慎重态度，一般任其自行分离脱落，尽量保留有活力的组织，必要时可进行动脉造影，以了解肢端血液循环情况。

5. 预防感染　严重冻伤应口服或注射抗生素；常规进行破伤风预防注射。

七、冻伤的预防

主要预防措施如下：

1. 做好防冻的宣传教育，提高思想认识，加强锻炼，增强体质，提高耐寒能力。

2. 有计划、循序渐进地组织耐寒锻炼，如爬山、滑雪、跑步等，坚持冷水洗手、洗脸、洗脚和擦浴。

3. 掌握冻伤规律，抓住防冻重点，主要是冷天和大风天，特别是气温骤变的天气；易冻部位，主要是身体暴露部位和肢端，如手、足、耳、鼻、颜面等；易发冻伤的时机，特别是在站岗放哨时往往站立不动或执行紧急任务时的分队等。掌握好以上规律，采取相应措施，实践证明是可以减少或防止冻伤的发生。

4. 加强行政管理，做好物资保证，落实防冻保暖措施。

5. 积极改善伙食，饮食时间合理安排，注意质量，保证吃热食。

6. 运送伤员途中注意防寒保暖，切忌立即用火烤或擦受冻部位。

思 考 题

1. 试述冻伤的临床表现。

2. 试述冻伤的急救原则。

第四节　烧　烫　伤

案例 4-4

　　患者，男性，20 岁，50kg，因夜间睡眠中室内着火，头、面、颈、背、臀部及全身多处烧烫伤 1 小时入院。查体：HR 120 次/分，P 28 次/分，BP 86/50mmHg，神志恍惚，头、面、颈、背部有大量烧烫伤后水疱，臀部皮肤呈皮革样。

问题：

　　1. 试述烧伤分度。

　　2. 试述烧伤面积、深度及严重程度判断。

　　烧烫伤（burn）泛指各种热源、光电、化学腐蚀剂（酸、碱）、放射线等因素所致的人体组织损伤。热源包括热水、热液、热蒸汽、热固体或者火焰等。轻微的烧烫伤愈后良好，严重的烧烫伤是一种急诊常见的意外损伤，预后严重，需紧急救治。

一、临　床　表　现

　　烧伤的组织可能坏死，体液渗出将引起组织水肿。小面积浅度烧伤，体液渗出可有效代偿，不至于影响全身的循环血量。大面积或深度烧伤时，渗出、休克、感染、修复等病理过程较明显，可并发脓毒症和多器官功能障碍。

（一）烧伤面积的估算

　　常用中国新九分法和手掌法估算。中国新九分法是根据中国人实际体表面积测定所得方法：头颈部 9%（1×9%），上肢 18%（2×9%），躯干（包括会阴）27%（3×9%），双下肢（包括臀部）（5×9%＋1%）。

（二）烧伤深度判断

　　临床普遍采用的方法是三度四分法。

　　1. Ⅰ度烧伤　称红斑性烧伤，仅伤及表皮浅层。

　　2. Ⅱ度烧伤　又称水疱性烧伤，分为浅、深Ⅱ度烧伤。浅Ⅱ度烧伤：伤及表皮的生发层与真皮乳头层（真皮浅层）。深Ⅱ度烧伤：伤及皮肤真皮质，介于浅Ⅱ度与Ⅲ度之间，深浅不尽一致。

　　3. Ⅲ度烧伤　又称焦痂性烧伤，是全皮质烧伤甚至达到皮下、肌肉或骨骼。深Ⅱ度烧伤或Ⅲ度烧伤愈合较慢会留下瘢痕，烧伤区的皮肤皱缩、变形，影响功能。烧伤后常常要在治疗过程中，才能区分深Ⅱ度烧伤或Ⅲ度烧伤。

　　2004 年第七届全国烧伤外科学术会议已将烧伤深度修订为四度五分法，即将原来的Ⅲ度烧伤分为Ⅲ度（全层皮肤、皮下脂肪烧伤）和Ⅳ度（伤及肌肉、血管、骨组织）。

（三）烧伤伤情的分类

　　对于烧伤严重程度，主要根据烧伤面积、深度及是否有并发症进行判断。以下是临床上一直沿用的烧伤伤情分类。

　　1. 轻度烧伤总面积为 9% 以下的Ⅱ度烧伤。

　　2. 中度烧伤Ⅱ度烧伤总面积达 10%～29%，或Ⅲ度烧伤面积在 9% 以下。

　　3. 重度烧伤总面积达 30%～49%；Ⅲ度烧伤面积在 10%～19%；或烧伤面积虽不足 30%，但全身情况较重或已有休克、复合伤、呼吸道吸入性损伤或化学中毒等并发症者。

　　4. 特重度烧伤烧伤面积在 50% 以上；Ⅲ度烧伤面积在 20%；已有严重并发症。

二、生命体征的评估

　　1. 确定烧伤的原因和伤情轻重。

　　2. 确诊意识、呼吸、脉搏、血压、尿量、创面的变化。

　　3. 对重症患者要评估继发感染的征象。

案例 4-4 诊疗思路

　　烧烫伤是急诊工作中经常遇到的情况，因此我们在临床上：首先仔细地询问病史、细致地查体，再结合必要的辅助检查，明确病因，快速识别高危患者，绝大多数患者都能得到正确的诊断和处理；同时准确评估患者烧烫伤面积，以及受伤的分度，确定烧伤的原因、伤情轻重及其危险性因素，及时补液等治疗。即可防治电解质紊乱和相关并发症。

三、诊断与鉴别诊断

　　根据烧伤的病史、临床表现易于诊断。主要是Ⅱ度烧伤（约 20%）、部分Ⅲ度烧伤（约 1%）伴有休克，注意诊断要点应包括对烧伤严重程度的判断和对烧伤原因的鉴别，需排除电和化学烧伤。

案例 4-4 分析总结

　　烧烫伤是生活中常见的意外伤害，沸水、滚粥、热油、热蒸汽的烧烫是常会发生的事。对某些烧烫伤，如果处理及时，就可以避免不良的后果。

四、急诊处理

1. 迅速脱离热源，脱去烧烫过的衣物，切忌粗暴剥脱，以免造成水疱脱皮。在烧伤现场可用干净敷料或布类保护伤处，避免再污染和损伤，之后立即送往医院进一步治疗。

2. 初步估计伤情，如有大出血、窒息、开放性气胸、严重中毒等应迅速组织抢救。烧伤常伴呼吸道受烟雾、热力损伤，特别要注意保持呼吸道通畅。必要时行气管切开，出现心搏、呼吸骤停，立即进行心肺复苏。

3. 轻度烧伤，特别是四肢烧伤，应尽可能立即用冷水连续冲洗或浸泡，可迅速降低热度。

4. 对大面积严重烧伤须及早建立静脉通道，予以输液抗休克治疗，就近转送医院，途中密切观察生命征象。

五、急诊治疗

1. 轻度烧伤的治疗 主要是处理创面，包括剃净创面周围毛发，清洁健康皮肤，去除异物等。Ⅰ度烧伤创面无须处理，可外敷清凉药物。小面积浅Ⅱ度烧伤，水疱完整者无须处理，水疱大者，可用消毒空针抽去水疱液，然后消毒包扎。如水疱已经撕破，用无菌纱布、油性敷料包扎。

如创面无感染不必经常换药。面颈部与会阴部烧伤可予以暴露。上肢或下肢烧伤，应保持高于心脏水平的位置，以减轻水肿。如果是关节部位的Ⅱ度烧伤或Ⅲ度烧伤，必须用夹板固定关节，关节活动可使创伤恶化。按需要应用止痛剂和镇静剂，必要时使用破伤风抗毒素。

2. 中度以上烧伤的治疗 严重烧伤应运送到有烧伤专科的医院治疗，急诊救治需烧伤科医师实施。处理要点：

（1）吸氧、呼吸支持、建立输液通道、留置导尿管，观察每小时尿量、比重、pH，注意有无血红蛋白尿、肌红蛋白尿。

（2）估算烧伤面积、深度，评估病情。

（3）液体复苏、抗休克，按病情制订输液计划，应用林格液、生理盐水、葡萄糖液及胶体液。

（4）创面处理，包括烧伤清除术、创面覆盖物应用、环状焦痂切开减压术、植皮术。

（5）镇静、止痛。

（6）创面污染重或有深度烧伤者要注射破伤风抗毒血清。

（7）抗感染，积极防治烧伤脓毒症。

（8）积极进行肠内或肠外营养支持，如情况允许应尽量使用肠内营养。

（9）尽量早预防或减少瘢痕和挛缩形成，早期行功能康复锻炼。

思 考 题

1. 试述烧伤分度、烧伤面积、深度及严重程度判断。

2. 试述烧伤处理原则。

第五节 电 击 伤

案例 4-5

患者，男性，23 岁。事故发生经过：患者系某建筑公司工人，某日爬上移动登高架拟对漏水管道进行电焊补漏，距离地面约 1m 高，另一处有工人在登高架上负责监护。20 分钟左右听到患者叫了一声，并见其拿着电焊钳的手在颤抖，监护工友上前去拉电焊钳的电线，没拉开，于是迅速爬下移动登高架，关掉电焊机电源，然后患者随即从移动登高架上掉落下来，头部着地，工友检查，患者呈昏迷状态，没有呼吸及心跳，左手有一伤口流血。

问题：

1. 试述电击伤的临床表现。

2. 电击伤现场怎样急救以及后续处理。

电击伤（electric shock injury）指人体与电源直接接触后电流进入人体，造成机体组织损伤和功能障碍，临床上除表现在电击部位的局部损伤，还可引起全身性损伤，主要是心血管和中枢神经系统的损伤，严重的可导致心搏、呼吸停止。

一、临 床 表 现

（一）全身表现

1. 轻型 惊恐、面色苍白、表情呆滞、呼吸心跳增快。查体：无阳性体征。

2. 重型 意识丧失、休克、心搏、呼吸骤停。查体：呼吸改变、心脏听诊异常。

（二）局部表现

1. 低电压引起的烧伤 烧伤面积小、与健康皮肤分界清楚、焦黄或灰白色、无痛干燥。

2. 高电压引起的烧伤 烧伤面积大、伤口深、呈干性创面。

（三）并发症

1. 高钾血症、电解质紊乱和急性肾衰竭。

2. 四肢关节脱位、骨折和脊柱压缩性骨折。

3. 腔隙综合征。

4. 失明、耳聋、周围神经病变、肢体瘫或偏瘫、胃肠道功能紊乱、肠穿孔、胆囊局部坏死、胰腺灶性坏死、肝脏损害伴有凝血机制障碍、白内障和性格改变。

二、实验室检查

1. 心电图　各种心律失常、急性心肌损伤变化、非特异性 S-T 段改变。

2. X 线　可有骨折。

3. 生化检查　心肌生化标志物、血淀粉酶升高，出现肌红蛋白、血红蛋白尿，血肌酐、尿素升高，高血钾。

4. 动脉血气分析　有酸中毒、低氧血症。

三、生命体征评估

评估电击原因、部位、电压情况、局部烧伤程度、意识、心律失常及其恢复情况。对心搏骤停患者，积极评估复苏效果。

> **案例 4-5 诊疗思路**
>
> 电击伤是一种复合损伤，电能在体内转变成热能所致。伤情与电压、电流强度、时间成正比，与电阻成反比。由于人体是一个不均匀导体，按神经、血管、肌肉、皮肤和肌腱排列电阻依次增大，故受伤程度依次减少，并以四肢为多见。由于神经血管的坏死，导致严重的功能障碍而致残。电阻的不均匀，创面也可呈“夹心状”坏死。电击伤从入口处皮肤经皮下神经和血管向出口处发展，中间段皮肤可完好。即使一块肌肉也可见到表浅良好而中央或深层肌束坏死，扩创时需注意。

四、诊断与鉴别诊断

根据患者触电病史和现场情况，测定血乳酸脱氢酶、淀粉酶，检测尿肌红蛋白、血红蛋白，可辅助判断组织损伤程度以明确诊断，但有时容易误诊电击后可能处于“假死状态”的情况，不可轻易放弃抢救。

五、急救处理

1. 现场急救　脱离电源，心肺复苏。

2. 急诊治疗

（1）补液。

（2）对症治疗。

（3）创伤和烧伤的处理。

（4）骨折处理、坏死组织清创、筋膜切开减压、截肢等。

3. 好转与治愈标准

（1）好转标准

1）心搏、呼吸及神经系统功能恢复，皮肤及软组织的损伤基本修复。

2）并发症改善。

（2）治愈标准

1）心搏、呼吸及神经系统功能恢复正常。

2）症状消失，无并发症。

3）皮肤及深部组织的损伤修复。

思　考　题

1. 试述电击伤的临床特点。

2. 电击伤现场急救的原则是什么？

第六节　强酸、强碱损伤

> **案例 4-6**
>
> 患者，男性，23 岁，某化工厂硫酸储存车间工人。某日值班，突然闻到一股刺鼻的味道，立即出门查看，发现一个储存罐阀门损坏泄漏，故当即将松弛的阀门花 10 分钟修好关紧，然后突感头晕、胸闷、呼吸困难、呛咳，并咳出血性泡沫痰。
>
> **问题：**
>
> 1. 强酸、强碱损伤的临床表现是什么？
>
> 2. 强酸、强碱吸入性损伤如何急救处理？

强酸（strong acids）是指硫酸、盐酸、硝酸等化学品，吸入强酸主要表现为呼吸道刺激症状，如胸闷、呼吸困难、青紫、呛咳、咳出血性泡沫痰，同时有血压下降，体温升高，甚至发生喉痉挛、窒息死亡。强碱（strong alkaline）是指氢氧化钠、氢氧化钾、氧化钾、碳酸钾等化学品。吸入强碱症状主要表现为剧烈咳嗽、呼吸困难、喉头水肿、肺水肿，甚至窒息。

一、临床表现

（一）强酸损伤

有些腐蚀性的酸烧伤因损伤性强可伤及血液系统，进而造成肾损害，氢氟酸溶解脂肪和脱钙，造成持久的局部组织坏死，甚至可达骨膜，导致骨骼坏死，如苯酚。可使组织蛋白凝固坏死、导致组织脱水、形成皮革样结痂且脱痂时间延长。不向深部侵袭、不形成水疱。

1. 皮肤接触　创面干燥，边界分明，灼痛，严重者出现糜烂、溃疡、坏死，结痂，一般不起水疱。大面积烧伤时，可导致休克。皮肤焦痂色泽，硫酸——黑色/棕黑色，硝酸——黄色，盐酸——灰棕色，氢氟酸——灰白色。

2. 眼部接触　眼睑水肿、结膜炎及角膜混浊、穿孔，甚至全眼炎、失明。

3. 吸入强酸类的烟雾　咳嗽、咳泡沫痰或血痰、气促、喉或支气管痉挛、喉头水肿、胸部压迫感、呼吸困难、窒息。

4. 口服强酸　烧灼样疼痛，黏膜充血、糜烂、溃疡，呕吐剧烈，呕吐物中可有血液和黏膜组织，重者出现穿孔、休克。

5. 酸类吸收入血，可致代谢性酸中毒、肝肾功能受损、昏迷、呼吸抑制。

幸存者遗留胃及食管瘢痕收缩、狭窄、腹膜粘连等。

（二）强碱损伤

强腐蚀性碱能使脂肪组织皂化，产生热量，产生热烧伤和化学烧伤双重作用；碱性离子能向深处穿透，创面较大较深、愈合慢。

1. 皮肤接触　局部充血、水肿、糜烂、溃疡、起水疱、白色痂皮、周围红肿，出现红斑、丘疹等皮炎样改变，皮肤烧伤可达Ⅱ度以上。

2. 眼部接触　结膜充血、水肿，角膜溃疡、混浊、穿孔，甚至失明。

3. 吸入强碱类的烟雾　刺激性咳嗽、咳痰，甚至咳出溶解坏死组织碎片，喉头水肿和痉挛、窒息、呼吸困难、肺水肿，迅速发生休克和昏迷。

4. 口服强碱　口咽部剧烈灼痛，腹部绞痛，恶心呕吐，并发消化道出血，呕出血性黏液组织坏死碎片，偶有血性腹泻。

（1）固体的碱颗粒可黏附在口咽和食管黏膜表面，引起环形烧伤，致局部穿孔。

（2）口服液体碱可对消化道黏膜产生快速和严

重的液化性腐蚀损伤，强碱入血后可引起代谢性碱中毒、手足痉挛、肝肾功能损伤，重者昏迷、休克，迅速危及生命，幸存者常遗留食管狭窄等。

二、生命指征评估

1. 评估损伤原因、强酸、强碱接触进入人体的剂量。

2. 评估局部损伤或全身脏器损伤程度。

3. 评估观察意识、脉搏、呼吸、心搏及抢救效果。

> **案例 4-6 诊疗思路**
>
> 详细询问病史，有明确的酸碱中毒病史及临床特点：使组织蛋白凝固坏死、导致组织脱水、形成皮革样结痂且脱痂时间延缓。强腐蚀性可致血性腹泻。同时需要认真评估，评估损伤原因、强酸或强碱接触或进入人体的剂量，评估局部损伤或全身脏器损伤程度，抢救生命的同时，积极防治并发症。抢救者需做好自身防护，立即将患者救离现场，局部处理，全身治疗，同时辅助支持治疗和综合治疗。

三、诊断与鉴别诊断

明确硫酸中毒病史，尽可能了解导致损伤化学物的种类、接触途径、浓度剂量及接触时间。同时了解皮肤接触的面积，有关症状发生的时间等。痂皮等损伤特征有助于分析损伤物的种类。注意收集现场患者的呕吐物、排泄物等标本进行化学分析。

> **案例 4-6 分析总结**
>
> 1. **强酸烧伤**　常见的强酸：硫酸、盐酸、"王水"、高氯酸，因其浓度、溶液质量及皮肤接触面积不同，而造成轻重不同的烧伤。近几年时有用强酸毁容的恶性事件发生。
>
> 2. **强碱烧伤**　常见的强碱：氢氧化钠（苛性钠）、氢氧化钾（苛性钾）等。强碱对人体的皮肤组织的损害力比强酸更重，因为强碱可渗透深入组织，使组织蛋白发生溶解。

四、急救处理

注意：抢救者需做好自身防护，如穿戴防护衣、防护手套、防护眼镜、防护面罩等，立即将患者救离现场。

（一）局部处理

1. 皮肤 迅速脱除污染的衣物，清洗毛发皮肤。

（1）强酸所致：大量清水冲洗 10～30 分钟，然后用 2%～4% $NaHCO_3$ 冲洗 10～20 分钟；或 1% 氨水、肥皂水或石灰水冲洗，然后用 0.1% 苯扎溴铵、氯化钠溶液或清水冲洗创面至洗净。

（2）强碱所致：清水冲洗 1 小时以上至无滑腻感，再以 1% 醋酸、3% 硼酸、5% 氯化钠或 10% 枸橼酸钠中和 2% 醋酸湿敷。

2. 眼 大量清水冲洗 10 分钟，然后用氯化钠溶液冲洗 10 分钟，滴入 1% 阿托品眼液、可的松和抗生素眼药水。

（1）因强碱所致的眼损伤，勿用酸性液体冲眼或中和，生石灰烧伤者禁用生理盐水冲洗。

（2）眼内有石灰粒者可用 1%～2% 氯化铵溶液冲洗。

（3）眼部剧痛者，可用 2% 丁卡因滴眼。

（二）全身吸入性损伤处理

1. 即刻用异丙基肾上腺素、麻黄碱、普鲁卡因、地塞米松类激素及抗生素气管内间断滴入或雾化吸入。

2. 对症镇咳、吸氧等治疗。

3. 呼吸困难 若发生肺水肿，应尽快行气管切开术，呼吸机辅助呼吸，以保护呼吸道通畅，防止坏死黏膜脱落窒息。

（三）口服损伤处理

1. 抢救原则 迅速清除、稀释、中和腐蚀剂，保护食管、胃肠黏膜；减轻炎症反应，防止瘢痕形成；止痛、抗休克等对症治疗。

2. 一般禁忌催吐和洗胃，可立即口服清水 1000～1500ml，以稀释强酸或强碱的浓度，并保护消化道黏膜。

3. 口服强酸者 口服蛋清、牛奶或豆浆 200ml 稀释，然后口服氢氧化铝凝胶、2.5% MgO 或 7.5% $Mg(OH)_2$ 260ml、石灰水 200ml 中和。

4. 禁服碳酸盐类中和，避免产生大量 CO_2 致胃肠胀气、穿孔。

5. 口服强碱者 口服生牛奶 200ml，然后服用食醋、1%～5% 醋酸、柠檬水。

6. 碳酸盐中毒者 需改用口服硫酸镁，以免产生过多 CO_2 致胃肠胀气、穿孔。

（四）对症及综合治疗

1. 止痛治疗。

2. 维持酸碱、水、电解质平衡。

3. 保护肝、肾功能，防治急性肾衰竭等严重并发症。

4. 对于有昏迷、抽搐、呼吸困难等症状的危重患者应立即给氧，建立静脉通道，组织抢救，防治肺水肿和休克。

5. 对于吞咽困难患者，需加强支持治疗。

思 考 题

1. 强酸、强碱损伤的临床处理原则是什么？
2. 如何评估强酸、强碱损伤？

第七节 动 物 咬 伤

案例 4-7

　　患者，女性，24 岁，因畏寒、发热 4 天，加重 1 天，伴胸闷、气短、意识障碍入院。患者入院前 1 个月曾被犬咬伤，4 天前无明显诱因出现畏寒、乏力，并伴有寒战、食欲差、咽痛、咳嗽、咳痰、头痛、头晕、腹泻，听到水声或见到水，发生强烈的喉头痉挛，喝水不能下咽。在当地医院治疗效果不佳转诊于笔者所在医院。

　　查体：T 39.8℃，BP 70/40mmHg，SpO_2 78%～82%（吸氧浓度为 60%），HR 130 次/分，R 30 次/分，急性病面容，精神差，双肺听诊未闻及明显的干、湿啰音，心率快，节律规整，未闻及异常心音及病理性杂音，四肢肌张力高，病理征未引出。

　　既往体健，无糖尿病、冠心病、高血压、精神病等疾病家族史。

　　辅助检查：血常规示 WBC $19.04×10^9/L$，N 79.9%，PLT $373×10^9/L$；生化提示：钠 160.9mmol/L，尿素氮 9.8mmol/L，肌酐 193μmol/L，丙氨酸氨基转移酶 144.3U/L，天冬氨酸氨基转移酶 233.9U/L；凝血功能检查提示：APTT 19.6s，PCT＞10ng/ml；心肌酶：肌酸激酶同工酶 30.9ng/ml，肌红蛋白 324ng/ml，肌钙蛋白＞30ng/ml；血气分析：pH7.38，PCO_2 39mmHg，PO_2 74mmHg，Lac 2.7mmol/L；胸部 CT、颅脑 CT 均未见明显异常，腹部彩超未见明显异常，心电图提示 ST-T 改变，脑脊液细胞学检查未见明显异常。

问题：

　　1. 试述狂犬病的临床特点。
　　2. 试述犬咬伤的急救处理。

一、狂 犬 病

狂犬病（rabies）又称恐水症，是一种人、兽（畜）共患的传染病，患者多数是由携带狂犬病病毒的犬、狼、猫、鼠等肉食动物咬伤或抓伤所感染。狂犬病是世界上病死率最高的疾病之一，一旦发病，死亡率接近100%。据统计，健康的小犬也有5%～10%带有狂犬病毒，咬人可疑犬的带病毒率在30%以上。感染了狂犬病毒但未发病的动物，同样能把病毒传染给人，使人发生狂犬病。近七成狂犬病患者就是因为被外表看上去"健康"的犬只咬伤而致病。

典型的狂犬常表现为两耳直立，双目直视，眼红，流涎，狂叫乱跑，见人就咬，走路不稳。也有少数狂犬表现安静，离群独居，受惊扰狂叫不已，吐舌流涎，甚至全身麻痹而死。有的犬虽无狂犬病表现，却带有狂犬病毒，咬人后照样可以使人感染狂犬病毒而得狂犬病。

（一）临床表现

1. 潜伏期　平均为4～6周，最短和最长的范围可达10天至8个月，根据个人体质不同，潜伏期的时间从几天到数年不等，在潜伏期中感染者没有任何症状。

2. 前驱期　感染者开始出现全身不适、发热、疲倦、不安、被咬部位疼痛、感觉异常等症状。

3. 兴奋期　患者各种症状达到顶峰，出现精神紧张、全身痉挛、幻觉、谵妄、怕光、怕声、怕水、怕风等症状，患者常常因为咽喉部的痉挛而窒息身亡。

4. 昏迷期　如果患者能够度过兴奋期而侥幸活下来，就会进入昏迷期，本期患者深度昏迷，但狂犬病的各种症状均不再明显，大多数进入此期的患者最终器官衰竭而死。

> **案例 4-7 诊疗思路**
> 　　详细询问病史，有明确的猫犬咬伤病史，具备上述临床表现，需要认真评估，评估受伤部位或全身各部位损伤程度。猫犬咬伤患者伤口及时处理，并注射狂犬病疫苗进行治疗。

（二）诊断与鉴别诊断

详询咬伤史：咬伤时间、地点，当地有否狂犬病流行。咬伤后处理经过、自觉症状，以往有无狂犬病疫苗接种史。还应询问咬人犬（或其他咬人动物如猫、狼、豺、蝙蝠，亦会传染狂犬病）的情况，是否为疯犬（其一般表现为颈软、头低、耳垂、斜视、乱叫乱嚷、尾向下拖、不能反身向后顾等，进而发生瘫痪，发病后5～7日死亡）。咬人犬（或其他咬人动物）是否逃逸或被打死，对已杀死的可疑疯犬，应做病理检查和检验，用新鲜标本（脑、唾液腺、角膜等）检查神经细胞胞质内的尼氏（Negri）小体。检查患者被咬创口，了解其范围和深度，明确伤情。疯犬咬人后，狂犬病毒即注入人体，至狂犬病发作，潜伏期为3～8周，短者10日，长则数月。患者有否兴奋、狂躁、恐水、怕风、咽喉肌痉挛、大量流涎、瘫痪等症状和体征。实验室检查：发病1周内取唾液、鼻咽洗液、角膜印片等，做荧光抗体染色，检测狂犬病病毒抗原。猫犬咬伤，应该与癫痫大发作、癔症及精神疾病鉴别。

> **案例 4-7 分析总结**
> 　　狂犬病是狂犬病病毒所致的急性传染病，人畜共患，多见于犬、狼、猫等肉食动物，人多因病兽或携带有狂犬病毒的动物咬伤而感染。临床表现为特有的恐水怕风、咽肌痉挛、进行性瘫痪等，恐水症状比较突出，故本病又名恐水症。

（三）急救处理

此患者被犬咬伤所致狂犬病可能性大，特别是有明显的恐水症。狂犬病暴露分级及急救处理措施如下：

1. 现场处理　伤口处理要早且彻底，最好在2小时内进行。但即使延迟了1～2天甚至3～4天，也不应该忽视局部处理。如果此时伤口已结痂，应将结痂去掉后再处理。冲洗前应先挤压伤口，排出带毒液的污血，然后用大量的清水清洗伤口。因为犬、猫咬的伤口往往外口小、里面深，所以必须清洗伤口里面，让其充分暴露，冲洗完全。如伤口较深，冲洗时可用干净的牙刷、纱布和浓肥皂水反复刷洗伤口，并及时用清水冲洗，刷洗至少要持续30分钟。冲洗后要用干净的纱布盖上伤口。亦可用20%的肥皂水彻底清洗伤口，再用清水洗净，然后用2%～3%的碘酒或酒精局部消毒。处理好的局部伤口，不需包扎，不涂软膏。伤口深而大者应放置引流条，以利于污染物及分泌物的排除。只要未伤及大血管，一般包扎伤口，不做一期缝合，不用油剂或粉剂置入伤口。对延误处理而伤口已结痂者，应将结痂去除后按上述原则处理。

2. 抗狂犬病处理　被咬伤后应尽早注射狂犬疫苗，越早越好。首次注射疫苗的最佳时间是被咬伤后的48小时内。具体注射时间：分别于当天及第3、7、

14、30 天各肌内注射 1 支疫苗，如因诸多因素未能及时注射疫苗，应本着"早注射比迟注射好，迟注射比不注射好"的原则使用狂犬疫苗。

注射破伤风抗毒素：被流浪动物或者不能辨明其健康与否的动物咬伤后，即使是再小的伤口，除了感染狂犬病的可能，同时可感染破伤风，伤口易化脓。患者应向医生要求注射狂犬病疫苗和预防针。

注意事项：被咬 10 天内犬或猫没有因狂犬病发病死亡者可不用担心，确认为狂犬病的动物的肉或奶不能吃，而应当焚烧或深埋；狂犬病可能通过性途径把狂犬病病毒传染给对方，在宰杀过程中可通过手部的微小伤口感染人；他人再通过被狂犬病患者污染的用具而受到感染的可能性很小。被狂犬病患者咬伤，为了安全起见也要接种狂犬疫苗。

（四）预防

传染源的管理：加强犬和猫的管理，控制宠物间的传播。野犬应捕杀，为宠物强制性接种狂犬疫苗，发病的犬、猫立即击毙、焚毁或深埋。

为易于接触到狂犬病病毒的人群接种狂犬疫苗。

思 考 题

1. 试述狂犬病的诊断及鉴别诊断？
2. 试述犬咬伤现场处理？

二、蜂 蜇 伤

> **案例 4-8**
> 患者，女性，39 岁，后背被蜂蜇伤后 15 分钟入院。患者于 15 分钟前被黄蜂蜇伤后背，伤后即感伤口疼痛，自诉视物不清、发冷、心慌，伴有呼吸困难、口渴。
> 查体：神志清楚，T 36℃，P 60/分，R 30 次/分，BP 107/60mmHg。SaO$_2$75%。全身湿冷、皮疹，口唇、眼睑肿胀，背部见一针尖样伤口，伤口局部红肿。既往体健。
> 辅助检查：心电图示窦性心动过缓。
> **问题：**
> 试述蜂蜇伤的症状及急救处理。

蜂蜇伤（bee stings），包括蜜蜂和黄蜂蜇伤。蜂蜇伤是蜂尾的毒刺刺入人体，其毒汁进入皮肤之后，引起局部或全身的中毒反应。

局部症状可出现淤点、红肿、水疱、风团和剧烈的疼痛或剧痒，蜇伤部位常有毒刺遗留。若多次被蜇伤或群蜂同蜇则可引起大面积肿胀，严重时可出现组织坏死，或伴有全身中毒症状，如头痛、头晕、发热、恶心等。

若为大黄蜂（俗称马蜂）蜇伤，因其毒性强，可引起全身症状如昏迷、抽搐、休克，甚至可致心脏及呼吸麻痹而死亡。

（一）临床表现

轻者仅局部出现红肿、疼痛、灼热感，也可有水疱、瘀斑、局部淋巴结肿大，数小时至 1～2 天内自行消失。如果身体多处被蜂群蜇伤，常引起发热、头痛、头晕、恶心、烦躁不安、昏厥等症状。

蜂毒过敏者，可引起荨麻疹、鼻炎、唇及眼睑肿胀、腹痛、腹泻、恶心、呕吐，个别严重者可致喉头水肿、气喘、呼吸困难、昏迷，终因呼吸、循环衰竭而死亡。

> **案例 4-8 诊疗思路**
> 详细询问病史，有明确的蜂蜇伤病史及临床特点，轻者仅局部症状，数小时至 1～2 天内症状即可消失、自愈。重度蜇伤者可迅速出现全身中毒症状，最后可因心脏、呼吸麻痹而死亡。蜂毒过敏重者可因过敏性休克、窒息而死亡。治疗按局部处理、止痛和全身症状处理，如因过敏性休克发生心搏、呼吸停止的则应进行心肺复苏。

（二）诊断与鉴别诊断

根据有蜂蜇史，局部疼痛及明显的肿胀症状，一般不难诊断。但要与其他虫咬皮炎鉴别。

> **案例 4-8 分析总结**
> 单个蜜蜂蜇伤很少引起全身症状，仅有轻微局部症状，无须特殊处理。若为蜂群或黄蜂蜇伤，则可能引起中毒反应。

（三）急诊处理

明确黄蜂蜇伤引起全身症状。急诊处理如下：

1. 拔出蜜蜂毒刺　首先检查有无滞留于皮肤内的毒刺，因为蜜蜂蜇伤后毒刺易折断在皮内，其他蜂蜇伤一般不折断毒刺。发现后立即小心拔出。方法：用胶布粘贴后揭起或用镊子将刺拔出。黄蜂扎入毒刺一般还附有毒腺囊，不能用镊子夹取，以免挤入毒液而使反应加重，只能用尖细的刀尖或针头挑出毒腺囊及毒刺。

2. 中和毒液 蜜蜂毒液为酸性,可选用肥皂水、5%～10%碳酸氢钠溶液洗敷伤口;马蜂的毒液为碱性,伤口可用酸性物质如食醋、3%硼酸、1%醋酸甚至尿液等冲洗。拔出毒刺后的皮肤用 2.5%碘酊涂搽 2～4 次。因为碘酊具有杀灭伤口周围的致病微生物和破坏生物毒素的作用。

3. 局部疼痛、红肿处理 四肢被蜇伤应减少活动,局部放置冰袋冷敷,以减少毒素吸收。

(四)预防

注意远离草丛和灌木丛,因为那里往往是蜂类的家园。发现蜂巢应绕行,不要过于"亲近"。最好穿戴浅色光滑的衣物,因为蜂类的视觉系统对深色物体在浅色背景下的移动非常敏感。如果误惹了蜂群,而招致攻击,唯一的办法是用衣物保护好自己的头颈,反向逃跑或原地趴下。千万不要试图反击,否则只会招致更多的攻击。为减轻肿痛,可用冷水浸透毛巾敷在伤处,随后到医院处理。

思 考 题

试述蜂蜇伤的临床表现及急救处理。

三、蜘蛛蜇伤

> **案例 4-9**
>
> 患者,男性,18 岁。主诉被蜘蛛蜇伤 20 分钟。患者于 20 分钟前被蜘蛛蜇伤左前臂,呈针刺样疼痛,面部潮红,面部、手臂、颈处大面积风团,瘙痒异常,烦躁不安、心慌、胸闷、呼吸困难。
>
> 查体:意识清醒,T 38.8℃,P 60 次/分,R 30 次/分,BP 100/60mmHg,呼吸快而浅。前臂左上方有 5 个针尖样大小的圆形齿印,皮肤发红肿胀伴左侧腋窝淋巴结肿大、左上肢活动稍受限。既往体健。
>
> 辅助检查:血常规示 WBC 14.81×10⁹/L,尿蛋白(±),其余正常。
>
> **问题:**
>
> 1. 试述毒蜘蛛蜇伤的临床表现。
>
> 2. 试述毒蜘蛛蜇伤的紧急处理。

蜘蛛蜇伤(spider stings),毒蜘蛛含有神经性蛋白毒,蜇伤人体后毒液使局部苍白、发红或发生荨麻疹;严重者可发生局部组织坏死。儿童被蜇后表现为头痛、头晕、呕吐、四肢软弱、发热、呼吸增快、出汗、虚脱、惊厥、腹肌痉挛,症状消失后短期内软弱无力,精神萎靡。非毒蜘蛛蜇人后仅发生红肿、疼痛,很快可消失(蜘蛛常栖居于森林和灌木丛中。蜘蛛种类极多,到目前为止,已知的蜘蛛种类约有 3 万多种,多数没有毒性。蜘蛛通常在受惊后咬人,在我国的长江以南地区有黑寡妇蜘蛛、澳洲蜘蛛及狼蜘蛛等可以伤人。毒蜘蛛有一对角质螯,可以射出含神经性蛋白毒的毒液)。

(一)临床表现

毒蜘蛛蜇人后,一般以局部症状为主,如红肿、疼痛、出现皮疹等。蜘蛛毒素中的神经毒,可以使蜇伤局部苍白、周围红润和渗血,以后发生干性坏死。

严重者除皮肤出血、坏死外,可出现全身症状,表现为软弱无力、双足麻木、头晕头痛、大汗、流涎、流泪流涕、恶心呕吐、腹痛、腹肌痉挛、寒战、呼吸困难、口唇发绀等。更严重者可以先出现血压升高,随后降低,呈休克状态,甚至昏迷死亡。有的患者还可出现发热和剧烈腹痛等表现。

> **案例 4-9 诊疗思路**
>
> 详细询问病史,有明确的蜘蛛蜇伤病史及临床特点。一般的蜘蛛是不蜇人的,有的即使蜇人毒性也不强,不会产生严重的后果。但有少数几种毒蜘蛛毒性相当强烈,常能致人死亡。
>
> 治疗方案:蜘蛛中毒要及早使用抗组胺药及皮质类固醇。有肌肉痉挛出现时可静脉注射 10% 葡萄糖酸钙 10ml,每日 1 次。亦有用甲基硫酸新斯的明解除肌肉痉挛及用吗啡止痛者。皮肤若有坏死且发展迅速,可考虑将原发坏死区的皮肤切除,要深达筋膜,进行厚皮片移植。

(二)诊断与鉴别诊断

诊断:蜇伤局部红点。肿胀明显,或有水肿、瘀斑、风团、水疱、麻疹样皮损及坏死、溃疡。自觉刺痛、灼热,严重时可伴恶寒发热、恶心呕吐、烦躁不安、头痛、腹泻等中毒症状,一种称"黑寡妇"毒蜘蛛蜇伤后,常引起高热,痉挛性疼痛,肌肉僵硬,关节疼痛,足跟烧灼感,血尿、紫癜,患者可在短期内死亡。要与其他虫咬皮炎鉴别。

> **案例 4-9 分析总结**
>
> 蜘蛛蜇伤:皮肤局部肿胀疼痛,若被黑寡妇蜘蛛蜇伤可能会引起肌肉痉挛、倦怠、头痛、恶心、呕吐。重者可能会出现呼吸困难、意识不清、休克。被蜇伤后应在伤口近心端扎绑止血带,每

15～30分钟后放松2分钟；吸出伤口毒汁，涂上2%碘酊。并应口服蛇咬伤药或静脉滴注10%葡萄糖以促进毒素排泄。伤口周围也可用蛇药涂抹。重症者应及时送医院，用抗生素或静脉滴注氢化可的松治疗。

（三）现场处理

1. 伤口局部处理　在伤口上方绷止血带，每15～30分钟松开1次，2～3分钟后再绷上。若为躯体部位被咬伤，可用0.5%普鲁卡因做环形封闭。同时要扩大伤口（与毒蛇咬伤同），抽吸毒液，然后用石炭酸烧灼；伤口周围可用南通蛇药或草药半边莲敷贴。

2. 全身治疗　静脉滴注葡萄糖盐水，可加速毒物的排泄。注射前应静脉推注10%葡萄糖酸钙10ml，同时还可进行对症治疗，如镇痛、镇静、缓解肌肉痉挛等。

（四）预防

搞好环境卫生，保持室内的通风干燥。若要去山区树林工作，应穿长袖衣衫、扎紧袖口、裤腿、戴上手套，必要时随身携带急救药品。

思 考 题

1. 试述毒蜘蛛蜇伤的诊断及鉴别诊断。

2. 试述毒蜘蛛蜇伤的治疗原则。

四、蝎子蜇伤

案例 4-10

患者，男性，35岁，主诉被蝎子蜇伤左手拇指1小时，患者于1小时前田间劳作时不慎被蝎子蜇伤左手拇指，伤后即感伤口疼痛、灼热、流血，无头晕头痛，无恶心、呕吐，无畏寒、发热，伤后曾自行吸吮伤口，来院急诊科就诊。

查体：T 37.5℃，P 86次/分，R 28次/分，BP 124/87 mmHg。神志清楚，视物清晰，左手拇指远端见一针尖样伤口，伤口周围红肿，皮温增高，有触痛。四肢肌张力正常，四肢关节活动正常。既往体健。

辅助检查： 无特殊。

问题：

试述蝎子蜇伤的紧急处理？

蝎子蜇伤（scorpion stings），蝎尾部有一个尖锐

的钩，与一对毒腺相通，毒腺内有酸性毒液，含有溶血毒素及神经毒素。蝎子蜇人，毒液即由此流入伤口，由于蝎毒毒性较大，受伤者症状多较严重，局部剧痛、红肿、发麻，甚至失去感觉，伤口周围发黑、起水疱，还伴有头晕、心慌、出虚汗等全身症状，严重者可以引起休克（注：蝎子常寄居山坡、墙缝、土穴等潮湿阴凉处。蝎子主要分布于除寒带以外的世界大部分地区，在中国南北各地广为分布。蝎子常在夜间出动，人在黑暗之处不慎碰上蝎子，其尾钩就会刺入皮肤并释放毒汁，产生毒性反应）。

（一）临床表现

野生的山蝎毒性比家蝎强。一般小蝎子蜇伤，仅局部红肿、水疱、瘀斑、灼痛、麻木，严重者可出现皮肤坏死，不会出现全身症状。大毒蝎蜇伤，除剧烈疼痛外，人们还往往出现头晕、头痛、流涎、恶心、呕吐、心悸、嗜睡、发绀、气急、大量出汗、喉头水肿，最后呼吸麻痹而死亡等症状。若被蜇伤的是儿童，可在3小时内因呼吸衰竭、呼吸麻痹而引发死亡。

案例 4-10 诊疗思路

详细询问病史，有明确的蝎子蜇伤病史及临床特点：蝎毒是一种蛋白性神经毒，强酸性，体内吸收后可作用于神经系统，使之先兴奋后抑制，对心血管也有兴奋作用。轻者立即用手拔出毒钩，局部冷敷，伤口用淡碱水、肥皂水或2%碳酸氢钠液局部涂敷。如四肢被蜇伤应立即阻止毒素吸收扩散。伤口疼痛剧烈采用局部麻醉，疼痛在数分钟内即可减轻。重者需在伤口近端结扎止血带，并将伤口呈"十"字形切开，再用1∶5000高锰酸钾液冲洗伤口。有条件的应注射抗蝎毒血清并给予氢化可的松 100～200mg 静脉滴注，采取适当措施以预防继发性感染和肺水肿。

（二）诊断与鉴别诊断

发病常在夜间，多为手足暴露部。皮损为被蜇伤部位大片红肿、瘀斑或水疱，常引起臀核肿痛和红丝走窜。自觉剧烈疼痛、灼热，严重者出现寒战、高热、恶心呕吐、头痛、心悸、抽搐、谵语等中毒症状，甚至死亡。要与蛇咬伤、蜈蚣蜇伤和蜘蛛蜇伤鉴别。

案例 4-10 分析总结

蝎子蜇伤是指被蝎子尾部蜇伤，毒液注入人体所致。局部疼痛，甚或伴寒热、呕恶、抽搐等

全身症状的中毒性疾病。该虫在中国分布较广，以陕西、甘肃、宁夏较多，穴居，喜栖于岩隙与墙缝中，雨天常潜出，藏于靴、鞋、衣服内，夜出活动。本病若及时治疗和处理，病情较轻者，一般预后良好。但部分严重患者可导致休克、昏迷、抽搐、心脏和呼吸麻痹等，可致死亡。

（三）急救处理

1. 若伤及四肢，应立即用绷带、止血带、布条等绑扎在伤口近心端，同时用镊子或针头小心地挑去伤口中留下的毒钩，用吸引器或拔火罐吸出毒汁。

2. 用碱性液体如3%的苏打水或1：5000高锰酸钾溶液清洗伤口。伤口清洗干净后，用蛇药调成糊状，在距伤口 2cm 处环敷一圈，勿使药物进入伤口内。或将明矾研碎，用浓茶或烧酒调成糊状，涂敷伤口，之后包扎伤口。

3. 若伤口周围红肿，可进行冷敷。

4. 多喝水，以利排毒。若疼痛严重时，适当服用止痛片。剧痛者可到医院用2%普鲁卡因局部封闭。

5. 若出现全身症状应立即送医院抢救

（四）预防

做好环境卫生，保持室内的通风干燥。若要去山区树林工作应穿长袖衣衫，扎紧袖口、裤腿，戴上手套，必要时随身携带急救药品。

思 考 题

试述蝎子蜇伤的急救处理。

五、蜈蚣蜇伤

案例 4-11

　　患者，女性，45岁，因劳动时被蜈蚣蜇伤右手背1小时。患者自诉右上肢肿痛、麻木，伴畏寒、发热、头晕，无恶心、呕吐，大、小便未见异常。

　　查体：T 38.5℃，P 85 次/分，R 24 次/分，BP 98/62 mmHg。神志清楚、语言流利，右手背可见 2 个瘀点，相距约 3mm，右上肢发红伴中度水肿，伴感觉减退。既往体健。

　　辅助检查：血常规示 WBC $14.2×10^9$/L，N 83.4%，RBC $4.76×10^{12}$/L，HGB 102g/L，PLT $223×10^9$/L；肝、肾功能无异常。

问题：

　　试述蜈蚣蜇伤的紧急处理。

蜈蚣属于多足纲，第一对脚呈钩状，锐利，钩端有毒腺口，一般称为腭牙、牙爪或毒肢等，能排出毒汁，被蜈蚣咬伤后，其毒腺分泌出大量毒液，顺腭牙的毒腺口注入被咬者皮下而致中毒。蜈蚣蜇伤，其伤口是一对小孔，毒液流入伤口，局部红肿、疼痛、发麻，蜈蚣的毒液为酸性。

（一）临床表现

小蜈蚣蜇伤，仅在局部发生红肿、疼痛；热带型大蜈蚣蜇伤，可致淋巴管炎和组织坏死，有时整个肢体出现紫癜，有的可见头痛、发热、眩晕、恶心、呕吐，甚至抽搐、昏迷等全身症状。

案例 4-11 诊疗思路

　　详细询问病史，有明确的蜈蚣蜇伤病史及临床特点：皮肤被蜇伤后于伤处发生两个瘀点，继之周围皮肤出现肿胀，有灼热、剧痛和刺痒感，所属淋巴结和淋巴管发炎，轻者数天内皮疹即可消退，若被大蜈蚣蜇伤，由于注入体内的毒汁较多，除局部皮肤发生红肿或坏死外，有谵语及抽搐等全身中毒症状。

　　治疗方案：发现蜇伤后立即用肥皂水冲洗患处，用吸奶器或拔火罐方法尽量吸出毒汁。当红肿显著、疼痛剧烈时，注射0.5%～1%普鲁卡因或2%利多卡因，不仅可止痛，并能防止毒液扩散。口服南通季得胜蛇药片或上海蛇药，亦可将该药用水调成糊状，外涂患处。出现全身中毒症状要及时抢救，尽早给予抗组胺药及皮质类固醇。

（二）诊断与鉴别诊断

多为人于生活或生产中误接触蜈蚣遭咬。因其有药用价值，饲养者不小心亦会被蜇咬。蜈蚣毒液中含组胺样物质、溶血蛋白质及蚁酸等，毒液亦有致敏作用，但不如蜂毒常见。中小型蜈蚣蜇咬后多为局部疼痛，被咬处有白色圆形隆起，其后红肿，一般较快好转消失，无全身中毒症状。大型蜈蚣蜇伤在夏季多见，局部灼热、剧痛、红肿，重者尚形成水疱或坏死，被蜇肢体可出现淋巴管和淋巴结炎。毒素吸收可引起全身中毒症状，如头昏、眩晕、恶心、呕吐、发热，甚者有谵妄、抽搐、昏迷。幼儿因体重轻，发生全身中毒的机会比成人多，有类似蜂毒过敏症状乃至休克。要与蜂蜇伤及蛇咬伤鉴别。

案例 4-11 分析总结

蜈蚣俗称"百足虫"，属多足纲，常在阴暗潮湿的墙角、砖缝、阴沟、腐木、树皮、杂草丛中栖生。两前足各具有一对附肢，这是一对毒肢，亦称毒爪，爪末端呈钩状，中央为管状与体内毒腺相通，当毒爪刺入皮肤时即放出毒汁，引起皮肤损伤和全身中毒症状。

（三）急救处理

1. 立即用肥皂水、小苏打水等碱性水溶液冲洗伤口，以中和蜈蚣的酸性毒液。

2. 冲洗后包扎，包扎伤口时不需要用碘酊或红汞涂抹伤口。

3. 若伤口处疼痛剧烈，可酌情口服止痛片，也可用蛇药外敷或口服。

4. 若伴有全身毒血症症状，如头痛、头晕、发热、呕吐时，应到医院进一步处理。

5. 局部也可涂抹淡氨水，在蜇伤后不久使用效果更好。

思 考 题

试述蜈蚣蜇伤的临床表现？

六、蛇 咬 伤

案例 4-12

患者，男性，22 岁，主诉：被眼镜蛇咬伤右前臂 3 小时，家人急送来急诊科。入院时患者呼吸困难、四肢乏力、全身酸痛，解酱油样尿。

查体：T 37.8℃，P 120 次/分，R 28 次/分，BP 75/49mmHg。呈嗜睡状，全身皮肤出现瘀斑、瘀点，双侧瞳孔等大、等圆，直径 2.5mm，对光反射迟钝；右前臂内侧有 5cm×5cm 大小青斑，中间伤口持续渗出暗红色血液，四肢肌张力增高，肌力 S 级，双膝腱反射活跃，未引出病理征。既往体健。

辅助检查：血常规示 WBC $14.7×10^9$/L，N 86.4%，RBC $4.06×10^{12}$/L，PLT $95.3×10^9$/L；肾功能：BUN 14.3mmol/L，Cr 259.7μmol/L；肝功能：ALT 135.6U/L，AST 86.7U/L，TBIL（总胆红素）106.6μmol/L，DBIL（直接胆红素）

7.5μmol/L。

问题：

1. 试述无毒蛇与有毒蛇咬伤的临床表现。

2. 试述毒蛇咬伤的紧急处理。

据估计每年被毒蛇咬伤的人数在 30 万以上，死亡率约为 10%。中国蛇类有 160 余种，其中毒蛇约有 50 余种，有剧毒、危害剧大的有 10 种，如眼镜王蛇、金环蛇、眼镜蛇、尖吻蝮、银环蛇、蝰蛇、蝮蛇、竹叶青蛇、烙铁头、海蛇等。中国两广地区蛇害严重，每年蛇咬伤的发病率约为 25/万。被毒蛇咬伤后除引起局部疼痛、肿胀、出血外，蛇毒在 3～5 分钟内即被吸收，毒液迅速扩散至全身，引起全身中毒反应。

（一）临床表现

1. 有毒蛇 伤口有两个较大和较深的牙痕，短期内伤口迅速肿胀，并逐渐扩散开来，并伴有全身症状。

（1）神经毒蛇：金环蛇、银环蛇、海蛇等。以侵犯神经系统为主，局部反应较少，会出现脉弱、流汗、恶心、呕吐、视物模糊、昏迷等全身症状。

（2）血液毒蛇：竹叶青蛇、尖吻蝮、蝰蛇等。以侵犯血液系统为主，局部反应快而强烈，一般在被咬后 30 分钟内，局部开始出现剧痛、肿胀、发黑、出血等现象。时间较久之后，还可能出现水疱、脓包，全身会有皮下出血、血尿、咯血、流鼻血，发热等症状。

（3）混合毒蛇：蝮蛇、眼镜蛇等。可以同时兼具上述两种症状。

2. 无毒蛇 无牙痕，20 分钟内无局部疼痛、肿胀、麻木和无力等症状。

案例 4-12 诊疗思路

详细询问病史，有明确的毒蛇咬伤病史及临床表现：普通的蛇咬伤只在人体伤处皮肤留下细小的齿痕，轻度刺痛，有的可起小水疱，无全身性反应。毒蛇咬伤在伤处可留一对较深的齿痕。局部有两排深粗牙痕，有出血、疼痛、红肿，并向躯体近心端蔓延，全身症状。

治疗方案：防止毒液扩散和吸收，对症支持治疗，迅速排除毒液。蛇药是治疗毒蛇咬伤有效的中成药，抗蛇毒血清有单价和多价两种，单价抗毒血清对已知的蛇类咬伤有较好的效果。防治合并感染可用抗菌药。对各种器官功能不全或休克，必须采取相应的治疗措施。

（二）诊断与鉴别诊断

确认为毒蛇咬伤或捕获咬人的毒蛇。局部伤口有2个针尖大小的牙痕，有轻微麻木、疼痛或感觉消失，随后周围组织水肿、渗血或坏死。神经中毒表现：头晕、四肢无力、恶心、呕吐、胸闷困难、复视、眼睑下垂、流涎、吞咽困难言语障碍、呼吸肌麻痹或呼吸中枢抑制。可有出血倾向、溶血、心律失常、血压下降、心力衰竭；肌肉疼痛、僵硬、腱反射消失。可有肌球蛋白血症、尿肌球蛋白量增高、高钾血症和急性肾衰竭。要与蜈蚣蜇伤和蝎子蜇伤相鉴别。

> **案例 4-12 分析总结**
>
> 蛇咬伤（snake bite）指被蛇牙咬入人体，特别是指被通过蛇牙或在蛇牙附近分泌毒液的蛇咬入后所造成的一个伤口。被无毒的蛇咬了以后，就像治疗一个针眼大小的伤口一样。而被毒蛇咬伤，可能很严重，这要由受伤者形体的大小、咬伤的部位、蛇毒注入的量、蛇毒吸收到患者血液循环的速度及被咬和应用特异抗蛇毒血清间隔时间的长短而定。

（三）急救处理

1. 无毒蛇　普通的蛇咬伤只在人体伤处皮肤留下细小的齿痕，轻度刺痛，有的可起小水疱，无全身性反应。可用乙醇消毒，外加纱布包扎，一般无不良后果。

2. 有毒蛇　根据病例，患者被毒蛇咬伤，出现明显全身中毒症状，需要紧急处理，处理如下。

（1）防止毒液扩散和吸收：一旦被毒蛇咬伤，要保持镇静，力争在几分钟内进行急救处理，排出毒液，切勿拼命奔跑去就医，因为奔跑时肌肉加快收缩，可促使血液循环加快，加速毒素吸收，应当立即用止血带在患肢伤口近心端5～10cm处绑扎，以阻断静脉回流，减少毒素的吸收、扩散，绑扎应松紧适度，不宜过紧。若无止血带，可用鞋带、领带、手帕、绳子、布条或树藤等代替。注意不要反复绑扎和放松。

（2）迅速排除毒液：立即用凉开水、泉水、肥皂水或1∶5000高锰酸钾溶液冲洗伤口及周围皮肤。以牙痕为中心做"十"字切开，深至皮下。然后用手从肢体的近心端向伤口方向及伤口周围反复挤压，促使毒液从切开的伤口排出体外，边挤压边用清水冲洗伤口。将被咬肢体放低，可用冰袋局部冷敷，无冰时可用冷水或井水代替。可用吸乳器或拔火罐吸出毒液。必要时也可用嘴吸出。但一定要注意，吸吮者口腔黏膜必须无损伤、破溃，没有龋齿，否则可引起施救者中毒。同时应尽快到最近的医院急救处理。

（3）被毒蛇咬伤12小时内，可在医院切开伤口排毒。同时服用或外敷蛇药片。有条件的，最好注射单价或多价抗毒血清。

（4）为了防止破伤风和其他细菌感染，还应注射破伤风抗毒素和抗生素防止混合感染。积极防止肾衰竭或其他并发症的发生。

上述紧急措施可以概括为：毒蛇咬伤后要及早防止毒素扩散，越早越好，应急措施步骤：①绑扎伤肢；②局部降温；③伤肢休息；④排出毒液；⑤急送医院抢救。

（四）预防

进入有蛇区应穿着厚靴及厚帆布绑腿。夜行应持手电筒照明，并持竹竿在前方左右拨草将蛇赶走。野外露营时应将附近的长草、泥洞、石穴清除，以防蛇类躲藏。平时应熟悉各种蛇类的特征及毒蛇咬伤急救法。不要轻易尝试抓蛇或逗蛇，因为蛇被激惹可能会伤人，甚至包括刚被杀死的蛇。

思　考　题

1. 试述有毒蛇咬伤的临床表现。
2. 试述毒蛇咬伤的治疗原则。

目标要求

1. 掌握 急性感染的临床基本表现、诊断思维及基本处理原则。

2. 熟悉 不同急性感染的临床表现；常见社区获得性感染及其诊断思维方法；脓毒症的特点、脓毒性休克的诊断及脓毒性休克液体复苏的早期治疗目标。

3. 了解 社区获得性肺炎抗生素应用。

第一节 急性感染概述

急性感染（acute infection）是指短时间内（＜72小时）致病微生物导致机体组织、器官炎性改变，但临床表现并不完全相同的一类疾病。多由细菌、病毒、真菌、支原体或衣原体、寄生虫等病原微生物引发，所涉及的部位可由浅表组织到深部器官，故而临床表现复杂、多样；有时感染的临床表现虽然典型，但感染部位却难以确定，甚至以感染性休克为临床首发表现。其临床共同特征表现为急性发病，有明确或隐匿的感染病灶及相关症状或体征，可伴有或不伴有发热，白细胞增高或降低。严重者可发生感染性休克，病原体侵入血液并繁殖可引起菌血症或病毒血症，治疗不及时可因多脏器功能衰竭导致死亡。因此，急性感染既是急诊最常见的一类急症或危症，又可能是在短时间内难以诊断和处理的棘手病症。

近年来由于各种诊断技术的提高和抗菌药物的发展，使得急性感染的病死率有所下降。

> **案例 5-1**
>
> 患者，女性，68 岁。咳嗽，咳痰伴高热 3 天。
>
> 患者于 3 天前无明显诱因开始咳嗽，咳黄色脓痰，量较多，不易咳出，伴有寒战、高热，最高体温达 40℃。伴有全身乏力不适，稍有胸闷、气促。未伴有胸痛、腹痛、腹泻、恶心、呕吐、尿频、尿急、尿痛等症状，发病后给予哌拉西林/他唑巴坦 4.5g，每 8 小时一次，静脉滴注 2 天。但效果欠佳。为求进一步治疗急送至医院急诊科。患者发病以来饮食、睡眠差，二便正常。
>
> 患者于 1 周前行左侧髋关节置换术。术后一直卧床休息，患肢制动。手术切口愈合良好，无感染，无渗出。

> 既往无糖尿病及冠心病等病史；否认肝炎、结核等传染病病史，否认有食物、药物过敏史，预防接种史不详，无吸烟或酗酒史。
>
> 体格检查：T 39.5℃，R 31 次/分，P 118 次/分，BP 138/85mmHg。神志清，精神差，呼吸急促，无"三凹"征，四肢末端无发绀。双肺叩诊清音，双肺呼吸音稍弱，双下肺可闻及大量痰鸣音及湿啰音。心律齐，各瓣膜听诊区未闻及病理性杂音。腹部无压痛、无反跳痛，肠鸣音 4 次/分。左下肢髋关节见 12cm 长手术切口，切口平整，无红肿或渗出。双下肢无水肿。
>
> **问题：**
>
> 1. 根据此患者的临床表现，可以诊断为感染吗？
>
> 2. 诊断要点有哪些？

（一）急性感染的临床基本表现

急性发病，有明确或隐匿的感染病灶，伴有或不伴有发热，白细胞增高或降低，具有受感染组织、器官引发的临床症状和体征；可引起全身炎症反应性病理变化，严重时可发生感染性休克。

（二）急性感染的诊断思维

1. 急性感染的分类 按致病微生物进行分类是临床最常用的方法。为了便于对急诊患者诊治，目前采用最便捷的分类方法是将急性感染分为两大类：即社区获得性感染（详见本章第三节）和医院获得性感染。

医院获得性感染是指患者在住院期间发生的感染，包括在住院期间发生的感染和在住院期间内获得的致病微生物引发的出院后短时间内（＜72 小时）发生的感染。住院前获得的感染、住院时正值潜伏期或于住院后发病者不能作为医院获得性感染，而潜伏期不明的感染和发生于住院后 48～72 小时内者应为医院获得性感染。医院获得性感染可分为：①内源性感染，又称自身感染，是指各种原因引起的患者在医院内遭受自身固有或定植病原体侵袭而发生的感染；②外源性感染，又称交叉感染，是指各种原因引起的患者在医院内遭受非自身固有病原体的侵袭而发生的感染。

2. 病史 急性感染由于致病原不同，引发感染的部位不同，患者年龄、性别、身体基本素质及有无基础病，以及用药史的不同，其临床表现可有较大差异，详细询问病史不但有利于临床诊断，也有利于鉴别诊断。按系统顺序询问病史是一种便于急诊诊断、不易漏诊的简便思维方式。

3. 症状与体征

（1）系统部位感染：浅表组织的红、肿、热、痛及功能障碍一般是局部感染最常见的主诉，也是最常见的体征，感染严重者局部挤压后甚至可有脓液排出，此类感染一般不会出现临床误诊。但深部组织或器官的感染除具有急性感染的基本临床特点外，其临床表现也因感染不同而有较大差异。

1）中枢神经系统感染：多表现为发热、头痛、头晕、恶心、呕吐等症状，严重者可发生抽搐或昏迷，查体多可见脑膜刺激征及病理性反射。

2）上呼吸道感染：往往缺乏特异性症状，主要表现为鼻部症状，如喷嚏、鼻塞、流清水样鼻涕，也可表现为咳嗽、咽干、咽痒或灼热感，部分患者可伴有咽部充血或扁桃体肿大，表面常附有脓点或脓性分泌物。

3）下呼吸道感染：是最常见的感染性疾病，主要表现为咳嗽、咳痰、畏寒、发热等症状，严重者常伴有气短、喘息或出现呼吸困难。查体可见呼吸急促、甚至发绀，肺部听诊可闻及不同程度的干性或湿啰音。

4）胃肠道感染：主要表现为恶心、呕吐、腹痛、腹泻、发热等症状，可伴有食欲减退、脱水、全身乏力等表现。查体常在上腹、左下腹或全腹部有不定位的轻度压痛，不伴有反跳痛，肠鸣音可增强或亢进。

5）腹腔器官感染：临床表现与胃肠道感染相似，但可伴有黄疸、放射性疼痛，查体多在感染器官相应腹部触及明显压痛，如同时伴有反跳痛、腹肌紧张及肠鸣音减弱、消失，常提示炎症波及腹膜，或器官发生梗阻或穿孔。

6）泌尿系感染：下尿路感染的主要表现是膀胱刺激征，即尿频、尿急、尿痛，膀胱区或会阴部不适及尿道烧灼感；尿频程度不一，严重者可出现急迫性尿失禁；尿混浊、尿液中有白细胞，常见终末血尿，有时为全程血尿，甚至见血块排出。如伴有寒战、高热、头痛、恶心、呕吐、食欲不振等症状时，常提示出现上尿路感染。泌尿系感染查体多无阳性体征，部分患者可有下腹正中压痛或肾区叩击痛。

（2）全身性感染：是指致病菌侵入人体血液循环，并在体内生长繁殖或产生毒素而引起的严重的全身感染或中毒症状，脓毒症是全身性感染的典型代表，如在血中培养出细菌、病毒等微生物时又可称为菌血症或病毒血症。全身性感染起病急，病情重，发展迅速。临床上常表现为寒战、高热、头痛、头晕、食欲不振、恶心呕吐、呼吸急促，甚至出现神志淡漠、烦躁、谵妄和昏迷。病情严重者出现血流动力学改变，引起脓毒性休克，以及多器官功能障碍或衰竭（详见本章第五节"脓毒症"）。

（三）急性感染的诊断基本原则

诊断急性感染一般不困难，如若有突然或短时间（<72小时）内出现发热或低体温，白细胞总数增高或降低，同时能确定感染病灶部位并有相关的症状与体征时，临床诊断多可成立。如患者仅以某些临床症状为首发表现则需结合查体和辅助检查进一步确定。明确病原学是急性感染诊断最困难的问题，虽然临床上绝大多数急性感染是由细菌引起，但诊断时要注意非细菌性感染和传染性疾病。

（四）鉴别诊断

诊断急性感染应注意与其他非感染性发热或白细胞增高、减少性疾病相鉴别。

1. 血液病和恶性肿瘤 白血病、恶性淋巴瘤等血液病和恶性肿瘤可以出现发热、乏力、出血、贫血、白细胞增多或减少、淋巴结肿大或肝脾大症状，如果通过检查未发现感染灶及病原学与血清学检查均为阴性，或经过一定疗程的抗菌治疗无效时应注意此类疾病的可能性，可通过骨髓涂片常规等检查以鉴别诊断。

2. 变态反应疾病 血型不合的输血、药物热等情况下也会出现寒战、高热、皮疹，甚至呼吸困难、血红蛋白尿等表现，但这类疾病一般不具备感染的证据。

3. 结缔组织病 红斑狼疮、类风湿关节炎、硬皮病、皮肌炎、结节性多动脉炎、韦格纳肉芽肿、巨细胞动脉炎及干燥综合征等结缔组织病可伴发热、关节痛、血管炎、红细胞沉降率增快、γ球蛋白增高等。该病具有病程长，病情复杂，辅助检查多有抗核抗体阳性、红细胞沉降率增快及免疫球蛋白增高，但白细胞总数一般不增高，且抗菌治疗无效等特点。

4. 其他 如热射病、脑血管意外、组织坏死、甲状腺功能亢进、甲状腺危象等疾病也可以出现发热、白细胞增高等改变，但相关病史和临床特点有助于鉴别。

> **案例 5-1 诊疗思路**
> 根据上述病史特点及体征，考虑患者出现急性感染：医院获得性肺炎？需要进一步做胸CT、

部血常规及痰培养等检查以明确诊断。

主要检查结果：①血常规示 WBC 25×10^9/L，N 78.6%，Hb 105g/L，PLT 450×10^9/L，CRP 65mg/L，ESR 明显增快。②痰涂片查细菌见革兰氏染色阴性杆菌，痰培养提示铜绿假单胞菌生长，血培养结果提示未见细菌生长。③胸部 CT 示右肺中叶和左肺舌叶大片状密度增高影，双下肺散在片状浸润影。④动脉血气分析（未吸氧）：pH 7.46，PaO_2 65mmHg，$PaCO_2$ 31mmHg，HCO_3^- 20mmol/L，BE−5mmol/L。⑤电解质 Na^+ 140mmol/L，K^+ 3.7mmol/L，Cl^- 105mmol/L，Ca^{2+} 2.4mmol/L，P^- 1.31mmol/L。⑥军团菌抗体（间接免疫荧光法）、病毒抗体系列、尿军团菌抗原、支原体血清学检查均阴性。⑦肝功能检查示 ALB 28g/L，ALT 106U/L，AST 78U/L。⑧降钙素原（PCT）：10.5ng/ml。

案例 5-1 诊断与鉴别诊断

1. 诊断　医院获得性肺炎①老年女性，住院髋关节置换术后 1 周发病。②主要表现为咳嗽、咳黄色脓痰、寒战、高热。③查体发现 T 39.5℃，R 31 次/分，P 118 次/分，BP 138/85mmHg。神志清楚，精神差，呼吸急促，双肺呼吸音稍弱，双下肺可闻及大量痰鸣音及湿啰音。④胸部 CT 示右肺中叶和左肺舌叶大片状密度增高影，双下肺散在片状浸润影；⑤WBC 25×10^9/L，N 78.6%，CRP 65mg/L，PCT 10.5ng/ml。⑥痰涂片查细菌见革兰氏染色阴性杆菌，痰培养提示铜绿假单胞菌生长。

2. 鉴别诊断

（1）社区获得性肺炎：应注意与此病相鉴别，但患者住院行髋关节置换术后 1 周发病，不支持诊断。同时铜绿假单胞菌为医院获得性肺炎常见致病菌。因此可以排除社区获得性肺炎。

（2）肺结核：患者为老年女性，表现为咳嗽、咳黄色脓痰、寒战、高热，ESR 明显增快，应注意排除此病。但患者既往无肺结核病史或接触史，痰涂片未找到抗酸杆菌，双上肺未闻及干、湿啰音，胸部 CT 未发现双上肺病变，因此可以排除诊断。

（3）病毒性肺炎：此病一年四季均可发生，但大多见于冬春季节，可暴发或散发流行。临床主要表现为发热、头痛、全身酸痛、干咳及肺浸润等，体征往往缺如。X 线检查肺部炎症呈斑点状、片状或均匀的阴影。白细胞总数可正常、减少或略增加。与本患者临床表现不符，因此可以

排除。

（4）肺炎支原体肺炎：此病可表现为发热、头痛、咳嗽、咳痰、胸痛等症状，但胸部体检一般无明显异常体征，胸部 X 线检查并不具特征性，诊断主要依靠血清学检测。本患者支原体血清学检查阴性，因此可以排除诊断。

案例 5-1 分析总结

1. 根据病史中有咳嗽、咳黄色脓痰、寒战、高热表现，体格检查双下肺可闻及大量痰鸣音及湿性啰音，胸部 CT 示右肺中叶和左肺舌叶大片状密度增高影、双下肺散在片状浸润影，考虑存在肺部感染。

2. 住院行髋关节置换术后 1 周发病，考虑医院获得性感染。

3. 根据急性起病，白细胞增高，感染生化指标明显升高考虑急性细菌感染。

4. 痰培养提示铜绿假单胞菌生长而进一步明确病原学诊断。

第二节　不同急性感染的临床表现

案例 5-2

患者，男性，74 岁。畏寒、发热伴左下肢红肿热痛 3 天入院。

患者于 3 天前在污水里行走后开始出现畏寒、发热，体温最高达 39.0℃，呈不规则性发热，伴左足及左小腿红肿热痛。无腹痛、腹泻，无尿痛，无昏迷，无胸痛、胸闷，发病后自服药物治疗，具体药物不详，症状无好转，今天来院急诊就诊。患者此次发病以来精神较差，胃纳、睡眠欠佳，大小便正常，体重无减轻。

既往无高血压、糖尿病及冠心病等病史；否认肝炎、结核等传染病病史，否认有外伤及手术史，无输血及使用血制品史，否认有食物、药物过敏史，预防接种史不详。

体格检查：T 38.5℃，P 88 次/分，R 22 次/分，BP 140/80mmHg。神志清楚，双肺叩诊呈清音，听诊双肺呼吸音稍减弱；双肺未闻及明显干、湿啰音。心界无扩大，心率 88 次/分，律齐，各瓣膜听诊区未闻及病理性杂音。腹部平坦，无压痛，无反跳痛，肠鸣音 4 次/分。左小腿远端及左足肿胀、皮肤发红、皮温升高，局部皮肤有轻压痛；左足背可见积液及黄色渗出液；左踝关节活动稍

受限，左侧足背动脉波动尚可；左大腿及双上肢、右下肢关节未见明显异常，皮肤无肿胀。

问题：

1. 根据上面的病史特点，考虑患者感染吗？如考虑，应该为何种病原体感染？

2. 如果要确诊，尚需做哪方面的实验室检查？

急性感染由于感染部位不同、致病微生物不同、机体基础条件不同，临床表现也不尽相同。准确掌握不同急性感染的临床表现有利于临床诊断及鉴别诊断，也便于临床的紧急处理。

（一）急性细菌性感染

细菌是急性感染最常见的致病微生物，急性细菌性感染占各类急性感染的半数以上，也是临床急诊最常见的感染类型。急性细菌性感染可由革兰氏阳性或阴性菌引起，也可能是多种细菌混合性感染。其临床特点为：

1. 发热 发热是急性细菌感染最常见的临床表现之一，多为弛张热及（或）间歇热，亦可呈稽留热、不规则热及双峰热，后者多系革兰氏阴性杆菌败血症所致。常伴有寒战或畏寒。

2. 典型体征 表浅部位化脓性病灶常出现红、肿、热、痛；而深部感染多在相对应病变部位的体表存在局限性或弥散性压痛，并可出现相关器官功能障碍的临床表现。

3. 白细胞增高 白细胞总数大多显著增高，这是急性细菌感染辅助检查中最有特异性的改变之一。

4. 细菌涂片或培养 脓液、脑脊液、胸腔积液、腹水、大小便、血液等直接涂片或培养检查呈阳性反应，均可为急性细菌感染提供最为确切的诊断依据。

5. 感染生化标志物

（1）血清 C 反应蛋白（C-reactive protein，CRP）：是急性细菌性感染和组织损伤时，快速释放的一种主要急性期蛋白。大多数细菌感染均可引起血清 CRP 水平明显升高，并与感染严重程度呈正相关，具有较高早期诊断敏感性，而病毒感染时 CRP 水平一般无明显改变。所以可将 CRP 作为细菌性感染诊断和与病毒性感染鉴别诊断的首选指标。此外，由于在炎症恢复期 CRP 水平下降速度快，故也可利用此特性用以评价抗生素治疗效果。

（2）降钙素原（PCT）：是一种无激素活性的糖蛋白，也是降钙素（CT）的前体，血清 PCT 的升高与细菌感染密切相关，在全身系统性严重感染中 PCT 早期即可升高，在病毒性感染及局部细菌感染而无全身表现的患者 PCT 一般不升高或仅轻微升高。因此，也可将其作为判定细菌性感染的良好指标。

（二）急性病毒感染

病毒所致急性感染一年四季均可发生，尤以冬春季节发病率较高，其起病急、病程短，多在 1～2 周内自愈。但多种传染性疾病与病毒感染密切相关，特别是近些年发生的 SARS 病毒、H1N1 禽流感病毒所致的肺炎，不但具有较强的传染性，而且具有较高的死亡率。其临床特点为：

1. 发热 急性病毒感染常以高热为首发临床表现，伴有全身倦怠无力、食欲减退等全身中毒症状及受侵组织器官炎症的表现。

2. 白细胞降低 急性病毒感染患者末梢血白细胞一般均降低，淋巴细胞增多。

3. 病毒抗原检测 利用核酸杂交技术及 PCR 技术检测病毒核酸，或利用免疫荧光标记技术、化学发光技术检测组织细胞内的病毒抗原和细胞外游离病毒抗原有助于对急性病毒感染的判断。

（三）支原体感染

支原体是细胞外生存的最小微生物，是介于细菌和病毒之间的一群原核微生物，临床上引起人类最常见的疾病是支原体肺炎，与细菌、病毒等其他微生物所致肺炎常不易鉴别。但支原体肺炎也有其临床特征，鉴别时应注意。

1. 发热 病初有全身不适，乏力、头痛。2～3 天后出现发热，体温常达 39℃左右，可持续 1～3 周，可伴有咽痛和肌肉酸痛。

2. 临床特征 起病缓慢，潜伏期 2～3 周，咳嗽为本病突出的症状，一般于病后 2～3 天开始，初为干咳，后转为顽固性剧咳，常有黏稠痰液，偶带血丝，少数病例可类似百日咳样阵咳。可持续 1～4 周。肺部体征多不明显，甚至全无。少数可听到干、湿啰音，但很快消失，故体征与剧咳及发热等临床表现不一致，为本病特点之一。

3. 血常规 周围血白细胞总数正常或稍增多，以中性粒细胞为主。

4. 病原学检查 痰、鼻和喉拭子培养查肺炎支原体。

5. 血清学检查 血清病原抗体效价＞1：32；链球菌 MG 凝集试验，效价≥1：40 为阳性，连续 2 次 4 倍以上增高有诊断价值。

6. X 线检查 支原体肺炎胸片无特异性，多为单侧下叶浸润，表现为节段性肺炎，严重者呈广泛双侧肺炎。

（四）真菌感染

一般多为浅表组织的感染，临床较易辨认和诊断，而全身性侵袭性真菌性感染并不多见。近年来随着医疗保健水平的提高，疾病谱发生了一定改变，社区内全身性侵袭性真菌性感染有所增加，但此类患者仍多见于医院获得性肺炎或免疫力低下、营养不良等长期应用广谱抗生素、化疗药物、器官移植服用免疫抑制药物的患者。目前临床采用的 G 试验和 GM 试验有利于对侵袭性真菌性感染进行判断。

（五）其他微生物感染

寄生虫和衣原体、螺旋体、立克次体等其他微生物也可引起急性感染，但在急诊相对少见。

> **案例 5-2 诊疗思路**
>
> 根据上述病史特点及体征，考虑患者存在急性感染：急性细菌性感染？需要进一步完善血常规、血培养、CRP、PCT、分泌物涂片及培养等检查以明确诊断。
>
> 主要检查结果：①血常规：WBC 15×109/L，S 88%，杆状核 16%，见中毒颗粒；②CRP 65mg/L；③降钙素原（PCT）：20.8ng/ml；④分泌物涂片查细菌见革兰氏染色阳性球菌，分泌物培养提示金黄色葡萄球菌生长、血培养结果提示未见细菌生长。

> **案例 5-2 诊断与鉴别诊断**
>
> 1. 诊断　左下肢蜂窝织炎。①老年男性，接触污水后急性起病。②主要表现为畏寒、发热伴左下肢红肿热痛。③查体发现 T 38.5℃，左小腿远端及左足肿胀、皮肤发红、皮温升高，局部皮肤有轻压痛；左足背可见积液及黄色渗出液；左踝关节活动稍受限。④血常规：WBC 15×10⁹/L，N 86.3%。⑤CRP 65mg/L。⑥降钙素原（PCT）：20.8ng/ml。⑦分泌物涂片查细菌见革兰氏染色阳性球菌，分泌物培养提示金黄色葡萄球菌生长。
>
> 2. 鉴别诊断
>
> （1）丹毒：丹毒为浅层炎症，浸润较轻，不形成深在性脓肿，皮损为境界清楚的炎症性红斑，水肿情况不及本病明显。
>
> （2）接触性皮炎：有接触史，红斑与接触的致敏物一致，过缘清楚，瘙痒明显，一般无发热等全身症状。
>
> （3）血管性水肿：仅有水肿，无红斑，不化脓，无全身症状，消退快。

> **案例 5-2 分析总结**
>
> 1. 根据病史中有畏寒、发热表现，体格检查左下肢红肿热痛、左足背可见积液及黄色渗出液，考虑存在左足局部感染。
>
> 2. 根据急性起病，白细胞增高，感染生化指标明显升高考虑急性细菌感染。
>
> 3. 分泌物培养提示金黄色葡萄球菌生长而进一步明确病原学诊断。

第三节　社区获得性感染的诊断思维及处理原则

> **案例 5-3**
>
> 患者，女性，54 岁。尿频、尿急、尿痛 2 天入院。
>
> 患者于 2 天前无明显诱因开始出现尿频、尿急、尿痛，每天约 20 余次，量不多，伴有淡红色血尿，无明显血块，发病后自服药物治疗，具体药物不详，症状无好转，今天来院急诊就诊，患者此次发病以来精神一般，胃纳、睡眠欠佳，大便正常，体重无减轻。
>
> 既往无高血压、糖尿病及冠心病等病史；否认肝炎、结核等传染病史，否认有外伤及手术史，无输血及使用血制品史，否认有食物、药物过敏史，预防接种史不详。
>
> 体格检查：T 36.5℃，P 95 次/分，R 18 次/分，BP 135/75mmHg。神志清楚，双肺呼吸音清；双肺未闻及明显干、湿啰音。心界无扩大，心率 95 次/分，律齐，各瓣膜听诊区未闻及病理性杂音。腹部平坦，无压痛，无反跳痛，双肾区无叩击痛，肠鸣音 4 次/分。双下肢无水肿。
>
> **问题：**
>
> 1. 根据上面的病史特点，你能够做出什么样的诊断？
>
> 2. 如果要确诊，尚需做哪方面的实验室检查？

（一）常见社区获得性感染

社区获得性感染（community acquired infection，CAI）是指在社区条件下（医院外）发生的感染，因而此类感染涵盖了医院内获得性感染以外的所有不同类型感染引发的疾病。临床上以社区获得性肺炎（community acquired pneumonia，CAP）最为常见，也是 CAI 最主要的临床类型。其次还可以见于在社区内发生的全身其他组织、器官的所有感染性疾病。

1. 急性上呼吸道感染 可有地域性流行或非流行史，多以劳累、着凉为诱因，突发出现咳嗽、咳痰、流涕、鼻塞、流泪、打喷嚏、咽痛等症状，可伴有全身乏力、酸痛、食欲缺乏等，个别患者可能伴有腹泻、腹胀或腹痛。查体除见有口咽部充血或局部扁桃体轻度肿大外，很少能见到其他的阳性体征。急性上呼吸道感染多由局部定植菌或病毒引起，细菌所致者尤其以革兰氏阳性球菌最为多见，病毒性感染一年四季均可散发，但初冬和冬春交替季节更易发病，并呈现为一定区域流行性。

2. 急性扁桃体炎 临床表现类似急性上呼吸道感染，不同之处在于临床症状常以明显的咽痛为主，特别是吞咽时为著，多伴有高热，个别可发生寒战。查体除见有咽部充血外，多可见扁桃体明显增大、充血。化脓性扁桃体炎可覆有脓点、脓苔，以及颌下淋巴结肿大、触痛。此类感染多由化脓性球菌所致，也可由病毒性感染同时并发细菌感染引起。

3. 急性下呼吸道感染 咳嗽、咳痰是下呼吸道感染的典型症状，严重者常伴有气短、喘息或出现呼吸困难。查体可见呼吸急促，肺部听诊可闻及不同程度的干鸣音或水泡音。根据感染部位不同又可分为急性气管炎、急性支气管炎和肺炎。

4. 急性感染性腹泻 腹泻是指排便次数明显增多、粪质稀薄或呈水样，或混有未消化食物、脓血、黏液等异质成分的一类疾病。急性感染性腹泻是社区获得性感染常见的类型之一，多以不洁饮食为诱因，可为个体发病也可为群体发病。此类患者在急诊就医以急性细菌性食物中毒最为常见，沙门氏菌属、嗜盐菌属、葡萄球菌、致病性大肠杆菌、变形杆菌等为常见病原菌。虽然一年四季均可发病，但以天气炎热的夏季发病率最高。主要临床表现为有明确的进食后发病史、潜伏期短、突然暴发，常以急性腹泻、呕吐为首发症状，部分患者腹泻同时伴有排便急迫感、肛门不适、大便失禁等症状。查体常有上腹部、左下腹部或全腹部不定位的轻度压痛，但不伴有反跳痛，多伴肠鸣音亢进。

5. 急性泌尿道感染 这是常见的社区获得性急性感染之一。虽然随着广谱抗生素广泛应用，泌尿系统感染细菌耐药率在逐年增加，并且其致病菌群的变化特点也仅次于社区获得性肺炎，但社区所致的与医院内所致的泌尿系统感染致病菌群及耐药性仍有所不同。大肠杆菌是社区泌尿系统感染的主要病原菌，其次还可见于肺炎克雷伯菌、葡萄球菌属、粪肠球菌等，同时还要注意到性传播疾病所致的感染。临床主要表现为尿频、尿急、尿痛、血尿或脓尿，部分患者可伴有发热、腰痛、小腹痛等表现；查体一般多无阳性体征，部分患者可有下腹正中压痛或肾区叩击痛；尿常规与尿培养检查有助于临床诊断及抗生素选择。

6. 急性胆囊胆道感染 急性胆道系统感染主要包括急性胆囊炎和急性胆管炎。急性胆囊炎在急诊较为常见，是社区获得性感染的重要类型之一，其中90%以上是由胆囊结石引起，少部分为非结石性胆囊炎。我国引起胆道系统感染的致病菌主要为革兰氏阴性细菌，常见的依次为大肠杆菌、铜绿假单胞菌、肺炎克雷伯菌；革兰氏阳性细菌则主要见于粪肠球菌、屎肠球菌、表皮葡萄球菌；部分患者可以合并厌氧菌感染，主要以脆弱拟杆菌为主。主要临床表现为伴有或不伴有放射性的右上腹部疼痛、恶心、呕吐、黄疸、发热等症状或体征。腹部超声、白细胞检测、肝功能检查有利于诊断和鉴别诊断。

7. 神经系统感染 多表现为发热、头痛、头晕、恶心、呕吐等症状，严重者可发生抽搐或昏迷，查体多可见颈项强直及病理性反射。头部 CT、脑脊液、白细胞检测对诊断有一定价值。

8. 皮肤软组织感染 多以外伤性局部感染、毛囊炎、皮肤湿疹、痤疮、脓疱疮、皮炎、甲周炎等为常见，其病原菌以革兰氏阳性球菌占绝对优势，特别是金黄色葡萄球菌最常见，其他还可见于表皮葡萄球菌、溶血链球菌及革兰氏阴性杆菌等。典型临床表现为感染局部浅表组织的红、肿、热、痛及功能障碍，感染局部常有触痛，甚至挤压后有脓液排出。一般此类感染多不易引起临床误诊。

9. 全身性感染 脓毒症是全身性感染的典型表现，如若在血中培养出细菌、病毒等微生物时又可称为菌血症或病毒血症，临床上常表现为寒战、高热、呼吸急促、心率加快等；严重者可由于血流动力学改变引起休克，以及多器官功能障碍或衰竭。

（二）社区获得性感染的诊断思维

作为不同部位的社区获得性感染除有共同的急性感染特征外，常具有不同组织、器官独有的临床症状或体征。社区获得性感染诊断一般多不困难，如若在社区条件下突然发热或出现低体温，白细胞总数增高或降低，同时能确定感染病灶部位，初步诊断多可确立。如患者仅以某些症状为首发表现，则需结合查体和辅助检查进一步确定。明确病原学是社区获得性感染诊断最困难的问题，虽然临床上绝大多数社区获得性感染是由细菌引起，但诊断时要注意排除非细菌性感染和传染性疾病。根据发病地点、患病部位及临床特点常能与相关疾病进行明确鉴别，特别值得强调的是腹腔内感染和器官感染所致的疾病应注意有否外科情况，切不可漏诊。但患者仅以发热为首发表现，或辅助检查仅有白细胞变化时，则应注意与其他非感染性发热及白细胞增高或减少性疾病进行鉴别。

（三）社区获得性感染的治疗原则

1. 一般处理

（1）休息与补液：无论何种社区获得性感染，都应注意休息与补充足够的液体。

（2）降温或退热：高热时应给予物理或药物降温，适当给予一般退热药或非甾体类抗炎药物等对症治疗，无感染性休克时应慎用或禁用糖皮质激素类药物。

2. 抗生素的选择

（1）值得强调的是社区获得性感染应该严格掌握抗生素应用指征，的确需要应用抗生素时，可首先根据经验选择抗生素，必要时应对微生物进行培养和药敏试验，应尽可能选择窄谱抗生素，效果不佳时可根据临床情况或根据细菌培养药物敏感试验结果调整抗菌药物。对非细菌性感染原则上不采用抗生素预防。

（2）对局部脓肿类感染应尽量采用开放引流措施，必要时加用全身性抗生素治疗。

（3）严重的社区获得性感染（如脑膜炎、脓毒症、感染性休克等）不适宜在急诊门诊治疗，应尽快收住院治疗。

3. 抗病毒感染药物的选择　目前尚无有效的、适宜普遍应用的抗病毒药物，常用抗病毒性药物并非能针对所有不同病毒的感染，仅有的部分药物也只是针对某些病毒感染有效，且有一定的副作用，如采用抗病毒药物治疗时要慎重选择适应证。对于普通病毒性感染大多采用对症治疗可取得满意效果。因此，缓解症状、对症处理仍为病毒感染治疗的主要措施。如果采用抗病毒药物通常应在感染后24～48小时开始使用，以便获得最好的临床效果。常用药主要包括：

（1）盐酸金刚烷胺：多用于 A 型流感病毒感染的治疗，成人 100mg/次，早、晚各 1 次口服，最大日剂量 400mg。

（2）盐酸金刚乙胺：抗病毒谱较广，对 A₂ 型病毒、副流感病毒等，治疗效果优于盐酸金刚烷胺。口服：100～200mg/次，2 次/日，共 7 天。

（3）磷酸奥司他韦：主要用于 A 型流感病毒导致的流行性感冒，用量为 75mg/次，2 次/日，共 5 天。

（4）利巴韦林：1%溶液滴鼻或气雾吸入，可以治疗上呼吸道感染。

案例 5-3 诊疗思路

根据上述病史特点，考虑患者存在泌尿系统疾病：急性泌尿系感染？需要进一步完善血尿常规、尿培养、CRP、PCT 及泌尿系 B 超等检查以明确诊断。

主要检查结果：①血常规：WBC $9.3×10^9$/L，N 88.3%；②CRP 25mg/L；③降钙素原（PCT）：3.2ng/ml；④尿常规：亚硝酸盐＋＋，尿隐血（＋＋＋），尿蛋白（＋），尿白细胞（＋＋＋），有形红细胞满视野，有形白细胞（＋＋＋），细菌 BAC（＋），酵母样菌（－）；⑤尿培养提示大肠杆菌生长；⑥泌尿系 B 超检查未见异常。

案例 5-3 诊断与鉴别诊断

1. 诊断　急性泌尿系感染。①中年女性，急性起病；②主要表现为尿频、尿急、尿痛膀胱刺激症状及解肉眼血尿；③查体未发现明显阳性体征；④血常规：WBC $9.3×10^9$/L，N 88.3%；⑤感染生化标志物 CRP 及 PCT 均有所升高；⑥尿常规发现有红细胞及白细胞；⑦尿培养提示大肠杆菌生长。因此诊断明确。

2. 鉴别诊断

（1）无症状性菌尿：亦称隐匿性菌尿，指患者有真性细菌尿，而无泌尿系感染的临床症状。无症状性菌尿常见于女性，临床上常无泌尿系感染的症状和体征，尿常规检查改变不明显，仅有细菌尿。此病可由症状性泌尿系感染演变而来。致病菌多为大肠杆菌。其细菌可来自肾脏或膀胱，故对有持续性细菌尿的病例需进一步定位，并检查是否有泌尿系解剖上的异常，给予恰当的治疗。

（2）尿道综合征：又称无菌性尿频-排尿不适综合征。患者间歇或持续出现尿频、尿急、排尿疼痛症状，常以尿频为主要表现。多为女性，但多次尿培养均无细菌。其病因尚不明确。

（3）隐匿性肾小球肾炎：此病以单纯血尿或单纯性蛋白尿为主。但有些患者会伴有白细胞尿，这类患者给予相应的抗炎治疗后，红细胞尿、蛋白尿仍然持续存在。必要时可做肾活检进行鉴别。

（4）肾结核：以血尿为主要表现，伴有明显的膀胱刺激症状，易误诊为泌尿系感染。但如患者经过积极抗感染治疗后，仍然有尿频、排尿不适感或尿沉渣异常，应高度重视有无肾结核，仔细检查是否有肺结核或盆腔结核的存在，同时做皮肤 OT 试验、血结核抗体检查、尿沉渣涂片找抗酸杆菌和结核杆菌培养，如为阳性，应诊断为肾结核。

案例 5-3 分析总结

1. 根据病史中有尿频、尿急、尿痛膀胱刺激症状及肉眼血尿表现，体格检查未发现明显阳性体征，考虑存在泌尿系统疾病。

2. 根据急性起病，血常规中性粒细胞百分数增高，感染生化指标升高，尿常规发现有红细胞、白细胞，考虑急性泌尿系细菌感染。

3. 尿培养提示大肠杆菌生长而进一步明确病原学诊断。

第四节 社区获得性肺炎抗生素应用

案例 5-4

患者，男性，67 岁。咳嗽、咳痰、气促 3 天入院。

患者 3 天前无明显诱因出现咳嗽，呈阵发性咳嗽，咳少量黄白黏痰，昼夜无明显差别，伴气促，休息无明显缓解，无畏寒、发热、盗汗，无血丝痰，无声嘶，无发绀，无胸痛、胸闷，无多饮、多食、多尿，无腹痛、腹泻，无恶心、呕吐，病发后曾在当地卫生院输"头孢吡嗪"抗感染治疗（具体不详），病情无好转，咳嗽气促逐渐加重，今来院就诊。发病以来患者精神差，胃纳差，睡眠一般，大小便正常，体重无明显改变。

患者 8 年前体检发现血压偏高，曾在当地医院及本院就诊，测血压最高达 190/110mmHg，诊断为"高血压 3 级极高危组"，曾多次住院给予降血压药控制血压等治疗，血压控制尚可。

既往无糖尿病及冠心病等病史；否认肝炎、结核等传染病病史，否认有外伤及手术史，无输血及使用血制品史，否认有食物、药物过敏史，

预防接种史不详。

体格检查：T 36.8℃，P 103 次/分，R 31 次/分，BP 140/90mmHg。神志清楚，双肺呼吸音稍弱，双下肺可闻及少许湿啰音及哮鸣音，心律齐，各瓣膜听诊区未闻及病理性杂音，腹部平软，全腹无压痛，无反跳痛，肝脾肋下未触及，移动性浊音阴性，肠鸣音正常，3 次/分，双下肢无水肿。

主要检查结果：①血常规：WBC $7.94 \times 10^9/L$，N 82.5%；②痰涂片检查：革兰氏染色，G^+ 杆菌及 G^- 杆菌，未找到抗酸杆菌；痰培养无致病菌生长；③胸部 CT 示双侧胸廓对称，双肺纹理增粗、紊乱，双侧下肺斑片状密度影，双侧胸腔少量积液；④PCT：3.8ng/ml；⑤CRP：17.03mg/L；⑥军团菌抗体（间接免疫荧光法）1∶32、支原体抗体（补体结合试验）阴性、衣原体抗体（微量免疫荧光）阴性、病毒抗体系列阴性、结核抗体阴性、尿军团菌抗原阴性；⑦血肿瘤标志物阴性、痰中未见癌细胞；⑧肝功能、肾功能、电解质及尿常规均正常；⑨动脉血气分析（未吸氧）：pH 7.41，PaO_2 68mmHg，$PaCO_2$ 37mmHg，HCO_3^- 23mmol/L，BE- 2mmol/L。

问题：

1. 据上述的临床特点，你能够做出什么样的诊断？

2. 对于此种疾病，应该怎么治疗？

一、社区获得性肺炎抗生素选择的基本原则

1. 对于无需留诊观察者应尽量首选口服抗生素类药物。

2. 对于需要留诊观察者最好在给予抗生素药物之前能常规进行微生物学检查，然后再经验性选择药物。

3. 应结合抗生素敏感试验选用敏感药物。

4. 对怀疑流感病毒感染者，不推荐联合应用抗生素治疗。

5. 对于危及生命的细菌性重症肺炎，建议早期采用广谱强效抗菌药物。

6. 抗生素疗程应视不同病原菌、病情严重程度决定，一般可于热退或主要呼吸道症状明显改善后 3～5 日停药，但对非典型病原体感染者疗程略延长。

二、初始经验性抗生素的药物选择方案

1. 对暂无病原学证据的急诊 CAP 患者，根据经验应用抗感染治疗的药物，初始经验性抗生素的药物选择如表 5-1 所示。

表 5-1 不同人群 CAP 急诊初始经验性抗生素选择

不同人群	常见病原体	初始经验治疗的抗菌药物选择
青壮年（无基础疾病者）	肺炎链球菌，肺炎支原体、流感嗜血杆菌、肺炎衣原体等	①青霉素类（青霉素、阿莫西林等）；②多西环素（强力素）；③大环内酯类；④第一代或第二代头孢菌素；⑤呼吸喹诺酮类（如左旋氧氟沙星、莫西沙星等）
老年人（有基础疾病者）	肺炎链球菌、流感嗜血杆菌、需氧革兰氏阴性杆菌、金黄色葡萄球菌、卡他莫拉菌等	①第二代头孢菌素（头孢呋辛、头孢丙烯、头孢克洛等）单用或连用大环内酯类；②β-内酰胺类/β-内酰胺酶抑制酶（如阿莫西林/克拉维酸、氨苄西林/舒巴坦）单用或联用大环内酯类；③呼吸喹诺酮类

2. 非典型病原体感染可选择大环内酯类或喹诺酮类抗生素，疗程应为 10~14 天；嗜肺军团菌感染者疗程应为 10~21 天。

案例 5-4 诊疗思路

1. 诊断及诊断依据　社区获得性肺炎。①老年男性，院外急性起病；②主要表现为咳嗽、咳痰、气促；③查体发现 R 31 次/分，双肺呼吸音稍弱，双下肺可闻及少许湿啰音及哮鸣音；④WBC 7.94×10⁹/L，N 82.5%；⑤感染生化标志物 CRP 及 PCT 均有所升高；⑥胸部 CT 示双侧胸廓对称，双肺纹理增粗、紊乱，双侧下肺斑片状密度影，双侧胸腔少量积液；⑦目前临床资料不支持肺结核、肺癌、肺栓塞及肺血管等肺部疾病。因此临床诊断社区获得性肺炎成立。

2. 鉴别诊断

（1）流行性感冒：临床上可出现畏寒、发热、头痛、全身酸痛乏力，伴有咽痛、干咳、鼻塞、流涕等症状。但不同之处在于流感多在季节变换时节为发病高峰，有流行性、传播性的特点。

（2）上呼吸道感染：临床特征与流感相似，但没有流行病史，一般与 CAP 不难鉴别。

（3）肺结核：部分肺结核临床表现及影像学改变与 CAP 有相似之处，但肺结核一般为规律性低热，血常规检查多无白细胞增高，常规抗菌治疗无效。

（4）急性肺脓肿：可表现有寒战、高热，伴全身虚弱乏力、多汗、食欲差、消瘦、咳嗽、胸痛，但急性肺脓肿于发病第 5~15 天咳出大量脓痰，有异味或恶臭味。影像学除显示炎症表现外，还可见含液平面的空洞。

（5）肺癌：CAP 有时难与肺癌阻塞支气管引起的阻塞性肺炎相鉴别。但如肺炎多次发作在同一部位，则应提高警惕，应高度怀疑有肿瘤堵塞所致，应取患者痰液做细胞学检查和进行纤维光导支气管镜检查。在有些病例，肺部炎症部分吸收，剩余炎症被纤维组织包裹形成结节或炎性假瘤时，很难与周围型肺癌鉴别，对可疑病例应施行剖胸探查术。

3. 治疗思路

（1）CAP 死亡风险评估及治疗场所的选择

CAP 诊断成立后应该对患者死亡风险的高低做出判断。《中国成人社区获得性肺炎诊断和治疗指南》建议医生应采用意识、尿素氮、呼吸、血压及年龄（CURB-65）评分标准进行评估。CURB-65 包括以下 5 个条目：意识障碍（简明智力测试评分＜8 分或新出现的时间、地点和人物的定向力障碍）；血尿素氮增高（＞7mmol/L）；呼吸频率增加（≥30 次/分）；低血压（舒张压≤60mmHg 或收缩压≤90mmHg）；年龄≥65 岁；每个条目评 1 分。0 分为低风险；1~2 分为中度风险；3~4 分为高风险，CURB-65 评分参考如表 5-2 所示。总评分为 0 分的患者考虑门诊治疗，对其他患者应考虑入院进一步评估，特别是评分≥2 分的患者。本案例患者 CURB-65 评分为 2 分（呼吸频率 31 次/分及年龄 67 岁各得 1 分），为中度风险，因此选择住院治疗。

表 5-2 社区获得性肺炎 CURB-65 评分

CURB-65 评分	死亡率（%）	建议
0	0.6	低危，院外治疗
1	2.7	低危，院外治疗
2	6.8	短期住院，或密切观察下院外治疗
3	14	重症肺炎，住院或 ICU 治疗
4 或 5	27.8	重症肺炎，住院或 ICU 治疗

（2）本案例初始经验性抗生素药物的选择

本案例中患者为暂无病原学证据的急诊 CAP 患者，因此在给予抗生素药物之前留取痰标本进行微生物学检查，然后再经验性选择药物。本案例中患者为有基础疾病（高血压）的老年患者，有黄痰，感染生化标志物 CRP 及 PCT 均有所升高，考虑为细菌感染，常见的致病菌为肺炎链球菌、流感嗜血杆菌、需氧革兰氏阴性杆菌、金黄色葡萄球菌、卡拉莫拉菌等，初始经验性抗生素药物可选择：①第二代头孢菌素单用或联合大环内酯类；②呼吸喹诺酮类；③β-内酰胺类/β-内酰胺酶抑制剂单用或联合静脉注射大环内酯类。因此本案例中患者抗生素药物选择注射用头孢哌酮/舒巴坦 3.0＋0.9%氯化钠注射液 100ml，静脉滴注，每 8 小时一次。对于中到重度的社区获得性肺炎，考虑 7～10 天的抗菌药治疗。本案例中患者抗生素药物治疗 10 天后临床症状、体征消失，血常规及感染生化标志物恢复正常，临床治愈出院。

第五节　脓　毒　症

案例 5-5

患者，男性，78 岁。寒战、高热 2 小时入院。

患者于 2 小时前无明显诱因突然出现寒战、高热，最高体温 39.5℃，稍有气促，未伴有咳嗽、咳痰、腹痛、腹泻、恶心、呕吐、尿频、尿急、尿痛等症状，发病后当地医院给予抗感染、补液等治疗，具体诊疗情况不详，但患者症状未见明显好转，且病情继续加重。患者为求进一步治疗急送至本院急诊科就诊。患者自发病以来，精神差，胃纳差，睡眠差，大小便正常，体重未见明显减轻。

患者于 2 周前无诱因突然出现右侧肢体无力，右下肢明显，右上肢握物不紧，不能上抬，右下肢举步困难，不能移动，伴头晕，发病后在当地住院治疗并明确诊断为"脑梗死"，经给予脱水、降颅压、营养脑神经等对症综合治疗（具体治疗情况不详），住院期间因浅表静脉穿刺困难，并行右股静脉置管至今。

既往无糖尿病及冠心病等病史；否认肝炎、结核等传染病病史，否认有外伤及手术史，无输血及使用血制品史，否认有食物、药物过敏史，预防接种史不详。

查体：T 39.1℃，P 125 次/分，R 34 次/分，BP 95/60mmHg，神志清楚，精神差，呼吸急促，无"三凹"征，四肢末端无发绀。双肺叩诊清音，双肺呼吸音稍弱，双肺未闻及哮鸣音及湿啰音。心率 125 次/分，律齐，各瓣膜听诊区未闻及病理性杂音。腹部无压痛、无反跳痛，肠鸣音 4 次/分。留置右侧股静脉置管管腔通畅，置管处稍有红肿，可见少许渗液。右上肢肌力约Ⅲ级，右下肢肌力约Ⅱ级，病理征未引出。

急诊急查结果：①血常规：WBC $20.06×10^9$/L，N 88.3%；②动脉血气分析（未吸氧）：pH 7.298，PaO_2 65.3mmHg，$PaCO_2$ 38.4mmHg，HCO_3^- 20.3 mmol/L，BE−5.6mmol/L，Lac1.23mmol/L；③胸部 CT 示双肺纹理增多，双上肺可见散在斑片状及条索状模糊影；④ PCT 6.7ng/ml；⑤ CRP 103.12mg/L。

问题：

1. 根据上面的病史特点，你能够做出什么样的诊断？

2. 如果要确诊，尚需做哪方面的实验室检查？

3. 对于此种疾病，应该怎么治疗？

一、脓毒症的特点

脓毒症（sepsis）是感染、烧/创伤、休克等急危重患者的严重并发症。随着危重病监护救治技术的进步，脓毒症患者病死率虽然已显著下降，但仍高达 20%。因此，及早识别、诊断脓毒症并予以有效防治，是提高患者生存率的关键。脓毒症有以下特点：①严重感染；②全身炎症反应重；③血培养有阴性或阳性结果；④可出现在临床各种急危重症疾病的过程中；⑤一旦发生有特别的病理生理过程和发展规律，与引发脓毒症的原发病无关；⑥炎症介质过度释放、内皮细胞及凝血功能障碍，最终导致 MODS。

（一）脓毒症的定义

脓毒症被定义为宿主对感染的反应失调而致的危及生命的器官功能障碍，也就是说当机体对感染的反应损伤了自身组织和器官进而危及生命就称为脓毒症。作为脓毒症的一个亚型，脓毒性休克（septic shock）是指脓毒症合并出现严重的循环障碍和细胞代谢紊乱，其死亡风险较单纯脓毒症显著升高。显而易见，脓毒性休克患者的病情更重，死亡风险更高，脓毒性休克患者的病死率＞40%。脓毒性休克的临床表现为持续性低血压，在充分容量复苏后仍需血管收缩药以维持平均动脉压≥65mmHg（1mmHg≈0.133kPa），血清乳酸浓度＞2 mmol/L。

（二）脓毒症的病理生理机制

虽然脓毒症是由感染引起，一旦发生后，其发生发展遵循自身的病理生理机制和发展规律。但脓毒症的病理生理机制尚未明了，涉及复杂的全身炎症网络效应、免疫功能障碍、凝血功能异常、组织损伤及宿主对不同感染病原微生物及其毒素的异常反应、基因多态性等多个方面，与机体多系统、多器官病理生理改变密切相关，脓毒症的发病机制仍需进一步阐明。

1. 炎症失衡及免疫功能紊乱　在机体正常情况下，炎症介质的生物学活性受到相应特异性拮抗剂的抑制，两者处于相对的平衡状态，但在脓毒症时，这种平衡被打乱，表现为抗炎与促炎失衡。同时，脓毒症患者存在免疫功能紊乱，机制为：一方面是作为免疫系统的重要调节细胞 T 细胞功能失调，炎症介质向抗炎反应漂移，致炎因子减少，抗炎因子增多；另一方面则表现为免疫麻痹，即细胞凋亡与免疫无反应性，T 细胞对特异性抗原刺激不发生反应性增殖或分泌细胞因子。

2. 细菌内毒素　研究表明细菌的内毒素可以诱发脓毒症，脓毒症病理生理过程中出现的失控的炎性反应、免疫功能紊乱、高代谢状态及多器官功能损害均可由内毒素直接或间接触发。

3. 肠道细菌/内毒素移位　20 世纪 80 年代以来，人们注意到应激发生时导致的机体最大的细菌及内毒素储存库——肠道发生功能失调，进而引起的肠道细菌/内毒素移位所致感染与随后发生的脓毒症及多器官功能不全密切相关。研究表明，严重损伤后的应激反应可造成肠黏膜屏障破坏，肠道菌群生态失调及机体免疫功能下降，从而发生肠道细菌/内毒素移位，触发机体过度炎症反应与器官功能损害。

4. 凝血功能紊乱　凝血系统在脓毒症的发病过程中起着重要作用，它与炎症反应相互促进，共同构成脓毒症发生、发展中的关键因素。内毒素和肿瘤坏死因子通过诱发巨噬细胞和内皮细胞释放组织因子，可激活外源性凝血途径，被内毒素激活的凝血因子XII

也可进一步激活内源性凝血途径，最终导致弥散性血管内凝血（DIC）。

5. 基因多态性　临床上常见到同一致病菌感染的不同个体的临床表现和预后截然不同，提示基因多态性等遗传因素也是影响人体对应激打击易感性与耐受性、临床表现多样性及药物治疗反应差异性的重要因素。

（三）脓毒症的临床表现及诊断标准

1. 脓毒症的临床表现

（1）全身表现：发热、寒战、心率加速、呼吸加快、白细胞计数和分类改变。

（2）感染指标：血清 C 反应蛋白和降钙素原增高。

（3）血流动力学：心排血量增多、全身血管阻力降低、氧摄取率降低。

（4）代谢变化：胰岛素需求量增多，血糖升高。

（5）组织灌注变化：组织灌注不良、尿量减少。

（6）器官功能障碍：尿素氮或肌酐增高、血小板减少、高胆红素血症等。

2. 脓毒症的诊断标准　当感染患者出现器官功能障碍时就可以诊断为脓毒症，器官功能障碍的评估采用脓毒症相关的序贯器官功能衰竭评分（sequential organ failure assessment，SOFA）（表 5-3）进行判断。对于基础器官功能障碍状态未知的患者，基线 SOFA 设定为 0，将感染后 SOFA 快速增加≥2 作为脓毒症器官功能障碍的临床判断标准，即脓毒症为感染＋SOFA≥2。然而，SOFA 评分计算繁复，且需血液化验检查，临床上难于快速使用，因此提出了床旁快速 SOFA（qSOFA）的概念。qSOFA 包括 3 项内容：①意识障碍，新近出现的对人、地点、时间及定向力障碍，格拉斯哥昏迷量表（GCS）评分≤13 分；②血压，收缩压＜100mmHg；③呼吸频率，≥22 次/分；每符合 1 项为 1 分，总分为 0～3 分。对于感染乃至疑似感染的患者，当 qSOFA≥2 分时，应进一步评估患者是否有器官功能障碍。此时，若患者 SOFA 变化程度≥2 分，表示存在器官功能障碍就可以诊断为脓毒症。脓毒性休克的临床诊断标准为脓毒症患者经充分容量复苏后仍存在持续性低血压，需缩血管药物维持平均动脉压（mean arterial pressure，MAP）≥65mmHg 且血清乳酸水平＞2mmol/L。脓毒症和脓毒性休克的临床诊断流程见图 5-1。

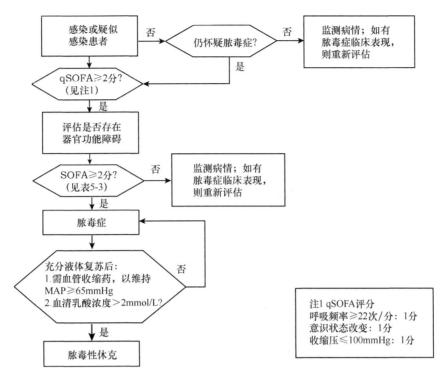

图 5-1 脓毒症和脓毒性休克的临床诊断流程图

表 5-3 序贯器官功能衰竭评分（SOFA）量表

器官、系统	指标	得分
呼吸系统 PaO₂/FiO₂ mmHg（kPa）	<400（53.3）	1
	<300（40）	2
	<200（26.7）＋机械通气	3
	<100（13.3）＋机械通气	4
神经系统 格拉斯哥昏迷评分	13～14	1
	10～12	2
	6～9	3
	<6	4
心血管系统 药物剂量 μg/（kg·min）	平均动脉压（MAP）<70mmHg	1
	多巴酚丁胺（任何剂量）OR 多巴胺≤5	2
	多巴胺>5 OR（去甲）肾上腺素≤0.1	3
	多巴胺>15 OR（去甲）肾上腺素>0.1	4
肝脏 胆红素 mg/dl（μmol/L）	1.2～1.9（20～32）	1
	2.0～5.9（33～101）	2
	6.0～11.9（102～204）	3
	>12（>204）	4
凝血系统 血小板（×10⁹/L）	<150	1
	<100	2
	<50	3
	<20	4
肾脏 肌酐 mg/dl（μmol/L） 或尿量 ml/d	1.2～1.9（110～170）	1
	2.0～3.4（171～299）	2
	3.5～4.9（300～440 OR<500ml/d）	3
	>5（>440）OR<200ml/d	4

PaO_2/FiO_2 mmHg (kPa)；血小板 $\times 10^9/L$

案例 5-5 诊疗思路

1. 诊断及诊断依据

（1）脓毒症：①老年男性，急性起病；②疑似感染征象：高热 T 39.1℃、心率 125 次/分、R 34 次/分；③炎症反应指标增高：WBC 20.06×10⁹/L（>12×10⁹/L）、PCT 6.7ng/ml、CRP 103.12mg/L；④SOFA≥2。因此本案例中患者诊断为脓毒症成立。

（2）导管相关血流感染：①老年男性，因浅表静脉穿刺困难，并行右股静脉置管 2 周；②出现疑似感染征象；③炎症反应指标增高；④置管处稍有红肿，可见少许渗液。因此考虑导管相关性感染可能性大，入院后可进一步完善外周血培养、导管血培养及导管尖端培养等相关检查以明确诊断。

2. 治疗思路

（1）拔出右侧股静脉导管，对导管尖端、皮下段及局部泌物进行培养，同时取外周静脉与中心静脉导管血进行培养；更换部位重新置入深静脉导管。

（2）液体复苏：详见"脓毒性休克液体复苏"。

（3）抗感染治疗：患者发生导管相关感染后，易导致脓毒性休克或加重器官功能损害，早期的经验性抗菌治疗就显得很有必要。导管相关感染的初始抗菌药物应用通常起始于经验性治疗，而初始抗菌药物的选择则需要参照患者疾病的严重程度、可能的病原菌及当时当地病原菌流行病学特征。导管相关感染病原微生物的流行病学调查结果有助于早期经验性抗菌药物。表皮葡萄球菌、金黄色葡萄球菌、铜绿假单胞菌、肺炎克雷伯菌和鲍曼不动杆菌是五种最常见的病原菌。鉴于葡萄球菌是导管相关感染最常见的病原菌，且存在高耐药性，因此起始抗菌药物的选择应包括糖肽类抗菌药物。当然，对于危重患者或者免疫功能低下的患者，也应注意覆盖革兰氏阴性杆菌，而常见的不动杆菌、铜绿假单胞菌、肠杆菌科细菌的耐药现象非常普遍，根据细菌耐药性监测结果，碳青霉烯类和头孢哌酮/舒巴坦、哌拉西林/他唑巴坦等酶抑制剂复合制剂仍对不动杆菌、铜绿假单胞菌、肠杆菌科细菌具有较好的体外抗菌活性，因此这些抗菌药物也包括在起始抗菌药物的选择中。另外，若考虑导管相关感染的病原微生物是真菌时，因真菌血症可导致危重患者病死率明显增加，应早期给予积极的经验性抗真菌治疗。总之，临床诊断导管相关感染的患者，应根据患者疾病严重程度和病原微生物的流行病学，选用可能覆盖病原微生物的抗菌药物。导管相关感染的病原微生物及抗菌药物敏感性一旦明确，应根据微生物和药物敏感试验的结果调整抗菌药物，使经验性治疗尽快转变为目标性治疗。因此本案例中患者入院后给予注射用头孢哌酮/舒巴坦 3.0 每 8 小时一次＋注射用万古霉素 1.0 每 12 小时一次，静脉滴注抗菌治疗。

（4）器官功能监测及支持对症治疗。

案例 5-5 病情演变

患者经上述治疗后 12 小时后病情继续加重，出现头晕、烦躁、恶心、冒冷汗及尿量减少（15ml/h）。

查体：T 38.9℃（持续冰枕），P 138 次/分，R 36 次/分，BP 80/45mmHg，中心静脉压（CVP）6mmHg，神志尚清，烦躁不安，精神差，呼吸急促，无"三凹"征，面色苍白、皮肤湿冷，口唇甲床轻度发绀。双肺叩诊清音，双肺呼吸音稍弱，双肺未闻及哮鸣音及湿啰音。心律齐，各瓣膜听诊区未闻及病理性杂音。腹部无压痛、无反跳痛，肠鸣音 4 次/分。右上肢肌力约Ⅲ级，右下肢肌力约Ⅱ级，病理征未引出。

急诊急查结果：①血常规：WBC 22.13×10^9/L，N 90.2%；②动脉血气分析（吸氧

5L/min）：pH 7.221，PaO$_2$ 62.5mmHg，PaCO$_2$ 33.6mmHg，HCO$_3^-$ 18.4mmol/L，BE− 8.3mmol/L，中心静脉血氧饱和度（ScvO$_2$）63%，Lac 6.84mmol/L；③心电图提示窦性心动过速；④ PCT：8.1ng/ml；⑤CRP：112.34mg/L；⑥肌酐 152μmol/L。

问题：

1. 根据上述的病情变化特点，你考虑患者出现了什么情况？

2. 对于患者此种变化，应该怎么治疗？

二、脓毒性休克的诊断及脓毒性休克液体复苏的早期治疗目标

（一）脓毒性休克的诊断

脓毒性休克指由于脓毒症引起的休克，既往称为感染性休克，其临床诊断标准为脓毒症患者经充分容量复苏后仍存在持续性低血压，需缩血管药物维持平均动脉压（MAP）≥65mmHg 且血清乳酸水平＞2mmol/L。通常是由于革兰氏阴性杆菌引起，主要见于急性化脓性梗阻性胆管炎、坏疽性胆囊炎、肾盂肾炎、急性胰腺炎及一些院内感染。

（二）脓毒性休克液体复苏的早期治疗目标

脓毒症患者一旦出现灌注不足或脓毒性休克，应尽快进行积极液体复苏，需要在起始 3 小时内输注至少 30ml/kg 的晶体液。在完成初始液体复苏后，需要反复评估血流动力学状态以指导进一步的液体使用。经充分液体复苏仍不能改善动脉血压及组织灌注，应考虑使用血管活性药物，以维持血压和组织灌注。首选去甲肾上腺素或多巴胺，难治性休克患者可使用血管加压素。对于需要使用血管活性药物的脓毒性休克患者，推荐初始的目标平均动脉压为 65mmHg。

案例 5-5 病情演变诊疗思路

1. 案例 5-5 患者入院治疗后病情继续加重，考虑患者出现了脓毒性休克，依据：①患者入院临床诊断为脓毒症，经治疗后病情继续加重；②血流动力学指标恶化：BP 80/45mmHg、ScvO$_2$ 63%；③炎症反应指标增高：WBC 20.06×10^9/L、PCT 8.1ng/ml、CRP 112.34mg/L；④组织灌注指标恶化：动脉血气分析（吸氧 5L/min）：pH 7.221，

HCO_3^- 18.4mmol/L，BE－8.3mmol/L，Lac 6.84 mmol/L；⑤出现器官功能障碍：氧合指数 152.4，尿少（15ml/h）、肌酐 152μmol/L。

2. 处理措施　立即给予 0.9%氯化钠溶液 500ml 快速静脉滴注（30 分钟内滴完），BP 上升至 85/50mmHg，心率下降至 125 次/分，CVP 7mmHg，考虑液体复苏有效，继续给予 0.9%氯化钠溶液 500ml 快速静脉滴注（30 分钟内滴完），BP 波动于 83～88/43～56mmHg，心率波动于 102～108 次/分，CVP 10mmHg，复查动脉血气分析（吸氧 5L/min）：pH 7.285，HCO_3^- 19.6mmol/L，BE－7.2mmol/L，Lac 5.67mmol/L，$ScvO_2$ 65%，尿量（20ml/h）。考虑经充分液体复苏后仍存在低血压及低灌注，给予去甲肾上腺素[1μg/（min·kg）]持续泵入根据血压调整剂量维持 MAP≥65mm Hg。

3 小时后患者 BP108/62mmHg，去甲肾上腺素[2μg/（min·kg）]，心率 95 次/分，CVP 12mmHg，动脉血气分析（吸氧 5L/min）：pH 7.372，HCO_3^- 22.8mmol/L，BE－2.4mmol/L，Lac 3.15 mmol/L，$ScvO_2$ 68%，尿量 30～50ml/h。

思 考 题

1. 急性感染的主要临床表现是什么？

2. 不同急性感染的基本临床特点是什么？

3. 常见社区获得性感染有哪些？

4. 如何把握急性感染的诊断思维方法？

5. 社区获得性肺炎抗生素应用原则是什么？

6. 脓毒症的定义是什么？

7. 脓毒性休克液体复苏的早期治疗目标是什么？

第六章 休 克

第一节 概 述

休克(shock)是机体遭受强烈的致病因素侵袭后,由于有效循环血量锐减,组织血流灌注广泛、持续、显著减少,致全身微循环功能不良,生命重要器官严重障碍的综合症候群。主要特点:重要脏器组织中的微循环灌流不足,代谢紊乱和全身各系统的功能障碍。

一、分 类

1. 按病因分类

(1)低血容量性休克(hypovolemic shock):由于血容量的骤然减少,回心血量不足,导致心排血量和动脉血压降低,外周阻力增高。

(2)心源性休克(cardiogenic shock):由于心肌受损致心排血量降低,不能满足器官和组织的血液供应所致。

(3)感染性休克(septic shock):是细菌、真菌、病毒和立克次体的严重感染所致,特别是革兰氏阴性细菌感染引起的休克中,细菌内毒素(endotoxin)起着重要的作用,又称内毒素性休克或中毒性休克。

(4)过敏性休克(allergic shock):由于抗原进入被致敏的机体内与相应抗体结合后发生Ⅰ型变态反应,血管活性物质释放,导致全身的毛细血管扩张、通透性增加,血浆渗出到组织间隙,致使循环血量迅速减少引发休克。

(5)神经源性休克:剧烈疼痛、脑脊髓损伤、麻醉意外等可引起神经源性休克

(6)其他病因:中毒、肺栓塞等。

2. 按发生的始动环节分类 低血容量性休克、分布性休克、心源性休克、梗阻性休克。

二、休克微循环变化及临床特点

休克发生后机体可发生一系列相应的病理生理变化,微循环变化是核心环节。

(一)微循环变化

1. 休克早期(或代偿期) 微循环以收缩为主,有效循环血容量减少,反射性引起交感神经-肾上腺髓质系统兴奋,使心率增快、心肌收缩力增强、小血管收缩,周围血管阻力增加,以维持血压水平。此外,毛细血管网的血流减少,毛细血管内流体静压降低,有利于液体进入血管,从而也增加了回心血量。

2. 休克的失代偿期(抑制期) 未能有效控制时,使毛细血管前阻力显著增加,大量真毛细血管网关闭,组织细胞处于严重的缺血、缺氧状态,导致微循环内淤血加重,回心血量减少,血压下降,休克发展至不可逆状态,此时周围血管的阻力也降低,重要器官出现严重缺血。

3. 休克的难治期 微循环淤血后缺氧激活凝血因子Ⅻ,启动内源性凝血系统引起弥散性血管内凝血(DIC),微循环障碍更加明显,形成微血栓。由于DIC早期时消耗了大量的凝血因子和血小板,而后继发出血。但是并非所有休克患者都会发展为DIC,一旦发生DIC临床预后较差。

(二)临床表现

1. 休克早期 患者表现为精神紧张或烦躁、面色苍白、手足湿冷、心动过速、换气过度等。血压可骤然降低(如大出血),也可略降,甚至可正常或轻度升高,脉压缩小。尿量正常或减少。此期如果处理得当,休克可以得到纠正;若处理不当,则病情发展,进入休克失代偿期。

2. 休克失代偿期 患者出现神志淡漠、反应迟钝、神志不清甚至昏迷,口唇发绀、冷汗、脉搏细速、血压下降、脉压减少。严重时,全身皮肤黏膜明显发绀,四肢湿冷,脉搏不清、血压测不出,无尿,代谢性酸中毒等。皮肤黏膜出现瘀斑或表现为消化道出血,提示已进展至DIC阶段。如出现进行性呼吸困难,严重低氧血症,可能并发ARDS。

3. 休克的难治期(休克晚期或微循环衰竭期)皮肤发绀或广泛出血,血管活性药物疗效不佳,呼吸急促,发绀,肺水肿,最终出现器官衰竭。

三、实验室及辅助检查

(一)实验室检查

1. 血常规 红细胞计数及血红蛋白测定有助于

对失血性休克的诊断，以及对休克过程中血液浓缩和治疗效果的判断；白细胞计数及分类则是感染性休克诊断的重要依据。

2. 尿、便常规 尿常规有助于了解休克对肾功能的影响及病因判定；大便常规检查及潜血试验对感染性或失血性休克的判定有一定的诊断价值。

3. 血生化检查 丙酮酸、乳酸、血 pH 及二氧化碳结合力有助于了解休克时酸中毒的程度；尿素氮、肌酐有助于了解休克时肾功能情况，判断是否有上消化道出血；肝功能检查有助于了解休克对肝功能的影响；心肌标志物检测有助于判断休克对心肌代谢的影响及心源性休克的诊断；电解质检测有助于了解休克时电解质平衡紊乱。

4. 出、凝血功能检测 血小板计数、出凝血时间、凝血酶原时间、纤维蛋白原及纤维蛋白降解产物的测定有助于判断休克的进展及 DIC 的发生。

（二）辅助检查

1. X 线检查 对休克的病因判断有一定意义。

2. 心电图 有利于心源性休克的诊断，并能了解休克时心肌供血及心律失常情况。

3. 血流动力学监测

（1）中心静脉压（CVP）：有助于鉴别休克病因，低血容量性休克时 CVP 降低，心源性休克时 CVP 通常是增高的。

（2）肺动脉楔压（pulmonary artery wedge pressure，PAWP）：有助于了解左室充盈压并指导补液，心源性休克患者常升高。

（3）心排血量（cardiac output，CO）及心脏指数（cardiac index，CI）：有助于了解心脏功能状态。CO 正常值为 4~8L/min，CI 正常值为 2.5~4.1L/（min·m^2）。CI<2.0L/（min·m^2）提示心功能不全，CI<1.3 L/（min·m^2）同时伴有周围循环血容量不足提示为心源性休克。

4. 微循环检查 检眼镜检查可见小动脉痉挛和小静脉扩张，严重时出现视网膜水肿。甲皱微血管的管袢数目明显减少，排列紊乱，袢内血流状况由正常的线形持续运动变为缓慢流动，微血栓形成，血细胞聚集成小颗粒或絮状物；压迫指甲后放松时，血管充盈时间延长>2s，皮肤与肛门温差增大，常>1.5℃。

四、诊断与鉴别诊断

（一）诊断标准

1. 具有休克的诱因。

2. 意识障碍。

3. 脉搏>100 次/分或不能触及。

4. 四肢湿冷、胸骨部位皮肤指压阳性（再充盈时间>2s），皮肤花斑、黏膜苍白或发绀；尿量<0.5ml/（kg·h）或无尿。

5. 收缩压<90mmHg。

6. 脉压<30mmHg。

7. 原有高血压者收缩压较基础水平下降 30%以上。

凡符合 1、2、3、4 中的两项和 5、6、7 中的一项者，即可诊断。

（二）鉴别诊断

1. 低血压与休克的鉴别 低血压是休克的重要临床表现之一，但低血压的患者并非都有休克，一般认为正常成年人肱动脉血压<90/60mmHg 为低血压。低血压是一种没有休克病理变化的良性生理状态，与休克有着本质的区别。常见的良性低血压主要包括：

（1）体质性低血压：又称原发性低血压，常见于体质瘦弱患者，女性居多，可有家族倾向，一般无自觉症状，多在体检中发现。收缩压可仅为 80mmHg，少数患者可出现疲倦、健忘、头昏、头痛甚至晕厥；也可有心前区压迫感、心悸等表现。上述症状也可由慢性疾病或营养不良引起，无器质性病变表现，心率不快，微循环充盈良好，无面色苍白和冷汗，尿量正常。

（2）直立性低血压：这是由于体位改变引起的低血压，常见从平卧位突然转变为直立位，或长久站立所致。严重的直立性低血压可以引起晕厥。直立性低血压可以是特发性的，也可以为继发性的。前者可能为自主神经功能失调，后者可继发于某些慢性疾病或某些药物的影响。

2. 不同类型休克的鉴别 尽管各型休克的病理机制、临床表现及一般处理大致相同，但各型休克有各自的特点，在治疗重点上有所不同。因此，分清休克类型对处理急诊患者很重要。

（1）低血容量性休克：有明确的内、外出血或失液因素（包括严重呕吐、腹泻、肠梗阻和各种原因的内出血等），失血量占总血容量的 15%（750ml）以上，有明显的脱水征，CVP<5cmH$_2$O。

（2）感染性休克：有感染的证据，包括急性感染、近期手术、创伤、传染病等。有感染中毒征象，如寒战、发热、白细胞增高及异型核细胞增加。

（3）心源性休克：有心脏疾病的临床表现。如急性心肌梗死患者有明显心绞痛，心电图有典型

ST-T 改变。心脏压塞时可有心电图低电压、CVP >12cmH₂O 等。

（4）过敏性休克：有明确的致敏因素，如易致敏的药物（青霉素等）、生物制品或毒虫叮咬等。绝大多数骤然发病，1/2 的患者在 5 分钟内发病。除血压骤降外，可有过敏性皮肤表现及呼吸系统症状（如喉头水肿、支气管哮喘、呼吸困难等），病情凶险。

（5）神经源性休克：有强刺激因素，如创伤、疼痛及其他可导致机体强烈应激反应的原因。

五、治　疗

休克的治疗原则首先是稳定生命指征，保持重要器官的微循环灌注和改善细胞代谢，并在此前提下进行病因治疗。

1. 一般措施　镇静、吸氧、禁食、减少搬动；仰卧头低位，下肢抬高 20°～30°，有心力衰竭或肺水肿者取半卧位或端坐位。行心电、血压、血氧饱和度和呼吸监护，血常规、血气分析及生化检查、12 导联心电图、胸片、CVP 等检查，留置导尿管，监测尿量，注意保暖。

2. 原发病治疗　应按休克的病因针对性治疗。

3. 补充血容量　除心源性休克外，补液是抗休克的基本治疗。尽快建立大静脉通道或双通路补液，快速补充等渗晶体液（如林格液或生理盐水）及胶体液（低分子右旋糖酐、血浆、白蛋白等），必要时进行成分输血。根据休克的监护指标调整补液量和速度，其中 CVP 和血压是简便客观的监护指标。当 CVP >12cmH₂O 时，应警惕发生肺水肿。关于补液种类、盐与糖液、胶体与晶体的比例，应按休克类型和临床表现不同而异，血细胞比容低时应输红细胞，血液浓缩宜补等渗晶体液，血液稀释宜补胶体液。

4. 纠正酸中毒　休克时常合并代谢性酸中毒，当机械通气和液体复苏后仍无效时，可给予碳酸氢钠 100～250ml，静脉滴注，并根据血气分析调整。除了血气分析外，治疗还需结合病史、电解质及阴离子间隙等因素综合考虑，纠正电解质紊乱。

5. 改善低氧血症　①保持呼吸道通畅，必要时行气管插管；②宜选用可携氧面罩或无创正压通气给氧，使血氧饱和度保持 >95%，必要时行气管插管和机械通气；③选择广谱抗生素控制感染。

6. 应用血管活性药物　适用于经补充血容量后血压仍不稳定，或休克症状未见缓解，血压仍继续下降的严重休克。常用药物有：

（1）多巴胺：5～20μg/（kg·min）静脉滴注，多用于轻、中度休克；重度休克 20～50μg/（kg·min）。

（2）多巴酚丁胺：常用于心源性休克，2.5～10μg/（kg·min）静脉滴注。

（3）异丙肾上腺素：0.5～1mg 加 5%葡萄糖液 200～300ml 静脉滴注，速度为 2～4μg/min，适用于脉搏细弱、少尿、四肢厥冷的患者或心率缓慢（心动过缓、房室传导阻滞）、尖端扭转型室速的急诊治疗。

（4）去甲肾上腺素：适用于重度、极重度感染性休克，用 5%葡萄糖或葡萄糖氯化钠注射液稀释，4～8μg/min 静脉滴注。

（5）肾上腺素：应用于过敏性休克，小儿 0.01mg/kg，最大剂量 0.5mg/次，皮下注射，必要时每隔 15 分钟重复 1 次；成人首次 0.5mg，皮下或肌内注射，随后 0.025～0.05mg 静脉注射，酌情重复。

（6）间羟胺：与多巴胺联合应用，15～100mg 加入氯化钠注射液或 5%葡萄糖注射液 500ml 内，100～200μg/min 静脉滴注。

7. 其他药物

（1）糖皮质激素：适用于感染性休克、过敏性休克，应用氢化可的松 300～500mg/d，疗程不超过 3～5 日，或地塞米松 2～20mg/次，静脉滴注，以 5%葡萄糖注射液稀释，一般用药 1～3 日。

（2）纳洛酮：阿片受体阻滞剂，具有阻断 β 内啡肽作用。首剂 0.4～0.8mg 静脉注射，2～4 小时可重复，继以 1.6mg 纳洛酮加在 500ml 液体内静脉滴注。

8. 防治并发症和重要器官功能障碍

（1）急性肾衰竭：①纠正水、电解质及酸碱平衡紊乱，保持有效肾灌注；②在补充容量的前提下使用利尿剂，呋塞米 40～120mg 或丁脲胺 1～4mg 静脉注射，无效者可重复使用；③必要时采用血液净化治疗。

（2）急性呼吸衰竭：①保持呼吸道通畅，持续吸氧；②适当应用呼吸兴奋剂尼可刹米、洛贝林；③必要时呼吸机辅助通气。

（3）脑水肿治疗：①降低颅内压：可用 20%甘露醇 250ml 或甘油果糖 250ml 快速静脉滴注，以及利尿剂、糖皮质激素。②昏迷患者酌情使用呼吸兴奋剂，如尼可刹米；烦躁、抽搐者使用地西泮、苯巴比妥。③应用脑代谢活化剂：ATP、辅酶 A、脑活素等。④加强支持疗法。

（4）DIC 治疗：①抗血小板凝集及改善微循环：双嘧达莫、阿司匹林、低分子右旋糖酐或丹参注射液静脉滴注；②高凝血期：肝素 1mg/kg 加葡萄糖液静脉滴注，根据凝血酶原时间调整剂量；③补充凝血因子；④纤溶低下、栓塞者：酌情使用溶栓剂；⑤处理各类并发症。

第二节　常见休克的特点和救治

一、低血容量休克

案例 6-1

患者，男性，16 岁。以"高处坠落 1 天"为主诉入院。患者入院 1 天前于工地作业时从 30m 高处坠落，后背着地，立即就诊于当地医院，诊断：失血性休克，多发创伤，经积极治疗未见好转，为求进一步治疗而就诊。入院查体：T 36.4℃，R 142 次/分，BP 112/53mmHg[0.6μg/（kg·min）去甲肾上腺素持续泵入]，血氧饱和度 94%（FiO$_2$：40%）。神志不清，贫血貌、双侧瞳孔等大正圆，对光反射迟钝，留置胸腔闭式引流一枚，可引出血性液体，听诊双肺呼吸音对称，双肺底可闻及湿啰音。腹软，略膨隆，腹部切口未见明显渗出，肠鸣音未闻及，留置腹腔引流三枚（脾窝、降结肠旁、盆腔），均引出血性液体。下肢皮肤张力较高，指压痕阴性。皮温、皮色正常，足背动脉搏动可触及。

问题：

1. 根据上述临床表现，首先应该考虑什么疾病？

2. 在明确疾病诊断之前，应该做哪些实验室检查？

3. 诊断明确后，应该怎么进行治疗？

低血容量休克（hypovolemic shock）是由于大量失血或者液体丢失而引起有效循环血容量减少，是急诊室常见休克类型。

【临床表现】

患者可表现为精神紧张或烦躁、面色苍白、手足湿冷、心动过速、血压可骤然降低（如大出血），也可略降，甚至可正常或轻度升高，脉压缩小。尿量正常或减少。进而出现神志淡漠、反应迟钝、神志不清甚至昏迷，口唇发绀、冷汗、脉搏细速、血压下降、脉压更小。严重时，全身皮肤黏膜明显发绀，四肢湿冷，脉搏不清、血压测不出，无尿，代谢性酸中毒等。皮肤黏膜出现瘀斑或表现为消化道出血，提示已进展至 DIC 阶段。如出现进行性呼吸困难，严重低氧血症，可能并发 ARDS。

案例 6-1 诊疗思路

患者为高处坠落伤，多发创伤，应进一步完善化验与影像学检查。

主要检查结果：血气分析：pH7.36，PaO$_2$ 55mmHg，PaCO$_2$ 33mmHg，Lac 3.2mmol/L，BE-6.1mmol/L。血常规：WBC 23.26×10^9/L，N 84.1%，HGB 97g/L，PLT 52×10^9/L，Hct 0.275L/L。凝血指标：PT 22s，APTT 61.5s，FIB 2.21g/L，D-二聚体＞20μg/ml，FDP＞200μg/ml。ISTH 6 分，JAAM 7 分。肾功及离子：Cr 672μmol/L（AKI 3 期），尿素 29.8mmol/L，k$^+$ 5.71mmol/L，pH7.28，BE- 6.0 mmol/L。心肌及肌肉坏死标志物：AST＞1400μ/L，TNI 19.93ng/ml，CK-MB 61.5ng/ml，肌红蛋白 1400ng/ml。

【辅助检查】

1. **血常规**　大量失血后数小时，红细胞和血红蛋白显著降低；血小板计数可减少。

2. **尿常规和肾功能**　尿常规改变无特异性，有肾衰竭者尿比重由初期的偏高转为降低进而固定；血尿素氮和肌酐升高。

3. **电解质**　血钠、氯多偏低，血钾高低不一。

4. **凝血功能**　包括血小板计数、凝血酶原时间、活化部分凝血活酶时间、国际标准化比值、D-二聚体等。监测这些指标对选择适当的容量复苏方案及液体种类有重要的临床意义

5. **血乳酸**　血乳酸是无氧代谢的一种可测量的代谢产物，是反映组织缺氧的高度敏感指标之一，血乳酸增高常较其他休克征象早出现。持续动态监测血乳酸和乳酸清除率对休克的早期诊断、判断组织缺氧情况、指导液体复苏及预后评估具有重要意义。

6. **动脉血气分析**　pH、碱剩余等与组织灌注改变具有相关性，可以了解机体酸碱平衡紊乱的性质并及时纠正。

7. **氧代谢的监测**　包括监测和评估某些全身性灌注指标[如氧输送（DO$_2$）、氧消耗（VO$_2$）、血乳酸、混合静脉血氧饱和度（SvO$_2$）或中心静脉血氧饱和度（ScvO$_2$）等]以及局部组织灌注指标[如胃黏膜 pH（pHi）与胃黏膜 CO$_2$ 分压（PgCO$_2$）等]。其中混合静脉血氧饱和度或中心静脉血氧饱和度，在氧输送恒定的情况下，可以反映组织对氧的摄取量，动态监测复苏效果的指标。

【诊断】

诊断主要依据为病史、症状、体征，包括精神状态改变、皮肤湿冷、收缩压下降（＜90mmHg 或较基础血压下降＞40mmHg）或脉压减少（＜20mmHg）、心率＞100 次/分、中心静脉压（CVP）＜5mmHg 等指标。随着重症技术进步，氧代谢指标，例如血乳酸

和碱缺失对低血容量性休克早期诊断有更重要的参考价值。完善的失血性休克诊断应包括病因、临床表现、血流动力学改变和实验室检查四个方面。

案例 6-1 分析总结

根据病史中确切高处坠落伤病史,体格检查神志不清,贫血貌、双侧瞳孔等大正圆,对光反射迟钝,留置胸腔闭式引流一枚,可引出血性液体,听诊双肺呼吸音对称,双肺底可闻及湿啰音。腹软,略膨隆,腹部切口未见明显渗出,肠鸣音未闻及,留置腹腔引流三枚(脾窝、降结肠旁、盆腔),均引出血性液体,入急诊生命体征 T 36.4℃,R 142 次/分,BP 112/53mmHg[0.6μg/(kg·min)去甲肾上腺素持续泵入],$SaO_2$94%(FiO_2:40%),Lac 3.2mmol/L,出现血流动力学不稳定与氧代谢障碍,符合低血容量休克诊断。

【治疗】

休克的治疗原则首先是稳定生命指征,保持重要器官的微循环灌注和改善细胞代谢,并在此前提下进行病因治疗。在失血性休克的治疗中,尤其重视限制性液体复苏。近年来,大量动物实验和临床研究结果证实,在活动性出血控制以前,立即大量的液体复苏可能严重扰乱机体的内环境,加重酸中毒,使已经形成的凝血块脱落,出血量增加,致使复苏早期的死亡率增高。故目前提出了延迟液体复苏或称限制液体复苏的概念,即在机体处于有活动性出血的创伤失血性休克时,通过控制液体输注的速度使机体血压维持于较低水平,直到彻底止血。其目的是寻求一个既可通过液体复苏适当地恢复组织器官的血流灌注,又不至于过多地破坏机体的代偿机制和内环境的复苏平衡点,即对失血性休克,特别是有活动性出血的休克患者,不主张快速给予大量液体进行复苏,而主张在彻底止血前,应给予少量的平衡盐液维持机体基本需要,在手术彻底止血后再进行大量液体复苏。

二、感染性休克

案例 6-2

患者,男性,49 岁,患者于 5 天前无诱因出现右上腹部疼痛,向右肩部放射,伴有发热、呕吐,呕吐物为胃内容物,1 天前上述症状逐渐加重伴精神不振、尿少和呼吸困难。既往:健康。查体:BP 85/20mmHg,P 129 次/分,$SaO_2$88%,呼吸 88%,R 26 次/分,T 38.6℃。神志清楚,精

神萎靡,周身皮肤湿冷,四肢末梢冰凉,呼吸深大,巩膜黄染,双肺听诊未闻及干、湿啰音,心音低钝,节律齐。腹部软,右上腹部压痛(+),墨菲征(+),肝区叩击痛(+)。

问题:

1. 根据上述临床表现,首先应该考虑什么疾病?

2. 在明确疾病诊断之前,应该做哪些实验室检查?

3. 诊断明确后,应该怎么进行治疗?

感染性休克是由侵入血液循环的病原微生物及其毒素激活宿主的细胞和体液免疫系统,产生各种细胞因子和炎症介质,引起全身炎症反应综合征,并进一步作用于机体各个器官、系统,造成组织细胞破坏、代谢紊乱、功能障碍,甚至多器官功能障碍,导致以休克为突出表现的危重综合征。

【临床表现】

患者可有高热等感染变化,早期可出现心动过速、血压正常或者轻度升高,脉压缩小。尿量正常或减少。进而出现脉搏细速、血压下降、脉压更小。严重时,全身皮肤黏膜明显发绀,四肢湿冷,脉搏不清、血压测不出,无尿,代谢性酸中毒等。

案例 6-2 诊疗思路

主要检查结果:血常规:WBC 21.33×10^9/L,N 85.1%,HGB 99g/L,超声提示胆囊增大,肝内外胆管扩张。

【辅助检查】

1. 血常规 感染时白细胞明显增多,以粒细胞增多为主,严重时白细胞下降,提示重症感染。

2. 肾功能 有肾衰竭者尿比重由初期的偏高转为降低进而固定;血尿素氮和肌酐升高。

3. 电解质 肾功能不全患者可出现离子紊乱,高钾血症常见。

4. 凝血功能 包括血小板计数、凝血酶原时间、活化部分凝血活酶时间、国际标准化比值、D-二聚体等。监测这些指标对感染导致 DIC 诊断具有重要意义。

5. 血乳酸 血乳酸是无氧代谢的一种可测量的代谢产物,是反映组织缺氧的高度敏感指标之一,血乳酸增高常较其他休克征象早出现。持续动态监测血乳酸和乳酸清除率对休克的早期诊断、判断组织缺氧情况、指导液体复苏以及预后评估具有重要意义。

6. 动脉血气分析　pH、碱剩余等与组织灌注改变具有相关性,可以了解机体酸碱平衡紊乱的性质并及时纠正。

7. 氧代谢的监测　包括监测和评估某些全身性灌注指标[如氧输送(DO_2)、氧消耗(VO_2)、血乳酸、混合静脉血氧饱和度(SvO_2)或中心静脉血氧饱和度($ScvO_2$)等]及局部组织灌注指标[如胃黏膜 pH(pHi)与胃黏膜 CO_2 分压($PgCO_2$)等]。其中混合静脉血氧饱和度或中心静脉血氧饱和度,在氧输送恒定的情况下,可以反映组织对氧的摄取量,动态监测复苏效果的指标。

8. 超声与 CT 检查,可明确感染部位。

【诊断】

2007 年中华医学会重症医学分会发布的《成人严重感染与感染性休克血流动力学监测与支持指南》,感染性休克的诊断标准如下:①临床上有明确的感染;②有 SIRS 的存在;③收缩压低于 90mmHg 或较原有基础值下降的幅度超过 40mmHg 至少 1 小时,或血压依赖输液或药物维持;④有组织灌注不足的表现(如少尿<30ml/h)超过 1 小时,或有急性神志障碍;⑤血培养可能有致病微生物。

~~~
案例 6-2 分析总结

　　该患者存在典型"痛、烧、黄、休克、意识障碍"五连症,急性化脓性梗阻性胆管炎诊断明确,可明确诊断感染性休克。
~~~

【治疗】

《脓毒症与脓毒性休克处理国际指南(2016)》(简称《指南》)以循证医学为依据,再次强调了脓毒症和感染性休克的集束化治疗策略(bundle strategy),以期最大限度地发挥综合治疗效应。集束化治疗策略包括脓毒症复苏集束化治疗和脓毒症管理集束化治疗。脓毒症复苏集束化治疗要求在明确诊断严重感染/感染性休克后的 6 小时内完成的治疗。具体包括:血乳酸水平的测定;使用抗生素前留取病原学标本,急诊在 3 小时内,ICU 在 1 小时内开始广谱抗生素治疗;早期目标指导的液体复苏治疗(EGDT)。脓毒症管理集束化治疗要求在明确诊断严重感染/感染性休克后的 24 小时内完成的治疗。具体包括:小剂量糖皮质激素应用;控制血糖<8.3mmol/L;重症患者重组人活化蛋白 C(rhAPC)的应用;机械通气患者平台压<30cmH$_2$O,最新的研究发现强化胰岛素治疗不仅不能降低感染性休克患者住院病死率,反而增加低血糖风险,故新《指南》不推荐强化血糖控制、感染性休克治疗的关键点是控制感染。纠正原发病是治疗所有休克患者的最重要措施。感染性休克控制感染的主要措施是应用抗生素和处理原发感染灶。急诊应尽量在 3 小时内使用抗生素,并在抗生素使用前留取血培养。尽早处理原发感染病灶,需要外科手术引流,尽量采取损伤小、时间短的手术方案,进行外科手术清除感染灶。

三、过敏性休克

~~~
案例 6-3

　　患者,男性,24 岁,3 小时前因进食鱼虾后出现全身瘙痒伴出疹。20 分钟前在来院途中,出现心悸、胸闷乏力症状,在询问病史过程中患者突然意识丧失,小便失禁,立即给予平卧吸氧,患者意识恢复,意识丧失约 20s,无抽搐、流涎。病程中无恶心、呕吐、腹痛、腹泻。一同进餐人员未出现不适症状。既往有进食蚕蛹过敏史,无饮酒史。无抽搐,晕厥病史。体格检查:T 36.3,P 65 次/分,BP 75/35mmHg,颜面及全身皮肤可见潮红,散在分布的扁平丘疹,心肺腹查体未见明显异常。辅助检查:心电图报告正常,血常规报告正常。

　　临床诊断:过敏性休克。
~~~

过敏性休克是严重的过敏反应,其发病突然、难以预见,是临床常见的急症之一。过敏性休克与其他类型休克不同之处,在于其会发生急性喉头水肿、气管痉挛、分泌物增多、肺泡内出血、非心源性高渗出性的肺水肿等,一系列可迅速导致呼吸系统功能障碍的严重病变。

【治疗】

1. 立即停用过敏性药物或远离过敏原。

2. 平卧、吸氧,迅速的抢救

3. 给予异丙嗪 25~50mg 肌内注射,地塞米松 10mg 静脉推注,呋塞米 20mg 并给予葡萄糖酸钙静脉滴注,代血浆进行扩容。

4. 观察 20 分钟后如症状不缓解可给予扑尔敏 10mg 肌内注射,予氢化可的松 100mg 静脉滴注至过敏症状完全消失。

5. 呼吸抑制时可用可拉明 0.375mg 或者洛贝林 3~6mg 肌内注射或静脉滴注。

6. 如发生急性喉头水肿窒息时,立即咽后壁注射地塞米松 2mg,必要时行气管切开。

7. 如系链霉素引起的过敏反应，应静脉滴注葡萄糖酸钙。

四、神经源性休克

案例 6-4

患者，男性，73 岁，体重 58kg。因肉眼血尿 1 个月于 2009 年 5 月入住我院。入院前腹部 CT 检查示左肾占位，诊断为左肾癌。术前各项心肺功能指标均正常，血常规：Hb 105g/L、Hct 32%。行左肾癌根治术，术后第 6 日 5：00 开始出现无明显诱因的心悸、胸闷等症状，心前区无压榨感。查体：腹部平软，手术刀口无渗血，无叩压痛，移动性浊音（—），肠鸣音 3 次/分；心电监测：模拟 II 导联未见 ST 段抬高及心肌缺血等表现，且无心律失常；BP 125/77 mmHg，HR 93 次/分，SaO_2 98%。辅助检查：腹部 CT 增强扫描、MRA 检查后考虑为肠系膜血管栓塞，其原因为休克低血压导致肠系膜血管灌注不足。

诊断：神经源性休克致肠休克综合征。

神经源性休克为一种分布性休克，主要原因是交感神经系统与副交感神经系统的控制失衡而产生血管平滑肌广泛舒张，造成持续性低血容量灌注的临床表现。一般认为，由于强烈的神经刺激（如创伤、剧烈疼痛等）引起某些血管活性物质如缓激肽、5-羟色胺等释放增加，导致周围血管扩张，大量血液淤滞于扩张的血管中，有效循环血量突然减少而引起休克。

案例 6-4 分析总结

该例为老年患者，形体消瘦，左肾癌根治术后进食较差，未引起重视，营养状态差及重大手术打击后，机体出现交感神经紊乱状况，引发了神经源性休克致肠休克综合征。

【治疗】

1. 去除神经刺激因素、立即平卧。

2. 立即皮下或肌内注射肾上腺素。

3. 迅速补充有效血容量。

4. 应用肾上腺皮质激素。

5. 维持正常血压。

6. 病因治疗。

【用药原则】

1. 发生神经源性休克时，立即应用肾上腺素，迅速补充有效血容量，应用右旋糖酐。

2. 病情较重者可应用地塞米松。

3. 收缩压低于 80mmHg，应用多巴胺或间羟胺。

4. 酌情使用止痛药物。

思 考 题

1. 休克的血流动力学分类是什么？

2. 休克的本质是什么？

3. 低血容量休克中限制性液体复苏具有什么意义？

4. 感染性休克的诊断标准是什么？

第七章 多器官功能障碍综合征

第一节 概　述

多器官功能障碍综合征（multiple organ dysfunction syndrome，MODS）是指在严重创伤、感染、大手术、休克诱因作用下，同时或相继出现 2 个或 2 个以上器官或系统以连锁序贯性或累加的形式，相继和（或）同时发生功能衰竭，以至不能维持内环境稳定的临床综合征。其发病机制与全身炎症反应综合征（systemic inflammatory response syndrome，SIRS）、抗炎介质泛滥引起代偿性抗炎症反应综合征（compensatory anti-inflammatory response syndrome，CARS）、缺血-再灌注损伤、肠道细菌与内毒素移位相关。

20 世纪 80 年代中期，多器官功能衰竭（multiple organ failure）一度被视为是"过度的全身炎症反应"所导致的促炎因子损伤的结果。1992 年美国胸科医师学会和危重病医学会（ACCP/SCCM）倡议将 MOF 改称 MODS，并使用了 SIRS 这一新名词来描述全身炎症表现，使人们认识到器官衰竭本身不是一个独立的事件，而是一连串病理过程的一个阶段。

直到 2001 年 12 月，名为"国际脓毒症定义会议"（international sepsis definitions conference，ISDC）的共识性会议在华盛顿召开，有北美和欧洲 29 位专家参加，美国重症医学会（SCCM）、欧洲危重病学会（ESICM）、美国临床药学学会（ACCP）、美国胸科学会（ATS）和外科感染学会（SIS）五个学术团体共同组织，才对目前常用的若干术语进行了规范的定义。

第二节　多器官功能障碍综合征

案例 7-1

患者，女性，68 岁，身高 160cm，体重 55kg。主诉：发热、咳嗽 2 天，加重伴呼吸困难 2 小时。患者于 2 天前出现不明原因发热，体温最高达 40℃，伴寒战、咳嗽，咳少量白痰。在当地医院抗感染、化痰退热等对症处理效果欠佳。2 小时前患者出现咳嗽、咳痰加重，痰呈黄色黏稠，并出现呼吸困难，为进一步治疗来我院。查体：T 40℃，P 130 次/分，R 40 次/分，BP 96/56 mmHg，SpO₂ 88%。喘息状，口唇发绀。双肺叩诊清音，双肺可闻及散在中小水泡呼吸音；心律齐，无杂音。入院后辅助检查：血气分析示 pH 7.5，PaO₂ 52mmHg，PaCO₂ 28mmHg，HCO₃⁻ 17mmol/l，BE- 5.5mmol/L，血乳酸 1.7mmol/L，SaO₂ 85%。血常规：WBC 16×10⁹/L，N 88%，血红蛋白 112g/L，PLT 100×10⁹/L。凝血四项：PT 14s，APTT 40s，FIB 2.5g/L，余未见异常。肾功能提示：尿素氮 11mmol/L，肌酐 176μmol/L，血清胱抑素 C 2.0mg/L，白蛋白 28g/L。超敏 C 反应蛋白：184mg/L。肺 CT：双下肺多发渗出伴部分实变。

入院后给予抗感染，化痰，无创呼吸机辅助呼吸等处理，但入院后第 2 天呼吸困难进行性加重，心率 150 次/分，中心静脉压 8cmH₂O，血压下降，最低至 75/45mmHg，尿量逐渐减少至 10ml/h，意识模糊，呼之能睁眼，语言混乱，疼痛刺激肢体屈曲，四肢冰凉，病情危重，转至重症医学科治疗。

问题：

1. 根据该病例的临床特点，应该考虑什么疾病？
2. 该疾病的临床发展过程是怎样的？
3. 明确该疾病后，怎样制订下一步治疗方案？

多器官功能障碍综合征（MODS）若发病仅 24 小时，尽管有器官损害，一般不称为多器官功能衰竭，器官功能障碍的特点是呈序贯性发生，原发因素所致的器官损害后，远隔器官功能障碍接踵而来，最先受累的器官常见于肺和肾。出现多器官功能衰竭若处理不当常常会危及患者生命，因此其早期识别尤为重要。

【发病机制】

MODS 的发病机制目前尚未完全阐明，可能与以下学说有关：

1. 肠道细菌及内毒素移位　微生物可以通过肠腔吸收入肠系膜循环，经过门脉系统进入胃肠道淋巴系统。在 SIRS 状态下，各种失控释放的细胞因子、激活的炎症细胞、药物、物理因素等可改变胃肠道的通透性。损伤、烧伤、出血、休克等情况下胃肠道黏膜的血供下降，会引起局部黏膜从浅层到全层坏死。细菌及其产物如内毒素等可经过肠黏膜进入淋巴循环，而肠道本身产物也是导致内毒素血症的重要成分。

2. 全身炎症综合征（SIRS） 由多种细胞因子和受体参与，促炎症介质、抗炎症因子和双向调节因子共同作用。SIRS 发展成 MODS 的机制十分复杂，机体在感染或非感染的因素直接或间接作用下，机体内的炎症细胞如中性粒细胞、淋巴细胞、巨噬细胞等可产生大量炎症介质，这些炎症介质可上调各种细胞膜，导致白细胞的贴壁和活化、血小板活化、微血栓形成、微循环障碍，造成组织细胞严重缺血、缺氧，组织细胞及免疫活性细胞发生凋亡甚至坏死，器官功能受损、免疫功能受损，进而增加机体感染易患性，引起炎症反应进一步失控，最终导致机体自身稳态失衡而发展成 MODS。

3. 二次打击 机体在遭受第一次打击后出现早期的全身性高炎症状态，表现为 SIRS，在多数情况下，SIRS 作为机体一种有益的代偿性反应，有助于清除感染等，促进康复，然而严重的打击可导致过度的 SIRS，如机体不能承受，则发展为早期 MODS。

4. 缺血、缺氧再灌注损伤 局部组织出现缺血、缺氧，可引起细胞肿胀，细胞功能受损甚至被破坏，白细胞局部聚集及呼吸暴发，产生多种溶解酶及氧自由基造成细胞损伤。缺血再灌注损伤造成内皮细胞功能紊乱，释放氧自由基，参与再灌注损伤过程；通过多种炎症介质上调黏附分子表达，与中性粒细胞相互作用诱导细胞间黏附，进而导致细胞损伤和炎症反应。因此，内皮细胞损伤及中性粒细胞与内皮细胞在多种黏附分子和炎症介质作用下产生黏附连锁反应，是深化器官微循环障碍和导致细胞损伤进而诱发 MODS 的关键环节。

5. 肠道屏障功能破坏 肠道上皮具有分隔肠腔内物质、防止致病性抗原入侵的功能，可以有效阻拦肠道内寄生菌及其毒素向肠腔外组织、器官移位，从而防止机体受到侵害。近年来研究表明，在 MODS 的发展过程中，肠道不仅仅是靶器官，而且在应激状况 SIRS 的调节因素作用下几乎都表现为肠道的功能障碍，包括肠黏膜屏障受损、肠道菌群紊乱及移位和肠道动力障碍等。

【MODS 临床表现和分型】

MODS 是多因素诱发的临床综合征，其中严重的创伤、感染及在此过程中出现的低血容量性休克、全身性感染、感染性休克、再灌注损伤等均可诱发

MODS。上述的因素除直接引起细胞损伤外，更重要的是通过激活内源性炎症介质的过度释放，炎性细胞的激活，组织缺氧和氧自由基的产生，肠道屏障功能破坏和细菌/毒素移位等，导致机体炎性反应失控。

各种原因均可导致 MODS 的发生，其常见病因有严重感染、大手术和严重创伤、休克，由严重感染导致的 MODS 均有下列共同的临床特征：①衰竭的器官通常并不来自直接的损伤；②从原发损伤到发生器官衰竭在时间上有一定的间隔；③并非所有患者都有细菌学证据；④ 30%以上患者在临床及尸检中无病灶发现；⑤明确并治疗感染未必能提高患者的存活率。

而《脓毒症和脓毒症休克处理国际指南（2016）》重新定义了脓毒症的概念，认为脓毒症是宿主对感染的反应失调，产生危及生命的器官功能损害，所以从某种意义上，脓毒症即为 MODS。

根据发病过程分为：

1. 原发型 MODS 指由原始病因直接引起 2 个以上器官功能障碍。例如，患者在休克复苏后 12～36 小时内发生呼吸衰竭，继之发生肝、肾或凝血等器官或系统的功能障碍，病变的进程只有一个时相，故又称其为单相速发型（rapid single-phase）。

2. 继发型 MODS 患者在原始病因作用后，经治疗病情得到缓解，并相对稳定，但在数天后继发严重感染，即遭受"第二次打击"（double hit），在此基础上发生 MODS。发病过程有两个时相，故又称为双相迟发型（delayed two-phase）MODS。临床上典型的 MODS 多属此型。

案例 7-1 诊疗思路

根据上述病史，考虑感染所致多器官功能障碍综合征。需要完善血气分析、凝血功能、肝肾功能等生化检查。

主要检查结果：肾功能尿素氮 18mmol/L，肌酐 260μmol/L，血清胱抑素 C 3.2mg/L，白蛋白 22g/L，凝血四项：PT 20s，APTT 50s，FIB 1.2g/L，余未见异常；血常规：WBC $20×10^9$/L，N 90%，血红蛋白 102g/L，PLT $60×10^9$/L。血气分析：pH 7.45，PaO_2 62mmHg，$PaCO_2$ 34mmHg，HCO_3^- 20mmol/l，BE-3.5mmol/L，SaO_2 88%，FiO_2 50%。肝功能：ALT 100U/L，AST 70U/L，总胆红素：44μmol/L。

血培养示肺炎克雷伯菌。

【诊断与鉴别诊断】

具有严重创伤、感染、休克、心搏呼吸骤停复苏

后等诱因，存在 SIRS 或脓毒症临床表现，发生 2 个或 2 个以上器官序贯功能障碍应考虑 MODS 诊断。

器官功能障碍不论是原有机体完全健康还是在器官功能慢性损害过程中，在一个急性致病因素的作用下引发的 MODS 过程，器官功能障碍和病理损害都是可逆的，治愈后器官功能可望恢复到病前状态，不遗留并发症，也不复发。所以要重视器官功能障碍在临床过程中的动态变化，树立早期诊断及早期干预的理念，可采用计分法定量诊断、动态评价 MODS 病理生理变化和疾病程度（表 7-1）。

表 7-1　MODS 严重程度评分

器官系统	分值				
	0	1	2	3	4
呼吸系统（PaO_2/FiO_2）	>300	226～300	151～225	76～150	≤75
肾脏（血清肌酐，μmol/L）	≤100	101～200	201～350	351～500	>500
肝脏（血清胆红素，μmol/L）	≤20	21～60	61～120	121～240	>240
心血管（PAR mmHg）*	≤10.0	10.1～15.0	15.1～20.0	20.1～30.0	>30.0
血液（血小板计数，10^9/L）	>120	81～120	51～80	21～50	≤20
脑（神经系统，Glasgow 评分）	15	13～14	10～12	7～9	≤6

*PAR（pressure-adjusted heart rate）：压力校正心率=心率×右房压力/平均动脉压；如应用镇静剂或肌松剂，除非存在神经功能障碍的证据，否则应视作正常计分。

MODS 评分包括氧合指数、心率校正指数、血清肌酐、血清胆红素、血小板计数、格拉斯哥昏迷评分六项，每项 0～4 分，最高 24 分，分值 9～12、13～16、17～20、>20 分别对应的病死率为<25%、25%～50%、50%～75%、75%～100%。

案例 7-1 分析总结

1. 根据病史特点急性起病，原发肺部感染所致的器官损害后，远隔器官功能障碍接踵而来，出现循环系统、神经系统、血液系统、肾等器官功能衰竭。

2. 本案例 MODS 严重程度评分（总分 14 分），呼吸系统 3 分，肾脏 2 分，肝脏 1 分，心血管 3 分，血小板计数 2 分，神经系统 3 分，死亡率在 25%～50%。

【处理原则】

所有 MODS 患者原则上均应进 ICU 抢救治疗。目前主要治疗包括病因治疗和器官功能支持。

1. 积极消除引起 MODS 的病因和诱因　控制原发病是 MODS 治疗的关键。尽早地去除病因或诱因，尽可能避免机体遭受二次打击，对于严重感染患者，应用有效抗生素，积极引流感染灶；对于创伤患者，早期清创、充分引流，预防感染发生；保护胃肠功能，避免肠胀气、肠麻痹的出现，及时予以胃肠减压或恢复肠道功能，防止细菌和毒素的移位和播散；休克患者，尽可能缩短休克时间，避免进一步加重器官功能损害。

2. 改善氧代谢，纠正组织缺氧　主要手段包括增加氧供、降低氧耗和提高组织细胞利用氧的能力。提高氧供是目前改善组织缺氧最可行的手段，需具备三个条件：维持适当的血红蛋白含量；通过氧疗，必要时呼吸机支持，使得 SaO_2>90%；增加心排出量和有效循环血容量。

降低氧耗对 MODS 的防治具有重要意义，但在治疗中常常被忽视，如体温升高者，需降温治疗；疼痛和烦躁患者，做好有效的镇静和镇痛，也对防治 MODS 有益；对于抽搐患者，及时止痉是必要的。

另外，呼吸支持是提高氧输送和降低氧耗的重要手段之一，在选择呼吸机模式和设置呼吸机参数时，应避免呼吸机相关肺损伤，尽可能减少机械通气对器官功能的影响。

3. 代谢支持与调理　MODS 患者处于高度应激状态，会导致机体出现高分解代谢为特征的代谢紊乱，所以在 MODS 早期，营养支持和调理的目的应当是提供适当的营养底物，防止细胞代谢紊乱，支持器官、组织的结构功能，参与调控免疫功能，减少器官功能障碍的发生；而在 MODS 后期，代谢支持和调理的目标是进一步加速组织修复，促进患者康复。

4. 对患者的救治必须有整体观点　从整体的观点出发，针对全身性感染或 MODS 的治疗策略不仅仅是给予受损器官充分的支持和修复，更重要的是必须帮助机体重建已经紊乱的病理生理功能，恢复其正常的生理和谐。在针对原发病或损害治疗的同时还应积极对机体的神经内分泌、免疫、炎症、凝血、代谢等各方面进行适当的调节，促进器官之间的联系网络恢复正常。

第三节　全身炎症反应综合征

案例 7-2

患者，女性，52 岁，主诉：右上腹痛 1 天，加重伴气促 4 小时。患者于 1 天前进食油腻食物后出现阵发性右上腹痛，呈闷痛，伴有腹胀，呕吐，恶心，未行特殊处理，4 小时前出现腹痛加重，发热，有明显气促，发绀，来院就诊，查体：T 40℃，P 130 次/分，R 40 次/分，BP 96/56 mmHg，SpO_2 88%。喘息状，口唇发绀。双肺叩诊清音，双肺呼吸音粗；心率 130 次/分，律齐，无杂音。腹部隆起，右上腹有压痛，墨菲征阳性，肝肋下未触及，肠鸣音 1 次/分，移动性浊音阴性。入院后辅助检查：血常规示 WBC 16×10^9/L，N 88%，血红蛋白 112g/L，PLT 100×10^9/L。肝功能：ALT 81U/L，AST 110U/L，TBIL 60μmol/L，直接胆红素 45μmol/L，间接胆红素 15μmol/L，白蛋白 28g/L。超敏 C 反应蛋白 184mg/L。

问题：

1. 根据该病例的病史、体征和目前检查结果，目前的诊断可能是什么？

2. 明确该疾病后，怎样制订下一步治疗方案？

全身炎症反应综合征（SIRS），是因感染或非感染病因作用于机体而引起的机体失控的自我持续放大和自我破坏的全身性炎症反应。它是机体修复和生存而出现过度应激反应的一种临床过程。当机体受到外源性损伤或感染毒性物质的打击时，可促发初期炎症反应，同时机体产生的内源性免疫炎性因子而形成"瀑布效应"（cascade effects）。危重患者因机体代偿性抗炎反应能力降低及代谢功能紊乱，最易引发 SIRS。严重者可导致多器官功能障碍综合征（MODS）。

SIRS、脓毒症（sepsis）、脓毒性休克（septic shock）和 MODS 是同一病理过程的不同阶段。具有确切感染过程的 SIRS 称为脓毒症，伴有器官功能障碍的脓毒症称为重症脓毒症，其中具有心血管功能障碍（如顽固性低血压）的脓毒症称为脓毒性休克。

20 世纪 80 年代以来，由于临床诊断技术的进步，发现这类患者共同的特征性变化是血浆中炎症介质增多，而细菌感染并非必要条件。基于上述原因，1991 年美国胸科医师学会和急救医学会（ACCP/SCCM）在芝加哥召开的联合会议上提出了"全身炎症反应综合征"的概念，并于 1992 年在 *Critical Care Med* 上发表。这个概念的提出得到了广泛关注和普遍认同，由此也推动了学科的发展。随着人们对炎症认识的扩展，近年来对一些疾病的认识发生了根本的变化。认识到创伤性休克的多器官功能障碍、皮肤移植的排异现象、心肌梗死后缺血再灌注损伤等的基本病理属于炎症。

【定义及病因】

SIRS 指任何致病因素作用于机体所引起的全身炎症反应的临床综合征。常见病因分为：

1. **感染因素**　细菌、病毒、真菌、寄生虫等。

2. **非感染因素**　休克、缺血/再灌注损伤、外科手术、创伤、烧伤、DIC、免疫介导的器官损伤等。

【发病机制】

产生 SIRS 的病因很多，共同特点是由多种损害因素引起的全身性炎症反应，并导致一系列的连锁反应。其发病机制十分复杂。

1. **SIRS 的实质是机体过多释放炎症介质**　从细胞、分子水平对严重感染和非感染强烈刺激引发的体内系列变化研究表明，SIRS 的实质是机体过多释放多种炎症介质与细胞因子使许多生理生化及免疫通路被激活，引起炎症免疫失控和免疫紊乱。其发生和发展决定于：①刺激的大小；②机体反应的强弱。

2. **SIRS 是机体对各种刺激失控的反应**　现已知机体在启动炎症反应的同时，抗炎症反应也同时发生。正常炎症反应可防止组织损伤扩大，促进组织修复，对人体有益，但过度炎症反应对人体有害。据此认为从炎症反应、SIRS 到多器官功能衰竭（MOF）体内发生的 5 种炎症免疫反应为：

（1）局部炎症反应：炎症反应和抗炎症反应程度对等，仅形成局部反应。

（2）有限的全身反应：炎症反应和抗炎症反应程度加重形成全身反应，但仍能保持平衡。

（3）失控的全身反应：炎症反应和抗炎症反应不能保持平衡，形成过度炎症反应即 SIRS。

（4）过度免疫抑制：形成代偿性抗炎症反应综合征（compensatory anti-inflammatory response syndrome，CARS）导致免疫功能降低对感染易感性增加引起全身感染。

（5）免疫失衡：即失代偿性炎症反应综合征（mixed antagonist response syndrome，MARS）造成免疫失衡，导致 MODS。

上述结果表明 SIRS 既可能是促炎症反应的失控，抗炎症机制受抑，也可能是两种机制的平衡失调。但无论是 SIRS，还是 CARS、MARS 均反映内环境失去稳定性，继续发展，最终造成器官功能不全的临床表现，即发生了 MODS 或 MOF。

3. SIRS 是炎症介质增多引发的介质病　严重感染时细菌病毒激活单核-巨噬细胞等炎症细胞释放大量炎症介质和细胞毒素，如 TNF-α、IL-1、IL-6、IL-8 等激活粒细胞使内皮细胞损伤，血小板黏附，进一步释放氧自由基和脂质代谢产物等，并在体内形成"瀑布效应"样连锁反应，引起组织细胞损伤。SIRS 发生后，随着 SIRS 连续发展与恶化，最后还可发生 MODS。因此，可以认为 SIRS 是机体在遭受严重损伤后，由失控的炎症反应所致的"介质病"。

【临床表现及诊断】

SIRS 的常见临床表现：

1. 体温>38℃或<36℃。

2. 心率>90 次/分。

3. 呼吸>20 次/分或 $PaCO_2$<32mmHg。

4. 外周血白细胞计数>$12×10^9$/L 或<$4×10^9$/L，或未成熟白细胞>10%。

诊断标准：患者有 2 项或 2 项以上的上述条件。但因条件过于宽松，目前专家共识提出增加降钙素原、C 反应蛋白等指标作为支撑依据。

案例 7-2 分析总结

患者于 1 天前出现腹痛，伴有气促，发热，相关指标提示 T>38℃，WBC>$12×10^9$/L，P>90 次/分，R>20 次/分，，四项均符合 SIRS 的诊断标准。

【SIRS 的治疗原则】

1. 对 SIRS 的加强监护措施　SIRS 在临床上呈连续恶化、动态进展及相互交杂的进程；为及时判断脏器功能，对 SIRS 病例应遵循以器官-系统为基础的全面监测。

（1）生命体征的监护

1）连续监测心律、心率、呼吸（节律、频率）。

2）监测血压、微循环充盈时间（甲床毛细血管充盈法）、体温、脉氧饱和度（SpO_2）或血氧分压和血气分析。上述指标在正常范围时可每隔 2~6 小时测定 1 次；在临界值时应不超过 1~2 小时 1 次，正常值以下不超过 30 分钟测定 1 次。有条件时监测中心静脉压（CVP），尤其在血压出现下降且对扩容治疗反应不佳时。

（2）重要脏器功能的监测：阶段性（数小时、每天）监测，监测凝血功能和 DIC 指标、血尿素氮和肌酐；记录每次尿量；必要时监测脑电图（床边），每日检查眼底以早期发现脑水肿。如出现呼吸窘迫，应及时血气分析及胸片检查以确定 ALI/ARDS。

2. 重要脏器功能障碍的干预　SIRS 患者中出现

MODS 的病例占 1/3~1/2。一般发生在休克期，但也有部分在早期即出现（原发性 MODS）。

（1）急性肺损伤/急性呼吸窘迫综合征（ALI/ARDS）的处理：ALI 为最常见的损害，最严重的表现为 ARDS，等致死性病变。

1）正压通气：明确发生了 ALI/ARDS，最有效手段是正压通气。在吸入氧 FiO_2>0.5 仍不能维持血氧分压 7.8kPa 以上或 SpO_2 0.90 以上，PCO_2>8kPa 以上时应行机械通气治疗。通气模式以 CPAP/PEEP 为主，如通气量不足应辅以压力支持通气（PSV：6~10cmH_2O），出现呼吸困难给予镇静镇痛的同时用控制通气，以减轻患者氧耗与酸中毒。

2）NO 吸入及 NO 供体的应用：ALI 直接导致肺顺应性严重下降，引起肺血管阻力上升。NO 吸入或应用 NO 供体（NO scavengers）可直接扩张血管、改善肺顺应性。NO 吸入可从低浓度 5~20ppm 至极低浓度 100~2000ppb 选用，主要治疗 ARDS 时后者的效果比较肯定，停用后反跳现象不明显，而前者对 PPHN 效果肯定。吸入疗法的持续时间依病情而定，一般为 1~3 周。

NO 供体不仅有类似 NO 吸入的作用，而且其中的有机或金属化合物形式如 PHP（pyridoxalated hemoglobin polyoxyethylene）也可改善内源性 NO 诱导的 SIRS 休克，减少过氧化物介导的 MODS；国外已完成 II 期临床试验，目前正进行 III 期临床试验。

3）肺表面活性物质（pulmonary surfactant，PS）的应用：PS 可直接降低肺表面张力，ALI/ARDS 或预防 ARDS 均可应用。首选天然 PS 为主，每次 100~200mg/kg，每 8~12 小时 1 次，气管内滴入。

（2）心功能损害的治疗：部分 MODS 有心脏的功能损害，包括心脏收缩功能与负荷增高，对心脏损害的处理除上述应用血管活性药物以外还包括以下方面。

1）心肌营养：主要是 ATP 和辅酶类药物；每日应用大剂量维生素 C，谨慎给钾。

2）正性肌力药物的应用：有研究者应用磷酸二酯酶抑制剂对 SIRS 患者进行治疗，改善心功能效果较耗。MODS 合并心力衰竭应用洋地黄类药物的报告较少，主要是心肌因毒素和缺氧引起受损时，洋地黄类药物的作用较差并易中毒，有学者认为如射血分数降低但无明显后负荷增高，保证组织氧供，可试用小剂量（有效负荷量或洋地黄化量的 1/6~1/8）快速类洋地黄药（如西地兰）。

（3）急性肾功能损害：根据部分资料与笔者的经验，如发生少尿[<0.5~1ml/（kg·h）]，可遵循"大进大出"的原则，即先保证容量负荷（CVP 上限值）

基础上药物利尿。一般不应用高渗利尿剂，避免肾小管进一步缺血坏死。

如上述措施无效（12～24 小时无尿量增多）应考虑血液净化疗法，在 SIRS 合并 MODS 时不能单用血生化作为透析是否进行的指标，因为这些生化指标在无尿 12 小时以后肯定明显上升。如无尿已达 24 小时应立刻进行血液净化。

（4）肠道功能损害与处理：MODS 的过程中，肠道功能容易发生功能障碍，出现腹胀、恶心、呕吐、胃潴留等，其处理：

1）肠道局部灭菌：选择性清肠疗法（selective decontamination of digestive treat，SDDT）可有效防止肠道细菌的驱动作用。可用氨基糖苷类如庆大霉素 0.2～0.5 万 U/（kg·d）分 2 次，合并甲硝唑 7.5～15mg/（kg·d）d 每 8 小时 1 次，口服或鼻饲。

2）适当胃肠动力药如：多潘立酮、莫沙必利、伊托必利。

3）如果肠道一旦有功能，早期给予肠内营养。

4）中医中药处理。

（5）其他脏器损伤与处理严重病例可发生脑缺氧性损伤后的脑水肿及再灌注损伤。处理一般以肾上腺皮质激素为主，肾功能基本正常时应用甘露醇。急性期后（72～96 小时）可应用支链氨基酸、脑活素等恢复脑细胞功能。

总之，MODS 为严重感染、严重创伤等的并发症，是病情危重的表现，可发生心、肝、肾等重要脏器的功能衰竭，可发生胃肠道、中枢神经系统的功能受损，发生 DIC 等。SIRS 至 MODS 发展过程中可同时或序贯地出现各个脏器功能的损害。

思 考 题

1. 多器官功能障碍综合征的定义是什么？
2. MODS 严重程度评分包括什么内容？
3. 多器官功能障碍综合征的治疗原则是什么？
4. 全身炎症反应综合征的诊断标准是什么？

第八章　水、电解质与酸碱平衡紊乱

目标要求

1. 掌握　各型缺水、低钾血症和高钾血症的临床表现、诊断和防治；代谢性酸中毒的病理生理、临床表现、诊断和治疗；呼吸性酸中毒的病理生理、临床表现、诊断和治疗。

2. 熟悉　体液失衡的综合防治方法。

3. 了解　各型缺水的概念、病因。

第一节　水、电解质代谢紊乱概述

人体每天摄入水和各种电解质的量可有较大变动，但每天的排出量也随着变动，使水和电解质在人体内保持着动态平衡。这种平衡的维持主要是通过机体的内在调节能力完成的。如果这种调节功能因疾病、创伤等各种因素的影响而受到破坏，水和电解质的平衡将被打破，表现为容量失调、浓度失调或成分失调。

危重患者尤其是严重感染、创伤、烧伤者，自身调节能力降低及外界不当干预，经常发生水、电解质和酸碱平衡失调。容量失调是指体液量的等渗性减少或增加，仅引起细胞外液量的改变，而发生缺水或水过多。浓度失调是指细胞外液中的水分增加或减少，以致渗透微粒的浓度发生改变，即渗透压发生改变，如低 Na^+ 血症或高 Na^+ 血症。因此，危重患者的治疗中要有预见性，提高警惕，考虑周全，及时防治，正确处理，方能使患者转危为安。

水和电解质的平衡失调是指水和电解质的缺少或过多，并有比例失调，同时还可能伴有渗透压的改变。水和 Na^+ 的关系非常密切，故缺水和失 Na^+ 常同时存在。引起水和 Na^+ 代谢紊乱的原因不同，在缺水和失 Na^+ 的程度上也可有不同。水和 Na^+ 既可按比例丧失，也可缺水多于缺 Na^+，或缺水少于缺 Na^+，因而引起的病理生理变化和临床表现也不同。

第二节　水和钠的代谢紊乱

（一）等渗性缺水

案例 8-1

患者，男性，41 岁。上腹痛 5 年，呕吐 3 天。患者于 5 年前开始出现间断上腹痛，自行服用庆大霉素及法莫替丁可缓解症状，但上述症状于秋末冬初季节反复发作，未正规治疗。3 天来自感上腹部胀满，反复呕吐，呕吐物含大量宿食，呕吐后症状可缓解。发病以来，自感四肢发冷，食欲减退，有排气，但排便量减少，体重略减轻。

查体：皮肤干燥，腹软，未见胃肠型及蠕动波，上腹压痛（＋），无反跳痛，肝脾肋下未触及，振水音阳性。双下肢无水肿。四肢肌力 5⁻级，肌张力正常。

实验室及辅助检查

电解质：Na^+ 140.1mmol/L，Cl^- 101.4 mmol/L，渗透压 289.64mmol。

问题：

1. 临床上等渗性缺水有哪些类型？
2. 等渗性缺水有哪些临床表现？
3. 等渗性缺水如何治疗？

等渗性缺水（isotonic dehydration）又称急性缺水或混合性缺水。以外科患者最常见。水和 Na^+ 成比例丧失，血清 Na^+ 在正常范围，细胞外液渗透压也保持正常。等渗性缺水细胞外液量（包括循环血容量）的迅速减少使肾入球小动脉壁的压力感受器受到管内压力下降，以及肾小球滤过率下降致远曲肾小管液 Na^+ 的减少，引起肾素-醛固酮系统的兴奋，醛固酮分泌增加。醛固酮增加远曲肾小管对 Na^+ 的再吸收，随 Na^+ 一同被再吸收的水量也有增加，使细胞外液量回升。由于丧失的液体为等渗，基本上不改变细胞外液的渗透压，最初细胞内液并不向细胞外间隙转移，以代偿细胞外液的缺少，故细胞内液的量并不发生变化。但这种液体丧失持续一段时间后，细胞内液也会逐渐外移，随同细胞外液一起丧失，引起细胞缺水。

【病因】

等渗性缺水的常见病因：①胃肠道消化液的急性丧失，如剧烈呕吐、肠瘘等；②体液丧失在感染区或软组织内，如腹腔内或腹膜后感染、肠梗阻、烧伤等，这些丧失的液体有着与细胞外液基本相同的成分。

【临床表现】

尿少、厌食、恶心、乏力等，皮肤干燥、松弛，但无口渴、舌干、眼球无凹陷。短期内体液的丧失达到体重的 5%，即丧失细胞外液的 25% 时，患者出现脉搏细速、肢端湿冷、血压不稳定或下降等血容量不足的表现。体液继续丧失达体重的 6%～7%时（相当于丧失细胞外液的 30%～35%），出现休克表现，常伴有代谢性酸中毒。如患者丧失的体液主要为胃液，因有 Cl^- 的大量丧失，故可伴有代谢性碱中毒，同时出现相应症状。

> **案例 8-1 诊疗思路**
> 　　根据上述病史特点及体征，考虑胃肠道系统疾病：消化性溃疡？幽门梗阻？需要进一步做胃镜及活组织病理检查、腹部 B 超等。

【诊断与鉴别诊断】

等渗性缺水的诊断与鉴别诊断主要依靠病史和临床表现。患者常主诉尿少和汗少，应详细询问有无消化液或其他体液的大量丧失；失液或不能进食的起病时间；每天的失液量及失液的性状等。体检可发现皮肤干燥、弹性差等。病情严重时会出现血压下降、少尿等血容量不足的表现；血常规红细胞、血红蛋白和血细胞比容明显增高，提示血液浓缩，血清 Na^+ 和 Cl^- 正常。尿比重增高。必要时查血气分析或二氧化碳结合力确定是否合并有酸（或碱）中毒。

> **案例 8-1 分析总结**
> 　　根据病史中患者急性起病，上腹部胀满，反复呕吐，呕吐物含大量宿食，呕吐后症状可缓解。查体：皮肤干燥，腹软，未见胃肠型及蠕动波，上腹压痛（＋），无反跳痛，肝脾未触及，振水音阳性。双下肢无水肿。电解质：Na^+ 140.1mmol/L，Cl^- 101.4mmol/L，渗透压 289.64mmol。即可诊断等渗性缺水。

【治疗】

等渗性缺水的治疗原则是积极治疗原发病，给予等渗盐水，并补充血容量（包括晶体和胶体）纠正休克。根据临床表现估计补液量，也可根据血细胞比容（Hct，正常值：男性 0.48，女性 0.42）来计算。针对细胞外液量的减少，用平衡盐溶液或等渗盐水尽快补充血容量。脉搏细速和血压下降等症状常表示细胞外液的丧失量已达体重的 5%，可快速滴注上述溶液 300ml（按体重 60kg 计算），以恢复血容量。如无血容量不足的表现，则可给上述用量的 1/2～2/3，即 1500～2000ml，补充缺水量，或按血细胞比容来计算补液量。补等渗盐水量（L）＝血细胞比容上升值/血细胞比容正常值×体重（kg）×0.20。此外，还应补给日需要量水 2000ml 和 Na^+ 4.5g。

等渗盐水含 Na^+ 和 Cl^- 各 154mmol/L，而血清 Na^+ 和 Cl^- 的含量分别为 142mmol/L 和 103mmol/L。两者相比，等渗盐水 Cl^- 含量比血清 Cl^- 含量高 50mmol/L。正常人肾脏有保留 HCO_3^-、排出 Cl^- 的功

能，故 Cl^- 大量进入体内后，不引起高 Cl^- 性酸中毒。但在重度缺水或休克时，肾血流量减少，排 Cl^- 功能受到影响。输注大量等渗盐水，可致血 Cl^- 过高，引起高 Cl^- 性酸中毒。平衡盐溶液的电解质含量和血浆相似，用来治疗缺水比较理想，可以避免输入过多的 Cl^-，并可纠正酸中毒。目前常用的平衡盐溶液有乳酸钠和复方氯化钠溶液（1.86%乳酸钠溶液和复方氯化钠溶液之比为 1：2）与碳酸氢钠和等渗水溶液（1.25%碳酸氢钠溶液和等渗盐水之比为 1：2）两种。在纠正缺水后，钾的排泄有所增加，因细胞外液量增加，K^+ 浓度也会因稀释而降低，故应注意低钾血症的发生。一般应在尿量达 40ml/h 后补充氯化钾。

（二）低渗性缺水

> **案例 8-2**
> 　　患者，女性，48 岁。以"乏力伴头晕 1 周，加重 2 天"为主诉入院。患者于 1 周前因全身瘙痒、皮疹、风团入院诊断"血管炎"，予"倍他米松""阿奇霉素"等药物抗炎、抗过敏治疗，用药后瘙痒症状减轻，皮疹渐消退，但用药后出现全身乏力，渐加重，伴头晕，当时查电解质未见明显异常。后因瘙痒症状缓解，皮疹消退，停药出院。出院后乏力症状仍无改善。2 天前乏力症状明显加重，四肢酸软乏力感尤其明显，不能行走，头晕无缓解。门诊以"乏力查因"收入科室。查体：精神差，痛苦面容，四肢肌张力正常，肌力 5⁻级，双侧对称，双侧腱反射减退，病理反射未引出。
> 　　实验室及辅助检查：电解质示 K^+ 3.08 mmol/L，Na^+ 128.1mmol/L，Cl^- 80.4mmol/L，渗透压 273.64 mmol。
> **问题：**
> 　　1. 临床上低渗性缺水有哪些类型？
> 　　2. 低渗性缺水有哪些临床表现？
> 　　3. 低渗性缺水如何治疗？

低渗性缺水（hypotonic dehydration）又称慢性缺水或继发性缺水。水和 Na^+ 同时缺失，但缺水少于失 Na^+，故血清 Na^+ 低于正常范围，细胞外液呈低渗状态。机体减少抗利尿激素的分泌，使水在肾小管内的再吸收减少，尿量排出增多，以提高细胞外液的渗透压。细胞外液量进一步减少，组织间液进入血液循环，虽能部分地补偿血容量，但使组织间液的减少明显多于血浆的减少。当循环血量明显减少时，肾素-醛固酮系统兴奋，肾排 Na^+ 减少，Cl^- 和水的再吸收增加，导致尿中氯化钠含量明显降低。血容量下降同时刺激

垂体后叶，使抗利尿激素分泌增多，水再吸收增加，引起少尿。如血容量继续下降，机体出现失代偿时，将出现休克。这种因大量失 Na^+ 而致的休克，又称低 Na^+ 性休克。

【病因】

低渗性缺水的病因主要有：①胃肠道消化液持续性丧失，如反复呕吐、腹泻、消化瘘或慢性肠梗阻，以致 Na^+ 随着大量消化液而丧失；②大面积创面慢性渗液；③肾排出水和 Na^+ 过多，如应用排 Na^+ 利尿药（氯噻酮、利尿酸等）时，未及时补充适量的 Na^+ 盐，以致体内缺 Na^+ 相对多于缺水。

【临床表现】

低渗性缺水的临床表现随缺 Na^+ 程度不同而不同。常见症状有头晕、视物模糊、软弱无力、脉搏细速、起立时容易晕倒等。当循环血量明显下降时，肾的滤过量相应减少，以致体内代谢产物潴留，可出现神志不清、肌痉挛性疼痛、肌腱反射减弱、昏迷等。

根据缺 Na^+ 程度，低渗性缺水可分为三度：

1. 轻度缺 Na^+ 患者感疲乏、头晕、手足麻木，口渴不明显。尿中 Na^+ 减少。血清 Na^+ 在 $130\sim135mmol/L$，每千克体重缺氯化钠 0.5g。

2. 中度缺 Na^+ 除上述症状外，尚有恶心、呕吐，脉搏细速，血压不稳定或下降，脉压变小，浅静脉萎陷，视物模糊，站立性晕倒。尿少，尿中几乎不含 Na^+ 和 Cl^-。血清 Na^+ 在 $120\sim130mmol/L$，每千克体重缺氯化钠 $0.5\sim0.75g$。

3. 重度缺 Na^+ 患者神志不清，肌痉挛性疼痛，肌腱反射减弱或消失；出现木僵，甚至昏迷。常发生休克。血清 Na^+ 在 $120mmol/L$ 以下，每千克体重缺氯化钠 $0.75\sim1.25g$。

> **案例 8-2 诊疗思路**
>
> 根据上述病史特点及体征，考虑血液系统疾病及电解质紊乱。
>
> 主要检查结果：电解质示 Na^+ 128.1mmol/L，Cl^- 80.4mmol/L，渗透压 273.64mmol。

【诊断与鉴别诊断】

根据体液丧失的病史和临床表现，可初步做出低渗性缺水的诊断。进一步检查包括：①尿 Na^+、Cl^- 测定，常有明显减少。轻度缺 Na^+ 时，血清 Na^+ 可能尚无明显变化，但尿内氯化钠的含量常已减少；②血清 Na^+ 测定，根据结果，可判定缺 Na^+ 的程度；血清 Na^+ 低于 135mmol/L，为低 Na^+ 血症；③红细胞计数、血红蛋白量、血细胞比容、血非蛋白氮化 Na^+ 和尿素均有增高，而尿比重常在 1.010 以下。

> **案例 8-2 分析总结**
>
> 根据病史中患者发病后给予"倍他米松""阿奇霉素"等药物抗炎、抗过敏治疗，但用药后出现全身乏力，渐加重，伴头晕，当时查电解质未见明显异常。于 2 天前乏力症状明显加重。查体：精神差，痛苦面容，四肢肌张力正常，肌力 5 级，双侧对称，双侧腱反射减退。电解质：K^+ 3.08mmol/L，Na^+ 128.1mmol/L，Cl^- 80.4mmol/L，渗透压 273.64mOsm。结合患者目前病史及实验室检查结果，考虑诊断为水电解质紊乱，低渗性缺水。

【治疗】

低渗性缺水的应对措施包括积极处理致病原因。针对细胞外液缺 Na^+ 多于缺水和血容量不足的情况，采用含盐溶液或高渗盐水静脉输注，以纠正体液的低渗状态和补充血容量。

1. 轻度和中度缺 Na^+ 根据临床缺 Na^+ 程度估计需要补给的液体量。例如，体重 60kg 的患者，测定血清 Na^+ 为 135mmol/L，则估计每千克体重丧失氯化钠 0.5g，共缺钠盐 30g。一般可先补给 1/2，即 15g，再加上 Na^+ 的日需要量 4.5g，共 19.5g，可通过静脉滴注 5% 葡萄糖盐水约 2000ml 来完成。此外，还应给日需要液体量 2000ml，并根据缺水程度，再适当增加一些补液量。其余 1/2 的 Na^+，可在第 2 天补给。

2. 重度缺 Na^+ 对休克患者，应先补足血容量，以改善微循环和组织器官的灌注。晶体液如乳酸复方氯化钠溶液、等渗盐水和胶体溶液如羟乙基淀粉、右旋糖酐和血浆蛋白溶液等都可应用。但晶体液的用量一般要比胶体液用量大 $2\sim3$ 倍。继续静脉滴注高渗盐水（一般 5% 氯化钠溶液）$200\sim300ml$，尽快纠正血 Na^+ 过低，以进一步恢复细胞外液量和渗透压，使水从水肿的细胞内外移。以后根据病情再决定是否继续输给高渗盐水或改用等渗盐水。

一般可按下列公式计算需要补充的钠盐量：

需补充的钠盐量（mmol）＝[血 Na^+ 的正常值（mmol/L）－血 Na^+ 测得值（mmol/L）]×体重（kg）×0.60（女性为 0.50）。

按 $17mmol$ Na^+＝1g 钠盐计算补给氯化钠量。当天补给 1/2 和日需要量 4.5g，其中 2/3 的量以 5% 氯化钠溶液输给，其余量以等渗盐水补给。以后可测定血清 Na^+、K^+、Cl^- 和血气分析，作为进一步治疗的参考。

3. 缺 Na^+ 伴有酸中毒 在补充血容量和钠盐后，由于机体的代偿调节功能，酸中毒常可同时得到纠正，不需一开始就用碱性药物治疗。如经血气分析测定，酸中毒仍未完全纠正时，可静脉滴注 1.25%碳酸氢钠溶液 100～200ml 或平衡盐溶液 200ml，以后视情况再决定是否继续补给。在尿量达到 40ml/h 后，应补充钾盐。

（三）高渗性缺水

案例 8-3

患者，女性，20 岁，频繁呕吐、腹泻伴发热 3 天，加重 1 天。患者于 3 天前饭后出现频繁呕吐、腹泻伴有发热。1 天前上述症状加重，并出现明显口渴、烦躁不安、少尿。以"急性胃肠炎"收住院。查体：精神萎靡，神志清楚，皮肤黏膜干燥、无汗。

实验室及辅助检查：

尿量：300ml/d，色黄，尿比重 1.023。

电解质：K^+ 4.5mmol/L，Na^+ 153.1mmol/L，Cl^- 110.6mmol/L，渗透压 317.43mmol。

问题：

1. 高渗性缺水有哪些类型？
2. 高渗性缺水有哪些临床表现？
3. 高渗性缺水如何治疗？

高渗性缺水（hypertonic dehydration）又称原发性缺水。水和 Na^+ 虽同时缺失，但缺水多于缺 Na^+，故血清 Na^+ 高于正常范围，细胞外液呈高渗状态。位于视丘下部的口渴中枢受到高渗刺激，患者感到口渴而饮水，使体内水分增加，以降低渗透压；另一方面，细胞外液的高渗可引起抗利尿激素分泌增多，以致肾小管对水的再吸收增加，尿量减少，使细胞外液的渗透压降低和恢复其容量。如继续缺水，则因循环血量显著减少引起醛固酮分泌增加，加强对 Na^+ 和水的再吸收，以维持血容量。缺水严重时，因细胞外液渗透压增高，使细胞内液移向细胞外间隙，导致细胞内、外液量都有减少。最终细胞内液缺水的程度重于细胞外液缺水的程度。脑细胞缺水将引起脑功能障碍。

【病因】

高渗性缺水的病因主要为：①摄入水分不够，如食管癌的吞咽困难，危重患者的给水不足，鼻饲高浓度的要素饮食或静脉注射大量高渗盐水溶液；②水分丧失过多，如高热大量出汗（汗中含氯化钠 0.25%）、烧伤暴露疗法、糖尿病昏迷等。

【临床表现】

高渗性缺水的临床表现随缺水程度而有不同。根

据症状轻重，一般将高渗性缺水分为三级：

1. 轻度缺水 除口渴外，无其他症状。缺水量为体重的 2%～4%。

2. 中度缺水 极度口渴。乏力、尿少和尿比重增高。唇舌干燥，皮肤弹性差，眼窝凹陷。常出现烦躁。缺水量为体重的 4%～6%。

3. 重度缺水 除上述症状外，出现躁狂、幻觉、谵妄甚至昏迷等脑功能障碍的症状。缺水量超过体重的 6%。

案例 8-3 诊疗思路

根据上述病史特点及体征，考虑消化系统疾病：急性胃肠炎？电解质紊乱？需要进一步做电解质等检查以明确诊断。

主要检查结果：尿量 300ml/d，色黄，尿比重 1.023。

电解质：K^+ 4.5mmol/L，Na^+ 153.1mmol/L，Cl^- 110.6mmol/L，渗透压 317.43mmol。

【诊断与鉴别诊断】

根据病史和临床表现一般可做出高渗性缺水的诊断。实验室检查常发现：①尿比重高；②红细胞计数、血红蛋白量、血细胞比容轻度增高；③血清 Na^+ 升高，在 150mmol/L 以上。

案例 8-3 分析总结

根据病史中患者急性起病，主要以呕吐、腹泻症状为主，伴有发热。1 天前出现明显口渴、烦躁不安、少尿症状。查体：患者精神萎靡，神志清楚，皮肤黏膜干燥、无汗。实验室及辅助检查检查：电解质示 K^+ 4.5mmol/L，Na^+ 153.1 mmol/L，Cl^- 110.6mmol/L，渗透压 317.43mmol。结合患者病史及实验室检查，考虑诊断为急性肠胃炎、高渗性脱水。

【治疗】

高渗性缺水的应对措施中包括尽早去除病因，使患者不再失液，以利机体发挥自身调节作用。不能口服的患者，静脉滴注 5%葡萄糖溶液或 0.45%氯化钠溶液，补充已丧失的液体。

估计需要补充已丧失的液体量有两种方法：①根据临床表现的严重程度，按体重百分比的丧失来估计。每丧失体重的 1%，补液 400～500ml；②根据血 Na^+ 浓度来计算。补水量（ml）＝[血 Na^+ 测得值（mmol/L）－血 Na^+ 正常值（mmol/L）]×体重（kg）×4。计算所得的补水量不宜在当天一次补给，以免发生水中毒。一般可分 2 天补给。当天先给

补水量的 1/2，余下的 1/2 在次日补给。此外，还应补给日需要量 2000ml。必须注意，血清 Na$^+$ 测定虽有增高，但因同时有缺水，血液浓缩，体内总 Na$^+$ 量实际上仍有减少。故在补水的同时应适当补 Na$^+$，以纠正缺 Na$^+$。如同时有缺钾需纠正时，应在尿量超过 40ml/h 后补钾，以免引起血钾过高。经过补液治疗后，酸中毒仍未纠正时，可补给碳酸氢钠溶液。

总而言之，对脱水患者首先要明确脱水的程度和性质，脱水程度判断主要依靠临床表现，轻度脱水者出现口渴、尿少和汗少等一般性表现；中度脱水者则开始出现如心率增快和直立性低血压等容量不足的循环系统的临床表现；重度脱水者则在容量不足的基础上发生休克，出现精神、神经系统的表现；关于脱水性质的判断，除了根据病史和病因的分析及有关临床表现外，简易可靠的方法是立即抽取血标本送检血生化指标。血清 Na$^+$ 正常者为等渗性脱水，血细胞比容和血清 Na$^+$ 降低者为低渗性脱水，血细胞比容和血清 Na$^+$ 增高者为高渗性脱水。治疗上，在注意病因治疗的同时，主要是进行液体的治疗。等渗性脱水者应补充含盐的生理性溶液，如平衡盐溶液或生理盐水；低渗性脱水者除补等渗含盐溶液外，必要时还要补高渗盐溶液；高渗性脱水者应首先补给不含盐的葡萄糖溶液，继而适当补给生理性溶液。在暂时不能明确脱水性质时，可按等渗性脱水治疗。

第三节 体内钾异常

（一）低钾血症

案例 8-4

患者，女性，58 岁，全身无力 2 天，呕吐、腹泻 1 天。患者自诉昨天上午因全身无力在社区医院治疗，查血常规：WBC 8.6mmol/L，NE 72.5%，咽红，扁桃体无肿大，治疗后回家。下午开始出现恶心，呕吐胃内容物 4~5 次，腹泻为水样便，7~8 次。今来急诊，发病以来精神不佳，未进食，大、小便正常。查体：T 36.5℃，P 57 次/分，R 20 次/分，BP 120/80mmHg，神志清楚，营养中等。咽红，扁桃体无肿大，双肺呼吸音清，未闻及干啰音。心尖冲动正常，心律齐，无杂音。腹平软，上腹部轻压痛，其余无压痛及反跳痛，墨菲征阴性，麦氏点无压痛，移动性浊音阴性。生理反射正常，病理反射未引出，肌力及肌张力正常。

实验室及辅助检查：K$^+$ 3.32mmol/L，Na$^+$ 142 mmol/L，Cl$^-$ 100mmol/L。

问题：

1. 低钾血症的病因有哪些？
2. 低钾血症有哪些临床表现？
3. 试述低钾血症的治疗方法。

低 钾 血 症 （hypokalemia）即血钾浓度低于 3.5mmol/L 表示有低钾血症。

【病因】

引起低钾血症的病因分为两大类，即钾的真正缺乏和"假性低钾"的低钾血症。

1. 钾的真正缺乏

（1）摄钾缺乏：长期进食不足，腹部外科手术患者禁食或输入无钾溶液所致。由于肾脏保钾功能差，即使在饥饿状态下每天仍有 10mmol/L 钾从尿中排除。

（2）胃肠道中丢失：这是腹部外科患者低钾的常见原因。胃液中钾量约为 10mmol/L，经胃液失钾量虽然有限，但严重呕吐和持续胃肠减压可引起细胞外液容量缩减，导致继发性醛固酮增加，使钾从肾排泄增加，氯化物排泄过多可引起碱血症，使尿钾排泄增多。大量肠液丢失，如腹泻、滥用泻药、肠瘘、肠减压术和结肠绒毛状腺瘤可引起钾丢失过多。输尿管乙状结肠吻合术后，因结肠正常倾向于吸收 Na$^+$ 及排 K$^+$ 和 HCO$_3^-$ 而致缺钾。

（3）经肾丢失：临床上常见，但易为外科医师所忽略。

1）各种原发性醛固酮增多症、库欣综合征、先天性肾上腺增生，肾素增多症及各种继发性醛固酮增多症合并水肿状态，如肝硬化腹水、充血性心力衰竭等，均可引起盐皮质醇分泌过多；皮质类固醇类药物长期使用可致高血压低血钾、水钠潴留。药物作用于远曲小管促进 K$^+$-Na$^+$ 交换，尿钾排泄增多而致低钾。

2）过多应用排钾利尿药，如呋塞米、氢氯噻嗪、布美他尼等。

3）肾小管性酸中毒引起低钾。

4）药物毒性直接作用抑制肾小管细胞重吸收钾，如两性霉素 B、多黏菌素、万古霉素、庆大霉素、磺胺类等；长期大量使用阿司匹林，可使氧化磷酸化解耦联，K$^+$ 从肾小管细胞外丢失导致低钾。

5）急腹症并发严重中毒症状时，细胞膜上的"钠钾泵"功能失调，致代谢紊乱。当大量细菌和毒素迅速进入血液循环时，机体处于中毒状态或休克、细胞缺氧、酸中毒、Na$^+$/K$^+$-ATP 酶活力受到抑制和破坏，维持"钠钾泵"功能的能量大大减少，细胞内 K$^+$ 外移，细胞外 Na$^+$ 内移，形成低 Na$^+$ 及暂时性高血钾。血钾升高可使肾小管细胞内基底侧细胞膜从肾小管周围液摄取多量的钾，增加细胞和肾小管内钾浓度的化学梯度差，促进钾分泌到管腔中，使尿钾增加，造成血钾浓度下降。

2. 假性低钾　主要表现为钾的分布异常即 K^+ 转入细胞内所致低钾血症。血钾降低而总体钾并不减少。

（1）体内胰岛素增加引起低钾血症：胰岛素可促进 K^+ 进入骨骼肌和肝细胞内。引起体内胰岛素增高的原因：①胰岛素瘤；②应用胰岛素治疗未能控制的糖尿病，患者可出现低钾血症；③应用全胃肠外营养时，患者有过量糖负荷及外源性胰岛素供给，如无适量钾输入，将导致低钾。

（2）甲状腺功能亢进症的低钾血症：较少见，患者在病理解剖及病理生理方面都发生异常改变。餐后葡萄糖代谢增高引起葡萄糖大量进入细胞内，形成葡萄糖-6-磷酸盐，由于葡萄糖被吸收引起的高血糖症导致胰岛素活力增加，钾大量向细胞内转移，可造成急性低血钾。

（3）应用叶酸或维生素 B_{12} 治疗巨细胞性贫血：常可使血清钾下降，甚至可诱发心律失常，可能是由于叶酸或维生素 B_{12} 使红细胞、血小板摄取 K^+ 增加，K^+ 从细胞外迅速向细胞内转移而致低血钾。

（4）大量静脉输入葡萄糖或甘露醇：主要由于高渗性药物进入血液，摄取组织中水分而增加血容量后，在肾小球滤出进入肾小管时，又产生渗透性利尿作用，使肾排钾增多；血糖升高可刺激胰岛素分泌，使 K^+ 进入细胞而产生低血钾。

（5）肾上腺素能系统的作用：肾上腺素能系统参与细胞膜钾的调节，创伤后低血钾可能是由于创伤时多并发长时间低血压、休克或儿茶酚胺量增加，可能引起 β_2-肾上腺素能受体兴奋，促使 K^+ 移入细胞内、第三间隙或被胶原组织吸收所致。

（6）洋地黄中毒时，抑制心脏细胞膜的 Na^+/K^+-ATP 酶活性，抑制阳离子的主动转运，阻止 K^+ 交换而导致低血钾。

（7）碱血症：动脉血 pH 上升可促使 K^+ 进入细胞内。主要由于 H^+ 从细胞内外移，以缓冲 pH 的改变，为保持离子平衡，细胞外 K^+ 转入细胞内与 H^+ 交换而致低钾血症。

【临床表现】

1. 神经-肌肉应激性降低　肌肉无力为最早表现。

（1）骨骼肌软弱无力：一般先出现于四肢肌肉，随后延及躯干和呼吸肌，血清钾低于 2.5mmol/L 时可出现软瘫，肌腱反射减退或消失，严重时可出现呼吸

困难。血钾降低在 1.0～1.5mmol/L 时可发生呼吸停止。

（2）消化道平滑肌无力可出现胃肠道功能改变：如恶心、呕吐，肠蠕动减弱、便秘、腹胀，严重时可发生麻痹性肠梗阻。

（3）全身平滑肌受累可引起直立性低血压、休克或心力衰竭，特别是手术和麻醉刺激更易发生。

2. 心肌细胞应激性增加　传导和节律异常。

（1）心律失常：窦性心动过速，房性或室性心律失常，严重时可发生室颤。

（2）心电图改变：典型的心电图改变为早期出现 T 波降低、变宽、双相或倒置，随后出现 ST 段降低，QT 间期延长和 U 波。在判别心电图改变时应注意：U 波幅度大于 T 波，TU 可融合呈驼峰形，易误为 QT 间期延长。虽然 U 波出现与否不是低钾的唯一诊断指标，但可视为一个可靠的指标。

3. 中枢神经系统功能紊乱　轻者表现为烦躁不安、情绪波动、倦怠。严重者则有精神缺乏、嗜睡、定向力减退、神志不清、谵妄，甚至昏迷。

4. 对肾脏的影响　缺钾严重或时间较长（1～2 周）的患者有时会出现多尿，原因是缺钾能阻碍抗利尿激素的作用，致肾脏失去尿浓缩的功能。

5. 合并酸碱平衡紊乱　血钾过低时，K^+ 由细胞内移出，与 Na^+-H^+ 交换增加。细胞外液 H^+ 浓度降低，而远曲肾小管排 K^+ 减少，排 H^+ 增多而致碱中毒，但尿呈酸性（反常性酸性尿）。如低钾血症合并代谢性酸中毒时，多提示肾小管性酸中毒。腹泻、肠瘘或滥用泻药等情况，均可引起碳酸氢盐丧失和高 Cl^- 血症。

> **案例 8-4 诊疗思路**
> 　　根据上述病史特点及体征，考虑水电解质平衡紊乱。需要进一步做电解质检查以明确诊断。
> 　　主要检查结果为：电解质示 K^+ 3.32mmol/L，Na^+ 142mmol/L，Cl^- 100mmol/L。

【诊断与鉴别诊断】

1. 一般可根据病史和临床表现进行诊断。

2. 血清钾测定　一般 3.0～3.4mmol/L 为轻度低钾，2.5～2.9mmol/L 为中度低钾，<2.5mmol/L 为重度低钾。

3. 尿钾测定　对诊断各种病因有一定帮助，一般血清钾在 3.0～3.5mmol/L，而尿钾>10～20mmol/L 时，应考虑病理性失钾。

4. 诊断时应注意

（1）患者伴有严重的细胞外液减少时，低钾血症临床表现有时可不明显，而仅出现缺水、缺 Na^+ 的症状，在纠正缺水后，钾进一步稀释，可出现低钾症状。

（2）血浆钾比血清钾浓度往往低 0.5mmol/L。这是由于出现凝血块时血小板及其他细胞的钾排入血清中。

（3）血清钾浓度与临床低血钾不一定平行，在慢性长期失钾条件下，患者对低血钾水平有一定耐受性，临床症状可不明显。

（4）抽血前在抽血部位拍打或肢体剧烈活动，可使测定的血钾值升高而掩盖低血钾。

（5）补钾后即检验血钾浓度难以准确反映机体缺钾程度。应在停止补钾 10 小时后，再抽血化验。

案例 8-4 分析总结

1. 根据病史中患者有呕吐、腹泻症状。查体：腹平软，上腹部轻压痛，其余无压痛及反跳痛，墨菲征阴性，麦氏点无压痛，移动性浊音阴性。生理反射正常，病理反射未引出，肌力及肌张力正常。

2. 实验室及辅助检查：K^+ 3.32mmol/L，Na^+ 142mmol/L，Cl^- 100mmol/L。考虑诊断为低钾血症。

【治疗】

最主要的治疗是尽早纠正和消除引起低钾血症的病因，以减少或终止钾的继续丧失。腹部外科患者多不能进食，常继续丢钾，应以静脉补钾盐为主。一旦胃肠道功能恢复可进食时，应及时给予口服补钾。补钾应根据发病原因、病史、临床表现综合分析，不能单凭血清钾或心电图来决定。急症患者往往并不出现典型的低钾心电图变化。

1. 每天补钾量的估算 临床较难判断缺钾的程度，这给临床医师决定补钾量带来一定困难。每天补钾量应为每天生理需钾量、已缺钾量和当天失钾量相加的总量。

（1）估算已缺钾量：可根据血清钾浓度，初步确定缺钾量。

血清钾为 3.0～3.4mmol/L，估计缺钾量为 100～200mmol（1g 氯化钾含钾 13.4mmol）。

血清钾为 2.5～2.9mmol/L，估计缺钾量为 200～400mmol。

血清钾为 2.5mmol/L 以下，估计缺钾量约 500mmol。

（2）每天生理需要量：每天需补钾 40mmol/L（约 3g 氯化钾）。

（3）当天失钾量。

具体补充钾盐时，我们常以每天 3g 氯化钾为基数，以血清钾 3.0mmol/L、2.5mmol/L、2.0mmol/L 为三度，视患者具体情况和临床表现，每一度增加 1.5～2.0g 氯化钾。

2. 补钾原则

（1）见尿补钾：当肾功能有障碍时，出现少尿、休克、缺水、缺氧和酸中毒等。未纠正时不要补钾。经处理后，每小时尿量达 40ml 或每天尿量最少在 500ml 以上时，才可从静脉输注氯化钾溶液。

（2）应控制含钾溶液浓度：一般溶液含钾浓度应在 0.5%以下[即钾的浓度不能超过 40mmol/L 或稀释至 20～40mmol/L（0.5～3.0g/L）]。

（3）补钾速度不宜过快：如从静脉输入含钾溶液速度过快，即可在短时间内使血钾增高很多，引起致命后果。一般补钾速度不宜超过 20mmol/h，多在 10～20mmol/h，即控制在 1g/h 或 0.2mmol/(kg·h)。临床常应用钾浓度在 0.5%以下溶液，滴注速度不超过 80 滴/分。

（4）每天补钾总量不宜过多：一般为 2mmol/kg 或总量不超过 100～150mmol。临床常以每天补钾总量 6～8g 为限，但有人提出在重度低钾血症时应快速大量补钾，方能有效地纠正低血钾。

（二）高钾血症

案例 8-5

患者，男性，24 岁，于 5 小时前因翻车事故致右下肢受压，由"120"送院急诊，伤后感右下肢胀痛。查体：BP 65/40mmHg，P 105 次/分，R 25 次/分。精神差，痛苦面容。右下肢发冷、发绀，右侧腹股沟以下肿胀。

实验室检查：

K^+ 5.8mmol/L，Na^+ 141.1mmol/L，Cl^- 103mmol/L。

问题：

1. 高钾血症的病因有哪些？

2. 高钾血症的临床表现有哪些？

3. 高钾血症应如何治疗？

高钾血症（hyperkalemia）即血钾浓度高于 5.5mmol/L 时称为高钾血症。除外钾由细胞内转移至细胞外的情况，高钾血症通常反映总体钾过多。

【病因】

（1）钾摄入过多：由于肾脏有很强的排钾能力，正常人即使摄入过多含钾食物，也不会产生高钾血症。常见高钾血症主要发生在肾功能不全患者，输注含钾的静脉液体者更易发生。

（2）钾在细胞内、外重新分布：导致细胞内、外钾分布改变而使血钾上升的情况主要包括细胞损伤、高渗透压血症、酸中毒、药物毒物等。①细胞损伤见于横纹肌溶解症、大面积烧伤、化疗后肿瘤细胞大量溶解及大量溶血等；②高渗透压血症可以造成细胞皱缩，细胞内钾浓度升高，可达 1～2mmol/L 以上。有利于 K^+ 的外逸。甘露醇的使用及糖尿病酮症酸中毒未使用足够胰岛素都是常见的导致高渗透压血症的原因；③代谢性酸中毒，特别是由 HCl、NH_4Cl 等引起者最易诱发高钾血症。另外，酸中毒可以刺激集合管细胞上的 H^+/K^+-ATP 酶，可促进 K^+ 重吸收；④洋地黄药物、河豚毒素等中毒可引起严重高钾血症。

（3）肾脏排钾障碍：主要由盐皮质类固醇减少、原发性远端肾单位 Na^+ 输送减少及皮质集合管功能异常等引起。

【临床表现】

1. 对骨骼肌的影响　血清钾浓度为 5.5～7.0mmol/L 时，肌肉的兴奋性增强，临床上可出现肌肉轻度震颤，手足感觉异常。当血清钾浓度为 7.0～9.0mmol/L 时，出现肌肉软弱无力。腱反射减弱或消失，甚至出现弛缓性麻痹等症状。肌肉症状常出现于四肢，然后向躯干发展，也可波及呼吸肌。

2. 对心脏的影响　常出现心率缓慢或心律失常，甚至发生心搏骤停。心电图先呈 T 波高尖，QT 间期缩短，随后 T 波改变更加明显，QRS 波渐增宽伴幅度下降，P 波形态渐消失，所有这些改变综合后患者心电图呈正弦波。由于许多高钾血症常同时合并低钙血症、代谢性酸中毒及低钠血症等，这些情况有时也对心电图的改变有影响，因此有时必须仔细加以分析，方能确诊。

【诊断与鉴别诊断】

高钾血症的诊断首先要除外由于溶血等所致的假性高钾血症，并除外实验室误差。心电图检查明确有无严重的心脏毒性的发生，心电图若有高钾血症的表现是危险的信号，应采取积极的治疗措施。某些药物（包括钾盐）及肾功能不全是最常见的导致高钾血症的原因。肾功能正常但伴严重肾前性氮质血症的患者可伴高钾血症。醛固酮、胰岛素分泌或作用的缺陷亦可导致高钾血症。持续性高钾血症伴酸中毒可能是

高钾性肾小管酸中毒，常见于中度肾功能不全，尤其是伴有糖尿病、间质性肾炎或梗阻的患者。另外，组织坏死、横纹肌溶解及膜的除极状态（如琥珀胆碱的使用和高钾性周期性麻痹等）从临床表现上诊断不难。一些罕见的基因缺陷导致的遗传性疾病亦可导致高钾血症。

【治疗】

当血钾＞6mmol/L；或者血钾尚不太高，但心电图已有典型高钾表现；或者有高钾所致的典型神经肌肉症状时，必须进行紧急处理。促使血钾水平下降的措施主要有：

1. 葡萄糖酸钙　可直接对抗因血钾过高细胞膜极化状况的影响，使阈电位恢复正常。常用 10% 葡萄糖酸钙溶液 10～20ml，直接或与等量 50% 葡萄糖稀释后静脉注射。起效快，治疗后 1～3 分钟即可见效，但持续时间较短，仅 30～60 分钟。注射后行心电图监护，如 10～20 分钟后未见效果，可重复注射，但对使用洋地黄类药物者应慎用。

2. 碳酸氢钠　除对抗高钾对细胞膜作用外，还能促使钾进入细胞内。可用 5% $NaHCO_3$ 溶液快速静脉滴注，或取 10～20ml 静脉推注。用后 5～10 分钟起作用，并持续到滴注结束后 2 小时。本法优点为纠正高钾血症的同时还可纠正酸中毒，但在合并心力衰竭者慎用。小部分病例由于注射后快速产生碱血症，可诱发抽搐或手足搐搦症，此时可同时注射葡萄糖酸钙或氯化钙以对抗。

3. 葡萄糖和胰岛素　胰岛素可促使细胞对 K^+ 的摄取，从而使血钾下降，同时滴注葡萄糖则可防止低血糖出现。使用方法为 10U 胰岛素加 50g 葡萄糖（10% 葡萄糖液 500ml）在 1 小时左右滴完。静滴开始后 30 分钟起效，持续时间为 4～6 小时。通常应用上述剂量后血钾可下降 0.5～1.2mmol/L，必要时 6 小时后再重复一次。

4. 呋塞米　可促使钾从肾脏排出，一般可静脉注射 40～80mg，但肾功能障碍时效果欠佳。

5. 离子交换树脂　可用降钾树脂 25g 口服，每天 2～3 次；如不能口服可予灌肠，剂量为 50g，每 6～8 小时 1 次。

6. 透析　透析为最快和最有效方法。可采用血液透析或腹膜透析，但后者疗效相对较差，且效果较

慢。应用低钾或无钾透析液进行血液透析，可以使血钾几乎在透析开始后即下降，1～2 小时后血钾几乎可恢复到正常。腹膜透析应用普通标准透析液在每小时交换 2L 情况下，约可交换出 5mmol 钾，连续透析 36～48 小时可以去除 180～240mmol 钾。

7. 其他 包括处理原发疾病（如清创、排出胃肠道积血）及避免摄入含钾过多饮食（如水果、咖啡等）。如酸中毒为诱发高钾血症的原因，应尽快纠正酸中毒。停用可使血钾水平上升的药物等。

第四节　酸碱平衡失调

正常人血液的酸碱度始终保持在一定的水平，变动范围很小，基本恒定在 pH 7.40±0.05。虽然机体在代谢过程中产生一定量的酸性或碱性物质不断地进入血液，影响到血液的酸碱度，但正常情况下，机体有一套体内酸碱平衡调节机制，缓冲酸碱负荷，有效地减轻酸碱紊乱。机体这种调节酸碱物质含量及其比例、维持血液 pH 在正常范围内的过程，称为酸碱平衡。只有在严重情况下，机体内产生或丢失的酸碱过多而超过机体调节能力，或机体对酸碱调节机制出现障碍时，才可导致酸碱平衡失调。

一、代谢性酸中毒

> **案例 8-6**
>
> 　　患者，男性，18 岁。口干、多饮 1 个月，恶心、呕吐 2 天。患者于 1 个月前无明显诱因出现口干、多饮，每日饮水量为 3000～4000ml，尿量增多，夜尿 3～4 次。于 2 天前饭后出现恶心、呕吐，呕吐物为胃内容物，无腹痛、腹泻，无发热。查体：呼吸 28 次/分，神志清楚，眼窝稍凹陷，皮肤干燥，弹性较差。呼吸深快，双肺呼吸音清晰，未闻及干、湿啰音。
>
> 　　实验室检查：血糖 21.6mmol/L，HCO_3^- 10.0mmol/L。尿常规：尿糖（＋＋＋），酮体（＋＋），蛋白（－）。呕吐物隐血（－）。粪常规（－）。血气分析：pH 7.352，HCO_3^- 16.0mmol/L。BE－5mmol/L，PCO_2 33mmol/L。
>
> **问题：**
> 1. 代谢性酸中毒有哪些临床表现？
> 2. 如何诊断代谢性酸中毒？
> 3. 如何治疗代谢性酸中毒？

代谢性酸中毒（metabolic acidosis）是指细胞外

液 H^+ 增加和（或）HCO_3^- 丢失而引起的以血浆 HCO_3^- 减少为特征的酸碱平衡紊乱，是临床上最为常见的一种酸碱平衡紊乱。根据有无阴离子空隙（anion gap，AG）增大，可分为 AG 增高型（血 Cl^- 正常）和 AG 正常型（血 Cl^- 升高）两类。前者的常见病因：缺血、缺氧、休克、肺水肿、严重贫血、肝病和糖尿病等情况引起的乳酸性酸中毒，糖尿病、饥饿、酒精中毒等导致的酮症酸中毒，以及肾功能不全等。后者的常见病因包括严重腹泻、小肠瘘、胆瘘、胰瘘和泌尿道引流术后，引起 HCO_3^- 大量丢失和慢性肾衰竭、肾小管酸中毒、应用碳酸酐酶抑制药，以及含 Cl^- 的酸性药物摄入过多等。

【临床表现】

轻度代谢性酸中毒可以无特异的临床表现，严重代谢性酸中毒时，突出的症状是呼吸深而快，并伴有无力、嗜睡和眩晕、心率加快、血压偏低、肌张力减退、腱反射减弱或消失等。

代谢性酸中毒主要引起心血管系统和中枢神经系统的功能障碍。严重代谢性酸中毒时可引起 H^+-K^+ 离子交换增加，细胞内 K^+ 外溢，以及肾小管上皮细胞排 H^+ 增多、排 K^+ 减少，引起严重高钾血症，导致心脏传导阻滞、心室颤动等心律失常，甚至心脏停搏。在严重酸中毒时，还可以降低心肌收缩力，降低周围血管对儿茶酚胺的敏感性，出现休克。代谢性酸中毒时，因抑制性神经递质 γ-氨基丁酸生成增多和酸中毒影响氧化磷酸化导致 ATP 减少，脑组织能量供应不足。患者往往表现为疲乏、无力、感觉迟钝等抑制效应，严重者可导致意识障碍、嗜睡、昏迷等，最后可因呼吸中枢和血管运动中枢麻痹而死亡。

> **案例 8-6 诊疗思路**
>
> 　　根据上述病史特点及体征，考虑内分泌系统疾病：糖尿病酮症酸中毒？需要进一步测量血糖、尿常规、粪常规等以明确诊断。
>
> 　　实验室检查：血糖 21.6mmol/L，HCO_3^- 10.0mmol/L。尿常规：尿糖（＋＋＋），酮体（＋＋），蛋白（－）。呕吐物隐血（－）。粪常规（－）。血气分析 pH 7.352，HCO_3^- 16.0mmol/L。BE－5mmol/L，PCO_2 33mmol/L。

【诊断与鉴别诊断】

血气分析是一种实用和常用的诊断与鉴别诊断检测方法，其反映酸碱平衡的常用指标有血液 pH（正常人动脉血 pH 为 7.40±0.05）、动脉血 CO_2 分压（$PaCO_2$，正常人动脉血的 $PaCO_2$ 为 34～45mmHg）、标准碳酸氢盐（SB，正常值为 22～27mmol/L）和实际碳酸氢盐（AB，正常值为 22～27mmol/L）、缓冲碱（BB，正常值45～52mmol/L）、碱剩余（BE，正常值为–3～＋3mmol/L）、阴离子间隙（正常值为8～12mmol/L）。

代谢性酸中毒血气分析显示，pH＜7.35（机体失代偿）或在正常范围（酸中毒得到机体的完全代偿），SB、AB、BB 均降低，BE 负值增大；反映呼吸因素的指标 $PaCO_2$ 可因机体的代偿而下降。

> **案例 8-6 分析总结**
>
> 　　1. 患者为年轻男性。因"口干、多饮1个月，恶心、呕吐2天"入院。患者于1个月前无明显诱因出现口干、多饮，每日饮水量为 3000～4000ml，尿量增多，夜尿3～4次。由此可考虑诊断1型糖尿病。
>
> 　　2. 患者于2天前饭后出现恶心、呕吐，呕吐物为胃内容物，无腹痛、腹泻，无发热。查体：呼吸 28 次/分，神志清楚，眼窝稍凹陷，皮肤干燥，弹性较差。呼吸深快，双肺呼吸音清晰，未闻及干、湿啰音。由此可考虑患者存在糖尿病酮症酸中毒。
>
> 　　3. 根据患者辅助检查：血糖21.6mmol/L，HCO_3^- 10.0mmol/L。尿常规：尿糖（＋＋＋），酮体（＋＋）。血气分析：pH 7.352，HCO_3^- 16.0mmol/L。BE－5mmol/L，PCO_2 33mmol/L，血气分析提示 pH 处于代偿范围，结合患者糖尿病病史，考虑目前诊断为代谢性酸中毒合并呼吸性碱中毒，代偿期。

【治疗】

1. 预防和治疗原发病，是消除代谢性酸中毒的主要应对措施。

2. 纠正水、电解质代谢紊乱，恢复有效循环血容量，改善肾功能。

3. 补充碱性药物 轻度的代谢性酸中毒常可以通过消除病因而得以纠正，一般不需要常规使用碱性药物。当血浆中的 HCO_3^- 浓度低于 10mmol/L 时，应及时应用碱性药物。常用的碱性药物有两种。

（1）碳酸氢钠溶液：可直接补充 HCO_3^-，是迅速和有效的治疗措施。因此，$NaHCO_3$ 是代谢性酸中毒补碱的首选药。

（2）乳酸钠溶液：乳酸钠在体内可结合 H^+ 而变为乳酸，而乳酸又可在肝脏内彻底氧化为 H_2O 和 CO_2，为机体提供能量。因此，乳酸钠是一种既能中和 H^+、产物乳酸又可被机体利用的碱性药物，在临床上也较为常用；但乳酸酸中毒、心功能不全和肝功能有损害的患者不宜采用。

碱性药物的使用剂量可根据以下公式计算得出：

所需的 HCO_3^- 量（mmol）=HCO_3^- 正常值（mmol）－HCO_3^- 测得值（mmol）×体重（kg）×0.4。

一般在 2～4 小时补充计算量的 1/2，根据临床表现和血气分析结果，再决定下一步治疗的剂量。

二、代谢性碱中毒

> **案例 8-7**
>
> 　　患者，男性，56 岁。因右下腹疼痛1年余，再发加重伴全腹疼痛12小时入院。患者于12小时前无明显诱因出现腹部疼痛，以下腹部最为明显，发病以来，自感四肢发冷，有排气，但排便量减少。查体：T 38.1℃，肺部检查未见异常，心率101次/分，板状腹，全腹均有压痛及反跳痛，以右下腹麦氏点为甚，未见胃肠型及蠕动波，肝脾肋下未触及，移动性浊音可疑阳性。双下肢无水肿。入院后完善相关检查，诊断：急性弥漫性腹膜炎。行急诊开腹探查术，术中发现阑尾脓肿破裂。术中切除阑尾，并做腹腔引流。术后患者胃肠减压5天后，出现手麻、神志不清、BP90/60mmHg、R 12次/分。实验室检查：血气分析示 pH7.54，PCO_2 6.44kPa、BE＋10.6mmol/L、HCO_3^- 40mmol/L、K^+ 3.2mmol/L、Na^+ 142mmol/L、Cl^- 105mmol/L，尿液 pH 呈酸性。
>
> **问题：**
>
> 　　1. 代谢性碱中毒有哪些病因？
>
> 　　2. 代谢性碱中毒如何诊断？
>
> 　　3. 代谢性碱中毒如何治疗？

体内 H^+ 丢失或 HCO_3^- 增多可引起代谢性碱中毒（metabolic alkalosis）。

【病因】

（1）**胃液丢失过多**：这是外科患者发生代谢性碱中毒的最常见的原因。酸性胃液大量丢失，如严重呕吐、长期胃肠减压等，可丢失大量的 H^+ 及 Cl^-、HCO_3^-。肠液中的 HCO_3^- 未能被胃液的 H^+ 所中和，HCO_3^- 被重吸收入血，使血浆 HCO_3^- 增高。另外，胃液中 Cl^- 的丢失使肾近曲小管的 Cl^- 减少。为维持离子平衡，代偿性地重吸收 HCO_3^- 增加，导致碱中毒。大量胃液的丢失也丢失了 Na^+，在代偿过程中，K^+ 和 Na^+ 的交换、H^+ 和 Na^+ 的交换增加，即保留了 Na^+，但排出了 K^+ 及 H^+，造成低钾血症和碱中毒。

（2）**碱性物质摄入过多**：长期服用碱性药物，可中和胃内的盐酸，使肠液中没有足够的 H^+ 来中和，HCO_3^- 被重吸收入血而致碱中毒。大量输注库存血，抗凝剂入血后可转化成 HCO_3^-，导致碱中毒。

（3）**缺钾**：低钾血症时，K^+ 从细胞内移至细胞外，每3个K^+从细胞内释出，就有1个Na^+和1个H^+进入细胞内，引起细胞内的酸中毒和细胞外的碱中毒。同时，在血容量不足的情况下，机体为了保存Na^+，经远曲小管排出的H^+及K^+则增加，HCO_3^-的回吸收也增加。更加重了细胞外液的碱中毒及低钾血症。此时可出现反常性的酸性尿。

（4）利尿剂的作用：呋塞米、依他尼酸等能抑制近曲小管对Na^+和Cl^-的再吸收，而并不影响远曲小管内Na^+与H^+的交换。因此，随尿排出的Cl^-比Na^+多，回入血液的HCO_3^-增多，发生低氯性碱中毒。

【临床表现】

一般无明显症状，有时可有呼吸变浅变慢，或精神神经方面的异常，如嗜睡、精神错乱或谵妄等。可以有低钾血症和缺水的临床表现。严重时可因脑和其他器官的代谢障碍而发生昏迷。

> **案例8-7诊疗思路**
>
> 　　根据上述病史特点及体征考虑为：电解质紊乱？低血钾性碱中毒？需要进一步血气分析、电解质、尿常规等以明确诊断。
>
> 　　实验室检查：血气分析示 pH7.54，PCO_2 6.44kPa，BE+10.6mmol/L，HCO_3^-40mmol/L，K^+ 3.2mmol/L，Na^+142mmol/L，Cl^-105mmol/L，尿液 pH 呈酸性。

【诊断】

根据病史可做出初步诊断。血气分析可确定诊断及其严重程度。失代偿时，血液 pH 和HCO_3^-明显增高，$PaCO_2$正常。代偿期血液 pH 可基本正常，但HCO_3^-和 BE（碱剩余）均有一定程度的增高。可伴有低氯血症和低钾血症。

> **案例8-7分析总结**
>
> 　　根据患者病史，患者因长时间的胃肠减压，胃肠液丢失，尤其是K^+的丢失过多。使细胞内的K^+向细胞外转移，而细胞外的H^+向细胞内转移，使血 pH 升高。肾小管分泌K^+减少，K^+-Na^+交换减弱，而H^+-Na^+交换占优势，肾小管上皮细胞分泌H^+过多，导致尿液呈酸性，即反常性酸性尿。
>
> 　　实验室检查：血气分析示 pH7.54，PCO_2 6.44kPa、BE+10.6mmol/L、HCO_3^-40mmol/L，有此可诊断为碱中毒，结合患者病史，可考虑为代谢性碱中毒。K^+3.2mmol/L、Na^+142mmol/L、Cl^-105mmol/L，电解质结果提示患者有低钾血症。尿常规：尿液 pH 呈酸性。结合实验室检查，支持代谢性碱中毒的诊断。

【治疗】

对于原发疾病应予积极治疗。对丢失胃液所致的代谢性碱中毒，可输注等渗盐水或葡萄糖盐水，既恢复了细胞外液量，又补充了Cl^-。这种治疗可纠正轻症低氯性碱中毒。

必要时可补充盐酸精氨酸，既可补充Cl^-，又可中和过多的HCO_3^-。另外，碱中毒时几乎都同时存在低钾血症，故须同时补给氯化钾。补K^+之后可纠正细胞内、外离子的异常交换，终止从尿中继续排H^+，有利于加速碱中毒的纠正。但应在病人尿量超过40ml/h 才可开始补K^+。

治疗严重碱中毒时（血浆HCO_3^-为45～50mmol/L，pH＞7.65），为迅速中和细胞外液中过多HCO_3^-，可应用稀释的盐酸溶液。0.1mol/L 或 0.2mol/L 的盐酸用于治疗重症、顽固性代谢性碱中毒是很有效的，也很安全。具体方法：将 1mol/L 盐酸溶入生理盐水1000ml 或 5%葡萄糖溶液 1000ml 中（盐酸浓度成为0.15mol/L），经中心静脉导管缓慢滴入（25～50ml/h）。切忌将该溶液经周围静脉输入，因一旦溶液渗漏会导致软组织坏死的严重后果。每4～6 小时监测血气分析及血电解质。必要时第二天可重复治疗。纠正碱中毒不宜过于迅速，一般也不要求完全纠正。关键是解除病因（如完全性幽门梗阻），碱中毒就很容易彻底治愈。

三、呼吸性酸中毒

> **案例8-8**
>
> 　　患者，男性，73 岁。因反复咳嗽、咳痰40 余年，再发加重伴胸闷半天入院。患者 40 余年前反复出现咳嗽、咳痰，伴有气促，咳白色黏痰，每年持续 2～3 个月及以上，曾多次住院诊断"慢性阻塞性肺疾病"。半天前上述症状加重，伴有胸闷。
>
> 　　查体：T 36.3℃，R 23 次/分，BP 131/84mmHg，HR100 次/分，神志清楚，双肺听诊呼吸音弱，以左侧明显，未闻及明显干、湿啰音。心前区无隆起，心尖冲动位于第 5 肋间左锁骨中线外侧 1cm 处；无震颤，心界向左下扩大，心律齐，未闻及杂音。腹稍隆，腹肌软，全腹无压痛、反跳痛、波动感，肝区及双肾区无叩击痛，移动性浊音阴性，肠鸣音正常，3 次/分，无振水音及血管杂音。肛门及外生殖器未查。四肢无畸形，双下肢水肿明显，右下肢可见多个皮肤破溃，四肢肌力、肌张力正常。生理反射存在，病理反射未引出。

实验室检查：血气分析示 pH7.163，PCO$_2$ 12.62kPa，PO$_2$ 9.16kPa，BE 2.1mmol/L。血常规：WBC 10.89×10^9/L，Hb 119g/L，PLT 119×10^9/L，N 83.8%。电解质基本正常。肾功能：BUN 18.13mmol/L，Cr 115.5μmol/L，ALB 35.1g/L。心肌酶：CK 596U/L，CM-MB 62U/L，肌红蛋白＞1000μg/L。肌钙蛋白：0.33μg/L。

问题：

1. 呼吸性酸中毒有哪些临床表现？
2. 呼吸性酸中毒应如何诊断？
3. 呼吸性酸中毒应如何治疗？

呼吸性酸中毒（respiratory acidosis）系指肺泡通气及换气功能减弱，不能充分排出体内生成的 CO$_2$，以致血液 PaCO$_2$ 增高，引起高碳酸血症。

【病因】

常见原因：全身麻醉过深、镇静剂过量、中枢神经系统损伤、气胸、急性肺水肿和呼吸机使用不当等。上述原因均可明显影响呼吸，使通气不足，引起急性高碳酸血症。另外，肺组织广泛纤维化、重度肺气肿等慢性阻塞性肺疾病，有换气功能障碍或肺泡通气/灌流比例失调，都可引起 CO$_2$ 在体内潴留，导致高碳酸血症。外科患者如果合并存在这些肺部慢性疾病，在手术后更容易产生呼吸性酸中毒。术后易由于痰液引流不畅、肺不张，或有胸腔积液、肺炎，加上切口疼痛、腹胀等因素，均可使换气量减少。

机体对呼吸性酸中毒的代偿可通过血液的缓冲系统，血液中的 H$_2$CO$_3$ 与 Na$_2$HPO$_4$ 结合，形成 NaHCO$_3$ 和 NaH$_2$PO$_4$，后者从尿中排出，使 H$_2$CO$_3$ 减少，HCO$_3^-$ 增多。但这种代偿性作用较弱。还可以通过肾代偿，肾小管上皮细胞中的碳酸酐酶和谷氨酰胺酶活性增高，使 H$^+$ 和 NH$_3$ 的生成增加。H$^+$ 与 Na$^+$ 交换，H$^+$ 与 NH$_3$ 形成 NH$_4^+$，H$^+$ 排出增加，NaHCO$_3$ 的再吸收增加。但这种代偿过程很慢。总之，机体对呼吸性酸中毒的代偿能力有限。

【临床表现】

患者可有胸闷、呼吸困难、躁动不安等，因换气不足致缺氧，可有头痛、发绀。随着酸中毒加重，可有血压下降、谵妄、昏迷等。脑缺氧可致脑水肿、脑疝，甚至呼吸骤停。

案例 8-8 诊疗思路

根据上述病史特点及体征，考虑呼吸系统疾病：慢性阻塞性肺疾病急性发作？呼吸衰竭？需要进一步血气分析、血常规、心脏救助指标等以明确诊断。

实验室检查：血气分析：pH7.163，PCO$_2$ 12.62kPa，PO$_2$ 9.16kPa，BE 2.1mmol/L。血常规示：WBC 10.89×10^9/L，Hb 119g/L，PLT 119×10^9/L，N 83.8%。电解质基本正常。肾功能：BUN 18.13mmol/L，Cr 115.5μmol/L，ALB 35.1g/L，心肌酶：CK 596U/L，CM-MB 62U/L，肌红蛋白＞1000μg/L。肌钙蛋白：0.33μg/L。

【诊断】

患者有呼吸功能受影响的病史，又出现上述症状，即应怀疑有呼吸性酸中毒。动脉血血气分析显示 pH 明显下降，PaCO$_2$ 增高，血浆 HCO$_3^-$ 可正常。慢性呼吸性酸中毒时，血 pH 下降不明显，PaCO$_2$ 增高，血 HCO$_3^-$ 亦有增高。

案例 8-8 分析总结

1. 根据患者病史，患者有慢性阻塞性肺疾病病史多年，急性加重半天。

2. 实验室检查　血气分析：pH7.163，PCO$_2$ 12.62kPa，PO$_2$ 9.16kPa，BE 2.1mmol/L，提示酸中毒，结合患者有呼吸系统疾病病史，可诊断为呼吸性酸中毒。血常规示：WBC 10.89×10^9/L，Hb 119g/L，PLT 119×10^9/L，N 83.8%，血象升高，存在感染的可能性大。

诊断呼吸性酸中毒主要依靠血气分析。

【治疗】

机体对呼吸性酸中毒的代偿能力较差，而且常合并存在缺氧，对机体的危害性极大，因此除需尽快治疗原发病因之外，还须采取积极措施改善患者的通气功能。行气管插管或气管切开术并使用呼吸机，能有效地改善机体的通气及换气功能。应注意调整呼吸机的潮气量及呼吸频率，保证足够的有效通气量。既可将潴留体内的 CO$_2$ 迅速排出，又可纠正缺氧状态。一般将吸入氧气浓度调节在 0.6～0.7，可供给足够的 O$_2$，且较长时间吸入也不会发生氧中毒。

引起慢性呼吸性酸中毒的疾病大多很难治愈。有针对性地采取控制感染、扩张小支气管、促进排痰等措施，可改善换气功能和减轻酸中毒程度。如患者耐受手术的能力很差，手术后很容易发生呼吸衰竭，此时所引发的呼吸性酸中毒很难治疗。

四、呼吸性碱中毒

案例 8-9

患者，女性，56 岁。因发作性咳嗽 40 年，再发 1 月余入院。患者年幼时受凉感冒后出现咳嗽、气喘，无过敏原接触史，每年平均发作 1 次，每次发作 1~2 天后可自行缓解或治疗后缓解。1 个月前患者受凉后出现咳嗽、胸闷气喘，咳少量白色痰，多在夜间发作，发作时大汗淋漓，外院给予氨茶碱、地塞米松等治疗后，症状无明显缓解，仍反复发作。

查体：T 37.0℃，R 26 次/分，BP 130/80mmHg，HR 119 次/分，神志清楚，口唇无发绀，颈静脉无怒张，胸廓饱满，双肺闻及广泛、响亮哮鸣音，心律齐，无杂音。腹部检查正常，神经系统检查正常。

实验室检查：血气分析示 pH7.464，PCO_2 229.7mmHg，PaO_2 66.0mmHg，HCO_3^- 21.0mmol/L，SpO_2 88.8%。血常规：WBC $10.2×10^9$/L，电解质：K^+ 2.7mmol/L。

问题：

1. 呼吸性碱中毒有哪些临床表现？
2. 如何诊断呼吸性碱中毒？
3. 如何治疗呼吸性碱中毒？

案例 8-9 诊疗思路

根据上述病史特点及体征，考虑呼吸系统疾病：支气管哮喘？急性发作期？需要进一步做血常规、血气分析、电解质、影像学检查等以明确诊断。

实验室检查：血气分析示 pH7.464，PCO_2 229.7mmHg，PaO_2 66.0mmHg，HCO_3^-21.0mmol/L，SpO_2 88.8%。血常规：WBC $10.2×10^9$/L，电解质：K^+2.7mmol/L。

【诊断】

结合病史和临床表现，可做出诊断。此时血 pH 增高，$PaCO_2$ 和 HCO_3 下降。

案例 8-9 分析总结

1. 根据患者病史，患者有支气管哮喘病史多年，急性加重 1 月余。
2. 实验室检查 血气分析：pH7.464，PCO_2 229.7mmHg，PaO_2 66.0mmHg，HCO_3^- 21.0mmol/L，SpO_2 88.8%，提示碱中毒，结合患者有呼吸系统基础疾病，可诊断为呼吸性碱中毒。血常规：WBC $10.2×10^9$/L，血象升高，考虑感染的可能性大，必要时完善影像学检查及病原学检查明确诊断。电解质：K^+2.7mmol/L，低钾血症。

诊断呼吸性碱中毒主要依靠血气分析结果并且结合临床基础疾病。

呼吸性碱中毒（respiratory alkalosis）是由于肺泡通气过度，体内生成的 CO_2 排出过多，以致血 $PaCO_2$ 降低，最终引起低碳酸血症，血 pH 上升。

【病因】

引起通气过度的原因很多，如癔症、忧虑、疼痛、发热、创伤、中枢神经系统疾病、低氧血症、肝衰竭，以及呼吸机辅助通气过度等。

$PaCO_2$ 的降低，起初虽可抑制呼吸中枢，使呼吸变浅、变慢，CO_2 排出减少，血中代偿性增高。但这种代偿很难维持下去，因这样可导致机体缺氧。肾的代偿作用表现为肾小管上皮细胞分泌 H^+ 减少，以及 HCO_3^- 的再吸收减少，排出增多，使血中 pH 降低，HCO_3^-/H_2CO_3 值接近于正常，尽量维持 pH 在正常范围之内。

【临床表现】

多数患者有呼吸急促的表现。引起呼吸性碱中毒之后，患者可有眩晕，手、足、口周麻木和针刺感，肌震颤及手足搐搦。患者常有心率加快。危重患者发生急性呼吸性碱中毒常提示预后不良，或将发生急性呼吸窘迫综合征。

【治疗】

对于原发疾病应予积极治疗。用纸袋罩住口鼻，增加呼吸道无效腔，可减少 CO_2 的呼出，以提高血 $PaCO_2$。如系呼吸机使用不当所造成的通气过度，应调整呼吸频率及潮气量。危重患者或中枢神经系统病变所致的呼吸急促，可用药物阻断其自主呼吸，由呼吸机进行适当的辅助呼吸。

思 考 题

1. 等渗性缺水的主要临床表现是什么？
2. 低渗性缺水的病因和临床表现有哪些？
3. 低钾血症的临床表现有哪些？如何治疗？
4. 高钾血症的临床表现有哪些？如何治疗？
5. 如何诊断代谢性酸中毒？如何治疗？
6. 如何诊断呼吸性酸中毒？如何治疗？

第一节　心搏骤停和心源性猝死的定义与区别

心搏骤停（cardiac arrest，CA）是指由不同原因引起的心脏射血功能突然停止，表现为意识丧失，动脉搏动消失，呼吸停止。心搏骤停最常见于心室颤动及室性心动过速，其次为心动过缓或心室停搏。若能在几分钟内实施有效的心肺复苏，部分患者可获存活。心搏骤停是心源性猝死最常见的直接原因。心源性猝死（sudden cardiac death，SCD）指未能预料的突发心脏急性症状，发病 1 小时内由心脏原因导致的自然死亡。美国每年发生心源性猝死超过 30 万人；我国流行病学调查资料显示每年至少 54 万人发生心源性猝死。男性较女性多见。

心搏骤停案例中多数心源性猝死患者存在有器质性心脏病，80%左右由冠心病及其并发症引起，5%～15%由各种心肌病引起。掌握心搏骤停常见病因将有助于指导心肺复苏及相关辅助检查。非创伤性心搏骤停常见的原因是心源性的，包括冠状动脉疾病、心肌病、心脏结构异常、瓣膜功能不全等；呼吸性因素所致心搏骤停常见的原因有气道异物梗阻性哮喘、慢性阻塞性肺疾病、神经肌肉接头疾病等；循环因素所致心搏骤停常见原因有心脏压塞、肺栓塞等；代谢性因素所致心搏骤停常见原因有低钾血症、高钾血症等；中毒性因素所致心搏骤停常见原因有洋地黄类药物、可卡因、海洛因等；外部环境所致心搏骤停常见原因有电击伤、中暑、淹溺等。

心搏骤停的临床表现为意识突然丧失，动脉搏动消失，呼吸停止，发绀，血压不能测出，心音消失等。诊断要点：

1. 意识突然丧失，皮肤苍白或发绀。
2. 大动脉（颈、股动脉）搏动消失。
3. 叹息样或痉挛性呼吸，随之停止。
4. 双侧瞳孔散大。
5. 肢体抽搐，二便失禁。
6. 心电图显示心室颤动或无脉性室性心动过速，心室静止或无脉心电活动。

第二节　成人及婴幼儿心肺复苏的操作标准、顺序及各自特点

成人发生心搏骤停应立即启动急诊医疗服务体系，当第一目击者（first stander by）发现患者意识丧失或对刺激没有反应，同时出现呼吸运动异常（无呼吸或叹气样呼吸），应该拨打急救电话启动急诊医疗服务体系，有条件的话，取得自动体外除颤器（AED），然后立即进行 CPR（胸外按压和人工呼吸）。除颤仪到位后应立即进行除颤。心肺复苏主要包括以下几个方面：①检查脉搏，目前《2015 美国心脏协会心肺复苏与心血管急救指南》（本章简称《指南》）不再强调检查脉搏的重要性。假如在 10s 内急救人员不能明确触摸到脉搏，立即开始胸外按压。②高质量胸外按压。《指南》强调高质量的胸外按压应该"用力按压、快速按压"（按压频率每分钟 100～120 次，按压深度 5～6cm），并保证按压间期胸廓充分回弹。急救人员跪于患者胸旁，一个手掌根部置于乳头连线与胸骨交界处，另一手掌根部平行放于第一手掌之上，双手紧扣进行按压，按压深度为至少 5cm，目前推荐按压：通气为 30∶2 的比例；双人 CPR 时，每隔 2 分钟，负责胸外按压和负责人工通气的急救人员应当交替轮换位置以避免胸外按压者疲劳以及按压的质量下降。③电击除颤突发心搏骤停时的初始心律最常见的是心室颤动，电击除颤是终止心室颤动的有效治疗方法。早期电击除颤是决定心搏骤停患者存活的关键。

院外心搏骤停事件应尽早使用自动体外除颤器（AED）。

> **案例 9-2**
>
> 　　患者，男性，5 岁，体重 13kg。因左下颌包块伴疼痛 2 个月入院，诊断为左下颌骨性纤维瘤。术前心电图及生化检查等均正常。麻醉前 30 分钟肌内注射阿托品 0.3mg、苯巴比妥钠 0.05g。入手术室后静脉注射芬太尼、维库溴铵、异丙酚和琥珀酰胆碱诱导插管。气管内插管顺利，导管深度 15cm，听诊双肺呼吸音清晰一致。随后接麻醉机行机械通气，潮气量为 10ml/kg，听诊双肺呼吸音清晰一致，观察胸廓起伏满意。术中间断吸入安氟醚维持麻醉，常规监测血压、心率、脉搏、血氧饱和度。手术历时 200 分钟时发现患儿血氧饱和度下降、口唇发绀、心搏逐渐减慢并停止。
>
> **问题：**
>
> 　　1. 根据上述临床表现，首先应该考虑什么疾病？
>
> 　　2. 小儿心搏骤停与成人心搏骤停的差别？
>
> 　　3. 如何高质量进行小儿心肺复苏？

小儿心肺复苏（pediatric cardiopulmonary resuscitation, PCPR）与成人 CPR 比较，有其自身的特点。复苏应强调保持气道通畅并保证有效通气。根据儿童年龄段划分：1 个月以内为新生儿，1 岁以内为婴儿，1～8 岁为小儿。8 岁以上儿童心肺复苏程序及方法基本同于成人。具体方法：

1. 检查脉搏 2015 年《指南》不再强调脉搏的检查，如果婴儿或儿童无反应且不呼吸或仅仅是喘息，医务人员可最多用 10s 触摸脉搏。如果在 10s 之内没有触摸到脉搏或不确定已触摸到脉搏应立即开始胸外按压。

2. 胸外按压 按压幅度至少为胸部前、后径的 1/3。对于大多数儿童，这相当于大约 5cm；对于大多数婴儿，这相当于大约 4cm。按压频率为 100～120 次/分。胸外按压必须与人工呼吸交替进行，小儿心脏按压与人工通气比值，单人复苏时同成人为 30∶2，双人时为 15∶2。具体方法：①8 岁以上儿童胸外按压，按压方法基本和成人相同，用双掌按压法。②1～8 岁的小儿胸外按压，单掌按压法。仅用一手掌按压，方法同上。③婴儿胸外按压，有两种方法，即双指按压法和双手环抱按压法。

3. 气道管理和呼吸支持 小儿意识丧失后，舌根后坠是导致气道阻塞的最常见原因。应立即采用仰头提颏法和推下颌法开放气道。

4. 解除气道异物 当气道异物引起气道阻塞时，应设法尽快解除梗阻。对于婴儿推荐使用拍背和胸部冲击法，1 岁以上儿童使用海姆立克（Heimlich）手法及卧位腹部冲压法。

5. 电击除颤 婴儿应首选使用手动除颤器而不是 AED 进行除颤。如果没有手动除颤器，则优先使用装有儿科剂量衰减器的 AED。如果两者都没有，可以使用不带儿科剂量衰减器的 AED。

第三节　主要复苏药物的作用及使用方法

一、给药途径选择

1. 静脉途径 静脉途径是临床 CPR 过程中最为常用的给药途径。应注意的是药物经由外周静脉需要 1～2 分钟的时间到达中心循环，因此应尽可能选择近心的血管建立静脉通道，静脉推注药物后随即给予 20ml 的液体，并且抬高肢体以利于药物进入中心循环。

2. 经骨途径 骨髓内具有不会塌陷的血管丛，经骨给药途径提供了另外一种给药途径选择，其给药效果相当于中心静脉通道。如果建立静脉通道有困难，急救人员可建立经骨给药通道。

3. 经气管内途径 部分复苏药物如利多卡因和肾上腺素可以经气管吸收，故可用气管内途径给药。和经血管途径相比，相同剂量的药物经气管给药的血浓度较低。一般来说，气管内给药剂量是经静脉推荐给药剂量的 2～2.5 倍，可用 5～10ml 的注射用水或生理盐水稀释后注射到气管内。

二、常见复苏药物

1. 血管加压药物 迄今为止，没有任何安慰剂对照临床试验表明在心室颤动、室性心动过速、无脉性心电活动或心室静止的任何阶段中，某种血管加压药物能提高具备完整神经功能的出院存活率。然而有证据表明应用血管加压药物有助于初始的自主循环恢复。血管加压药物主要使用肾上腺素。血管加压素和肾上腺素比较无明显获益，目前不再推荐用于心肺复苏。

肾上腺素主要通过激动 α 受体，提高复苏过程心脏和脑的灌注压。目前推荐成人患者使用肾上腺素每次剂量为 1mg，每隔 3～5 分钟重复 1 次。

2. 抗心律失常药物 当 CPR、2 次电除颤及给予肾上腺素后，如 VF/无脉性 VT 仍持续时，应考虑给予抗心律失常药物，优先选用胺碘酮静脉注射；若无胺碘酮时，可使用利多卡因 75mg 静脉注射。

（1）胺碘酮：有研究表明与安慰剂和利多卡因相比较，胺碘酮能提高心搏骤停患者存活入院率。胺碘酮初始剂量为 300mg 直接静脉注射，无须稀释，如无效可以在 3～5 分钟后追加 150mg。

（2）利多卡因：目前作为胺碘酮代替药物使用。在没有胺碘酮时可使用利多卡因，初始剂量为 1～1.5mg/kg 静脉注射。假如心室颤动或无脉性室性心动过速持续，可以给予额外的剂量 0.5～0.75mg/kg，每隔 5～10 分钟静脉推注，最大剂量为 3mg/kg。

（3）镁剂：能有效中止尖端扭转形室性心动过速。剂量为将 1～2g 硫酸镁溶于 5% 葡萄糖 10ml 中缓慢静脉注射。随后可将同样剂量的硫酸镁溶在 5% 葡萄糖 50～100ml 中缓慢输注（5～60 分钟）。

3. 其他药物

（1）阿托品目前已不再被建议常规用于无脉性电活动（PEA）或心室静止的心搏骤停患者。

（2）碳酸氢钠目前没有证据支持复苏过程应用碳酸氢钠可提高心搏骤停患者复苏成功率，相反可能带来高血钠、高渗透压及细胞外碱中毒等副作用。

目前不推荐碳酸氢钠常规在 CPR 过程应用。只有在某些特定情况下如心搏骤停前存在代谢性酸中毒、高钾血症或三环类抗抑郁药过量时考虑应用碳酸氢钠。一般初始剂量为 1mmol/kg，应当尽可能在血气分析监测的指导下应用。

第四节　特殊情况下的心肺复苏

特殊情况下发生的心搏骤停具有自身的特点，需要 CPR 措施作相应的调整。这些情况包括溺水、电击伤、创伤、妊娠等。

一、溺　　水

案例 9-3

患儿，男性，1 岁 6 个月，于 2000 年 1 月 28 日下午 5 时 45 分被家人发现溺水于家中水池。救起时意识丧失、肢端发绀、四肢湿冷、呼吸停止。家人即将患儿倒挂背上将气管、肺和胃内水倒出，急送我院。6 时 15 分到达急诊科，检查发现大动脉搏动消失、呼吸停止、瞳孔约 8mm。立即行气管插管，接简易呼吸囊，行心肺复苏 10 分钟后，恢复自主心跳、呼吸，转入 ICU 继续治疗。

溺水（drowning）是指人淹没于水中，由于水吸入肺内（湿淹溺，占 90%）或喉挛（干淹溺，占 10%）所致窒息。溺水最重要的复苏措施是尽快恢复通气和供氧。溺水导致心搏骤停具有自身特点，其抢救与心搏原因导致的心搏骤停不同。

该病例家人将患儿救起后首先采取了将气管、肺和胃内水倒出的措施，这对后期的抢救成活起到了关键的作用。到达医院后虽然已发现溺水 30 分钟以上，但由于患儿年龄很小，尽管呼吸、心搏停止，在进行了不懈的心肺复苏后，最终抢救成功。

发现溺水者，必须尽快自水中将其救起，施救时急救人员必须注意自身安全。人工通气是溺水复苏的首要措施，迅速进行可以增加溺水者生存机会。人工通气前应适当清除溺水者口中的泥块和水草等异物，大多溺水者在溺水过程中只有少量的水被吸入，而且迅速进入循环中不会造成气道阻塞，因此急救人员不必常规清除溺水者呼吸道中的水分。当溺水者气道开放，经检查无呼吸后，非专业急救人员应立即给予 2 次有效人工通气，随后立即开始胸外按压，胸外按压与人工通气按 30：2 比例进行。专业急救人员在开始胸外按压前须检查颈动脉搏动，溺水者的动脉搏动难以触及，尤其是冷水淹溺时，如在 10s 内未触及动脉搏动，立即按比例进行胸外按压和人工通气。

二、电　击　伤

案例 9-4

患者，男性，23 岁。工作时不慎被 380V 电压击伤落地，当时意识丧失，呼吸、心搏骤停，现场工人作不规则的胸外按压，按压时间约 20 分钟，随后将患者送至医院，中途停止按压 20 分钟，接诊时患者面色苍白，呼吸、心跳均无，双侧瞳孔散大 7mm，对光反射消失，接诊护士及医生立即施行 CPR，同时给予电除颤两次（200～360J），建立静脉通道，先后给予肾上腺素、阿托品、多巴胺等药物复苏，持续心电监护，但仍未复苏成功，诊断为院前死亡，电击伤。

电击（electric shock）和雷击（lightning strikes）引起损伤的主要机制是电流对心脏、脑、血管平滑肌及细胞膜的直接作用，以及电能在体内转化为热能产生的热效应。电流作用于心肌导致心室颤动和心搏停止是电击和雷击致死的首位原因。

发生电击伤时急救人员施救前应首先确认急救

现场环境安全，立即切断电源，确认患者已经没有与电源接触，环境中没有带电或将患者尽快转移到安全的环境。随后立即评估患者呼吸、循环状况。如果患者无自主呼吸和循环立即开始基本生命支持，迅速进行胸外按压和人工通气，启动 EMSS，如有可能尽早应用 AED。电击和雷击后若患者没有心肺基础疾病，且立即提供了生命支持，患者存活的可能性较大。即使初步评估时患者看似已经死亡，也应进行 CPR。电击和雷击均可导致复合性外伤，包括脊柱损伤、肌肉拉伤、内脏损伤及因肌肉强直收缩引起的骨折。如果患者有头颈部外伤，应注意脊柱的保护和制动。患者燃烧的衣服、鞋、皮带应去除，以避免进一步的烧伤。

本例患者由于在发生电击伤后没有给予规范的胸外心脏按压，而且在转运途中停止按压 20 分钟。患者心脏停跳的时间过长，到医院后无论采取什么抢救措施都是无效的。

三、创伤性心搏骤停

案例 9-5

患者，男性，49 岁，以"车祸致多发外伤 15 小时"为主诉入院急诊。患者入院前 15 小时骑车与货车相撞，伤及胸部、下腹部及左下肢，伤后神志清楚，右胸部疼痛，呼吸急促，无腹痛，下腹部出现大片瘀斑、阴囊肿大，左下肢疼痛、肿胀、不能活动，于当地医院行 X 线检查见多发肋骨骨折、骨盆骨折、左股骨干骨折，行导尿、左下肢支具固定后转入院，治疗过程中出现心搏骤停，急诊床旁超声提示大量心包积液，经心包穿刺术与心肺复苏术后入 ICU 治疗。

本例患者出现心搏骤停的主要原因是大量积液造成的心脏压塞。及时行心包穿刺减压是抢救的关键。创伤性心搏骤停患者复苏成功率极低。创伤患者院前抢救的重点是初始评估伤情，纠正导致心跳、呼吸骤停的诱因，尽快安全地解救患者、妥善固定后迅速将患者转运到能进行确定性创伤救治的医疗中心。在转送和治疗中需特别注意固定脊柱。现场有多个创伤患者时，急救人员要优先治疗危重创伤病人，无生命体征、无对光反射或不能除颤者可延后或不进行抢救。对创伤并发心搏骤停患者，应在现场迅速实施CPR。当患者有头颈部创伤等情况时，急救人员须注意患者脊柱的固定。开放气道时应采用托下颌法而不是仰头抬颈法。气道开放后，清理患者口中的血液、呕吐物和分泌物。如果有可见的活动性出血，急救人员予以压迫止血并适当包扎。在气道开放和进行 2 次人工通气后，急救人员检查患者颈动脉搏动是否存在，如果 10s 内没有触及搏动，立即开始胸外按压，和按比例进行的人工通气。人工通气和胸外按压与标准 CPR 流程相同。

四、妊娠相关性心搏骤停

案例 9-6

患者 23 岁，初产妇，足月妊娠，因抽搐 2 小时入院。未经过产前检查，入院查体：T 36.5℃、P 100 次/分、R 24 次/分、BP 180/130mmHg，浅昏迷，牙关紧闭，颈项强直，抽搐，肢体痉挛，双侧瞳孔等大、等圆，对光反射存在，心率 100 次/分，律齐，未闻及杂音。双肺呼吸音粗，无干、湿啰音，肝脾肋下未触及。宫底在剑突下 2 指，规律宫缩，胎位 LOA，胎心 140 次/分，规则。宫口开大 8cm，头先露＋3，阴道少许血性分泌物。入院后突发心搏骤停，积极心肺复苏，复苏同时尽快剖宫产手术，复苏 20 分钟，恢复自主心率，转入 ICU 继续治疗。

急救人员在复苏妊娠妇女心搏的过程中要尽可能兼顾到母亲和胎儿。孕妇可能因妊娠和非妊娠因素发生心搏骤停，通常包括硫酸镁等药物过量、急性冠状动脉综合征、羊水栓塞、子痫及先兆子痫、肺动脉栓塞、脑卒中、创伤、主动脉夹层破裂等。孕妇体内激素水平的改变可以促使胃食管括约肌松弛，增加反流的发生率。对无意识孕妇进行人工通气时应持续压迫环状软骨以防止误吸。为了减少妊娠子宫对静脉回流和心排血量的影响，可以将一个垫子（如枕头）放在患者右腹部侧方，使其向左侧倾斜 15°~30°，然后实施胸外按压。由于膈肌抬高的影响，胸外按压部位可取胸骨中间稍上部位。目前没有除颤电流对胎儿造成不良作用的证据，孕妇除颤时按标准能量进行，除颤前应移开胎儿或子宫监测仪等设备。一旦孕妇发生心搏骤停，应该考虑是否有必要行急诊剖宫产手术。妊娠 20 周后子宫达到一定大小可产生阻碍静脉回流的作用，而妊娠 24~25 周后胎儿才有存活的可能。因此妊娠小于 20 周的孕妇不应该考虑急诊剖宫产手术，妊娠 20～23 周的孕妇施行急诊剖宫产手术对复苏孕妇有利，但不可能挽救婴儿的生命。妊娠 24～25 周以上实施急诊剖宫产手术不仅对挽救孕妇生命有利，而且胎儿也有可能存活。急诊剖宫产手术应尽量在孕妇心搏骤停不超过 5 分钟内实施。

思 考 题

1. 心搏骤停和心源性猝死的定义与区别是什么？

2. 成人及婴幼儿心肺复苏的操作标准、顺序及各自特点是什么？

3. 简述主要心肺复苏药物的作用及使用方法。

4. 溺水者心肺复苏的特点是什么？

第十章 创伤急救

第一节 创伤院前急救的评分和分拣

目标要求

1. 掌握 创伤院前急救中利用创伤指数进行评分。

2. 熟悉 创伤院前急救中的 CRMAS（以循环、呼吸、运动、胸腹、语言为评分标准）评分法、创伤评分（trauma scoring，TS）法。

3. 了解 批量伤员分拣方法。

案例 10-1

患者，男性，34 岁，因车祸导致头部、胸部、右下肢受伤，30 分钟后救护车到达事故现场，体检发现：神志清楚，P 106 次/分，R 25 次/分，BP 96/60mmHg；格拉斯哥昏迷评分法（GCS）15 分，右额头皮一长 4cm 伤口，深达骨膜，活动出血；右前胸壁软组织肿胀，面积约 10cm×10cm，触痛并有骨擦感，双肺呼吸音清；腹部无阳性体征；右膝软组织无明显红肿，触痛，右膝关节活动受限。用手指压迫患者胸骨表面皮肤、指甲，毛细血管充盈时间约为 2.5s。

问题：

1. 请对该患者进行院前评分。

2. 假设该患者为批量伤患者之一，请进行分拣。

在创伤院前急救中，利用评分、分拣方法对伤员病情进行客观评估、分类，进而明确救治的准确措施，准确地将伤员转入正确的医疗救治单位。以下介绍几种国际上普遍应用的院前评分和分拣方法。

一、评 分

（一）创伤指数（trauma index，TI）

按照如下表格，对受伤部位、创伤类型、循环、意识、呼吸五个方面，根据体检结果进行评分：1、3、5 或 6 分，相加求得总分（5～30 分）是为 TI 值。TI 5～9 分为轻伤；10～16 分为中度伤；＞17 分为重度伤，现场急救人员可将 TI＞10 分的伤员送往创伤中心或大医院（表 10-1）。

表 10-1 创伤指数（TI）评分表

指数	1	3	5	6
受伤部位	肢体	躯干背部	胸腹	头颈
创伤类型	切割伤或挫伤	刺伤	钝挫伤	枪弹伤
循环	正常	BP<100mmHg P>100 次/分	BP<80mmHg P>140 次/分	无血压，脉搏未能摸及
意识	倦怠	嗜睡	浅昏迷	深昏迷
呼吸	胸痛	呼吸困难	呼吸窘迫	呼吸暂停

（二）CRMAS 评分法（表 10-2）

表 10-2 CRMAS 评分法

指标	分值		
	2	1	0
循环（C）	毛细血管充盈正常（SBP>100mmHg）	毛细血管充盈迟缓（SBP85～99 mmHg）	无毛细血管充盈（SBP<85mmHg）
呼吸（R）	正常	费力，浅或>3 次/分	无自主呼吸
运动（M）	正常	对疼痛刺激有反应	无反应
胸腹（A）	无压痛	有压痛	连枷胸、板状腹或有穿透伤
语言（S）	正常	语言错乱，语无伦次	不能发音或不理解语言含义

注：总分 9～10 分为轻伤，7～8 分为重伤，6 分为极重度伤。

（三）创伤评分（trauma scoring，TS）

1. 昏迷评分 GCS 评分：14～15 为 5 分，11～13 为 4 分，8～10 为 3 分，5～7 为 2 分，3～4 为 1 分。

2. 呼吸频率 20～24 次/分为 4 分，25～35 次/分为 3 分，>35 次/分为 2 分，<10 次/分为 1 分，无为 0 分。

3. 呼吸困难 无为 1 分，有为 0 分。

4. 收缩血压 >90mmHg 为 4 分，70～89mmHg 为 3 分，50～69mmHg 为 2 分，0～49mmHg 为 1 分，无为 0 分。

5. 毛细血管充盈 正常充盈为 2 分，延迟 2s 以上为 1 分，无充盈为 0 分。

上述 5 项相加为创伤评分，低于 12 分者生存率很低。

二、批量伤员分拣方法

1. 危重伤　生命有危险需立即救治的伤员，用红色标志。

2. 重伤　伤情不立即危及生命，但需进行急救处理者，用黄色标志。

3. 轻伤　用绿色标志。

4. 濒死伤　伤情危重、抢救困难、生还机会极小的伤员，用黑色标志。

案例 10-1 分析总结

1. 评分

（1）根据创伤指数（TI）表格，患者创伤指数计分如下：

部位：头部受伤，6 分。

创伤类型：胸部钝挫伤，5 分。

循环：BP<102mmHg，3 分。

呼吸：胸痛，1 分。

总分：15 分。

（2）根据 CRMAS 评分法，患者 CRMAS 计分如下：

循环：毛细血管充盈迟缓，SBP 85～99mmHg，1 分。

呼吸：正常，2 分。

胸腹：右胸部压痛，1 分。

运动：正常，2 分。

语言：正常，2 分。

总分：8 分。

（3）根据创伤评分（TS），患者创伤评分计分如下：

昏迷评分：5 分。

呼吸频率：25 次/分，3 分。

呼吸困难：无，1 分。

收缩压：>90mmHg，4 分。

毛细血管充盈：延迟，2s 以上为 1 分。

总分：14 分。

2. 分拣　根据上述批量伤员分拣方法，现场应用创伤指数对伤员进行评分，该法总分为 15 分；或 CRMAS 评分，为 8 分，判断该伤员为重伤，用黄色标志置于身体容易看见的部位，如胸前或腕部，该类伤员集中安置，以便管理、运送。

第二节　创伤基本生命支持

创伤基本生命支持主要包括通气、止血、包扎、固定和搬运。

一、现场心肺复苏

详见第九章第二节。

二、止血、包扎、固定和搬运

参见第十八章第十六节。

第三节　多　发　伤

目标要求

1. 掌握　多发伤的定义。

2. 熟悉　多发伤的临床表现。

3. 了解　多发伤的救治原则。

案例 10-2

患者，男性，20 岁，因车祸致头、胸、腹部多处受伤疼痛 20 分钟入院。

患者于 20 分钟前乘坐于小轿车副驾驶位，车速约 50km/h，撞击路旁大树，致头、胸、腹部多处受伤。患者清醒，受伤部位疼痛，气促，无呕吐。由 "120" 救护车送入急诊科。

体检：T 36℃，P 110 次/分，R 30 次/分，BP 82/54mmHg。神志清楚，自动睁眼，对答准确，能按吩咐做肢体活动；右颞部头皮有一血肿，直径约 5cm；右胸壁皮肤擦伤痕，面积约 12cm×10cm，可触及皮下捻发感，右胸呼吸音未闻及；腹部饱满，腹肌抵抗，全腹压痛反跳痛，以右上腹明显；右下腹穿刺抽出不凝固血。

问题：

1. 根据上述病史特点，可做出什么样的诊断？

2. 若要确诊，尚需做哪些的检查？

3. 对于此种创伤，救治原则是什么？

多发伤的病情危重，对患者构成生命威胁，死亡率较高，需要紧急处理。

多发伤（multiple trauma）是指在同一机械致伤因素的打击下，人体同时或相继有两个或两个以上解剖部位的组织或器官受到严重创伤，其中之一的创伤即使单独存在也可能危及生命。

【病因】

直接、间接、混合性暴力等同一机械性致伤因素，造成机体的损伤。

【临床表现】

1. 损伤机制复杂 同一受伤患者可同时含有多种受伤机制，如车祸所致损伤可能含有冲击、挤压等机制；爆炸伤可能含有气浪冲击和锐器切割多个部位、器官的损伤。

2. 伤情重、变化快 多发伤机体总体伤情重于各个器官伤情相加，病情发展迅速、变化快。

3. 生理紊乱严重 多发伤常累及多个重要器官，以及血容量快速减少，组织低灌注与缺氧，严重影响机体的生理功能，导致伤情迅速恶化，出现严重的病理生理紊乱而危及生命。

4. 诊断困难，易漏诊、误诊 多发伤部位多、伤情杂、伤势重、病史收集困难、明显损伤处和隐蔽损伤处同时存在、开放伤和闭合伤同时存在、各专科医生可能较注重本专科的伤情，因此诊断困难，易漏诊、误诊。

5. 处理顺序与原则的矛盾 多发伤由于伤及多处，有时几个部位或器官的伤情都很严重，往往都需要手术治疗，但手术顺序上可能存在矛盾；脑水肿同时存在血容量不足，此时出现脱水与补充血容量的矛盾等。

6. 并发症 多发伤患者处于应激状况时一般抵抗力都较低，同时部分为开放伤口，伤口可能污染严重，容易发生感染，严重者导致脓毒血症。

7. 其他 多发伤的三个死亡高峰。

第一死亡高峰：伤后数分钟内（即时死亡）。原因主要为脑、脑干、高位脊髓的严重创伤，或心脏、主动脉等大血管破裂，而来不及抢救。

第二死亡高峰：伤后数小时之内。原因主要为脑内、硬膜下及硬膜外的血肿、血气胸、肝脾破裂、骨盆及股骨骨折大出血等。如果能够快速有效抢救，部分患者可获救。

第三死亡高峰：伤后数天或数周。原因多为严重感染或器官功能衰竭。

案例 10-2 诊疗思路

根据上述病史特点及体征，右颞部头皮一血肿诊断明确；但胸、腹部情况需要影像学等检查进一步明确诊断。由于多部位受伤，血压低，影像学检查于床旁进行为宜。

入院后，即行床边胸部 X 线照片示右胸前壁第 4~7 肋骨骨折，气胸，右肺压缩 30%，右肋膈角模糊；床边超声提示肝右叶破裂，肝肾间隙及右下腹游离液性暗区。

【诊断】

多发伤病情复杂、严重，常常需要在边询问病史的同时边进行体检、辅助检查、处理危及生命的损伤。可以按照"CRASH PLAN"（心脏、呼吸、腹部、脊柱、头部、骨盆、四肢、动脉、神经）的顺序进行体检处理患者，防止遗漏。也可以应用初级创伤救治（primary trauma care，PTC）的方法检查评估处理患者。在初次检查评估患者时，按照如下步骤检查评估处理患者：气道及颈椎情况、呼吸情况、血循环情况、中枢神经功能情况、患者体表完全暴露并检查，即创伤初级评估"ABCDE"（A：airway and cervical spine，B：breathing，C：circulation，D：disability，E：exposure）法。在进行初次体检评估的同时立即处理危及生命的损伤，然后再次从头到足进行全面体检，再根据病情进行相应的各种进一步的检查、诊断、处理患者。例如，询问坠落伤患者的病史时，同时不停地体格检查，发现伤员呼吸困难张力性气胸时，立即进行胸腔穿刺排气挽救生命，而不等待询问病史或体格检查结束才进行胸腔穿刺排气。

案例 10-2 分析总结

1. 病史中致伤因素为同一种，机械撞击伤。

2. 体检发现受伤部位超过 2 个解剖部位：头部、胸部、腹部。

床边胸部 X 线片示右胸前壁第 4~7 肋骨骨折，气胸，右肺压缩 30%，右肋膈角模糊；床边超声提示肝右叶破裂，肝肾间隙及右下腹游离液性暗区。右下腹穿刺抽出不凝固血。

3. 血压下降，BP 82/54mmHg，气胸，肝破裂出血，危及生命。

因此，可初步诊断为多发伤

（1）创伤性失血性休克。

（2）头部外伤：头皮血肿。

值得说明的是：对于多发伤的救治，需要创伤小组多人协同开展工作，在快速评估和处理危及生命的损伤同时采集病史、体格检查、床边辅助检查等。

例如，该患者的处理顺序如下：①确认意识清醒，呼吸道通畅，面罩吸氧。②患者右侧血气胸，虽然目前右肺压缩 30%，但因为受伤时间尚短，右第 4~7 肋骨骨折，损伤较重，血气胸仍有可能加重，危及生命；同时腹部损伤肝破裂可能需气管插管全麻下剖腹探查。因此，宜首先进行右胸腔穿刺置管闭式引流，穿刺点选择在右腋中线与右腋后线之间第 6 或第 7 肋间为宜，可同时引流气、血。③患者 P 110 次/分，BP 82/54mmHg，床边超声提示肝右叶破裂，肝肾间隙及右下腹游离液性暗区。因此，在进行胸腔穿刺置管的同时，另一组人员立即建立至少两条大的静脉通道（20G～16G）或中心静脉穿刺置管，快速输液，根据血压等参数决定输液的种类、速度。④进行急诊剖腹探查手术前准备。⑤固定右胸壁肋骨骨折，减少疼痛。⑥冷敷头皮血肿。

【治疗原则】

1. 按照上述创伤初级评估"ABCDE"的方法等，进行快速评估和处理危及生命的损伤，第一时间解除生命威胁，提供生命支持。

2. 通畅呼吸道，呼吸功能支持。昏迷、口腔大出血、下颌骨骨折影响呼吸、气道狭窄、气道梗阻等的伤员，予气管插管或行气管切开术、环甲膜切开术，保证呼吸道通畅。快速处理威胁生命的血气胸、连枷胸。因剧烈胸痛影响呼吸功能时，可考虑用镇静镇痛剂。

3. 循环功能支持、抗休克。止血、建立足够的静脉（含中心静脉）通道输血输液、解除心脏压塞。

4. 先处理危及生命的损伤，如大出血、严重的颅脑损伤。

5. 经过初步处理，病情相对平稳时，然后完成详细的病史询问（包括既往健康情况、有无服用药物、过敏史、妊娠、末次进餐时间等情况），从头到脚的体格检查，进一步的辅助检查，明确其他损伤而决定下一步确定性处理措施。

6. 对于严重伤员，为避免出现"死亡三联征"，可采用损伤控制外科进行救治。

第四节 复 合 伤

目标要求

1. 掌握 复合伤的定义。
2. 熟悉 复合伤的临床表现。
3. 了解 复合伤的救治原则。

案例 10-3

患者，男性，42 岁，因车祸合并起火致腹痛、右下肢烧伤 30 分钟入院。

患者于 30 分钟前驾驶大卡车翻车，腹部受伤，疼痛剧烈；卡车翻车随即起火，患者右下肢被烧伤，由工友拖出车外。患者伤后清醒，半小时后被送入医院急诊科。

体检：T 36℃，P 110 次/分，R 26 次/分，BP 80/58mmHg。神志清楚，头面部、胸部无异常发现；左上腹皮肤擦伤痕，面积约 13cm×10cm，腹肌抵抗，全腹轻压痛及轻反跳痛，移动性浊音阴性，肠鸣音存在，3～5 次/分。右大腿中上 1/3

交界处至右踝部皮肤烧伤，皮肤焦痂色黑，无触痛。

问题：

1. 根据上述的病史特点，可做出什么样的诊断？
2. 如果要确诊，尚需做哪些检查？
3. 对于此种创伤的救治原则是什么？

复合伤（combined injuries）是指人体同时或相继遭受两种或两种以上致伤因素打击所造成的损伤（其中的一种致伤因素在病程中起主要作用），导致机体病理生理功能紊乱，其严重和复杂程度常超过多发伤或多部位伤，是引起死亡的重要原因。

【病因】

复合伤常由于核事故、火药爆炸、交通事故等引起。

【临床表现】

1. 有两个或两个以上致伤因素。

2. 在各种致伤因素中，其中一种在伤害的发生、发展中起主导作用。

3. 创伤不是单处伤的简单相加，而是互相影响，伤情更加复杂难处理。

4. 主要致死原因 重要部位大出血、休克、窒息、有害气体急性中毒、重要器官功能障碍或衰竭。

案例 10-3 诊疗思路

根据上述病史特点及体征，右大腿、右小腿Ⅲ度烧伤（面积约 10.5%）诊断明确；但腹部情况需要相关检查进一步明确诊断。由于患者血压低，要警惕内脏损伤出血，予床旁超声快速探查胸腹部。

入院后即行床边超声检查，提示脾破裂，腹腔内游离液性暗区。右下腹穿刺抽出不凝固血。

【诊断】

1. 病史 病史中含有两种或两种以上的致伤因素，如烧伤、气浪冲击，诊断时根据损伤的特征进行命名，如烧伤复合伤、创伤复合伤、冲击复合伤。

2. 症状、体征、全身反应 有时复合伤的伤员，体表创伤不明显，但体内器官损伤较重，全身反应严重。例如，巨大爆炸时气浪冲击，体表创伤可不明显，但肺脏等器官损伤可能严重，伤员可能呼吸困难、休克等。因此，诊断过程中，需要不断地观察病情变化，修正诊断。

3. 辅助检查 利用实验室及各种影像检查，可极大地提高诊断的准确性。

案例 10-3 分析总结

1. 病史中含有两种致伤因素，烧伤、机械撞击伤。

2. 体检发现 BP80/58mmHg，腹壁皮肤伤痕、腹部压痛反跳痛，右大腿、右小腿Ⅲ度烧伤（面积约 10.5%）；床边超声提示脾破裂，腹腔内游离液性暗区，右下腹穿刺抽出不凝固血。

3. 致伤因素包括机械性暴力和烧伤，血压低，腹腔内器官（脾脏）破裂出血，危及生命。

因此可初步诊断如下：

1. 交通事故致烧伤复合伤、多发伤

（1）钝性腹部伤

1）脾裂伤？

2）左上腹壁皮肤擦伤。

（2）重度烧伤

右大腿、右小腿Ⅲ度烧伤（面积约 10.5%）。

2. 创伤失血性休克

【治疗原则】

1. 使伤员尽快离开事故现场。

2. 心搏呼吸骤停的伤员，立即进行心肺复苏。

3. 其他处理参照多发伤的救治原则。

4. 对于放射性损伤，尽早给予抗放射性药物治疗，清洗或清创伤口排除污染，保护伤口、创面。

思 考 题

1. 院前急救中常用的创伤评分和分拣方法有哪些？

2. 试述创伤基本生命支持的主要内容。

3. 试述多发伤的临床表现。

4. 试述复合伤的临床表现。

第十一章　急危重症监护

目标要求

1. 掌握　循环系统血流动力学监测、肺功能的主要监测指标和危重症的营养监测。

2. 熟悉　肺功能监测指标的临床意义、危重症的营养支持治疗。

3. 了解　急危重监护的概念和功能定位。

第一节　急危重症监护的概念与功能定位

一、急危重症监护的概念

急危重症监护（emergency critical care）是以"抢救生命、稳定生命体征、支持器官功能"为核心的急诊治疗环节。急诊患者中有为数不多的患者是危及生命的危重病症，需要急诊医务人员紧急施行这些抢救措施如气管插管、深静脉置管、心肺复苏、急诊手术、器官功能监测等挽救患者生命。医务人员通过各种先进的技术手段、方法和应用各种科学仪器与设备，对患者的危重情况进行抢救及器官功能进行评估、监护和维持，快速有效地开展生命支持，以及治疗与护理。因此，比较常见的方法是集中设备和人员组成危重症监护单元（intensive care unit，ICU），将患者集中起来完成监护。ICU 的分类方法目前有多种，可以按照设立地点而称为内科重症监护室（IICU）、外科重症监护室（SICU）、新生儿重症监护室（PICU）、心脏重症监护室（CCU）、急诊危重症监护室（EICU）也可以按照功能区分为综合性 ICU 和专科 ICU。

二、急诊危重症监护室的功能定位

随着急诊医学的发展，对急危重症的抢救要求也越来越高，在此背景下，急诊监护室陆续在各大医院的急诊科出现。调查研究表明国内很多大型综合医院建立 EICU，起到了明显降低急危重症患者死亡率的作用。根据我国目前的急诊医疗实际情况，在大型综合医院急诊科中建立符合标准和要求 ICU 是必要的。

无论是在国内还是国外，EICU 的定位和发展存在较大的争议和困惑。美国和欧盟国家的急诊体系通常是在设备配备齐全的抢救区来完成抢救和监护治疗作用，该区每一床单位都配备监护、生命支持、危

重症抢救功能；而在中国各大医院逐渐设立专门的 EICU，让众多急诊科建立起标准 ICU 恐怕难以实现，特别是 ICU 对环境要求，如消毒隔离、空气洁净等。在急危重病抢救中，各种综合条件往往难以满足 ICU 的高标准要求，实际上形成了 EICU 半开放的医疗环境。为了强调急危重症监护重在抢救的理念，EICU 应成为 ECU（emergency care unit）。如同 CCU（coronary care unit）所特指冠心病监护病房。ECU 应以生命及器官功能监护为主要手段，具备救治紧急情况和处置各种突发事件、支持脏器功能的能力。可谓"抢救性"重症监护室。未来的发展趋势是每一个急诊床单位都可能配置为具有 ICU 监护条件的功能单位，急危重症监护的概念必将有所扩展。

第二节　循环系统监护的主要内容及意义

> **案例 11-1**
>
> 患者，男性，67 岁。身高 176cm，体重 80kg。主诉：突发心悸伴气促 5 小时。患者 5 小时前用力大便时突发心悸、气促，大汗，面色苍白，四肢发凉，无胸痛，无咳嗽、咯血，送来急诊。有"急性广泛前壁心肌梗死" 2 年，保守治疗。查体：T 36℃，P 136 次/分，R 38 次/分，BP 73/40 mmHg。神志模糊，半卧位，口唇发绀，双肺可闻及大量湿啰音。心尖冲动位于左侧第 5 肋间锁骨中线外 1cm 处，心率 136 次/分，心律绝对不齐，未闻及杂音。移动性浊音（－）。双下肢无水肿。
>
> **问题**
>
> 1. 根据该病例的临床特点，应该考虑什么疾病？
>
> 2. 在明确疾病诊断之前，应该做哪些实验室检查？
>
> 3. 明确疾病诊断之后，如何制订下一步监护方案？

【血流动力学监测定义】

血流动力学监测，即依据物理学的定律，结合生理和病理生理学概念，对循环系统中血液运动的规律

性进行定量的、动态的、连续的测量和分析。血流动力学监测是临床麻醉和急诊、ICU 重要的内容之一，是大手术和抢救危重病员不可缺少的手段。

【血流动力学监测分类】

（1）无创伤性血流动力学监测：应用对机体组织没有机械损伤的方法，经皮肤或黏膜等途径间接取得有关心血管功能的各项参数，包括血压监测（NIBP）、心电图（ECG）、心率、血氧饱和度及颈静脉的充盈程度。

（2）创伤性血流动力学监测：经体表插入各种导管或监测探头到心腔或血管腔内，利用各种监测仪或监测装置直接测定各项生理学参数。包括有创动脉血压监测、中心静脉压监测、肺动脉压监测、肺毛细血管楔压监测、脉波轮廓温度稀释连续心排血量测量仪（pulse indicator continous cadiac output，PICCO）、血管阻力监测等。

评价循环功能，常用的量性指标有血压、中心静脉压（CVP）、心率、氧耗动脉氧分压、尿量、血氧饱和度、胃肠二氧化碳、酸碱失衡、一氧化碳。质性指标有皮肤黏膜颜色、毛细血管充盈时间、颈静脉充盈、意识状态、心电图。

【血流动力学监测主要监测指标】

1. 上肢动脉血压（AP）　正常值：收缩压 90～140mmHg，舒张压 60～90mmHg。心排血量、全身血管阻力、大动脉壁弹性、循环容量及血液黏度等均可影响动脉血压，其关系可用以下公式表示：平均动脉压=心排血量×全身血管阻力＋右房压。

2. 心率（HR）　正常值：60～100 次/分。反映心泵对代谢改变、应激反应、容量改变、心功能改变的代偿能力。心率适当加快有助于心排血量的增加，160 次/分，心排血量会明显下降。

3. 中心静脉压（CVP）　正常值：5～12cmH$_2$O。体循环血容量改变、右心室射血功能异常或静脉回流障碍均可使 CVP 发生变化，胸腔、腹腔内压变化亦可影响 CVP 测定结果。

4. 右心房压（RAP）　正常值：0～8mmHg。反映循环容量负荷或右心室前负荷变化，比 CVP 更为准确。心包积液及右心衰竭时可造成相对性右心室前负荷增加，右心室流入道狭窄（如三尖瓣狭窄）时右心房压不能完全代表右心室前负荷。

5. 右心室压（RVP）　正常值：收缩压 15～25mmHg，舒张压 0～8mmHg。收缩压一般反映肺血管阻力及右心室后负荷、右心室心肌收缩状态，舒张压意义同 RAP。

6. 肺动脉压（PAP）　正常值：收缩压 15～25mmHg，舒张压 8～14mmHg，平均压 10～20mmHg。反映右心室后负荷及肺血管阻力的大小，肺动脉平均压超过 25mmHg 时称肺动脉高压症；在肺实质及肺血管无病变情况下，它在一定程度上反映左心室前负荷。

7. 肺毛细血管嵌顿压（pulmonary capillary wedge pressure，PCWP）　正常值：6～12mmHg。反映肺静脉压状况，一般情况下肺循环毛细血管床阻力较低，故 PCWP 能较准确地反映左心室舒张末期压力（LVEDP），从而反映了左心室前负荷大小。要注意在下列情况下 PCWP 可能高于 LVEDP：①二尖瓣狭窄或左心房黏液瘤梗阻左室流入道。②肺静脉阻塞。③肺泡内压增高（如持续正压通气）。在左心室壁病变僵硬时，PCWP 可能低于 LVEDP。

8. 心排血量（CO）　正常值：4～6L/min。用温度稀释法所得的结果实际上是右心室排血量。排血量大小受心肌收缩力、心脏的前负荷和后负荷、心率 4 个因素影响。表示为：CO=SV（心室每搏量）×HR（心率）。

【血流动力学监测的意义】

目前创伤性血流动力学监测已经广泛应用于各种危重患者的抢救和各类大手术特别是心血管手术，所获得的参数能及时帮助判定临床上诊疗方面的疑难，为制订正确的治疗方案提供依据。但毕竟对患者有一定的创伤性，对病期较长的患者不易反复进行，这正是无创伤性血流动力学监测应运而生的理由，特别在观察血流动力学系列改变和评价药物及心脏手术对心脏的远期影响时，更需要无创伤性监测。因此只要根据病情的轻重缓急，有针对性合理应用完全可以做到对患者利多弊少。

> **案例 11-1 分析总结**
>
> 　　患者入院后立即给予吸氧，心电监护，监测血气分析、心肌酶、脑钠肽（BNP）等，申请心电图、胸片、心脏彩超测定。
>
> 　　主要结果：急查心肌酶：CK 250U/L，CK-MB 18U/L，BNP>5000pg/ml。心电图提示：①窦性心动过速；②V$_1$、V$_2$、V$_3$ST-T 压低 0.02mV，T 波倒置。心脏彩超提示左心房、左心室增大，左心室前壁节段性运动异常，左心收缩舒张功能降低，EF 45%。
>
> 　　结合病史及辅助检查，诊断为急性左心衰。
>
> 　　明确诊断后，给予建立中心静脉置管，股动脉置管，PiCCO 监测，CVP 25cmH$_2$O，CO 2.7L/（min·m^2）。

第三节　肺功能的主要监测指标及临床意义

案例 11-2

患者，男性，77岁。身高174cm，体重70kg。主诉：因慢性咳嗽15年，加重2天就诊。现病史：患者15年来一直反复咳嗽、咳痰，晨起咳痰较多，以白色黏痰为主，每年发病超过3个月，以秋冬季为主，2天前受凉后出现气短、咳嗽、咳痰，以白色黏痰为主，伴胸闷憋气，发热，意识模糊，无抽搐和大、小便失禁。查体：T 38.9℃，R 33次/分，HR 130次/分，口唇轻度发绀。桶状胸，肋间隙增宽，吸气时呈"三四征"。双侧呼吸运动对称，叩诊呈过清音，听诊双肺呼吸音减弱，呼气音延长，双上肺可闻及大量干啰音，双肺底可闻及细湿啰音。既往有吸烟史30余年，每天30支左右。

问题：

1. 根据该病例的临床特点，应该考虑什么疾病？

2. 在明确疾病诊断之前，应该做哪些实验室检查？

3. 明确疾病诊断之后，如何制订下一步监护方案？

【肺功能监测的定义】

肺功能监测的目标是检测肺的氧（O_2）和二氧化碳（CO_2）交换及弥散能力，评价呼吸力学和通气储备有效性。通过连续地监测关键性指标指导通气模式、特殊方式和通气策略的恰当使用，有利于预防机械通气的并发症及评估治疗的有效度。

【肺功能监测的主要内容】

危重症患者呼吸功能监测主要涉及呼吸动力学和肺换气功能。

1. 呼吸功能监护

（1）呼吸频率和深度：通过生命体征的观察和床旁体格检查了解肺通气及舒张、气道分泌物情况，是肺通气功能的重要指标。

（2）脉搏氧饱和度（SpO_2）监测：SpO_2是反映氧合功能的重要指标，但有多种因素影响其准确性，如氧离曲线、碳氧血红蛋白、正铁血红蛋白、外界光源、皮肤色素、测体移动、心律失常、周围循环灌注不良、贫血等。SpO_2监测具有无创性、操作简便、能够持续监测而减少动脉血气分析的采集次数的优势，被广泛应用于临床工作中。

（3）血气分析：是目前临床评价呼吸功能、肺部气体交换的最准确方法，同时可判断酸碱失衡，并指导治疗、判断预后等。血气分析技术一直在急性呼吸衰竭诊疗、外科手术、抢救与监护过程中发挥重要的作用。

血气分析主要参数正常值及其临床意义：

1）pH：血液中酸碱度的实际指标。正常值为7.35～7.45，临床意义：pH<7.35为失代偿性酸中毒，pH>7.45为失代偿性碱中毒。pH在正常范围内，也不代表患者机体内酸碱处于平衡状态，可能是机体通过缓冲代偿功能及纠正机制的调节，在一定时间内维持pH在正常范围内。

2）$PaCO_2$：二氧化碳分压是指血浆中物理溶解的CO_2所产生的压力，是主要的肺通气功能指标。正常值为35～45mmHg（4.65～5.98kPa）；临床意义：$PaCO_2$>45mmHg原发性呼吸性酸中毒或继发性代偿性代谢性碱中毒；$PaCO_2$<35mmHg原发性呼吸性碱中毒或继发性代偿性代谢性酸中毒。

3）PaO_2：即动脉血氧分压，是指血液中物理溶解的氧分子所产生的压力。正常值：80～100mmHg（10.64～13.3kPa）；临床意义：PaO_2的高低与呼吸功能相关，氧分压降低见于各种肺部疾病，如慢性支气管炎、COPD、肺气肿等，但其受年龄和其他因素的影响，通常老年人较低。当PaO_2<60mmHg为缺氧，若不及时纠正，进入衰竭阶段，PaO_2<50mmHg，即是呼吸衰竭；PaO_2<20mmHg，脑细胞不能再从血液中摄取氧，有氧代谢停止，生命难以维持。

4）标准碳酸氢盐（SB）和实际标准碳酸氢盐（AB）：SB是指血浆在标准条件下（37℃，$PaCO_2$=40mmHg，$SaO_2$100%）所测得血浆HCO_3^-含量。SB一般不受呼吸因素影响，其正常值为22～27mmol/L，平均值为24mmol/L，为判断代谢性因素指标。

5）AB：是指血浆中实际测得HCO_3^-含量，同时受到呼吸及代谢因素的双重影响。在正常情况下，AB=SB，AB与SB的差值反映了呼吸因素对酸碱平衡的影响程度。临床意义：AB>SB，见于呼吸性酸中毒；AB<SB，见于呼吸性碱中毒；AB=SB小于正常值，提示代谢性酸中毒；AB=SB大于正常值，提示代谢性碱中毒。

6）BE：是指血液在标准条件下（37℃，$PaCO_2$=40mmHg，$SaO_2$100%）滴定至pH7.4所需的酸或碱量，反映代谢性酸碱失衡的指标之一。正常值为±3mmol/L，BE>3，为代谢性碱中毒；BE<-3为代谢性酸中毒。

（4）呼气末二氧化碳测定（$PETCO_2$）：是使用无创技术监测气体交换功能，是监测肺通气功能的指标。$PETCO_2$ 和 CO_2 波形能够反映患者的气道状况、通气功能及循环和肺血流情况，广泛应用于心力衰竭、哮喘、COPD 等患者的呼吸循环功能监测，而且还是判断气管插管位置的"金指标"。

2. 肺功能监测

肺功能监测包括通气功能和换气功能及肺容量。

（1）潮气量（VT）：是指平静呼吸时，一次吸入或呼出的气量。正常值为 8～12ml/kg，男性略大于女性，平均约为 500ml，它反映人体静息状态下的通气功能。潮气量包括有效潮气量和无效潮气量，只有有效潮气量进行气体交换。

（2）每分通气量（VE）：指在静息状态下每分钟呼出或吸入的气量，等于呼吸频率乘以潮气量的值，成人每分通气量可设定为 4～10L/min，并根据动脉血气分析结果调节。

（3）肺活量（VC）：是指一次尽力吸气后，再尽力呼出的气体总量。肺活量=潮气量＋补吸气量＋补呼气量。正常值：30～70ml/kg，且＜15ml/kg 是进行人工通气的指征，＞15ml/kg 是撤离呼吸机的指标之一。

（4）通气与血流灌注比值（V/Q）：正常值为 4/5（0.8），通气/血流（V/Q）异常，无论升高或降低无疑均是导致机体缺氧、动脉血氧分压下降的主要原因。V/Q＜0.8 表明通气量显著减少，见于慢性气管炎、阻塞性肺气肿、肺水肿等疾病。V/Q＞0.8 表明肺血流量明显减少，见于肺动脉梗死、右心衰竭。

3. 呼吸力学和呼吸机波形监测

（1）呼吸力学：主要包括肺及胸廓顺应性、气道压力及阻力、最大吸气压和呼气压等。气道压力包括平台压和呼吸末气道正压，监测气道压力便于设定呼吸机参数，适当的呼吸机参数设定能够有效降低内源性呼气末气道正压。气道阻力目前无直接参数监测，跨肺压是肺泡内压与胸腔内压之差，临床上通过测定气道压代替肺泡内压，测定食管压（Pes）估算胸腔内压。食管压测量的最佳位置是食管的中段 1/3 处，在此处食管压可以准确地反映出胸腔内压。临床上常用食管测压代替跨肺压监测。呼吸系统顺应性受胸壁和肺顺应性的影响。

（2）呼吸机波形监测：包括气道压力、流量、容量、波形等，有助于判断患者的呼吸功能、及时调整呼吸机参数。临床上常用压力-容积曲线，以功能残气量为基点，不同潮气量为纵坐标，相应的压力变化为横坐标，则可描绘出压力-容积曲线。与正常值比较，静态和动态压力-容积曲线同时右移，考虑肺

实质、胸腔和胸壁的病变；静态压力-容积曲线不变，而动态压力-容积曲线右移，考虑为气道病变。

【肺功能监测的临床意义】

正常的呼吸功能是维持生命及机体的内外环境稳定的重要生理活动之一。对危重患者呼吸功能的监测为呼吸衰竭、睡眠呼吸暂停综合征等肺部疾病的诊断和分型提供客观依据，也为氧疗和机械通气等呼吸治疗的疗效观察提供评价指标。

案例 11-2 分析总结

患者入院后立即给予吸氧、心电监护，建立中心静脉置管、股动脉置管，监测血气分析、血常规等检验结果，申请心电图、胸片、肺功能测定。

辅助检查结果：X 线胸片示两肺透亮度增加，肺纹理紊乱、增多。肺功能结果为 1s 用力呼气容积占用力肺活量比值（FEV_1/FVC）64.63%，FEV_1 占预计值 76.9%。血气分析：pH7.23，PaO_2 52mmHg，$PaCO_2$ 70mmHg，HCO_3^- 28mmol/L。血常规：WBC 16×10^9/L，N 81%，RBC3.6×10^{12}/L，PLT110×10^9/L。

结合病史及辅助检查，诊断：慢性阻塞性肺疾病急性发作，Ⅱ型呼吸衰竭。

但患者Ⅱ型呼吸衰竭加重，意识呈浅昏迷，立即给予经过气管插管，插管时测呼吸末二氧化碳分压 92mmHg，并给予呼吸机辅助呼吸。

第四节　危重症的营养监测与支持

营养支持是危重症治疗中的重要环节之一。危重症患者应激代谢状态特点为代谢紊乱及分解代谢。其机制主要是各种抗调节激素，如儿茶酚胺、胰高血糖素等分泌增加。应激代谢时糖异生和糖原分解增加，脂肪动员增加，蛋白分解增多及合成减少等，导致能量代谢障碍和器官功能障碍。

案例 11-3

患者，男性，30 岁，身高 170cm，体重 80kg，BMI 27。因"腹痛 1 天"入院消化内科。患者于 1 天前大量酗酒及暴饮暴食后出现上腹部持续性剧痛，向腰背部放射，伴腹胀，呕吐物为胃内容物。体温 38℃，上腹部 CT 提示胰腺增大，边缘模糊，考虑胰腺炎。血淀粉酶 3000U/L，脂肪酶 1043U/L。入院后给予禁食、胃肠解压、抑制胰腺分泌、抗感染、护胃等对症支持治疗。住院 2 天

后患者出现休克、急性呼吸窘迫综合征、急性肾衰竭、急性肝功能损害、凝血功能异常等多器官功能障碍，遂转入重症医学科监护治疗。入科查血常规：白细胞计数（WBC）20.89×10⁹/L，N 83.2%。查血生化及电解质示：血淀粉酶 1783U/L，血脂肪酶 440U/L，血白蛋白（ALB）22g/L，前白蛋白（PA）123mg/L，甘油三酯（TG）14.02mmol/L，血尿素氮（BUN）18.02mmol/L，血肌酐（Cr）597μmol/L，血钙 0.57mmol/L，血糖 16.9mmol/L。入科后给予留置深静脉置管，静脉营养支持，并予气管插管、呼吸机辅助呼吸、维持循环、腹腔置管引流、抑制胰腺分泌、灌肠、调节肠道菌群、促进胃肠动力、营养支持等治疗。

问题：

1. 根据该病例的临床特点，应该考虑什么疾病？

2. 在明确疾病诊断之后，如何评估此患者的营养状况，制订营养支持方案？

一、营养风险的评估

常用的营养筛查工具必须简单易掌握，适用于所有的患者，同时监测治疗后的反应。目前常用的是 NRS 2002。

1. 主观全面评定　这是美国肠内外营养协会推荐，指标包括病史、身体评估，主观评定工具需要通过培训，而且这个工具反映的更多的是疾病的状况，而非营养状况。

2. 微型营养评定　用于老年患者的营养风险评估，但不能证实它能否监测患者对治疗的反应。

3. 营养不良通用筛查工具　这是英国肠内外营养协会多学科营养不良咨询小组开发的，可用于不同的医疗机构，但需要进一步临床干预研究证明它的实用性。

4. 营养风险筛查 NRS2002　分 2 次筛查。

（1）初步筛查

1）BMI＜20.5kg/m²[体重指数（BMI）=体重/身高²（kg/m²）]

2）3 个月内体重减轻了吗？

3）上周内吃饭减少了吗？

4）患者病情重吗？

以上问题回答"是"，则做下一步筛查，回答"否"，则每周重复初步筛查。

（2）营养风险评分方法——NRS2002（表 11-1）：根据上述营养风险评估方法对该病例进行评分，该患者营养风险评分为：疾病相关得分 3 分，营养状态评分 1 分，年龄相关评分 0 分，总分 4 分，此患者有营养风险，需要进行营养支持。

表 11-1　营养风险评分方法（NRS2002）

营养状态受损评分		疾病严重程度评分	
0 分	营养状况正常	0 分	营养需求正常
1 分 轻度	3 个月体重丢失＞5%或前一周饮食是正常需求的 50%～75%	1 分 轻度	慢性疾病患者发生骨折。慢性疾病，如肿瘤、糖尿病、肝硬化、血液透析患者、COPD，发生急性并发症
2 分 中度	2 个月内体重丢失＞5%或 BMI 18.5～20.5kg/m² 同时一般状况差或前一周饮食正常需求的 25%～60%	2 分 中度	比较大的腹部手术、脑卒中、严重肺炎、恶性血液肿瘤
3 分 重度	1 个月内体重丢失＞5%或 BMI＜18.5kg/m² 同时一般状况差或前一周饮食是正常需求的 0～25%	3 分 重度	脑损伤、骨髓移植、ICU 患者（APACHE＞10）

二、危重症的营养监测

（一）病史

询问患者有无营养不良的原因，如有无慢性或急性消耗性疾病、平素进食状态不佳、饮食结构不合理等情况。

（二）人体测量

1. 体重（body weight，BW）　体重是临床最常用的营养状况判定指标，较简单直观，可用于估算营养状况及营养支持的需要量。通常认为体重减轻＜5%为轻度营养不良，＜10%为重度营养不良。过于消瘦或肥胖的患者，测量实际体重的同时还应根据身高计算标准体重（理想体重）。

标准体重（kg）=[身高（cm）–100]×0.9

评价标准：实测体重为标准体重的 90%～110%，为营养正常，实测体重超过标准体重的 10%～20%为过重，超过标准体重的 20%为肥胖；实测体重比标准体重降低 10%～20%为瘦弱，实测体重比标准体重降低 20%以上为严重瘦弱。

2. 体重指数（body mass index，BMI）　体重指数是反映蛋白质能量营养不良及肥胖症的可靠指标。临床上体重指数的改变可提示疾病的转归。

BMI=体重（kg）/身高（m²）

评价标准：BMI 20～25，正常；>30，肥胖；18～20，可能营养不良；<18，营养不良。

3. 肱三头肌皮褶厚度（triceps skin fold thickness，TSF）（图 10-1） 反映机体脂肪储存的指标。测量方法：选择肩胛喙突和尺骨鹰嘴突中点处，左右臂均可，上肢自然放松下垂，检测者用拇指和示指捏起皮肤和皮下组织，以卡尺或千分卡尺进行测量。

正常参考值：男性 8.3mm，女性 15.3mm。

评价标准：达到 90%以上为正常，80%～90%为轻度降低，60%～80%为中度降低，<60%为重度降低。

4. 上臂中点肌肉周径（arm medium circumference，AMC）（图 10-1） 反映骨骼肌脂肪储存情况。上臂中点周径测量方法：用皮尺测量肩峰和尺骨鹰嘴中点的臂围。与 TSF 结合可对机体肌肉和脂肪的比例进行初步分析。

AMC =上臂中点周径 AC（cm）– 0.34 TSF（cm）

正常参考值：男性 24.8cm，女性 21.0。

评价标准：达到 90%以上为正常，80%～90%为轻度降低，60%～80%为中度降低，<60%为重度降低。

以上测量均应测量 3 次，取其平均值以减少测量误差。

5. 肌酐/身高指数（creatinine height index，CHI）肌酐是肌酸代谢后的产物，在肌肉形成，由尿排出。从肾脏排泄的肌酐量和体内肌肉量直接相关。通过收集 24 小时尿液可测定尿液中肌酐值，再除以身高相应的理想肌酐值而求出 CHI，大于 90%为正常。CHI 随年龄增大而减少（表 11-2）。

肌酐/身高指数= 2 小时尿肌酐（mg/dl）/标准身高肌酐×100%

表 11-2 CHI 评价标准

	正常	轻度营养不良	中度营养不良	重度营养不良
CHI 参考值	>90%	80%～90%	60%～80%	<60%

CHI 与 LBW（机体瘦体组织）、BW 相关，受尿肌酐排泄的影响，如肾功能状态、肉食摄入量、运动、发热、感染、创伤等。

（三）实验室检测

1. 内脏蛋白质测定（图 11-1，表 11-3） 内脏蛋白质测定是常用的营养状态监测指标，反映体内蛋白质状况与营养不良程度，随着应激程度、营养支持治疗而发生改变。常用监测指标为白蛋白、转铁蛋白、前白蛋白等。

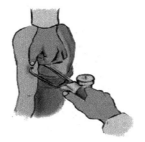 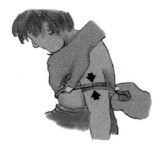

TSF测量　　　　　　　　　　AMC测量

图 11-1 TSF 与 AMC 测量方法

表 11-3 内脏蛋白质含量与营养不良程度

蛋白质	正常浓度	轻度营养不良	中度营养不良	重度营养不良
ALB（g/L）	35～50	28～35	21～27	<21
转铁蛋白（g/L）	2～4	1.5～2	1～1.5	<1
前白蛋白（mg/L）	200～400	100～200	50～100	<50

（1）白蛋白（又称清蛋白，albumin，ALB）：是由肝实质细胞合成，半衰期为 15～19 天，是血浆中含量最多的蛋白质，占血浆总蛋白的 40%～60%。主要代表体内较恒定的蛋白质的量。因其半衰期较长，不适用于营养支持效果的监测与评价。

（2）转铁蛋白又称运铁蛋白（transferrin，TRF，siderophilin）：是血浆中主要的含铁蛋白质。在肝脏合成，半衰期约为 8 天，作为营养状况监测指标较白蛋白更为灵敏，可以在较短时间反映营养不良发展情况及营养支持效果。易受铁剂的影响，当发生缺铁性贫血时，转铁蛋白可代偿性增加。

（3）前白蛋白（prealbumin，PA）：又称转甲状腺素蛋白（transthyretin），由肝细胞合成，其半衰期仅约为 1.9 天。因此，测定其在血浆中的浓度对于了解蛋白质的营养比白蛋白和转铁蛋白具有更高的敏感性。

2. 氮平衡测定（nitrogen balance） 指每日摄入氮量与排氮量之差，是判断重症患者蛋白质代谢的重要指标之一，但临床中严格的氮平衡测定是较难实现的，鉴于机体代谢过程产生的氮大部分由尿排出，且尿素氮占大多数，如果能对 24 小时患者的尿液进行完整收集，则可测算出该患者全部的尿氮排出量的近似值。

氮平衡=24 小时摄入氮量–24 小时总氮丧失量

24 小时总氮丧失量=24 小时尿内尿素氮＋3g 非尿素氮

氮平衡测定结果分三种情况：①总平衡，摄入与排出氮量基本相等，表示体内蛋白质的分解与合成代谢处于动态平衡之中。②正氮平衡，摄入氮量>排出氮量，表明摄入氮或蛋白质除补偿组织的消耗外，尚有部分构成新的组织而被保留。③负氮平衡：摄入氮量＜排出氮量，表明体内蛋白质分解＞合成，创伤、感染等应激或营养供给不足时，机体表现出明显的负氮平衡。

3. 血脂、血糖、电解质、肝功能等生化指标　重症患者急性期能量代谢障碍，脂肪动员加速，酮体生成相对受到抑制，脂肪酸分解受到抑制，脂肪净合成增加，甘油三酯清除率降低，自发性的高脂血症成为明显特征。肝细胞有氧代谢障碍可导致葡萄糖的有氧氧化障碍，血乳酸与丙酮酸增高，乙酰乙胺与β-羟丁酸降低。高血糖和糖利用障碍可出现胰岛素抵抗现象。糖异生明显增强可使血糖明显增高。

（四）功能测量

1. 握力　与机体营养状况相关，是反映肌肉体积与功能（肌力）的有效且实用指标，也可反映疾病的状态。

2. 肌电刺激检测　可客观评价肌肉功能。

3. 呼吸功能监测　通过呼吸功能的指标反映患者肌肉功能状态。

4. 免疫功能监测　常用指标有①全血淋巴细胞总数：作为营养状态评定的主要指标之一，$<1.5×10^9/L$，为营养不良，$<0.8×10^9/L$，为重度营养不良；②迟发型超敏皮肤试验：了解机体对注射抗原的反应性，可以较好地反映细胞免疫功能；③血清免疫球蛋白测定：营养不良、感染、肿瘤等疾病状态下，其合成减少和（或）应答能力下降，导致机体对致病微生物的抗病能力下降；④T淋巴细胞亚群：包括CD3、CD4、CD8、CD4/CD8。在营养不良、蛋白质丢失、皮质激素等免疫抑制剂的使用时，均可使T淋巴细胞受抑制，而损害细胞免疫功能。

（五）能量消耗测定

危重疾病状态下，机体虽然处于高代谢状态，分解代谢大于合成代谢，但其代谢率与能量消耗并非很高，甚至降低，因此，理想的营养支持应按照实际测量的能量消耗量供给营养底物。

1. 基础能量消耗、静息能量消耗与总能量消耗

（1）基础能量消耗（basal energy expenditure，BEE）：是指在一定环境温度下（18～25℃）、机体处于安静状态，无任何骨骼肌活动、无食物及精神紧张等因素影响时的能量消耗。基础能量是维持机体正常生理功能和内环境稳定，以及交感神经活动所需的能量。但上述基础状态很难维持，故通常测定静息能量消耗。

（2）静息能量消耗（resting energy expenditure，REE）：是指机体禁食2小时以上，在合适温度下平卧休息30分钟后的能量消耗，主要用于维持机体细胞、器官的正常功能和人体的觉醒状态。

REE（kcal/24h）=13.6FFM＋550（适用男性和女性）

FFM是指以千克计量的无脂肉质群重量。正常个体的静息能量消耗量与无脂肉质群的体积密切相关，而与年龄和性别无关。

正常值：REE的测定平均比值（SD）为1.00±0.09。

评价标准：REE＞1.18时，则认为REE增高且机体处于代谢应激状态。

（3）总能量消耗（total energy expenditure，TEE）：主要包括静息能量消耗和体力活动引起的能量消耗，是维持生命活动、体力活动和食物特殊动力所需的最低能量水平。危重患者往往由于疾病原因不能应用胃肠道喂养，或不能经口进食，且不能或很少活动，此时REE与TEE比较接近。

2. 代谢车测定　代谢车是通过使用代谢监测系统测定能量的消耗量、二氧化碳的产生量、氧气的消耗量来计算三大营养物质在能量消耗中的构成，并得出三大营养素在人体的代谢情况与平衡状况，从而通过这些精确的数据为患者提供科学有效、配比适当的营养支持。代谢车测定（间接能量测定法，indirect calorimetry）通过测定氧耗（VO₂）及二氧化碳产生量（VCO₂）来间接计算代谢率，是现代临床的"金标准"。

REE=[(3.9×VO₂)＋(1.1×VCO₂)]1.44−（2.8×UUN）

3. 机体能量消耗估算方法　Harris-Benedict公式通过多元回归，将基础能量以最易影响机体能力来消耗的。四个参数用回归方程表示出来，已广泛地应用于REE的估算。

REE（男）=66.47＋13.75×体重＋5×身高−6.76×年龄

REE（女）=65.09＋9.56×体重＋1.85×身高−4.68×年龄

（六）维生素、微量元素及其他

危重疾病状态下患者摄入减少，排泄异常，体内的微量元素释放与重新分配，使血浆浓度发生变化。细胞因子参与及炎症介质释放使内环境发生变化，常常使血清Fe、Zn、Se含量较低，血Cu含量常常升高。微量元素变化可影响机体的免疫功能、影响碳水化合物、脂肪、蛋白质代谢与肠道形态学改变。

三、危重症的营养支持

（一）营养支持时机

重症患者营养支持时机选择的原则：在经过早期

有效复苏(特别是容量复苏)与血流动力学基本稳定,组织低灌注得到纠正,水、电解质与酸碱严重失衡得到初步纠正后,及早开始营养支持,一般在有效的复苏与初期治疗24~48小时后可考虑开始。

存在以下情况时,不宜进行营养支持:①复苏早期,血流动力学尚未稳定,但组织低灌注仍然存在;②存在严重的代谢紊乱(应激性高血糖尚未得到有效的控制、存在严重酸中毒等);③存在严重肝功能障碍、肝性脑病、严重氮质血症未予肾替代治疗的患者。

(二)营养支持途径

营养支持的途径包括肠内营养支持(通过胃管经胃肠道途径)与肠外营养支持(通过外周或中心静脉途径)。

1. 肠内营养支持

(1)肠内营养支持的适应证:只要胃肠道解剖完整并具有一定的功能(运动功能、吸收功能),应首先考虑选择经肠内途径给予营养支持。

(2)肠内营养支持的禁忌证

1)胃肠道功能障碍。

2)完全性肠梗阻(如机械性肠梗阻和麻痹性小肠梗阻)。

3)严重的消化道出血。

4)梗阻性内脏血管疾病,如肠系膜血管缺血或栓塞。

5)未解决的腹部问题,包括后腹膜炎症、出血、不可控制性肠瘘。

6)严重腹胀和腹腔内高压(IAH)等。

7)严重腹泻,经处理无改善,应暂停使用。

8)俯卧位时应暂停肠道喂养。

(3)肠内营养相关的并发症

1)胃肠道并发症:腹痛,腹胀,恶心,呕吐,反流,腹泻,吸收不良,肠梗阻。

2)机械性并发症:鼻窦炎、中耳炎、咽炎、食管炎,食管糜烂,导管错位,导管堵塞,穿孔。

3)代谢并发症:高钠血症、低钠血症、脱水,低钾血症、高钾血症,低磷血症、高磷血症,高血糖。

4)吸入性肺炎:这是最严重的并发症。出现呼吸困难、急促、喘息,心动过速,焦虑,发绀。

(4)肠内营养优化管理的策略

1)病情的评估。

2)采用持续输注的喂养方式。

3)耐受性动态监测。

4)使用促胃肠动力药。

5)患者恰当的体位。

6)反流误吸高风险的重症患者,可试行经空肠喂养。

7)营养量的评估,肠内营养喂养量不足时及时添加肠外营养。

8)血糖的监测与控制。

(5)肠内营养计划

1)24~48小时考虑开始经胃或小肠内营养。

2)设置喂养速度20~25ml/h开始,逐渐增加,如能耐受每4~8小时,在原基础上增加20ml/h。

3)胃肠功能良好的重症患者,多在48~72小时内达到目标喂养量。

2. 肠外营养支持

(1)肠外营养支持的适应证:只有当肠道由于解剖或功能障碍的原因(如腹腔感染、肠梗阻、肠瘘等)导致无法使用或不能充分使用时,才考虑选择肠外途径提供必要的营养支持。

(2)肠外营养的禁忌证

1)血流动力学不稳定或存在组织低灌注状态。

2)存在严重水、电解质与酸碱失衡。

3)严重肝衰竭、肝性脑病。

4)急性肾衰竭存在严重氮质血症。

5)未控制的严重高血糖。

(3)肠外营养的代谢性并发症:①急性并发症,水、电解质紊乱(脱水与水过多),高血糖或低血糖,高血钙,高甘油三酯血症,肝脏脂肪变性;②慢性并发症,肝功能损害与淤胆骨病。

(三)能量消耗与供给

恰当的能量供给是实现重症患者有效营养支持的保障。早期供给25~30kcal/(kg·d)的能量,蛋白质1.2~2.0g/(kg·d),是多数重症患者能够接受的营养供给目标,随着应激状态的改善,稳定后的能量补充需逐渐增加到目标量。

重症患者可适当使用加有免疫调节剂的肠内营养制剂,包括创伤、烧伤患者、机械通气的危重患者等。目前常见的免疫调节营养素包括谷氨酰胺、不饱和脂肪酸、抗氧化剂等。

第五节　不同危重症患者的代谢特点与营养支持原则

一、脓毒症和多器官功能障碍综合征患者的营养支持

脓毒症(sepsis)和多器官功能障碍综合征(multiorgans dysfunction syndrome, MODS)是创伤、休克、心肺脑复苏后、感染等的严重并发症,其发病

率和病死率高，目前对其发生机制尚未完全阐明，学说较多，主要有炎症失控理论、缺血-再灌注损伤理论、胃肠道理论、应激基因理论等。

（一）脓毒症和 MODS 患者的代谢特点

脓毒症患者处于高代谢状态，且代谢途径异常，对外源性营养底物利用率低，主要靠分解自身组织获取能量，其中对蛋白质的消耗增幅最大，可在短期内导致蛋白质-能量营养不良（protein-energy malnutrition）。对严重脓毒症患者的研究中发现，LBM 的丢失速度为每天 0.5%～1%。前 10 天，2/3 的氨基酸利用来自骨骼肌，以后更多地转向内脏，即使提供充足的营养，也不能完全阻止 LBM 的分解。脓毒症常可导致 MODS 的发生。在 MODS 患者，肠道的作用已越来越受到重视，对于是否清除胃肠道内容物以防止细菌的移位目前仍存在着较多的争议。有研究表明清除胃肠道并不能降低患者的死亡率，但早期保持胃肠道功能的稳定是十分必要的，早期给予营养支持可以减少分解代谢。

（二）脓毒症和 MODS 患者的营养支持原则

脓毒症与 MODS 患者营养支持中非蛋白质热量与蛋白质的补充应参照重症患者营养支持的原则，以应激性高血糖为突出的代谢紊乱及器官功能障碍，常常限制营养素的补充，密切监测器官功能与营养素的代谢状态，补充支链氨基酸和谷氨酰胺，有促进蛋白质合成、抑制蛋白质分解及增强患者免疫细胞功能的作用。国外临床实践表明，对于无肠功能障碍的 MODS 的患者，可以进行胃或小肠喂养，以保持胃肠道的完整性。

二、创伤患者的营养支持

严重烧伤者的胃肠屏障功能损害十分严重，烧伤后 6 小时内给予肠内营养是安全、有效的，能够更快地达到正氮平衡。

颅脑创伤患者的胃瘫发生率较高，大多数脑外伤患者在伤后 1 周内均有胃排空延迟，半数以上患者第二周内仍有胃排空延迟，过早进行肠内营养可增加吸入性肺炎的风险。虽然颅脑损伤可以导致胃瘫，但对空肠功能没有太大影响，故对颅脑损伤患者宜选择经空肠实施肠内营养。

三、急性肾衰竭患者的营养支持

（一）急性肾衰竭患者的代谢特点

急性肾衰竭（acute renal failure，ARF）是指肾脏排泄功能的可逆性的急剧恶化，发展过程中出现多种代谢改变，影响机体容量、电解质、酸碱平衡，以及蛋白质与能量的代谢，因此营养支持被认为是其治疗的一个重要部分，可减少蛋白质分解，减缓 BUN/Cre 升高，有助于肾损伤细胞的修复和再生，提高 ARF 患者的生存率。对于未接受肾脏替代治疗的 ARF 患者，应注意血清必需氨基酸/非必需氨基酸比例失衡，肾替代治疗对营养支持没有显著的不良影响。

（二）急性肾衰竭患者的营养支持原则

尿毒症本身和由急性疾病引起的应激反应可以引起营养底物利用的明显变化。在营养支持过程中必须考虑蛋白质（氨基酸）、碳水化合物、脂肪代谢异常及电解质、液体负荷、酸碱平衡等改变的规律。目前基本认为 ARF 本身对能量代谢没有直接影响，热量需要量更多地决定于基础疾病和当前患者状态。为减少血浆中尿素的积蓄，通常采用限制蛋白质摄入的方法，控制在 20～40g/d。肾功能不全的患者，要限制液体量，宜用高浓度、高热量的能量制剂，如脂肪乳剂、肾必氨氨基酸等为患者提供能量。

四、肝功能不全患者的营养支持

（一）肝功能不全患者的代谢特点

肝脏是营养物质代谢的中心器官，随着慢性肝病的病情进展，蛋白质能量营养不良逐渐加重，在肝功能代偿期发生率为 20%，而在肝病失代偿期发生率达 60%，营养不良使肝病患者的腹水、出血、感染及肝性脑病发生率增加，并影响肝脏功能，加速疾病进程。合理的营养干预能减缓患者全身衰竭的进一步发展和改善肝细胞代谢。

（二）肝功能不全患者的营养支持原则

在早期肝硬化患者，蛋白质分解增加，低蛋白血症加速了肝细胞损害及肝功能不全的进展，此时补充蛋白质（氨基酸）能促进正氮平衡而不导致肝性脑病，可根据肝功能代偿情况给予蛋白质 1.3g～1.5g/（kg·d）。

在肝病终末期，增加蛋白质的摄取可能导致血氨增加，加速肝性脑病的发生，蛋白质摄入量可减至 0.5～1g/（kg·d），补充支链氨基酸能改善肝脏蛋白合成，减少分解代谢，减轻肝性脑病。

五、重症急性胰腺炎患者的营养支持

（一）重症急性胰腺炎患者的代谢特点

重症急性胰腺炎（severe acute pancreatitis，SAP）

早期的代谢特点主要表现为静息能耗（REE）增加（可达 1.5 倍），出现高分解代谢，患者很快出现严重负氮平衡和低蛋白血症。糖代谢方面，糖利用率降低、糖耐量下降、糖原异生的增加，大部分患者出现高血糖。蛋白质代谢方面，蛋白质分解增多、尿素氮排出增加，机体处于负氮平衡，每天尿素氮排出增加 20～40g，同时由于骨骼肌对支链氨基酸的摄取增加，其血浆浓度下降而芳香族氨基酸相应升高。脂肪代谢方面，高脂血症是 SAP 常见的临床表现，同时机体脂肪分解增加成为重要的能量来源。此外，SAP 患者早期尚存在低钙、低镁等代谢紊乱。

（二）重症急性胰腺炎患者的营养支持原则

为使"胰腺休息"，减少胰腺分泌，禁食是 SAP 早期治疗的基本原则。但禁食可迅速导致营养不良，对于 SAP 患者可采用鼻空肠管或空肠造口进行肠内营养，给予氨基酸和短肽为氮源、低甘油三酯的预消化制剂较为适宜，胰酶不足时可添加外源性胰酶制剂。部分患者因严重肠麻痹或腹部并发症不耐受或部分不耐受肠内营养时，可由肠外营养替代或补充。碳水化合物替代脂肪作为主要的热量来源，能抑制糖异生，减少蛋白的分解和高脂血症的危险，但是必须监测血糖水平，同时应用胰岛素控制血糖。不含脂肪乳剂的胃肠外营养不应超过 2 周，否则可能造成必需脂肪酸的缺乏，SAP 患者输注脂肪乳剂并非禁忌，但应该严密监测血脂水平，如血清甘油三酯高于 4.4mmol/L，应该慎用脂肪乳剂。

六、急性呼吸窘迫综合征患者的营养支持

急性呼吸窘迫综合征（ARDS）是由肺部原发疾病或肺外疾病导致的肺部炎症反应，进一步导致肺泡渗液增加、血氧下降、呼吸窘迫的一种综合征。不同于其他类型的急性呼吸衰竭（如急性肺栓塞、支气管哮喘急性发作），ARDS 存在着明显的全身炎症反应，并伴随着体内各种应急激素及多种细胞因子和炎症介质的释放。

（一）ARDS 患者的代谢特点

ARDS 患者多存在严重的高分解代谢，短期内即可出现混合型营养不良，其 REE 可达到预计值的1.5～2 倍。ARDS 的原发病如系重症急性胰腺炎、脓毒症、创伤等疾病时，伴有 REE 不同幅度的明显增加，由于大多 ARDS 患者需要机械通气治疗，也可使 REE 增加。ARDS 患者体内的肌糖原和肝糖原分解加速，脂肪大量氧化，随即瘦体组织大量分解，各

种结构及功能蛋白被迅速消耗，并同时伴随着血糖的升高，机体对糖的利用减低，血清白蛋白下降，谷氨酰胺明显减少，血中氨基酸比例失调。另外，严重的氧化应激也可消耗大量的抗氧化物质。ARDS 治疗过程中常因限制液体的输入而影响早期的营养支持，大量含磷的能量物质（ATP）被消耗及各种离子消耗的增加或摄入的不足、分布的异常，可使患者出现低钾、低钙、低磷、低镁、低钠、低氯等表现和对某些微量元素的需求增加。

（二）ARDS 患者的营养支持原则

如患者肠道功能允许，应早期给予肠内营养，并采取充分的措施避免反流和误吸。应避免碳水化合物补充过多而导致的二氧化碳的产生过多，增加呼吸商，加重患者的呼吸负荷。有研究表明 ARDS 患者的营养支持中添加鱼油和抗氧化剂，有助于降低肺血管阻力与通透性，改善肺功能，降低死亡率，缩短机械通气时间与入住 ICU 时间等。

七、心功能不全患者的营养支持

（一）心功能不全患者的代谢特点

心功能不全是一种以心排血量不足，组织血液灌注减少，以及肺循环或体循环静脉系统淤血为特征的临床综合征。心功能不全营养代谢改变主要表现为胃肠道淤血导致营养摄入和吸收障碍；交感神经系统的代偿性兴奋引起的热量消耗增加，且分解代谢明显大于合成代谢；肝脏淤血导致白蛋白合成减少，肾脏淤血引起的蛋白尿及合并感染导致血浆蛋白水平的进一步降低，机体能量储备减少；慢性缺氧导致血管舒缩功能长期失调，组织氧供不足；肾上腺的慢性淤血导致的继发性肾上腺皮质功能减退；应用洋地黄、利尿剂及过分的限制水钠导致的电解质紊乱。

（二）心功能不全患者的营养支持原则

适量的营养补充对心功能不全患者是重要的。存在心脏恶病质或潜在危险因素的患者，均应进行正规的营养评估并给予营养支持治疗，根据患者的营养状态及代谢状况确定适宜的营养需要量，且营养支持中需监测各项营养指标。

心力衰竭患者经肠内营养可促进肠道运动、消化和吸收，改善肠黏膜细胞营养。肠内营养不能达到所需摄入热量要求，并且需严格控制液体量的情况下，可选择部分或全部使用肠外营养。一旦胃肠道功能恢复，既应逐渐减少或停止肠外营养，尽早过渡到肠内

营养或经口摄食。

（三）心功能不全患者营养支持的配方

心功能不全患者往往需要控制液体入量，应综合考虑调整肠外营养底物及非蛋白质热量的摄入量，一般提供 20～30kcal/（kg·d）。过高的葡萄糖/胰岛素摄入通常被认为能增加心脏葡萄糖供应，糖：脂比例通常选择 7：3 或 6：4；氮 0.16g/（kg·d），热氮比一般为（100～150）：1。中长链（MCT/LCT）混合脂肪乳剂、充足的维生素和微量元素更有益于心功能不全患者。

心功能不全患者营养支持过程中应严密监测与心功能相关的临床指标，包括心率、血压、中心静脉压、24 小时出入液体量等。

> **案例 11-3 分析总结**
> 该患者诊断为重症急性胰腺炎，急性反应期给予 TPN（全胃肠外营养），热量为 40kcal/kg。主要由碳水化合物（50% 和 10% 葡萄糖）和脂肪（20% 中长链脂肪乳）供给，需要蛋白质由乐凡命供给，适量补充维生素或微量元素，液体控制

> 在 3000ml 左右。葡萄糖和脂肪比例可 7：3，补非蛋白氮 0.15g/kg，热氮比约 150：1。

全身感染期时联合应用 PN（肠外营养）和 EN（肠内营养），并由 TPN 逐渐向 EN 过渡。肠内营养首选短肽类，首剂 500ml，予肠内营养泵泵入。逐日加量，3～7 天后增加至全量，适当补充外源性白蛋白。

思 考 题

1. 在血流动力学监测指标中，能很好地反映容量负荷的指标有哪些？

2. 哪些因素能影响 SpO_2 的监测？

3. 通气/血流值的变化有什么具体临床意义？

4. 危重症病人营养支持应遵循怎样的原则？

5. 脓毒症和 MODS 患者的代谢特点是什么？为什么？

6. 在 MODS 中针对多器官损伤患者如何进行营养支持？

案例 11-3　营养风险评估表

姓名：王××	性别：男		年龄：30 岁	身高：170cm	现体重：80kg	BMI：27kg/m^2
	疾病诊断：急性胰腺炎				科室：重症医学科	
NRS2002 营养风险筛查：4 分（入院时评分）						
疾病评分	评分 1 分：髋骨折□　慢性疾病急性发作或有并发症者□　COPD□　血液透析□　肝硬化□　一般恶性肿瘤患者□　糖尿病□					
	评分 2 分：腹部大手术□　脑卒中□　重度肺炎□　血液恶性肿瘤□					
	评分 3 分：颅脑损伤□　骨髓移植□　大于 APACHE10 分的 ICU 患者√					
小结：疾病有关评分　　3 分						
营养状态	1. BMI（kg/m^2）□小于 18.5（3 分） 注：因严重胸腔积液腹水、水肿得不到准确 BMI 值时，无严重肝肾功能异常者，用白蛋白（g/L）替代（按 ESPEN2006） （＜30g/L，3 分）					
	2. 体重下降＞5% 是在　　　□3 个月内（1 分）　　　□2 个月内（2 分）　　　□1 个月内（3 分）					
	3. 一周内进食量：较从前减少 √25%～50%（1 分）　　　□51%～75%（2 分）　　　□76%～100%（3 分）					
小结：营养状态评分　　1 分						
年龄评分	年龄＞70 岁（1 分）　　　　　　　　　　　　　年龄＜70 岁（0 分）					
小结：年龄评分　　　0 分						
对于表中没有明确列出诊断的疾病参考以下标准，依照调查者的理解进行评分： 1 分：慢性疾病患者因出现并发症而住院治疗。病人虚弱但不需卧床。蛋白质需要量略有增加，但可通过口服补充来弥补 2 分：患者需要卧床，如腹部大手术后。蛋白质需要量相应增加，但大多数人仍可以通过肠外或肠内营养支持得到恢复 3 分：患者在加强病房中靠机械通气支持。蛋白质需要量增加且不能被肠外或肠内营养支持所弥补。但是通过肠外或肠内营养支持可使　蛋白质分解和氮丢失明显减少						
总分值≥3 分：患者处于营养风险，需要营养支持，结合临床，制订营养治疗计划 总分值＜3 分：每周复查营养风险筛查						

第十二章 灾难医学

第一节 概 述

灾难医学（disaster medicine）是急诊医学与灾难管理学综合产生的一门学科，是一门以灾难及其后果为研究对象，研究在灾前各单位、环节与紧急预案的评估与预警，准备与建设，制订与训练；在各种灾难发生时进行灾难管理与紧急医学救援、控制灾区传染病和做到灾区卫生服务保障，在灾后进行重建与管理的学科，更是一门独立的、由多学科相互交叉渗透的新兴学科。

灾难医学是对以临床医学为核心的专业（急诊医学、内科学、外科学、骨科学、妇产科学、儿科学、公共卫生学、流行病学、创伤医学、心理学、传染病学、社区医学、管理学、教育学、装备工程学、信息工程学等）进行研究，将其综合成果运用到防灾、减灾、救灾的实践中，及时对应由灾难带来的人力、物力、自然资源与经济的损失。

本章重点介绍灾难中紧急医学救援的主要任务、灾难医学教育的基本理念、医疗卫生救援事件分级与灾难时的分拣和分配原则、突发公共卫生事件的定义与特点、灾后传染病的流行机制和预防。

第二节 紧急医学救援的主要任务

案例 12-1

2008 年 5 月 12 日（星期一）14 时 28 分，位于中国四川省某自治州发生地震。根据中国地震局的数据，此次地震的面波震级达 8.0Ms、矩震级达 8.3Mw，严重破坏地区超过 10 万平方千米。地震烈度达到 11 度。这是新中国成立以来破坏性最强、波及范围最广、救灾难度最大的一次地震。

问题：

作为灾区救援队的总指挥，你会给各个救援小队安排哪些任务？

灾难中的紧急医疗服务是在现场、临时医疗场所等院外环境中提供高效可靠的院前救护，对各种灾难导致的人员伤害进行医疗救援，并承担一部分现场管理与指挥的工作。现场急救人员的主要任务包括伤员检伤分类、分级救治和伤员转运等，也包括灾后大宗尸体处理与死者身份鉴定。

一、灾难现场的紧急医学救援

灾难现场救援的关键环节就是进行检伤分类、治疗和转运，是灾害管理中的核心环节。急救人员应当根据现场条件和环境，灵活处理。它包括院前急救中的核心内容，如针对危重伤员呼吸循环功能的基本生命支持及基础急救措施如包扎、止血、固定等。还有检伤分类中一些关键指标，如对伤员有无脏器活动性出血的内脏损伤判断。

二、伤员的检伤分类

检伤分类是根据生命体征、肢体损伤及致伤机制等，对患者的预后做出判断，在短时间内对大量患者进行分级，以决定对伤员实施救治与否及决定其具体急救方案和转运优先顺序。

三、分 级 救 治

分级救治是根据检伤分类结果对大量患者进行分类，分阶段、分层救治伤病员的灾难管理形态，又称为治疗阶梯。目的是充分利用有限的资源，及时救治危重者，提高救治效果，降低死亡率。分级救治主要用于两种情况，一是医疗资源相对伤病员的需求不足，需要将有限的资源首先用于最需要的救治和救治效果最显著的伤员；二是用于危及生命或肢体的严重创伤救治，不允许长时间转运到大型医疗中心或创伤中心，只能就近在黄金时间内予以紧急治疗。

四、伤 员 转 运

伤员转运包括院前转运和院间转运。院前转运是指创伤患者从现场到医院的转运，是院前急救的重要组成部分，是现场急救与院内救治的桥梁，应最大限度地缩短转运时间，院前转运的质量与伤者的死亡率和致残率直接相关。院间转运是指创伤患者由基层医院向上级医院转送的全过程，包括稳定生命体征后的紧急院间转运和经过紧急手术后的院间转运。院间转运应该由转出医院、接收医院和转运队伍共同执行，综合决定最好的转运方式，并确认转运员能够应对创伤患者病情变化和可能的并发症等，配备必要的设备。

五、大宗尸体处理与患者身份鉴定

各种灾难死者的处理是灾难应对中最为困难的工作之一，大宗受难者尸体的处理和身份鉴定，将显著影响幸存者乃至整个地区民众的心理健康，准确判断死者身份对于遗产和保险等认定具有法律意义。灾难发生后，政府除迅速进行紧急医学救援及基础设施的建设、修复、维护外，还需立即着手尸体处理和身份鉴定。

> **案例 12-1 分析总结**
>
> 地震灾害现场医疗救援具有事件的突发性，救治环境的不稳定性和伤病员伤情的复杂性，组织协调的临时性和大量伤员需要同时救治的特征，作为参与灾害事故现场抢救的医务人员、管理人员和一般群众，在进行抢险救灾的过程中，尤其在缺少医疗资源情况下一定要根据提前制订的预案有序地开展救援工作。在灾难管理中灾害救援由若干个不同的单位组成：
>
> 1. 现场抢救小组 搜救人员和医务人员组成现场抢救小组，在现场寻找和抢救伤员，保证以最快的速度、最有效的措施把伤员从危及其生命的情况中救出。完成初步的诊断、评估和基本生命支持，如心肺复苏、维持呼吸道通畅，受伤部位的止血、包扎、固定等，确保伤员能安全地运送到现场医疗单位。
>
> 2. 转运小组 由医护人员和运送单位组成，医护人员负责完成伤员运送途中的救护保障，转运单位的组成根据震灾现场和救治医院的距离和道路情况而定，根据需要组织担架队、救护车、救护船运送，有时特殊的重伤员需直升机远距离运送。
>
> 3. 后勤小组 要组织专门的后勤小组负责医疗队的药品、器具供应及现场医疗单元的维护与安保。
>
> 4. 救治医院 震灾地区及其附近能够开展救治的医院都应积极参加救治。因地震灾情突发、伤员多，要全力组织好医务人员，做好伤员的接诊、分类、登记和救治，尽快安排出足量的床位接收伤员。

第三节　灾难医学教育的基本理念

灾难医学是一门兼具时限性、不确定性、对象复杂性和条件资源限制性并同时和其他科学领域有着不同道德标准的综合学科。灾难医学与日常医疗中的急诊医疗不同，后者的医疗流程一般是在条件足够、设备齐全的院内进行医疗救治，而灾难医学中的紧急医学救援是要到达灾难现场，在周围环境不稳定且不安全的环境中，用有限的人力和有限的医疗资源，在极短时间里，对大量激增的伤员进行医学救援。这就要求救援行动实施者具有与日常诊疗活动不同的灾难医学管理办法。

在学好临床医学同时，系统地掌握灾难医学的基础理论、基本知识和基本技能，掌握突发灾难事件与现场急救的医疗救护原则，掌握各种急救的基本方法和技术，学会和掌握危重症的判断和救治决策，提高处理突发公共事件的能力和政策水平，是灾难医学的教育基本理念。

一、普及灾难救援知识

在灾难发生时，尤其是大范围受灾情况下，往往没有及时的、足够的救援人员和装备可以依靠，加之专业救援队伍的到来受到时间、交通、地域、人等诸多因素的影响，难以在救援的早期实行有效的救助，即使专业救援队伍到达的迅速快，也不如现场的民众来得及时。因此，将灾难现场的民众迅速、充分地组织、动员起来，于第一时间展开救助，充分发挥其人力及熟悉周围环境的优越性，在最短时间内因人而异、因地制宜地最大限度地保护自己，解救他人，才能有效弥补专业救援队伍的不足，最大限度地减少灾难造成的死亡。

普及救援知识的前提是教育引导广大民众充分认识现代人们的生活中灾害问题无处不在，无时不在。每一个人必须树立防范意识，自觉掌握防灾、抗灾的基本知识及技能，从而培养自身防护本领。结合我国各地区实际和灾害特点，通过多种途径和方式，建立区域培训中心以增强各类灾害预防及应对知识的普及教育，增强救援知识的区域针对性、实用性。

二、进行防灾、抗灾演练

模拟灾难发生现场，如地震、火灾、洪水等，定期在市场、商场、车站等人群相对密集的区域组织开展应急避险、自救互救等人群互动演练活动，培养其防灾抗灾能力，尤其重视小学生的演练和普及教育，大力开展救援知识进学校活动，把救援知识纳入学生素质教育计划、充分利用学校教育资源的优势，普及青少年的救援知识，不要仅仅把防灾、抗灾演练当作表演，而应十分认真严肃地对待，全民参与。

三、关注重点人群

普及与灾难有关的重点知识时，应十分关注相关的重点人群。重点人群是指医学以外其他行业经常接触灾难并为救援服务的人员，诸如经常可能成为最初目击者的警察、消防队员、教师、宾馆服务员、车站码头的服务人员，以及各种志愿者。对重点人群定期开展灾难预警训练，加强灾难状态下的心理素质锻炼，对易于接触灾难人群进行人工呼吸、心肺复苏、压迫止血等基本知识技能的培训，提高其应对灾难的能力及救援意识。

四、培养复合型人才

灾难医学的教育与培训是指根据灾难医学专业学科发展的规律和需要培养人才。灾难医学高等教育的目的是培养具有医学救援技能和管理能力的复合型人才。近年来我国高等医学院校开设灾难医学基本课程，教授灾难医学救援知识与技能。经过探索和教学实践，我国灾难医学已经在课程、教材、师资建设、实验室等各方面饶有成效。培养的优秀灾难救援人员，必须是既懂得灾难救援指挥管理，又懂得灾难医学救援技术的复合型人才。

第四节　医疗卫生救援事件分级、灾难时检伤分类法及医疗资源分配原则

案例 12-2

1986 年 4 月 26 日，苏联发生的某核灾难事故。当时某核电站 4 号反应堆的技术人员正进行透平发电机试验，即在停机过程中靠透平机满足核电站的用电需求。由于人为失误导致一系列意想不到的突然功率波动，安全壳发生破裂并引发大火，放射性裂变产物和辐射尘释放到大气中。当时的辐射云覆盖欧洲东部、西部和北部大部分地区。

问题：

该核电站事故按照医疗救援卫生事件分级，应该是哪一级？

医学救援（medical rescue）是指灾难发生后，政府、社会团体等各级各界力量，特别是广大民众、医护人员参与救灾，以减轻人员伤亡和财产损失为目标的行动。灾难造成大批量的伤病员，需要现场由他人帮助脱离险境，抢救、治疗和转送。特别是灾难现场的各级医疗机构，在一定时间内，也会有成批的伤病员不断地涌入，经过救治，再成批地转送。而此时由于灾难的破坏，当地的医疗机构有可能难以正常工作，甚至瘫痪。此时，灾难伤病员的脱险、抢救、治疗、转送等工作的涉及面极广，影响因素众多，为使整个救援工作高效且有条不紊地进行，必须要有紧急预案和经过训练的相关单位与人员，明确灾难发生时的总指挥调度与协调人。这种对灾难伤病员救护工作的管理活动称为灾难管理。

一、医疗卫生救援事件的分级

根据突发公共事件导致人员伤亡和健康危害情况将医疗卫生救援事件分为特别重大事件（Ⅰ级）、重大事件（Ⅱ级）、较大事件（Ⅲ级）和一般事件（Ⅳ级）四级。

1. 特别重大事件（Ⅰ级）

（1）一次事件出现特别重大人员伤亡，且危重人员多，或者核事故和突发放射事件、化学品泄漏事故导致大量人员伤亡，事件发生地省级人民政府或有关部门请求国家在医疗卫生救援工作上给予支持的突发公共事件。

（2）跨省（区、市）的有特别严重人员伤亡的突发公共事件。

（3）国务院及其有关部门确定的其他需要开展医疗卫生救援工作的特别重大突发公共事件。

2. 重大事件（Ⅱ级）

（1）一次事件出现重大人员伤亡，其中，死亡和危重病例超过 5 例的突发公共事件。

（2）跨市（地）的有严重人员伤亡的突发公共事件。

（3）省级人民政府及其有关部门确定的其他需要开展医疗卫生救援工作的重大突发公共事件。

3. 较大事件（Ⅲ级）

（1）一次事件出现较大人员伤亡，其中死亡和危重病例超过 3 例的突发公共事件。

（2）市（地）级人民政府及其有关部门确定的其他需要开展医疗卫生救援工作的较大突发公共事件。

4. 一般事件（Ⅳ级）

（1）一次事件出现一定数量人员伤亡，其中，

死亡和危重病例超过 1 例的突发公共事件。

（2）县级人民政府及其有关部门确定的其他需要开展医疗卫生救援工作的一般突发公共事件。

二、灾难时检伤分类法及医疗资源分配原则

当伤员数量超过了救治能力时，救治的前提就是检伤分类，以明确现场救治和转运的先后顺序。为了尽可能救治更多的患者，救援人员数量、仪器、药品和血液等可获得的资源有限时采用，这也是战争及和平时期发生批量伤员救治时的基本原则。

1. 检伤分类　即确定伤员救治顺序，区分需要紧急救治、需手术但非紧急手术、暂时不需要手术和已死亡的伤员。在分拣后须确立处理优先次序，确立不同阶段的优先方案，即零优先（黑色）、第一优先（红色）、第二优先（黄色）和第三优先（绿色）。零优先是针对有明显致命或无法复苏的损伤，以及已死亡患者，以最有效地使用有限的紧急急救资源为目的。

2. 确定需转运的伤员　分级救治的基础和基本策略是"医疗资源治疗收益的最大化，即患者治疗量的最大化与大量患者治疗效果的最优化"，而不是平时单个或少量伤员救治时的"最好的医疗资源用于最严重的伤员，轻中度伤员仅等待处理"。

> **案例 12-2 分析总结**
> 　　按照《国家突发公共事件总体应急预案》（2006 年）突发公共事件的分类及分级，核事故导致大量人员伤亡，划分为特别重大事件（I 级）。

第五节　突发公共卫生事件

> **案例 12-3**
> 　　2010 年 10 月 8 日上午 8 时许，某旅行团游客在四川某景区食用当地酒店提供的早餐后出现中毒症状，目前已经证实其中一名女性广州游客病情严重，于送院后不久死亡。一上午共有 70 余人被送往四川省某医院抢救。其中包括数名酒店工作人员。该医院一名值班医生透露，事因初步怀疑系由酒店供应的面条引发，目前，食物样本已送检。具体情况仍需等待检验结果后公布。

> **问题：**
> 　　本例食物中毒，作为突发公共卫生事件，有哪些特点？

突发公共卫生事件（public health emergency）是指突然发生，可造成或可能造成社会公众健康严重损害的重大传染病疫情、群体性不明原因疾病，重大食物和职业中毒，以及其他严重影响公众健康的事件。

一、突发公共卫生事件的特点

1. 患者数量多、病情重、死亡率高。疾病直接影响到相当人数的群体，传播速度快，给社会造成严重危害，社会影响大，并对整个社会的正常生活造成威胁。

2. 事件多为突然发生，发生紧急，事先没有预兆，难以预测，以致难以做出能完全避免此事发生的应对措施。

二、突发公共卫生事件的报告

突发公共卫生事件情况紧急，必须及时向上级领导汇报。在 2006 年颁布的《国家突发公共事件总体应急预案》中明确要求，任何单位和个人都有权向国务院卫生行政部门和地方各级人民政府及其有关部门报告突发公共卫生事件及其隐患，也有权向上级政府部门举报不履行或者不按照规定履行突发公共卫生事件应急处理职责的部门、单位及个人。

县级以上各级人民政府卫生行政部门指定的突发公共卫生事件监测机构、各级各类医疗卫生机构、卫生行政部门、县级以上地方人民政府和检验检疫机构、食品药品监督管理机构、环境保护监测机构、教育机构等有关单位为突发公共卫生事件的责任报告单位。执行职务的各级各类医疗卫生机构的医疗卫生人员、个体开业医生为突发公共卫生事件的责任报告人。突发公共卫生事件责任报告单位要按照有关规定及时、准确地报告突发公共卫生事件及其处置情况。

三、突发公共卫生事件的应急反应

突发公共卫生事件一旦发生，将会造成极其严重的影响，需要各部门积极配合，上至各级人民政府快速做出有效应答，下至各个医疗机构组织快速配合响应。医疗机构、疾病预防控制机构、非突发公共卫生事件发生地区都应根据 2006 年国务院颁布的《国家

突发公共事件总体应急预案》的规定做出相应、及时、正确的应急反应。

工作。我们应采取妥善的防治措施，以免发生灾难后的"次生灾害"。

四、现场处理原则

突发公共卫生事件情况紧急，应立即将受害者脱离现场，送往有条件的医院，必要时应立即隔离。采取措施最大限度地减少危险因素的扩散，对疑似受害者及其他有关高危人群，启动相应的医学观察程序，尽快查明事故原因。

> **案例 12-3 分析总结**
>
> 根据 2006 年国务院颁布的《国家突发公共事件总体应急预案》，食物中毒是指由于食品污染而造成的人数众多或者伤亡较重的中毒事件。本案例具有以下公共卫生事件特点：①突然发生，发生紧急，事先没有预兆，不易预测，甚至无法预测，所以难以做出能完全避免此事发生的应对措施；②患者数量多，病情严重甚至有死亡；③具有食物中毒的流行病学特点，发生的场所多见于食堂、饮食服务单位等。

第六节　灾后传染病的流行机制和防控

> **案例 12-4**
>
> 1931 年长江洪水泛滥，我国先后有 9 省流行霍乱，发病 10 万余例，死亡 3 万余人。1996 年，河北省某地域连降暴雨，导致水灾。灾后腹泻病例明显增加，防疫部门对当地 80 个自然村中 7908 名村民进行腹泻病的调查，发现灾后 1 个月内有 939 人发生腹泻，患病率达 11.87%。1994 年 7 月广西发生水灾，某村屯细菌性痢疾暴发流行，全村 37.9% 的人患病，所有家庭都有病例发生，有 3 例患者为中毒型菌痢，病情严重。
>
> **问题：**
> 1. 灾后传染病流行的机制有哪些？
> 2. 如何有效地预防和控制灾后传染病？

灾难的发生不仅仅破坏了人与其生存环境间的生态平衡，也严重损害了公共卫生资源和公共卫生系统，给传染病的流行创造了条件。随着灾后旧生态平衡的破坏与新的生态平衡的建立，当灾难的直接后果被基本消除后，传染病带来的"后效应"便成为重点

一、灾后传染病的流行机制

（一）居住环境的破坏

水灾、火山爆发和地震等灾难，都会对居民的居住条件造成大规模的破坏。人们被迫露宿于野外，也可能在简陋的居住设施中居住相当长的时间，造成了人口集中和拥挤。露宿使人们易于受到吸血节肢动物的袭击。这一阶段，虫媒传染病发病率可能会增高，如乙型脑炎、疟疾和流行性出血热等；与此同时，人群的密集为人与人之间传播的流行病创造了条件，如肝炎、急性结膜炎等。若是冬季，呼吸道传染病将成为严重问题，如流行性脑脊髓膜炎、流行性感冒等。

（二）水源污染

洪水往往造成水体的污染，这种污染作用往往是两方面的：在大规模的水灾中，特别是行洪期间，由于洪水的稀释作用，传染病的发病并无明显上升迹象；但当洪水开始回落，在内涝区域会留下许多小水体，若这些小水体遭到污染，则极易造成传染病的暴发与流行，如一些经水传播的传染病：血吸虫病、钩端螺旋体病等。

（三）饮用水供水系统的破坏

绝大多数灾难都会造成房屋建筑的损坏，这其中就包括了饮用水系统。如在水灾发生后，原来安全的饮水源被淹没、破坏，人们被迫利用地表水作为饮水源，这些水往往被人畜排泄物、人畜尸体及建筑物损坏后的污物所污染，极易引起水源性疾病的暴发。因此，饮用水系统的破坏常常是灾难后首当其冲的，早期即会引起大规模肠道传染病的暴发与流行。

（四）物资短缺

在大规模的自然灾害发生后，常会面临各种物资短缺的问题，特别是食物与燃料的短缺。尽管第一时间向灾区运送物资已成为救灾的首要任务，但一旦灾难涉及地域广、面积大时，仍将面临食物短缺问题。与此同时，燃料短缺也是常见现象。这些物资的短缺使人们被迫进食生冷食物，从而导致肠道传染病的发生与流行。当灾情持续时，人们将被迫食用霉变甚至腐败的食物，造成食物中毒及食源性肠道传染病的流行。长期如此，人们的身体素质普遍下降，从而使各种疾病易于流行。

（五）人口迁徙

灾难后往往伴随大量的人口流动，这将造成两方面的影响：其一，是干扰了一些主要依靠免疫来控制疾病人群的免疫状态，造成局部无免疫人群，为疾病的流行创造了条件；其二，伴随着人口的迁徙，会将一些疾病直接带到未受灾区域，造成新地域的流行，而后随着受灾人群的返乡，又会将各地的传染病带回灾区。

（六）对传播媒介的影响

除了人与人直接传播疾病外，许多传染病还由动物宿主，及一些生物媒介传播。灾难造成了人类、动物宿主、生物媒介及疾病病原体间平衡的破坏，并在此基础上建立新的平衡，这将对传染病的传播产生更加久远的影响。因此，在灾后重建阶段，消灭传播媒介将是传染病防治工作的重要任务。

二、灾后传染病防控

根据灾难时期传染病的发病特征，可将灾后传染病的预防控制工作划分为四个时期。

（一）灾难前期

1. 建立基本资料　为灾难时期定制科学的防治方案，注重平时的资料积累，包括人群资料、健康资料、疾病资料等，主要收集地方病分布资料及动物宿主与媒介资料。

2. 传染病控制预案的制订　我国幅员辽阔，不同区域易遭受的灾害不同。在一些易于受灾的地区，都应有灾难时期的紧急处置预案，这其中必然包括传染病控制预案。预案应根据各区域情况，囊括不同时期防治重点、机动队伍配置，以及急需的防病物资、器材、储备地点、调配方案等。

3. 机动防疫队伍的准备　由于灾难的突然发生，灾区内往往没有足够的人员应急储备，已有的防疫队伍也往往陷入暂时的混乱与瘫痪状态。因此，必须派遣机动防疫队伍进入灾区支援疾病控制工作。

4. 人员培训　针对一些容易发生灾害的区域，进行定期的人员特定科目培训是非常有必要的，在人员变动时，这些机动队伍的人员也能及时得到补充与调整，使其随时处于能够应付突发事件的状态。

（二）灾难冲击期

灾难冲击期，实际上不可能开展有效的疾病防治工作。但在这一时期内，紧急救护的医疗工作人员应做好以下工作：

1. 环境消毒　对发现和挖掘出尸体的地方进行消毒，对有粪便分泌物的地方进行消毒。可以使用含有有效氯5000mg/L的含氯消毒剂溶液进行喷洒。潮湿地区也可直接用漂白粉喷洒。居民安置点外环境地面可用含氯1000～2000mg/L消毒剂溶液喷洒，消毒时间应不少于60分钟。

2. 饮水消毒　灾难期间最主要的饮水消毒方法是采用消毒剂消毒，可参照说明书进行。将水加入消毒剂后放置30分钟，检验水中余氯达到0.7mg/L。若未达到此值，说明投加量不足，但也不能加入过多，以免产生刺激性气味。

3. 尸体消毒　一经发现动物尸体，应立即深埋或焚烧，并喷洒漂白粉。遇难者尸体可用含有效氯5000mg/L的含氯消毒剂溶液喷洒消毒，以表面浸湿为宜，且尽快火化。若土葬，则应远离水源50m以上，棺木深埋2m以下，棺底及尸体两侧铺垫厚达3～5cm的漂白粉。

（三）灾后重建期

当灾民脱离险境后，在暂定地点安置，就应立即系统地进行疾病防治工作。

1. 重建公众性疾病监测系统　卫生管理部门要进行的第一项工作，就是整顿被灾难冲击瘫痪的疾病监测和报告系统，并根据灾民聚集的情况，重新建立新的疫情报告系统，以便及时发现疫情，及时处理纠正。

2. 重建安全的饮水系统　由于饮水系统的破坏对人群的威胁最为严重，因此应采取一切可能措施，尽快恢复并保障饮水安全。

3. 及时发现和处理传染源　在严重灾难发生时，人群居住拥挤、人畜混杂，极易发生传染病。因此，应当及时控制传染源，并将其转送到具有隔离条件的医疗单位进行救治。另外，由于许多居民居住在暴露环境下，许多虫媒疾病也要及时控制，保护人群，减少其受到蚊虫叮咬。动物也可能成为主要传染源，做好对家畜、家禽的检疫工作，对可能成为传染源的动物进行及时处理。

4. 对外流人群进行检诊　灾后不仅仅是人群的迁徙，会有大量人群以进行劳务活动或探亲等形式离开或进入灾区。因此，在灾区及灾区周围地区进行检诊非常有必要，可以及时发现一些传染病的流行征兆，避免某些地方性传染病的暴发。

（四）后效应期

当受灾人群迁回原来居住地，开始灾后重建工作，火后的传染病防治工作应包括以下内容：

1. 对返乡人群进行检诊及免疫 在这个阶段，流出灾区的人口开始陆续返回，传染病防治工作的重点应转到防止在返回人群中出现第二个发病高峰。外出从事劳务工作的人员，可能进入一些地方病疫区，并在那里发生感染，有可能将疾病或疾病的宿主与媒介带回到自己的家乡。因此，应在返回人员中加强检诊，了解他们曾经到达过哪些地方病疫区（如鼠疫、布鲁菌病、血吸虫病等），并针对这些可能的情况进行检查，如果发现患者应立即医治。在外地出生的婴儿往往出现对家乡的一些常见疾病缺乏免疫力，因而应当加强对婴儿和儿童的检诊，以便及时发现和治疗他们的疾病。由于对流动人口难以进行正常的计划免疫工作，在这些人群中往往会出现免疫空白，因此，对回乡人群及时进行追加免疫，是防止疾病发病率升高的重要措施。

2. 重新对传染病进行调查 灾难常能造成血吸虫病、钩端螺旋体病、流行性出血热等人与动物共患的传染病污染区域扩大，并导致动物病的分布及流行强度的改变。因此，在灾后重建时期内，应当对这些疾病的分布重新进行调查，并采取相应的预防措施，以防止其在重建过程中暴发流行。

> **案例 12-4 分析总结**
> 灾难发生后，随着旧的生态平衡的破坏和新的生态平衡的建立，由灾难所引起的传染病流行条件的改变还将存在一个时期，传染病是灾后最

> 主要的疾病，对灾难的易发地区及灾后和灾民中出现的传染病和其他突发公共卫生事件的苗头，应采取妥善的防治措施，以免发生灾难后的"次生灾难"。饮用水供应系统破坏、物资短缺、水源污染、居住环境破坏、人口迁徙、灾难对媒介的影响均是灾后传染病流行的机制。

为了有效地预防和控制灾后传染病，我们把灾难源性传染病防控工作划分为四个时期，并根据四个时期传染病的发病特征做好相关防控工作。灾难前期应做好基本资料的积累、传染病控制员的制订、机动防疫队伍的准备、人员的培训；灾难冲击期应做好环境消毒、饮水消毒、尸体消毒；灾后重建期做好重建公众性疾病监测系统、重建安全饮水系统、大力开展卫生运动、防止吸血昆虫的侵袭、及时发现和处理传染源、对外流的人群进行检诊；后效应期做好对返乡人群进行检诊及免疫、重新对传染病进行调查。

思 考 题

1. 现代灾难救援的主要任务有哪些？
2. 医疗卫生救援事件分几级，具体为哪些？
3. 灾难时的分拣和分配时遵守哪些原则？
4. 灾难医学教育的基本理念有哪些？
5. 灾后传染病流行的机制有哪些？
6. 如何有效地预防和控制灾后传染病？

第十三章　灾难现场的医学救援

目标要求

1. 掌握　灾难现场检伤分类的步骤和依据。
2. 熟悉　我国灾难现场三级救治的方法。
3. 了解　灾难现场紧急医学救援的基本技术。

灾难现场的医学救援是在各种自然灾害和突发公共卫生事件下，专业急救人员对受灾遇险人员实施的救援，包括现场伤员检伤分类、医疗急救（心肺复苏、基本生命支持、创伤急救、急危症处置）、分级救治和伤员转运等灾难现场医疗救援技术，救援人员的生存技能和自我防护，流行病防疫，以及大宗尸体处理与伤亡者身份的鉴定。灾难现场的医学救援原则是整体协调，统一指挥，先救命后治伤，先重伤后轻伤，先抢后救，抢中有救，尽快脱离现场，先分类再转运。医疗人员以救为主，其他人员以抢为主，各负其责，互相配合。

第一节　灾难现场医疗急救的基本技术

现场医疗急救是院前急救的一部分，和快速急救信息平台建立、伤员检伤分类、急救运输一起保障着人民生命健康安全，构成人类社会共同抵御重大灾难、突发公共卫生事件的重要"防火墙"，是社会安全保障机制的重要组成部分。灾难现场医疗急救的基本技术是专业急救人员针对伤病员的主要急救手段，灾难现场救援不同于平时的院前急救，具有现场环境复杂混乱、交通通信不畅、医疗条件艰苦、医疗资源紧缺、短时间内出现大量的伤员、伤员伤情多为复合伤和多发伤、医疗救援人员面临次生灾害威胁等特点。现代灾难现场医疗救援要求急救人员熟练掌握和灵活运用医疗急救的基本技术，立体急救，快速反应，降低死亡率和致残率，为后续医院抢救打好基础。

一、心肺复苏

心肺复苏（cardiopulmonary resuscitation，CPR）历史悠久，早在东汉时期，名医张仲景在《金匮要略》就已经提到复苏方法："救自缢死……上下安被卧之……一人以手按据胸上，数动……"。美国匹兹堡大学国际复苏研究中心主任彼得·沙法教授（Peter Safar）被认为是当代心肺复苏的创始人之一，1966年，美国国家科学院首次依据Peter Safer和Kuwenhoven两位教授的研究成果制定了《心肺复苏指南》，并建议所有参与心血管急救的医务人员均应接受CPR的培训，从此CPR以其简单的ABC三步法风靡全球，成功地抢救大量人员生命。美国心脏协会（AHA）发布的《2015美国心脏协会心肺复苏与心血管急救指南》强烈建议普通施救者仅做胸外按压的CPR，弱化人工呼吸的作用，对普通目击者要求对ABC抢救流程改变为CAB，即胸外按压、开放气道和人工呼吸。随着电除颤技术的出现，心脏电除颤能进一步提高复苏成功率，电除颤技术也被列为最基本和最重要的急救手段，以及基本生命支持的重要措施。

在灾难现场，徒手CPR按DRCAB顺序进行：D即检查现场是否安全（dangerous）；R即检查伤员反应（response）；C即胸外心脏（circulation）按压，建立有效的人工循环；A即开放气道（airway），保持气道通畅；B即口对口人工呼吸（breathing）。具体内容详见第九章。

二、创伤急救

创伤急救是指止血、包扎、固定、搬运四项技术。公元18世纪拿破仑"大军团"的医官巴伦·拉尔（Baron Larré）开创了战场创伤急救的先例。瑞士人亨利·杜南（Henri Dunant）发起"红十字"运动，对志愿者进行急救技术培训，创伤急救技术进一步普及。除了战场急救外，创伤急救技术也成为各种灾难现场急救及和平年代院前急救的主要技术，随着全球范围内的大量应用，四项技术渐趋成熟。

1. 止血　止血方法有指压法、加压包扎法、止血带法。

2. 包扎　包扎方法有绷带包扎法、三角巾包扎法、多头带包扎法、急救包包扎法及其他包扎法。

3. 固定　现场对可疑骨折者临时做确切的固定，可减轻伤员骨折的疼痛及预防失血性休克，并限制骨折端的异常活动以免发生二次损伤。

4. 搬运　即将伤员正确地搬运和转送到医院进一步治疗。

作为灾难现场创伤急救的四项基本技术，止血、包扎、固定、搬运，具有内在的逻辑顺序。具体内容详见第十八章。

和针对性治疗。

三、急危症处置

以上心肺复苏与创伤急救技术，普通公众经过急救培训也可掌握，是伤病员自救互救的主要技术。但不能满足专业医学救援人员的现场救援需求，医学专业人员在灾难现场从事的急救用另外一个专有名词表示，这就是急危症处置（emergency treatment）或现场抢救（on-site critical care）。在基本生命支持和伤情评估的基础上，现场急危症处置技术迅速发展起来，实施此技术仍以救命为基本目标。

1. 急危症处置基本技术　灾难现场医疗救援工作时间性强、任务繁重、伤情复杂、涉及面广，要求医疗人员具有多学科知识和过硬的急救技术，还要有较强的个人防护能力和医疗抢救器材使用能力，规范化、标准化的培训是保证技术质量的基础。规范灾难救援医疗技术培训内容，并逐步推广院前急救专业教育、研究生教育，培养称职的医疗救援人才，是提高灾难医疗救援队伍素质和灾难抢救成功率的必由之路。

具体急危症处置基本技术包括昏迷伤员救治、气胸伤员救治、眼球破裂伤救治、脑组织膨出急救、肠膨出伤员急救、离断肢保护、脊柱骨折伤员急救、大面积烧伤处理、创伤性休克救治、创伤性感染防治、放射性污染处理、化学中毒处理、海水浸泡伤处理及深筋膜切开减压术、耻骨上膀胱穿刺造瘘术等。

2. 现场医院急危症处置类手术和综合诊疗措施　由于灾难现场医疗急救是专业医务人员在现场亲自实施，围绕救命，多、快、好、省地抢救伤员，急危症处置技术范围必将不断拓展。专业医疗救援队到达灾难现场后，先进移动医疗平台到位组建现场医院，更多的此类手术和综合诊疗措施便可开展。

（1）急危症处置类手术：包括大血管损伤修补、吻合或结扎术；气道阻塞进行紧急气管切开术；对开放性气胸实行封闭缝合，张力性气胸行胸腔闭式引流；实施胸腹探查止血，合并脏器损伤者进行缝合、切除、修补、吻合、造口等手术；对颅内压增高的伤员，行开颅血肿清除去骨瓣减压术；各种创伤控制性手术；12小时内伤口清创术。

（2）急危症处置综合诊疗措施：输血、输液、给氧等综合措施，防治休克；对海水浸泡伤进行针对性治疗，给予复温处置；对冲击伤、挤压伤、复合伤等复杂性伤员进行确诊，并采取综合性治疗措施；继续抗感染治疗；肌内注射破伤风抗毒素或抗毒血清；对核污染、化学染毒的伤员进行全身洗消

第二节　灾难现场检伤分类的目的和方法

案例 13-1

某地 1·14 特大交通事故现场医疗救援：深冬清晨，雨雪天气，一辆大客车，载有 35 名乘客，在距市区 30km 大桥路段时，撞过右边护栏坠落到 15m 大桥下，客车发生严重变形侧翻在桥底干涸的河滩上，车上正处休息状态的乘客大多被甩出车厢，伤情十分严重。5 时 08 分，调度指挥中心接到交警报警，调度员立即用无线电台指令不同待命点值班的医护人员，立即派出 3 辆救护车（3 个急救单元）赶赴现场，同时向领导及上级有关部门报告伤情，请求有关部门组织增援力量。第一辆救护车于 5 时 43 分赶到现场，现场满地散落的伤员，三五成堆，还有的被困在客车里，交警、路政人员正在搬抬伤员。急救人员立即投入现场救援。

问题：

1. 试述伤员检伤分类在灾难现场医疗救援中的地位。

2. 试述伤员检伤分类目的和方法。

现场检伤分类（triage）也称分拣，是根据生理特征、显著的解剖损伤、致伤机制及伤员一般情况，对伤情做出评估和分类。现场检伤分类是灾难现场医疗救援的首要环节，重点是将重伤员尽快从伤亡人群中筛选出来，然后按照检伤分类结果，有序地对伤员实施医疗急救和转运。

一、现场检伤分类目的

1. 确立优先急救方案　灾难突发，现场医疗救援力量和资源有限，现场检伤分类是尽快把重伤员从批量伤亡人群中筛查出来，利用有限的急救资源，争取宝贵的时机，优先抢救重伤员生命。

2. 为转运和分级救治打基础　对于每一位伤员，在灾难现场都应该进行检伤分类，确定其个人在伤亡群体中的伤情等级，分区收容救治，决定是否转运、转运方式和目标医疗机构。

3. 灾难伤情初步评估　通过现场检伤分类可以从宏观上对伤亡人数、伤情轻重和发展趋势等灾情，做出一个全面、正确的评估，以便及时、准确地向救

援指挥部门汇报灾情,指导灾难立体救援。

二、现场检伤分类方法

现场检伤分类在医护人员到达灾难现场后开始,小型灾难现场一个检伤分类小组即可,大型灾难时需多个检伤分类组。

(一)检伤分类场所

1. 位置 "三近一避",距现场近、水源近、陆空交通近,避开危险和上风向的污染场所。估计需要组建现场医院的,周边预留场地,已有现场医院的,设在入口附近。因地制宜,争分夺秒。

2. 分区 设立检伤分类室或检伤分类场,分为接受伤员的下车区、分类区、车辆调整区。

3. 管理 伤员单向流动,轻伤员集中在周围宽阔的区域,不得擅自进入抢救区。

(二)检伤分类方法

1. START(simple triage and rapid treatment) 这是1983年由美国加州Newport Beach的Hoag医院和Newport海岸警备队提出的,在世界上使用比较广泛。要求每名伤员分类时间<60s。分类中只进行手法开放气道和直接按压止血两项处理,无辅助通气、心肺复苏等。以呼吸状况、循环状况和意识状况来评估伤员:

第一步,将可自行移动或轻伤员集中在指定地点,并系上绿色牌子第三优先。

第二步,评估呼吸。已无呼吸死亡者系上黑色牌子,死亡;呼吸道阻塞或呼吸<30次/分者系上红色牌子,第一优先。呼吸>30次/分者进入第三步评估。

第三步,评估循环。无脉搏或桡动脉微弱末梢血流回充时间>2s者系上红色牌子,第一优先。末梢血流回充时间<2s并有脉搏者进入第四步评估。

第四步,评估意识。不能听指令者系上红色牌子,第一优先;反之可听从简单指令者系上黄色牌子,第二优先。

2. 改良START 于1994年提出,用桡动脉搏动代替毛细血管再充盈时间来判断循环状态。

3. Triage Sieve 这是由Hodgetts和Mackway-Jones于1995年提出的,目前在英国和澳大利亚使用。Triage Sieve与START的区别在于呼吸和循环的评估:把呼吸>30次/分或<10次/分视为异常;将脉搏>120次/分的伤员列为紧急(第一优先)。

4. 八步检伤分类程序 又称改良CESIRA,是2010年北京急救中心冯庚在意大利灾难医学会制定

的检伤流程CESIRA分类的基础上提出的。2008年5月15日即汶川地震后3天,卫生部颁布了《汶川地震现场检伤方法和分类标准》。

没有证据表明哪一种检伤分类方法优于其他方法,涉及生物、化学制剂或放射性污染时,尚没有制订出在易用性、可靠度和可信度方面均满意的检伤分类方法。未来需要研究针对全部灾害现场均适用的大量伤员检伤分类方法,以确保准备充分及顺畅开展灾难救援国际合作。

(三)检伤分类步骤和依据

1. 初拣 专业急救队伍到达后,就由该专业急救负责人或指定由经验丰富的抢救人员(如年资较高的医生、护士长)来复核或进行初步的检伤分类,不论使用以上何种检伤分类方法,每个伤员的评估必须在5~10s内完成,否则面对重大灾难造成的上百人伤亡,重伤员就会失去最佳的抢救时机,所以,初检要求必须简便快捷。

2. 抢救 在检伤分类同时或分类后,积极抢救"第一优先"的伤员。遵循ABC顺序抢救原则:airway(气道)、breathing/ventilation/oxygenation(呼吸/通气/氧合)、circulation/bleeding control(循环/控制出血)。其他抢救措施还包括:固定穿刺物和将伤员固定在担架上。如情况十分严重,伤病员极多,在迅速分配现有急救资源时,应迅速统筹就近资源并提出请求支援。

3. 复拣 只有当初拣完成,所有现场抢救已经展开,患者的生命体征平稳,才开始复拣。全面系统的体格检查,收集伤员的病史,对伤情定量评分,方法有TC、PHI、CRAMS、TS等,常作为灾难现场复拣步骤和定量分析依据。

4. 转运 当现场急救已顺利展开时,检伤组织者在现场急救队长领导或授权下,对现场急救的运行进行较全面的巡视协调。根据复拣结果,使用救护车、直升救护机或其他医疗运输车船等交通工具,对需送后方医院进一步抢救或需要手术者,做统筹安排并实施转运。

(四)检伤分类标识工具

1. 伤情识别卡 伤员检伤分类标志,国际通行采用"伤情识别卡",可用不同材料制作(最好是硬纸卡),必须采用国际公认的四色系统颜色以显著区别,整张卡片用一种纯颜色明显标识;卡片上必须记录伤员的重要资料,格式化打勾选择伤情,注明检伤评分分值;卡片一式两联、预先编好号码(两联同号),一联挂在每一位伤员身体的醒目部位,另一联现场留

底方便统计。

2. 分类　无论哪一种检伤分类方法，通常将伤员按优先级分为四类：

第一优先（红色　重度伤员），为非常严重的创伤，如及时治疗有生存机会的伤员，包括昏迷、开放性气胸、重度休克、腹部内脏外露、颈椎损伤、导致远端搏动消失的骨折等。

第二优先（黄色　中度伤员），为有重大创伤但可短暂等候而不危及生命或导致肢体残缺，包括严重头部外伤但清醒、开放性骨折、面积50%Ⅱ度深或Ⅲ度烧伤。

第三优先（绿色　轻度伤员），为可自行走动没有严重创伤，其损伤可延迟处理，大部分可在现场处置而不需送医院，包括软组织损伤、轻微流血、单纯四肢闭合性骨折。

零优先（黑色），为死亡或无法救治的致命损伤患者。

在现场医疗救援指挥所，为节约有限的医疗资源，往往重点救治和转送第一和第二优先的伤员，第三优先伤员在集中后组织自救，一般不占用救护车资源转运医院。

（五）现场检伤分类基本要求

1. 快速检查和正确判断伤情至关重要，检伤分类工作应由高年资医师担任。最好受过急救医学的专门训练。

2. 时间观念，救援争分夺秒，尽可能采用简单易行、无须复杂设备的评估方法，仅评估轻重，不要求做诊断。

3. 伤情判断，疑者从重。

4. 据病情变化反复检伤分类，调整结论，又要避免无效检伤分类和较高的二次检伤分类率。生命体征重症伤员每5分钟检查一次，病情稳定的15分钟。

5. 初检后，应立即给已受检者配置不同颜色伤票。伤票通常配置在伤员的衣服、手腕等明显醒目处，避免遗漏危重的"第一优先"者。

6. 做好现场登记，准确统计伤亡人数和伤情程度，正确掌握伤员的转送去向与分流人数，以便及时汇报伤情，有效地组织调度医疗救援力量。

> **案例13-1 分析总结**
> 本案例调度指挥中心接第一到场的急救人员伤情报告，通知了就近的3所三级综合性医院急诊科。现场立即进行伤员检伤分类，将已被抢出来的伤员按照重伤、中度伤、轻伤、死亡分成4类，接着到场的另二组急救人员对拣出的危重伤

员现场展开创伤急救、急危症处置等。6时10分，先将已处置的4名重伤员用担架抬行500多米，送至救护车上，6时51分送达最近一家医院。现场继续对伤员进行拣伤、医疗急救，交警、路政等人员继续将伤员解救出来。6时25分，增援的4辆救护车和急救指挥员赶到现场，接替了第一到场急救人员的现场指挥、检伤分类职能，指挥、协调各救援力量继续按照先重后轻、先近后远、先救命后治伤的原则现场救援。6时48分，现场救治完毕，救护车陆续离开现场，按照调度指挥中心的分流指令，将伤员全部转送到了就近的3所三级综合性医院创伤中心接受救治。先后共转送19名伤员，途中伤员未发生死亡。7时30分整个救援任务结束。现场伤亡登记显示：死者16人，其原因主要是颈椎骨折、重度颅脑损伤、多发伤等。伤者19人，主要有四肢骨折、胸腹部联合伤、头面部外伤、全身软组织挫伤等。可见，在这种伤情复杂的灾难现场，很好的检伤分类利于救援有序高效的展开。

第三节　灾难现场分级救治的原则和方法

分级救治（medical treatment in echelons）是分阶段、分层次救治伤员的组织形式和工作制度，又称阶梯治疗。在灾难现场，目的是充分利用有限资源，及时救治危者，使绝大多数伤员获益，降低病死率，提高救治效果。

一、分级救治溯源

"阶梯治疗"的概念首先由俄国外科医生奥佩利在1915年提出，在第二次世界大战时其理论和方法逐渐成熟。平时的创伤救护，发达国家构建了以分级救治为主体的创伤救护系统。如美国的区域性救护系统根据救治中心救治水平从高到低设立了Ⅰ～Ⅳ级创伤中心。参照美国模式，其他国家也陆续构建了分级救治体系。

我国是自然灾害多发国家，卫生管理医院等级评审未就创伤救治的模式和能力提出统一要求。业内根据国情和地震灾害特点提出"三级救治"的观点，即灾难发生时，成批伤员和救治环境不稳定，把救援力量按救援力量的高低和急救措施的复杂程度，从空间上分三个级别：一级救治（现场救治）、二级救治（早

期救治）、三级救治（专科救治）。

在分级救治工作中，院前急救是实施医疗救援的首要环节和前沿阵地，是后续进一步生命救治的前提和基础，且贯穿整个分级救治。相对"院内急诊"而言，我国院前急救的总体现状不容乐观，需要向国际化、标准化、制度化、立体化、职业化、社会化发展，以满足灾难现场医疗救援的需要。

二、分级救治的基本原则

灾难时批量救治伤员的关键不是技术，而是高效的组织，包括院前救治、院前转运、院内救治和院间转运等各个环节。

1. 及时合理　所谓及时，就是要求伤员在受伤后黄金时间内获得现场急救、紧急救治等确定性治疗。分级救治要求各级机构正确处理即刻措施与系列措施之间、局部效果和整体效果之间的关系，以求实现整体救治的最高效率。

2. 连续继承　分级救治是将完整的救治过程分工、分阶段进行。一是要求明确界定各级机构的职责，使各级救治不越级、不超范围。二是要求前一级救治要为后一级做好准备，后一级救治要在前一级的基础上补充未完成的救治，前后紧密衔接，逐步完善，共同形成一个完整、统一的救治过程。另外，各级机构间伤员信息的顺畅沟通是伤员分级救治的重要保障。

3. 治送结合　转运目的是使伤病员逐级获得完善的治疗。医疗与转运有机结合，相辅相成，缺一不可。各级救治机构应根据自身资源、伤病员数量及结构特点等，因时因地制宜，不能只强调治疗而延误伤病员转送，更不能一味转送，而不采取必要的治疗措施。

三、三级救治方法

1. 一级救治　一级救治是救治的始动环节。

（1）时间：为达最佳救治效果，降低死亡率，伤员救治措施应在 10 分钟以内尽早实施。

（2）地点：灾难现场。

（3）内容：通气、止血、包扎、固定、转运、基础生命支持和高级生命支持等。

（4）要求：第一初救者的现场急救基本知识和操作技能的掌握程度是影响救治效果的重要因素。

2. 二级救治　二级救治是救治的关键环节，是一级救治的延续。

（1）时间：应在伤后 3～6 小时内尽早实施。

（2）地点：前方医院，通常由灾区内的医疗机构完成。

（3）内容

1）紧急救治：是救治成功的关键环节，应在伤后 3 小时内实施，包括检伤分类，气道控制，胸腔闭式引流，脊柱骨折妥善固定，破裂、膨出、脱出器官脏器的保护性包扎，开放伤口的清创包扎，骨筋膜室综合征的切开减压等。

2）早期救治：是针对有生命危险的伤员实施紧急手术，应在伤后 6 小时内实施，包括毁损肢体截肢、大血管损伤的止血（修补、吻合或结扎）、紧急气管切开、封闭开放性气胸、胸腹脏器损伤探查止血、开颅减压和血肿清除等。

（4）要求

1）二级救治首先遵循损伤控制外科（damage control surgery，DCS）的理念和原则。但是灾难时与平时严重创伤损伤控制（damage control，DC）策略有明显不同，主要体现在有限资源的合理应用，施行快速、简单、有效的手术策略，挽救更多伤员的生命，快速转运至三级救治医院再进行确定性创伤外科治疗。

2）二级救治单位时间内接收伤员的流量是影响紧急救治和早期救治的关键因素。为保证更多的伤员得到二级救治，向后方医院转运应尽早实施，主要针对重症伤员、伤员流量医疗单位无力承受，医疗机构毁损不能实行完成救治任务，减少灾区医疗资源紧张的压力，有次生灾害可能发生危险等情况。

3. 三级救治　三级救治是救治的重要环节，是确定性救治。

（1）时间：理想状况应在伤后 12 小时内展开。

（2）地点：后方医院，在灾区最近的未受破坏的城市三级医院。

（3）内容

1）实施危重伤员的集中收治。

2）专科手术：开展专科确定性手术治疗，继续全面抗休克和全身性抗感染。

3）综合治疗：预防创伤后肾衰竭、急性呼吸窘迫综合征、多器官功能障碍综合征等并发症；对已发生的并发症进行综合治疗；酌情开展通气、心肺脑复苏等，直至伤员治愈。

4）康复治疗：留下残疾的伤员，开展康复治疗，其中大中型功能恢复性手术是灾难伤员救治的重要内容，也是三级救治后期的长期重要工作。

（4）要求

1）伤员送至三级救治单位的转运工作，强调统一调配，维持救治的连续承接原则，为避免再占用灾区紧缺的医疗资源，三级救治单位应以定点前接为主。

2）三级救治单位应及时空出床位，调整医疗力量，做好伤员入院的分类和治疗顺序、方案的制订，及时实施三级救治。

4. 补充

（1）对于特大灾难，由于执行三级救治的医疗机构都处于灾区内，也承担了大量一级救治、二级救治的工作，医疗资源也是有限的，短时间内医院呈现严重超负荷状态，而且还在不断上升，所以此时的第三级救治也需要伤员的合理分流。

（2）对于小灾或中等规模灾害，或具备充足的快速转运运输工具的情况下，可采用二级救治模式，即二级模式中第二级承担三级模式中的第二、三级的任务。

思　考　题

1. 灾难现场医疗救援中，第一优先急救的是什么样的伤员？

2. 为了更好地用三级救治方法应对重大灾难，医疗救援力量平时要做好哪些工作？

第十四章 自然与人为灾害的医学救援

第一节 概 述

目标要求

1. 掌握 交通事故现场救治原则；火灾的救援原则；危险化学品事故的危害；核事故的特点及分级。

2. 熟悉 地震救援人员自身保护要点；风灾时防范措施；台风的概念及危害特点；龙卷风的概念及危害特点；火灾的损伤机制；危险化学品事故的救援原则；核事故的救援原则。

3. 了解 海啸来临如何自救；洪水灾害现场医疗救援的原则；交通伤的损伤机制；危险化学品事故的分类。

自然灾害是指由于人类赖以生存的自然界发生异常变化，而造成的人员伤亡、财产损伤、社会失稳、资源破坏等一系列事件，包括地震、海啸、台风、龙卷风等。它的形成必须具备两个条件：一要有自然异变作为诱因，二是要有受到损害的人、财产、资源作为承受灾害的客体。人为灾害是指人为因素即人类活动或社会活动导致的灾难，会给人类和环境带来严重的后果，包括火灾、交通事故、危险化学品事故、核事故等。

我国是世界上自然灾害和人为灾害种类最多的国家之一，因此我们必须从科学的意义上认识这些灾害的发生、发展及尽可能减小它们所造成的危害。对灾区居民实施紧急卫生保障，抢救生命、医伤治病，最大限度地减少受伤人员的死亡和伤残，是减灾对策中的首要问题，也是灾害医学产生和发展的基础。

第二节 地震灾害救援中救援人员自身保护

一、地震灾害救援人员所面临的困难

1. 身心极度疲劳 在地震灾区救援中，时间就是生命，救援人员休息与睡眠的不足，很容易产生生理上的不适感，如晕眩、呼吸困难、胃痛、紧张、无法放松等。

2. 轻伤多被忽略 对于那些忙于救助灾区群众的救援人员来说，身上难免有轻伤，一般不会引起大家的注意，很可能会引起感染，不但影响救助他人，还会给救灾造成负担。

3. 胃肠道感染发生现象严重 对于救援人员来说，生存条件差、人体长久疲劳、个人卫生防护相应降低，因此肠道疾病来袭很容易"中招"。同时卫生条件差、人群拥挤扎堆、温度回升，这些都是传播细菌、病毒的可怕"温床"，灾难发生后胃肠道传染性疾病极易在灾后人群中传播。

4. 心理压力沉重 受灾人员的损失或受伤、灾难性的现实刺激、任务的失败等。受灾人员的损失或受伤是指参与救灾时援助人员因为过度疲劳而无法发挥功能或受到伤害；灾难性的现实刺激指救援人员目睹灾难事件现场凄惨景象而产生恐惧惊吓反应；任务失败指当救援工作未达预期效果，救援人员强烈失望感、无助感或个人价值缺失感。救援人员在参与救灾整个阶段甚至是任务结束后一段时间内，都会出现心理障碍，有些甚至是不断累积或周期性的复发。

二、救援人员自身保护的探讨

1. 做好相关知识宣传，增强自身保护意识 对于参加应急救援人员开展培训教育，在注重应急救援能力的同时，还应注重心理素质的培养。在突发事件发生后的应急处理阶段，要及时监测评价应急救援人员的心理应激反应，发现问题实施早期干预措施。如向救援人员提供心理咨询服务，可以有效减轻工作人员的心理压力，协助救援人员在他们的岗位上保持良好的效率状态。要尽可能多地向救援人员通报有关在救援现场可能会遇到的各种困难问题的信息。例如，可能会遇见大量的严重的创伤人员、死尸、环境破坏等恐怖的场景，以及遭遇烈性传染性疾病、高毒性有害气体泄漏威胁等。信息越多越好，包括在救援人员进入灾难现场之前，最好先有一场简短的情况与任务通报会。这是一种预警方式，可以帮助救援人员在心理和生理上做好应急救援工作，使他们产生积极的心态，如集中注意力、积极调整思维与动机、正确认识和评价各种信息、适宜抉择应对策略，高度发挥应对能力，在面对各种意外情况时能够直面困境，充分发挥主观能动性，此举还能增强自身保护的能力。

2. 医护人员分组做好救援队伍的救治 在地震救援过程中，救援部队会分布在不同的现场开展救援，把到达的医疗队分成各个小组，分组保障救援队，确保每个救援现场都有医护人员在现场，配备数量至少要有一名医生、一名护士。这样既能保证救援出的灾民能得到救治，同时在救援人员遇到一些伤害的时

候及时进行处理和消毒，防止伤口感染，避免非战斗减员。在后期卫生防疫上，同时要加强对一些夏季常见病的预防，采用注射疫苗等方法防止疫情的传播。

3. 注重轻伤的处理，防止伤口的恶化　外露伤口最忌污染，因此在气温高、人群密度大的环境下，保护好伤口，并对伤口及时进行清创、消毒及包扎，能非常有效地对抗细菌滋生、发炎。如能找到碘酒、酒精是最好的，如果难以寻觅，可以退而求其次地口服抗生素。这个方法简便易得，因为即使是在重灾环境，抗生素仍然方便寻觅。只要身上有伤口，一般吃上 2~3 天推荐剂量的抗生素，就可以在一定程度上防止细菌感染。

4. 注重食品安全，防止病从口入　早期以袋装食品和瓶装饮料为主，主要把好供应、储藏及发放关。但部队救援任务重，体力消耗大，应尽早保障官兵吃上干净热食，中后期食品卫生主要把好以下几关：一是食品采购关：军需部门原则上定点采购食品；二是食品制作关：生熟分开，现吃现做，加工后常温下放置 4 小时不再食用；三是把好储藏关：专人负责，在加工制作前严格按照规定储藏，防疫小组每日检查登记；四是食品留样关：每餐食品按规定留样，以备必要时检测；五是就餐关：实行分餐制，严禁私自食用供应外食品；六是严把饮水关：灾害后，当地水源不能饮用，原则上均使用桶装矿泉水，后期在兄弟部队协调下，使用饮水自动处理水车，保证用水安全；七是情报关：了解当地疫情，防止地方疫情传入部队。

5. 全方位对救援人员实施心理干预　在整个救援部队中配备由医院心理咨询中心医师为主的心理干预小组是非常重要的举措。因为随队心理医师不但能与救援官兵建立良好的沟通关系，也可及时察觉救援人员可能出现的心理危机并进行监测、评估和预警。其次还有以下干预方法：①通过简单的仪式寄托哀思。面对众多死难者及残酷、血腥的现实场景，救援人员的心灵会受到强烈冲击，脑海中可能会反复闪现一两个残酷场景，造成内心的煎熬。一个温暖感人的仪式，可以帮助他们把现场惨烈场景转化成感动的场面，从而避免心理创伤。②建议救援人员和身边的战友、同伴分享救灾心情和感受。如果反复压抑自己，在灾民面前扮演强者，会让一些救援人员因无法宣泄而失去心理平衡，因此需营造同伴之间互相倾听、互相鼓励的气氛，创造必要的宣泄渠道。③救援人员需要有针对性地关怀和关注个别受灾个体，从而舒缓自己心理情绪。在关注每个被救助对象的同时，要选择一两个人，保持一定程度的私人交流和个别关注，这样可以给自己的情感一个具体的支点，防止情感过度泛化导致的焦虑，同时可以防止心灵由于反复经历痛

苦而变得干涸和麻木。④调整关注点，保持注意力的协调。最可怕的灾难经历不是身体的痛苦，而是精神绝望导致的信念体系崩塌。这种崩塌主要来自对眼前痛苦事件的无法释怀。尤其是在经历眼前挫折和痛苦的时候，要把注意力更多地放在未来的行动和那些迫切需要帮助的人的身上。进行小规模自我放松，如深呼吸、喝水、调整身体姿势、搓脸、按太阳穴等。尽量保持和家人的沟通，回想一些温暖的场景。保持稳固的信念体系，感受来自集体的力量、成功和胜利。⑤稳定救援人员后方，疏解救灾人员的心理压力。在增援人员逐渐向指挥部报到后，先参加救援的人员可以被替换，并解散回家探视家人；其次由指挥部专门指派人员对救援人员家属联络，必要时可以进入每一个家庭进行探望；设立通讯专线，提供给救援者与家人联系使用。

总之，救援人员个人卫生防护措施、心理健康干预，在救援现场救援人员自我安全防护措施，对保护应急救援人员自身的人身生命安全、心理健康，保证应急救援工作效能的发挥至关重要。"保护自己，不仅仅可以救援别人，也是更有效地救援别人的重要保证"。

第三节　海啸的伤害特点及造成人体伤亡的特点

案例 14-1

某次印度洋发生海啸，波及范围主要位于印度洋板块与亚欧板块的交界处的消亡边界，地处安达曼海。大地震引发的印度洋海啸几乎横扫了印度洋沿岸数千公里内的城镇村庄，这场突如其来的灾难给沿岸多个国家造成巨大的人员伤亡和财产损失。截至 2005 年 1 月 10 日的统计数据显示，印度洋大地震和海啸已经造成 22.6 万人死难，这可能是世界近 200 多年来死伤最惨重的海啸灾难。

问题：

1. 海啸的危害有哪些？

2. 海啸造成人体伤亡的特点是什么？

3. 海啸来临时如何自救？

一、海啸的危害

在一次震动之后，震荡波在海面上以不断扩大的圆圈，传播到很远的距离，正像卵石掉进浅池里产生

的波一样。海啸波长比海洋的最大深度还要大,可以传播几千公里而能量损失很小,轨道运动在海底附近也没受多大阻滞,不管海洋深度如何,波都可以传播过去。正因为这样,海啸在海平面竖起"水墙",其中蕴含极大的能量,排山倒海而来,犹如死亡之浪,刹那间万物即遭淹灭。如果海啸到达岸边,"水墙"就会以摧枯拉朽之势冲上陆地,同时还能挟着重达数吨的岩石及船只、废墟等杂物,向内陆扫荡数千米,甚至会沿着入海的河流逆流而上,沿河地势低洼的地区会被吞噬。海啸能迅猛地袭击岸边的城市和村庄,瞬间将人们吞噬。港口所有设施、被震塌的建筑物,在狂涛的洗劫下,都被席卷一空。而且,海啸造成大量的人畜死亡,若不及时处理,尸体滋生病菌,再加上高温,很容易产生瘟疫,对人类生命和财产造成严重的危害。历史上,海啸也给人们带来深重的灾难。

二、海啸的伤亡特点

1. 伤员分布面广　由于海啸造成的破坏区域广泛,受灾面积大,因此伤病员分散。

2. 受伤人员多　海啸巨大杀伤力致伤亡呈现群体化,且危重伤员居多。

3. 伤情复杂　由于海啸的致伤强度大,作用时间长,常导致多个部位和器官受伤,伤情严重,相当部分的伤员死于致伤现场,即使一部分伤员能度过早期的休克关,也往往死于后期的并发症。

4. 伤亡惨重　海啸造成的主要死因是溺水,以及由于海浪冲击、海水带来碎片残骸造成的伤亡,以幼童、老年人等体质不佳者居多。海啸对公共设施的破坏,常拖延了救援工作,危重伤病患者死亡率极高。次生灾害,如火灾、爆炸及公共设施破坏造成的水源污染、体温过低、蚊虫叮咬等带来的生物性、化学性、物理性损害进一步增加了死亡率。

5. 骨折及挤压伤多　海啸使房屋等建筑物倒塌可挤压伤员,产生大量挤压伤,肌肉丰富的部位长期受挤压后可产生挤压综合征,重者可致死,其他以颅骨、四肢、脊柱、骨盆骨折及广泛软组织损伤多见。

6. 易漏诊和误诊　海啸时建筑物倒塌可造成闭合伤,伤情隐匿,症状体征缺乏特异性。灾害现场由于病史采集困难、空腹脏器伤,早期缺乏典型的临床表现,内、外伤害并存等客观条件限制。加上灾害现场救护条件有限,时间紧迫、难以实施全面细致的查体和观察,伤害极易误诊和漏诊。

7. 受灾人群心理创伤严重　当灾难发生后,机体陷入严重超负荷的身心紧张反应状态中,从而出现一系列心理、生理反应,并呈秩序性的心理损害,给

伤员造成心理影响大,容易引起恐慌、焦虑、抑郁,轻信谣言,从而影响行为活动,有时失去常态,往往要进行健康教育与心理疏导。

8. 公共卫生问题突出　海啸受灾地区内普遍出现房屋倒塌,公路、水电等公共设施遭到严重破坏,有些城镇整个浸泡在倒灌的海水中,到处是垃圾、粪污和杂物,基本生活设施遭到极大破坏,尤其严重的是食物、饮水遭受污染,饮食饮水卫生无法保证,极易致肠道疾病暴发与流行;灾区往往呈湿热气候,加上环境脏乱,可导致蚊虫大量滋生,以疟疾、登革热为主的虫媒传染病也有暴发与流行的可能。

三、海啸来临时如何自救

1. 去海边时,要注意附近地震的报告,需知道海啸随时会在地震发生几小时后到达离震源上千公里远的地方。

2. 借助动物来预防海啸　动物对灾难的来临比人类敏感,动物对自然灾害是天生敏感的,尤其是野生动物,当周围的动物出现反常的焦躁,就必须警觉了。

3. 海啸前海水异常退去会把许多鱼虾留在沙滩上,场面壮观,但千万不要去捡鱼或看热闹,保持警觉至关重要。

4. 地震是海啸最明显的前兆　如果你感觉到较强的震动,不要靠近海边、江河的入海口。如果听到有关附近地震的报告,要做好防海啸的准备,注意电视和广播新闻。

5. 海上船只听到海啸预警后应该避免返回港湾,海啸在海港中造成的落差和湍流非常危险。如果有足够时间,船主应该在海啸到来前把船开到开阔海面。如果没有时间开出海港,所有人都要撤离停泊在海港里的船只。

6. 海啸登陆时海平面往往明显升高或降低,如果你看到海面后退速度异常快,应立刻撤离到内陆地势较高的地方。

7. 如果在海啸时不幸落水,要尽量抓住木板等漂浮物,同时注意避免与其他硬物碰撞,在水中不要举手,也不要乱挣扎,减少动作,能漂浮即可,必须减少体能的无谓消耗。

8. 海水不要喝,海水不仅不能解渴,反而容易让人出现严重的幻觉。尽可能向其他落水者靠拢,既便于相互帮助和鼓励,又因为目标扩大更容易被救援人员发现。

9. 人在海水中长时间浸泡,热量散失会造成体温下降。溺水者被救上岸后,最好能放在温水里恢复

体温，没有条件时也应尽量裹上被、毯子、大衣等保温。给落水者适当喝一些糖水有好处，可以补充体内的水分和能量。

10. 如果落水者受伤，应采取止血、包扎、固定等急救措施，重伤员则要及时送医院救治。要记住及时清除落水者鼻腔、口腔和腹内的吸入物。如心搏、呼吸停止，则应立即交替进行口对口人工呼吸和心脏按压。

> **案例 14-1 分析总结**
>
> 目前，人类对海啸突如其来的灾变，只能通过预测、观察来减少它们所造成的损失，但还不能控制它们的发生。所以，海啸发生时为了减少伤亡，自救就显得很重要，这就要求人们要有防灾减灾的意识，并用这种意识进行自我保护和相互保护。我们要借鉴发达国家的经验，高度重视全民的防灾减灾指导，加大防灾减灾知识的教育，提高广大群众在发生灾害时自救和施救的能力。

第四节　个人应对台风或龙卷风及风灾次生危害的方法

> **案例 14-2**
>
> 某地发生超强台风，造成某地 18 市县 216 个乡镇 325 829 人受灾，8 人死亡，2 人失踪，其中 5 人因房屋倒塌死亡，1 人因树木倒塌死亡，2 名干部因公殉职，2 人失踪，转移人口 38 596 人，倒塌房屋 23 163 间，直接经济损失 108.2824 亿元。
>
> **案例 14-3**
>
> 某地遭受一起龙卷风自然灾害，此次龙卷风已造成 9 个村民小组共 171 户 749 人受灾，因龙卷风导致 1 人死亡，11 人受伤，其中重伤 4 人，轻伤 7 人；房屋损毁 178 间。
>
> **问题：**
> 1. 台风的概念及危害特点是什么？
> 2. 龙卷风的概念及危害特点什么？
> 3. 发生风灾时如何防范？

一、台风的概念及危害特点

台风是热带气旋的一种。气象学上，台风专指北太平洋西部（国际日期线以西，包括南中国海）上发生、中心持续风速达到 12 级及以上（即 32.6m/s 以上）的热带气旋。台风可造成多种危害，其带来的狂风、暴雨及掀起的海潮、巨浪等是造成台风灾害的主要原因。狂风是引起台风灾害的重要原因之一，台风附近的最大风力可达到 12 级，速度最大可达 110m/s。12 级以上的强台风有巨大的破坏力，可以掀翻船只、房屋，拔掉树木，造成严重的破坏。台风能造成巨大危害的其他因素是暴雨、巨浪。

二、龙卷风的概念及危害特点

龙卷风是从强烈发展的积雨云底部下垂的高速旋转着的空气漩涡。龙卷风具有强大的破坏力，它是目前已发现的破坏力最强的灾害性天气系统。龙卷风的巨大破坏能力是由龙卷风中强大的风速和强大的内外气压差造成的。这两种作用能把龙卷风在前进途中所遇到的一切物体严重破坏，同时被龙卷风驱使而四处横飞的杂物、碎块像弹片一样打击其他物体。因此，经过龙卷风袭击后而不被破坏的建筑物和设施几乎是没有的。龙卷风的破坏力强大，但是它影响的范围却比台风要小得多，通常在几十米远的地方就可以安然无恙。

三、发生风灾时如何防范

1. 风灾突然袭来时，如果人在室内，应采取紧急防风措施，快速关闭窗户，撤下窗帘，人不能站在窗口边，以免强风席卷沙石击破玻璃伤人。

2. 必要时，还要准备好毯子、浴巾或床板，好在玻璃破碎后用来挡风遮雨。

3. 住在高楼的人们更要做好预防风灾的准备。当大风经过高层建筑时，风力场会产生偏移和振动，严重时会造成大楼主体结构开裂。大风吹过楼后，会经过的地方形成涡区，在地面形成强大的旋风，会把人刮倒致死。此时此刻留在楼里最安全。

4. 如果正在城区或在集镇的街道上，为防止两边楼上的东西被吹落下来砸伤。应尽快躲入商店或住户暂避一时，待风势减弱后，再赶往目的地。

5. 如果风势特大，不能把面积大而牢固程度低的建筑物设施当作避风场所。如巨大的广告牌、建筑工地上尚未完工的山墙或者尚未拆完的断壁残垣及危旧房屋等。树冠枝叶茂盛的高大树木，具有同样的危险，也应注意避开。

6. 如果正在荒郊野外，又一时赶不到目的地，当风势过于凶猛、步行已身不由己时，千万别在风里跑动，也不要骑自行车。

7. 河堤、湖岸边的公路，因遮蔽少、风力集中，刮大风时，人和汽车极易被风吹入水中。这时应尽快躲到远离水面的堤岸一侧，或原地卧倒。

8. 当大风伴有沙尘暴时，由于能见度差，还应该注意来往车辆，防止发生交通事故。

9. 居住在室内的人，当龙卷风袭来之前，一定要把窗子打开、使室内外气压相等，以此减少房屋倒塌的危险。尽快躲在地下室或最小的房间内（避开重物）。

10. 在龙卷风袭来时，在公共场所的人应服从指挥，向规定地点疏散。理想的掩蔽所是建筑物的底层、底层走廊、地下室、防空洞和山洞。暴露在地上的一切活动必须停止，千万不可骑自行车、摩托车或利用高速交通工具躲闪龙卷风，应立即躲开活动房屋和活动物体，远离树木、电线杆、门、窗、外墙等一切易于移动的物体，并利用钢盔、棉帽等保护好自己的头部。

11. 如果被困野外，不要在狂风中奔跑，应选择沟渠或低洼处平躺，千万不要躲在汽车里，避免汽车被卷上天抛掷他处的危险。

案例 14-2、14-3 分析总结

台风暴雨具有来势猛、强度大、范围广、持续时间长的特点，极易造成涝灾。短时间高强度的降水可引起严重的地质灾害，江湖泛滥、水库崩溃，冲毁道路，造成交通的中断、水电供应中断，工厂、居民损毁和人员伤亡等。台风暴雨及其造成的滑坡、泥石流是台风造成较多人员死亡的主要原因之一。台风挟带狂风不仅来势凶猛，且持续时间较长、破坏力极大。台风及其引起的海浪可以把万吨巨轮抛向半空，拦腰折断，也可把巨轮推向内陆；在陆上台风可拔树倒屋，引起巨灾。风灾会造成严重的人员伤亡和重大的经济损失，所以风灾来临时的防范就显得尤为重要，这样才能将人员伤亡和财产损失降到最低。

第五节　洪水灾害现场中医学救援的原则

案例 14-4

2016 年 7 月以来，全国共遭受 4 次较大范围强降雨过程，致使多地发生重大洪涝和地质灾害。洪涝灾害（含地质灾害）造成 29 个省（自治区、直辖市）1200 余县（市、区）受灾。据不完全统计，截至 7 月 26 日，受灾较严重的湖北、安徽、湖南、福建、河北 5 省灾区卫生计生部门累计派出医疗、防疫和心理队伍或工作组 2.2 万余支、17 万余人次，设置临时医疗点 2349 个，救治伤病员 69.1 万余人次，开展环境消杀约 2 亿平方米，发放健康宣教材料约 1287 万份，开展心理援助 9385 人次。

问题：

1. 洪水灾害的特点是什么？
2. 洪水灾害现场医疗救援的原则有哪些？

一、洪水伤害特点

洪水灾害对人伤害主要是因连降暴雨，造成特大洪水暴发，人可能被洪水卷走而淹溺，其次是各类创伤，且大多伤情复杂，常常伴有复合性损伤。

1. 淹溺　洪水是引起淹溺死亡的主要原因。上涨的洪水往往流速快，且携带大量的石头、树林及其他大块物体，很容易造成水中的人员受伤，或水中的人员呛入异物致其窒息。

2. 机械创伤　各种机械创伤在洪灾中很常见。建筑物倒塌或其他物品坠落，使人受到很大的撞击并受压，出现严重的挤压伤、肢体损毁及多发伤，甚至死亡，尤以颅脑外伤、脊柱脊髓损伤、骨折、出血、休克等多见。

3. 中暑　炎热夏季发生的洪灾也可能导致中暑。高温、水源短缺、过度体力消耗都可促使发生中暑。

4. 寒冷损伤　水温过低、大风、饥饿、长时间浸泡等情况都会加剧体温下降；未被水淹的灾民也可能因为风雨天气、气温低、无避难所、缺少衣物、缺乏食物而出现体温下降，严重低温甚至会诱发凝血障碍及心血管功能异常，如心律失常、心肌缺血等，导致死亡。

5. 爆炸及烧伤　洪水造成天然气运输管道或储气罐、电源线、化工厂原料罐等被破坏时，很容易发生爆炸及烧伤，易燃油料漂浮水面，可使火势蔓延。

6. 动物及毒物叮咬伤　洪水上涨时，家畜、老鼠、昆虫、爬行动物等开始迁徙，从而使叮咬伤增多，此时人还可能感染狂犬病或者其他动物源性传染病。

7. 公共卫生及相关疾病　上涨的水位、快速的水流及风力等灾害动能因素会导致工业区、自来水厂、食品厂遭受破坏，粪便、垃圾、化工原料等进入洪水，可严重污染水源，可能出现呼吸道疾病、消化道疾病、各种传染病及虫媒疾病等。洪灾发生时如有放射性物质、化学有毒物质泄漏，还可出现放射性疾病及导致多种中毒。

8. 传染病 洪水灾害后人畜尸体腐烂、粪尿外溢，水源污染严重，食物缺乏，衣被短缺，居住条件简陋拥挤、蚊蝇滋生等生活环境极差，灾民抵抗力普遍降低，易形成各种传染病的流行，且疫情往往较复杂，给灾区民众带来更大的危害。

9. 精神应激障碍 失去亲人、财产、疲劳、损伤等容易使人情绪不稳，甚至会使用暴力、出现抑郁及创伤后应激综合征，此类精神疾病在15%～20%的自然灾害幸存者中存在。

二、救 援 原 则

医学救援在灾害救援中对减少伤亡，减轻伤残具有举足轻重的作用，洪水灾害救援应遵循以下原则：

1. 救援到达前

（1）明确任务：立即集中人员、传达任务，说明灾情和上级要求，明确编组和各组任务，检查补充药材及各种物资，并按规定分发到组，落实到人，定车辆、定位置。

（2）充分物资准备：检查落实集体、个人赴灾区后工作生活的物资准备情况，包括救生衣、防水护目镜、防雨具、防寒衣物被褥、炊具、生熟食品、照明设备、帐篷、野外露宿、防暑、防虫害和净水、消毒药品等。

（3）争分夺秒：根据洪水灾害特点，搭乘快速交通工具（如冲锋舟），迅速向指定地点开进，中途若遇道路中断，交通堵塞时，要立即携带必须急救药品器材徒步前往。

（4）保持联络通畅：到达灾区后，向救灾指挥部报道，了解灾情，接受任务，救援中遇到困难，应及时向救灾指挥部报告。

（5）协商救援：受灾时由于参加抢救的医疗单位多，容易出现力量分布不合理的情况，在救灾指挥部尚未统一部署前，医疗队应主动与友邻医疗队或地方卫生行政部门取得联系，协商划分抢救区域，明确分工。

（6）合理救援：选择医疗站展开地点的位置，应尽量靠近伤病员多的地方，靠近主要交通路口，便于车辆进出，避开可能出现的灾害威胁。

2. 现场救治 医疗队到达后，在大量伤病员渴望急救的情况下，为保证救治质量，提高救治效率，其工作应遵循以下原则：

（1）检伤分类：由有一定经验的医生组成分类组，在较宽敞的场所进行，根据伤员伤情（呼吸、循环和意识状态）的严重程度，对伤员进行分类，对濒死伤病员要进行现场抢救。如有条件，可以用红色、黄色、绿色和黑色四种颜色对伤员进行标记。

（2）医疗后送：洪水灾害变化较大，现场原来安全的区域可以瞬间变得危险，因此，伤病员经过现场医疗点救治后，应尽快转送到安全地区的医疗治疗。①做好后送准备，掌握后送指征，记录好简要病历；②严密组织伤病员上车、船和登机，将车船编号，伤病员编号，按先重后轻，轻重搭配上车船；③做好转送过程中伤病情观察，病情变化时及时进行急救处理。

3. 提高救治效能 灾难伤病种类复杂，医疗队除按灾难类型配备相应专业力量外，在救治过程中还要经常进行技术力量的调整。面对大量伤病员，要求医疗人员"一人多用，一专多能"，提高救治整体效能。

4. 调整救治力量 灾难早期，多数伤病员处于困境中需要医疗救治，应把主要力量放在现场抢救上。当伤病员陆续转送到现场医疗点时，进行医疗处置时应把力量调配到现场医疗点，以检伤分类为主，调配力量投入救治。随着救治高峰期的回落，医疗站伤病员大量转出，门诊、巡回医疗的任务便逐渐突出起来。后期工作的重点要及时转移到卫生防疫、心理干预和灾区卫生机构重建工作中。

5. 注意自身安全 伤病员多处于残垣危房、急风暴雨、洪水急流等非常危险的境地，救援人员行动时要穿救生衣，并且不得单独行动，必须注重自身安全。

> **案例14-4 分析总结**
>
> 本案例发生的洪涝灾害，其破坏力大，波及面积广，受灾的人数众多，受灾地区卫生部门第一时间组织医疗队、防疫队和心理队伍前往灾区救援。医疗队在现场设置医疗点展开救治工作，对受伤人员进行检伤分类，医疗后送，及时分流患者，使其得到快速救治。"大灾之后必有大疫"，特别是洪涝灾害后会出现相关传染病，这就需要防疫队对受灾环境进行全面消杀，发放宣传单以提高民众认识。灾难过后，人们失去亲人、失去家园，这时的心理辅导至关重要。洪涝灾害救治的各个环节相互衔接，缺一不可，不同时间段有不同的侧重点，这就要求救援人员及时做好规划，以提高整体救治效能。

第六节 交通事故导致伤害的救援

> **案例14-5**
>
> 某市境内一条国道路段一辆载有34人的大

客车撞毁路边警示墩，翻入 50 多米深的山沟。接到报警后，市委、市政府立即启动应急救援预案，组织公安、武警、交警、消防、卫生等力量前往现场展开救援。市"120"急救中心出动 17 辆急救车 50 余人次，第一时间赶赴现场，立即按急救程序检伤分类、现场救治。19 名伤者被送至市人民医院救治。其中 9 名重伤患者存在不同程度的胸腹部伤、头部伤、脊椎伤及骨折。经医院紧急救治，此次事故中的 19 名伤员全部脱离生命危险。事故现场显示事发地路面平整、交通标识明显、天气状况良好，初步认定为驾驶员操作不当所致的单方交通事故。

问题：

1. 交通事故的危害是什么？
2. 交通伤的损伤机制有哪些？
3. 交通事故现场救治的原则有哪些？

一、交通事故的危害特点

1. 灾情特点

（1）高发生率、高死亡率和高致残率：交通事故的发生与公众日常安全、生活息息相关，对家庭和社会造成的损失大，后果严重。

（2）驾驶人、车辆和道路环境因素影响：驾驶人因素，如疲劳驾驶、超速驾驶、酒后驾驶、违规驾驶等；车辆因素，如机械故障和设计缺陷等；道路环境因素，包括道路设计施工缺陷、恶劣天气造成路面结冰，能见度降低等。

（3）可预防和减少的灾难：可以通过提高驾驶人素质，严格遵守法律法规，改善道路条件等，减少交通事故的发生，并通过加强急救体系建设、提高救援能力和救护水平，可以提高交通事故伤员的救治成功率。

2. 交通伤的损伤机制

（1）冲撞伤：人体与车辆或其他钝性物体相撞而导致损伤。易受伤部位头部和四肢，其次是胸腹部。

（2）碾压伤：人体被车辆轮胎碾轧、挤压导致损伤，多引起肢体骨折。

（3）切割/刺伤：人体被锐利的物体如玻璃，金属等切割、刺伤所造成的损伤，多见于四肢。

（4）摔伤：交通事故致车内人体因撞击飞出车外再摔落，摔落后撞击地面或其他物体造成损伤。

（5）挥鞭伤：车内人员在撞车或紧急刹车时，因颈部过度后伸或过度前屈导致颈椎骨折和颈髓损伤。

（6）安全带伤：指在交通事故中，司机和乘客因使用安全带时被勒伤。多见于颈部、肩部及胸部损伤。

（7）方向盘伤：车辆撞击时，司机撞于方向盘上造成头部和胸腹部损伤。

（8）烧伤/爆炸伤：车辆撞击后起火爆炸引起的损伤。

另外，交通伤的死亡原因一般为颅脑损伤和失血性休克，主要的致死性损伤包括重型颅脑伤和胸部伤。

3. 伤情特点

（1）致伤因素多、损伤机制复杂：交通伤损伤过程中同一伤员可同时发生多种损伤，而同一类损伤可能出现在多个身体部位和系统。

（2）伤情严重、死亡率高：由于交通伤的损伤机制复杂，伴随一系列复杂的全身应激反应，且相互影响、容易造成复杂的伤情，多发伤、复合伤、休克发生率高。

（3）诊治难度大：交通伤所致损伤多为闭合伤与开放伤，同时存在多部位、多系统创伤，很多伤情症状和体征相互掩盖。病情多危急，需要紧急救治，时间紧迫，同时伤员常无法自诉伤情。对其多发伤进行及时、准确、完整的诊断和治疗难度很大。

二、救援原则

1. 现场环境评估和自身防护　交通事故的救援从现场环境评估开始，要确保伤员和施救者的安全。交通事故后的危险因素：车辆、危险物质、火灾、灰尘及伤员的血液和体液等。

救援人员应具备自我保护意识，采取有效措施来避免自身和其他人员受到伤害，将救援过程中受伤或受感染的危险降到最低。救护人员应该正确评估自己面临的潜在的或正在发生中的危险。最常用和简单有效的方法是设置提醒标志，使用灯光和反光背心等，防止其他来往车辆的伤害，同时还要注意车辆是否会燃烧或爆炸，是否有落石、坍塌等危险等。施救者在救援时应进行标准防护。

2. 事故类型评估和伤员分检　现场环境评估后，要评估伤员的数量和严重程度，如需要 EMS 系统、消防、警察等支援，应在开始救援前就发出求援。

伤员分检是灾害伤员医疗救援的基本方法。交通事故可能发生大量伤员，分检的目的是短时间内熟练地对伤员进行初步的评估，确定伤员需要哪种类型的救护、缩短急救时间，使最需要紧急救护的伤员得到优先救治和后送。现场分检的原则是经验性的，只能根据简要的病史和体检做出判断，分检又是一个程序化过程，对每个伤员都采取相同的规范化的步骤进行分检。

虽然有不同的分检方法，但基本形成了一致的共识，将伤员分为 4 类，并标以醒目的标志：红色、黄色、绿色和黑色。

3. 现场救援人员之间的协调　在交通事故现场，参与救援的警察、消防、医疗和其他救援人员要各负其责，互相协调，因此，事先建立一个地区性的应急预案至关重要，在这个系统之中，事先要确定一人（一般为警察）或消防部门的主要领导为总指挥，由他全权负责事故现场的统一指挥、协调。

警察往往是第一个到达现场，其重要职责包括疏导交通，控制现场或现场周围的混乱、拥挤，确定警戒范围，保护现场以备调查；命令有可能阻塞救援通道的车辆离开现场等，也应参与对伤员的紧急初级救治，警察应接受初级救治培训，如止血包扎、简单气道管理、颈椎固定等。

消防人员在现场的主要职责包括汽车的灭火，用水或泡沫隔离溢出的燃料、消防人员还应控制任何泄漏的毒物，直接从烟雾或损毁汽车中救援伤者，固定倾斜的汽车（使用气囊或木托），保护其他人员或伤者避免被挂落的电线触电，也应受过初级救治培训，在到达现场后可能立即对严重受伤的伤员给予面罩吸氧，给予伤员紧急初级救治。

现场医务人员应该使用最快速的方法来救治伤者，当伤者众多而医务人员不足时，应该请部分消防和救援人员参与伤员的急救和转送工作。对伤者的分检是交通事故现场救治中最为重要的工作，分检可以决定哪些伤者得到优先治疗，应该由有经验的医生来负责。

假如事故现场被有毒物质污染，现场必须要有经过专业洗消人员负责处理，进入现场的人员要穿戴专门防护服，对伤员也必须进行现场洗消。

案例 14-5 分析总结

本案例发生的特大交通事故，主要是由于驾驶人原因造成，事故发生后，"120"急救中心第一时间赶赴现场，协同公安、消防等部门展开救援，在现场按照急救程序检伤分类、紧急救治。将 19 名伤员分别送至医院救治，无一死亡。交通伤的现场救治首先要评估现场环境及自身安全，对可能发生的危害做好防患，协同其他部门共同救援，对伤员做好检伤分类，目的是提高救治效率，减少死亡率。

第七节　火灾中医疗救援措施

案例 14-6

某地仓库发生火灾事故，事故现场形成 6 处大火点及数十个小火点，造成数百人受伤（伤情重及较重的伤员 58 人、轻伤员 740 人），损伤情况轻重不一，主要以烧伤、爆震伤、骨折、吸入性损伤、开放性损伤等为主，损伤部位多见于头面部、胸腹部、四肢等，直接经济损失达数十亿元。

问题：

1. 火灾的损伤机制是什么？
2. 火灾的救援原则是什么？

火灾是严重威胁生命财产安全，影响经济发展和社会稳定的常见灾害。火灾属于突发伤亡事故，是当前社会中发生频率较高且危害较大的一种灾害。特别是近年来，火灾伤害发生的频度和严重程度均呈现上升态势，火灾伤害的严重性在于它的常见、多发、时间及地点的随机性，而且群死群伤率高、后遗伤残多，给社会带来了巨大的压力。

一、损伤机制

1. 高温　火场上由于可燃物质多，火灾发展蔓延迅速，火场上的气体温度在短时间内即可达到几百摄氏度。火灾中火焰表面温度可达 800℃以上，而人体所能耐受的温度为 65℃，超过这个温度值，就会被烧伤。只要吸入的气体温度超过 70℃，就会使气管、支气管内黏膜充血起水疱，组织坏死，并引起肺水肿而窒息死亡。据统计分析，人在 100℃环境中即出现虚脱现象，丧失逃生能力，严重者会造成死亡。在火场，经常可以发现体表几乎完好无损的死者，这些死者大多是由于吸入过多的热气而致死的。

2. 缺氧　火场上可燃物燃烧消耗氧气，同时产生毒气，使空气中的氧浓度降低。特别是建筑物内着火，在门窗关闭的情况下，火场上的氧气会迅速降低，使火场上的人员由于氧气减少而窒息死亡。同时人体吸入高浓度烟气后，大量的烟尘微粒有附着作用，损伤肺泡壁，使气管和支气管因痉挛而发生严重阻塞，导致呼吸衰竭，造成严重缺氧。

3. 毒性气体　火灾中可燃物燃烧产生大量烟雾，其中含有一氧化碳（CO）、二氧化碳（CO_2）、氯化氢（HCl）、氮的氧化物、硫化氢（H_2S）、氰化氢（HCN）、光气（$COCl_2$）等有毒气体。这些气体对人体的毒害作用很复杂。由于火场上的有害气体往往同时存在，其联合效果比单独吸入一种毒气的危害更为严重。这些毒性气体对人体有麻醉、窒息、刺激等作用，损害呼吸系统、中枢神经系统和血液循环系统，引起中毒性死亡，在火灾中严重影响人们的正常呼吸和逃生，直接危害人的生命安全。有资料统计表明，火灾中死亡人数的80%是由于吸入有毒性气体而致死。

4. 烟尘　火灾中伴随燃烧会生成大量的烟气，烟气的浓度由单位烟气中所含圆体微粒和液滴的数量决定，烟气的温度依据火源的距离而变化，距火源越近，温度越高，烟气浓度越大。这些烟尘随热空气一起流动，若被人吸入呼吸系统后，能堵塞、刺激内黏膜，有些甚至能危害人的生命。其毒害作用随烟尘的温度、直径大小不同而不同，其中温度高、直径小、化学毒性大的烟尘对呼吸道的损害最为严重。

5. 其他　火灾造成建筑物、构筑物坍塌，造成砸伤、摔伤、埋压等伤害。甚至许多物质爆裂后形成各种形式的利刃物，可能刺伤人体。

二、救援原则

救援人员在火灾现场实施救援时首先必须进行现场环境评估，注意自身安全的防护，避免自身伤害。

1. 脱离致热源　脱去燃烧的衣服，就地滚翻，用水喷洒着火衣服。切勿奔跑，以防风助火势。不宜用手扑打以防手部烧伤。不得呼叫，防止吸入高热气流或烟雾造成吸入性损失。

2. 开放气道　要检查呼吸道是否通畅，清除口腔异物。

3. 冷水湿敷　对Ⅰ～Ⅱ度中小面积烧烫伤可用冷清水局部持续冲洗肢体、浸泡伤处，头面部等特殊部位用冰水或冷水湿敷。现场对Ⅲ度烧伤和大面积烧伤则无此必要。

4. 包扎、止血、固定　对Ⅱ度烧伤，表皮水疱不要刺破，不要在创面上涂任何油脂或膏药，应用干净清洁的敷料或干净的毛巾床单覆盖或简单包扎。伤处的衣着如需脱下应先剪开或撕破，对暴露的烧伤创面可用三角巾、消毒辅料或清洁的被单、毛巾、衣服等覆盖并进行简单包扎，以减少创面的污染和再损伤。对伴有外伤大出血者应予止血。对骨折者应做临时固定。

5. 补液　严重烧伤伤员应尽快建立静脉通道，快速有效地补液，预防和纠正休克。未建立静脉通道者可口服糖盐水。

6. 镇静、镇痛　对烧伤后创面疼痛难以忍受者，要安慰和鼓励受伤者，使其情绪稳定、勿惊恐及烦躁。可酌情使用地西泮或哌替啶肌内注射，或口服止痛药物。

7. 中毒急救　火灾时产生大量有毒物质，均可使人员发生中毒，严重者可导致死亡。迅速将伤者移至通风处，呼吸新鲜空气，给予吸氧。严重者立即转送到医院。

8. 创伤急救　火灾可伤及多个系统和器官，严重者会当场死亡。应按创伤急救原则进行急救。

9. 灭火　灭火的基本方法有四种，包括冷却灭火法、隔离灭火法、断氧灭火法和化学抑制灭火法。应依据燃烧物质的性质、燃烧特点及火场的具体情况确定采用哪种方法。有些火场往往需要同时使用几种灭火方法。

10. 火灾时的处置与自救　发生火灾时，应当报警与救火同时进行。如果火灾处于初起阶段，燃烧面积很小，自己有把握将火扑灭，就应立即采用快速有效的方法将火扑灭。如果发现火灾时，火势已经很大，自己难以扑救，就应当立即报警。公安消防部门的报警电话号码是"119"，打报警电话应沉着冷静、清楚、扼要地说明起火地点、燃烧的物质、火势情况等，同时应将自己的姓名及联系电话号码告诉报警台，以便随时联系。报警完毕，应派人在附近交通要道口等候，引导消防车迅速到达火灾现场灭火。

灭火时，应注意切断通向火场的电源、燃气源，同时应转移火场附近的易燃易爆危险物品，转移不了的应设法降温冷却。如果被大火包围，应保持头脑冷静不要慌乱，根据火势选择最佳自救方案，以便争取时间尽快脱离危险区。如楼梯虽已起火，但火势不很猛烈时，可披上用水浸湿的衣裤或者被单由楼上快速冲下。如楼梯火势相当猛烈时，可利用绳子或把床单撕成条状连接起来，一端挂在牢固的门窗或其他重物上，然后顺着绳子或布条滑下。逃离火场不要乘电梯，防止电梯的电路等被火烧坏而被困在电梯内遇险。

如各种逃生之路均被切断，应退居室内，采取防烟堵火措施。应关闭门窗，并向门窗浇水，以延缓火势蔓延过程。还要用多层湿毛巾捂住口鼻，做好个人防护。同时可向室外扔小东西，在夜晚则可向外打手电，发出求救信号。如果烟火威胁严重，有生命危险且楼层只有2、3层，被迫跳楼时，可先向地面抛下一些棉被等软性物品，然后用手扶住窗台往下滑，尽量缩小跳落高度，并保证双脚先落地，以减少颅脑和内脏损失。

> **案例 14-6 分析总结**
> 本案例中受灾人员损伤情况轻重不一，主要

以烧伤、爆震伤、骨折、吸入性损伤、开放性损伤等为主，损伤部位多见于头面部、胸腹部、四肢等。此次事故发生后，相关部门迅速启动突发事件应急预案，迅速完成人员、物资、设备资源配置，派出急救车和救援人员赶往爆炸事故现场。在现场急救中首先按轻、中、急、重进行检伤分类，本着"先救命后治伤，先治重后治轻"的原则处置，最大限度地对伤员进行有效救治、减少死亡。对症状较轻的伤员一般对症处理，对不危及生命的中度伤员及时处理并密切观察；对重度伤员，特别是危及生命者立即进行现场抢救，病情稳定后再转送到医院。整个应急救援过程迅速、高效、有序，未有明显失误发生。

第八节　危险化学品的分类、事故危害及救援

案例 14-7

　　某地一农药厂异氰酸甲酯泄漏，并以气态迅速向外扩散。异氰酸甲酯是一种用于生产各种农药的高反应性化学半成品，具有极强致命性，在吸入或通过皮肤进入到体内后会使人中毒甚至致死。

问题：

　　1. 危险化学品如何分类？
　　2. 危险化学品事故的危害有哪些？
　　3. 危险化学品事故的救援原则有哪些？

　　凡是具有易爆、易燃、毒害、腐蚀、放射性等危险特性的化学品，在生产、储存、运输、使用和保管过程中都能引起燃烧或爆炸，造成人员伤亡、财产损失和环境破坏。

一、危险化学品的分类

　　依据《化学品分类和危险性公示　通则》（GB 13690—2009），我国将危险化学品按照其危险性划分为 8 类。第 1 类，爆炸品；第 2 类，压缩气体和液化气体；第 3 类，易燃液体；第 4 类，易燃固体、自燃物品和遇湿易燃物品；第 5 类，氧化剂和有机过氧化物；第 6 类，毒害品和感染性物品；第 7 类，放射性物品；第 8 类，腐蚀品。

二、危险化学品事故的危害

　　危险化学品事故常发生在化工企业或化学物质储存处，对人体造成的伤害有中毒、窒息、化学灼伤、烧伤、冻伤等，常常危及人民生命和财产的安全，带来不可估量的严重后果。

　　1. 中毒　危险化学品对人体的危害主要就是中毒，包括急性中毒和慢性中毒。表现：①对呼吸系统的危害，引起呼吸道炎症或发生化学性肺炎或肺水肿，甚至引起窒息死亡；②对神经系统的危害，引起头痛、头晕、视物模糊、运动障碍等；③对消化系统的危害，引起恶心呕吐、出血性胃肠炎、中毒性肝病等；④对心血管系统的危害，引起心慌、胸闷、心前区不适等；⑤对泌尿系统的危害，引起尿结石等；⑥对血液系统的危害，引起溶血、再生障碍性贫血、白血病等；⑦对其他系统或部位的危害，对眼睛、皮肤等可引起放射性损伤、化学灼伤和职业性肿瘤。

　　2. 爆炸和燃烧　一般危险化学品也会具有易燃性、易爆性，如磷化锌遇水放出易燃气体，容易发生火灾或爆炸，引起烧伤、爆炸伤等。同时，化学性物质爆炸致复合伤，其损伤复合效应不是各单一致伤效应的总和，而是由于热力、冲击波和毒气各种致伤因素相互协同、相互加重。

三、救　援　原　则

　　根据病情、接触情况和毒物性质，救治原则：迅速将伤病员撤离现场，清除毒物以阻止局部进一步损伤和吸入体内；加速毒物排出；对症和支持治疗。

　　（1）迅速转运：现场正确施救对降低死亡率最为重要，应按照现场救治原则实施现场抢救，根据伤情，对伤病员及时进行鉴别分类，掌握后送指征，使伤员在最短时间内能获得必要治疗。

　　（2）注意必要的防护措施：①呼吸防护，在确认发生毒气泄漏或危险化学品事故后，应立即用手帕、餐巾纸、衣物等随手可及的物品捂住口鼻。手头如有水或饮料，最好把手帕、衣物等浸湿。最好能及时戴上防毒面具、防毒口罩。②皮肤防护，尽可能戴上手套，穿上雨衣、雨鞋等，或用床单、衣物遮住裸露的皮肤，如已备有防化服等防护装备，要及时穿戴。③眼睛防护，尽可能戴上各种防毒眼镜、防护镜或游泳用的护目镜等。④食品防护，污染区及周边地区的食品和水源不可随便动用，须经检测无害后方可食用。

（3）积极的对症和支持治疗：危险化学品事故造成的复合伤，在临床上病情发展迅猛，救治极为困难，死亡率极高，所以综合治疗是至关重要的，包括吸氧、超声雾化吸入、抗过敏或碱性中和剂的应用、消除高铁血红蛋白血症、适当的体位、保证组织细胞供氧及纠正水电解质紊乱、酸碱失衡等维护重要脏器功能的对症治疗和支持疗法，积极促进机体的修复和愈合。

（4）加强健康宣教：突发危险化学品事故给伤员造成的精神创伤是明显的，要特别注意公众的心理危害程度并立即采取正确的应对策略。

案例 14-7 分析总结

　　此次事故主要的危害就是中毒，受这起事件影响的人口多达 150 多万，而且对该地区的环境也造成了严重的污染破坏。事故发生后国际上各种组织对该地区受害者提供长期的更加先进的医疗护理；对遗留下来的尚未解决的事故原因、后果及补救措施，提出公正的解决方案；对化学品的生产、使用、配送、处理、处置单位加强管理，防止由于管理疏忽和其他原因引发的灾害事故，降低危害程度。

第九节　核事故特点、核事故分级和救援

核事故是一种危害极大的事故。事故出现后，将有大量放射物蔓延到空气中，周边地区的环境将随之破坏，而随着放射物的持续蔓延，周边地区的居民也将深受其害，因此能够造成严重的人员伤亡、环境破坏及经济损失。

一、核事故特点

核事故有如下几个特点：

1. 突发性　核生化物质在生产、运输、储存、使用过程中，无论人为因素和自然因素，无论任何时间、地点都有发生泄漏、释放造成灾难的可能。

2. 广泛性　核生化物质泄漏、释放后，除可造成事故点危害外还可能通过空气和水的传播造成可及范围内的环境污染，此外，受污染的动、植物和人也会成为危害的传播媒介。

3. 复杂性　核生化物质种类繁多，每种物质造成的污染和危害都有其特殊性，造成灾难的途径和后果各不相同。

4. 长久性　核生化物质泄漏、释放后，其危害性往往难以在短时间内清除，有些物质的危害性需几年、几十年甚至更长时间才能消除。

5. 影响性　核生化物质泄漏、释放后，除对所及环境和生物造成危害外，还可能引起局部民众恐慌，对社会秩序、人民生活秩序造成重大影响，引发各种次生灾害的发生。

二、核事故分级

核事件分为 7 级：较高的级别（4～7 级）被定为"事故"；较低的级别（1～3 级）为"事件"。不具有安全意义的事件被归类为零级，定为"偏离"。

0 级：偏离（或一般事件），不会对核电站的核安全造成影响。

1 级：异常，核动力厂运行偏离规定的功能范围。这一级别对外部没有任何影响，仅为内部操作违反安全准则，或出现可能涉及安全运行的微小问题。

2 级：事件，核动力厂运行中发生具有潜在安全后果的事件。对外部没有影响，但是内部可能有核物质污染扩散，或者直接过量辐射了员工或者操作严重违反安全规则。国际上大部分内部轻微核泄漏事件都被归入这一级。

3 级：重大事件，核动力厂的纵深防御措施受到伤害。厂内严重污染，工作人员受到过度的辐射。向厂外环境释放极少量放射性物质，公众受到的辐射远低于规定限值。很小的内部事件，外部放剂量在允许的范围之内，或者严重的内部核污染影响至少 1 个工作人员。

4 级：没有明显厂外风险的事故（主要在核设施内的事故），核动力厂反应堆堆芯部分损坏，对工作人员具有严重的健康影响。向厂外环境释放少量放射性物质，但明显高于正常标准的核物质被散发到工厂外，公众受到规定限值量级的照射。

5 级：具有厂外风险的事故，核动力厂反应堆堆芯严重损坏。向厂外环境有限度地释放放射性物质，需要部分地实施当地应急计划。

6 级：重大事故（或严重事故），核动力厂向厂外明显地释放放射性物质，需要全面地实施当地应急计划。一部分核污染泄漏到工厂外，需要立即采取措施来挽救各种损失

7 级：特大事故（或极严重事故），核动力厂向厂外大量释放放射性物质，产生广泛的健康和环境影响。

三、核事故的救援原则

发生核事故后,作为发生地区的政府及相关职能部门首先应迅速向上级政府和职能部门上报情况,寻求支援。立即采取医学救援措施,以便最大限度地减轻核事故造成的损伤和不良后果,减少人员伤亡,防止灾情的扩散,使受伤害人员及时得到合理的救治,防止次生灾害发生。

1. 初步判断灾难事件的性质及种类 初步判断灾难事件的性质及种类,这是核事故发生后进行现场处置前的首要任务。判断灾难事件的性质及种类并派出专业防护人员进入现场进一步查明事件原因、灾害物的种类、影响范围及发生地的水文、地质、气候情况,并反馈给灾害事件处置的决策者,为下一步处置行动提供依据,避免盲目救援引发不必要的人员伤害,防止灾害的进一步扩大。

2. 指导并组织受灾地区民众防护和安全疏散 在初步查明核生化灾难种类、性质后,根据引发灾难物质种类和特点组织并指导该地区民众进行隔离防护或撤离,并对灾难可能波及的地区民众进行撤离,避免受灾民众进一步受伤害并防止灾难的扩大。同时加强受灾地区及周围民众的宣传指导,稳定民众的思想情绪,妥善安置受灾民众生活,防止次生灾害发生。

3. 明确灾难物质种类,控制灾难源 发生核生化灾难后,应尽快组织各类专业技术人员对灾难的性质进行分析研究,通过探测、取样、化学分析、检验等方法明确灾难物质,为下一步处置提供科学依据。同时对灾难的源头进行查找,找到后进行有效的控制,防止放射性、有毒有害物质持续扩散、传播,对已造成污染的物质,由专业人员进行关闭、封堵、消毒、清洗、转移等,防止灾害物质向外扩散。

思 考 题

1. 发生风灾时如何防范?
2. 如何进行交通伤院前急救处理?
3. 火灾的救援原则是什么?
4. 危险化学品事故的危害有哪些?
5. 核事故的特点及分级是什么?

第十五章 灾难现场的心理救援

灾难事件突发性强、伤害性大，给灾难亲历者的身心健康带来严重的影响，然而长久以来，由于心理问题的隐蔽性、持久性，在对灾难现场人员的救援过程中，救援者更多关注的是受害者身体健康的救治而忽视对其心理危机的干预，而这些问题往往在更长时间影响人们的身心健康，破坏人们的幸福生活，因此，在发生重大灾难性事件后必须对受害者开展及时、高效、持续的心理救援，帮助其走出阴影、恢复健康。及早发现经历灾害的人们的心理问题，并进行干预是一个国家和地区精神文明与社会发展水平的重要标志之一。

第一节 灾难中群体性应激反应概述

群体性应激反应是指人们面临重大突发事件时，由于紧张、恐慌、焦虑等而产生的一种群体性自我保护反应行为。群体性应激反应的形成与群体压力和人们的从众心理有关，可以说是一种社会性的心理反应。社会学家认为，从众心理是由于群体在一致性的压力下，个体的一种试图解除自身与群体之间的冲突、增强安全感的手段。灾难性事件多是突发且不可预料的，具有紧迫性和高度的不确定性。因此，在灾难事件发生后的初期，公众对事件的发生和进展状况掌握得不够全面、翔实，对灾难事件的后果无法预料，在这种情况下，人们往往不知所措、无计可施，只好以他人的行为作为参考，不断调整自己的行为，表现出与群体中的大多数人一致的行为趋势，借以减少内心的焦虑和恐慌，增强心理安全感，因此形成大规模的群体性应激反应。

发生重大灾难性应激事件后往往会出现恐惧、抑郁、焦躁等情绪反应，严重者会出现两种应激障碍：急性应激障碍（acute stress disorder，ASD）和创伤后应激障碍（post-traumatic stress disorder，PTSD）。

急性应激障碍在受到异乎寻常的刺激源刺激后数分钟到数小时内发病。主要表现为意识障碍。具体表现为表情呆滞，不动不语，对外界刺激物反应呈现木僵状态，临床上称为心因性木僵。并常常伴随自主神经系统症状，如出汗、呼吸急促、心动过速等。急性应激障碍往往随着刺激源的消除症状逐渐缓解，预后良好。创伤后应激障碍在受到刺激后数日甚至数月后才表现出来，病程可达数年。常见症状：梦中反复再现创伤情境；警觉性持续提高；兴趣减少，情感麻木，刻意回避某些可以联想到创伤的情境；常常伴发自主神经过度兴奋，表现为过度紧张、失眠、抑郁、焦躁，甚至出现自杀倾向。多数患者可以痊愈，少数患者表现为慢性病程，多年不愈，而早期识别和及时干预可明显降低其发病率和严重程度。

案例 15-1

2008 年 5 月 12 日 14 时 28 分，四川省某自治州发生 8.0 级大地震。地震造成灾区人民亲人的死亡、伤害及财物的损失，心理上产生巨大的创伤。许多灾民在这次地震后都出现不同程度的心理问题，出现无助、强烈的害怕、悲伤等情绪，大多数人无法摆脱地震造成的心理阴影，如噩梦连连，"闭上眼睛，都是房屋倒塌的情景"，或者是整天都头晕、眼前所有的东西都在晃动、双腿无力等。部分参与救援的部队官兵救援时所有的精力都集中在救援上；但是空闲下来后，矛盾、冲突变多；空旷、封闭的环境也让人烦躁；以前不会在意的评奖名额，也可能引发矛盾……。

问题：

1. 心理救援的对象有哪些人？

2. 心理救援的目标是什么？

3. 如何帮助受灾人员摆脱心理困境，开展心理救援？

第二节 灾难现场开展心理救援

灾难发生后受灾人员突然丧失了赖以生存的物质基础及血缘关系、精神纽带的突然断裂，势必会严重冲击和干扰正常的心理活动，产生一系列的负面情感和消极反应。

1. 灾后心理救援 这是在灾难性事件发生时或者发生后面向灾难波及范围的群体进行的一项心理

救助，主要由政府或其他社会力量组织的心理专家、医学专家为骨干组成的专业心理救援队伍，针对灾区群众的心理状态，运用心理学、医学等相关知识，对存在心理危害的群体进行心理疏导和干预，缓解受灾群体因灾难或伤害带来的心理压力，并对心理受到严重创伤者进行个体心理救援和救助工作。

2. 心理救援的对象　每个灾难现场的人员（包括受害者、救援者、见证者）都可能产生灾难心理危机。灾难死难者家属、幸存者、目击者、救援者都有必要进行积极的心理干预。上述人群直接面对灾难现场，接近受灾人群，耳闻目睹各种悲惨的情境，体验到哀痛、愤怒、焦虑等负面情绪，容易产生心理危机，及时进行积极的心理干预意义重大。

3. 心理救援的目标　一是通过积极的心理疏导缓解心理压力，这是心理救援的最初目标；二是消除心理障碍，使其相信他人，逐渐解决心理问题；三是维护并促进身心健康，增强心理恢复能力。

4. 心理救援的五个步骤，缩写为"ALGEE"

步骤 1：接近、评估和帮助（approach the person, assess and assist with any crisis）。

接近当事人，需发现、处理的危机：

（1）伤害自己（如自杀企图、物质滥用、存在非自杀性的自伤）。

（2）体验到极度痛苦（如惊恐发作、经历了创伤性事件或严重的精神病状态）。

（3）行为对他人造成干扰（如具有攻击性或与现实丧失联系）。

如果没有发现危机情境，那么就要询问他们的感受，以及存在这样的感受所持续时间。

步骤 2：非评判性倾听（listen non-judgementally）。

在倾听的时候，将自己关于当事人的判断置于一旁，避免表达自己的评判。大多数经历痛苦情绪和思维的人，希望被体谅、被感同身受地倾听，这对他们很有帮助。非评判性倾听需要同情心和同理心（或共情的能力），运用好言语和非言语性技巧：

（1）真实地听到和理解当事人所说的话。

（2）让当事人感知到可以自由地谈论自己的问题，而不会遭到评判。

步骤 3：给予支持和信息（give support and information）。

（1）存在精神健康问题的人，一旦感知到有人在认真地倾听自己，多数很容易接受这个倾听者给予的支持和信息。

（2）支持包括情感支持——共情、给予他们康复的希望和现实的支持。

（3）同时也可以询问当事人是否需要一些相关信息。

步骤 4：鼓励寻求恰当的专业援助（encourage the person to get appropriate professional help）。

（1）告诉对方一些可以获得帮助和支持的方法。

（2）在专业援助下，有精神健康问题的人会有较好的预后。但是，他们却不一定知道或了解这些方法。例如，心理咨询、心理治疗、家庭成员的支持、职业或教育上的帮助、收入和居住方面的帮助等心理上和社会上的方法。

（3）专业性的帮助由精神科医生、临床心理学工作者（心理治疗师、心理咨询师）、社会工作者提供。

步骤 5：鼓励寻求其他的援助（encourage other supports）。

（1）鼓励寻求自助的策略，或者寻求朋友、家人或他人的帮助。

（2）在中国的社会文化背景下，由亲戚、同学、同事、战友、同乡等构成的人际关系网络十分重要，构成个人的社会支持系统。

（3）对处于危机者，应鼓励其利用社会支持。另外，我国的政府部门、工青妇组织功能强大，其他正式注册的社会团体，如慈善机构、行业组织，都是可以根据当事人情况而提供帮助的资源。

> **案例 15-1 分析总结**
>
> 本案例中无论是灾难的亲历者，还是参与灾难救援的人员等灾难的目睹者都不同程度地产生了心理问题，这些人都属于产生灾难心理创伤的高危人群，在心理救援的过程中，不同的人群都需要通过不同的心理治疗技术、手段缓解他们的心理压力，消除心理障碍，逐步恢复自信，增强他们应对生活中类似问题的能力。

思　考　题

1. 灾难现场心理救援的对象有哪些人？

2. 灾难现场心理救援的目标是什么？

3. 灾难现场如何帮助受灾人员摆脱心理困境，开展心理救援？

第十六章　急诊即时检测

目标要求
1. 掌握　心肌损伤标志物、心力衰竭标志物、血液分析、肝功能、肾功能及血气、电解质的临床意义。
2. 熟悉　即时检测的概念及主要特点。
3. 了解　即时检测的基本原理，检测技术主要分类。

第一节　概　　述

一、即时检测的概念

即时检测（point-of-care testing，POCT）也称床边检测。POCT 技术因具有操作简单、结果快速等特点，广泛应用于医院的各个科室，包括内科、急诊、ICU，甚至用作自我检测。在检验诊断发展的初期，POCT 随着诊断技术的进步而逐步形成。目前认为 POCT 起源于尿检测技术。早在 19 世纪检测尿酸的浸测试纸条已经出现和应用，到 1957 年出现了检测尿糖和血糖的浸测试纸条商品。它在实践中所起的作用，引起了人们的重视。这种试剂条为 POCT 的发展奠定了基础，其剂型为干化学试剂，常用操作方式为样品浸入或滴加，检验结果判断可用目测。POCT 一出现便以其操作简便、快速、试剂稳定性佳、便于保存携带和使用等独特优点而受到人们欢迎。POCT 是指在患者旁边分析患者标本的分析技术，或者说测试不在主实验室而在一个可移动的系统内进行。

二、POCT 的特点

POCT 的主要特点就是可以迅速地获得可靠的检验结果，提高患者的临床医疗效果；简而言之，是实验仪器小型化，操作方法简单化，结果报告即时化。POCT 与传统的实验室检测的主要区别（表 16-1）。

表 16-1　POCT 与传统的实验室检测的主要区别

项目比较	传统实验室检测	POCT
周转时间	慢	快
标本鉴定	复杂	简单
标本处理	一般需要	一般不需要
血标本	血清或血浆	全血
校正	定期校正	一般不需要
试剂	需要配制	随时可用

续表

项目比较	传统实验室检测	POCT
消耗品	相对少	相对多
检测仪	复杂	简单
对操作者的要求	专业人员	一般业务人员
灵敏度	相对高	相对低
试验结果质量	高	一般
每个试验花费	低	高

三、POCT 的基本原理及主要技术

（一）POCT 的基本原理

把传统方法中的相关液体试剂浸润于滤纸和各种微孔膜的吸水材料中，成为整合的干燥试剂块，然后将其固定于硬质型基质上，成为各种形式的诊断试剂条；或把传统分析仪器微型化，操作方法简单化，使之成为便携式和手掌式的设备；或将上述两者整合为统一的系统。

（二）主要技术

各种传统实验室技术，经适当的技术改进均能用于 POCT。当前临床上使用较多、发展较快的部分技术如下。

1. 简单显色（干化学法测定）**技术**　将多种反应试剂干燥、固定在纸片上，加上检验标本（全血、血清、血浆、尿液等）后产生颜色反应。用肉眼观察定性或仪器检测（多为半定量）。

2. 多层涂膜（干化学法测定）**技术**　由感光胶片制作技术移植而来。将多种反应试剂依次涂抹在片基上，制成切片，用仪器检测，可准确定量。

3. 甲免疫金标记技术　胶体金颗粒具有高电子密度的特性，金标记蛋白结合处，在显微镜下可见黑褐色颗粒，当这些标志物在相应的标志处大量聚集时，肉眼可见红色或粉红色斑点，这一反应可通过银颗粒的沉积被放大。

4. 免疫荧光技术　通过检测板条上激光激发的荧光，定量检测以 pg/ml 为单位的检测板条上单个或多个标志物。

5. 生物传感器技术　利用离子选择电极，底物特异性电极，电导传感器等特定的生物检测器进行分析检测。

6. 生物芯片技术　生物芯片是最新发展起来的技术。其特点是在小面积的芯片上同时测定多个项目。

7. 红外和远红外分光光度技术　此类技术常用于无创性检测仪器，如经皮肤检测血液中血红蛋白、胆红素、葡萄糖等成分。

8. 其他技术　如快速酶标法或酶标联合其他技术（间接血凝、免疫荧光技术等）检测病原微生物；电阻抗法测血小板聚集特性；免疫比浊法测定 C 反应蛋白（CRP）、D-二聚体（D-D）；电磁原理检测止血、凝血的一些指标等。

第二节　心血管疾病中的应用

心肌损伤标志物在缺血性心脏病的诊断中占据非常重要的地位，在急性心肌梗死（acute myocardial infarction，AMI）的诊断中更是必不可少。根据中华医学会检验学会心肌损伤标志物的应用准则，诊断 AMI 患者的心脏标志物分为两类：一类为早期标志物，在胸痛出现 6 小时内血中浓度确实升高；另一类为确定标志物，常在发病后 6～9 小时升高，对心肌损伤有很高的特异性和敏感性，发病后持续升高。《2007 心脏标志物即时检测（POCT）专家共识》对于 POCT 在心血管疾病中的应用达成了几点共识：① POCT 的检测周期必须 < 30 分钟；②对疑为急性冠状动脉综合征（ACS）或其他原因引起的心肌损伤，进行心脏标志物检测时 POCT 应作为首选；③肌钙蛋白（cTn）检测的敏感性和特异性最高、肌红蛋白（MYO）的阴性预测值最好；④怀疑 ACS 时，应同时检测 cTn 和肌酸激酶同工酶（CK-MB）；⑤cTn、B 型钠尿肽（BNP）和 CRP 可用于 ACS 的危险分层。

一、急性心肌梗死

案例 16-1

患者，男性，66 岁，退休干部。因"上腹部疼痛 2 日"急诊入院，自述 2 日前无明显诱因出现上腹部疼痛，疼痛持续性、无反酸、嗳气，无恶心、呕吐，无明显胸闷及胸痛，到私人诊所就诊，诊断为"消化性溃疡"，给予制酸药物等处理后上述症状无缓解，伴活动后气促，自觉呼吸困难，休息后症状稍改善，遂到医院门诊就诊。既往 3 年有高血压病史，规律服药。

体格检查：T 36.0℃，P 71 次/分，R 20 次/分，BP 129/89 mmHg，发育正常，体型肥胖，体重指

数 31.14，腰臀比 1.04，神志清楚，急性面容，口唇稍发绀，未见颈静脉怒张及颈动脉异常搏动，双肺呼吸音清，未闻及干、湿啰音，心界不大，各瓣膜听诊区未闻及病理性杂音，腹软，肝脾肋下未触及，肠鸣音正常，双下肢无水肿。

问题：

1. 从患者的临床症状、体征及相关结果看，该患者的可能诊断是什么？

2. 心肌梗死实验室诊断时，血清心肌损伤标志物有哪些，如何正确使用？

3. 如何合理使用 POCT 缩短心肌损伤标志物的检测时间？

AMI 是指急性心肌缺血性坏死，大多是在冠状动脉病变的基础上，发生冠状动脉血供急剧减少或中断，使相应的心肌严重而持久的急性缺血所致。通常原因为在冠状动脉不稳定斑块破裂、糜烂基础上继发血栓形成导致冠状动脉血管持续、完全闭塞。

【病因与发病机制】

AMI 的基本病因是冠状动脉粥样硬化（偶为冠状动脉栓塞、炎症、先天性畸形、痉挛和冠状动脉口阻塞所致），造成一支或多支管腔狭窄和心肌血供不足，而侧支循环未充分建立。在此基础上，一旦血供急剧减少或中断，使心肌严重而持久的急性缺血达 20～30 分钟及以上，即可发生 AMI。大量的研究已证明，绝大多数的 AMI 是由于不稳定的粥样斑块溃破，继而出血和管腔内血栓形成，而使管腔闭塞。少数情况下粥样斑块内出血或血管持续痉挛，也可使冠状动脉完全闭塞。

【病理】

1. 冠状动脉病变　绝大多数 AMI 患者冠状动脉内可见在粥样斑块的基础上有血栓形成，使管腔闭塞，但是由冠状动脉痉挛引起管腔闭塞者中，个别可无严重粥样硬化病变。此外，梗死的发生与原来冠状动脉受粥样硬化病变累及的支数及其所造成管腔狭窄程度之间未必呈平行关系。

（1）左前降支闭塞，引起左心室前壁、心尖部、下侧壁、前间隔和二尖瓣前乳头肌梗死。

（2）右冠状动脉闭塞，引起左心室膈面（右冠状动脉占优势时）、后间隔和右心室梗死，并可累及窦房结和房室结。

（3）左回旋支闭塞，引起左心室高侧壁、膈面（左冠状动脉占优势时）和左心房梗死，可能累及房室结。

（4）左主干闭塞，引起左心室广泛梗死（右心

室和左、右心房梗死较少见）。

2. 心肌病变　冠状动脉闭塞后 20～30 分钟，受其供血的心肌即有少数坏死，开始了 AMI 的病理过程。1～2 小时之间绝大部分心肌呈凝固性坏死，心肌间质充血、水肿，伴多量炎症细胞浸润。之后，坏死的心肌纤维逐渐溶解，形成肌溶灶，随后渐有肉芽组织形成。病理上，大块的梗死累及心室壁的全层或大部分者常见，称为透壁性心肌梗死，是临床上常见的典型 AMI。它可波及心包引起心包炎症；波及心内膜诱致心室腔内附壁血栓形成，心电图上常相继出现 ST 段抬高、T 波倒置和病理性 Q 波，称为 Q 波性心肌梗死。缺血坏死仅累及心室壁的内层者称为心内膜下心肌梗死，心电图上常伴有 ST 段压低或 T 波变化，常无 Q 波形成，称为非 Q 波性心肌梗死。部分冠状动脉闭塞不完全或自行再通形成小范围心肌梗死呈灶性分布，急性期心电图上仍有 ST 段抬高，但不出现 Q 波，较少见。

【临床表现】

1. 先兆　50%～81.2% 的患者在发病前数日有乏力，胸部不适，活动时心悸、气促、烦躁、心绞痛等前驱症状，其中以新发生心绞痛或原有心绞痛加重为最突出。心绞痛发作较以往频繁、程度较剧、持续较久、硝酸甘油疗效差、诱发因素不明显。同时心电图示 ST 段一过性明显抬高（变异型心绞痛）或压低，T 波倒置或增高。如及时住院处理，可使部分患者避免发生心肌梗死。

2. 症状

（1）疼痛：是最先出现的症状，多发生于清晨，疼痛部位和性质与心绞痛相同，但诱因多不明显，且常发生于安静时，程度较重，持续时间较长，可达数小时或更长，休息和含用硝酸甘油片多不能缓解。患者常烦躁不安、出汗、恐惧、胸闷或有濒死感。少数患者无疼痛，一开始即表现为休克或急性心力衰竭。部分患者疼痛位于上腹部，被误认为胃穿孔、急性胰腺炎等急腹症；部分患者疼痛放射至下颌、颈部、背部上方，被误认为骨关节痛。

（2）全身症状：有发热、心动过速、白细胞增高和红细胞沉降率增快等，由坏死物质被吸收所引起。一般在疼痛发生后 24～48 小时出现，程度与梗死范围常呈正相关，体温一般在 38℃ 左右，很少达到 39℃，持续约 1 周。

案例 16-1 诊疗思路

　　根据上述病史特点及体征，考虑心血管疾病：急性冠状动脉综合征？需要进一步做心电图检查、相关实验室检查尤其心肌损伤标志物的检测以明确诊断。

主要检查结果：

　　心电图：窦性心律，V_2～V_5 导联 ST 段抬高 0.2～0.6mV，T 波高尖，Ⅲ、aVF 导联 ST 段压低 0.2～0.3mV，T 波倒置。

　　实验室检查：WBC $15.1×10^9$/L，N 87.9%，肌酸激酶（CK）1350U/L，肌酸激酶同工酶（CK-MB）89U/L，乳酸脱氢酶（LDH）397U/L，肌钙蛋白 I（cTnI）1.56μg/L，肌红蛋白（MB）286μg/L；血糖（GLU）5.2mmol/L；胆固醇（TC）5.50mmol/L，甘油三酯（TG）5.79mmol/。

【诊断】

根据典型的临床表现、特征性的心电图改变及实验室检查，诊断本病并不困难。对于老年患者，突然发生严重心律失常、休克、心力衰竭而原因未明，或突然发生较重而持久的胸闷或胸痛者，都应考虑本病的可能。宜先按 AMI 来处理，并在短期内进行心电图、血清心肌坏死标志物测定等的动态观察以确定诊断。对非 ST 段抬高性心肌梗死，血清肌钙蛋白测定的诊断价值更大。

【鉴别诊断】

AMI 需要与心绞痛、主动脉夹层、急性肺动脉栓塞、急腹症、急性心包炎等相鉴别。

【实验室检查指标分析】

1. 心肌梗死诊断时常用的实验室检测指标是心肌酶、肌钙蛋白、肌红蛋白等。包括天冬氨酸氨基转移酶（AST）、肌酸激酶（CK）、肌酸激酶同工酶（CK-MB）、乳酸脱氢酶（LDH）、肌钙蛋白（cTn）、肌红蛋白（MYO）、B 型尿钠肽等。心肌酶和肌钙蛋白、肌红蛋白等标志物，可为心肌梗死和其他心肌损害有关疾病的诊断提供依据。AMI 诊断时常规采用的血清心肌标志物及其变化规律（表 16-2）。

表 16-2　AMI 诊断时常规采用的血清心肌标志物及其变化规律

指标	初始增高时间（小时）	峰值时间（小时）	恢复正常时间（小时）	灵敏度（%）	特异度（%）
cTnI	3～6	14～20	120～148	6～44	93～99
MYO	1～4	6～12	18～30	50～59	77～95
CK	3～8	10～36	72～96	—	—
CK-MB	3～8	9～30	48～72	17～62	92～100
LDH	8～18	24～72	144～240	—	—

（1）肌钙蛋白（cardiac troponin，cTn）：又称肌原蛋白，是心肌组织的一种特有的调节蛋白，由肌钙

蛋白 T（cTnT）、肌钙蛋白 I（cTnI）及肌钙蛋白 C（cTnC）三种亚单位组成。严重心肌缺损时释放入血，是反映心肌损伤的特异性血清标志物。

1）参考值：cTnT 0～0.1μg/L；cTnI 0～0.6μg/L。

2）临床意义

A. 心肌早期损伤标志物：心肌缺血损伤时，心肌细胞内的肌钙蛋白会释放到血中，见于心肌梗死、急性心绞痛、不稳定型心绞痛（UAP）或心脏手术等。一般血中 TnT 在 2～4 小时后增高，TnI 在 4～8 小时后增高；持续时间长，TnT 为 14 日以上，TnI 为 5～8 日。因此，测定血中 TnT 或 TnI 是了解心肌有无损伤的一个特异、灵敏的指标。

B. 不稳定性心绞痛患者预后的判断：UAP 患者常有微小心肌损伤的发生，这种缺血性心肌损伤可通过 cTn 升高得以发现。UAP 患者 cTn 升高幅度小，经治疗约 2/3 以上转阴，说明心肌细胞为一过性损伤或微小坏死，与急性心肌梗死（AMI）有本质不同。cTn 升高者是发展为 AMI 或猝死的高危人群，动态观察 cTn 水平变化对其诊断与判断 UAP 预后具有重要意义。

C. 估计梗死面积和心功能：cTn 后期峰值与梗死面积呈正相关，可反映心肌细胞坏死的数量；但利用 cTn 的峰值浓度来估计梗死的面积不一定可靠。但 cTn 累积释放量与心功能受损程度成正比。

（2）肌红蛋白（myoglobin，MYO，Mb）：是肌肉组织特有的一种蛋白质，血中含量随年龄增大而略有增加。肌红蛋白具有携氧能力，能增进氧在肌肉组织中的扩散，并可将氧从细胞膜运输到线粒体。

1）参考值：男性 20～80μg/L；女性 10～70μg/L。

2）临床意义：增高见于急性心肌梗死早期、急性肌损伤、肌营养不良、肌萎缩、多发性肌炎、急性或慢性肾衰竭、严重充血性心力衰竭和长期休克等。在心肌梗死后 1.5 小时即可增高，但 1～2 天内即恢复正常。血中升高：甲状腺功能减低症、高醛固酮血症、肾功能不全、恶性高热及剧烈运动后等。尿中 MYO 升高：卟啉病、血红蛋白尿症、血尿等。

注：肌红蛋白测定是骨骼肌和早期心肌损伤的指标。测定血清肌红蛋白肌红蛋白可作为 AMI 诊断的早期最灵敏的指标。在心肌梗死后 1.5 小时即可增高，但 1～2 日内即恢复正常。骨骼肌损伤、创伤、肾衰竭等疾病，都可导致其升高。MYO 阳性虽不能确诊 AMI，但可用于早期排除 AMI 诊断的重要指标，如 MYO 阴性，则基本排除心肌梗死，还可用于再梗死的诊断，结合临床，如 MYO 重新升高，应考虑为再梗死或者梗死延展。

（3）肌酸激酶（creatine kinase，CK）及其同工酶：CK 主要存在于动物的心脏、肌肉及脑等组织的细胞质和线粒体中，是一个与细胞内能量运转、肌肉收缩、ATP 再生有直接关系的重要激酶，它可逆地催化肌酸与 ATP 之间的转磷酰基反应。CK 有四种同工酶，即 CK-BB、CK-MB、CK-MM、CK-MT，CK 同工酶具有较高的组织器官特异性，正常人 CK-MB 主要存在于心肌细胞内，因而称为心型 CK。

1）参考值：酶偶联法（37℃）血清 CK 总活性，男性 80～200U/L；女性 60～140U/L。CK-MB 活性＜15U/L。

2）临床意义：

A. 增高：①主要用于 AMI 的早期诊断，尤其对心肌缺血和心内膜下心肌梗死的诊断比其他酶灵敏度高。急性发病时 2～4 小时开始上升，12～48 小时达高峰，2～4 日可恢复正常。且增高程度与心肌受损程度基本一致。心肌梗死溶栓治疗使梗死的血管恢复血流后，CK 达高峰时间提前，故动态检测 CK 及同工酶变化有助于病情观察和预后估计。②各种肌肉疾病，如进行性肌营养不良发作期、病毒性心肌炎、多发性肌炎、严重肌肉损伤（如挤压综合征）或手术后血清 CK 及同工酶的水平增高。③脑血管疾病、急性脑外伤、酒精中毒、全身性惊厥、癫痫发作时血清 CK 及同工酶的水平增高；甲状腺功能减退出现黏液性水肿和脑梗死时 CK 及同工酶水平亦可增高。④手术后、心导管、冠状动脉造影、运动试验、反复肌内注射、剧烈运动，CK 及同工酶可一过性增高。⑤肌内注射某些药物如青霉素、氯丙嗪等，以及电复律、心导管检查，也可引起肌酸激酶增高。

B. 减低：见于甲状腺功能亢进。

（4）乳酸脱氢酶（lactate dehydrogenase，LDH）：是一种糖酵解酶。乳酸脱氢酶存在于机体所有组织细胞的胞质内，各组织中含量高低依次为骨骼肌、肝脏、心、肾、红细胞等。

1）参考值：血清 LDH 100～300 U/L；尿 LDH 560～2050 U/L；脑脊液 LDH 含量为血清的 1/10。

2）临床意义：乳酸脱氢酶常作为 AMI、肝病和某些恶性肿瘤的辅助诊断指标，但特异性不高。LDH 增高：见于肝炎、肝硬化、肝癌、心肌梗死、横纹肌损伤、心肌炎、恶性肿瘤、肾病、肺梗死、巨幼细胞贫血、白血病、恶性淋巴瘤及妊娠等。

（5）天冬氨酸氨基转移酶（aspartate transaminase，AST）：旧称谷草转氨酶，广泛存在于全身组织中，以心肌含量最高，肝脏次之。

1）参考值：连续监测法（37℃）8～40U/L。

2）临床意义：血清 AST 活性增高，多来自心肌或肝脏损伤；肾脏或胰腺细胞损伤时，AST 活性也可升高。

2. POCT 在心肌损伤标志物检测的临床应用
在 AMI 诊治中，缩短检测时间尤其重要，早期发现心肌损伤有利于患者得到及时诊断和治疗，挽救患者生命。

思路 1：使用 POCT 检验心肌损伤标志物是发展趋势，能明显缩短检测时间。POCT 仪器虽然可在患者床旁应用，但应注意 POCT 的管理或使用，建立 POCT 检测质量保障体系，完善室内质控和室间质评体系、仪器校准、方法学和结果的比对、操作人员培训和统一的报告形式。

（美国）国家临床实验室标准化委员会（national com mittee for clinical laboratory，NCCL）对 POCT 的规定：任何地方开设 POCT 必须接受政府部门审批，有规章制度、人员培训认可证书；每个 POCT 必须有书面标准操作手册、质量保证、质量控制措施、具体记录和检验科的协调等，认证后方可开展；必须参加政府指定的室间质评和质量评估，不合格者将取消其资格。

思路 2：检验科 cTn 的检测大多采用大型自动化学发光仪或生化分析仪，POCT 则采用生物传感器、电化学等，两者存在较大差异。大型自动化学发光仪或生化分析仪灵敏度高、准确性好，适于 AMI 的临床诊断和监测；POCT 法快速简便，但其灵敏度和准确性不够理想，适于急诊检测和初步筛查。cTn 结果受溶血与黄疸的干扰，其干扰与溶血和黄疸的程度有关，可致假性降低；患者体内的异嗜性抗体则可引起 cTn 的假性增高。

二、心力衰竭

案例 16-2

患者，男性，68 岁。因"咳喘、胸闷、端坐呼吸 3 天"入院。患者于 3 天前感冒后出现胸闷、气短，经当地医院治疗，药物不详，效果不显著，今日症状加重，前来我院就诊。既往慢性支气管炎 20 余年。

体格检查：T 36.1℃，P 80 次/分，R 20 次/分，BP 160/110mmHg，发育正常，营养一般，头颅正常，淋巴结未触及，气管居中，甲状腺无肿大，两肺可闻及干啰音，心律齐，未闻及杂音，肝脾肋下未触及，腹软无压痛，肠鸣音可。

问题：

1. 通过上述临床资料，该患者的可疑诊断是什么？需与哪些疾病鉴别诊断？

2. 为明确诊断，应进行哪些检查？

3. 目前常用的心力衰竭标志物有哪些？其诊断心力衰竭的原理是什么？目前心力衰竭标志物在心力衰竭诊断中的地位如何？

心力衰竭（heart failure，HF）是各种心脏结构或功能性疾病导致心室充盈和（或）射血功能受损，心排血量不能满足机体组织代谢需要，以肺循环和（或）体循环淤血，器官、组织血液灌注不足为临床表现的一组综合征，主要表现为呼吸困难、体力活动受限和体液潴留。

【病因与发病机制】
主要由原发性心肌损害和心脏长期容量和（或）压力负荷过重导致心肌功能由代偿最终发展为失代偿两大类。

（1）原发性心肌损害

1）缺血性心肌损害：冠心病心肌缺血、心肌梗死是引起心力衰竭最常见的原因之一。

2）心肌炎和心肌病：各种类型的心肌炎及心肌病均可导致心力衰竭，以病毒性心肌炎及原发性扩张型心肌病最为常见。

3）心肌代谢障碍性疾病：以糖尿病心肌病最为常见，其他如继发于甲状腺功能亢进或减低的心肌病、心肌淀粉样变性等。

（2）心脏负荷过重

1）压力负荷（后负荷）过重：见于高血压、主动脉瓣狭窄、肺动脉高压、肺动脉瓣狭窄等左、右心室收缩期射血阻力增加的疾病。心肌代偿性肥厚以克服增高的阻力，保证射血量，久之终致心肌结构、功能发生改变而失代偿。

2）容量负荷（前负荷）过重：见于心脏瓣膜关闭不全，血液反流及左、右心或动、静脉分流性先天性心血管病。此外，伴有全身循环血量增多的疾病如慢性贫血、甲状腺功能亢进症、围生期心肌病等，心脏的容量负荷增加。早期心室腔代偿性扩大，心肌收缩功能尚能代偿，但心脏结构和功能发生改变超过一定限度后即出现失代偿表现。

【临床表现】

1. 急性心力衰竭

（1）早期表现：左心功能降低的早期征兆为心功能正常者出现疲乏、运动耐力明显减低、心率增加 15～20 次/分，继而出现劳力性呼吸困难、夜间阵发性呼吸困难、高枕睡眠等；检查可见左心室增大、舒张早期或中期奔马律、两肺底部有湿啰音、干啰音和哮鸣音。

（2）急性肺水肿：起病急，病情可迅速发展至危重状态。突发的严重呼吸困难、端坐呼吸、喘息不止、烦躁不安并有恐惧感，呼吸频率可达 30～50 次/分；频繁咳嗽并咳出大量粉红色泡沫样痰；心率快，心尖部常可闻及奔马律；两肺满布湿啰音和哮鸣音。

（3）心源性休克

1）低血压：持续 30 分钟以上，收缩压降至 90mmHg 以下，或原有高血压的患者收缩压降低 ≥60mmHg。

2）组织低灌注状态：①皮肤湿冷、苍白和发绀伴紫色条纹。②心动过速＞110 次/分。③尿量明显减少（＜20ml/h），甚至无尿。④意识障碍，常有烦躁不安、激动焦虑、恐惧和濒死感；收缩压低于 70mmHg，可出现抑制症状，逐渐发展至意识模糊甚至昏迷。

3）血流动力学障碍（PCWP）≥18mmHg，心脏排血指数（CI）≤36.7ml/（s·m）[≤2.2L/（min·m）]。

4）代谢性酸中毒和低氧血症

2. 慢性心力衰竭

（1）左心衰的症状和体征：大多数左心衰患者是由于运动耐力下降出现呼吸困难或乏力而就医，这些症状可在休息或运动时出现。同一患者可能存在多种疾病。呼吸困难是左心衰最主要的症状，可表现为劳力性呼吸困难、端坐呼吸、阵发性夜间呼吸困难等多种形式。运动耐力下降、乏力为骨骼肌血供不足的表现。严重心力衰竭患者可出现陈-施呼吸，提示预后不良。查体除原有的心脏病体征外，还可发现左心室增大、脉搏强弱交替，听诊可闻及肺部啰音。

（2）右心衰的症状和体征：主要表现为慢性持续性淤血引起的各脏器功能改变，患者可出现腹部或腿部水肿，并以此为首要或唯一症状而就医，运动耐量损害是逐渐发生的，可能未引起患者注意，除非仔细询问日常生活能力发生的变化。查体除原有的心脏病体征外，还可发现心脏增大、颈静脉充盈、肝大和压痛、发绀、下垂性水肿和胸腔积液腹水等。

（3）舒张性心力衰竭的症状和体征：舒张性心力衰竭是指在心室收缩功能正常的情况下（LVEF＞40%～50%），心室松弛性和顺应性减低使心室充盈量减少和充盈压升高，导致肺循环和体循环淤血。初期症状不明显，随着病情发展可出现运动耐力下降、气促、肺水肿。

案例 16-2 诊疗思路

根据上述病史特点及患者主诉、症状，高度怀疑心力衰竭、高血压、慢性支气管炎。为明确诊断，需要进一步做胸部 X 线、心电图、超声心动图和心脏功能标志物检测。

患者胸片提示：慢性肺气肿。心电图显示：窦性心律，无明显异常。超声心动图显示：左心室射血分数 35%。心脏功能标志物结果：NT-proBNP 2200pg/ml。

【诊断】

心力衰竭须综合病史、症状、体征及辅助检查做出诊断。主要诊断依据为原有基础心脏病的证据及循环淤血的表现。症状、体征是早期发现心力衰竭的关键，完整的病史采集及详尽的体格检查非常重要。左心衰竭的不同程度呼吸困难、肺部啰音，右心衰竭的颈静脉征、肝大、水肿，以及心力衰竭的心脏奔马律、瓣膜区杂音等是诊断心力衰竭的重要依据。但症状的严重程度与心功能不全程度无明确相关性，需行客观检查并评价心功能。BNP 测定也可作为诊断依据，并能帮助鉴别呼吸困难的病因。

【实验室检查指标分析】

B 型尿钠肽又称脑尿钠肽（brain natriuretic peptide，BNP），是由心肌细胞合成的具有生物学活性的天然激素，主要在心室表达，同时也存在于脑组织中。当左心室功能不全时，由于心肌扩张而快速合成释放入血，有助于调节心脏功能。心肌细胞所分泌的 BNP 先以 108 个氨基酸组成的前体形式存在，当心肌细胞受到刺激时，在活化酶的作用下裂解为由 76 个氨基酸组成的无活性的直线多肽和 32 个氨基酸组成的活性环状多肽，释放入血液循环，分别被称为 NT-proBNP 和 BNP。BNP 小于 100pg/ml 可排除心力衰竭。BNP 的意义是划时代的，是目前心力衰竭检测唯一的实验室指标，已经被欧洲心脏协会（ESC）、美国心脏协会（ACC）和美国临床生化学院（NACB）纳入心力衰竭诊断的"金标准"。

参考值：BNP 10～100pg/ml；NT-proBNP 1～54 岁＜125pg/ml，55～64 岁＜225pg/ml，65～74 岁＜325pg/ml，75 岁＜610pg/ml。

临床意义：①针对心力衰竭病人的诊断；②对于心力衰竭疾病严重程度的诊断；③对于急性冠状动脉综合征患者的危险分层；④对于心力衰竭患者的危险分层；⑤BNP 升高的程度与心室张力和压力成正比；⑥BNP 是心功能紊乱时最敏感和特异的指标，当心室的容量增加，心室压力增大时，BNP 的浓度显著升高，被誉为充血性心力衰竭的一个潜在的"白细胞数"。

利钠肽是心力衰竭诊断、患者管理、临床事件风险评估中的重要指标，临床上常用 BNP 及 NT-proBNP。未经治疗者若利钠肽水平正常可基本排除心力衰竭诊断，已接受治疗者利钠肽水平高则提示预后差。但左心室肥厚、心动过速、心肌缺血、肺动脉栓塞、慢性阻塞性肺疾病（COPD）等缺氧状态、肾功能不全、肝硬化、感染、败血症、高龄等均可引起利钠肽升高，因此其特异性不高。但其可以协助进行慢性心力衰竭的诊断，可以协助判断急性呼吸困难是心源性还是呼吸源性。

BNP 或 NT-proBNP 对心脏疾病诊治的临床应用价值相似，没有必要同时检测。要注意的是，血清 BNP 与 NT-proBNP 水平会随着年龄的增大显著上升，因此，不同年龄段患者人群诊断心力衰竭时 NT-proBNP 的临界值有所不同。根据《中国心力衰竭诊断和治疗指南 2014》及《2007 美国临床生化学院（NACB）急性冠状动脉综合征与心力衰竭标志物的临床应用指南》，NT-proBNP 在急慢性心力衰竭诊断中的应用建议分别为：在慢性心力衰竭的诊断中，对于临床症状疑似心力衰竭的患者，依据 NT-proBNP 的浓度变化，可将其划分为三类：①不支持慢性心力衰竭诊断：NT-proBNP＜125pg/ml；②不确定慢性心力衰竭诊断：NT-proBNP＜125～2000pg/ml；③可能慢性心力衰竭诊断：NT-proBNP＞2000pg/ml。在急性心力衰竭的诊断中，不同年龄段急性呼吸困难患者人群诊断心力衰竭时 NT-proBNP 的临界值有所不同：＜50 岁，450pg/ml；50～75 岁，900pg/ml；＞75 岁，1800pg/ml。肾功能不全（肾小球滤过率＜60ml/min）时应＞1200 pg/ml。但排除诊断急性心力衰竭时为非年龄依赖性，选用同一标准：300pg/ml。

第三节　血液相关疾病中的应用

一、贫　血

案例 16-3

患者，男性，58 岁。主诉"心慌、活动后气短 2 个月，加重伴面色苍白、乏力 1 周"。患者于 2 个月前无明显诱因出现心慌、活动后气短，不影响日常活动，未在意。近 1 周来上述症状加重，伴有乏力，不能正常活动，家人诉其面色苍白。无发热，无黄疸，无咳嗽、咳痰，大小便正常，无黑便，体重无明显变化。既往因胃溃疡行胃大部切除术 10 年，无药物过敏史。

体格检查：T 36.5℃，P 82 次/分，R 20 次/分，BP 136/80mmHg，贫血貌，皮肤黏膜、甲床苍白，浅表淋巴结未触及，巩膜不黄。胸骨压痛阴性，双肺呼吸音粗，未闻及干、湿啰音，心界不大，心率 82 次/分，律齐，无杂音及额外心音，腹平

软，肝脾肋下未触及，双下肢无水肿。

问题：

1. 根据上述临床表现，首先应该考虑什么疾病？

2. 在明确疾病诊断之前，应该做哪些实验室检查？

3. 贫血的分类标准是什么？

贫血（anemia）是指单位容积血液中红细胞数或血红蛋白量或血细胞比容低于参考范围的低限，即成年男性红细胞＜4.0×10¹²/L、血红蛋白＜120g/L、血细胞比容＜0.42，成年女性红细胞＜3.5×10¹²/L，血红蛋白＜110g/L，血细胞比容＜0.370。

【病因与发病机制】

1. 红细胞生成减少性贫血　红细胞生成主要取决于三大因素：造血细胞、造血调节、造血原料。造血细胞包括多能造血干细胞、髓系干祖细胞及各期红系细胞。造血调节包括细胞调节如骨髓基质细胞、淋巴细胞的影响和造血细胞本身的凋亡（程序化死亡）；因子调节如干细胞因子（stem cell factor，SCF）、白细胞介素（IL）、粒-单系集落刺激因子（GM-CSF）、粒系集落刺激因子（G-CSF）、红细胞生成素（EPO）、血小板生成素（TPO）、血小板生长因子（TGF）、肿瘤坏死因子（TNF）和干扰素（IFN）等正、负调控因子。造血原料是指造血细胞增殖、分化、代谢及细胞构建必需的物质，如蛋白质、脂类、维生素（叶酸、维生素 B₁₂ 等）、微量元素（铁、铜、锌等）等。这些因素中的任一种发生异常都可能导致红细胞生成减少，进而发生贫血。

2. 红细胞破坏过多性贫血　即溶血性贫血。

3. 失血性贫血　根据失血速度分急性和慢性，根据失血量分轻、中、重度，根据失血的病因分出凝血性疾病（如特发性血小板减少性紫癜、血友病和严重肝病等）和非出凝血性疾病（如外伤、肿瘤、结核、支气管扩张、消化性溃疡、肝病、痔疮、泌尿生殖系统疾病等）。慢性失血性贫血往往合并缺铁性贫血。

【临床表现】

贫血的临床表现与五个因素有关：贫血的病因（包括引起贫血的相关疾病），贫血导致血液携氧能力下降的程度，贫血时血容量下降的程度，发生贫血的速度和血液、循环、呼吸等系统对贫血的代偿和耐受能力。贫血的主要临床表现如下。

1. 神经系统　头痛、眩晕、精神萎靡、晕厥、失眠、多梦、耳鸣、眼花、记忆力减退、注意力不集中是贫血常见的症状。其中有些是贫血导致脑组织缺氧所致，有些是急性失血性贫血引起血容量不足或血

压降低所致,有些是严重的溶血引起高胆红素血症或高游离血红蛋白血症所致,有些是引起贫血的原发病所致,甚至可能是贫血并发颅内或眼底出血所致。肢端麻木可由贫血并发的末梢神经炎所致,特别多见于维生素 B_{12} 缺乏性巨幼细胞贫血。小儿患缺铁性贫血时可哭闹不安、躁动甚至影响智力发育。

2. 皮肤黏膜 苍白是贫血时皮肤、黏膜的主要表现,其机制主要是贫血通过神经体液调节引起有效血容量重新分布,为保障重要脏器(如脑、心、肾、肝、肺等)供血,相对于次要器官、组织(如皮肤、黏膜)则供血减少;另外,由于单位容积血液内红细胞和血红蛋白含量减少,也会引起皮肤、黏膜颜色变淡。粗糙、缺少光泽甚至形成溃疡是贫血时皮肤、黏膜的另一类表现,这除了与贫血导致皮肤、黏膜供血减少和营养不足有关外,还可能与贫血的原发病有关。溶血性贫血(特别是血管外溶血性贫血)可引起皮肤、黏膜黄染,某些造血系统肿瘤性疾病引起的贫血可并发皮肤损害(如绿色瘤等)。

3. 呼吸系统 轻度贫血,由于机体有一定的代偿和适应能力,平静时呼吸次数可能不增加;活动后机体处于低氧和高二氧化碳状态,刺激呼吸中枢,进而引起呼吸加快加深。重度贫血时,即使平静状态也可能有气短甚至端坐呼吸。另外,贫血的并发症和引起贫血的原发病也可能影响呼吸系统,如再生障碍性贫血合并呼吸道感染、白血病性贫血引起呼吸系统浸润、红斑狼疮性贫血并发"狼疮肺"、长期贫血后多次输血导致"含铁血黄素肺"等,均可引起相应的肺部症状、体征和X线片表现。

4. 循环系统 急性失血性贫血时循环系统的主要表现是对低血容量的反应,如外周血管的收缩、心率的加快、主观感觉的心悸等。非失血性贫血由于血容量不低,故循环系统的主要表现是心脏对组织缺氧的反应:轻度贫血时,安静状态下可无明显表现,仅活动后有心悸、心率加快;中、重度贫血时,无论何种状态均可出现心悸和心率加快,且贫血越重,活动量越大,心脏负荷越重,症状越明显;长期贫血,心脏超负荷工作且供血不足,会导致贫血性心脏病,此时不仅有心率变化,还可有心律失常、心脏结构异常,甚至心功能不全。贫血后多次输血导致"血色病",也会引起心功能不全和心率、心律的改变。某些引起贫血的原发病累及心脏和血管,也会出现相应的改变。

5. 消化系统 凡能引起贫血的消化系统疾病,在贫血前或贫血同时有原发病的表现。某些消化系统以外的疾病可引起贫血,也可同时累及消化系统。贫血本身可影响消化系统,出现功能甚至结构的改变,如消化腺分泌减少甚至腺体萎缩,进而导致消化功能减低、消化不良,出现腹部胀满、食欲减低、大便规律和性状的改变等。长期慢性溶血可合并胆道结石或(和)炎症。缺铁性贫血可有吞咽异物感。钩虫病引起的缺铁性贫血可合并异嗜症。巨幼细胞贫血或恶性贫血可引起舌炎、舌萎缩、牛肉舌、镜面舌等。

6. 泌尿系统 肾性贫血在贫血前和贫血同时有原发肾疾病的临床表现。胶原病可同时影响造血系统和肾。血管外溶血出现胆红素尿和高尿胆原尿;血管内溶血出现游离血红蛋白和含铁血黄素尿,重者甚至可发生游离血红蛋白堵塞肾小管,进而引起少尿、无尿、急性肾衰竭。急性重度失血性贫血可因血容量不足而致肾血流量减少,进而引起少尿甚至无尿,持续时间过长可致肾功能不全。

7. 内分泌系统 孕妇分娩时,因大出血贫血可导致垂体缺血坏死而发生席汉综合征。长期贫血会影响甲状腺、性腺、肾上腺、胰腺的功能,会改变红细胞生成素和胃肠激素的分泌。某些自身免疫疾病不仅可影响造血系统,且可同时累及一个甚至数个内分泌器官,导致激素分泌异常。

8. 生殖系统 长期贫血会使睾丸的生精细胞缺血、坏死,进而影响睾酮的分泌,减弱男性特征;对女性,贫血除影响女性激素的分泌外,还可因合并凝血因子及血小板量或质的异常而导致月经过多。临床上常用雄激素治疗低增生性贫血,故这些贫血患者可出现男性特征亢进的表现,如毛发增多、声音变粗、男性性欲增强、女性男性化等。

9. 免疫系统 所有继发于免疫系统疾病的贫血患者,均有原发免疫系统疾病的临床表现。贫血本身也会引起免疫系统的改变,如红细胞减少会降低红细胞在抵御病原微生物感染过程中的调理素作用,红细胞膜上 C3 的减少会影响机体的非特异性免疫功能。贫血患者反复输血会影响 T 细胞亚群。某些治疗贫血的药物能改变患者的免疫功能。

10. 血液系统 外周血的改变主要表现在血细胞量、形态和生化成分上,某些情况下还可合并血浆或血清成分的异常。血细胞量的改变首先是红细胞减少,相应的血红蛋白、血细胞比容减低及网织红细胞量的改变,其次是有时合并白细胞或血小板量的异常(包括白细胞分类的异常)。血细胞形态的改变包括大、小、正细胞性贫血及异形红细胞和异形白细胞、血小板。红细胞生化成分的异常有两方面:一是红细胞内合成较多的 2,3-二磷酸甘油酸(2,3-DPG),以降低血红蛋白对氧的亲和力,使氧解离曲线右移,组织获得更多的氧;二是因贫血种类不同而异的改变,如红细胞膜、酶、血红蛋白的异常及某些贫血时并发的白细胞和血小板质的改变。血浆或血清成分的改变多见于浆细胞病性贫血（M蛋白增多及钙、磷水平变化等）、溶血性贫血、合并弥散性血管内凝血的贫血（血浆各类凝血因子、纤溶成分均发生量的异常）、肝病性贫血和肾性贫血等。造血器官的改变主要在骨髓，不同类型的贫血，骨髓有核细胞的多寡不同，不同病因或不同发病机制的贫血，其骨髓粒细胞、红细胞、单核细胞、巨核细胞、淋巴细胞系各阶段的形态、比例、位置、超微结构、组化反应、抗原表达、染色体核型、癌基因重排、过度表达及体外干祖细胞集落培养等情况可能千差万别；造血系统肿瘤性疾病所致的贫血可能还会合并肝、脾、淋巴结肿大；溶血性贫血可能合并肝大或脾大；骨髓纤维化症和脾功能亢进性贫血合并脾大。

> **案例 16-3 诊疗思路**
>
> 1. **病史特点**　起病缓慢，以心慌、活动后气短为首发症状，伴面色苍白、乏力。
>
> 2. **体格检查**　内科检查除贫血貌、皮肤黏膜、甲床苍白外，余未见异常。
>
> **实验室检查**：根据上述病史特点及体征考虑血液系统疾病：贫血？需要进一步做血液分析、骨髓细胞学检查及营养性贫血血清指标以明确诊断。
>
> 血液分析：RBC 3.91×10^{12}/L，Hb 57g/L，RDW 19.7%，Hct 0.25L/L，MCV 63.2fl，MCH 16.1pg，MCHC 255g/L，Ret 3.8%。
>
> 血清铁 2.6μmol/L，铁蛋白 8.7ng/ml，转铁蛋白饱和度21%，总铁结合力 84.4μmol/L。
>
> 骨髓细胞学检查：患者骨髓象及血象形态学检查结果：①骨髓有核细胞增生活跃；②粒细胞系：增生活跃，占62%，分叶细胞比例增高，中、晚幼粒细胞增多；③红细胞系：增生活跃，占16.5%，

以中晚幼红细胞为主，有核红细胞体积小，胞质量少，成熟红细胞大小不一，中心淡染区明显扩大；④淋巴细胞比例、形态正常；⑤全片找到巨核细胞70个，血小板成堆多见；⑥骨髓小粒造血面积正常，未见异常细胞。外周血细胞形态学：成熟红细胞体积小，中心淡染区扩大，血小板成堆多见。骨髓细胞涂片铁染色结果：外铁阴性，内铁9%。

【诊断】

依据患者的临床表现，结合实验室检查，可以确诊，但需要排除其他相关性疾病。

【鉴别诊断】

贫血需要与骨髓增生异常综合征（myelodysplastic syndrome，MDS）、珠蛋白生成障碍性贫血、慢性疾病导致的贫血相鉴别。通过铁代谢、骨髓细胞学检查、铁染色等可以实现贫血的诊断及鉴别诊断。骨髓中环形铁粒幼细胞数＞幼红细胞的5%，并且细胞外铁增多，则是诊断铁粒幼细胞性贫血的重要依据。珠蛋白生成障碍性贫血属于遗传性疾病，常有家族史，体检可有脾大，血清铁、铁蛋白和转铁蛋白饱和度不降低。慢性病性贫血，由慢性感染、炎症、恶性肿瘤等原发疾病所致铁利用障碍、骨髓造血功能受抑制、促红细胞生成素（erythropoietin，EPO）生成减少、红细胞寿命缩短，继发贫血，病史较长、具有原发病的临床表现。在采集病史时要注意患者饮食、体重、大小便等方面，还应留意其他系统如呼吸、消化、泌尿生殖系统的症状和体征，必要时辅助相应影像学或肿瘤标志物检查铁代谢变化表现为血清铁降低、总铁结合力不增加；铁蛋白和转铁蛋白受体升高，骨髓铁粒幼细胞减少。

【实验室检查：血液分析常规参数及临床意义】

（1）血液分析仪常用参数及参考值，如表 16-3 所示。

表 16-3　血液分析仪常用参数及参考值

参数中文名	参数英文名	参考值	报告方式
白细胞计数	WBC	3.5～9.5	$\times 10^9$/L
红细胞计数	RBC	男：4.0～5.5；女：3.5～5.0	$\times 10^{12}$/L
血红蛋白	HGB	男：120～160；女：110～150	g/L
血细胞比容	Hct	男：0.40～0.5；女：0.39～0.48	L/L
平均红细胞体积	MCV	82.0～95.0	fl
平均血红蛋白含量	MCH	27.0～31.0	pg
平均血红蛋白浓度	MCHC	320～360	g/L
血小板计数	PLT	100～300	$\times 10^9$/L
血小板比容	PCT	0.16～0.4	L/L

续表

参数中文名	参数英文名	参考值	报告方式
血小板平均体积	MPV	7.6～13.2	fl
血小板体积分布宽度	PDW	15.0～19.5	%
淋巴细胞百分比	Lymph%	20.0～40.0	%
淋巴细胞绝对值	Lymph #	1.3～3.5	$\times 10^9$/L
嗜酸性粒细胞百分比	EO%	0.5～5.0	%
嗜碱性粒细胞百分比	BA%	0～1	%
中性粒细胞百分比	NE%	50.0～70.0	%
中性粒细胞绝对值	NE #	2.0～7.0	$\times 10^9$/L
红细胞体积分布宽度	RDW	11.5～15	%

（2）常用血液分析参数的临床意义

1）白细胞计数（WBC）的临床意义

A. 生理性增多：初生儿、运动、疼痛、情绪变化、应激、妊娠、分娩。

B. 病理性增高：见于①急性感染。急性化脓性感染所引起的急性全身性感染局部炎症，以及一些细胞感染。②组织损伤。手术后急性心肌梗死。③恶性肿瘤及白血病。急性、慢性粒细胞性白血病，尤以慢性白血病增高最多。各种恶性肿瘤的晚期，如肝癌、胃癌等。④其他，骨髓纤维化、真性红细胞增多症、尿毒症、酸中毒、某些药物中毒、烧伤等。

C. 病理性减少：见于①某些感染：细菌感染（如伤感、副伤寒）；病毒感染（如流感、风疹、麻疹）。②某些血液病：再生障碍性贫血、急性粒细胞缺乏症、恶性网状细胞增多症。③脾功能亢进：各种原因所致的脾大，如肝硬化班替综合征。

D. 理化因素：放射性物质、X 线、某些抗癌药、解热镇痛药等，可造成白细胞减少。

少于 0.5×10^9/L 提示患者受感染的危险极大，应采取适当的预防措施，并仔细监测。少于 3×10^9/L 可认为白细胞减少，应了解白细胞分类，并做进一步检查；多于 12×10^9/L 可视为增多，白细胞分类对确定增多原因有一定价值，应寻找感染的来源。30×10^9/L 或更多者有白血病可能，应做白细胞分类及骨髓检查。

2）红细胞计数（RBC）的临床意义

A. 红细胞增多：见于严重呕吐、腹泻、大面积烧伤及晚期消化道肿瘤患者。多为脱水血浓缩使血液中的有形成分相对地增多所致；先天性心脏病、慢性肺疾病及慢性一氧化碳中毒等。因缺氧必须借助大量红细胞来维持供氧需要；真性红细胞增多症。

B. 红细胞减少：见于急性或慢性失血；红细胞遭受物理、化学或生物因素破坏；缺乏造血因素、造血障碍和造血组织损伤；各种原因的血管内或血管外溶血。

3）血细胞比容（Hct）的临床意义

A. 血细胞比容增加：大量脱水、血液丢失及真性红细胞增多症，均由于血液浓缩而使红细胞比容增高。

B. 血细胞比容减少：见于各种贫血。低于 0.14 者必须给予输血治疗（有充血性心力衰竭者不宜）；低于 0.33 者应进一步检查，寻找贫血原因。男性高于 0.56 女性高于 0.53 同时结合血红蛋白增高应考虑血浆容量问题。达到或高于 0.70 者为紧急静脉放血的指征。

4）平均红细胞体积（MCV）的临床意义：正常红细胞性贫血时正常，大细胞性贫血时增大，小细胞性贫血时减小。MCV 体积减小常见于严重缺铁性贫血，遗传性球型细胞增多症；MCV 体积增大常见于急性溶血性贫血及巨红细胞性贫血。

5）红细胞平均血红蛋白含量（MCH）的临床意义：MCH 增加见于大细胞性贫血，MCH 减少见于单纯小细胞性贫血和小细胞低色素性贫血。

6）红细胞平均血红蛋白浓度（MCHC）的临床意义：大细胞性贫血时 MCHC 正常或减小，单纯小细胞性贫血时 MCHC 正常，小细胞低色素性贫血时 MCHC 减小。

7）红细胞分布宽度（RDW）的临床意义：RDW 与 MCV 结合可将贫血分为小细胞均一性与不均一性贫血，正常细胞均一性与不均一性贫血，以及大细胞均一性与不均一性贫血。在治疗过程中大细胞性或小细胞性贫血的这一指标会有动态变化。

8）血小板计数（PLT）的临床意义

A. PLT 增多：见于原发性血小板增多症、慢性粒细胞性白血病、真性红细胞增多症、溶血性贫血、淋巴瘤；手术后、急性失血后、创伤、骨折；某些恶性肿瘤、感染、缺氧。

B. PLT 减少：见于原发性血小板减少性紫癜、白血病、再生障碍性贫血、阵发性睡眠性血红蛋白尿、巨幼细胞性贫血等；脾功能亢进、放射病、癌的骨髓转移；某些传染病或感染，如败血症、结核、伤寒。

9）血小板平均体积（MPV）的临床意义：原发性血小板减少性紫癜、妊娠后期伴水肿和蛋白尿者，以及急性失血（外伤）或大手术后的巨大血小板综合征时 MPV 增大；非免疫性血小板破坏、再生障碍性贫血、湿疹和血小板减少反复感染综合征、骨髓移植恢复期、先兆子痫及慢性粒细胞性白血病时 MPV 减少。

10）血小板体积分布宽度（PDW）的临床意义：巨幼红细胞贫血、急性粒细胞白血病、骨髓异常增生综合征（MDS）、原发性血小板减少性紫癜等时都可引起 PDW 增大。

11）网织红细胞（Ret）：是未完全成熟的红细胞，是晚幼红细胞脱核后到完全成熟红细胞之间的过渡阶段。网织红细胞计数是判断骨髓增生能力常用的指标，网织红细胞增多，说明骨髓红细胞增生活跃；减少说明造血功能减退。

血液分析仪不仅可以自动计数网织红细胞的绝对值和百分比，而且可以将网织红细胞分为高荧光强度网织红细胞（high fluorescent reticulocyte，HFR）、中荧光强度网织红细胞（middle fluorescent reticulocyte，MFR）和低荧光强度网织红细胞（low fluorescent reticulocyte，LFR）等多个参数。根据以上数据，可计算出网织红细胞成熟指数（reticulocyte maturity index，RMI），RMI=（HFR+MFR）/LFR×100。

A. 参考值：成：0.5%～1.5%，绝对值（24～84）×10^9/L；新生儿 2.0%～6.0%，绝对值（144～336）×10^9/L。

B. 临床意义

a. 判断骨髓造血情况：网织红细胞计数增高，表示骨髓造血功能旺盛，见于增生性贫血，以溶血性贫血增加最为显著；网织红细胞计数减少：见于骨髓增生低下，如再生障碍性贫血、溶血性贫血再障危象时。

b. 网织红细胞可作为疗效观察指标：缺铁性贫血及巨幼细胞性贫血患者，在补充铁剂及维生素 B$_{12}$、叶酸之后，网织红细胞应迅速增多，2 周内达到高峰。抗贫血治疗过程中，如果网织红细胞不见升高，说明该种治疗无效或骨髓造血功能障碍。

c. 作为观察病情的指标：溶血性贫血或失血性贫血患者在治疗过程中，连续进行网织红细胞的检测，可以判断病情的变化。若网织红细胞计数减低，说明溶血或失血得到控制，若不减低，甚至增高，说明病情没有得到控制，甚至加重。

d. 判断骨髓移植效果：骨髓移植后第 21 天，若 Ret > 15×10^9/L，表示移植无并发症；若 Ret <15×10^9/L，同时伴中性粒细胞和血小板增高，表示移植可能失败。

【营养性贫血诊断指标】

1. 血清铁   指测定血清中铁的含量。铁是人体内不可缺少的微量元素，具有重要的生理功能。血清铁受生理影响较大，故采集血标本最好固定时间。

参考值：男性 11～30μmol/L；女性 9～27μmol/L。

临床意义：增高见于溶血性贫血、再生障碍性贫血、巨幼细胞贫血、肝癌。减低见于缺铁性贫血、感染或炎症、恶性肿瘤，以及月经期、妊娠。

2. 维生素 B$_{12}$ 维生素 B$_{12}$ 又称钴胺素，与叶酸统称为红细胞成熟因子。参与各种组织细胞的 DNA 合成。

参考值：成人（<60 岁）103～516pmol/L；成人（≥60 岁）81～590pmol/L。

临床意义：减低见于巨幼细胞贫血、神经系统病变（脊髓侧束变性、髓鞘障碍症）。服用拮抗剂或干扰维生素 B$_{12}$ 利用的药物也可引起血清维生素 B$_{12}$ 的减低。

3. 叶酸（folic acid，FA）   叶酸是一种水溶性维生素，与维生素 B$_{12}$ 统称为红细胞成熟因子。

参考值：4～20nmol/L。

临床意义：血清叶酸测定主要用于巨幼细胞贫血的病因诊断。减低见于巨幼细胞贫血、溶血性贫血、骨髓增生性疾病。

4. 血清铁蛋白（serum ferritin，SF）   铁蛋白是铁储存于人体的主要形式之一，是去铁蛋白和铁核心 Fe^{3+} 形成的复合物。

参考值：男性 15～200μg/L；女性 12～150μg/L。

临床意义：SF 增高见于①体内储存铁增加：原发性血色病、继发性铁负荷过大；②铁蛋白合成增加：炎症、肿瘤、白血病、甲状腺功能亢进症等；③贫血：溶血性贫血、再生障碍性贫血、恶性贫血；④组织释放增加：肝坏死、慢性肝病等。SF 减低见于缺铁性贫血、大量失血、长期腹泻、营养不良等。若 SF<15μg/L 时即可诊断铁缺乏，也可以作为营养不良的流行病学调查指标。如果 SF>100μg/L，即可排除缺铁。

5. 转铁蛋白饱和度（transferrin saturation，TS）指血清铁与转铁蛋白结合能力的比值，即血清铁与总铁结合力的百分比，又称为血清铁饱和度。

参考值：20%～55%。

临床意义：转铁蛋白饱和度生理波动大，正常波动低谷与病理情况重叠。TS 增多可见于再生障碍性贫血、溶血性贫血、巨幼细胞贫血等。TS 减少可见于缺铁性贫血、红细胞增多症和炎症等。

6. 总铁结合力（total iron binding capacity，TIBC）   指测定血清中的转铁蛋白所能结合铁的

最大能力，间接反映血清转铁蛋白含量的试验。用比色法测定。一般和血清铁同时检测，以判断体内铁变化的情况。

参考值：男性 50～77μmol/L；女性 54～77μmol/L。

临床意义：本测定主要用于小细胞低色素性贫血的检验。TIBC 增高见于缺铁性贫血、铁摄入不足或需要增加、口服避孕药后、急性肝炎。TIBC 减低见于先天性转铁蛋白缺乏症、慢性感染、病毒性肝炎、肝硬化、肾病综合征等。

二、急性白血病

案例 16-4

患者，男性，12 岁。主诉发现胸骨及胫骨肿块伴间断发热 2 周，关节酸痛 1 周，于 2015 年 10 月 14 日入住儿科。

体格检查：T 37.3℃，神志清楚，中度贫血貌，颈部、左侧腹股沟可扪及多个肿大的淋巴结，大小不等，质韧，活动度可，无触痛，胸骨体可见一大约 6cm×7cm 的肿块，表面光滑，质地硬，伴压痛，活动度差，肝肋下 1cm 触及。2015 年 9 月曾就诊于当地医院，骨髓细胞学检查显示：单一中性中幼粒细胞增高，NAP 阴性，诊断慢性粒细胞可能性大，但治疗效果不佳。

问题：

1. 根据上述临床表现，首先应该考虑什么疾病？

2. 在明确疾病诊断之前，应该做哪些实验室检查？

3. 各实验室指标的临床意义是什么？

急性白血病（acute leukemia，AL）是一组起源于造血干细胞的恶性克隆性疾病，以原始或幼稚的不成熟白血病细胞在骨髓和（或）外周血大量、无控制地增生为主要特征，使正常造血受到不同程度抑制，并可浸润肝、脾、淋巴结等组织器官。患者常出现发热、出血、贫血、肝脾及淋巴结肿大和骨痛等并发症。AL 病情发展迅速，若不及时治疗，患者通常因感染、出血等于数月内死亡。

根据 AL 细胞的类型主要可分为急性髓系白血病（acute myeloid leukemia，AML）、急性淋巴细胞白血病（acute lymphoblastic leukemia，ALL）和不明系列急性白血病（acute leukemia of ambiguous lineage，ALAL）。AL 细胞的分化停滞于早期阶段，多为原始细胞或早期幼稚细胞。在 AL 的实验诊断与分类中，

形态学（morphology）包括外周血细胞形态学、骨髓细胞形态学检验和骨髓活检（bone marrow biopsy）是基础，细胞化学染色（cytochemistry stain）是补充，免疫表型（immunophenotype）分析必不可少，细胞遗传学（cytogenetics）和分子遗传学（moleculargenetics）指标应尽可能检查。通过实验诊断可以确定 AL 的细胞系列及其分化成熟程度，AL 细胞的形态学特征、克隆性免疫表型异常、染色体畸变和（或）基因突变类型，为 AL 的临床诊断、治疗决策、用药指导、疗效监测等提供非常重要的依据。

【病因与发病机制】

人类白血病的病因尚不完全清楚。

1. 生物因素 主要是病毒感染和免疫功能异常。病毒感染机体后，作为内源性病毒整合并潜伏在宿主细胞内，一旦在某些理化因素作用下，即被激活表达而诱发白血病；或作为外源性病毒由外界以横向方式传播感染，直接致病。部分免疫功能异常者，如某些自身免疫性疾病患者白血病危险度会增加。

2. 物理因素 包括放射线等电离辐射。早在 1911 年首次报道了放射工作者发生白血病的病例。研究表明，大面积和大剂量照射可使骨髓抑制和机体免疫力下降，DNA 突变、断裂和重组，导致白血病的发生。

3. 化学因素 多年接触苯及含有苯的有机溶剂与白血病发生有关。

4. 遗传因素 家族性白血病约占白血病的 0.7%。单卵孪生子，如果一个人发生白血病，另一个人的发病率为 20%，比双卵孪生者高 12 倍。Down 综合征有 21 号染色体三体改变，其白血病发病率达 50/10 万，比正常人群高 20 倍。表明白血病与遗传因素有关。

5. 其他血液病 某些血液病最终可能发展为白血病，如骨髓增生异常综合征、淋巴瘤、多发性骨髓瘤、阵发性睡眠性血红蛋白尿症等。

【临床表现】

AL 起病急缓不一。急者可以是突然高热，类似"感冒"，也可以是严重的出血。缓慢者常为面色苍白、皮肤发绀，月经过多或拔牙后出血难止而就医时被发现。

1. 贫血 部分患者因病程短，可无贫血。半数患者就诊时已有重度贫血，尤其是继发于 MDS 者。

2. 发热 半数患者以不明原因发热为早期表现。可低热，亦可高达 39～40℃以上，伴有畏寒、出汗等。虽然白血病本身可以发热，但高热往往提示有继发感染。感染可发生在各个部位，以口腔炎、牙龈炎、咽峡炎最常见，可发生溃疡或坏死；肺部感染、

肛周炎、肛旁脓肿亦常见，严重时可有血液感染。

3. 出血 以出血为早期表现者近 40%。出血可发生在全身各部位，以皮肤瘀点、瘀斑、鼻出血、牙龈出血、月经过多为多见。眼底出血可致视力障碍。大量白血病细胞在血管中淤滞及浸润、血小板减少、凝血异常及感染是出血的主要原因。

4. 淋巴结和肝脾大 淋巴结肿大以 ALL 较多见。纵隔淋巴结肿大常见于 T-ALL。肝脾大多为轻至中度，除 CML 急性变外，巨脾罕见。

5. 骨骼和关节疼痛 常有胸骨下段局部压痛。可出现关节、骨骼疼痛，尤以儿童多见。发生骨髓坏死时，可引起骨骼剧痛。

> **案例 16-4 诊疗思路**
> 　　根据上述病史特点及体征，考虑血液系统疾病：急性白血病？需要进一步做血液分析、骨髓细胞学检查、免疫学检查及遗传学检查，以明确诊断。

【实验室检查指标分析】

1. 血液分析 RBC 2.26×10^{12}/L，Hb 68g/L，WBC 4.35×10^{9}/L，N 46%，L 38%，M 18.6%，PLT 82×10^{9}/L。外周血形态学查见：原始粒细胞 4%，早幼粒细胞 10%，部分早幼粒细胞质内查见 Auer 小体。

2. 骨髓细胞学检查 骨髓增生明显活跃，异常早幼粒细胞占 80%，其胞体呈圆形或椭圆形，部分细胞呈不规则形，核呈圆形或椭圆形，部分细胞核可见扭曲或折叠，染色质较细致，部分细胞可见 1～2 核仁；胞质量略丰富，呈灰蓝色，部分细胞内浆中可见较多大小不等的紫红色嗜苯胺蓝颗粒，部分早幼粒细胞查见 Auer 小体。红细胞系增生受抑，全片查见巨核细胞 2 个，血小板少见。瑞氏染色显微镜下的骨髓细胞形态特点如图 16-1、图 16-2 所示。

3. 细胞化学染色 髓过氧化物酶染色（POX）：强阳性；糖原染色呈细颗粒状弱阳性，如图 16-3、图 16-4 所示。

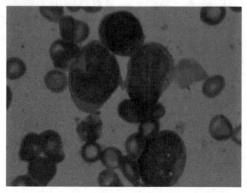

图 16-1　患者骨髓象 1（放大 1000 倍）

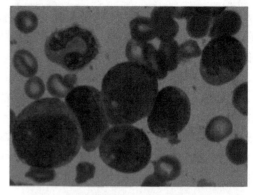

图 16-2　患者骨髓象 2（放大 1000 倍）

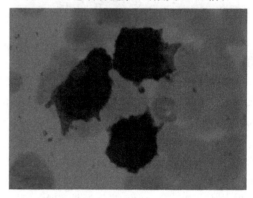

图 16-3　患者 POX 染色骨髓象（放大 1000 倍）

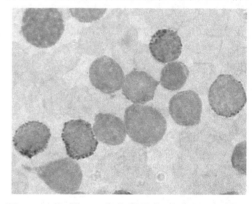

图 16-4　患者 PAS 染色骨髓象（放大 1000 倍）

4. 免疫学检查结果 患者骨髓细胞免疫表型分析：①多色流式细胞分析散点图（见二维码）；②免疫表型特征：在 CD45/SSC 散点图中，R3 占骨髓有核细胞的 89.31，此类细胞表达的免疫标志包括 CD64、CD33、CD117、CD13、MPO，不表达 CD34、CD15、CD11b、HLA-DR。符合异常早幼粒细胞的免疫表型特征。

多色流式细胞分析散点图

5. 遗传学检查结果 细胞遗传学异常是 AML 的重要标志，当检出有重现性染色体畸变时，对部分病例有确诊价值。本例患者检出 t（15；17）（q22；q12）。

【诊断】

根据临床表现、血常规和骨髓象特点，诊断白血病一般不难。但因白血病细胞类型、染色体改变、免疫表型和融合基因的不同，治疗方案及预后亦随之改变，故初诊患者应尽力获得全面的形态学、免疫学、遗传学、分子生物学等资料，以便评价预后，指导治疗，并应注意排除骨髓增生异常综合征、某些感染引起的白细胞异常、巨幼细胞贫血、急性粒细胞缺乏症恢复期等疾病相鉴别。

三、创伤与出血性疾病

案例 16-5

患者，男性，15 岁，学生。因双膝关节肿胀、疼痛 2 天入院。入院前因做双杠运动后双膝关节疼痛，继而肿胀；当地医院按外伤给予止痛、消炎并外敷伤湿止痛膏药无效，故来求治。既往史：自幼年起经常于活动或轻微损伤后出现皮肤血肿，有时关节轻微肿胀；经输血、止血后可缓解。家族史：母亲家族中有类似的患者。

体格检查：T 36.6℃，P 98 次/分，R 20 次/分，BP 120/80mmHg。一般情况良好，轻度贫血貌，巩膜无黄染，皮肤无出血点。心肺未见异常；腹软，无压痛，肝脾肋下未触及。余无异常。

问题：

1. 根据该病例试述 PT、APTT、Fg、TT、FDP、D-二聚体的概念及临床意义？

2. 你认为该患者应考虑为哪方面的疾病？

3. 初步诊断是什么？诊断依据是什么？

案例 16-5 诊疗思路

1. 病史特点　①青少年男性；②既往有运动后或外伤后皮肤和关节血肿，输血、止血后可缓解；③母亲家族中有类似的患者。

2. 体格检查　一般情况良好，轻度贫血貌，膝关节肿胀，不红不热。

根据上述病史特点及体征考虑：创伤后出血；出血性疾病？需要进一步做出血与凝血的实验室检测以明确诊断。

实验室检查：血液一般检查 HGB 88g/L，RBC 2.9×10^{12}/L，WBC 11×10^9/L，PLT 220×10^9/L，止血凝血检查 PT 12s，APTT 84s，Fg 3.5g/L，TT 16s，FDP3.12μg/ml，D-二聚体 0.23mg/L FEU。APTT 均延长，PT、TT 正常，提示为内源性凝血途径凝血因子异常。

【诊断】

依据患者的临床表现，结合实验室检查，可以初步确诊，要明确诊断需要进一步进行凝血因子的检测。

【实验室检查指标分析】

1. 凝血酶原时间（prothrombin time，PT）　简称 PT，是指在缺乏血小板的血浆中加入过量的组织因子（兔脑渗出液）后，凝血酶原转化为凝血酶，导致血浆凝固所需的时间。主要反映外源性凝血是否正常。

（1）参考值：12～14s，超过正常对照 3s 为异常。

（2）临床意义

1）PT 延长：①见于遗传性外源凝血系统的因子Ⅱ、Ⅴ、Ⅶ、Ⅹ 和纤维蛋白原减低，但均很少见。②严重肝脏疾病：外源性凝血因子合成减少，PT 延长。③维生素 K 缺乏症：维生素 K 吸收或合成障碍时，肝脏合成异常的凝血酶原、FⅦ、FⅨ、FⅩ 等因子。④血中抗凝物质增加，如肝素或纤维蛋白溶解酶增多等，使 PT 延长。

2）PT 缩短：见于先天性因子Ⅴ增多症、长期口服避孕药，血栓前状态和血栓性疾病等。

3）口服抗凝剂的监测：目前国家卫生健康委员会规定和国际上认定 PT 国际标准比值（INR）是监测口服抗凝剂的用量的首选指标，一般认为以维持 PT 值在正常对照的 2 倍左右，INR 以 2.0～4.0 为宜。

2. 活化部分凝血活酶时间　37℃ 下加入足量白陶土激活因子Ⅻ和以脑磷脂（部分凝血活酶）代替血小板提供凝血的催化表面，在 Ca^{2+} 参与下，测定缺乏血小板血浆凝固所需时间，即活化部分凝血活酶时间（activated partial thromboplastin time，APTT）。该试验是内源性凝血系统较敏感和常用的筛检试验。

（1）参考值：25～36s，超过正常对照 10s 以上有临床意义。

（2）临床意义

1）APTT 延长：APTT 结果超过正常对照 10s 以上即为延长，是内源性凝血因子缺乏最可靠的筛选试验。①内源性凝血因子缺乏，如Ⅷ、Ⅸ、Ⅺ缺乏。可检出因子Ⅷ，C 水平低于 25% 甲型血友病。②凝血酶原、纤维蛋白原及因子Ⅴ、Ⅹ缺乏时也可延长。③当血液中抗凝物质增高时，如肝素、华法林、凝血因子抑制物等，APTT 延长。④其他如严重肝病、DIC、大量输入库存血等 APTT 可延长。

2）APTT 缩短：见于血栓前状态及血栓形成性疾病（如 DIC）。

3）肝素治疗监测：APTT 对血浆中肝素的浓度

非常敏感。在肝素治疗期间，APTT 维持在正常对照的 1.5～3.0 倍为宜。

3. 纤维蛋白原含量　纤维蛋白原含量（fibrinogen，Fg）测定是指离体血浆中加入凝血酶，纤维蛋白原在凝血酶作用下可以形成不溶性纤维蛋白，使血浆凝固，血浆凝固时间与血浆中纤维蛋白原的含量呈负相关。以国际标准化的参比血浆制作标准曲线，测定被检血浆的凝固时间，从标准曲线上即可查得被检血浆的纤维蛋白原含量。

（1）参考值：$2.0～4.0g/L$。

（2）临床意义

1）Fg 增高：见于月经期及妊娠期、糖尿病、动脉硬化、结缔组织病、手术后、休克、癌肿、骨髓瘤、放射治疗后及血栓前状态及血栓栓塞病等。有报道认为，血浆纤维蛋白原 $>5.0g/L$ 是发生心脑梗死的高危信号。

2）Fg 减少：见于严重肝脏疾病、原发性纤维蛋白溶解、DIC、异常纤维蛋白原血症、新生儿及早产儿、先天性低（无）纤维蛋白原血症、某些产科意外、恶性肿瘤等。

另外，①在 DIC 的诊断中，纤维蛋白原含量测定作为一项必不可少的检测指标，当纤维蛋白原 $<1.0g/L$，对 DIC 的诊断有意义，但还应结合患者全身情况，如有无感染、创伤、妊娠等引起反应性升高的影响，并要结合临床。②如纤维蛋白原 $<0.3g/L$ 提示可能有自发性出血。

4. 凝血酶时间（thrombin time，TT）　这是检测凝血、抗凝及纤维蛋白溶解系统功能的一个简便试验，是指在血浆中加入标准化的凝血酶原后血液凝固的时间。

（1）参考值：$16～18s$。超过正常对照 3s 以上为异常。

（2）临床意义：TT 延长见于血浆纤维蛋白原减低或结构异常，临床应用肝素，或在肝病、肾病及系统性红斑狼疮时的肝素样抗凝物质增多；此外，纤维蛋白溶解系统功能亢进时的纤维蛋白（原）降解产物增多也会使血浆凝血酶时间延长。

5. 纤维蛋白（原）降解产物（fibrin（-ogen）degradation products，FDP）　这是测定纤维蛋白溶解系统功能的一个试验。通过对纤维蛋白（原）降解产物的测定，可以了解该系统作用是否正常。

（1）参考值：定性，阴性；定量，$1～5 mg/L$。

（2）临床意义：纤维蛋白（原）降解产物主要反映纤维蛋白溶解功能。原发性纤维蛋白溶解功能亢进或因高凝状态、DIC、肾脏疾病、器官移植排斥反应、溶栓治疗等情况造成的继发性纤维蛋白溶

解功能亢进时，均会引起纤维蛋白（原）降解产物增高。

6. D-二聚体（D-Dimer，D-D）　这是纤维蛋白单体经活化因子ⅩⅢ 交联后，再经纤溶酶水解所产生的一种特异性降解产物，是一个特异性的纤溶过程标志物。D-二聚体来源于纤溶酶溶解的交联纤维蛋白凝块。血浆 D-二聚体测定是了解继发性纤维蛋白溶解功能的一个试验。本试验的影响因素很多，结果判断时须加以考虑。一般认为，若 D-二聚体检测结果为阴性，一般可以排除急性血栓性疾病；反之，应排除因各种原因造成的 D-二聚体检测阳性结果，才能对血栓性疾病做出诊断。

（1）参考值：定性，阴性；定量，小于 $200μg/L$。

（2）临床意义：D-二聚体增高或阳性见于继发性纤维蛋白溶解功能亢进，如高凝状态、DIC、肾脏疾病、器官移植排斥反应、溶栓治疗等。原发性纤维蛋白溶解亢进时，血浆 D-二聚体没有显著变化。只要机体血管内有活化的血栓形成及纤维溶解活动，D-二聚体就会升高。心肌梗死、脑梗死、肺栓塞、静脉血栓形成、手术、肿瘤、DIC、感染及组织坏死等均可导致 D-二聚体升高。特别对老年人及住院患者，因患菌血症等病易引起凝血异常而导致 D-二聚体升高。D-二聚体升高表明体内存在着频繁的纤维蛋白降解过程。因此，纤维 D-二聚体是深静脉血栓、肺栓塞、DIC 的关键指标。

第四节　感染性疾病的应用

急性感染是临床常见的现象，但急性感染指标却较少，大多不特异，目前临床上常用的急性感染性指标主要包括超敏 C 反应蛋白、降钙素原、血清淀粉样蛋白 A 等。

案例 16-6

患者，男性，58 岁，以"间断性发热 1 月余，咳嗽咳痰 1 个月，加重 7 天"入院。患者于 1 个月前无明显诱因出现发热，最高 39℃，伴畏寒、乏力，伴胸闷、咳嗽咳痰，遂到当地医院治疗，给予抗感染及止咳、化痰等药物治疗，病情未见明显好转，行胸部 CT 检查示双肺弥漫性云雾状片状影。7 天前上述症状加重，胸闷明显。现在患者神志清楚，精神、饮食可，大便次数减少，小便正常入院。

体格检查：T 39.5℃，P 90 次/分，R 15 次/分，BP 120/80mmHg，面容正常，无皮疹和发绀，颈软，浅表淋巴结未触及，呼吸平稳，双肺呼吸音

粗，双肺闻及干、湿啰音，心率 90 次/分，腹平软，双下肢无水肿，全身四肢关节无压痛，神经系统病理反射阴性。

问题：

实验室常用的感染性指标有哪些，其临床意义是什么？

案例 16-6 诊疗思路

根据上述病史特点及体征考虑：肺部感染？需要进一步进行影像学检测及实验室检测以明确诊断。

【影像学检查】

胸部 CT 示双肺透亮度降低，双肺内见广泛磨玻璃状，片状网格状密度阴影，边界模糊，双肺门阴影不大。DR 双侧胸廓对称，双肺门影增大，肺内见条索片状高密度影，纵隔不宽，心影增大，双侧膈面欠规则，双侧肋膈角变浅不清。

【实验室检查】

WBC 15.9×10^9/L，N 85%，PCT 15ng/ml，SSA 120g/L，Hs CRP 28.9 mg/L。

【实验室检查指标分析】

1. 超敏 C 反应蛋白（hypersensitive C-reactive protein，Hs-CRP）　CRP 是一种急性时相反应蛋白，机体受微生物入侵或组织损伤等炎症性刺激后几小时内产生由肝细胞合成，相对分子质量为 115～140kDa、半衰期为 19 天的血清 β-球蛋白；在人的血清、脑脊液、胸腔积液腹水等多种体液中均可测出。Hs-CRP 并不是一种新的 CRP，其实是因测定方法更敏感而命名。

参考值：0～2 mg/L。

（1）临床意义

1）感染的诊断和鉴别：CRP 在感染发生后 6～8 小时即开始升高，24～48 小时达到高峰，高峰值可达正常的数百倍，在感染消除后其含量急骤下降，一周内可恢复正常。而 CRP 在病毒感染时无显著升高，这为疾病早期感染类型的鉴别提供了极其重要的依据。

2）病情的监测：Hs-CRP 在疾病发作 6 小时含量即迅速升高，持续时间与病程相当，一旦疾病恢复，Hs-CRP 含量迅速下降，对临床有一个前驱的预报作用。若 Hs-CRP 持续升高或再度回升，提示必须予以重视，为此，在病程中做一系列的 Hs-CRP 测定，对观察病情是否加重、及早发现并发症及治疗监控等提供了有价值的信息。

3）新生儿疾病的早期诊断和监测：有研究显示

Hs-CRP 在早期新生儿，尤其有异常分娩史者进行常规检测，并观察动态变化，对新生儿疾病的早期诊断、判定疗效有重要意义。早产儿与足月儿的 CRP 升高与感染明显相关。一般新生儿血清 CRP 水平＜2mg/L，当新生儿细菌性感染时，大于此值即与细菌感染的严重程度有关。

4）Hs-CRP 与心血管疾病的发生有着密切的关系，Hs-CRP 是心血管炎症病变的生物标志物。Hs-CRP 可能是比低密度脂蛋白胆固醇更有效的独立的心血管疾病预测指标，可以增加血脂检查、代谢综合征和 Framingham 危险评分的预后价值。用于心血管疾病危险性评估时：一般认为，Hs-CRP＜1.0mg/L 为低危险性；1.0～3.0mg/L 为中度危险性；Hs-CRP＞3mg/L 为高度危险性。高水平的 Hs-CRP 使心肌梗死的危险性增加 3 倍；Hs-CRP 水平最高的妇女与 Hs-CRP 水平最低的相比，发生心血管疾病的危险性增加 5 倍，发生心肌梗死的危险性增加 7 倍。Hs-CRP 浓度的上升与血清肌钙蛋白 I 的浓度升高同样，可使急性心肌梗死后患者或不稳定性心绞痛患者发生心血管意外的短期危险性增加。

2. 降钙素原（PCT）　降钙素原是一种蛋白质，当严重细菌、真菌、寄生虫感染及脓毒症和多脏器功能衰竭时，它在血浆中的水平升高。自身免疫、过敏和病毒感染时 PCT 不会升高。局部有限的细菌感染、轻微的感染和慢性炎症不会导致其升高。细菌内毒素在诱导过程中担任了至关重要的作用。

参考值：＜0.5ng/ml。

临床意义：PCT 是诊断和监测细菌炎性疾病感染的一个参数，评价严重炎症性疾病临床进程及预后。

3. 血清淀粉样蛋白 A（serum amyloid protein A，SAA）　这是一种急性时相蛋白并与血浆高密度脂蛋白结合。现在，临床研究把目光集中在炎性疾病急性反应期间的 SAA 类型。与已被充分证实的急性时相蛋白 CRP 比较，SAA 被用来检验其在急性炎性疾病的诊断中是否有任何优点仍有待确定。

参考值＜10mg/L。

临床意义：与 CRP 相仿，用以评估急性相反应进程。SAA 是个灵敏的参数，它在炎性反应大约 8 小时后开始升高，且超过参考范围上限时间早于 CRP，然而 CRP 在正常人中的中位数值与参考范围上限的差距，大约有 10 倍。在 SAA 中仅有 5 倍。轻微感染，如许多病毒感染，SAA 升高要比 CRP 更为常见。在感染性疾病中，SAA 的绝对上升要高于 CRP，因此 SAA 测定，尤其对"正常"与微小急性相反应可提供更好的鉴别。通常约 2/3 感冒患者 SAA 升高，但少于 1/2 的患者表现 CRP 升高。在病毒感染病例中，SAA 和 CRP 浓度升高见于腺病毒感染者。

SAA 和 CRP 的反应形式在急性感染的恢复阶段是平行的，这同时适用于细菌和病毒感染。红斑狼疮和溃疡性结肠炎患者 SAA 并不升高。恶性肿瘤转移阶段 SAA 升高通常比肿瘤局限于器官阶段显示较高的数值。对于移植排异，SAA 检测是一个相当灵敏的指标。在对一项肾移植受者的研究中，97% 的发生排异的检查是依据 SAA 的升高。在不可逆转的移植排异检测中，其平均浓度达（690±29）mg/L，而可逆排异发作病例的相关水平为（271±31）mg/L。类风湿关节炎、结核病或麻风病患者 SAA 浓度的慢性升高，是合成 AA-淀粉纤维的先决条件，这也被用来诊断继发性淀粉样变性病变。

第五节　糖尿病诊治的应用

案例 16-7

患者，男性，50 岁。因口渴、多饮、多尿、多食 1 个月，体重减轻，加重 1 周入院治疗。每日多餐、多饮，伴明显乏力。患者神志清楚、精神尚可。

体格检查：T 36.5℃，HR 78 次/分，律齐；R 18 次/分，双肺呼吸音清，未闻及干、湿啰音；BP 130/82mmHg；身高 175cm，体重 113kg，体重指数 36.9kg/m²。双下肢无水肿，双侧足背动脉搏动良好、无高血压、心脏病史，无肝炎、结核病病史、患者家族中多人患糖尿病。

问题：

1　根据患者的临床表现及查体情况，高度怀疑的临床诊断是什么？

2. 为确定诊断，应进一步做哪些实验室检查？

3. 根据实验室检查，可确诊为 2 型糖尿病吗？确诊依据有哪些？

糖尿病（diabetes mellitus，DM）是一组由多病因引起的以慢性高血糖为特征的代谢性疾病，是胰岛素分泌和（或）作用缺陷所引起。长期碳水化合物及脂肪、蛋白质代谢紊乱可引起多系统损害，导致眼、肾、神经、心脏、血管等组织器官慢性进行性病变、功能减退及衰竭；病情严重或应激时可发生急性严重代谢紊乱，如糖尿病酮症酸中毒（DKA）、高渗高糖综合征。临床实验室检测血糖、血糖调节物、糖化蛋白以及并发症相关的其他代谢产物等，有利于糖尿病及其并发症的早期诊断、鉴别诊断、指导治疗和评估预后。

【病因与发病机制】

糖尿病的病因和发病机制极为复杂，至今未完全阐明。不同类型糖尿病其病因不尽相同，即使在同一类型中也存在着异质性。总的来说，遗传因素及环境因素共同参与其发病。胰岛素由胰岛 β 细胞合成和分泌，经血液循环到达体内各组织器官的靶细胞，与特异受体结合并引发细胞内物质代谢效应，该过程中任何一个环节发生异常均可导致糖尿病。在糖尿病的自然进程中，不论其病因如何，都会经历几个阶段：患者已存在糖尿病相关的病理生理改变（如自身免疫抗体阳性、胰岛素抵抗、胰岛 β 细胞功能缺陷）相当长时间，但糖耐量仍正常。随病情进展首先出现糖调节受损（IGR），包括空腹血糖调解受损（IFG）和糖耐量减低（IGT），两者可分别或同时存在。IGR 代表了正常葡萄糖稳态和糖尿病高血糖之间的中间代谢状态，最后进展至糖尿病。

【临床表现】

血糖升高后因渗透性利尿引起多尿，继而口渴多饮；外周组织对葡萄糖利用障碍，脂肪分解增多，蛋白质代谢负平衡，渐见乏力、消瘦，儿童生长发育受阻；患者常有易饥、多食。故糖尿病的临床表现常被描述为"三多一少"，即多尿、多饮、多食和体重减轻。可有皮肤瘙痒，尤其外阴瘙痒。血糖升高较快时可使眼房水、晶体渗透压改变而引起屈光改变致视物模糊。许多患者无任何症状，仅于健康检查或因各种疾病就诊化验时发现高血糖。

案例 16-7 诊疗思路

根据上述病史特点及患者家族中多人患有糖尿病，综合考虑为 2 型糖尿病？需要进一步做相关实验室检查以明确诊断。

实验室检查：患者实验室检测结果：空腹血糖 12.5mmol/L，餐后 2 小时血糖 17.8mmol/L，HbAlc 8.70%；尿常规：尿糖（＋＋）、酮体（－）；空腹血清 C 肽 901.2 pmol/L，空腹血清胰岛素 289.2 pmol/L；胰岛素抗体、胰岛细胞抗体、谷氨酸脱氢酶抗体、酪氨酸磷酸酶抗体均为阴性；尿 24 小时总蛋白、尿 24 小时白蛋白、白蛋白/肌酐正常。

【诊断与鉴别诊断】

诊断：①三多一少症状。②以糖尿病各种急、慢性并发症或伴发病首诊的患者。③高危人群：有 IGR 史；年龄＞45 岁；超重或肥胖；2 型糖尿病的一级亲属；有巨大儿生产史或妊娠期糖尿病史；多囊卵巢综合征；长期接受抗抑郁症药物治疗等。

鉴别诊断：注意鉴别其他原因所致尿糖阳性。甲状腺功能亢进（甲亢）、胃空肠吻合术后，因碳水化合物在肠道吸收快，可引起进食后 0.5～1 小时血糖过高，出现糖尿，但空腹血糖和 2 小时血糖正常。严重肝病时肝糖原合成受阻，肝糖原贮存减少，进食后 0.5～1 小时血糖过高，出现糖尿，但空腹血糖偏低，餐后 2～3 小时血糖正常或低于正常。

【实验室检查指标分析】

1. 尿糖 正常情况下，血液中的葡萄糖在通过肾小球后，可由肾小管完全重吸收，尿液中一般没有葡萄糖。当血糖浓度超过肾小管最大重吸收能力（肾糖阈）时，尿液中就出现葡萄糖。临床上把尿液中开始出现葡萄糖时的血浆葡萄糖浓度水平（8.88mmol/L）称为肾糖阈。尿液中是否出现糖类，取决于血糖浓度、肾血流量和肾糖阈三方面的因素。

（1）正常参考值：①定性试验，阴性。②定量，0.56～5.0mmol/24h。

（2）临床意义：尿糖检测是糖尿病筛检、诊断、病情判断、疗效观察及预后判断的重要指标之一。

1）血糖增高性糖尿：由于血糖增高所致的糖尿。

见于：①饮食性糖尿：可因较快摄入大量糖类而引起。此糖尿可以通过检查清晨空腹的尿液来排除饮食的影响。②应激性糖尿：在颅脑外伤、脑血管意外、情绪激动等情况下，延脑血糖中枢受到刺激，导致肾上腺素、胰高血糖大量释放，因而出现暂时性高血糖和糖尿。③持续性糖尿：清晨空腹尿中尿糖呈持续阳性，最常见于因胰岛素绝对或相对不足所致糖尿病，这类糖尿也称为代谢性糖尿；另外，某些内分泌疾病如甲亢、垂体前叶功能亢进、嗜铬细胞瘤、库欣综合征等，也可致血糖持续阳性，称为内分泌性糖尿。

2）血糖正常性糖尿：又称为肾性糖尿。因肾小管重吸收能力下降或肾糖阈降低所致。

见于：Fanconi 综合征、新生儿糖尿、慢性肾炎、肾病综合征等。妊娠后期及哺乳期妇女，出现糖尿可能与肾小球滤过率增加有关。

3）其他：尿中除葡萄糖外还可出现乳糖、半乳糖、果糖、戊糖等，除受进食种类不同影响外，也可能与遗传代谢紊乱有关。

2. 血葡萄糖测定 指测定血液中的葡萄糖浓度。一般禁食 8～12 小时后空腹抽取静脉血，标本在 1 小时内送检，离心，取血清或血浆加以测定。用血浆最方便，结果也最可靠。标本应避免溶血。

（1）参考值：空腹血糖 3.9～6.1mmol/L。

（2）临床意义：血葡萄糖测定是诊断糖尿病最主要的实验室检查项目之一，糖尿病患者均有不同程度的葡萄糖增高。

增高：见于吃高糖食物或情绪激动的正常人；病理性除见于糖尿病外，还可见于甲亢、肾上腺皮质功能及髓质功能亢进等。

减低：见于饥饿或剧烈运动状态的正常人、正常孕妇；病理性见于各种原因引起的胰岛素分泌过多或对抗胰岛素的激素分泌不足、甲状腺功能不全、肾上腺功能不全、脑垂体恶病质、急性进行性肝脏疾病（急性黄色肝萎缩、急性肝炎、肝癌、磷及砷中毒等）。摄入谷胱甘肽、左旋多巴、大量维生素 C 等药物会使检测结果偏低。

3. 葡萄糖耐量试验 口服葡萄糖耐量试验（oral glucose tolerance test，OGTT）是指给患者口服 300ml 已溶解好的 75g 葡萄糖（儿童按每千克体重 1.75g 计算）糖水，然后检测 0.5 小时、1 小时、2 小时和 3 小时血、尿中葡萄糖浓度变化，观察患者适应葡萄糖的能力。

（1）参考值：空腹，3.4～6.1mmol/L；0.5 小时，6.1～9.4mmol/L；1 小时，6.7～9.4mmol/L；2 小时，5.6～7.8 mmol/L；3 小时，3.9～6.7mmol/L。

（2）临床意义：正常人口服葡萄糖后，迅速由胃肠道吸收入血，30～60 分钟时血糖值达高峰，但一般不超过 8.9mmol/l（160mg/l）。这是由于血糖升高迅速刺激胰岛素分泌增加，使血糖迅速下降，2 小时血糖接近正常，3 小时恢复空腹正常水平。而糖尿病患者则不同，始终为高峰值，持续时间过长。当空腹血浆葡萄糖浓度在 6～7mmol/L 之间而又怀疑为糖尿病时，此试验可以帮助明确诊断。

增高：见于糖尿病、糖耐量异常、肝病等；摄入胍乙啶、苯乙双胍（降糖灵）、二甲双胍等药物会使糖耐量增高。

减低：见于艾迪生病、胰岛素分泌过多症、神经性厌食症等；摄入大量水杨酸类、口服避孕药、皮质醇类、雌激素、咖啡因等药物可引起糖耐量减低。

另外，空腹血糖已明显增高的严重糖尿病患者、已确诊的糖尿病患者不必再做此试验，以免一次食入大量葡萄糖而加重患者的症状。

4. 餐后 2 小时血葡萄糖测定 正常人的血糖是相对恒定的，进食后大多在一定范围内波动，呈动态平衡状态。饮食后 2 小时抽取静脉血做血糖测定。

（1）参考值：低于 6.7mmol/L。

（2）临床意义：同空腹血糖测定。由于进餐引起血糖浓度增高，伴有胰岛素分泌增多，加速组织摄取利用葡萄糖，使增高的血葡萄糖得以下降，餐后 2 小时血糖应恢复到空腹水平。餐后 2 小时血葡萄糖测定对于诊断隐匿型糖尿病有重要临床意义。若餐后 2 小时血葡萄糖浓度高于 7mmol/L，可怀疑为糖尿病。

若空腹血糖正常而餐后 2 小时血糖高于 11mmol/L，可诊断为糖尿病。

5. 糖化血红蛋白（glycosylated hemoglobin，GHb） GHb 是人体血液中红细胞内的血红蛋白与血中葡萄糖结合的产物。检测结果以 GHb 与血红蛋白的百分数（%）表示。

（1）参考值：4.8%～6.0%。

（2）临床意义

1）作为糖尿病患者长期血糖控制的评价指标：GHb 测定的目的在于消除波动血糖对病情控制的影响，因而对血糖波动较大的 1 型糖尿病患者，测定 GHb 是一个有价值的血糖控制指标。对于 2 型糖尿病患者，血糖和尿糖测定较简单和经济，且能较可靠地反映病情的控制，故测定 GHb 的意义低于 1 型患者，但可作为辅助检查，用于判定口服药是否失效而须用胰岛素治疗。

2）有助于对糖尿病慢性并发症的认识：血糖测定只代表即刻的血糖水平，提示患者当时的身体状况，并不能作为评价疾病控制程度的指标。

3）用于糖尿病的诊断：健康人 GHb 为 4.0%～7.7%（6.5%±1.5%），未控制的糖尿病患者 GHb 可高达 10%～20%；随机检测 GHb，若<8%，多不考虑糖尿病。GHb＞9%，预报糖尿病的标准度约为 78%，灵敏度为 68%，特异性 94%；GHb＞10%，则有 80%以上为糖尿病，灵敏度 43%，特异性 99%，有效率 86%。所以，目前并不主张单独用 GHb 来诊断糖尿病，原因是精确度不高，有时造成临床解释困难。

4）GHb 的测定可协助判断预后糖尿病合并视网膜病的患者：其 GHb 为 8%～10%，表示病变为中等程度，可用激光进行治疗；若大于 10%则为严重病损，预后差。对妊娠性糖尿病，判断是否致畸、死胎和子痫前期则更有意义，故 GHb 测定是妊娠糖尿病控制的重要参数。GHb 升高提示近 2～3 个月糖尿病控制不良；GHb<8%基本排除糖尿病；GHb＞9%，预报糖尿病的准确度达 78%。

6. 糖化血清蛋白 血液中的葡萄糖与白蛋白和其他蛋白分子发生反应，形成糖化血清蛋白（glycosylated serum protein，GSP）。检测 GSP 需空腹采集静脉血。

（1）参考值：酮胺氧化酶法：122～236μmol/L。

（2）临床意义：血清中白蛋白的半衰期约 21 天，GSP 可有效反映患者过去 1～2 周内平均血糖水平，而且不受当时血糖浓度的影响，是糖尿病患者血糖控制非常适宜的良好指标。GSP 升高提示近 2～3 周糖尿病控制不良。

7. 胰高血糖素（glucagon） 胰高血糖素是胰岛 α 细胞合成和分泌的多肽激素。血糖减低时胰高血糖素分泌增加，高糖饮食后其分泌减少。

（1）参考值：20～100ng/L。

（2）临床意义：本测定可反映胰岛 α 细胞的功能。

1）增高：见于胰高血糖素瘤（胰岛 α 细胞瘤）、急性胰腺炎、急性心肌梗死伴心源性休克及对胰岛素不敏感的糖尿病。

2）减低：见于先天性胰岛 α 细胞缺乏症。

8. 血清胰岛素 血清胰岛素是由胰岛 β 细胞分泌的蛋白激素。血中葡萄糖或氨基酸浓度高时，可促进胰岛素的分泌，是机体内唯一降低血糖的激素，也是唯一同时促进糖原、脂肪、蛋白质合成的激素。

（1）参考值：29～172pmol/L。

（2）临床意义：胰岛素测定是诊断糖尿病和区分糖尿病类的最可靠方法，也是反映胰岛素细胞储存和分泌功能的重要指标。

1）增高：见于肝硬化、2 型糖尿病、胰岛素瘤、甲状腺功能亢进、肢端肥大症、营养不良型肌强直、胰腺增生导致的低血糖症；部分氨基酸、胰高血糖素、生长激素及避孕药也可使血中胰岛素增高。

2）减低：见于 1 型糖尿病、部分 2 型糖尿病、垂体功能低下症、肾上腺皮质功能低下、继发性胰腺损伤和慢性胰腺炎；儿茶酚胺、α 受体阻滞剂及利尿剂可使胰岛素水平减低。

9. C 肽（connective peptide） C 肽是胰岛 β 细胞内产生的前体胰岛素。前体胰岛素有 C 肽和胰岛素连接而成。胰岛素和 C 肽是等分子量结合。C 肽的水平可反映胰岛素的分泌量。故 C 肽测定对糖尿病的诊断有一定价值。

（1）参考值：0.27～1.3nmol/L。

（2）临床意义：C 肽测定的临床意义同胰岛素。

1）反映机体胰岛 β 细胞的分泌功能。胰岛素和 C 肽是等分子量结合由胰岛的 β 细胞分泌。C 肽在外周血液循环时，肝脏对其摄入量较胰岛素低得多，因此，C 肽能更好地反映胰岛 β 细胞的分泌功能。

2）C 肽测定对糖尿病患者的分型和低血糖症的鉴别有指导意义。2 型糖尿病患者较 1 型糖尿病患者 C 肽高。

3）测定 C 肽浓度可作为鉴定胰脏手术后的疗效和残存 β 细胞分泌功能的一项定量指标，以确定是否给予胰岛素。在随访中多次测定 C 肽浓度，也有利于判定肿瘤有无复发或转移。

【POCT 血糖测定】

POCT 所测全血葡萄糖浓度比血浆或血清葡萄糖低 10%～15%，且受血细胞比容影响。POCT 血糖仪的品牌较多，各品牌仪器检测结果间是否具有可比性尚待验证。POCT血糖仪的校准、质控及标准化操作是质量保证的前提。

附：

为加强各级各类医疗机构便携式血糖检测仪（以下简称"血糖仪"）的临床使用管理，规范临床血糖检测行为，保障检测质量和医疗安全，根据卫生部办公厅《关于加强便携式血糖仪临床使用管理的通知》（卫办医政发〔2009〕126号）、《关于规范医疗机构临床使用便携式血糖仪采血笔的通知》（卫医发〔2008〕54号）和中华人民共和国卫生行业标准《便携式血糖仪血液葡萄糖测定指南》（WS/T 226—2002）等文件要求，制定本规范。本规范适用于各级各类医疗机构采用各类便携式血糖仪进行非诊断性血糖监测。

一、医疗机构血糖仪管理基本要求

血糖仪属于即时检验（POCT）设备。其管理应当作为医疗机构POCT管理的一部分。

1. 建立健全血糖仪临床使用管理的相关规章制度。医疗机构应编写本机构血糖仪管理规程并认真执行。规程应包括以下内容：

（1）标本采集规程：包括正确采集标本的详细步骤及防止交叉感染的措施。

（2）血糖检测规程。

（3）质控规程：制订完整的血糖及质控品检测结果的记录及报告方法。

（4）检测结果报告出具规程：对于过高或过低的血糖检测结果，应当提出相应措施建议。

（5）废弃物处理规程：明确对使用过的采血器、试纸条、消毒棉球等废弃物的处理方法。

（6）储存、维护和保养规程。

2. 评估和选择合适血糖仪及相应的试纸和采血装置，并对机构内使用的所有血糖仪进行造册管理。

3. 定期组织医务人员的培训和考核，并对培训及考核结果进行记录，经培训并考核合格的人员方能在临床从事血糖仪的操作。培训内容应当包括血糖检测的应用价值及其局限性、血糖仪检测原理，适用范围及特性、仪器、试纸条及质控品的储存条件、标本采集、血糖检测的操作步骤、质量控制和质量保证、如何解读血糖检测结果、血糖检测结果的误差来源、安全预防措施等。

4. 建立血糖仪检测质量保证体系，包括完善的室内质控和室间质评体系。

（1）血糖仪检测结果与本机构实验室生化方法检测结果的比对与评估，每6个月不少于1次。

（2）每台血糖仪均应当有质控记录，应包括测试日期、时间、仪器的校准、试纸条批号及有效期、仪器编号及质控结果。管理人员应当定期检查质控记录。

（3）每天血糖检测前，都应当在每台仪器上先进行质控品检测。当更换新批号试纸条、血糖仪更换电池或仪器及试纸条可能未处于最佳状态时，应当重新进行追加质控品的检测。每种血糖仪均应当有相应浓度葡萄糖的质控品，通常包括高、低两种浓度。

（4）失控分析与处理：如果质控结果超出范围，则不能进行血糖标本测定。应当找出失控原因并及时纠正，重新进行质控测定，直至获得正确结果。

（5）采用血糖仪血糖检测的医疗机构均应当参加血糖检测的室间质量评估。

二、血糖仪的选择

1. 必须选择符合国家标准并经国家食品药品监督管理局登记注册准入临床应用的血糖仪。

2. 同一医疗单元原则上应当选用同一型号的血糖仪，避免不同血糖仪带来的检测结果偏差。

3. 准确性要求：血糖仪检测与实验室参考方法检测的结果间误差应当满足以下条件：

（1）当血糖浓度<4.2mmol/L时，至少95%的检测结果误差在±0.83mmol/L的范围内。

（2）当血糖浓度≥4.2mmol/L时，至少95%的检测结果误差在±20%范围内。

（3）100%的数据在临床可接受区（附件1）。

4. 精确度要求。不同日期测量结果的标准差（SD）应当不超过0.42% mmol/L（质控液葡萄糖浓度<5.5mmol/L）和变异系数（CV%）应当不超过7.5%（质控液葡萄糖浓度>5.5mmol/L）。

5. 操作简便，图标易于辨认，数值清晰易读。血糖仪数值应当为血浆校准。单位应锁定在国际单位"mmol/L"上。

6. 血糖检测的线性范围至少为1.1~27.7mmol/L，低于或高于检测范围，应当明确说明。

7. 适用的血细胞比容范围至少为30%～60%，或可自动根据血细胞比容调整。

8. 末梢毛细血管血适用于所有血糖仪检测。但采用静脉、动脉和新生儿血样检测血糖时，应当选用适合于相应血样的血糖仪。

9. 血糖仪应当配有一次性采血器进行采血，试纸条应当采用机外取血的方式，避免交叉感染。

10. 不同的血糖仪因工作原理不同而受常见干扰物的影响有所不同。应当根据具体应用而选用适宜的血糖仪。常见的干扰因素为温度、湿度、海拔，以及乙酰氨基酚、维生素 C、水杨酸、尿酸、胆红素、甘油三酯，氧气、麦芽糖、木糖等物质（附件 2）。

三、血糖检测操作规范流程

（一）测试前的准备

1. 检查试纸条和质控品储存是否恰当。

2. 检查试纸条的有效期及条码是否符合。

3. 清洁血糖仪。

4. 检查质控品有效期。

（二）血糖检测

1. 用 75%乙醇擦拭采血部位，待干后进行皮肤穿刺。

2. 采血部位通常采用指尖、足跟两侧等末梢毛细血管全血，水肿或感染的部位不宜采血。

3. 皮肤穿刺后，弃去第一滴血液，将第二滴血液置于试纸上指定区域。

4. 严格按照仪器制造商提供的操作说明书要求和操作规程（SOP）进行检测。

5. 测定结果的记录包括被测试者姓名、测定日期、时间、结果、单位、检测者签名等。

6. 出现血糖异常结果时应当采取的措施有重复检测一次、通知医生采取不同的干预措施、必要时复检静脉生化血糖。

四、影响血糖仪检测结果的主要因素

1. 血糖仪检测的是毛细血管全血葡萄糖，而实验室检测的是静脉血清或血浆葡萄糖，采用血浆校准的血糖仪检测数值空腹时与实验室数值较接近，餐后或服糖后毛细血管葡萄糖会略高于静脉血糖，若用全血校准的血糖仪检测数值空腹时较实验室数值低 12%左右，餐后或服糖后毛细血管葡萄糖与静脉血浆血糖较接近。

2. 由于末梢毛细血管是动静脉交汇之处，既有静脉血成分，也有动脉血成分，因此其血样中葡萄糖含量和氧含量与静脉血样是不同的。

3. 由于血糖仪采用血样大多为全血，因此红细胞压积影响较大，相同血浆葡萄糖水平时，随着红细胞压积的增加，全血葡萄糖检测值会逐步降低。若有血细胞比容校正的血糖仪可使这一差异值减到最小。

4. 目前临床使用的血糖仪的检测技术均采用生物酶法，主要有葡萄糖氧化酶（GOD）和葡萄糖脱氢酶（GDH）两种，而 GDH 还需联用不同辅酶，分别为吡咯喹啉醌葡萄糖脱氢酶（PQQ-GDH）、黄素腺嘌呤二核苷酸葡萄糖脱氢酶（FAD-GDH）及烟酰胺

腺嘌呤二核苷酸葡萄糖脱氢酶（NAD-GDH）三种。不同酶有不同的适应人群，应该根据不同患者的情况选用不同酶技术的血糖仪。GOD 血糖仪对葡萄糖特异性高，不受其他糖类物质干扰，但易受氧气干扰。GDH 血糖仪无须氧的参与，不受氧气干扰。FAD-GDH 和 NAD-GDH 原理的血糖仪不能区分木糖与葡萄糖，PQQ-GDH 原理的血糖仪不能区分麦芽糖、半乳糖等糖类物质与葡萄糖，经突变改良的 Mut.Q-GDH 原理的血糖仪无麦芽糖、木糖等糖类物质干扰。

5. 内源性和外源性药物的干扰，如对乙酰氨基酚、维生素 C、水杨酸、尿酸、胆红素、甘油三酯、氧气、麦芽糖、木糖等均为常见干扰物。当血液中存在大量干扰物时，血糖值会有一定偏差。

6. pH、温度、湿度和海拔都可能对血糖仪的检测结果造成影响。

附件 1：血糖仪与实验室生化方法比对方案 （表16-4）

比对方法可根据条件选用以下方案之一，样本量均为 50 例。

表 16-4　血糖仪与实验室生化方法比对方案

样本数	葡萄糖浓度范围（mmol/L）
2	<2.8
8	≥2.8 且<4.2
10	≥4.2 且<6.7
12	≥6.7 且<11.1
8	≥11.1 且<16.6
5	≥16.6 且<22.2
5	≥22.2

方案一：静脉血样比对试验

使用静脉全血样品，轻轻倒转，使其充分混匀，并将静脉血样的氧分压（PO_2）调节至 8.67kPa±0.67kPa（65mmHg±5mmHg），先取适量全血样用于血糖仪检测，剩余血样在 15 分钟内离心分离血浆，以 4℃保存，30 分钟内用实验室参考分析仪完成血浆葡萄糖测试。每台血糖仪测试的静脉血结果或由制造商提供的换算公式得到的静脉血浆结果与参考分析仪测试的静脉血浆结果之间的差异即为偏差。

血糖浓度在 2.8～22.2mmol/L 范围内的样品应当由原始静脉血样品获得。可按如下方法对样品中的血糖浓度进行调整，以获得两端的极限浓度样

品：将静脉血样品收集在加有适当抗凝剂的试管中，将其在温箱中孵育使血糖酵解，即可获得血糖浓度＜2.8mmol/L的样品。获得系统要求的样品需要的孵育条件（如温度）应当由制造商确定。将静脉血样品收集在加有适当抗凝剂的试管中，然后加入适当的葡萄糖，即可获得血糖浓度＞22.2mmol/L的样品。

方案二：毛细血管血与静脉血比对试验

空腹状态，先取指尖末梢全血用血糖仪按照制造商使用说明的方法进行测试。随后立即采取抽静脉血，抗凝，在15分钟内离心分离血浆，以4℃保存，30分钟内用实验室参考分析仪完成血浆葡萄糖测试。每台血糖仪测试的末梢血糖结果或由制造商提供的换算公式得到的静脉血浆检测结果与参考分析仪测试的静脉血浆检测结果之间的差异即为偏差。

注：①必要时，为了保证完成检测，需要进行第二次皮肤针刺采血。②两端极限浓度的血样可用实验室血样替代，方法参照方案一。

附件2：各种原理血糖仪易受干扰的物质（表16-5）

表16-5　各种原理血糖仪易受干扰的物质

干扰物质 血糖仪酶分类	氧气	糖类物质		
		麦芽糖	木糖	半乳糖
GOD	＋	－	－	－
NAD-GDH	－	－	＋	－
FAD-GDH	－	－	＋	－
PQQ-GDH	－	＋	＋	＋
Mut.Q-GDH	－	－	－	＋

注："＋"表示有干扰，"－"表示无干扰。GOD：葡萄糖氧化酶；NAD-GDH：烟酰胺腺嘌呤二核苷酸葡萄糖脱氢酶；FAD-GDH：黄素腺嘌呤二核苷酸葡萄糖脱氢酶；PQQ-GDH：吡咯喹啉醌葡萄糖脱氢酶；Mut.Q-GDH：经改良的无麦芽糖干扰的吡咯喹啉醌葡萄糖脱氢酶。

第六节　肝功能检查

本节以肝硬化病例为切入点，详细介绍肝功能相关指标包括血清丙氨酸氨基转移酶（ALT）、天冬氨酸氨基转移酶（AST）、碱性磷酸酶（ALP）、血清总胆红素（TBIL）、直接胆红素（DBIL）、间接胆红素（TBIL）等。

案例16-8

患者，37岁，近1周自感上腹部胀满、隐痛，乏力、恶心、便秘、厌油腻。

体格检查：巩膜轻度黄染，腹部平坦，腹膜刺激征（－），肝区轻微叩击痛，肝大、质软。

问题：

1. 依据患者的临床表现和检验结果，该患者最可能的初步诊断是什么？

2. 肝功能检查各项指标的临床意义是什么？

肝脏具有独特的形态结构、丰富的血液供应及重要的生理、生化和免疫功能。肝细胞是肝脏的基本构成，在肝脏的代谢功能中具有重要作用。当肝脏发生病变时，肝脏的各种功能也可能随之发生变化。通过对肝脏的代谢功能、生物转化、解毒功能及分泌与排泄功能等实验室检查，有助于帮助了解患者是否有肝脏病变、病变的严重程度及肝脏的功能状态。临床上常将有助于评估肝脏功能状态和肝脏损伤程度的试验称为肝功能试验。这些试验对肝脏及肝脏相关疾病的预防性检查、诊断、治疗、疗效监测和预后判断有着重要的作用。

案例16-8诊疗思路

根据上述病史特点及体征，初步考虑肝脏疾病，倾向于肝硬化，但不排除肝炎。需要进一步进行实验室检查以明确诊断。

实验室检查

ALT 550U/L，AST 480U/L，TBIL 35μmol/L，DBIL 14μmol/L，TP 55g/L，ALB 29g/L，A/G 1.2：1，TBIL 35μmol/L。

【诊断】

根据患者的临床表现，结合实验室检查结果，可确诊。

【实验室检查指标分析】

1. 丙氨酸氨基转移酶（alanine aminotransferase，ALT）　一种参与人体蛋白质新陈代谢的酶，起加快体内蛋白质氨基酸在体内转化的作用，它广泛存在于人体各种组织、器官、肌肉、骨骼中，以肝脏细胞的胞质中最多。当人体内各组织器官活动或病变时，就会把其中的ALT释放到血液中，使血清ALT含量增加。例如，肝脏发炎时，氨基转移酶就会从肝细胞释放到血液中，肝脏有病，血清氨基转移酶一定增高，当肝细胞千分之一有炎症时，血清氨基转移酶含量就会增高1倍以上，因此，血清氨基酸转移酶数量是肝脏病变程度的重要指标。

（1）临床意义：增高见于肝脏疾病（传染性肝炎、肝癌、肝硬化活动期、中毒性肝炎、药物中毒性肝炎、脂肪肝、阻塞性黄疸）、胆道疾病（胆管炎、胆囊炎）、心血管疾病（心肌梗死、心力衰竭时的肝淤血）、内分泌疾病、胰腺疾病、重症糖尿病、甲状腺功能亢进、传染性单核细胞增多症、疟疾、流行性感冒、外伤、严重烧伤、休克、药物中毒及早期妊娠和剧烈运动。一些药物和毒物，如氯丙嗪、异烟肼、奎宁、水杨酸制剂、乙醇、铅、汞、四氯化碳或有机磷等，也可引起 ALT 活性增高。正常新生儿的 ALT 比成人约高 2 倍，出生后 3 个月降至成人水平。

（2）参考值：比色法，0～35 U/L。连续监测法，6～24U/L。

2. 天冬氨酸氨基转移酶（aspartate aminotransferase，AST） 旧称谷草转氨酶（GOT）。AST 存在于心肌、骨骼肌、肝脏中，以心肌含量最高，肝脏次之。AST 有两种同工酶，存在于胞质内的称 s-AST，存在于线粒体内的称为 m-AST，AST 同工酶测定有助于了解组织损伤程度。心肌、肝、肾病变时，s-AST 升高；组织损伤时 m-AST 才能在血清中测得。心肌梗死时，m-AST 先于 s-AST 而升高。

（1）临床意义

1）增高：见于心肌梗死、肝脏疾病（肝癌、肝硬化、慢性肝炎、中毒性肝炎、肝细胞坏死）、胆道疾病、内分泌疾病、急性胰腺炎、肺梗死、溶血性疾病、药物中毒、白血病。

2）减低：见于中枢神经系统疾病等。

（2）参考值：比色法，8～28 U/L。连续监测法，8～20 U/L。

3. 碱性磷酸酶（alkaline phosphatase，ALP） 属磷酸单酯水解酶，是一组特异的磷酸酯酶。该酶广泛分布于人体组织和体液，以骨、肝、乳腺、小肠、肾中含量较高，其大部分由骨细胞产生，小部分来自肝，经胆汁排入肠道。

（1）临床意义

1）增高：常见于肝胆疾病（阻塞性黄疸、急性或慢性黄疸性肝炎、肝癌）、变形性骨炎、成骨细胞癌、佝偻病、骨软化、甲状腺及甲状旁腺功能亢进、肾小管性酸中毒、遗传性磷酸酶增多症，以及妊娠期妇女、生长期儿童。

2）减低：常见于重症慢性肾炎、乳糜泻、贫血、恶病质、儿童甲状腺功能不全或减退、维生素 C 缺乏症、营养不良、呆小症、遗传性低磷酸酶血症。

（2）参考值：成人，32～92 U/L；儿童，36～213 U/L。

4. 血清总胆红素（total bilirubin，TBIL） 血清总胆红素是直接胆红素和间接胆红素的总和。总胆红素主要用来诊断是否有肝脏疾病或胆道是否发生异常。

（1）临床意义：血清总胆红素测定能正确反映黄疸的程度。增高：见于中毒性或病毒性肝炎、溶血性黄疸、恶性贫血、阵发性血红蛋白尿症、红细胞增多症、新生儿黄疸、内出血、输血后溶血性黄疸、急性黄色肝萎缩、先天性胆红素代谢异常（Crigler-Najjar 综合征、Gilbert 综合征、Dubin-Johnson 综合征）等，以及摄入水杨酸类、红霉素、利福平、孕激素等药物。

（2）参考值：3.4～17.1μmol/L。

5. 直接胆红素（direct bilirubin，DBIL） 又称结合胆红素。未结合胆红素在肝细胞内转化，与葡萄糖醛酸结合形成结合胆红素，结合胆红素用凡登伯定性试验呈直接反应，故将这种胆红素称为直接胆红素。测定直接胆红素主要用于鉴别黄疸的类型。血清结合胆红素的升高，说明经肝细胞处理和处理后胆红素从胆道的排泄发生障碍。

（1）临床意义：直接胆红素的增高，说明经肝细胞处理和处理后胆红素从胆道的排泄发生障碍。增高：见于肝细胞性黄疸、阻塞性黄疸、新生儿高胆红素血症、Dubin-Johnson 综合征、Rotor 综合征。

（2）参考值：<3.4μmol/L。

6. 间接胆红素（indirect bilirubin，IBIL） 主要是由红细胞破坏而来，未在肝内经过葡萄糖醛酸化的称为间接胆红素。间接胆红素经过肝脏代谢又可变为直接胆红素，随胆汁排入胆道，最后经大便排出。一般情况下间接胆红素偏高往往预示着肝脏的病变。

（1）临床意义：增高见于严重烫伤、败血症、疟疾、血型不合输血、脾功能亢进、恶性贫血、珠蛋白生成障碍性贫血、铅中毒、新生儿生理性黄疸、药物性黄疸、体质性黄疸、哺乳性黄疸等。

（2）参考值：<19μmol/L。

7. 直接胆红素/总胆红素值

（1）临床意义：根据直接胆红素与总胆红素的比值可协助鉴别黄疸类型。

（2）参考值：① DBIL/TBIL<20%提示为溶血性黄疸。② DBIL/TBIL 在 20%～50%之间为肝细胞性黄疸。③ DBIL/TBIL>50%为胆汁淤积性黄疸。

8. 血清总蛋白（TP）

（1）临床意义

1）增高：见于脱水（呕吐、腹泻、高热、休克）、外伤性休克、慢性肾上腺皮质功能不全、多发性骨髓瘤。

2）减低：见于水钠潴留致血浆稀释、营养不良、吸收不良、消耗性疾病（严重结核、甲状腺功能亢进、恶性肿瘤）、合成障碍（肝功能受损）、蛋白质丢失增多（急性大出血、严重烧伤、肾病综合征、蛋白漏出性胃肠炎）。

（2）参考值：成人 60~80g/L。

9. 血清白蛋白（ALB）

（1）临床意义：血清白蛋白浓度增高和减低的意义基本同血清总蛋白测定，但其减少也可发生于罕见的先天性白蛋白缺乏症。

（2）参考值：新生儿，28~44g/L；14 岁后，38~54g/L；成人，35~50g/L；60 岁后，34~48g/L。

10. 血清球蛋白（GLB）

（1）临床意义

1）增高：见于结核病、疟疾、黑热病、麻风病及血吸虫病、系统性红斑狼疮、风湿热、风湿性关节炎、肝硬化、骨髓瘤、巨球蛋白血症和淋巴瘤等。

2）减低：见于生理性减少、肾上腺皮质素过多或应用免疫抑制剂、低 γ-球蛋白血症等。

（2）参考值：20~30g/L。

11. 白蛋白/球蛋白（A/G）值

（1）临床意义：A/G<1 提示有肝实质损害、肾病综合征等；A/G 持续倒置表示预后不良。

（2）参考值：A/G 为（1.5~2.5）：1（A/G<1 为倒置）。

12. γ-谷氨酰转移酶（γ-GT）

（1）临床意义

1）肝脏疾病：胆汁性肝硬化血清 γ-GT 明显升高，慢性肝炎和肝硬化在活动期和非代偿期可有中等程度升高，代偿期肝硬化和非活动性肝炎血清 γ-GT 无明显变化。肝癌时 γ-GT 可显著增高，切除后可降至正常，复发或转移可致重新升高，有助于肝癌的诊断和疗效观察。血清 γ-GT 对急性肝炎的诊断意义不太大。

2）胆道疾病：胆囊炎、胆石症及阻塞性黄疸，血清 γ-GT 升高，其升高程度与黄疸指数相平行，升高幅度常超过 400U/L。

3）胰腺疾病：胰腺癌时 γ-GT 升高，尤其胰头癌所致恶性胆道阻塞时升高幅度很大，而体部和尾部癌肿仅轻度升高。在急性、慢性胰腺炎患者血清 γ-GT 大多正常。

4）急性心肌梗死：急性期血清 γ-GT 可有升高，之后逐渐下降。

5）药物：解痉药、抗焦虑药，如鲁米那、安定、利眠宁、苯妥英钠等亦可引起 γ-GT 中等程度升高。

6）其他：如白血病、霍奇金病、肺癌等亦可能有不同程度的升高。

（2）参考值：男<50U/L；女<30 U/L。

13. 单胺氧化酶（monoamineoxidase，MAO） 为催化单胺氧化脱氨反应的酶，作用于一级胺及其甲基化的二、三级胺，也作用于长链的二胺。对所谓生物胺，即酪胺、儿茶酚胺、5-羟色胺、去甲肾上腺素、

肾上腺素等也有作用。此酶多见于脊椎动物的各种器官，特别是分泌腺、脑、肝脏，但在无脊椎动物、豆类的芽等植物中也存在。在细胞内存在于线粒体外膜上，是不溶性酶，含 FAD。1-异烟酰-2-异丙基肼（iproniazid）、β-苯基异丙基肼（pheniprazine）等药物对此酶有强烈的竞争性的阻抑作用，称为 MAO 抑制剂，但如果作用于动物，则可提高动物脑中去甲肾上腺素和 5-羟色胺等单胺的浓度，造成行动的刺激。所以认为单胺氧化酶具有调节生物体内胺浓度的功能。MAO 有 MAO-Ⅰ、MAO-Ⅱ及 MAO-Ⅲ三型，血清 MAO-Ⅰ活性升高常见于器官纤维化，特别是肝硬化和肢端肥大症；血清 MAO-Ⅱ活性升高常见于大面积肝坏死，是诊断肝硬化的重要指标。

（1）参考值：12~40U/ml。

（2）临床意义

1）MAO 活性升高可见于下列疾病。①肝硬化：MAO 活性的高低能反映肝脏纤维化的程度，是诊断肝硬化的重要指标。肝硬化患者血清 MAO 活性升高的阳性率可达 80%以上。②各型肝炎：各型肝炎急性期患者的血清 MAO 活性多不升高，但急性重型肝炎时，因肝细胞坏死，线粒体释放大量 MAO，可导致血清 MAO 活性升高。急性肝炎病程超过 3 个月者，血清 MAO 活性亦升高，约半数活动性慢性肝炎患者血清 MAO 活性升高。③糖尿病可因合并脂肪肝、充血性心力衰竭，或因肝淤血而继发肝硬化时，血清 MAO 活性可升高。④甲亢可因纤维组织分解与合成旺盛、肢端肥大可因纤维组织过度合成等原因，而导致血清 MAO 活性不同程度升高。在儿童生长发育时血清 MAO 偏高。

2）MAO 活性降低可见于：服用避孕药、肾上腺皮质激素、左旋多巴等药物引起。

14. 胆碱酯酶（cholinesterase，CHE） 胆碱酯酶是肝合成而分泌入血的，它们和血浆白蛋白一样，是肝合成蛋白质功能的指标。人和动物的 CHE 有两类。一类是真胆碱酯酶（ACHE），分布于红细胞及脑灰质等中。另一类是拟胆碱酯酶（PCHE），分布于肝、脑白质及血清等。CHE 的主要功能为催化乙酰胆碱的水解。常用比色法与连续监测法测定。

（1）参考值：130~310U/L。

（2）临床意义：在临床中，测定血清 CHE 活性是协助诊断有机磷中毒和评估肝实质细胞损害的重要手段。

1）增高：见于神经系统疾病、甲状腺功能亢进、糖尿病、高血压、支气管哮喘、Ⅳ型高脂蛋白血症、肾衰竭等。

2）减低：见于有机磷中毒、肝炎、肝硬化、营

养不良、恶性贫血、急性感染、心肌梗死、肺梗死、肌肉损伤、慢性肾炎、皮炎及妊娠晚期等，以及摄入雌激素、皮质醇、奎宁、吗啡、可待因、可可碱、氨茶碱、巴比妥等药物。

15. 腺苷脱氨酶（adenosine deaminase，ADA）腺苷脱氨酶是嘌呤核苷代谢中重要的酶类，属于巯基酶，每分子至少含 2 个活性巯基，其活性能对氯汞甲酸完全抑制。ADA 能催化腺嘌呤核苷转变为次黄嘌呤核苷（肌苷），再经核苷磷酸化酶作用生成次黄嘌呤，其代谢缓和终产物为尿酸。

（1）肝脏疾病：ADA 活性是反映肝损伤的敏感指标，可作为肝功能常规检查项目之一，与 ALT 或 GGT 等组成肝酶谱能较全面地反映肝脏病的酶学改变。

（2）肝损伤：急性肝炎（acute hepatitis，AH）时 ALT 几乎明显升高，ADA 仅轻、中度升高，且阳性率明显低于 AST 和 ALT。因此，ADA 在诊断急性肝损伤时有一定价值，但不优于 ALT。重症肝炎发生酶胆分离时，尽管 ALT 不高，而 ADA 明显升高。AH 后期，ADA 升高率高于 ALT，其恢复正常时间也较后者为迟，并与组织学恢复一致。因此，ADA 较 ALT、GGT 更能反映急性肝损伤，并有助于探测 AH 的残留病变和肝脏病进展。ALT 恢复正常而 ADA 持续升高者，常易复发或易迁延为慢性肝炎。

（3）慢性肝病：在反映慢性肝损伤时 ADA 较 ALT 为优。慢性肝炎（chronic hepatitis，CH）、肝硬化和肝细胞癌患者血清 ADA 活性显著升高。其阳性率达 85%～90%，而肝硬化时 ALT 多正常或轻度升高，故 ADA 活性测定可作为慢性肝病的筛选指标。失代偿期肝硬化 ADA 活性明显高于代偿期肝硬化，因而可判断慢性肝病的程度。另外，慢性活动性肝炎（CAH）ADA 活性明显高于慢性迁延性肝炎（CPH），故可用于两者的鉴别诊断。

（4）肝纤维：肝硬化患者血清 ADA 活性明显高于急性黄疸型肝炎、CPH、CAH、PHC、阻塞性黄疸及对照组，CAH 者也明显高于 CPH 者及对照组，表明 ADA 活性差异关键在于肝纤维化程度，而与肝细胞损害关系不大。

第七节　肾功能检查

本节以急性肾小球肾炎为切入点，详细介绍肾功能相关指标包括尿素氮（BUN）、肌酐（Cr）、内生肌酐清除率、尿酸（UA）、胱抑素 C（CysC）、视黄醇结合蛋白（RBP）、N-乙酰-β-氨基葡萄糖苷酶（NAG）、微量白蛋白等。

案例 16-9

患者，男性，12 岁。主诉反复肉眼血尿 2 周，加重 2 天。患者于 1 个月前出现喉咙疼痛、发热。就诊于当地医院门诊，以"上呼吸道感染"给予对症处理，患者体温正常，喉咙疼痛减轻。约 2 周后，患者出现肉眼血尿，无血丝和血凝块，有泡沫，前来医院住院。

体格检查：患者颜面、眼睑水肿，血压 8.6/11.5kPa，精神尚可，咽部红，双侧扁桃体 Ⅱ 度肿大，无渗出。肾区无叩击痛，移动性浊音（-），双下肢无水肿，四肢活动尚可。

问题：

1. 依据患者的症状及体格检查，该患者可能的诊断是什么？

2. 为明确诊断，应进行哪些检查？

3. 依据实验室检查及其他检查结果，可以得出什么的诊断？依据是什么？

急性肾小球肾炎（acute glomerulonephritis）简称急性肾炎（AGN），是以急性肾炎综合征为主要临床表现的一组疾病。其特点为急性起病，患者出现血尿、蛋白尿、水肿和高血压，并可伴有一过性肾功能不全。多见于链球菌感染后，而其他细菌、病毒及寄生虫感染亦可引起。本病为自限性疾病，不宜应用糖皮质激素及细胞毒性药物。

肾功能检查（renal function tests）是研究肾脏功能的实验方法，包括：①肾小球滤过功能；②肾小管重吸收、酸化等功能。肾血流量及内分泌功能目前临床应用较少。

案例 16-9 诊疗思路

根据患者主诉、年龄、性别、症状和病史特点及体格检查考虑：急性肾小球肾炎？需要进一步做相关实验室检查以明确诊断。

【实验室检查】

尿红细胞 15～25/HP，白细胞 3～5/HP，蛋白＋＋＋，潜血＋＋＋；BUN 12.73mmol/L；Cr 206μmol/L；ASO 3030U/ml；补体 C3 0.20g/L；UA 441.5μmol/L；尿 β_2-微球蛋白 417.81μg/L；微量白蛋白 16.3mg/L；NAG 19.20U/L；RBP 307.9 mg/L；CysC 2.85mg/L。

【诊断】

于链球菌感染后 1～3 周发生血尿、蛋白尿、水肿和高血压，甚至少尿及肾功能不全等急性肾炎综合征表现，伴血清补体 C3 下降，病情在发病 8 周内逐渐减轻到完全恢复正常者，即可临床诊断为急性肾炎。若肾小球滤过率进行性下降或病情于 2 个月尚未见好转者应及时做肾活检，以明确诊断。

【实验室检查指标分析】

1. 血尿素氮（blood urea nitrogen，BUN）　血尿素氮是指血浆中除蛋白质以外的一种含氮化合物，它从肾小球滤过而排出体外。在肾功能不全失代偿时，BUN 将升高。所以临床已将其作为判断肾小球滤过功能的指标。

参考值：2.86～7.14 mmol/L。

临床意义：

（1）增高

1）器质性肾功能损害：①各种原发性肾小球肾炎、肾盂肾炎、间质性肾炎、肾肿瘤、多囊肾等所致的慢性肾衰竭。②急性肾衰竭肾功能轻度受损时，BUN 可无变化，但肾小球滤过率（GFR）下降至 50% 以下，BUN 才能升高。因此血 BUN 测定不能作为早期肾功能指标。但对慢性肾衰竭，尤其是尿毒症 BUN 增高的程度一般与病情严重程度一致：肾衰竭代偿期 GFR 下降至 50ml/min，血 BUN＜9mmol/L；肾衰竭失代偿期，血 BUN＞9mmol/L；肾衰竭期，血 BUN＞20mmol/L。

2）肾前性少尿：如严重脱水、大量腹水、心脏循环功能衰竭、肝肾综合征等导致的血容量不足、肾血流量减少灌注不足导致少尿。此时 BUN 升高，但肌酐升高不明显，BUN/Cr（mg/dl）＞10∶1，称为肾前性氮质血症。经扩容尿量多能增加，BUN 可自行下降。

3）蛋白质分解或摄入过多：如急性传染病、高热、上消化道大出血、大面积烧伤、严重创伤、大手术后和甲状腺功能亢进、高蛋白饮食等，但血肌酐一般不升高。以上情况矫正后，血 BUN 可以下降。

（2）降低：①肾功能失调，尿素氮偏低，可能与蛋白质摄入太少、妊娠、肝衰竭有关。②肝衰竭，肝脏是人体重要的代谢器官，肝衰竭造成营养物质不能正常吸收。另一个原因是患者蛋白质摄入不够，再加上因肝功能不正常而大量消耗。

2. 血肌酐　肌酐（creatinine，Cr）是肌酸代谢的最终产物，主要由肌肉组织代谢产生。其由肾小球滤过，而不被肾小管重吸收，故每天生成量相对稳定。

参考值：男性 53～106μmol/L，女性 44～97μmol/L。

临床意义：血肌酐测定是了解肾小球滤过功能受损情况的重要指标。

（1）增高：见于各种肾病、急性或慢性肾衰竭、重度充血性心力衰竭、心肌炎、肌肉损伤等。

（2）减低：见于进行性肌肉萎缩、白血病、贫血、肝功能障碍及妊娠等。

3. 血尿酸　尿酸（uric acid，UA）是体内嘌呤代谢的最终产物，是血浆非蛋白氮的成分之一。尿酸以酮式和烯醇式两种互变平衡的形式存在，烯醇式具有酸性，常以钾、钠盐形式排泄入尿液中。血清尿酸测定对痛风诊断最有帮助。

参考值：男性 149～416μmol/L；女性 89～357μmol/L。

临床意义：

（1）增加：见于痛风，急性或慢性肾小球肾炎、肾结核、肾盂积水、子痫、慢性白血病、红细胞增多症、摄入过多含核蛋白食物、尿毒症肾炎、肝脏疾病、氯仿和铅中毒、甲状腺功能减低、多发性骨髓瘤、白血病、妊娠反应红细胞增多症。

（2）减低：见于恶性贫血、Fanconi 综合征、使用阿司匹林、先天性黄嘌呤氧化酶和嘌呤核苷磷酸化酶缺乏等。

4. 内生肌酐清除率　内生肌酐为体内肌酐代谢产生，每天生成量相对稳定。肌酐通过血流经肾小球滤过后基本不被肾小管吸收，随尿液排出体外。在控制条件下，尿中肌酐排泄量相当稳定。测定单位时间内肾脏将若干毫升血中的内生肌酐全部清除出去的情况，可用于判断肾脏功能。

参考值：85～160 ml/min。

临床意义：主要用于肾功能损害程度的判断。内生肌酐清除率低于参考值的 80% 以下者，则表示肾小球滤过功能减退；若低至 51～70ml/min，为肾功能轻微损害；31～50ml/min，为中度损害；30ml/min 以下，为重度损害；低至 11～20ml/min，为早期肾功能不全；6～10ml/min，为晚期肾功能不全；低于 5ml/min，为肾功能不全终末期。

5. β₂-微球蛋白（β₂-MG）　β₂-微球蛋白是由淋巴细胞、血小板、多形核白细胞产生的一种小分子球蛋白。血清 β₂-MG 不但在肾衰竭、多种血液系统疾病及炎症时可增高，而且还可作为某些恶性肿瘤的辅助指标，也是某些癌细胞膜上的肿瘤相关抗原。

参考值：血清 2.14～4.06mg/L；尿 0～0.65mg/L；脑脊液 1.16～1.38mg/L。

临床意义：血清 β₂-MG 增高见于近端肾小管损害、自身免疫性疾病、恶性肿瘤、肝病、脏器移植后的排斥反应、艾滋病等。尿液 β₂-MG 增高见于急性或慢性肾小球肾炎、尿毒症、糖尿病肾病、系统性红斑狼疮累及肾病变、肾盂肾炎、先天性 Fanconi 综合征、Wilson 病、锡金属中毒，以及注入庆大霉素、硝苯地平（心痛定）、妥布霉素等药物。肾移植患者血、尿 β_2-MG 明显增高，提示机体发生排斥反应。

6. 胱抑素 C（cystatin C，Cys C） 胱抑素 C 是一种半胱氨酸蛋白酶抑制剂，广泛存在于各种组织的有核细胞和体液中，是一种低分子量、碱性非糖化蛋白质，相对分子质量为 13.3kDa，由 122 个氨基酸残基组成，可由机体所有有核细胞产生，产生率恒定。循环中的胱抑素 C 仅经肾小球滤过而被清除，是一种反映肾小球滤过率变化的内源性标志物，并在近曲小管重吸收，但重吸收后被完全代谢分解，不返回血液，因此，其血中浓度由肾小球滤过决定，而不依赖任何外来因素，如性别、年龄、饮食的影响，是一种反映肾小球滤过率变化的理想同源性标志物。

参考值：成人血清 0.6～2.5mg/L。

临床意义：当肾功能受损时，Cys C 在血液中的浓度随肾小球滤过率变化而变化，肾衰竭时，肾小球滤过率下降，Cys C 在血液中浓度可增加 10 多倍；若肾小球滤过率正常，而肾小管功能失常时，会阻碍 Cys C 在肾小管吸收并迅速分解，使尿中的浓度增加 100 多倍。

7. 视黄醇结合蛋白（retinol-binding protein，RBP） 视黄醇结合蛋白是血液中维生素的转运蛋白，由肝脏合成，广泛分布于血液、脑脊液、尿液及其他体液中。测定视黄醇结合蛋白能早期发现肾小管的功能损害，并能灵敏反映肾近曲小管的损害程度，还可作为肝功能早期损害和监护治疗的指标。

参考值：血清 RBP 升高约为 45mg/L，尿液约为（0.11±0.07）mg/L，男性高于女性，成人高于儿童。

临床意义：尿液 RBP 升高可见于早起近端肾小管损伤。常见于肾小球滤过功能减退、肾衰竭。另外，RBP 可特异地反映机体的营养状态，血清 RBP 水平是一项诊断早期营养不良的灵敏指标。

8. N-乙酰-β-氨基葡萄糖苷酶（N-acetyl-β-glucosaminidase，NAG） 可水解 N-乙酰-β-氨基葡萄糖苷，也能水解 N-乙酰-β-氨基半乳糖苷。该酶广泛存在于各种组织器官、体液、血细胞中，是溶酶体中的一种酸性水解酶。

参考值：对硝基酚比色法，血清 NAG（21.54±6.4）U/L。

临床意义：血、尿 NAG 活性测定对反映肾实质病变，尤其是急性损伤和活动期病变更敏感，主要用于早期肾损伤的监测和病情观察。

（1）肾小管疾病：重金属（汞、铅、镉等）及药物性肾损伤、缺血、缺氧、失血、休克等均可引起 NAG 活性增加。

（2）肾病综合征：尿 NAG 常明显增加，缓解

期下降，复发时迅速回升，故可作为临床观察指征。肾小球肾炎急性期变化较大，但与肾小管损伤相比，变化幅度较小。

（3）尿路感染的定位诊断：急、慢性肾盂肾炎尿 NAG 上升，能与单纯性膀胱炎区别。可用于早期上尿路感染的诊断。

（4）肾移植排斥反应的监测：肾移植排斥反应早期 NAG 即可升高，比尿蛋白、血肌酐、肌酐清除率更敏感。

（5）糖尿病肾病早期诊断：糖尿病肾病尿 NAG 升高，用于本病的早期诊断优于尿白蛋白及 β_2-微球蛋白。

9. 微量白蛋白 微量白蛋白是指在尿液中出现微量白蛋白。白蛋白是一种血液中的正常蛋白质，但在生理条件下尿液中仅出现极少量白蛋白。微量白蛋白尿则反映人体肾脏异常渗漏蛋白质。

参考值：<15.2mg/L。

微量蛋白的检测是早期发现肾病最敏感、最可靠的诊断指标。通过尿液微量白蛋白的数值，结合发病情况、症状及病史陈述就可以较为准确地诊断病情。

第八节　电解质检查

案例 16-10

患者，女性，42 岁，农民。因乏力、多汗、体重下降 4 个月，双下肢无力 1 小时急诊入院。患者自诉 4 个月前无明显诱因出现四肢疲乏无力，伴怕热、多汗，严重时有软瘫，曾到外院就诊，查血钾 2.3mmol/L，予补钾后症状改善，未进一步诊治。上述症状常反复，体重下降约 4kg。1 小时前因进食较多甘蔗后出现双下肢乏力加重，不能行走，遂到医院急诊就诊。

体格检查：T 36.9℃，P 110 次/分，R 20 次/分，BP 120/70mmHg。神志清楚，消瘦，甲状腺 Ⅱ 度肿大，闻及血管杂音。双肺未闻干、湿啰音，心界不大，心律齐，心音亢进，腹部查体未见异常。双下肢肌力 0 级，腱反射消失，病理征未引出。电解质检查结果如下：K^+ 2.9mmol/L，Na^+ 139.2mmol/L，Cl^- 102.2mmol/L。

问题：

1. 根据上述临床表现，首先应该考虑什么疾病？

2. 在明确疾病诊断之前，应该做哪些实验室检查？

3. 电解质检查的临床意义是什么？

体液中存在的离子称为电解质,它们都具有维持体液渗透压的作用,保持着体内液体的正常分布。其中主要阳离子有钠（Na^+）、钾（K^+）、钙（Ca^{2+}）和镁（Mg^{2+}），主要阴离子包括氯离子（Cl^-）、碳酸氢根（HCO_3^-）、磷酸根（HPO_4^{2-},$H_2PO_4^-$）、硫酸根（SO_4^{2-}）及有机阴离子如乳酸和蛋白质。Na^+是细胞外液的主要阳离子,维持细胞内外水平衡,K^+是细胞内主要阳离子,正常K^+浓度对维持神经肌肉兴奋性、心脏收缩性及节律性、血液酸碱平衡有重要作用。低钠血症（hyponatremia）、高钠血症（hypernatremia）、低钾血症（hypokalemia）和高钾血症（hyperkalemia）是临床常见电解质紊乱类型。

案例 16-10 诊疗思路

根据上述病史特点、体征及实验室检查,考虑低钾血症,但需要注意甲状腺功能亢进合并周期性瘫痪,为进一步确诊,需要进行甲状腺功能检测以明确诊断。

【实验室检查指标分析】

1. 血清钠（Na^+）

（1）参考值：135～155mmol/L。

（2）临床意义

1）增高：见于脱水如呕吐、腹泻,多尿引起的水分不足,肾上腺皮质功能亢进如库欣综合征、原发性醛固酮增多症等可出现血清钠升高。

2）降低：见于肾功能障碍,尿毒症,应用呋塞米等利尿剂,艾迪生病,21-羟化酶缺乏症,心功能不全,失代偿性肝硬化。

2. 血清钾（K^+）

（1）参考值：3.3～5.5mmol/L。

（2）临床意义

1）增高：见于慢性肾上腺皮质功能减退症、肾动脉狭窄性高血压、心力衰竭、休克、缺氧,尿毒症等所致尿少、尿闭等肾功能受损及重度溶血反应、挤压综合征、大面积烧伤、补钾过多等。

2）降低：见于肾上腺皮质功能亢进、长期使用肾上腺皮质激素、醛固酮增多症;严重呕吐、腹泻,不能进食而又未能及时足量补充钾,长期使用利尿药等造成钾丢失过多时;静脉输入大量葡萄糖及胰岛素;家族性周期性麻痹发作期,碱中毒时等。

3. 血清氯化物（Cl^-）

（1）参考值：98～110mmol/L

（2）临床意义：

1）增高：见于尿路梗阻、肾炎少尿、心力衰竭伴水肿等导致氯化物排出减少;摄入氯化物过多,特别是肾功能不良时,以及呼吸性碱中毒等。

2）降低：见于肾功能障碍,尿毒症,应用呋塞米等利尿剂,艾迪生病,21-羟化酶缺乏症,心功能不全,失代偿性肝硬化,严重呕吐、腹泻及胰液、胆汁等消化道液体大量丢失时;多尿症、糖尿病及慢性肾上腺皮质功能减退症等。

4. 血清钙（Ca^{2+}）

（1）参考值：2.25～2.75mmol/L。

（2）临床意义

1）增高：见于甲状旁腺功能亢进,骨肿瘤,应用维生素D过量。

2）降低：见于手足搐搦症,甲状旁腺功能不全,维生素D缺乏症,骨质软化症,佝偻病,慢性腹泻,阻塞性黄疸,肾脏病,急性出血性胰腺炎。

5. 血清磷（P^{5+}）

（1）参考值：成人 0.97～1.45mmol/L；儿童 1.45～2.1mmol/L。

（2）临床意义

1）增高：见于肾功能不全,甲状旁腺功能低下,肿瘤骨转移,肢端肥大症,维生素D中毒,失用性骨萎缩。

2）降低：见于甲状旁腺功能亢进,维生素D依赖性佝偻病,吸收不良综合征,肾小管功能不全,Fanconi综合征。服用含铝抗酸药物、合成雌激素、避孕药及苯巴比妥等药物时,血磷也会减低。

6. 血清镁（Mg^{2+}）

（1）参考值：0.67～1.04mmol/L。

（2）临床意义

1）增高：见于尿毒症、急性或慢性肾衰竭、慢性肾小球肾炎、内分泌疾病、多发性骨髓瘤、系统性红斑狼疮等。

2）减低：见于长期吸收不良或消化液丢失、佝偻病由于镁缺乏引起的手足搐搦、慢性肾炎多尿期等。

第九节 血 气 分 析

血气分析（blood gas analysis）是在血气分析仪上进行的一套血液的分析,仪器在血液测定时显示三个参数：pH、$PaCO_2$和PaO_2。从pH和$PaCO_2$,仪器可自动计算出实际HCO_3^-（AB）、标准HCO_3^-（SB）、CO_2总量（TCO_2）、缓冲碱（BB）、剩余碱（BE）等指标,以判断机体气体代谢和酸碱平衡状态的方法或过程。血气分析的标本应以动脉血为宜。采血有特殊要求：血液以中性肝素液抗凝,血液应与空气完全隔绝,立即送检,切勿耽误。血气分析为常规急诊检验,为抢救危重患者提供重要依据，必须仔细认真操作。

案例 16-11

患者，男性，65 岁，慢性支气管炎 35 年，近半月来，反复咳嗽，咳白色浆液泡沫性痰，下肢水肿 10 天入院。查：呼吸 24 次/分，唇甲发绀，杵状指，双肺满布哮鸣音及湿啰音，呼气延长，叩诊过清音，双侧颈静脉充盈，肝颈静脉回流征（＋），双下肢凹陷性水肿。ECG 示：右室肥厚，心肌缺血。血气分析结果：pH 7.29，$PaCO_2$ 10.23 kPa，PaO_2 27.46 kPa，BE 10.9 mmol/L，HCO_3^- 18mmol/L。

问题：

1. 结合患者的临床资料，如何评价该血气分析报告单？

2. 血气分析各参数的临床意义是什么？

案例 16-11 分析

根据上述病史特点、体格检查结合血气分析结果，综合分析该患者长期患有慢性支气管炎导致阻塞性通气不足，外呼吸功能障碍，PaO_2 降低和氧合血红蛋白浓度降低，同时，由于 CO_2 潴留，引起 $PaCO_2$ 升高，由此判断患者为 II 型呼吸衰竭合并呼吸性酸中毒。

【实验室检查指标分析】

1. 血液酸碱度（pH）

（1）参考值：7.35～7.45。

（2）临床意义：人体血液处于恒定的弱碱性状态，pH<7.35 表示酸血症，pH>7.45 表示碱血症，可由代谢性和呼吸性疾病引起，pH 正常并不能排除酸碱失衡。

2. 动脉血氧分压（PaO_2）

（1）参考值：初生儿 8.0～12.0kPa（60～90mmHg）；成人 10.6～13.3kPa（80～100mmHg）

（2）临床意义：PaO_2 是指溶解在血中的氧所产生的张力。氧分压降低见于各种肺部疾病，如慢性支气管炎、肺气肿、肺源性心脏病等。PaO_2<7.98kPa（60mmHg）为缺氧；PaO_2<6.65kPa（50mmHg）为呼吸衰竭，严重影响生理及代谢功能；PaO_2<3.9kPa（30mmHg）将危及生命。

3. 动脉血氧饱和度（SaO_2）

（1）参考值：0.92～0.99。

（2）临床意义：SaO_2 反映 Hb 结合氧的能力，主要取决于氧分压，故间接反映 PaO_2 的大小。SaO_2<90% 表示呼吸衰竭，<80% 表示严重缺氧。贫血时 SaO_2 正常并不表示不缺氧，应予以注意。

4. 动脉血半饱和氧分压（P_{50}）

（1）参考值：3.3～3.7kPa（24.7～27.8mmHg）。

（2）临床意义：为血红蛋白 50%氧饱和度时氧分压，反映血红蛋白的氧亲和力，受 PaO_2、$PaCO_2$、红细胞内 2,3-DPG、体温等影响。P_{50} 增加，氧与血红蛋白亲和力低，因此 P_{50} 降低时，尽管 SaO_2 较高，而组织实际仍缺氧。

5. 动脉血氧含量（oxygen content，CaO_2）

（1）参考值：15～22ml（vol）%。

（2）临床意义：CaO_2 为 100ml 动脉血中含氧总量，主要反映与 Hb 结合的氧量，用来判断呼吸功能与缺氧程度。CaO_2 降低表示缺氧，当<15ml（Vol）% 表示呼吸衰竭，贫血时 CaO_2 降低，但 SaO_2 与 PaO_2 可正常。

6. 二氧化碳分压（partial pressure of carbon dioxide，$PaCO_2$）

（1）参考值：婴儿 3.5～5.5kPa（27～41mmHg）；成人 4.65～5.98kPa（35～45mmHg）。

（2）临床意义

1）增高：常见于慢性支气管炎、肺气肿、肺源性心脏病等，肺通气量减少，常造成呼吸性酸中毒。$PaCO_2$>6.65kPa（50mmHg）为呼吸衰竭，9.31～10.64kPa（70～80mmHg）可引起肺性脑病。

2）降低：常见于哮喘，代谢性酸中毒所致通气过度产生的呼吸性碱中毒。

7. 血浆实际碳酸氢根（actual bicarbonate，AB）和标准碳酸氢根（standard bicarbonate，SB）

（1）参考值：AB，儿童 21～25mmol/L；成人 22～28mmol/L；SB，儿童 20～24mmol/L；成人 21～25mmol/L。

（2）临床意义：AB 是实际血浆中 HCO_3^- 含量，SB 是温度 37℃，$PaCO_2$ 5.32kPa（40mmHg），SaO_2 100%条件下所测得的 HCO_3^- 含量，即排除了呼吸因素改变的影响，故 SB 能更准确地反映代谢性酸碱平衡状态。正常人 SB=AB。患者 SB 正常，而 AB>SB 有呼吸性酸中毒存在，AB<SB 有呼吸性碱中毒存在。如患者 AB=SB，同时又都低于参考值下限，为失代偿性代谢性酸中毒；如同时两者高于参考值上限，则为失代偿性代谢性碱中毒。

8. 二氧化碳总量（total carbon dioxide，TCO_2）

（1）参考值：初生儿 13～22mmol/L；儿童 20～28mmol/L；成人 22～32mmol/L。

（2）临床意义

1）增高：见于呼吸性酸中毒、代谢性碱中毒。

2）降低：见于代谢性酸中毒、呼吸性碱中毒。

9. 二氧化碳结合力（carbon dioxide combining power，CO_2CP）

（1）参考值：成人 20～30mmol/L；儿童 18～27mmol/L。

（2）临床意义：CO_2CP 是温度 25℃，$PaCO_2$ 5.32 kPa，100ml 血浆中以 H^+ 形式存在的 CO_2 量。CO_2CP 降低，见于代谢性酸中毒或呼吸性碱中毒的代偿；CO_2CP 增高，见于代谢性碱中毒和呼吸性酸中毒的代偿。

10. 缓冲碱（buffer base，BB）

（1）参考值：42～54 mmol/L。

（2）临床意义：BB 是指血液中能中和酸性物质（H^+）的负离子总量，主要为 HCO_3^-、蛋白质阴离子和 Hb。BB 增高常为代谢性碱中毒；BB 降低常为代谢性酸中毒。如 AB 正常而 BB 降低，则表示血浆蛋白降低或贫血、失血。

11. 剩余碱（base excess，BE）

（1）参考值：新生儿 –10～–2mmol/L；婴儿 –7～–1mmol/L；儿童 –4～＋2mmol/L；成人 –3～＋3mmol/L。

（2）临床意义

1）增多：代谢性酸中毒 BE 负值减少，代谢性碱中毒 BE 正值增大，呼吸性酸中毒代偿时 BE 正值略增加。

2）减少：BE 负值增大，提示血液中碱性物质不足，见于代谢性酸中毒或代偿后的慢性呼吸性碱中毒。

12. 阴离子隙（anion gap，AG）

（1）参考值：8～16mmol/L。

（2）临床意义

1）增高：见于代谢性酸中毒、糖尿病酮症酸中毒、尿毒症等。大量使用卡比西林或其他阴离子药物，AG 也会增加，但无酸中毒。高血氯性代谢性酸中毒 AG 可正常。

2）减低：见于代谢性碱中毒、低蛋白血症、多发性骨髓瘤、高镁血症、高钙血症和锂中毒等。

思　考　题

1. 即时检测的概念是什么？

2. 肌钙蛋白的临床意义是什么？

3. B 型尿钠肽的临床意义是什么？

4. 网织红细胞的临床意义是什么？

5. 何谓转铁蛋白饱和度，其临床意义是什么？

6. 何谓总铁结合力，其临床意义是什么？

7. 临床上的凝血四项是哪四项，其临床意义是什么？

8. 纤维蛋白（原）降解产物、D-二聚体的临床意义是什么？

9. 临床上常用的急性感染性指标主要包括哪些，其临床意义是什么？

10. 何谓糖耐量试验，其临床意义是什么？

11. 糖化血红蛋白测定的意义是什么？

12. 肝功能检查各项指标的临床意义是什么？

13. 肾功能检查各项指标的临床意义是什么？

14. 血钠、血钾检测的临床意义是什么？

15. 血气分析的临床意义是什么？

第十七章 急 诊 介 入

第一节 介入放射学的定义及急诊介入常见病

介入放射学的基本概念由两部分组成：

1. 以影像诊断和临床诊断为基础，在医学影像设备（DSA、CT、MRI、超声）的引导下，利用简单器材获得病理学、细胞学、生理生化学、细菌学和影像学资料的诊断方法。

2. 在医学影像设备的引导下，结合临床治疗学原理，通过导管、导丝等器材对各种病变进行治疗的一系列技术。介入治疗应用影像技术，扩大了医生的视野，借助导管、导丝延长了医生的双手，它的切口仅有米粒大小，不用切开人体组织，就可治疗许多过去无法治疗、必须手术治疗或内科治疗疗效欠佳的疾病，如肿瘤、血管瘤、各种出血等。介入治疗具有微创、可重复性强、定位准确、高效、并发症少、多种技术联合应用的特点。目前已经成为与传统的内科、外科并列的第三大临床支柱性学科。

急诊介入治疗的病种主要包括：

（1）各种原因导致的急性大出血，包括各种原因导致的鼻咽部、口腔大出血，大咯血，上、下消化道大出血，肝、脾、肾、胰腺等腹腔实质性脏器大出血、子宫大出血、骨盆骨折大出血等。

（2）急性血管管腔闭塞，常见于心脑动脉、颈部动脉、四肢动脉、内脏动脉、肺动脉等急性闭塞，也包括全身各部位静脉的急性闭塞。

（3）急性非血管管腔病变，包括急性梗阻性化脓性胆管炎、气管支气管狭窄、急性肠管狭窄、气管食管瘘等。

第二节 急诊介入的适应证及禁忌证

介入治疗具有微创、高效、可重复性强等特点，尤其对于急性出血性疾病具有立竿见影的效果，对急诊中的急、危、重症患者尤其适用，因此无论急诊科医师或介入科医师，均须熟悉介入治疗的适应证及禁忌证，目的在于：①能为患者拟定最佳治疗方案；②减少并发症的发生，降低死亡率及致残率；③缩短急诊科到导管室的救治时间；④避免医疗风险。

急诊介入的适应证范围在不断扩大。适合介入治疗的常见急症为血管闭塞性疾病开通治疗及出血性疾病介入栓塞治疗，下面介绍常见疾病的适应证及禁忌证。

1. 出血类疾病

（1）适应证

1）急性大出血伴血流动力学障碍者或慢性局部出血者。

2）经药物或内镜等止血治疗效果欠佳或再次出血。

3）不能耐受外科手术、麻醉或外科手术后再次出血患者。

（2）禁忌证：介入治疗禁忌证为相对禁忌证，并非绝对禁忌证，须具体情况具体分析，尤其在处理急危重症时，一切以保护患者最大利益为目的进行临床活动，切勿以偏概全，而且，随着介入仪器及材料的不断更新及发展，介入观念的更新，许多介入治疗的禁忌证范围呈缩小趋势。禁忌证如下：

1）严重的心、脑、肺、肾、肝等功能不全者。

2）严重的凝血功能异常且难以纠正者。

3）介入通路难以建立或穿刺部位感染。

2. 急性血管闭塞类疾病 可分为动脉性及静脉性，动脉性可发生于各个部位，常见于冠状动脉、脑动脉、四肢动脉、腹腔内脏动脉等急性闭塞。急性动脉闭塞介入治疗目的：疏通血管，最大限度地保留供血器官的功能，具体方法有球囊血管成形术、支架血管成形术等。这些方法可分开或者合并使用，基本适用于各类血管闭塞性疾病，具体实施方法根据不同情况予以调整，球囊血管成形术及支架血管成形术为开通闭塞血管常用方法。静脉性闭塞常见于上下肢深静脉、上下腔静脉、内脏静脉、大脑矢状窦等急性闭塞。

（1）球囊血管成形术

1）适应证

a. 动脉粥样硬化及大动脉炎所致的有血流动力学意义的血管狭窄或闭塞。

b. 血管搭桥术后所致的吻合口狭窄或移植血管闭塞。

c. 血管肌纤维发育不良所致的局限性狭窄。

d. 肾动脉血狭窄引起的肾性高血压或肾移植后肾动脉狭窄。

e. 布加综合征，包括下腔静脉膜性或节段性不全梗阻闭塞及肝静脉狭窄、闭塞。

f. 血管移植术前病变血管扩张的辅助措施；缺血造成截肢，术前挽救肢体或减低截肢水平。

g. 血液透析分流通道狭窄。

h. 放射治疗后引起的血管狭窄。

2）禁忌证

a. 严重心、肝、肾功能不全，凝血机制严重异常。

b. 病变部位有动脉瘤形成。

c. 大动脉炎活动期。

d. 长段血管完全性闭塞，伴流出道不通畅。

（2）支架血管成形术

1）适应证

a. 球囊血管成形术后不成功或出现并发症，包括狭窄两端压力差达10mmHg、术后再狭窄、术后内膜撕裂、术后遗留狭窄大于30%以上者。

b. 病变血管粥样硬化严重或累及主动脉壁者。

c. 腔静脉或较大静脉分支的狭窄或闭塞。

d. 人工建立分流通道，如肝内门体分流术。

e. 消除动脉瘤或动脉夹层，起到封闭瘘口、闭合假腔的作用。

2）禁忌证

a. 严重心、肝、肾功能不全，凝血机制严重异常。

b. 病变部位有动脉瘤形成。

c. 大动脉炎活动期。

d. 病变远端流出道不通畅。

e. 对于生长发育未成熟者大部分情况禁用，部分情况慎用（症状性胡桃夹综合征）。

f. 病变位于关节处慎用，如确有植入支架的必要，可选择金属耐疲劳髋关节支架。

第三节 妇产科疾病大出血的介入治疗

妇产科疾病大出血是指各类疾病导致的女性生殖器官出血，出血量超过800ml。出血可来自外阴、阴道、子宫颈和子宫内膜，但以来自子宫者为最多，妇产科疾病大出血常因病情进展迅速、出血量大而危及生命，介入治疗可通过对髂内动脉、子宫动脉的造影明确出血灶，并迅速进行栓塞止血，已被广泛运用于临床。

案例 17-1

患者，女性，26岁。清宫术后大出血1小时入院，既往有剖宫产术史。

患者于1小时前，因子宫瘢痕妊娠8⁺周于当地妇幼保健医院行清宫术时出现子宫大出血，呈鲜红色，出血量约2000ml，予输血、缩宫素、酚磺乙胺、蛇毒血凝酶、阴道纱块填塞等对症处理后，患者阴道仍有流血，遂由当地医院转至本院，急诊科以"瘢痕子宫妊娠清宫术后大出血"收住院。

体格检查：T 36.2℃，P 130次/分，R 22次/分，BP 65/45mmHg，血氧饱和度98%，神志清楚，重度贫血貌，皮肤黏膜苍白，巩膜无黄染，双侧瞳孔等大正圆，直径3.0mm，直接及间接对光反射阳性。腹平坦，腹肌软，全腹无明显压痛及反跳痛，肠鸣音约6次/分，阴道可见纱块填塞；双下肢无水肿；既往史无特殊。

问题：

1. 该病例应选择怎样的介入手术方式？

2. 在急诊介入手术之前，应完善哪些实验室检查？

3. 介入手术后下一步如何治疗？

瘢痕子宫妊娠清宫术后大出血（massive bleeding after curettage of uterus）是指剖宫产术、子宫肌瘤剔除术、子宫穿孔或破裂修复术、子宫成形术等妇产科手术之后，使得子宫形成瘢痕，由于瘢痕组织的脆性及收缩功能欠佳等原因，当瘢痕子宫再次妊娠时，孕囊可着床于瘢痕处，手术清宫时可出现大出血。

【病因与发病机制】

瘢痕子宫妊娠清宫术后大出血的病因尚不明确，可能与剖宫产术后子宫切口愈合不良、瘢痕宽大有关；或局部子宫内膜缺损或术后子宫内膜炎，多次人工流产搔刮宫壁使子宫内膜损伤，受精卵着床种植于瘢痕处；亦可能与孕卵运行过快或发育迟缓有关，因孕卵在通过宫腔时尚未有种植能力，或剖宫产术后峡部瘢痕恢复位于其前壁，影响孕卵着床，因瘢痕组织的脆性，收缩能力差，当孕囊着床于瘢痕附近，在清宫时胚胎剥离子宫就可出现大出血，因此，早期诊断和正确处理至关重要。

【临床表现】

瘢痕子宫妊娠清宫术后大出血的临床表现取决于出血量和出血速度。患者的主要症状是阴道出血，当出血量大时可有心悸、眼前发黑、乏力、全身疲软，甚至出现晕厥。短期内失血量超过 800ml，可出现休克症状。患者焦虑不安、四肢湿冷、脉搏细速、呼吸急促、血压下降。如血细胞比容在 30% 以下，出血量已超过 1000 ml。患者可呈贫血貌、面色苍白、脉搏增快。

案例 17-1 诊疗思路

根据上述病史特点和体格检查，主要检查结果，产科彩超示：子宫瘢痕妊娠，清宫术后明确可见子宫瘢痕处渗血。

【实验室检查】

1. 血常规检查　WBC $15.36×10^9$/L，N 75.4%，Hb 58g/L，PLT $75×10^9$/L。

2. 凝血四项　PT 20.1s，INR 1.85，FIB 0.65g/L，余未见异常。

3. 传染病筛查　未见异常。

4. 产科彩超　子宫瘢痕妊娠，清宫术后明确可见子宫瘢痕处渗血。

【诊断与鉴别诊断】

1. 临床诊断依据　①有剖宫产术、子宫肌瘤剥除术、子宫穿孔或破裂修复术、子宫成形术等手术病史；②行产科彩超见子宫瘢痕及宫腔内妊娠可确诊。

2. 鉴别诊断

（1）宫颈癌出血：宫颈癌是最常见的妇科恶性肿瘤。原位癌高发年龄为 30～35 岁，浸润癌为 45～55 岁，近年来其发病有年轻化的趋势。常以接触后阴道出血及绝经后出血为主要表现，查体时下腹可有压痛，予阴道镜检可见宫颈呈菜花状糜烂，行宫颈环切病理活检可鉴别。

（2）功能失调性子宫出血（dysfunctional uterine bleeding，DUB）：该病简称功血，系指由下丘脑-垂体-卵巢-子宫轴（简称 HPOU）功能失调，而不是由生殖道器质性病变所引起的，以月经失调为特征的异常性子宫出血，常以月经规律紊乱、月经量增多为主要表现，行子宫彩超及诊断性刮宫可鉴别。

案例 17-1 分析总结

1. 患者为年轻女性，有剖宫产术史，清宫术后大出血 1 小时入院。

2. 剖宫术前彩超提示瘢痕子宫及宫腔内妊娠，行清宫术胎盘剥离子宫后可见渗血，可明确诊断。

【治疗】

治疗原则是补充血容量防治失血性休克，完善术前检查后，在局部麻醉下行急诊双侧子宫动脉造影及栓塞术。

双侧子宫动脉栓塞术，具体操作：在 GE3100 数字减影血管造影机监视下，一般选择右侧腹股沟右下 1cm，股动脉搏动最强处，予穿刺针用 Sledinge 穿刺法穿刺右侧股动脉，在导丝交换下置入血管鞘，将子宫动脉导管超选入双侧子宫的供血动脉，造影明确出血后（图 17-1），予明胶海绵颗粒栓塞出血的子宫动脉，复查造影明确再无出血（图 17-2），回收子宫导管，部分患者子宫有髂内血管及股深动脉参与供血，在子宫动脉栓塞结束后，后撤导管，在髂内动脉造影明确参与子宫供血的血管，超选后进行栓塞，如超选困难，可以用大颗粒明胶海绵在双侧髂内动脉主干进行栓塞以彻底止血。股深动脉向子宫供血相对较少，操作难度大，风险高，如供血动脉不大，可以不用栓塞，密切观察即可。拔出穿刺鞘，并予血管压迫器加压包扎右侧股动脉穿刺处，平躺 6 小时。

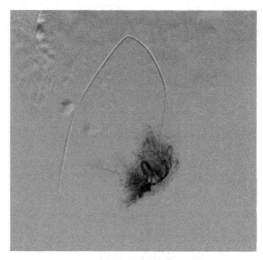

图 17-1　子宫动脉造影可见出血

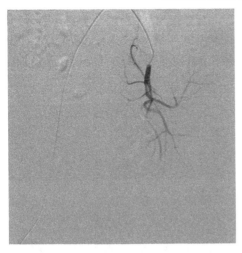

图 17-2 予明胶海绵颗粒栓塞后出血停止

第四节 腹腔脏器创伤大出血的介入治疗

外伤所致脾、肝、肾、胰等腹腔脏器出血，出血量大于 800ml，即可称为大出血，针对这类大出血，介入治疗通过对出血脏器造影，明确出血部位，超选该部位的供血动脉对其进行栓塞，可达到迅速止血的目的。

案例 17-2

患者，男性，17 岁，车祸致腹部疼痛 1 小时入院。

患者于 1 小时前被电动车撞击左腹后出现左腹部剧烈疼痛，伴头晕、乏力、大汗淋漓，无意识障碍，紧急呼叫"120"由转运中心转至急诊科，急诊科以"腹腔脏器破裂"收住院。

体格检查：T 36.3℃，P 128 次/分，R 24 次/分，BP 82/55mmHg，血氧饱和度 98%，急性痛苦面容，面色苍白，中度贫血貌，板状腹，左上腹压痛、反跳痛明显，余腹均有压痛及反跳痛，腹腔穿刺抽出不凝血。

问题：

1. 对于该患者应采取的实验室检查及影像学检查是什么？

2. 若诊断为脾脏破裂出血应选择怎样的介入方式？

3. 选择哪种栓塞材料较为合适？

脾破裂大出血（massive hemorrhage of splenic rupture），脾是腹部内脏最容易受损的器官，腹部闭合性损伤中，脾破裂占 20%～40%；腹部开放性损伤中，脾破裂约占 10%。合并慢性病理性改变的脾脏（如血吸虫病、疟疾、淋巴瘤等）更容易破裂。脾破裂部位较多见于脾上极及膈面，有时在裂口对应部位有下位肋骨骨折存在。破裂如发生在脏面，尤其是邻近脾门者，有撕裂脾蒂的可能。若出现此种情况，出血量往往很大，患者可迅速发生休克，甚至未及抢救已致死亡。

【病因与发病机制】

腹部的开放性损伤及闭合性损伤均可引起脾破裂出血，开放性损伤常由刀刺、枪弹、弹片所引起，闭合性损伤常系坠落、碰撞、冲击、挤压、拳打脚踢等钝性暴力所致。腹部损伤的严重程度、是否涉及内脏、涉及何种内脏器官等情况在很大程度上取决于暴力的强度、速度、着力部位和作用方向等因素。它们还受到解剖特点、内脏原有病理情况和功能状态等内在因素的影响。脾脏因其位置固定，结构脆弱、血供丰富，故受到暴力打击容易导致破裂出血。

【病理】

按病理解剖，脾破裂可分为中央型破裂（破在脾实质深部）、被膜下破裂（破在脾实质周边部分）和真性破裂（破损累及被膜）三种。前两种因被膜完整，出血量受到限制，故临床上并无明显腹腔内出血征象而不易被发现，可形成血肿而最终被吸收。但血肿（特别是被膜下血肿）在某些微弱外力的影响下，可以突然转为真性破裂，导致诊治中措手不及的局面。临床所见脾破裂，约 85% 是真性破裂。

【临床表现】

脾破裂出血的主要临床表现为上腹疼痛、腹膜炎及腹腔内出血，包括面色苍白、脉率加快，严重时脉搏微弱、血压不稳，甚至休克。腹痛呈持续性，一般并不很剧烈，腹膜刺激征也并不严重。体征最明显处一般即是损伤所在。有时可表现为肩部放射痛，当出现脾包膜下破裂可表现为腹部包块。移动性浊音虽然是腹腔内出血的有力证据，但已是晚期体征，对早期诊断帮助不大。

案例 17-2 诊疗思路

根据上述病史特点和体格检查，主要检查结果：腹腔诊断性穿刺抽出不凝血，全腹部 CT 示：脾脏挫裂并腹腔出血。

【实验室检查】

1. 血常规检查 WBC $11.35×10^9$/L，N 75.4%，Hb 72g/L，PLT $120×10^9$/L。

2. 凝血四项 PT 20.1s，INR 1.85，FIB 0.65g/L，余未见异常。

3. 传染病筛查 未见异常。

4. 腹腔诊断性穿刺抽出不凝血。

5. 全腹部 CT 脾脏挫裂并腹腔出血。

【诊断与鉴别诊断】

1. 临床诊断依据 ①有外伤史；②有头晕、乏力、大汗淋漓等失血性休克症状；③查体可见贫血貌、板状腹、压痛、反跳痛；④诊断性腹腔穿刺可抽出不凝血；⑤腹部彩超或 CT 可见脏器挫裂、腹腔出血征象。

2. 鉴别诊断

（1）小肠破裂：当小肠破裂的破口较大时；可在早期即出现剧烈腹痛及板状腹、压痛、反跳痛的典型腹膜炎体征，部分患者可出现气腹，行腹部平片见膈下游离气体可鉴别，腹腔穿刺抽出消化液、食物残渣可帮助鉴别，腹部 CT 可见肠道破裂影像学改变。

（2）自发性腹膜炎：该病多由肝硬化引起，常以腹部胀痛不适为主要表现，查体可有轻压痛、反跳痛等较轻微的腹膜炎体征，腹腔穿刺可抽出清亮的腹腔积液，行腹部 CT 或 B 超可见肝硬化影像学表现来鉴别。

案例 17-2 分析总结

1. 患者左腹有电动车剧烈撞击史，并伴头晕、乏力、大汗淋漓等休克症状。

2. 查体有典型的腹膜炎体征：板状腹，左上腹压痛、反跳痛明显，余腹有压痛及反跳痛；腹腔诊断性穿刺抽出不凝血，全腹部 CT 示：脾脏挫裂并腹腔出血可确诊。

【治疗】

治疗原则同本章第三节，积极抗休克治疗，完善术前检查后，在局部麻醉下行急诊脾动脉造影及栓塞术。

由于脾破裂常合并其他腹腔脏器损伤，因此在必要情况下尚需对其他脏器行造影检查，并酌情栓塞止血。

脾动脉造影及栓塞术具体操作：术前 0.5 小时静脉滴注二代或三代头孢抗生素预防感染，在 GE 3100 数字减影血管造影机监视下，用 Sledinge 穿刺法穿刺右侧股动脉（具体见本章第三节），置入动脉鞘。在导丝配合下送 Yashiro 导管于脾动脉，先予庆大霉素 16 万单位灌注，造影明确脾脏出血动脉（图 17-3），根据脾出血的部位选择脾动脉主干或脾段动脉栓塞，脾门附近或脾实质内广泛出血，以栓塞脾动脉主干为宜，通常选用 6～8mm 的弹簧圈。脾脏局部出血，则

以脾段动脉栓塞为主，栓塞及为明胶海绵颗粒、条或 PVA 颗粒栓塞后复查造影明确无出血后（图 17-4），回收导管，拔出穿刺鞘，并予血管压迫器加压包扎右侧股动脉穿刺处，平躺 6 小时。

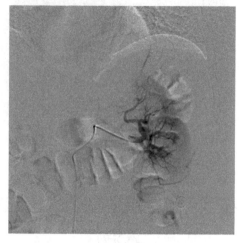

图 17-3 脾动脉造影可见多发出血

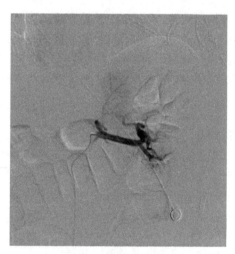

图 17-4 予明胶海绵颗粒栓塞后出血停止

第五节 急性动脉闭塞性疾病的介入治疗

案例 17-3

患者，男性，56 岁，以"右下肢疼痛、冰冷、跛行 2 小时"为主诉入院。患者于 2 小时前运动后突发右下肢刺痛，程度剧烈，以小腿段为主，可放射至踝关节处，活动及抬高下肢后加重，伴患肢冰冷及跛行，最远行走距离约 5m，发病时曾有一过性心悸，2 分钟后缓解，无发热、畏寒、胸闷、气促、咳嗽、咳痰、意识障碍、昏迷等不适，家属

给予按摩及活络油外用处理后症状无明显缓解，遂拨打"120"后急送至本院急诊科就诊。

查体：T 37.1℃，P 100 次/分，R 21 次/分，BP 145/90 mmHg，SpO_2 99%。急性痛苦面容，神志清楚，营养中等，平车送入院，双侧瞳孔等大、等圆，直径 3.0mm，对光反射阳性，胸廓无畸形，双肺叩诊过清音，呼吸音粗，肺肝界于右锁骨中线第 6 肋间，双肺未闻干、湿啰音。心界稍扩大，心律绝对不齐，心率 130 次/分，三尖瓣听诊区可闻及吹风样杂音。腹软，无压痛、反跳痛及肌紧张，肝脾肋下不触及。双下肢无畸形，右下肢膝关节以下皮肤苍白、发绀，皮温低，左侧股动脉、腘动脉及胫前动脉可触及搏动，右侧股动脉搏动可触及，腘动脉及胫前动脉搏动消失，右膝关节以下轻度压痛，右下肢自主活动受限，余肢体肌力 5 级，病理征未引出。

既往史及个人史：5 年前发现患有心房颤动，未治疗。高血压病史 2 年，血压最高达 180/100mmHg，服用硝苯地平缓释片 10mg b.i.d 降压，血压控制在 130～140/80～90 mmHg。发现 2 型糖尿病 1 年，未治疗及监测血糖情况。否认冠心病、乙型肝炎、结核病病史。否认药物过敏史，吸烟史 20 年，约 15 支/天，无饮酒史。

实验室及辅助检查：

血常规：WBC $10.46×10^9$/L，St 82.4%，Hb 121g/L，PLT $276×10^9$/L。

凝血四项：PT 11.6s，APTT 27.9s，FIB 4.05g/L，余未见异常。

双下肢血管彩超：双下肢动脉多发粥样硬化并狭窄，右侧腘动脉管腔内可见一范围约 15mm×5mm 的中强回声团，考虑血栓形成，CDFI 显示未探及明显血流信号，远端管腔内血流信号消失。

问题：

1. 试述下肢动脉闭塞的病因。

2. 试述下肢动脉闭塞的分期、分级。

3. 急诊应如何处理该患者？

【病因与发病机制】

急性动脉闭塞性疾病多数是由于动脉粥样硬化、糖尿病、高血压等，导致动脉内膜病变，管腔狭窄而血流减少，出现相应临床症状的疾病。可发生于全身各个动脉，吸烟、高血压、糖尿病、血管炎、心房颤动为高危因素，急诊中常见冠状动脉急性闭塞出现心肌梗死和下肢动脉急性闭塞出现下肢缺血坏死，该类疾病发展速度快，能否及时将闭塞血管开通是急救的

关键，与患者预后有着十分密切的关系。

【临床表现】

以下肢动脉急性闭塞为例，主要症状和体征为跛行、疼痛、发热、发绀、下肢冰冷、动脉搏动消失，如时间窗内仍未解除梗阻，可进一步发生患肢溃疡、感染及坏疽，导致菌血症、败血症或感染性休克。

【分型】

下肢动脉急性闭塞分型见表 17-1。

表 17-1 下肢动脉急性闭塞分型

Fontaine 分类	临床表现	Rutherford 分期	Rutherford 分类	临床表现
I	无症状	0	0	无症状
IIa	轻度跛行	I	1	轻度跛行
IIb	中到重度跛行	I	2	中度跛行
		I	3	重度跛行
III	缺血性静息痛	II	4	缺血性静息痛
IV	溃疡或坏疽	III	5	轻度组织坏死
		IV	6	溃疡或坏疽

案例 17-3 诊疗思路

根据上述病史特点和体格检查，主要检查结果：右侧腘动脉管腔内可见一范围约 15mm×5mm 的中强回声团，考虑血栓形成，CDFI 显示未探及明显血流信号，远端管腔内血流信号消失。

【实验室检查】

1. 下肢动脉彩超 为最常用的排查方式，超声可显示血管呈不规则扭曲，内膜粗糙，管壁增厚，管腔呈不规则狭窄、局部扩张或侧支循环形成粥样硬化表现，回声增强可考虑血栓形成，CDFI 显示未探及明显血流信号，远端管腔内血流信号消失。

2. CT/MR 血管成像（CT/MR angiography，CTA/MRA） 在 CT/MR 设备的基础上，通过注射造影剂，使动脉与周围组织形成对比，后期通过计算机图像三维重建处理，可清楚地显示出血管形态、走行、管壁钙化、斑块及狭窄程度，可提供较为直观的信息。

3. 数字减影血管造影（digital subtraction angiography，DSA） 为有创检查，是血管病变诊断的金标准，通过动脉植入动脉鞘，将导管放置于靶血管的近心端，注入造影剂后，可更为直观地显示出血管的走行及病变范围，是介入治疗前必做的项目。

【诊断与鉴别诊断】

1. 临床诊断依据 ①有跛行、疼痛、发热、发绀、下肢冰冷等症状；②并发患肢溃疡、感染及坏疽；③查体发现患处冰凉或远端动脉搏动消失；④有吸

烟、高血压、糖尿病等高危因素；⑤行彩超、CTA/MRA、血管造影发现血管闭塞。

2. 鉴别诊断

（1）下肢丹毒：为感染性疾病，致病菌为溶血性链球菌，有红、肿、热、痛等症状，血常规检查可见白细胞及中性粒细胞增高，病变处可培养出细菌，影像学或超声检查无血管狭窄表现，抗生素治疗有效。

（2）腰椎间盘突出症：为椎间盘后突压迫椎管神经产生下肢疼痛、麻木等症状，常沿坐骨神经放射，严重时有跛行、行走障碍等临床表现，查体可见直腿抬高试验及坐骨神经牵拉试验阳性，腰椎 CT/MR 可明确诊断。

> **案例 17-3 分析总结**
>
> 1. 患者中年男性，右下肢疼痛、冰冷、跛行 2 小时。
>
> 2. 有心房颤动、高血压、糖尿病及吸烟等高危因素。
>
> 右下肢膝关节以下皮肤苍白、发绀，皮温低，左侧股动脉、腘动脉及胫前动脉可触及搏动；右侧股动脉搏动可触及，腘动脉及胫前动脉搏动消失，右膝关节以下轻度压痛，右下肢自主活动受限。
>
> 彩超报告：右侧腘动脉管腔内可见一范围约 15mm×5mm 的中强回声团，考虑血栓形成。
>
> 考虑诊断：①双下肢动脉粥样硬化性闭塞症　右腘动脉急性闭塞；②高血压病 3 级　极高危；③2 型糖尿病；④心房颤动。

【治疗】

1. 一般处理　下肢动脉急性闭塞为缺血缺氧类疾病，应给予休息，保持周围环境安静、头高足低位、高流量吸氧等，避免增加患者耗氧而加重病情。

2. 抗血小板聚集　动脉血栓主要由血小板聚集形成，抗血小板药物可有效防止血栓进一步形成，急性期应加大用量，并行双联抗血小板治疗，推荐阿司匹林肠溶片 300mg＋氢氯吡格雷片 300mg 负荷量嚼服，此后为阿司匹林肠溶片 100mg＋氢氯吡格雷片 75mg 口服，但需要注意应激性消化道溃疡的发生。

3. 抗凝　低分子肝素钠能协同预防血栓形成，可抑制纤维蛋白原形成血栓，推荐 3000～5000U 皮下注射，具体剂量要按照患者年龄、体重等因素全方位考虑。

4. 降血脂　根据患者血脂检测结果可选择他汀类或贝特类降脂药物，该类药物能降低血液黏稠度，防止动脉斑块形成。

5. 改善循环、扩张血管　可静脉选用钙通道阻滞剂防止血管痉挛或改善循环类中成药，以增加患肢血供。

6. 完善相关检查　包括术前检查，如三大常规、肝肾功能、血糖、血脂、电解质、凝血功能、传染病筛查组套、胸片、心电图等，有条件的医院应行 CTA、MRA、DSA 等检查，对明确病变的长度、范围、有无侧支循环及有无远端流出道，对拟定下一步治疗方案有重要的指导依据，且该患者存在心房颤动，应行心脏彩超了解有无心脏附壁血栓形成、瓣膜狭窄或关闭不全，对是否可溶栓治疗或长期抗凝起重要参考作用。

7. 开通闭塞血管　下肢动脉急性闭塞为常见急症，需尽早解除梗阻，如出现患肢完全坏死，为不可逆改变，需外科手术切除。介入治疗可经血管腔内直达病灶处，具有创伤小、效果佳等特点，对于血管闭塞类疾病尤为适用，可作为首选方案，方法如下：

（1）药物溶栓：尽管对于急性肢体缺血不主张静脉溶栓，但经导管动脉直接溶栓疗法对于Ⅰ、Ⅱa 级的缺血是有效的。同开放式手术相比，这种方法更无创、发病率和死亡率更低，还可以减低再灌注损伤的风险。目前在临床上常用的溶栓剂为尿激酶复合物、组织型纤溶酶原激活剂（rt-PA）、瑞替普酶（r-PA）。溶栓方案的选择取决于缺血的部位、解剖结构及患者的基础疾病，但需要注意药物禁忌证，溶栓需与普通肝素或者低分子肝素抗凝联合使用才能达到最佳治疗效果。

（2）经皮机械血栓切除术：绝大多数经皮机械血栓切除术装置的目的是创造一种涡流，将血栓分解成碎片，并将碎片先移除。经皮机械血栓切除术的效果取决于血栓形成的时间：新鲜血栓能够被有效移除，相反，陈旧、机化血栓的治疗效果不佳。

（3）球囊血管成形术：利用导丝开通闭塞段血管，引导球囊导管放置于闭塞处，经压力泵将其球囊扩张闭塞血管，使管腔扩大，恢复血供。

（4）支架血管成形术：一种网状编织管腔空心金属结构，放置于血管内可持续支撑血管防止回缩狭窄，主要运用于球囊血管成形术后不成功或出现并发症，包括狭窄两端压力差达 10mmHg、术后再狭窄、术后内膜撕裂、术后遗留狭窄大于 30% 以上者。

第六节　恶性梗阻性黄疸介入治疗

> **案例 17-4**
>
> 患者，男性，64 岁。主诉：上腹部疼痛伴黄

疸半月余。

现病史：患者半个月前无明显诱因出现上腹部疼痛，呈阵发性绞痛，伴有皮肤巩膜黄染，无恶心、呕吐，无解黑便，无头痛，无畏寒、发热，无胸闷、胸痛等不适。曾在当地医院住院治疗，行磁共振胆道平扫＋MRCP 示胆总管（胰头段）梗阻（外压性?），并予抗感染、降黄疸等对症支持处理后未见好转。1 天前出现寒战、发热，体温高达 40℃，为求进一步诊治，遂转来就诊，门诊拟以"梗阻性黄疸"收入院。

既往史：自诉有高血压病史约 2 年（具体不详），未监测血压及治疗；1 年前因胃癌行胃部分切除术。

个人史：无烟酒等不良嗜好。

家庭史：家庭成员无类似疾病记载。

体格检查：T 36.8℃，P 97 次/分，R 20 次/分，BP 98/55mmHg。神志清楚，急性痛苦病容，表情淡漠，全身皮肤、巩膜黄染。双肺叩诊无异常，听诊未闻及干、湿啰音。心界不大，心律齐，心率 97 次/分，各瓣膜区无杂音。腹正中可见一长约 16cm 陈旧性手术切口瘢痕，墨菲征阳性，余腹部未及压痛及反跳痛，肝肋下 4cm 可触及，脾肋下未触及，肠鸣音正常，双下肢无水肿。

辅助检查：血常规示 WBC $23.79 \times 10^9/L$，N 92.6%，TBIL 654.3μmol/L，DBIL 534.1μmol/L，IBIL 120.2μmol/L。

肝胆脾胰 CT 平扫示胃癌术后改变，未见明确肿瘤复发征象。

问题：

1. 根据上述临床表现，考虑什么疾病?

2. 应完善哪些辅助检查?

3. 如何治疗?

恶性梗阻性黄疸（malignant obstructive jaundice）是由于胆道恶性肿瘤或其他多种恶性肿瘤侵犯或压迫肝内外胆管阻塞，引起梗阻性黄疸的一组综合征。临床表现有皮肤巩膜黄染、皮肤瘙痒、尿液深黄、陶土色大便、食欲下降、畏寒发热等。常见恶性梗阻性黄疸的病因：胆管癌、胰头癌、原发性肝癌、壶腹周围癌、胆囊癌、肝转移瘤等。实验室检查提示总胆红素升高，并以结合胆红素升高为主；影像学检查腹部超声、MRCP、肝脏增强 CT、经皮肝穿刺胆道造影提示肝内和（或）肝外胆管扩张并排除胆管结石等良性病变所致；临床上常因病变生长部位较高、病变较晚期或高龄合并其他疾病，不能通过外科手术切除肿瘤来缓解黄疸。需行姑息性介入治疗，经皮肝穿刺胆汁外引流、内引流、内外引流、支架置入等缓解黄疸症状。

【病因与发病机制】

胆汁淤积可分为肝内性和肝外性。肝内性见于肝内胆管泥沙样结石、癌栓、寄生虫病等，以及毛细胆管型病毒性肝炎、药物性胆汁淤积、原发性胆汁性肝硬化、妊娠期复发性黄疸等。肝外性胆汁淤积可由胆总管结石、狭窄、炎性水肿、肿瘤及蛔虫等阻塞所引起。由于胆道阻塞、胆管扩张，导致小胆管与毛细胆管破裂，胆汁中的胆红素反流入血。此外，由于胆汁分泌功能障碍、毛细胆管的通透性增加，胆汁浓缩而流量减少，导致胆道内胆盐沉淀与胆栓形成。

分型：溶血性黄疸、肝细胞性黄疸、阻塞性黄疸（胆汁淤积性黄疸）。

【临床表现】

（1）皮肤、巩膜等组织的黄染，黄疸加深时，尿、痰、泪液及汗液也被黄染，唾液一般不变色。

（2）尿和粪的色泽改变。

（3）消化道症状，常有腹胀、腹痛、食欲不振、恶心、呕吐、腹泻或便秘等症状。

（4）胆盐血症的表现，主要症状有皮肤瘙痒、心动过缓、腹胀、脂肪泻、夜盲症、乏力、精神萎靡和头痛等。

案例 17-4 诊疗思路：

根据上述病史特点和体格检查结合辅助检查，肝胆脾胰 CT 平扫示胃癌术后改变，未见明确肿瘤复发征象。磁共振胆道平扫＋MRCP 示胆总管（胰头段）梗阻（外压性?）

根据上述病史特征及检查考虑恶性梗阻性黄疸，需要进一步完善凝血四项、传染病筛查、肿瘤标志物、尿液分析、类便常规＋OB、心电图、胸部正位片的检查，评估病情，做好术前准备。

【实验室检查】

1. 实验室检查 血清总胆红素（TBIL）及直接胆红素（DBIL）所占比例（DBIL/TBIL）更具重要价值。DBIL/TBIL 检查必须＞60%～80%，至少＞50% 才能确诊为梗阻性黄疸。

2. 影像学检查 有助于明确梗阻部位、范围、病因、有无继发病变（肝内）等。但多种检查应分先后主次，否则造成浪费。B超检查：应作为首选。优点：无创、可重复；PTC 和（或）CP：肝内外胆管扩张为适应证。内镜技术开展后，ERCP 较 PTC 应用多。CT 或 MRI（MRCP）检查：价格较高，非首选。

据可疑部位分层扫描以进一步明确侵犯范围。

【诊断与鉴别诊断】

1. 临床诊断依据　梗阻性黄疸的主要依据为黄疸＋胆管扩张（DBIL/TBIL 必须＞60%～80%，至少＞50%才能确诊为梗阻性黄疸）。可以引发梗阻性黄疸的病变器官有肝脏、胆囊、胆管、十二指肠及胰腺。引起梗阻性黄疸的疾病有炎症、结石、良恶性肿瘤、寄生虫及先天性疾病等。

（1）B 型超声：因为无创易行，可作为首选，可确定梗阻部位及性质，尤其适用于肝脏及上段胆管疾病的诊断。

（2）CT：可确定梗阻的部位、性质及病变范围。

（3）磁共振：除能确定局部病变性质外，还可以行胆道成像，整体观察胆道系统。

（4）PTC：适用于上段及肝内胆管梗阻的诊断。

（5）ERCP：适用于下段胆管及胰腺、壶腹、十二指肠病变的诊断。

（6）十二指肠低张造影：适用于十二指肠、胰头、壶腹疾病的诊断。

2. 鉴别诊断

（1）溶血性黄疸

1）可有引起溶血的有关病史，如输血、用药、感染及家庭史（遗传因素）等。

2）急性大量溶血或溶血危象时起病急骤，出现剧烈溶血反应，如寒战、高热、呕吐、腹痛、头痛和全身不适、乏力，甚至出现休克、昏迷、严重贫血和黄疸及急性肾衰竭等。

3）慢性少量溶血时，症状多轻微，可有面色苍白、乏力等贫血症状，黄疸较不明显。脾脏有不同程度肿大，肝大亦不少见。

4）胆色素检查：除溶血危象可有深度黄疸外，血清总胆红素常＜85μmol/L（5mg/dl），其中非结合胆红素占 80%以上。尿中尿胆原呈弱阳性，胆红素呈阴性；24 小时尿胆原多明显升高，大量溶血时可达1000mg 以上。粪中尿胆原也升高，24 小时排泄量大于 300mg，也有高达 1000mg 以上。

5）血液学检查：除贫血外，周围血中网织红细胞增加（常在 5%～20%，偶达 90%以上），有多染性红细胞出现。骨髓检查也显示有核红细胞增生等代偿性改变。

6）其他试验：自身免疫性溶血时，抗人体球蛋白（Coombs）试验阳性。阵发性睡眠性血红蛋白尿时，酸溶血（Ham）试验阳性。急性大量溶血时可有血红蛋白尿；含铁血黄素尿则多见于慢性血红蛋白尿，尤其是阵发性睡眠性血红蛋白尿。

病毒性肝炎者黄疸的出现多较缓慢，甲型肝炎多在退热时开始出现黄疸；胆石症者其黄疸常呈间歇性发作；肝癌患者的黄疸多呈缓慢、逐渐发生而暴发性肝衰竭者，其黄疸常急骤加深；胰头癌的黄疸常呈进行性加深。

（2）肝细胞性黄疸

1）如由急性肝炎引起者，患者多有发热、乏力、食欲减退、肝区痛等症状，肝大，有明显压痛。慢性肝炎的肝脏质地增加，压痛多不显著。肝硬化患者多较瘦，皮肤黝黑，可有蜘蛛痣，腹壁或有静脉曲张，肝脏可不大、质偏硬，且常无压痛，脾可肿大；晚期常有腹水，且有出血倾向、肾功能损害，甚至出现肝性脑病。

2）血清胆红素检查：血清总胆红素一般不超过170μmol/L（10mg/dl），其中结合胆红素常增高，占30%以上。

3）尿二胆试验：尿中胆红素阳性，由于肝肠循环失常，来自肠道的尿胆原不能在肝内氧化后再排至肠道，可经血液循环而由肾脏排出，所以尿中尿胆原呈阳性。急性肝炎早期（如黄疸前期），肝内毛细胆管受肿胀的肝细胞压迫，影响胆红素排至肠道，尿中尿胆原及尿胆素可能暂时呈阴性，一般为时 1 周左右。肝内胆汁淤积时，肝细胞排泄胆红素的能力减退，尿中尿胆原常减少或缺如。

4）粪便检查：肝内胆淤或梗阻时，粪中尿胆原减少，粪色较浅甚至也可出现陶土色粪便。

5）其他肝功能试验：肝细胞性黄疸时，下列试验多不正常：①血清转氨酶升高；②血浆凝血酶原时间延长，这和肝细胞制造与维生素 K 有关的凝血因子发生障碍有关，维生素 K 常不能纠正；③严重肝脏损害时，血浆胆固醇、胆固醇酯及血清胆碱酯酶均可下降；④血清碱性磷酸酶活力大多正常，肝内胆汁淤积时间增加；⑤血浆前白蛋白（prealbumin）和白蛋白下降，血清球蛋白上升，白/球比例失调；胆汁性肝硬化时，α、β 和球蛋白常明显上升。

6）免疫学检查：免疫荧光法测定线粒体抗体，有助于原发性胆汁性肝硬化的诊断。检测各型肝炎病毒血清学标志有助于病毒性肝炎的诊断。血清甲胎蛋白（AFP）对原发性肝癌的诊断也有参考价值。

7）肝活组织检查：对弥漫性肝病引起的黄疸有病因诊断的意义，如病毒性肝炎、肝硬化、脂肪肝及肝内胆汁淤积等疾病。除光学显微镜外尚可进行电子显微镜检查，以及荧光免疫法、免疫组化和肝组织酶类超微量测定等。

8）肝区放射性核素扫描、B 超和 CT 显像技术对肝内占位性病变的诊断有帮助。

（3）先天性非溶血性黄疸（Gilbert 综合征）：是一组综合的病症，为非溶血性、非结合性胆红素血症所致的黄疸。先天性患者家族中有 25%～50% 的人有此病，为常染色体显性遗传病。严格意义来说，该病为非溶血性、非结合性高胆红素血症，而血清胆酸正常，肝功能正常。

案例 17-4 分析总结

患者老年男性，因腹部疼痛伴黄疸半个月入院，伴有畏寒、发热，经抗感染、降黄疸未见好转。有胃癌行胃部分切除术史。查体：急性痛苦病容，表情淡漠，全身皮肤巩膜黄染。辅助检查：血常规示 WBC 23.79×10⁹/L，N 92.6%，TBIL 654.3μmol/L，DBIL 534.1μmol/L，IBIL 120.2μmol/L。肝胆脾胰 CT 平扫示胃癌术后改变，未见明确肿瘤复发征象。磁共振胆道平扫＋MRCP 示胆总管（胰头段）梗阻（外压性？），当然胆道造影及介入治疗后黄疸减轻，更加验证诊断的正确性。

【治疗】

无介入禁忌证，给予患者经皮肝穿刺胆道外引流术（图 17-5），术后胆汁引流顺畅，症状缓解，复查肝功能见胆红素明显减少。

同时给予抗感染、护肝护肾等对症支持处理，必要时使用止痛剂，记录胆汁引流量及性状，患者黄疸症状解除后可于梗阻部位植入支架。目前胆道采用自膨式支架，直径 8～10mm，选择的长度应较狭窄长度长 2cm 以上。

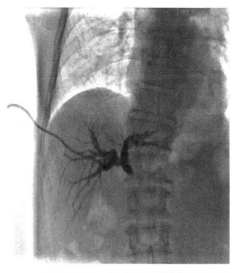

图 17-5　右胆道梗阻，经皮肝穿刺留置胆道引流管

【预后】

本病预后甚差，在症状出现后平均生存时间约 1 年，死亡率极高。

思 考 题

1. 介入栓塞子宫动脉是否会导致不孕不育？
2. 介入栓塞子宫动脉的并发症有哪些？
3. 介入栓塞子宫动脉的并发症应如何处理？
4. 脾动脉栓塞后的并发症有哪些？
5. 脾动脉栓塞后的并发症应如何处理？
6. 介入治疗下肢动脉闭塞有何优势？
7. 如何防止介入治疗后血管再狭窄？
8. 试述黄疸的定义。
9. 试述恶性梗阻性黄疸的治疗方法。

第十八章　急诊医技技能

第一节　气管插管与气管切开术

一、气管插管

案例 18-1

患者，男性，58 岁。因胸闷气喘 1 月余，1 小时前突然意识丧失，呼之不应入急诊科，患者既往有慢性支气管炎病史，反复咳嗽、咳痰 30 余年。

体格检查：T 36℃，P 115 次/分，R 28 次/分，BP 100/74mmHg，SpO$_2$ 82%，口唇发绀。患者呼吸急促，肺部听诊大量痰鸣音。

辅助检查：胸片检查提示"肺部感染"；血气分析示 PaCO$_2$ 102mmHg，PaO$_2$ 55 mmHg。

问题：

判断病情后，该患者最紧急的急救操作是什么？

气管插管术（endotracheal intubation，EI）是一种将特制的气管内导管经声门置入气管的技术。这一技术能为气道通畅、通气供氧、呼吸道吸引和防止误吸等提供最佳条件。优点：①开放气道，确保通气的进行和潮气量的给入，即完成了气管开放和通气两个最关键的功能，保证了氧的供应途径；②保护气管，减少误吸的可能；③提供气管内给药的途径；④有利于直接进行气管内吸引。因此，每个从事急诊及相关领域工作的医师均应熟练掌握此项技术，而每个担负急救任务的单位和场所，如救护站、急诊科、ICU 等均应备好急诊插管的相应设备，以供急用。

（一）气管插管的适应证

1. 患者自主呼吸突然停止，需紧急建立人工气道进行机械通气。

2. 严重呼吸衰竭，不能满足机体通气和供氧需要，而需机械通气者。

3. 咳嗽反射弱，气道分泌物清除力不够，胃内容物反流、消化道出血，随时有误吸可能者。

4. 存在上呼吸道损伤、狭窄、气管食管瘘等影响正常通气者。

5. 其他需要进行气道干预的情况。

（二）气管插管的设备

1. 喉镜　供窥视咽喉区、显露声门和明视插管用。其镜片一般有直型、弯型两种。弯型镜片对咽喉组织刺激小、操作方便、易于显露声门和便于气管插管；但在婴幼儿，会厌长而大，或者在会厌宽而短的成人，使用直型喉镜片更便于直接挑起会厌而暴露声门。在急诊插管盒内，应备齐各种型号的直、弯型喉镜片，供不同病例选用。

2. 气管导管　目前多采用聚氯乙烯气管导管，应备齐各种型号的气管导管，供婴幼儿和成人患者使用。一般 8 岁以下儿童选用无气囊气管导管，以免导管内径过小而增加通气阻力。大龄儿童和成人患者均应使用带气囊的导管，因为气囊充气后能有效防止漏气和口咽腔分泌物流至下呼吸道，而且也可减少导管对气管黏膜的直接损伤。气管导管气囊以低压大容量型为好，因高压型气囊更易对气管黏膜的血液循环造成障碍，导致局部缺血和坏死等并发症。无论在成人或儿童患者，实施气管插管前应预先选择好导管型号，还要备好相近号码的大、小导管各一支，以便需要时换用。管芯可使软质气管导管弯曲成所期望的弧度。恰当使用管芯，在某些少见病例，如颈短、声门的解剖位置偏前或张口受限而无法明视声门的患者，可将导管前段弯成"鱼钩"状，有利于经试探后将导管送入声门。正确使用插管钳或导管钩可提高鼻插管成功率。此外，在已置入气管导管的患者需插鼻胃管时，也常借助插管钳和喉镜进行操作。

3. 可视喉镜　可在明视的情况下，指导气管插管。具体类型有 Glidescope、Trueview 等。

4. 其他设备　金属导丝、注射器、导管衔接管或接头、牙垫、插管钳或导管钩、润滑剂、吸引管、表面麻醉喷雾器、固定胶布及口咽通气导管、面罩和简易呼吸器等。

（三）气管插管技术

1. 经口气管插管技术

（1）准备并检查气管插管盒呼吸支持用具：①适当号码的气管导管 2～3 支，进行导管套囊充、放气试验，然后在导管前端涂上润滑剂备用。②大小合适的咽喉镜一套。中号弯镜片适用于多数成人，但也应备有大号弯镜片和直镜片，供必要时换用；儿童多半选用小号弯镜片，婴幼儿和新生儿宜选择小号直镜片。临床前必须通电测试镜片上的照明灯泡发光是否足够明亮和稳定。③表面麻醉喷雾器、喷雾球管（专供气管内喷药表面麻醉用）和局部麻醉药，如 1%丁卡因或 2%～4%利多卡因液注射，供清醒患者或气道反射活跃患者咽喉和气管黏膜麻醉之用。④导丝一根，牙垫一只。⑤吸引管吸引设备，以便及时清理呼吸道。⑥呼吸支持设备，如面罩、简易呼吸器、呼吸机或麻醉机及供氧设备。用前需行通气试验，确保其工作正常。

（2）操作步骤：①患者仰卧，枕部适度抬高，头后仰，使口、咽和喉三条轴线尽量处于一条直线上。②操作前尽可能用面罩和麻醉机进行辅助通气（最好使用纯氧）1～2 分钟。改善缺氧和二氧化碳蓄积状态。③术者站于患者头侧，以右手开放患者气道。④左手紧握喉镜柄，镜片经患者右侧口角置入，同时将舌体推向左侧，以免影响视野。⑤右手下推患者前额，使头适度后仰，将镜片移向中线，并轻轻向前推进，暴露悬雍垂、咽腔和会厌。⑥实施喉及气管表面黏膜麻醉。⑦暴露杓状软骨、声带及声门。若用弯型镜片，则将镜片头置于会厌骨（舌根与会厌交界处），上提喉镜，间接挑起会厌，暴露声门。⑧右手持气管导管，按弧形线路经口送入咽腔，在明视下通过声门插入气管。⑨放置牙垫，取出喉镜。⑩进行气管通气试验，听诊双肺，或者 ETCO₂ 分压测定。确认导管位于气管内，且两侧肺呼吸音对称后，用胶布固定导管和牙垫，连接呼吸器实行呼吸支持。

2. 经鼻气管插管技术　经鼻气管插管虽有将鼻腔内细菌带入下呼吸道的危险，但在某些下颌活动受限、张口困难或不可能将头部后仰（颈椎骨折）的情况下，需要经鼻气管插管。患者易于耐受经鼻导管，故经鼻插管尤其适用于需长期插管呼吸支持的患者。

插管前先检查并选择畅通的鼻孔，最好是右侧，向患者（尤其是清醒者）的鼻孔内滴入或喷入少量血管收缩药，如麻黄素、苯肾上腺素，以收缩鼻腔内血管，减少插管出血；对于清醒患者，应再滴入适量局部麻醉药，如1%丁卡因以减轻不适。施行咽、喉及气管表面麻醉后，选择合适导管，充分润滑，从外鼻孔插入鼻腔。取与腭板平行，最好是导管的斜面对向鼻中隔，在枕部稍抬高并使头中度后仰的体位下轻推导管越过鼻咽角。若患者可张口，则可借助于喉镜在明视下用插管钳或插管钩将导管头部引至正确部位后插入声门。在盲视下鼻插管时，可捻转导管使其尖端左右转向，或可将患者头适当左、右侧偏改变导管前进方向，趁吸气时及时将导管向前推进。若听到气流或咳嗽，则表明导管已经进入声门。确认导管位于气管内后再用胶布固定导管，连接呼吸器进行呼吸支持。

3. 气管插管的并发症

（1）损伤：常见有口腔、舌、咽喉部的损伤、出血，牙齿脱落及喉水肿。其中初学者插管最常见的

误是用喉镜冲撞上门牙（中切牙），并以此为杠杆，从而导致牙齿的缺损。

（2）误吸：由于上呼吸道的插管和手法操作，多能引起呕吐和胃内容物误吸，可用 Sollilk 手法，即后压环状软骨，从而压迫食管，避免胃内容物反流和误吸。

（3）缺氧：通常每次插管操作时间不应超过 30s，极限是 45s。

（4）插管位置不当：由于操作不当，导管误插入食管内。

（5）喉痉挛：喉痉挛是插管严重并发症，可导致缺氧加重，甚至心搏骤停。此时使用肌肉松弛药或镇静药可缓解此反应，必要时立即行环甲膜穿刺或气管切开。

（6）插管过深：进入一侧主支气管，导致单肺通气，产生低氧血症。

（7）预防：为避免上述并发症出现，建议：①操作者应有熟练的插管技术；②心搏骤停者应立即行气管插管，避免胃扩张误吸；③如喉镜无法使用或 30s 内插管未成功，立即给予 100%纯氧，并采用其他通气方式，随后再试；④会厌处按压环状软骨，减少胃扩张和反流误吸；⑤采用高容量低压气管导管气囊，气囊内压保持在 0.245～0.343kPa（25～35mmH₂O），<0.245kPa（25mmH₂O）不足以防止误吸，>0.44kPa（45mmH₂O）则导致管壁黏膜缺血。

4. 逆行气管插管术　这是相对常规气管插管术而言，指先行环甲膜穿刺，将导丝经环甲膜送入气管，通过喉部到达咽部，由口腔或鼻腔引出，再将气管导管沿导丝插入气管。清醒、麻醉患者均可实施。根据逆行气管插管的原理，可选用不同材质的替代品作导丝。

适应证：由于上呼吸道解剖因素或病理条件，无法看到声带甚至会厌，无法完成经口或经鼻气管插管者。

禁忌证：甲状腺肿大如甲状腺功能亢进或者甲状腺癌，无法张口，穿刺点肿胀或感染，凝血功能障碍，患者不合作又无法控制。此方法要求低，一次成功率高，插管过程中缺氧时间短。

案例 18-1 分析总结

根据病史中有慢性支气管炎病史，反复咳嗽、咳痰 30 余年。体格检查显示心率和呼吸频率加快，血氧饱和度下降，口唇发绀。患者呼吸急促，肺部听诊大量痰鸣音。应尽快经口、气管插管，及时有效地建立起呼吸通道。

二、气管切开术

案例 18-2

患者，男性，51 岁。患者于 5 小时前无明显诱因出现头痛，呈持续性胀痛，以前额部为主，言语含糊不清，呼唤可睁眼，右侧肢体无力，当时监测血压 180/110mmHg，半小时前出现意识丧失，呼之不应，由家人拨打"120"后送入院。

既往有高血压病史 5 年余，未规律监测及控制血压。

体格检查：T 36.5℃，P 58 次/分，R 20 次/分，BP 148/87mmHg。浅昏迷，GCS 评分为 8 分，双侧瞳孔直径为 3mm，对光反射均灵敏，颈项强直，双肺呼吸音粗，右侧 Babinski 征阳性。

辅助检查：颅脑 CT 提示左侧基底核区脑出血破入脑室，出血量约 55ml；蛛网膜下腔少量出血。

患者经神经外科医生会诊后转入神经外科监护室，患者具有手术指征，拟急诊在全麻下行小骨窗开颅左侧基底核区脑出血血肿清除术，考虑患者病情严重、病程较长，为保证呼吸道通畅，即行气管切开术。

问题：

气管切开术的注意事项有哪些？

气管切开术（tracheotomy）是一种切开颈段气管前壁并插入气管套管，使患者直接经套管呼吸的急救手术。

（一）局部解剖

颈段气管位于颈部正中，上接环状软骨下缘，下至胸骨上窝，有 7～8 个气管环，前覆有皮肤和筋膜。两侧胸骨舌骨肌和胸骨甲状肌的内侧缘在颈中线相接形成白色筋膜线。甲状腺峡部一般位于第 2～4 气管环。在第 7～8 气管环前壁横过无名动、静脉。气管后壁无软骨，与食管前壁相接。颈总动脉、颈内静脉位于两侧胸锁乳突肌的深部，于胸骨上窝处与气管接近。以胸骨上窝为顶，两侧胸锁乳突肌前缘为边的三角形区域称为安全三角区。

（二）适应证

1. 任何原因引起的严重喉阻塞。

2. 下呼吸道分泌物阻塞，如昏迷、颅脑病变、多发性神经炎、呼吸道灼伤、胸部外伤等原因下呼吸道分泌物不能排出。

3. 某些手术的前置手术，如颌面部、口腔、咽、喉部手术前。

4. 患者气管插管时间比较长，而基本病情在短时间内无法显著改善，需要较长时间机械辅助通气者。

（三）气管切开流程

1. 准备

（1）气管切开包。

（2）药品：肾上腺素、利多卡因。

（3）无菌手套、吸痰管、球囊-活瓣-面罩、10ml 注射器、听诊器、气管切开导管等。

2. 操作　患者仰卧位，去枕、垫肩、头后仰，充分暴露颈部，自鼻尖经喉结至胸骨保持正中位。若呼吸困难严重不能仰卧时，可取半卧位进行手术。常规消毒、铺巾，用 1% 利多卡因（可适量加入少许肾上腺素，以减少术中出血）行颈前皮下和筋膜下的浸润麻醉。有纵、横两种切口。纵切口上起自环状软骨下缘，下至胸骨上切迹上方一横指，于颈前正中线切开皮肤、皮下及颈阔肌。采用横切口，则在环状软骨下约 3cm 处，沿颈前皮肤横纹做 4～5cm 切口，切开皮肤、皮下和颈阔肌，向上、下分离，充分止血。用止血钳沿正中肌白线纵行钝性分离，用拉钩将胸骨舌骨肌、胸骨甲状肌以相等力量牵拉至两侧，并常用示指深触气管环。分离舌骨下肌群后即能显露甲状腺峡部，钝性分离其下缘和气管。若峡部较宽，可将其切断、缝扎。向上牵拉甲状腺峡部，充分暴露气管前壁，在正中线，在第 3～4 气管环处切开气管。不要切开第 1 气管环，以防损坏环状软骨致喉部狭窄。切口也不宜低于第 5 气管环，以免损坏无名动、静脉，发生大出血。操作时，刀刃应向上方反挑，还应避免刀片刺入过深，损伤食管。用止血钳或气管扩张器撑开气管切口，插入带有管芯的气管套管，迅速拔出管芯。此时，如有分泌物咳出，证明套管在气管内；若无分泌物咳出，可用少许棉絮置于管口，观察是否随呼吸飘动，如无飘动，则套管不在气管内，应拔出套管、重新插入。将两侧系带缚于颈部，其松紧应适当，以能插入一横指为宜。如过松，套管易脱出。可用丝线缝合切口两侧 1～2 针，用开口纱从上向下骑夹围绕套管，覆盖颈前切口。

（四）注意事项

1. 紧急情况下的气管切开，多需先行经口插管以确保安全。气管切开术本身，在一般情况下并不宜作为建立紧急人工气道的手段。

2. 使用带气囊的气管套管，术前应检查气囊有无漏气。

3. 对于有气管插管的患者，应在切开气管后、气管套管置入前才能拔出导管。

4. 术后应防止气管套管脱出。脱出原因多见于套管系带过松、套管偏短、颈部粗肿、气管切口过低、皮下气肿、剧烈咳嗽、挣扎等。如脱管，应立即重新插入气管套管。

5. 与经喉插管比较，气管切开患者更舒适，并减少了对喉部结构和功能的损伤，对于需长时间保留人工气道的患者，常将经喉气管插管更换为气管切开。但是适宜时机仍有争论。在临床实践中，如果预知患者必须较长时间用呼吸机辅助通气支持，建议尽早气管切开。

（五）术后并发症

1. **皮下气肿** 最为常见。主要原因：过多分离气管前软组织；气管切口过长或皮肤切口缝合过紧；切开气管或插入套管时患者剧烈咳嗽。轻者仅限于颈部切口附近，重者可蔓延至颈面部、胸、背、腹部等。皮下气肿一般在 24 小时内停止进展，可在 1 周左右自行吸收。严重者应拆除伤口缝线，以利于气体逸出。

2. **纵隔气肿** 由剥离气管前筋膜过多所致。轻者症状不明显，X 线检查时才发现；重者呼吸急促，听诊心音低而远，叩诊心浊音界不明显。X 线片可见纵隔影变宽，侧位像见心与胸壁之间的组织内有条状空气影。可于胸骨上方，沿气管前下区向下分离，将纵隔气体放出。

3. **气胸** 右侧胸膜顶较高，暴露气管时过于向下分离，伤及胸膜引起气胸。

4. **出血** 多因损伤局部血管、甲状腺或术中止血不彻底、血管结扎线头脱落所致。术后少量出血，可在套管周围填入碘伏纱条，压迫止血。若出血多，立即打开伤口止血。

5. 感染。

6. 气管黏膜炎症。

7. **后期并发症** 气管食管瘘、气管狭窄等。

> **案例 18-2 分析总结**
>
> 脑出血患者常因脑水肿压迫呼吸中枢，导致患者呼吸困难。同时常会伴有意识障碍、肺部或者其他部位分泌物增多、自主咳痰反射较弱等症状，且不能自主排痰，使得分泌物容易进入呼吸道，导致气道正常呼吸受阻。该患者因病情严重、病程较长，需实行气管切开术以保证呼吸道通畅。

第二节 胸腔闭式引流术

胸膜腔是不含气体的密闭的潜在性腔隙。当气体进入胸膜腔造成积气状态时，称为气胸（pneumothorax）。气胸可分成自发性、外伤性和医源性三类。自发性气胸又可分成原发性和继发性，前者发生在无基础肺疾病的健康人，后者常发生在有基础肺疾病的患者，如慢性阻塞性肺疾病（COPD）。外伤性气胸系胸壁的直接或间接损伤引起，医源性气胸由诊断和治疗操作所致。发生气胸后，胸膜腔内负压可变成正压，致使静脉回心血流受阻，产生程度不同的心、肺功能障碍。

> **案例 18-3**
>
> 患者，女性。以"突发性呼吸困难 4 小时"为主诉入院。患者于 4 小时前因搬重物突然出现左侧胸痛，呈针刺样，持续约数 10s，之后出现呼吸困难，随到当地医院就诊，遂以"胸痛原因待查"收入院。
>
> 查体：T 36.7℃，P 95 次/分，R 28 次/分，BP 108/72 mmHg，SpO_2 68%。急性面容，胸廓对称，无畸形，左侧肺呼吸运动减弱，左侧肺触觉语颤减弱，左肺叩诊呈鼓音，左肺听诊呼吸音弱，右肺呼吸音清，双肺未闻及干、湿啰音。
>
> **问题：**
>
> 1. 根据上述的病史特点，你能够做出什么样的诊断？
>
> 2. 如果要确诊，尚需做哪方面的实验室检查？
>
> 3. 对于此种疾病，应该如何治疗？

【病因与发病机制】

正常情况下胸膜腔内没有气体，这是因为毛细血管血中各种气体分压的总和仅为 706mmHg，比大气压低 54mmHg。呼吸周期胸腔内压均为负压，系胸廓向外扩张，肺向内弹性回缩对抗产生的。胸腔内出现气体仅在三种情况下发生：①肺泡与胸腔之间产生破口，气体将从肺泡进入胸腔直到压力差消失或破口闭合。②胸壁创伤产生与胸腔的交通。③胸腔内有产气的微生物。临床上主要见于前两种情况。气胸时失去了负压对肺的牵引作用，甚至因正压对肺产生压迫，使肺失去膨胀能力，表现为肺容积缩小、肺活量减低、最大通气量降低的限制性通气功能障碍。由于肺容积缩小，初期血流量并不减少，产生通气/血流比例下降，导致动静脉分流，出现低氧血症。大量气胸时，由于失去负压吸引静脉血回心，甚至胸膜腔内正压对血管和心脏的压迫，使心脏充盈减少，心搏出量降低，引起心率加快、血压降低甚至休克。张力性气胸可引起纵隔移位，致循环障碍，甚或窒息死亡。

原发性自发性气胸（primary spontaneous pneumothorax，PSP）多见于瘦高体型的男性青壮年，常规 X 线检查肺部无显著病变，但可有胸膜下肺大疱（pleural bleb），多在肺尖部，此种胸膜下肺大疱的原因尚不清楚，与吸烟、身高和小气道炎症可能有关，也可能与非特异性炎症瘢痕或弹性纤维先天性发育不良有关。

继发性自发性气胸（secondary spontaneous pneumothorax，SSP）多见于有基础肺部病变者，由于病变引起细支气管不完全阻塞，形成肺大疱（emphysematous bulla）破裂。如肺结核、COPD、肺癌、肺脓肿、肺尘埃沉着症及淋巴管平滑肌瘤病等。月经性气胸仅在月经来潮前后 24～72 小时发生，病理机制尚不清楚，可能是胸膜上有异位子宫内膜破裂所致。妊娠期气胸可因每次妊娠而发生，可能跟激素变化和胸廓顺应性改变有关。

脏层胸膜破裂或胸膜粘连带撕裂，如其中的血管破裂可形成自发性血气胸。航空、潜水作业而无适当防护措施时，从高压环境突然进入低压环境，以及机械通气压力过高时，均可发生气胸。抬举重物用力过猛、剧咳、屏气甚至大笑等，可能是促使气胸发生的诱因。

【临床表现】

气胸症状的轻重与有无肺基础疾病及功能状态、气胸发生的速度、胸膜腔内积气量及其压力大小三个因素有关。若原已存在严重肺功能减退，即使气胸量小，也可有明显的呼吸困难；年轻人即使肺压缩 80% 以上，有的症状亦可以很轻。

1. 症状　起病前部分患者可能有持重物、屏气、剧烈体力活动等诱因，但多数患者在正常活动或安静休息时发生，偶有在睡眠中发病者。大多数起病急骤，患者突感一侧胸痛，呈针刺样或刀割样，持续时间短暂，继之胸闷和呼吸困难，可伴有刺激性咳嗽，系气体刺激胸膜所致。少数患者可发生双侧气胸，以呼吸困难为突出表现。积气量大或原已有较严重的慢性肺疾病者，呼吸困难明显，患者不能平卧。如果侧卧，则被迫使气胸侧在上，以减轻呼吸困难。

张力性气胸时胸膜腔内压骤然升高，肺被压缩，纵隔移位，迅速出现严重呼吸循环障碍；患者表情紧张、胸闷、挣扎坐起、烦躁不安、发绀、冷汗、脉速、虚脱、心律失常，甚至发生意识不清、呼吸衰竭。

2. 体征　取决于积气量的多少和是否伴有胸腔

积液。少量气胸体征不明显，尤其在肺气肿患者更难确定，听诊呼吸音减弱具有重要意义。大量气胸时，气管向健侧移位，患侧胸部隆起，呼吸运动与触觉语颤减弱，叩诊呈过清音或鼓音，心或肝浊音界缩小或消失，听诊呼吸音减弱或消失。左侧少量气胸或纵隔气肿时，有时可在左心缘处听到与心跳一致的气泡破裂音，称 Hamman 征。血气胸如失血量过多，可使血压下降，甚至发生失血性休克。

为了便于临床观察和处理，根据临床表现把自发性气胸分成稳定型和不稳定型，符合下列所有表现者为稳定型，否则为不稳定型：呼吸频率<24 次/分；心率 60～120 次/分；血压正常；呼吸室内空气时 SaO_2>90%；两次呼吸间说话成句。

> **案例 18-3 诊疗思路**
>
> 　　根据上述病史特点及体征，考虑胸膜急性病变：自发性气胸？需要进一步做胸部 X 线以明确诊断。
>
> 　　主要检查结果：血气分析示 pH 7.29，PaO_2 51mmHg，$PaCO_2$ 25mmHg，BE−3.7mmol/L（FiO_2 41%）。胸部平片示：左侧气胸（肺组织被压缩约 70%）。

【实验室检查】

立位后胸部前位 X 线检查是诊断气胸的重要方法。可显示肺受压程度、肺内病变情况及有无胸膜粘连、胸腔积液及纵隔位移。必要时可摄侧位胸片。气胸的典型表现为外凸弧形的细线条形阴影，称为气胸线，线外透亮度增高，无肺纹理，线内为压缩的肺组织。大量气胸时，肺脏向肺门回缩，呈圆形阴影。大量气胸或张力性气胸常显示纵隔及心脏移向健侧。合并纵隔气肿在纵隔旁和心缘旁可见透光带。

【诊断与鉴别诊断】

1. 临床诊断依据

（1）出现呼吸困难、胸闷、气促。

（2）体征：叩诊呈鼓音，听诊呼吸音弱。

（3）影像学表现为气胸。

2. 本病需要与以下疾病鉴别

（1）急性心肌梗死：胸痛、呼吸困难应与心肌梗死鉴别。心电图可予以鉴别。

（2）急性肺栓塞：肺部呼吸音常对称，无患侧呼吸音减弱，P_2 可亢进，常合并下肢深静脉血栓形成。

（3）哮喘：患者多有接触过敏原史如冷空气、物理、化学性刺激及病毒等，之后出现喘息、气急、胸闷或咳嗽等症状，查体双肺可闻及散在或弥漫性以呼气相为主的哮鸣音；上述症状和体征可经治疗或自行缓解。

（4）急腹症：患者多有消化道慢性疾病史，发作时可出现腹肌紧张或移动性浊音。辅助检查 X 线可见气液平面或膈下游离气体等，部分患者可出现血、尿淀粉酶升高及胰腺影像学的改变等，进一步检查可以鉴别。

（5）肺大疱：患者无胸痛、呼吸困难及咳嗽等症状。X 线检查：多位于双肺的上叶，局部通亮度增强，可见稀疏的肺纹理，无明显的气胸线。

案例 18-3 分析总结

本病例起病急，负重后出现呼吸困难、胸闷、气促，查体左肺叩诊呈鼓音，左肺听诊呼吸音弱，右肺呼吸音清，双肺未闻及干、湿啰音，考虑气胸可能性大，胸部平片示：左侧气胸（肺组织被压缩约 70%）支持诊断。

【治疗】

1. 保守治疗　适用于稳定型小量气胸，首次发生症状较轻的闭合性气胸。患者应绝对卧床休息，充分吸氧，尽量少讲话，使肺活动减少，有利于气体吸收和肺的复张。

2. 排气疗法　胸腔穿刺抽气，适用于小量气胸、呼吸困难较轻、心肺功能尚好的闭合性气胸患者。

3. 胸腔闭式引流术

（1）适应证

1）各种类型的气胸，经胸穿抽气后肺不能复张者。

2）中等量以上血胸，或一次穿刺抽不尽者。

3）胸腔积液、脓胸、乳糜胸或支气管胸膜瘘需要持续引流者。

4）开胸手术后。

（2）禁忌证

1）凝血功能障碍伴有出血不易控制者。

2）低蛋白血症不易纠正，持续引流引起大量蛋白质丢失者。

（3）操作步骤

1）了解病史，体检，阅读相关超声、X 线片、CT 等影像学资料，以便协助定位。

2）准备胸腔闭式引流手术包，含刀片、止血钳、剪刀、缝合针、缝合线、纱布、棉球、生理盐水、局部麻醉药、直径合适的引流管，如外径约 0.8cm 的透明塑料管或硅胶管，也可用穿刺套管、闭式引流水封瓶。

3）向患者、家属解释手术的目的和手术操作过程。

4）张力性气胸应先穿刺抽气减压。

5）体位：一般取半坐卧位，或根据病情取平卧位、侧卧位。

6）置管定位：引流气体一般于患侧锁骨中线外侧第 2 肋间，或患侧腋前线第 4～5 肋间；或腋中线第 5 肋间；包裹性积气、积液可根据影像学诊断资料定点。

7）摆好体位后根据体检、影像学检查结果在胸壁做切口标记。常规消毒皮肤、戴口罩、帽子、无菌手套、铺无菌巾，局部麻醉等。局部麻醉通常用 0.5%～1% 利多卡因或 0.5% 普鲁卡因（需皮试），行胸壁全层浸润直至胸膜壁层；再稍进针抽吸，抽出液体或气体，确定进入胸腔。

8）沿肋间做 1.5～3cm 的切口，体型瘦小、胸壁薄者切口可短些。用止血钳钝性分离胸壁各层组织于肋骨上缘穿破壁层胸膜进入胸腔，有液体溢出或气体溢出。

9）用一个手指或止血钳伸入切口做引导，再用另一把血管钳沿长轴夹住引流管前端，将引流管送入胸腔，使引流管侧孔在胸内 2cm 左右。引流管远端接水封瓶。

10）观察水柱波动是否良好（如果水柱无波动则调整引流管的位置），缝合切口，固定引流管。

穿刺时也可用套管针穿刺。套管针有以下几种：其一为针芯直接插在已制好的引流管内，穿刺时针芯与引流管同时插入胸腔，只要拔出针芯即可，引流管留在胸腔内；其二为三通金属套管，针芯连同套管插入胸腔后，拔出部分针芯，从套管侧孔内送入引流管；其三为用腹腔镜穿刺套管，刺入胸腔后退出针芯送入引流管；其四为用于中心静脉穿刺管，穿刺胸腔置入单腔静脉导管接引流袋封闭引流。

患者有脓胸则需经肋间隙放置引流管时，在脓腔底部做切口，切口长 5～7cm，切开骨膜，显露肋骨，剪除 2～3cm 肋骨。经肋床切开脓腔，用手指分开粘连，吸尽脓液，选取较粗的闭式引流管置入脓腔。如果脓腔在 2～3 周后未闭合尚有引流液，可剪断引流管开放引流。

第三节　ICU 患者镇静、镇痛疗法

案例 18-4

患者，男性，34 岁。因车祸致全身多处疼痛 7 小时入院。患者于 7 小时前因骑自行车时不慎被小轿车撞伤倒地，即感全身多处疼痛，以臀部及左腰为甚，不能自行站立行走，伴四肢散在多处挫擦伤口，少量渗血。伤后无昏迷，无逆行性遗忘，自感胸闷、无胸痛、大汗，无气促、呼吸困难，无恶心、呕吐，无头晕、头痛，无腹胀、腹痛。伤后由"120"送当地医院就诊。拟诊：车祸致全身多发伤：①失血性休克；②血气胸；③左肾挫裂伤；④左侧髂骨骨折；⑤多发肋骨骨折。予以清创、止血、输血等抗休克治疗，并留置导尿管等。为进一步诊治，急送笔者所在医院急诊科就诊，门诊完善"右锁骨下静脉穿刺"及"左侧胸腔穿刺引流"后，拟"车祸致全身多发伤"收入科室。

当地医院 CT 提示：①左侧多发肋骨骨折；②左侧气胸，受压约 65%；③左肺及右肺下叶挫裂伤；④左侧胸腔少量积液；⑤左肾挫裂伤并周围血肿形成；⑥肝、胰、脾未见异常；⑦L₁、L₂椎体左横突骨折；⑧左髂骨周围软组织肿胀，血肿形成。

入院后左侧胸腔引流出 1200ml 陈旧性血性液体后感胸闷气促，不能平卧。即予以面罩吸氧，氧饱和度波动在 77%～85%，双肺闻及大量湿啰音。查体：T 37℃，P 108 次/分，R 29 次/分，BP 176/96mmHg，SpO₂ 88%；神志清楚，双侧瞳孔等大、等圆，直径约 3mm，对光反射灵敏；双侧胸廓对称，胸部有轻压痛，双肺呼吸音粗，心率 117 次/分，心律齐，未闻及杂音。腹部稍膨隆，腹肌稍紧张，全腹无压痛、反跳痛，未扪及包块，移动性浊音阴性，可闻及肠鸣音 3 次/分；四肢皮肤挫擦伤，散在皮肤破损渗血，量少；左上肢皮肤破损，无渗血渗液，局部皮肤已结痂；右上肢未见异常；左大腿处肿胀明显，伴瘀青，左下肢活动受限；双足背动脉搏动可触及，肌张力及感觉正常。生理反射存在，病理反射未引出。

诊断：①车祸致多发伤：左侧多发肋骨骨折、双侧血气胸、左肾挫裂伤并包膜下血肿、肝裂伤并包膜下血肿、左侧髂骨翼多发骨折、左侧髋骨粉碎性骨折、左前臂挫裂伤；②失血性休克；③急性左心衰；④Ⅰ型呼吸衰竭；⑤创伤性湿肺；⑥肺部感染；⑦低蛋白血症。

急查血气分析提示：氧分压 3.82kPa、二氧化碳分压正常。血常规：WBC 13.54×10⁹/L、RBC 2.54×10¹²/L、Hb 78g/L、Hct 22.1%、PLT 82×10⁹/L、N 87.5%。电解质：Cl⁻ 112.3mmol/L、Ca²⁺ 1.82mmol/L、Mg²⁺ 0.67mmol/L，余项正常。肝功能：AST 96U/L、ALT 94.89U/L、ALB 20.7g/L、

UA 443μmol/L。心肌梗死、心力衰竭组套：肌钙蛋白 0.63μg/L、肌红蛋白＞1070μg/L、NT-proBNP 30pg/ml。心肌酶：CK 1880U/L、CK-MB 60.61U/L、LDH 341U/L、肌红蛋白＞1070μg/L、RCRF 4.1mg/L、血氨 34μmol/L。复查胸部 CT：双肺下叶创伤性湿肺；双侧胸腔少量积液和左侧胸腔少量积气；左侧胸壁挫伤伴积气。

问题：

1. 试述 ICU 患者镇静、镇痛的指征。

2. 此患者是否可以镇静、镇痛治疗？

3. 试述 ICU 患者镇静、镇痛治疗的方法与药物选择。

4. 试述 ICU 患者疼痛与意识状态及镇静、镇痛疗效的观察与评价。

5. 试述 ICU 创伤患者镇静、镇痛的目的与意义。

（一）ICU 患者镇静、镇痛治疗的指征

1. 疼痛 疼痛是因损伤或炎症刺激，或因情感痛苦而产生的一种不适感觉。ICU 患者疼痛的诱发因素包括原发疾病、各种监测、治疗手段（显性因素）和长时间卧床制动及气管插管（隐匿因素）等。疼痛导致机体应激、睡眠不足和代谢改变，进而出现疲劳和定向力障碍，导致心动过速、组织耗氧增加、凝血异常、免疫抑制和分解代谢增加等。疼痛还可刺激疼痛区周围肌肉的保护性反应，全身肌肉僵直或痉挛等限制胸壁和膈肌运动进而造成呼吸功能障碍。

2. 焦虑 一种强烈的忧虑、不确定或恐惧状态。50%以上的 ICU 患者可出现焦虑症状，其特征包括躯体症状（如心慌、出汗）和紧张感。ICU 患者焦虑的原因：①病房环境，包括噪声（仪器报警、人声呼喊和设备运行）、灯光刺激、室温过高或过低；②对自己疾病和生命的担忧；③高强度的医源性刺激（频繁的监测、治疗，被迫更换体位）；④各种疼痛；⑤原发疾病本身的损害；⑥对诊断和治疗措施的不了解与恐惧；⑦对家人的思念。减轻焦虑的方法包括保持患者舒适、提供充分镇痛、完善环境和使用镇静药物。

3. 躁动 躁动是一种伴有不停动作的易激惹状态，或者说是一种伴随着挣扎动作的极度焦虑状态。在综合 ICU 中，70%以上的病人发生过躁动。引起焦虑的原因均可以导致躁动。另外，某些药物的不良反应、休克、低氧血症、低血糖、酒精及其他药物的戒断反应、机械通气不同步等也是引起躁动的常见原因。研究显示，最易使重症患者焦虑、躁动的原因依

次为疼痛、失眠、经鼻或经口腔的各种插管、失去支配自身能力的恐惧感及身体其他部位的各种管道限制活动。躁动可导致患者与呼吸机对抗，耗氧量增加，意外拔出身上各种装置和导管，甚至危及生命。机械通气患者的镇静药物可以间断使用或在"按需"基础上调整剂量，并根据个体化原则进行调节，以达到理想的镇静目标，最终缩短机械通气和ICU住院时间，使患者能较早地主动参与并配合治疗。

4. 谵妄 谵妄是多种原因引起的一过性的意识混乱状态。短时间内出现意识障碍和认知功能改变是谵妄的临床特征，意识清晰度下降或觉醒程度降低是诊断的关键。ICU患者因焦虑、麻醉、代谢异常、缺氧、循环不稳定或神经系统病变等，可以出现谵妄症状，而长时间置身于ICU环境会加重谵妄症状。表现为精神状态突然改变或情绪波动，注意力不集中，思维紊乱和意识状态改变，伴有或不伴有躁动状态；还可以出现整个白天觉醒状态波动，睡眠清醒周期失衡或昼夜睡眠周期颠倒。谵妄也可以表现为情绪过于低沉或过于兴奋或两者兼有。适当地应用镇静、镇痛药物可减轻谵妄症状。

5. 睡眠障碍 睡眠是人体不可缺少的生理过程。睡眠对促进患者疾病恢复有着重要作用，而睡眠缺失会损伤组织的修复过程和抑制整体的细胞免疫功能。危重患者的睡眠障碍是ICU的常见现象，睡眠障碍的类型：失眠、过度睡眠和睡眠-觉醒节律障碍等。失眠是一种睡眠质量或数量达不到正常需要的主观感觉体验，失眠或睡眠被打扰在ICU极为常见。原因：①持续噪声（来自仪器的报警、工作人员和设备）；②灯光刺激；③高强度的医源性刺激（频繁的生命体征测量、查体、被迫更换体位等）；④疾病本身的损害及患者对自身疾病的担心和不了解。ICU患者睡眠的特点是短暂睡眠，觉醒和快速动眼睡眠交替，患者快动眼睡眠明显减少，而非快动眼睡眠期占总睡眠时间的比例增加。睡眠质量下降，导致患者焦虑、抑郁或恐惧，甚至躁动，进而延缓疾病的恢复。尽管采用各种非药物措施（减少环境刺激、给予音乐和按摩治疗等），许多患者仍然有睡眠困难，多数患者需要结合镇痛、镇静药物以改善睡眠。

6. 应激反应 危重患者均存在一定程度的应激反应，给予适当的镇静可以减少应激对机体的各种损害，从而促进伤口愈合，加快机体的恢复。镇痛是为减轻或消除机体对痛觉刺激的应激及病理生理损伤所采取的药物治疗措施，镇痛药物可减轻重症患者的应激反应。

7. 床边诊断性操作或治疗 危重患者在进行床边检查和治疗时，常需要不同程度镇静，以减少因创伤性操作引起的患者精神紧张。根据刺激程度的不同及患者体重和全身情况，给予的镇静剂量做适当调整，有时需给予一定的镇痛药物甚至给予局部麻醉或全身麻醉；清醒患者施行机械通气常感不适和焦虑，易发生患者自主呼吸与呼吸机发生对抗，可给予适当深度的镇静和镇痛，以消除人机对抗，必要时，甚至可以在一定深度的镇静状态下给予骨骼肌松弛药。

患者因躁动不能配合床边诊断和治疗时，在充分告知和解释等非药物措施的前提下，采取镇痛和镇静治疗有助于诊断和治疗。并且可减轻或抑制患者身体和心理的应激反应，使患者耐受ICU的日常操作和治疗，如气管插管、气管切开、气道吸引、机械通气、床旁引流、深静脉穿刺、血流动力学监测、肾脏替代治疗及肢体制动等。

8. 精神障碍的治疗 危重患者出现精神障碍的原因很多，归纳起来，这类患者是在术后或严重外伤后数天内发生的一种可逆的和波动性的急性精神紊乱综合征，它包括意识、认知、记忆、定向、精神运动行为及睡眠等方面的紊乱。易发因素：高龄、心脑精神疾病、长期服用某些药物、酗酒、感官缺陷、营养不良、心理因素等；促发因素：应激反应、创伤、术中出血和输血、脑血流降低、脑血管微栓子的形成、低血压、术后低氧血症、电解质紊乱及术后疼痛等。

（二）ICU患者镇静、镇痛治疗的方法与药物选择

1. 常用镇静药物 ICU患者理想的镇静药应具备下述特征：①对呼吸和循环功能抑制轻微；②不影响其他药物的生物降解；③消除方式不依赖于肝、肾和肺功能；④消除半衰期短且代谢产物无生物活性；⑤无药物蓄积作用。目前代表药物有地西泮、劳拉西泮、咪唑安定、丙泊酚等。因地西泮作用时间长、副作用多，在ICU中已少用，另3个药物也各有其特点（表18-1）。咪唑安定和丙泊酚早已为美国食品药品监督管理局（FDA）批准可持续静脉应用，因此需根据不同的患者情况及所需达到的镇静深度而选择不同的药物。不同药物因其药代动力学和药效动力学不同，相同血药浓度的不同药物对个体能产生不同的作用，因此各药物应用时需根据患者的情况、药物的特点、是否合用其他药物（如骨骼肌松弛药）及患者对药物的反应等作出不断的调整。深度镇静仅适用于特定的患者，如应用骨骼肌松弛药的患者或组织氧供不足的患者。在危重患者中，因同时应用其他药物，也会对镇静药物的时间和作用强度产生影响（表18-2）。

表 18-1　三种药物的特点

特点	劳拉西泮	咪唑安定	丙泊酚
快速起效		√	√
作用时效短		√	√
对呼吸循环抑制轻	√	√	
代谢产物无活性	√		
药物消除对肝功能依赖小			√
药物消除对肾功能依赖小			√
副作用小	√	√	?
没有耐受或戒断症状			
价格低廉	√		

表 18-2　镇静药物与其他药物的互相作用

药物	作用减弱	作用加强
劳拉西泮	丙戊酸	巴比妥类、卡马西平、苯妥英钠、利福平
咪唑安定	钙通道阻滞药、红霉素、克拉霉素、西咪替丁、三唑类抗真菌药	巴比妥类、卡马西平、苯妥英钠、利福平
丙泊酚	氯霉素	巴比妥类、卡马西平、苯妥英钠、利福平

（1）咪唑安定：与其他苯二氮䓬类药物一样，咪唑安定具有镇静、抗焦虑、抗遗忘作用，并存在剂量依赖性，大剂量时可导致剂量相关性的呼吸抑制、血管扩张及血压下降。与地西泮相比，咪唑安定的作用是地西泮的 3～4 倍，而劳拉西泮的作用是地西泮的 5～6 倍；另外，咪唑安定的清除率是地西泮的 30 倍、劳拉西泮的 6 倍。咪唑安定生物转化产生的代谢产物为有生物活性的 α_1-羟咪唑安定，其作用是原形的 1/15，且作用时间明显短，只有在持续输注时才产生少量的 α_1-羟咪唑安定，因此其对咪唑安定的药物活性没有明显的影响。咪唑安定单次应用的特点是起效快、作用时间短，可应用于急性激动焦虑的患者。在一些肥胖或低蛋白血症的患者中发现咪唑安定蓄积引起作用时间延长的现象（表 18-3）。

当长时间应用苯二氮䓬药物时，并不推荐常规应用其拮抗剂如氟马泽尼，因为即使极小剂量如 0.5mg 也可能引起撤药症状或增加心肌氧耗的危险。对于应用咪唑安定的患者用氟马泽尼 0.15mg 很少引起撤药症状。如果用氟马泽尼去检查患者是否长时间应用苯二氮䓬类药物引起的镇静状态时，推荐仅用一次小剂量。

表 18-3　咪唑安定常用剂量

FDA 推荐剂量：
负荷量：0.01～0.05mg / kg，间隔 10～15 分钟重复给药
维持量：0.02～0.1mg /（kg·h）
同时应用阿片类药物时可适当减量，其输注速率由初始的速率的 10%～25% 上下调节，以确保所需的镇静深度
Duck 医院外科 ICU 剂量：

续表

镇痛：芬太尼负荷量 3μg/kg，以后 1.5μg /（kg·h）
镇静：咪唑安定负荷量 10～15μg/kg，以后 0.25～1.0μg /（kg·h）
根据病情，每过几小时输注速度向下调节 10%～15%

（2）劳拉西泮：劳拉西泮是苯二氮䓬类药物中脂溶性最低的，因此其通过血脑屏障最慢。与咪唑安定相比，其起效慢，作用时间长，价格低廉，故适用于需长时间镇静的患者。因其溶媒为聚乙二酰和丙二酰，长时间应用可以引起可逆性的急性肾小管中毒、酸中毒和高渗状态，大剂量口服可引起腹泻。静脉用药时应避免大剂量长程使用，当剂量＞18mg/时，应用时间应避免超过 4 周。

（3）丙泊酚：也与苯二氮䓬类药物一样，是通过 GABA 受体产生中枢抑制作用的，但其不像咪唑安定那样产生遗忘作用。因其起效迅速，而单次给药可引起血压下降，故在 ICU 中一般是通过持续静脉输注的。丙泊酚的清除时间比咪唑安定快 3～5 倍，但其分布容积比后者大得多，早期的研究表明，丙泊酚无论单次注射或短时间持续输注均能很快被清除。在存在肝脏或肾脏疾病的患者中，丙泊酚的清除率和药代动力学并不明显改变，但在老年患者中其清除率明显下降，研究表明这对临床主要作用并无多大影响。

丙泊酚是配溶剂的形式，其溶剂是一个能量来源，能够提供 1.1cal/ml 的热量，长时间应用时可以产生高脂血症。长时间静脉应用丙泊酚发现胰酶有升高，也有报道丙泊酚麻醉后出现胰腺炎，故在胰腺炎患者需谨慎使用。在小儿患者中长时间（大于 48 小时）大剂量[大于 66μg/（kg·min）注射速度]应用丙泊酚可以引起乳酸中毒、心动过缓和高脂血症；成人中剂量大于 100 μg/（kg·min）注射速度达到深度镇静时有心搏骤停的危险。对于持续滴注丙泊酚镇静的患者应该考虑建立其专用的静脉通路，以预防药物之间的不相容反应。制造商推荐丙泊酚所用的管道和输注瓶使用不应该长于 12 小时，并且丙泊酚的容器应该每 6 小时更换一次。

丙泊酚可降低脑血流量和脑代谢，故也用于脑外科患者的镇静，以期降低颅内压；另外，其消除迅速，适合于神经功能的唤醒评估。有个案报道，应用丙泊酚可控制大剂量苯二氮䓬类药物难以控制的谵妄。

2. 药物的选择　尚未有足够证据说明哪种镇静药物更有优势，因此，需根据患者情况合理选择药物。当需要患者能够迅速清醒时，推荐使用丙泊酚；咪唑安定推荐仅作为短时间应用，因为应用时间大于 48～72 小时，会导致清醒时间和拔管时间难以预料。长时间镇静可选择劳拉西泮，行间断注射。必须指出，

应当逐渐地调节镇静药量，以达到预定的镇静深度；或者白天停止应用镇静药，重新评估调节镇静药用量，尽量避免药物蓄积而延长作用时间。尽管镇静费用越来越受到人们的关注，但就总费用而言，包括药费、在 ICU 住院时间、处理因镇静药物引起的其他费用等，咪唑安定与丙泊酚并无明显区别。

镇静不足可引起患者不适、高血压、心律失常和机械通气患者出现人机对抗等；而过度镇静可能会引起呼吸抑制、低血压、心动过缓、肾衰竭及免疫抑制等；即使镇静适当，也可能会发生药物急性耐受或戒断症状。在 ICU 患者中，药物急性耐受出现于镇静时间 24 小时内的患者，其机制目前尚不明了，处理办法是更换镇静药。

3. 药物剂量　丙泊酚单次注射剂量为 1.0～2.0mg/kg，持续输注剂量每小时 0.5～1.5mg/kg，靶控输注时，将血浆或效应室浓度控制在 0.5～2μg/ml。患者自控镇静，单次注射剂量为 0.7mg/kg，锁定间歇期为 3 分钟；劳拉西泮的常用剂量如下。

（1）口服：①治疗焦虑症常用剂量每次 0.5～2mg，每天 2～3 次，较大的 1 次剂量在晚间服，极量为每天 10mg。②催眠剂量用 1～4mg，睡前服。③手术前给药剂量，成人 2～3mg，手术前一天晚上服，如有必要次晨再给予较小剂量。也可于手术前 1～2 小时服用 2～4mg。5～13 岁儿童 0.5～2.5mg（0.05mg/kg），至少手术前 1 小时服。

（2）肌内注射或静脉注射：①治疗急性焦虑症，每 6 小时静脉注射 0.025～0.03mg/kg。②术前给药，可于手术前 30～45 分钟静脉注射 0.05mg/kg，或手术前 1～1.5 小时肌内注射。注射给药通常应在给药前稀释；静脉注射应以每分钟不超过 2mg 的速度进行。③用于癫痫持续状态，单次剂量为 4mg，推荐的儿童剂量为该剂量的 1/2。老年体弱患者通常的剂量为一般成年人的 1/2 或更少。

因咪唑安定以固定速度输注，会引起药物蓄积，因此每过几小时就应下调药物速率，从而维持患者处于所要求的镇静深度。

4. 给药方法　采用患者自控镇静（patient controlled sedation，PCS）或靶控输注镇静（target controlled infusion for sedation，TCIS）替代全凭医生控制的给药方法，已成为近年来 ICU 镇静的发展趋势。

（1）患者自控镇静（PCS）：采用 PCS 相同的装置，根据不同患者各自生理、心理需要，预先设置给药方案，包括负荷剂量、背景输注、单次剂量、锁定时间间隔及 1 小时或 4 小时最大限量。给药时间由患者自己控制，在需要时能迅速得到最适宜的药量，从而获得最佳镇静效果。PCS 的优点是完全意义的个体

化给药，患者舒适。但是应当正确设定单次剂量和锁定时间间隔，以便在良好镇静与患者安全之间寻得最佳平衡点。单次剂量越大、间隔时间越短，镇静起效时间越快，也越易引起镇静过深。应用咪唑安定或丙泊酚单独或联合阿片类药做 PCS 治疗时，设定丙泊酚单次剂量从 0.3mg/kg 至 0.7mg/kg，锁定间隔固定为 0～3 分钟；咪唑安定的单次剂量为 0.1～1.5mg，锁定间隔时间为 0～1min，与医生控制给药方法相比，同样有效和安全。

PCS 的不足之处或存在问题：①相对某个个体而言，镇静、镇痛药物治疗窗较窄，极易出现镇静药过量；②不同患者不同时间的药物需求也不尽相同，在设置给药方案时须慎重考虑；③一些研究表明背景输注可能引起敏感患者药物过量，增加呼吸抑制等不良反应发生率，也违反了 PCS 原始构想，而取消背景输注则因耐频繁按压易影响患者休息。

（2）靶控输注镇静（TCIS）：把计算机辅助技术与静脉麻醉药物药代动力学和药效学的深入研究相结合，产生了靶控输注技术。TCI 是临床药物治疗剂量个体化的最佳手段，它不仅能在短时间内达到预期血药浓度或效应浓度，又可根据需要及时调整浓度，可最大限度地避免不良反应的发生。TCI 与 PCS 相结合的 TCIS 使 PCS 技术更为完善，其给药技术最大程度地符合 PCS 的原始构想，最大程度地满足患者自控的按需法则，起效快，镇静深度易于调控，同时闭合环路控制系统可大大提高其安全性。

TCIS 真正用于临床尚存在一定距离，主要问题在于：①药代动力学及药效学研究还不够深入，不同年龄、性别和病理生理状况，其药理学特征也不同。②各种应用软件尚需进一步完善，选择不同的药动学参数和应用软件，执行误差不同；连续静脉输注半衰期是现有应用软件用于长时间 TCIS 时欠考虑的一个方面，如何设计适合多种药物的 TCI 设施，是其得以广泛应用的关键之一。③药物相互作用的存在使 TCIS 从软件设计开始即已存在误差。闭合环路控制系统也许是解决以上问题的最好方法，环路控制可监测某种客观靶效应并连接输注泵，反馈控制 TCI 输注速率，以增加用药合理性和安全性。但何种监测指标能客观反映镇静深度尚未确立，虽然资料显示心率变异性、双频指数分析、听觉诱发电位等能在一定程度上反映镇静水平，但均缺乏特异性。

（三）ICU 患者疼痛与意识状态及镇静、镇痛疗效的观察与评价

相对于全身麻醉患者的镇静与镇痛，对 ICU 患者的镇静、镇痛治疗更加强调"适度"的概念，"过

度"与"不足"都可能给病人带来损害。为此，需要对重症患者疼痛与意识状态及镇痛和镇静治疗疗效进行准确的评价。对疼痛程度和意识状态的评估是进行镇痛、镇静治疗的基础，是合理恰当的镇痛和镇静治疗的保证。

1. 疼痛评估 应包括疼痛的部位、特点、强度及加重或减轻的因素，最可靠有效的评估指标是患者的自我描述。使用各种评分方法来评估疼痛程度和治疗反应，应定期进行并完整记录。常用评分方法有：

（1）数字评分法（numeric rating scale，NRS）：是一个从0～10的点状标尺，0代表不痛，10代表疼痛难忍，由患者从上面选一个数字描述疼痛程度。其在评价老年患者急、慢性疼痛的有效性及可靠性上已

获得证实（图18-1）。

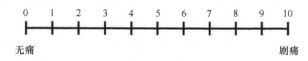

图18-1 疼痛数字评分法

（2）视觉模拟法（visual analogue scale，VAS）：用一条100mm的水平直线，两端分别定为不痛到最痛。由被测试者在最接近自己疼痛程度的地方画垂线标记，以此量化其疼痛强度。VAS已被证实是一种评价老年患者急、慢性疼痛的有效、可靠方法（图18-2）。

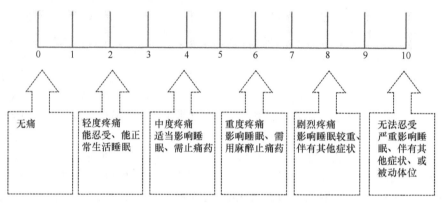

图18-2 疼痛视觉模拟法

（3）面部表情评分法（faces pain scale，FPS）：由6种面部表情及0～10分（或0～5分）构成，程度从不痛到疼痛难忍。由患者选择图像或数字来反映最接近其疼痛的程度（图18-3）。

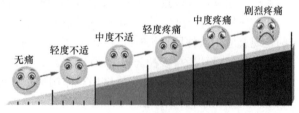

图18-3 疼痛面部表情评分法

疼痛评估可以采用上述多种方法来进行，但最可靠的方法是患者的主诉。VAS或NRS依赖于患者和医护人员之间的交流能力。当患者在较深镇静、麻醉或接受肌肉松弛药情况下，常常不能主观表达疼痛的强度。在此情况下，患者的疼痛相关行为（运动、面部表情和姿势）与生理指标（心率、血压和呼吸频率）的变化也可反映疼痛的程度，须定时仔细观察。但是，这些非特异性的指标容易被曲解或受观察者的主观影响。

2. 镇静评估 定时评估镇静程度有利于调整镇静药物及其剂量以达到预期目标。理想的镇静评分系统应使各参数易于计算和记录，有助于镇静程度的准确判断并能指导治疗。目前临床常用的镇静评分系统有Ramsay评分、Riker镇静躁动评分、肌肉活动评分法等主观性镇静评分，以及脑电双频指数（bispectral index，BIS）等客观性镇静评估方法。

（1）镇静和躁动的主观评估

1）Ramsay评分：目前是临床上使用最为广泛的镇静评分标准，分为6级，分别反映3个层次的清醒状态和睡眠状态（表18-4）。Ramsay评分是可靠的镇静评分标准，但缺乏特征性的指标区分不同的镇静水平。

表18-4 镇静Ramsay评分表

评分	具体事项
1	患者焦虑、躁动不安
2	患者配合，有定向力、安静
3	患者对指令有反应
4	嗜睡，对轻叩眉间或大声听觉刺激反应敏捷
5	嗜睡，对轻叩眉间或大声听觉刺激反应迟钝
6	嗜睡，无任何反应

2）Riker 镇静、躁动评分 （sedation-agitation scale，SAS）：根据患者 7 项不同的行为对其意识和躁动程度进行评分，如表 18-5 所示。

表 18-5　Riker 镇静、躁动评分

分值	描述	定义
7	危险躁动	拉拽气管内插管，试图拔出各种导管，翻越床栏，攻击医护人员，在床上辗转挣扎
6	非常躁动	需要保护性束缚并反复语言提示劝阻，咬气管插管
5	躁动	焦虑或身体躁动，经言语提示劝阻可安静
4	安静合作	安静，容易唤醒，服从指令
3	镇静	嗜睡，语言刺激或轻轻摇动可唤醒并能服从简单指令，但又迅即入睡
2	非常镇静	对躯体刺激有反应，不能交流及服从指令，有自主运动
1	不能唤醒	对恶性刺激*无或仅有轻微反应，不能交流及服从指令

*恶性刺激：指吸痰或用力按压眼眶、胸骨或甲床 5s

3）肌肉活动评分法（muscle activity assessment scale，MAAS）：自 SAS 演化而来，通过 7 项指标来描述患者对刺激的行为反应，对危重患者也有很好的可靠性和安全性，如表 18-6 所示。

表 18-6　镇静和躁动肌肉活动评分法

分值	描述	定义
7	危险躁动	无外界刺激就有活动，不配合，拉扯气管插管及各种导管，在床上翻来覆去，攻击医务人员，试图翻越床栏，不能按要求安静下来

续表

分值	描述	定义
6	躁动	无外界刺激就有活动，试图坐起或将肢体伸出床沿。不能始终服从指令（如能按要求躺下，但很快又坐起来或将肢体伸出床沿）
5	烦躁但能配合	无外界刺激就有活动，摆弄床单或插管，不能盖好被子，服从指令
4	安静、配合	无外界刺激就有活动，有目的地整理床单或衣服，能服从指令
3	触摸、叫姓名有反应	可睁眼，抬眉，向刺激方向转头，触摸或大声叫名字时有肢体运动
2	仅对恶性刺激有反应	可睁眼，抬眉，向刺激方向转头，恶性刺激时有肢体运动
1	无反应	恶性刺激时无运动

ICU 患者的理想镇静水平是既能保证患者安静入睡又容易被唤醒。应在镇静治疗开始时就明确所需的镇静水平，定时、系统地进行评估和记录，并随时调整镇静用药以达到并维持所需的镇静水平。

（2）镇静的客观评估：客观性评估是镇静评估的重要组成部分。但现有的客观性镇静评估方法的临床可靠性尚有待进一步验证。目前报道的方法有脑电双频指数（BIS）、心率变异系数及食管下段收缩性等。

3. 谵妄评估　谵妄的诊断主要依据临床检查及病史。目前推荐使用"ICU 谵妄诊断的意识状态评估法"（the confusion assessment method for the diagnosis of delirium in the ICU，CAM-ICU）。CAM-ICU 主要包含：患者出现突然的意识状态改变或波动；注意力不集中；思维紊乱和意识清晰度下降，如表 18-7 所示。

表 18-7　谵妄诊断的意识状态评估法

临床特征	评价指标
1. 精神状态突然改变或起伏不定	患者是否出现精神状态的突然改变？
	过去 24 小时是否有反常行为，如时有时无或者时而加重时而减轻？
	过去 24 小时镇静评分（SAS 或 MAAS）或昏迷评分（GCS）是否有波动？
2. 注意力散漫	患者是否有注意力集中困难？
	患者是否有保持或转移注意力的能力下降？
	患者注意力筛查（ASE）得分多少？（如 ASE 的视觉测试，对 10 个画面的回忆准确度；ASE 的听觉测试患者，对一连串随机字母读音中出现"A"时点头或捏手示意）
3. 思维无序	若患者在带呼吸机状态下，检查其能否正确回答以下问题：
	（1）石头会浮在水面上吗？
	（2）海里有鱼吗？
	（3）1 克比 2 克重吗？
	（4）你能用锤子砸烂一颗钉子吗？
	在整个评估过程中，患者能否跟得上回答问题和执行指令？
	（1）你是否有一些不太清楚的想法？
	（2）举这几个手指头（检查者在患者面前举两个手指头）
	（3）现在换另一只手做同样的动作（检查者不用再重复动作）

续表

临床特征	评价指标
4. 意识程度变化（指清醒以外的任何意识状态，如警醒、嗜睡、木僵或昏迷）	清醒：正常、自主地感知周围环境，反应适度 警醒：过于兴奋 嗜睡：瞌睡但易于唤醒，对某些事物没有意识，不能自主、适当地交谈，给予轻微刺激就能完全觉醒并应答适当 昏睡：难以唤醒，对外界部分或完全无感知，对交谈无自主、适当的应答。当予强烈刺激时，有不完全清醒和不适当的应答，强刺激一旦停止，又重新进入无反应状态 昏迷：不可唤醒，对外界完全无意识，给予强烈刺激也无法进行交流

*若患者有特征 1 和 2，或者特征 3，或者特征 4，就可诊断为谵妄。

注：SAS，镇静、镇痛评分；MAAS，肌肉运动评分；GCS，Glasgow 昏迷评分

4. 睡眠评估 患者自己的主诉是睡眠是否充分的最重要指标，应重视对患者睡眠状态的观察及患者的主诉（主动地询问与观察）。如果患者没有自诉能力，由护士系统观察患者睡眠时间不失为一种有效措施，也可采用图片示意等方式来评估睡眠质量。

（四）ICU 镇静、镇痛的目的及意义

镇静与镇痛治疗是指应用药物手段以消除患者痛苦，减轻患者焦虑和激惹，催眠并诱导遗忘的治疗。近年来，镇静与镇痛治疗成为 ICU 常用治疗方案之一，以达到保持重症患者处于最舒适和最安全的状态。镇痛治疗是基础，在充分镇痛的基础之上，行镇静治疗。由于疾病本身、麻醉手术影响、ICU 的治疗环境、危重患者的治疗措施（如机械通气、血液透析、气管插管等）及患者的心理因素等，均会进一步加重危重患者已经存在的应激反应，从而引起神经内分泌的改变，影响机体的神经内分泌功能、免疫功能等，出现负氮平衡、高代谢状态、切口愈合延迟、血液高凝状态及免疫功能抑制等情况，甚至对患者的心理产生负面作用，严重影响其生活质量。而镇静治疗可以帮助患者克服焦虑，增加睡眠和促进遗忘；可以减少或消除患者对于在 ICU 治疗期间的痛苦记忆；可以减少甚至消除谵妄的发生；另外，可以减少患者因氧耗增加而造成的器官代谢负担的增加。因此，对危重患者的镇静、镇痛越来越受到人们的关注。

镇静与镇痛两者相互影响、相互作用，不能割裂。需要指出的是，所有的镇静药物均没有镇痛作用。若患者存在致痛因素，则需在充分镇痛的基础上予以镇静；在实施镇痛镇静治疗之前，应尽可能去除或减轻导致疼痛、焦虑和躁动的诱因。因此，在合并疼痛因素的患者，在实施镇静之前，应首先给予充分镇痛治疗。

第四节 机 械 通 气

案例 18-5

患者，男性，48 岁，意识障碍 30 分钟，伴

喷射性呕吐，家人送其急诊入院，入院查体：浅昏迷，口唇面色发绀，双侧瞳孔等大等圆，约 5mm，对光反射迟钝，颈软，呼吸浅促，约 25 次/分，可闻及喉头痰鸣音，心率 120 次/分，律不齐，心电监护示房颤，腹软，四肢肌张力低，右侧巴氏征阳性。医院急诊立即行气管插管，呼吸机辅助呼吸。

问题：

1. 该患者目前最需要的治疗是什么？
2. 机械通气的适应证有哪些？
3. 临床上常用的通气方式有哪些？

（一）适应证与禁忌证

机械通气适用于脑部外伤、感染、脑血管意外及中毒等所致中枢性呼吸衰竭；支气管、肺部疾病所致周围性呼吸衰竭；呼吸肌无力或麻痹状态；胸部外伤或肺部、心脏手术；心肺复苏等。

机械通气是治疗呼吸衰竭和危重患者呼吸支持最为有效的手段。为抢救患者生命，以下一些所谓禁忌证是相对的。

1. 张力性气胸或纵隔气肿（未引流前）。

2. 肺大泡和肺囊肿。

3. 活动性大咯血（已有呼吸衰竭或窒息表现者除外）。

4. 低血压（未经治疗前）。

5. 食管-气管瘘等。

（二）机械通气装置类型

1. 定容型（容量转换型） 能提供预定的潮气量，通气量稳定，受气道阻力及肺顺应性影响小，通气量稳定。

2. 定压型（压力转换型） 输送气体到肺内，当压力达到预定数值后，气流即终止。其潮气量受气道阻力及肺顺应性影响较大。

3. 定时型（时间转换型） 能按预定吸气时间送气入肺。通气量一般较稳定，具有定容和定压两型

的一些特点。

4. 高频通气 能提供大于正常呼吸频率 2 倍以上而潮气量小于解剖无效腔的机械通气方式。用于不适于建立人工气道的外科手术及呼吸窘迫综合征等的治疗。

5. 简易球囊式呼吸 结构简单，携带方便，价格低廉。由于全系手工操作，其工作参数不易掌握。常用于急诊、野战条件下的急救。

根据患者的病情需要，可选择控制通气、辅助通气、呼气末正压通气、间歇强制指令通气及压力支持通气等。

（三）临床上常用通气方式

临床上分为无创通气和有创通气。

1. 无创通气 相对有创通气来说，无创通气适用的范围略窄，通常适用于神志清楚、能够配合呼吸机工作，无创呼吸通气模式也相对简单，主要通气模式为 CPAP、PSV、BIPAP，具体如下。

（1）持续气道内正压（CPAP）：呼吸机在各个呼吸周期中提供一恒定的压力,各个通气过程由自主呼吸完成。实质是以零压为基础的自主呼吸上移。其作用相当于呼气末正压。

（2）压力支持通气（PSV）：在自主呼吸前提下,呼吸机给予一定的压力辅助。以提高患者每分钟通气量、潮气量,呼吸频率吸气、呼气时间由患者自己调节以符合呼吸生理,是目前最常用的通气模式。但呼吸中枢兴奋性显著降低,神经肌肉严重病变,呼吸肌极度疲劳的患者不宜应用。气道阻力显著过高,胸肺顺应性显著降低的情况下易导致通气不足。

（3）双水平（相）气道正压通气（BIPAP）：其通气原理是患者在不同高低的正压水平自主呼吸,实际可认为是压力支持加 PEEP。主要适用于阻塞性睡眠呼吸暂停综合征,对一些只需短时间进行呼吸支持者方便有效。

2. 有创通气 常用的有下列几种：

（1）间歇指令通气（IMV）：就持续指令通气（CMV）而言,是相对地控制通气。无论自主呼吸次数多少和强弱,呼吸机按呼吸频率给予通气辅助,其压力变化相当于间断 IPPV,每 2 次机械通气之间是自主呼吸,此时呼吸机只提供气量。可加用各种"自主通气模式"。分容积控制间歇指令通气（VC-IMV）和压力控制间歇指令通气（PC-IMV）。VC-IMV 是传统意义上的间歇指令通气,每次呼吸机输送的潮气量是恒定的。PC-IMV 的自变量则是压力。

（2）同步间歇指令通气（SIMV）：即 IMV 同步化,同步时间一般为呼吸周期时间的后 25%。在这段时间内,自主吸气动作可触发呼吸机送气,若无自主呼吸,在下一呼吸周期开始时,呼吸机按 IMV 的设置要求自动送气。

（3）控制通气：通气全部由呼吸机提供,与自主呼吸无关。

1）容量控制通气（VCV）：即传统意义上的控制通气。潮气量、呼吸频率、呼吸比完全由呼吸机控制。其压力变化为间歇正压,现多加用吸气末正压,可为容量或时间转移式。

2）压力控制通气（PCV）：分两种基本类型。一是传统意义上的通气模式,即压力转换式。一是时间转换式,压力为梯形波,流量为递减波。后者已取代前者。

（4）辅助通气：通气量由呼吸机提供,但由自主呼吸触发,呼吸频率和呼吸比值随自主呼吸变化,可理解为控制模式同步化。

（5）辅助/控制通气（A/C）：辅助/控制通气是上述 VP 和 PA 的结合,自主呼吸能力超过预设呼吸频率为辅助通气,低于预设呼吸频率则为控制通气。预设呼吸频率起"安全阀"作用,有利于防止通气过度或不足,也有利于人机的配合。现代呼吸机多用此方法取代单纯控制通气和辅助通气。

（6）间歇正压通气（IPPV）：间歇正压通气为最常用的人工通气法。呼吸肌在吸气时以正压将气体压入患者肺内,肺内气相压力降至大气压时,可借胸廓和肺泡弹性回缩将气体排出。用于心肺复苏及中枢呼吸衰竭等。此外尚有间歇正、负压通气（CINEEP）和呼气负压通气（CINPV）。

（7）持续气道内正压（CPAP）：呼吸机在各个呼吸周期中提供一个恒定的压力,各个通气过程由自主呼吸完成。实质上是以零压为基础的自主呼吸上移。其作用相当于呼气末正压。

（8）压力支持通气（PSV）：在自主呼吸前提下,呼吸机给予一定的压力辅助。以提高患者每分通气量、潮气量,呼吸频率吸气、呼气时间由患者自己调节以符合呼吸生理,是目前最常用的通气模式。但呼吸中枢兴奋性显著降低,神经肌肉严重病变,呼吸肌极度疲劳的患者不宜应用。气道阻力显著过高,胸肺顺应性显著降低的情况下易导致通气不足。

（9）叹气样通气（SIGN）：相当于自然呼吸中叹气样呼吸,潮气量增加 0.5～1.5 倍,其作用是扩张陷闭的肺泡。多在容量辅助/控制通气时发挥作用。

（四）临床上较少用的通气方式

1. 指令分钟通气（MMV）　呼吸机按照预定的每分通气量送气，若患者自主呼吸气量低于预设值，不足部分由呼吸机提供，若自主呼吸气量已大于或等于预设值，呼吸机则停止呼吸辅助。MMV 期间的通气辅助可用各种正压通气的形式提供，现趋向于用 PSV。MMV 可保证给呼吸肌无力或其他呼吸功能不稳定的患者提供足够的每分通气量，主要缺点为呼吸频率快时，因潮气量小，VD/VP 增大，导致肺泡通气量不足。

2. 反比通气（IRV）　常规通气和自然呼吸时，吸气时间（Ti）小于呼气时间（Te），若设置 Ti/Te＞1 即为 IRV。因完全背离自然呼吸的特点，需在控制通气模式下设置。

主要优点：①延长气体均匀分布时间，气体交换时间延长，气道峰压和平台压也相应下降，可预防气压伤。②缩短呼气时间产生 PEEP，增加 FRC，有利于萎缩的肺泡复张。

缺点：①与自主呼吸不能协调，需要安定剂或肌肉松弛药物打断自主呼吸。②肺泡扩张时间延长，与 PEEP 综合作用，可加重对心血管系统的抑制和减少重要脏器的血供。

3. 气道压力释放通气（APRV）　以周期性气道压力释放来增加肺泡通气量，属定压型通气模式，实质是 PEEP 的周期性降低。如果压力释放与自然呼吸同步，并按指令间歇进行，则为间歇指令压力性释放通气（IM-PRV）。APRV 时肺泡通气量的增加取决于释放容量和释放频率。释放容量由释放压力、释放时间决定，也与胸肺顺应性、气道阻力直接相关。

主要优点：①通气辅助取决于自主呼吸频率，呼吸频率越快，释放频率也越快。②多发性损伤的连枷胸患者，应用 APRV 可逆转胸壁的部分矛盾运动。③降低吸气相肺泡内压。

主要缺点：在 PEEP 的基础上进行，对心血管系统有一定影响。

随着容积控制通气和压力支持通气的调节向电脑化发展，逐渐出现以下通气方式：

压力调节容积控制通气（PRVCV）：压力切换时，预设一定压力值，呼吸机自动调节压力水平，使潮气量保持相对稳定，其压力控制通气的调节交由微电脑完成。故其在具有压力控制通气的特点上，又兼有定容通气模式的优点。

容积支持通气（VSV）：实质是压力支持容积保证通气，即在 PSV 的基础上，由微处理机测定压力

容积关系，自动调节 PS 水平，以保证潮气量的相对稳定。随着自主呼吸能力的增强，PS 自动降低，直至转换成自主呼吸。如呼吸暂停时间超过一定数值（一般为 20s），自动转换为 PRVCV。故在具有 PSV 优点的基础上又兼有定容通气的优点。

容积保障压力支持通气（VAPSV）：实质是容量辅助通气和压力支持通气的复合，故兼有两种通气模式的优点。

成比例通气（PAV）：指吸气时，呼吸机提供与吸气气道压成比例的辅助通气，而不控制患者的呼吸方式。例如，PAV 指吸气气道压 1/2 由呼吸肌收缩产生，另 1/2 由呼吸机给予，故无论何种通气水平，患者和呼吸机各分担 1/2 的呼吸功。PAV 是自主呼吸控制和可调机械通气，使通气反应更符合呼吸生理。

双水平（相）气道正压通气（BIPAP）：其通气原理是患者在不同高低的正压水平自主呼吸，实际可认为是压力支持加 PEEP。主要适用于阻塞性睡眠呼吸暂停综合征，对一些只需短时间进行呼吸支持者方便有效。

（五）呼吸机撤离

【撤呼吸机指征】

1. 患者一般情况良好，病情稳定，感染控制，循环稳定，营养状况良好。

2. 呼吸功能改善，自主呼吸增强经常发生人机对抗，自主排痰能力增强，吸痰时停机无呼吸困难、发绀及二氧化碳潴留，循环稳定，降低呼吸机参数自主呼吸能代偿。

3. 血气指标稳定。

4. 无水、电解质、酸碱平衡紊乱。

5. 肝肾功能正常。

6. 生理指标　①最大吸气压≥-20cmH$_2$O；②肺活量＞10～15ml/kg；③自主呼吸潮气量＞5ml/kg，深吸气＞10ml/kg；④FEV$_1$＞10ml/kg；⑤静息 MV＞0.1L/kg，最大通气量＞2 倍的静息 MV；⑥FiO$_2$=1.0 时，P（A-a）＜40～80kPa（300～500mmHg），PaO$_2$＞40kPa；⑦FiO$_2$＜0.4 时，PaO$_2$≥8kPa（60mmHg），PaCO$_2$＜6.7kPa（50mmHg）；⑧QS/QT＜15%；⑨无效腔/潮气量＜0.55～0.6；⑩肺顺应性＞25ml/cmH$_2$O（静态，正常 60～100ml/cmH$_2$O）；⑪肺动脉氧分压＞5.2kPa（40mmHg）；⑫PEEP＜5cmH$_2$O；⑬口腔闭合压（Pm 0.1）＜4cmH$_2$O。

【撤呼吸机方法】

1. 直接撤机　自主呼吸良好，不能耐受插管或出现明显并发症可直接停机。临床一般不采用此种方法。

2. 间断停机 一般用于简单呼吸机无 PSV、IMV、SIMV、CPAP、PRVC、VSV、PAV、MMV 等通气方式的呼吸机。采取停机时间先白天停机，然后晚上停机。先从数分钟开始逐渐延长停机时间。间隔时间由长变短，最后完全停止。

采用 IMV、SIMV、PSV、CPAP、PRVC、VSV、PAV、MMV、BIPAP 通气方式，这是目前临床应用最多的方法，可单用一种方式，也可两种联合应用。逐渐减少上述各种参数，最后完全停机。这种方法停机过程中不易发生呼吸机疲劳，更符合生理，成功率高。

【撤呼吸机失败原因】

1. 未达到撤机条件而盲目仓促撤机。

2. 呼吸肌萎缩、营养不良，自身呼吸肌力量不能维持正常肺泡通气的需要。

3. 病情不稳定或再度加重。

4. 感染控制不理想，痰多，自身排痰能力差。

5. 不适当应用镇静剂。

6. 撤机速度太快。

7. 心理障碍。

在撤离呼吸机过程中，如遇患者出现烦躁不安，自主呼吸频率加快，心动过速，SaO_2、PaO_2 下降，$PaCO_2$ 升高都是不能耐受的表现，应当停止或减慢撤机过程。

【撤呼吸机并发症】

1. 气压性损伤 在用呼吸机时由于压力过高或持续时间较长，可因肺泡破裂致不同程度气压伤，如间质性气肿、纵隔气肿、自发性或张力性气胸。预防办法为采用小潮气量通气，尽量以较低压力维持血气在正常范围。

2. 持续的高气道压 尤其是高 PEEP 可影响回心血量。使心搏出量减少，内脏血流量灌注减少。

3. 肺部感染 气管插管本身可将上气道的正常菌群带入下气道造成感染，污染的吸痰管、器械、不清洁的手等均可将病原菌带入下呼吸道。病原菌多是耐药性和毒性非常强的杆菌、链球菌或其他革兰氏阴性杆菌。当发生感染时应使用抗生素。预防方面最重要的是无菌操作，预防性使用抗生素并不能降低或延缓感染的发生反而会导致多种耐抗生素的菌株感染。

4. 喉损伤 最重要的并发症，插管超过 72 小时即可发生轻度水肿，可静脉滴注或局部雾化吸入皮质激素，重者拔管困难时可行气管切开。

5. 肺-支气管发育不良 新生儿及婴幼儿长期使用呼吸机，特别是长期使用高浓度的氧吸入时可发生。

（六）注意事项

1. 呼吸机的操作者，应熟练掌握机械性能、使用方法、故障排除等，以免影响治疗效果或损坏机器。

2. 使用呼吸机的患者应有专人监视、护理，按时填写机械通气治疗记录单。

3. 病室每天以 1%～2% 过氧乙酸喷雾消毒，或紫外线等照射 1～2 次。

4. 呼吸机应有专人负责管理，定期维修、保养。使用前后，呼吸机的外部管道、呼吸活瓣、雾化装置等每 2～3 日更换、消毒 1 次。

案例 18-5 分析总结

患者，男性，48 岁，意识障碍 30 分钟，伴喷射性呕吐，双侧瞳孔等大等圆，约 5mm，对光反射迟钝，颈软，呼吸浅促，约 25 次/分，可闻及喉头痰鸣音，心率 120 次/分，律不齐，心电监护示房颤，腹软，四肢肌张力低，右侧巴氏征阳性。考虑为脑出血引起的意识障碍，伴脑疝的形成。应立即行气管插管，保持呼吸道通畅，呼吸机辅助呼吸，该患者选用容量控制模式 SIMV，呼吸频率 16～20 次/分，吸氧浓度早期可选用 50%～60%，甚至可选 100%，之后根据氧分压调整吸氧浓度，一般在 40% 以下。潮气量 6～8ml/kg，PEEP 在 3～5cmH₂O。呼吸机主要调节的内容：模式选择、潮气量、呼吸频率、呼吸比、呼吸末正压、氧浓度，当患者出现人机对抗时要修正参数如潮气量、呼吸频率或 PEEP，同时检查气道是否有分泌物，分泌物增多会增加气道阻力，也会出现人机对抗。

第五节　心脏临时起搏

（一）概述

心脏临时起搏（cardiac temporary pacing）是急诊科常用的临时紧急起搏方法，设备简单，操作快捷方便，抢救效果可靠，能迅速有效地挽救严重心律失常患者的生命。

（二）适应证

1. 药物过量、中毒、严重电解质失衡、急性心肌梗死、外科手术、心脏介入或导管消融术等原因引起的可逆性或一过性威胁生命的房室传导阻滞、三分支传导阻滞，有明显症状的严重窦性心动过缓（窦性心动过缓伴低血压，二度 I 型房室传导阻滞伴低血压，对阿托品无反应）或窦性停搏等。

2. 潜在性严重窦性心动过缓或房室传导阻滞等患者做外科手术、心导管手术、电转复等手术或操作前行保护性起搏。

3. 植入永久性起搏器之前或者是起搏器依赖患者更换起搏器前的临时过渡性起搏。

4. 药物治疗无效或不宜用药物及电复律治疗的快速心律失常，如心动过缓或药物诱发的尖端扭转性室性心动过速、反复发作的持续性室性心动过速及室上性心动过速、房性心动过速等患者给予临时起搏或超速起搏终止心律失常。

（三）术前准备

1. 药品 消毒用聚维酮碘或碘酊，75%乙醇溶液，局部麻醉药，1%利多卡因或1%普鲁卡因。

2. 器械 穿刺针及静脉穿刺鞘，临时起搏漂浮电极导管，临时起搏器。

3. 急救装置 心电监护仪、除颤仪、氧气、气管插管等。

4. 知情同意 向患者或家属说明手术的必要性、并发症及注意事项，签署知情同意书。

5. 其他 备皮，建立静脉通路。

（四）手术方法

1. 选锁骨下静脉或颈内静脉穿刺，消毒、麻醉。对没有经验的操作者来说右侧颈内静脉途径是最好的选择，是到右心室最直接的途径，有较高的成功率和较低的并发症。

2. 将起搏漂浮电极导管与临时起搏器连接，选择紧急起搏模式。

3. 经锁骨下静脉或颈内静脉置入静脉鞘，沿鞘管将起搏漂浮电极导管置入。

4. 当起搏漂浮电极导管进入上腔静脉16～20cm后，向气囊注空气1.0ml，继续缓慢推送。

5. 当心电监护仪上出现右室损伤电流波形，确认电极导管接触右心室，将气囊放气，测定最小起搏阈值，以2倍阈值电压进行稳定起搏。

6. 将静脉鞘撕开退出皮肤及起搏导管，穿刺处缝针固定，贴无菌贴膜。

（五）术后处理

1. 穿刺处肢体尽量制动以避免电极脱落。

2. 持续心电监护监测起搏和感知功能。

3. 每日检查临时起搏器的电池状态，避免电量不足。

4. 定期换药、检查，避免感染、出血及静脉血栓形成。

（六）并发症预防及处理

1. 心脏穿孔、心脏压塞 临时起搏导线为双极导线，较硬，置管时动作应轻柔、缓慢，导管到位后避免张力过大，一旦发生心脏穿孔，重新调整导管位置，准备心包穿刺，必要时手术修补。

2. 导管移位 临时起搏导管置入后应固定牢靠、张力合适。一旦发生电极移位，应在心电监测下重新调整导管位置。

3. 阈值增高 电极周围心肌组织炎症、充血、水肿或缺血，或者电极接触不良，使起搏阈值增加。可提高输出电压或重新调整导管位置。

（七）注意事项

1. 注意心脏搏动的强弱，观察有无胸痛、腹痛，警惕心肌穿孔、心脏压塞等表现。

2. 穿刺局部有无血肿和出血，患肢有无红、肿、热、痛等情况。

3. 持续心电监测，观察有无起搏、感知功能异常，及时发现并处理。

案例 18-6

患者，男性，68岁，因心悸、头晕、黑矇3小时入院。患者有尿毒症病史12年，定期血透治疗。查体：BP 80/50mmHg，慢性病容，双肺无啰音，心率30次/分，律不齐。腹部无异常。双下肢中度水肿。心电图特征如图18-4。

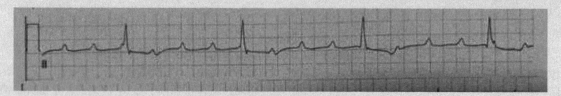

图 18-4　案例 18-6 心电图特征

心电图特征：逸搏心律（心率 30 次/分），QRS 波群时限为 144ms，呈右束支传导阻滞图形，P 波与 R 波无关。心电图诊断：逸搏心律，三度房室传导阻滞。

问题：

1. 根据上述临床表现，首先应该考虑什么疾病？
2. 在明确疾病诊断之前，应该做哪些检查？
3. 诊断明确后，应该怎么进行治疗？

案例 18-6 诊疗思路

根据上述病史及体征，考虑患者是尿毒症合并电解质紊乱出现严重心律失常。继续急查血生化提示：BUN 48mmol/L，Cr 1031μmol/L，血钾 6.5mmol/L，因此本例患者是尿毒症合并高钾血症诱发三度房室传导阻滞，诊断明确。患者已经出现血压低、心悸、头晕、黑矇等严重血流动力障碍表现，符合经静脉临时心脏起搏适应证，给予经静脉紧急临时心脏起搏治疗。安装临时起搏器后，送血透室急诊血透治疗。

第六节　心包腔穿刺术

案例 18-7

患者，男性，44 岁。因发热、胸痛伴心包摩擦音 2 周，再发加重伴呼吸困难 3 天入院。

患者于 2 周前无诱因出现发热、胸痛，伴心包摩擦音，曾使用非激素类抗感染药无效，3 天前上述症状再发伴呼吸困难。

既往病史无特殊。

体格检查：T 37.8℃，P 110 次/分，R 20 次/分，BP 90/70mmHg。心律齐，心音遥远，肝大，双下肢水肿。

问题：

该患者首选的治疗措施是什么？

心包腔穿刺术（pericardiocentesis）是指对有心包腔积液的患者，为了诊断和治疗疾病进行胸腔穿刺，抽取积液进行检验的操作过程。

（一）适应证

1. 原因不明的心包积液（血）患者。
2. 心包腔积液并有明显心脏压塞症状须穿刺放液以缓解症状者。
3. 恶性心包积液行药物注入治疗者。

（二）操作方法

（1）体位：患者取坐位或半坐卧位，位置要舒适，因在穿刺过程中，不能移动身体。术者应再一次检查心界，确定穿刺点后，常规局部消毒，铺巾。

（2）穿刺点定位：超声心动图是心包积液最简便精确的诊断方法，应选择舒张期心包积液液平面 ≥1cm 为穿刺部位。常用穿刺点有 3 个：①左胸前穿刺点（心尖部穿刺点）：一般在左侧第 5 肋间心绝对浊音界内侧约 2cm 处，由肋骨上缘进针，针尖方向向内、向后、稍向上并指向脊柱方向，缓慢刺入心包腔内。②剑突下穿刺点：位于剑突下与左肋缘交角区，穿刺针稍向左沿胸骨后壁推进，避免损伤肝脏。左侧有胸膜增厚、左侧胸腔积液或心包积脓时选择此穿刺点较合适。③右胸前穿刺点：位于右胸第 4 肋间心绝对浊音界内侧 1cm 处，穿刺针向内，向后指向脊柱推进，此点仅适用于心包积液以右侧较多，心脏向右扩大者。

（3）用 1% 利多卡因溶液 2～3ml 以小号针头做局部麻醉，刺入皮肤后，按上述进针方向，将针徐徐推进，边进针，边回抽，边注射。穿透心包膜时有落空感，如抽出液体应记录进针方向与深度，然后拔出局部麻醉针。穿刺抽液进针方法同上，进入心包腔后可感到心脏搏动而引起的振动，此时应稍退针，避免划伤心肌。助手立即用血管钳夹住针头以固定深度，术者将注射器套于针座的橡皮管上，然后放松橡皮管上止血钳，缓缓抽吸液体，记录液量，并将抽出液体盛入试管内送检。

（4）术毕拔出针头后，盖以消毒纱布，用胶布固定。

（三）注意事项

1. 穿刺点要合适，进针方向要准确，深度要适当。一般进针深度为 3～5cm（左胸前穿刺点）或 4～7cm（剑突下穿刺点），但应视积液多少和心浊音界大小而定。最好在超声波引导下穿刺，较安全、准确。穿刺针头接管应保持轻度负压，边进针边抽吸，直至抽出液体。若未能抽出液体，又未触到心脏搏动，缓慢退回针头后改变进针方向重新穿刺，但不能盲目反复试抽。取下空针前夹闭橡皮管，以防空气进入。

2. 术前谈话的内容包括手术的必要性和危险是

损伤冠状动脉、心脏穿孔、气胸、感染、心律失常和休克等,应将这些危险及其可能性有多大向患者或家属交代清楚,争取患者或家属并在谈话记录上签字后方可进行穿刺。此处,嘱患者在穿刺时切勿咳嗽或深呼吸,术前 0.5 小时可服可待因 0.03g。

3. 若脓液黏稠,不易抽出时,可用消毒的温生理盐水冲洗,冲洗时动作要轻柔,并注意患者反应。如需注入药物,可于抽液后缓慢注入。

4. 如操作过程中患者出现面色苍白、气促、出汗、心慌等情况,立即终止手术,并做相应处理。如抽出血性液体,应暂停抽液,检查进针方向与深度,将抽得血性液体放入干试管中,血液不久即凝固,表示很可能来自心脏,立即终止手术;如放置 10 分钟以上不凝固,患者又无凝血机制障碍,表示血液来自心包腔,并视病情需要,继续或终止抽液。

5. 首次抽液量不宜超过 100～200ml,需再次抽液时一般也不宜超过 300～500ml。抽液速度不宜过快、过多,因可使大量血液回心而导致肺水肿。但在化脓性心包炎时,应每次尽量抽尽脓液,穿刺时避免污染胸腔,穿刺抽脓后应注意胸腔感染的发生。

6. 术中和术后均需密切观察呼吸、血液、脉搏等的变化。

7. 麻醉操作要完善,以免因疼痛引起神经源性休克。

8. 患者不能配合、意识障碍、躁动或出血性疾病,禁止行心包腔穿刺术。

第七节　腹腔穿刺术

案例 18-8

患者,男性,50 岁。因乏力、食欲减退持续 2 年,腹胀持续 3 个月,加重 3 天入院。

患者于 2 年前无诱因出现乏力、食欲减退,当时无腹痛、腹胀、腹泻,无呕血、黑便、黄疸,未引起注意,自觉上述症状逐渐加重,3 个月前患者自觉腹胀,四肢水肿,曾到当地中医诊所就诊,用中药水煎服,具体不详,效果欠佳。近 3 天自觉上述症状加重,故来笔者所在医院门诊就诊,门诊拟"肝硬化失代偿期"收入,发病以来,食欲差,小便少许减少,日均 600～700ml,大便一天 2 次,量约 200g,色黄,质软,非陶土样,夜间睡眠差,体重近期少许增加。既往有"乙型病毒性肝炎"病史 10 年。

体格检查:T 36.5℃,P 100 次/分,R 20 次/分　BP 140/90mmHg。肝病面容,直立时下腹部饱满,仰卧时腹部两侧膨隆呈蛙腹状,肋下 3cm 可触及肝脏,质硬,表面欠光滑,脾脏轻度肿大,墨菲征阴性,液波震颤阳性,移动性浊音阳性。

辅助检查:ALT 400U/L,AST 400U/L。

问题:

为明确患者腹胀原因,该患者最需行什么操作?

腹腔穿刺术(abdominocentesis)是指对有腹腔积液的患者,为了诊断和治疗疾病进行腹腔穿刺,抽取积液进行检验的操作过程。

(一)适应证

1. 检查腹腔积液的性质,以明确诊断。

2. 大量腹水引起呼吸困难或腹部胀痛时,适当放腹水以减轻症状。

3. 腹腔内给药以达到治疗目的。

(二)操作方法

1. 穿刺前嘱患者排空尿液,以免穿刺时损伤膀胱。

2. 依积液多少和病情,可取坐位、半坐位、左侧卧位或仰卧位。放液时必须使患者体位舒适,并于腹上部扎一宽平带或多头带。

3. 选择适宜穿刺点:①脐与左髂前上棘连线的中外 1/3 的交点处,此处不易损伤腹壁动脉;②侧卧位穿刺点在脐的水平线与腋前线或腋中线交叉处,此部位较安全,常用于诊断性穿刺;③脐与耻骨联合连线的中点上方 1cm,稍偏左或偏右 1～1.5cm 处,此穿刺点处无重要器官且易愈合。少量或包裹性腹水,常需 B 超引导下定位穿刺。

4. 穿刺点处常规消毒、戴手套及盖洞巾,自皮肤至腹膜壁层做局部麻醉。术者用左手固定穿刺部皮肤,右手持针经麻醉处垂直刺入腹腔,待感到针锋抵抗感突然消失时,表示针头已穿过腹膜壁层即可抽取腹水,并将抽出液放入消毒试管中以备送检。做诊断性穿刺时,可直接用无菌的 20ml 或 50ml 注射器和 7 号针头进行穿刺。取得标本后迅速拔针,覆盖无菌纱布,用胶布固定。

5. 需放腹水时,用一粗针头(8 号或 9 号针头),针尾连一长胶管及水瓶,针头上穿过 2 块无菌纱布,缓慢刺入腹腔,腹水经胶管流入水封瓶中,将套入针头的纱布及针头用胶布固定于腹壁上。胶管上可再夹输液架子,以调整放液速度。腹水不断流出后,将腹上部的宽带或多头带逐步收紧,以防腹内压骤降而发生休克。放液完毕,覆盖纱布,胶布固定,用多头带包扎腹部。

（三）注意事项

1. 肝性脑病前期禁忌放液，粘连性结核性腹膜炎、卵巢肿瘤、包虫病、动脉瘤、晚期妊娠、严重出血倾向（PLT 计数<$50×10^9$/L）等为此检查禁忌证。

2. 术中应随时询问患者有无头晕、恶心、心悸等症状，并密切观察患者呼吸、脉搏及面色改变等。如以上症状明显时应立即停止穿刺，使患者卧床休息，必要时可注入高渗葡萄糖。

3. 放腹水时如遇流出不畅，针头应稍作移动或变换体位。放液不可过快、过多，初次放液不超过3000ml，但肝硬化患者在补充输注大量白蛋白的基础上，一般放腹水 1000ml 补充白蛋白 6~8g，也可以大量放液，可于 1~2 小时内排 4000~6000ml，甚至放尽。血性腹水不宜放液。放液前后均应测量腹围及复查腹部体征等，以便观察病情变化。

4. 大量腹水者，为防止腹腔穿刺后腹水渗漏，在穿刺时注意勿使皮肤至腹膜壁层位于同一直线。方法是当针尖通过皮肤到达皮下后，稍向周围移动一下穿刺针尖，然后再向腹腔刺入，以使拔针后皮肤针眼与腹肌针眼错开，防止腹水外溢。如穿刺孔处有腹水溢出时，可用蝶形胶布或火棉胶粘贴。

第八节　胸膜腔穿刺术

案例 18-9

患者，男性，38 岁。因发热持续 2 周，胸闷持续 5 天入院。

患者于 2 周前无诱因出现发热，无咳嗽、咳痰和咯血，前 5 天开始出现胸闷症状，曾使用"三代头孢菌素"抗感染治疗无效。

既往病史无特殊。

体格检查：T 37.8℃，P 100 次/分，R 20 次/分，BP 140/90mmHg。右下肺呼吸音消失，语音共振减弱。

辅助检查：胸部 X 线片示右下肺大片状密度增高影，上缘呈外高内低弧形。

问题：

为明确诊断，该患者应首选什么检查？

胸膜腔穿刺术（thoracentesis）是指对有胸膜腔积液的患者，为了诊断和治疗疾病进行胸腔穿刺，抽取积液进行检验的操作过程。

（一）适应证

1. 检查胸膜腔积液的性质，以明确诊断。

2. 抽液抽气减轻肺脏压迫。

3. 脓胸抽脓治疗或通过穿刺胸膜腔内给药。

（二）操作方法

1. **体位** ①胸腔积液：嘱患者面向椅背，两前额伏于前臂上。如病重不能起床者，则取仰卧或半卧位，将前臂置于枕部，行侧胸腔穿刺；②气胸：患者靠坐于床或椅，双臂上抬，双手抱于枕部。

2. **穿刺点定位** ①气胸：锁骨中线第 2 肋间；②胸腔积液：如有 B 超定位，应以 B 超定位为准；如无 B 超定位，穿刺应在胸部叩诊实音最明显的部位处进行。一般常选肩胛线或腋后线第 7~8 肋间，也可选腋中线第 6~7 肋间或腋前线第 5 肋间为穿刺点；包裹性积液可结合 X 线或超声波检查决定穿刺点。穿刺点可用蘸龙胆紫的棉签在皮肤上做标记。

3. 穿刺点处常规消毒、戴手套及盖洞巾，用 1%利多卡因溶液 2~3ml，沿穿刺点肋间的肋骨上缘进针，边进针边注入麻醉药逐层浸润麻醉，直至胸膜，回抽见气体或胸水，退出针头，记录针头刺入深度。

4. 将附有胶皮管的穿刺针由穿刺点刺入皮肤（胶皮管应用止血钳夹住），针尖缓慢进入胸膜腔时有阻力突然消失感。接上注射器，松开血管钳，抽吸胸膜腔内的液体或气体。注射器抽满后，夹紧胶皮管，取下注射器，将液体或气体排出，并记录量和（或）送检。如此反复。

若用三通活栓穿刺针，则术者以左手示指与中指固定穿刺部位的皮肤，右手将穿刺针的三通活栓转到与胸腔关闭处，再将穿刺针在麻醉处缓缓刺入，当针锋抵抗感突然消失时，转动三通活栓使其与胸腔相通，进行抽液或抽气。助手用止血钳协助固定穿刺针，以防刺入过深损伤肺组织。注射器抽满后，转动三通活栓使其与外界相通，排除液体或气体。

5. 抽液（气）完毕，需胸内注药者可注入适量药物，然后拔出穿刺针，局部消毒，用无菌纱布覆盖，再用胶布固定后嘱患者静卧。

（三）注意事项

1. 操作前应向患者说明穿刺目的，以消除其顾虑；对精神过于紧张者，可于术前 0.5 小时肌内注射地西泮 10mg 或口服可待因 0.03g 以镇静止痛。

2. 麻醉必须深达胸膜，嘱患者不要移动体位，避免咳嗽或深呼吸。进针不宜过深或过浅、过高或过低。应避免在第 9 肋间以下穿刺，以免穿透膈肌损伤腹腔脏器。

3. 腹膜腔穿刺术无绝对禁忌证，但有以下情况者应慎重：①靠近纵隔、心脏和大血管处的局限性积液、积脓；②有严重肺气肿和广泛肺大疱者；③心、肝、脾明显肿大者；④凝血机制障碍者；⑤胸部广泛烧伤或感染。

4. 一次抽液不宜过多、过快。诊断性穿刺抽液 50～100ml 即可；减压抽液，一般首次不超过 600ml，以后每次不超过 1000ml；如为脓胸，应一次尽量抽净。做胸腔积液细胞学检查时，则至少需 100ml 液体并立即送检，以免细胞自溶。

5. 操作中应不断观察患者反应，如有头晕、面色苍白、出汗、心悸、胸部压迫感或剧痛、昏厥等胸膜过敏反应，或连续性咳嗽、咳泡沫样痰等现象时，应立即停止抽液，让患者平躺，观察心肺、血压情况。大部分患者卧床后即可缓解，少数须皮下注射 0.1%肾上腺素 0.3～0.5ml 或进行其他对症处理。

6. 疑有支气管胸膜瘘时，可注入亚甲蓝或龙胆紫 2ml，观察术后患者是否咳出紫色痰液。

7. 恶性胸腔积液，可在胸腔内注入抗肿瘤药或硬化剂诱发化学性胸膜炎，促使脏层与壁层胸膜粘连，闭合胸腔。

第九节　中心静脉穿刺置管

案例 18-10

1. 患者，男性，52 岁。反复咳嗽、咳脓痰 15 年，咯血 12 年，加重 5 天，伴呼吸衰竭及循环衰竭。

2. 体征：P 120 次/分，R 35～40 次/分，BP 68/20 mmHg，SpO₂ 68%，桶状胸，双肺叩诊过清音，听诊双肺呼吸音减弱，双下肺可闻及细湿啰音。

3. 辅助检查：血气分析：pH 7.31，PaO₂ 42mmHg，PaCO₂ 53mmHg，BE 5.5mmol/L，血乳酸 1.7mmol/L（FiO₂ 100%）。血常规：WBC 13.46× 10⁹/L，St 82.4%，Hb 82g/L，PLT 76×10⁹/L。凝血四项：PT 13.6s，APTT 47.9s，FIB 2.05g/L，余未见异常。肺 CT：双肺支气管扩张合并感染，右肺中叶不张，陈旧性肺结核。

临床诊断：①支气管扩张伴咯血；②失血性休克；③Ⅰ型呼吸衰竭；④高血压病 3 级　高危组；⑤陈旧性肺结核；⑥中度贫血。

问题：

1. 该患者首选哪项临床操作可进行快速补液？

2. 该操作的适应证及禁忌证有哪些？

3. 可选的穿刺血管有哪些？

4. 操作前需准备哪些材料？操作的具体步骤？

对于大量失血循环衰竭的患者，常伴有外周静脉塌陷，临床上常出现外周静脉抽血或输液困难，行中心静脉穿刺置管，可有效保证输液质量、速度，以及能抽血进行化验检测、测中心静脉压力，是临床上最常用的快速补液术前操作，每位急诊医师及 ICU 医师应熟练操作。可选的其他快速补液操作还有胫骨的骨髓腔输液。

（一）适应证

案例 18-10 的中心静脉穿刺置管适应证：①严重失血需要快速、大量补液；②监测中心静脉压力。

该操作的其他适应证：①需要输注高浓度药物或强酸、强碱类药物者；②需要长期静脉营养者；③经静脉放置心脏起搏器或行血透通路。

（二）禁忌证

①穿刺部位感染、烧伤；②穿刺血管内血栓形成；③严重凝血障碍。

（三）术前准备材料

消毒液、棉签、肝素、生理盐水、利多卡因、口罩、帽子、无菌手套、中心静脉穿刺包及应急药物，术前签署穿刺同意书。

（四）穿刺点

（1）右锁骨下静脉：右锁骨中点内侧 1～2cm 处（或锁骨中点与内 1/3 之间）锁骨下缘。

（2）颈内静脉：胸锁乳突肌的锁骨头、胸骨头和锁骨三者所形成的三角区，该区的顶部即为穿刺点。

（3）股静脉：腹股沟韧带中心的内下方 1.5～3.0cm，股动脉搏动内侧为穿刺点。

（五）穿刺步骤

首选右锁骨下静脉，次选颈内静脉、股静脉。患者取去枕平卧位，头偏向一侧，右手呈 90°外展位，以穿刺点为中心消毒直径 15cm 以上，消毒 3 遍，铺孔巾，打开穿刺包放在一旁备用，准备生理盐水，戴无菌手套，抽取肝素钠盐水充盈留置管，并检查留置管是否通畅，用 10ml 注射器抽取盐水3～5ml，将注射器套上穿刺针备用，清醒患者予利多卡因表面麻醉，右手持穿刺针以 30° 角方向进行静脉穿刺，边穿刺边回抽，见有回血再进入少许，回血通畅后将导丝由另一侧孔送入约 20cm，导丝送入合适位置后，撤出穿刺针，将分离器送入导丝，旋转分离皮下组织后撤出分离器，将静脉留置导管由导丝送入，如不成功可再次使用分离器分开皮下组织后送入，送入导丝长度为 12～15cm，确定留置导管在静脉内后接上输液，用留置锁扣将外露导管固定在患者皮肤上，再次消毒及包扎。

第十节　床旁超声技术

急危重症的快速评估、早期诊断和及时干预是急诊医师必须面临的挑战，急诊医师不仅应具有丰富的临床经验，还需掌握一定的临床技能和技术。随着超声技术的发展和普及，特别是肺部超声技术的突破，床旁超声为急诊医师提供了越来越多急危重症患者的临床信息，被誉为可视"听诊器"，因此，急诊床旁超声也受到急诊医师的广泛关注。

（一）床旁超声在创伤中的临床应用

案例 18-11

　　患者，男性，46 岁。从高处坠落后 1 小时入院。

　　患者于 1 小时前不慎从约 10m 高处坠落，患者自觉周身疼痛，伴头晕、恶心，无呕吐，由"120"送入急诊科进一步诊治。患者既往体健。

　　体格检查：T 36.1℃，P 146 次/分，R 30 次/分，BP 70/43mmHg，SpO_2 91%，患者烦躁不安，急病面容，面色苍白，四肢厥冷。心、肺无明显异常，腹部膨隆，右下腹有压痛，无反跳痛，肠鸣音消失。

问题：

　　患者处于休克状态，如何安全快速地进行创伤患者的诊疗？

外伤患者病情危重且复杂，部分患者外伤后昏迷或被动体位，不能有效配合检查，而各种危重外伤患者的救治都有一个"黄金时段"，因此需要找到一种快速、科学的检查方法，从而最大限度地降低外伤患者的病死率。20 世纪 80 年代末，国外提出针对创伤的超声快速评估法，即 FAST（focused assessment with sonography for trauma）技术，目前已成为急重症医师快速床旁评估急性胸腹部闭合性损伤患者病情最重要的工具。传统 FAST 检查主要

利用超声快速判断腹腔有无游离积液，扩展的 FAST 检查（EFAST）内容扩展到包括胸腔、心包检测。FAST 通过对胸腔、心包、腹腔及骨盆等部位检查，判断是否存在积液。FAST 可识别由于脏器损伤而溢出的游离液体及气体，而游离液体/气体往往是器官损伤的标志。

1. 创伤常见疾病的超声影像特点

（1）胸腹腔出血：可表现为胸腔、心包、肝周切面、脾肾间隙、耻骨上/盆腔切面存在无回声区，提示胸腹腔出血的可能。

（2）心脏压塞：可表现为心外膜和心包壁层间无回声区，舒张期的右心室或心房有塌陷。其他的征象还包括心脏摆动，心脏逆时针转位运动类似于舞蹈样动作。心脏左侧受压也可出现左房或左室壁塌陷。另外，扩张的下腔静脉进一步高度提示心脏压塞。注意：若仅有心外膜和心包壁层间无回声区只能提示心包积液，无心输出量下降的临床表现时无法诊断心脏压塞。

（3）气胸：可表现为肺滑动征消失伴 A 线，其诊断气胸的敏感度、特异度分别为 95% 和 94%。M 型超声下可见条码征。肺点为局灶性气胸的特异度征象，其敏感度为 79%，特异度可达 100%。

2. 创伤的超声诊断的步骤及流程

（1）创伤的超声诊断步骤：创伤患者床旁超声检查至少 5 个部位。①右上腹，也称肝周切面、莫里森窝切面或右上 1/4 切面。如出现无回声区提示腹腔内出血；②左上腹脾肾间隙，如出现无回声区亦提示腹腔内出血；③耻骨上/盆腔切面，如显示膀胱后或子宫后无回声区，提示盆腔出血可能；④剑突下切面，常用于探查心包有无回声区；⑤肺部超声，主要用于探查有无血气胸、肋骨骨折（图 18-5）。

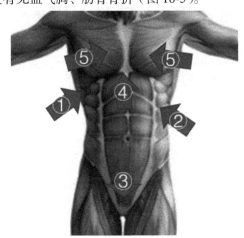

图 18-5　创伤患者床旁超声检查部位

（2）创伤的超声诊断流程（图 18-6）FAST 方案能够快速明确有无严重的腹腔、胸腔、心脏损伤出

血及气胸，指导进行抢救性手术，其对于诊断腹腔内脏器损伤和积血的敏感度可达79%～87%，特异度达95%～100%。与超声医师完成的检查不同，临床医师的应用集中于某个需要紧急判断和处理的具体问题，要求快速、简单。急诊床旁超声在未来有望成为创伤初步评估的首选方法。

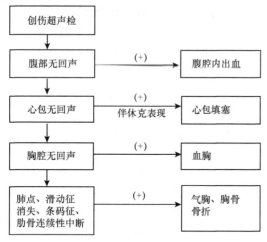

图18-6　创伤的FAST超声诊断流程

案例18-11分析总结

根据患者高坠伤病史及临床表现，初步怀疑患者存在脏器内出血情况。此时患者病情危重，需要快速进行床旁诊断。根据FAST方案，床旁超声可见患者右下腹及肝周大量液性暗区，心包无明显积液，肺部超声正常，超声引导下行腹腔穿刺可抽出不凝血。初步诊断患者腹腔内出血，联系外科急诊行剖腹探查。术中可见患者肝破裂，行肝脏破裂修补术。

（二）床旁超声在急性呼吸困难中的临床应用

案例18-12

患者，女性，69岁。因咳嗽、咳痰1周，加重伴胸闷气短5小时入院。

患者于1周前着凉后出现咳嗽、咳痰，体温偶有升高，最高体温达38℃，无其他临床表现，自行服用抗生素，病情无明显改善。5小时前患者体温升高达39℃，自觉胸闷气短、呼吸困难，来急诊科就诊。患者既往高血压病史20年。

体格检查：T 38.6℃，P 96次/分，R 30次/分，BP 135/78mmHg，SpO$_2$ 96%，患者呼吸急促，听

诊双肺可闻及大量痰鸣音。

辅助检查：胸片提示双肺透过度下降。

问题：

如何区别患者呼吸困难是肺源性，还是心源性所导致的？

呼吸困难是急诊科常见的急危重症之一，有研究显示在美国每年约有1.15亿急诊患者，主诉为呼吸困难的急诊就诊患者占所有急诊患者的3.5%。呼吸困难的病因复杂，其中心肺疾病所致的呼吸困难占到了绝大多数。随着超声影像技术的发展，特别是肺部超声的研究，使床旁超声作为急性呼吸困难的诊断工具成为可能。

1. 急性呼吸困难常见病因的超声影像特点

（1）肺水肿：急性肺水肿时可见多条与胸膜表面垂直的大B线及火箭征，为双侧对称性。

（2）肺炎：可出现肺实变征象即肝样变、碎片征、胸腔无回声区，还可出现胸膜改变和胸膜下结节。

（3）气胸：可表现为肺滑动征消失伴A线，其诊断气胸的敏感度、特异度分别为95%和94%。M型超声下可见条码征。肺点为局灶性气胸的特异度征象，其敏感度为79%，特异度可达100%。

（4）肺栓塞：床旁心脏彩超诊断肺栓塞主要依赖间接征象，主要包括右室增大、肺动脉增宽和肺动脉压升高，且能早期对肺栓塞进行干预的影像信息。肺栓塞右室压力增加时，右室室壁向外突出导致右室体积看起来和左室相当或大于左室。因此，在特定临床状态下，探及扩张僵硬的右室并通过三尖瓣反流估测肺动脉压大于60mmHg时，可以提供肺栓塞进行溶栓治疗的证据。具体超声影像为右室扩大、室间隔左移、肺动脉压升高、胸膜下结节。

2. 急性呼吸困难超声诊断步骤和流程

（1）急症床旁肺超声方案（bedside lung ultrasound in emergency，BLUE）草案：2008年Lichtenstein和Meziere率先针对急性呼吸衰竭患者制订了BLUE草案并发表于 *Chest* 杂志（图18-7）。BLUE草案的主要影像特征：A表现，仰卧位或半坐位的患者前胸部主要表现为A线，如存在胸膜滑动多见于慢性阻塞性肺疾病、肺栓塞、后背部肺炎；如胸膜滑动消失多见于气胸。B表现，仰卧位或半坐位的患者前胸部主要表现为B线，多见于心源性肺水肿，基本可除外慢性阻塞性肺疾病（COPD）、肺栓塞及气胸。A/B表现，一侧肺为B线，另一侧为A线，通常见于肺炎。

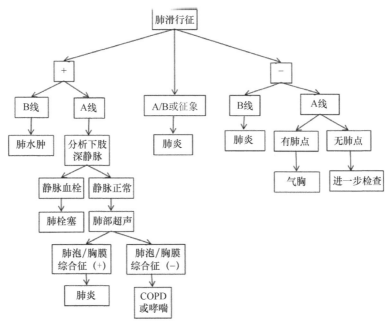

图 18-7　肺部超声 BLUE 方案图

（2）ETUDES 方案：2009 年又有学者提出了利用肺部超声 B 线联合脑钠肽（brain natriuretic peptide，BNP）诊断急性心源性肺水肿的 ETUDES（emergency thoracic ultrasound in the differentiation of the etiology of shortness of breath）方案，该方案将双侧胸腔分为 8 个区域，记录各区域 B 线数目（图 18-8），双侧胸壁出现 3 条以上 B 线的区域越多，心源性肺水肿可能性越大。如每侧胸壁有 3 个以上区域均有 3 条以上 B 线出现则诊断心源性肺水肿可能性超过 90%。

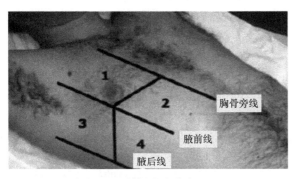

图 18-8　单侧胸壁分为四区

（3）CCUS 流程：2015 年，用于早期诊断急性低氧性呼吸衰竭的 CCUS（critical care ultrasonography）超声诊断流程发表于 *Chest* 杂志，该草案主要评估 B 线区域、胸腔无回声区、左心功能及下腔静脉状态（图 18-9）。根据综合表现判断引起急性低氧性呼吸衰竭的常见病因，如肺炎、ARDS、心源性肺水肿等。

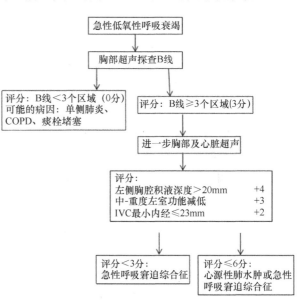

图 18-9　CCUS 流程

（4）近年来国内学者针对国外呼吸困难流程的优劣，结合急诊临床思维，根据超声影像特点分层评估和诊断，制订了优化的急性呼吸困难超声诊断流程（图 18-10），首先明确有无填塞性的呼吸困难（痰液、气胸、心包积液）；其次区别心源性和肺源性呼吸困难，最后再进一步明确肺源性呼吸困难的原因。与国外的流程相比，国内流程更加简洁、快速易于掌握。

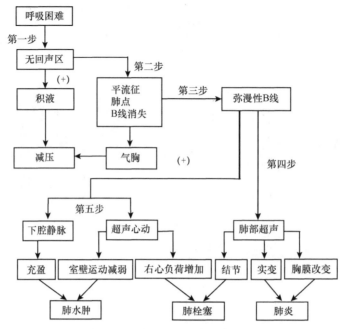

图 18-10　改良呼吸困难诊断流程

急性呼吸困难诊断草案及流程得到国外多数专家的认可，已初步在临床中应用，并具有较好的敏感度和特异度。有研究显示超声可以很好地检测 ICU 患者厚度大于 20mm 的肺实变，其总体敏感度达 90%、特异度达 98%。对于急性肺栓塞诊断的敏感度可达 85%，特异度达 83%。床旁超声对急性呼吸困难诊断的总体准确率可达 85%，而胸部 X 线片的准确率仅为 52%。

> **案例 18-12 分析总结**
> 　　患者呼吸困难，医生在稳定患者生命体征的同时，可予以患者行床旁超声检查，可快速明确患者呼吸困难原因，针对病因治疗，更好地救治患者。本例病例中，按照改良呼吸困难诊断流程，予以患者行床旁超声检查，可见患者心肌无节段运动异常及收缩力明显减弱，双肺弥漫性 B 线，结合患者病史及影像学检查，可知患者因肺部感染加重导致呼吸困难加重，予以患者行抗感染治疗及鼻导管吸氧，患者住院几日后症状缓解。

第十一节　高压氧治疗

（一）定义

在海平面上，大气压力被认为是恒定的，通常所说的 1 个大气压是指当温度为 0℃时，在纬度 45°的海平面上所承受的大气重力。从生理学上讲，凡超过 1 个大气压的压强即称为高压。

常压下空气中的氧含量为 21%，被称为"常氧"（normoxic），凡氧浓度超过 21% 的，均称为"富氧"（enriched oxygen）。如果氧浓度达到 100%，则称为"纯氧"（pure oxygen），实际上市场上供应的"医用氧"浓度在 99.2%～99.5%，亦可视为纯氧。

氧在机体内是以其分压值（单位 ATA）起作用，而不决定于氧浓度。根据 Dalton 分压定律，知道了混合气体总压（P）和组成混合气体中各气体成分的百分比（$C\%$），即可推算出各组成气体的分压（px）值，即 px=$P \times C\%$。

常压下，吸入 80% 的氧，其氧分压为：1ATA×80% =0.8ATA。

2ATA 压力下，吸入 80% 的氧，其氧分压为：2ATA×80%=1.6ATA。

2ATA 压力下，吸入 100% 的氧，其氧分压为：2ATA×100%=2ATA。

可见，氧压超过 1ATA，才能称为"高压氧"（hyperbaric oxygen，HBO）。所以，在超过 1 个大气压的环境中，呼吸气体中氧的分压大于 1 个大气压（1ATA），即属呼吸高压氧。

呼吸高压氧以达到治疗目的的，即称为"高压氧治疗"（hyperbaric oxygen therapy，HBOT）。

（二）基本原理

1. 增加机体的含氧量

（1）血中的氧含量增加：血液运输氧的途径有物理溶解氧和化学结合氧两种。在常压下，每 100ml 血液中溶解 0.3ml 氧气，首先被组织利用；与血红蛋白结合氧约 19ml，在物理溶解氧被利用后才与血红蛋白中的氧分离，溶解到血液中，被组织细胞利用。

而在高压氧下，由于压力的升高，可以使大量的氧气溶解在血液中，增加血液含氧量。在 3 个标准大气压下吸入纯氧，每 100ml 血液中物理状态溶解的氧量可达 6.6ml，仅物理溶解的氧就足以为组织细胞提供氧供。因此在大量失血、一氧化碳中毒等血红蛋白丢失或失活疾病中，高压氧治疗可以取得较好的疗效。

（2）血氧弥散距离增加，增加组织中的氧储量：气体是从高分压环境向低分压环境弥散以取得平衡，压力差越大，弥散量越大，弥散距离越远。在高压氧治疗时，肺泡氧分压明显升高，肺泡内氧气向动脉血中的弥散量增加，动脉血中的氧含量也明显升高，而有动脉毛细血管向组织细胞的弥散量也增加，弥散距离增大故循环阻断的时间为 3~4 分钟，组织中氧储备量也大大增加。经测量常温常压下，组织的氧储量为 13ml/kg，而在 3 个标准大气压下，氧储量增加至 53ml/kg，安全时限可提高到 8~12 分钟。所以在循环供氧中断时，可延长组织存活时间。可以为移植等手术提供更长循环停止时间。而在炎症、外伤、烧伤等各种病因导致组织细胞水肿时，高压氧治疗可以提供有效的氧供。

2. 压力作用　气体压强与其体积成反比，高压状态下气泡被压缩，体积明显缩小，气泡内气体压强增高，加快其溶入体液速度的过程；同时血中的氧可将气泡内的氮气置换出来，使气泡很快消失，可消除体内气泡栓塞。因此，高压氧对气栓症及减压病有独特的疗效。

3. 血管收缩作用　高压氧治疗时，血氧张力增高，能使血管平滑肌收缩，减少局部的血容量，能减轻脑水肿，改善烧伤或挤压伤后的水肿，但组织供氧的影响不大，然而高压氧治疗下并非所有的血管都发生收缩，有研究发现椎动脉和肝脏血管扩张。

4. 抗菌作用

（1）抑制厌氧菌生长：厌氧菌既缺乏细胞色素氧化酶，又缺乏过氧化氢酶和过氧化物酶，在高压氧治疗下它既不能从代谢中获得能量，又不能除去有氧代谢的过氧化氢，使代谢发生障碍，导致在高压氧条件下不能生长。

（2）高压氧促进白细胞的灭菌作用：1984 年，Beaman 提出，白细胞的灭菌作用在很大程度上依赖充足的氧供。白细胞灭菌分两个阶段：一是白细胞脱颗粒阶段；二是氧化阶段，此阶段依赖于白细胞获取氧分子并将其转化成高能基团，如超氧化物、羟自由基、次氯酸醛和次氯酸等，继而起到灭菌作用。1980 年，Jihn 就提出自由基产生速率和灭菌能力均依赖局部氧张力。

（3）高压氧对需氧菌的双重作用：当氧压小于 1.3ATA 时，高压氧对需氧菌有促进生长繁殖作用；当氧压大于 1.3ATA 时，高压氧对需氧菌有抑制甚至杀灭作用。当然，不同的菌种对氧压存在明显的差异。关于高压氧治疗抑制和杀伤病原生物的作用机制可分为特异性和非特异性。特异性机制如"抑制厌氧菌生长"所述，非特异性机制原因是使—SH 基氧化为二巯基，而—SH 是许多酶类的组成部分（如辅酶 A、谷胱甘肽过氧化物酶和琥珀酸脱氧酶等）。由此可使一些酶被灭活，代谢发生障碍，细菌体也不例外地受到抑制。

5. 促进成纤维细胞增生和胶原的生成，加速侧支循环建立　高压氧治疗时，血氧分压和细胞外液氧分压增加，刺激血管成纤维细胞分裂活动和胶原纤维的形成，促进新血管的生成，加速侧支循环的建立，并且促进肉芽组织和上皮组织的生长。

6. 对恶性肿瘤放射性治疗和化学治疗的增敏作用　到目前为止，绝大部分报道认为，高压氧治疗有助于提高放射治疗和化学治疗的疗效，或减少放射治疗和化学治疗的剂量，并减少其不良反应。可能的机制：提高肿瘤细胞对放射线或化学药物的敏感性；高压氧的毒性与放射线或化学药物抑制、破坏肿瘤细胞的作用具有协同性。有学者认为上述两种作用本质是活性氧（ROS）对肿瘤细胞的破坏和杀伤作用；实验证明，大多数肿瘤细胞为乏氧细胞，而且习惯于在乏氧环境下生长繁殖，因而高压氧下肿瘤细胞繁殖受到抑制。

7. 促进神经再生　高压氧既可促进中枢神经再生，也可促进周围神经再生。这主要与保证了神经再生所必需的足够的氧供有关。

8. 对免疫功能双向调节功能　高压氧对免疫功能有影响已在世界范围内取得公认。由于有大量实验表明高压氧对免疫功能有抑制作用，有些医院已把高压氧用于自身免疫性疾病和组织器官移植的抗排异反应中。也有部分资料表明高压氧有增强免疫功能的作用。这种反差，有人认为可能与氧的压力、时程、机体的免疫功能状态有关。

（三）适应证

1. 中华医学会高压氧医学分会于 2004 年修订了推荐的适应证，包括急症适应证 12 种，适应证 48 种。

（1）急症适应证：①急性一氧化碳中毒及其他有害气体中毒；②气性坏疽、破伤风及其他厌氧菌感染；③减压病；④气栓症；⑤各种原因引起的心肺复苏后急性脑功能障碍；⑥休克的辅助治疗；⑦脑水肿；⑧肺水肿（除心源性肺水肿外）；⑨挤压综合征；⑩断肢（指/趾）及皮肤移植术后血运障碍；⑪药物及化学物中毒；⑫急性缺血缺氧性脑病。

（2）适应证：①一氧化碳中毒及其他中毒性脑病；②突发性耳聋；③缺血性脑血管病（脑动脉硬化症、TIA、脑血栓形成、脑梗死）；④颅脑损伤（脑震荡、脑挫裂伤、颅内血肿清除术后、脑干损伤）；⑤脑出血恢复期；⑥骨折及骨折后骨愈合不良；⑦中心性浆液性脉络膜视网膜炎；⑧植物状态；⑨高原适应不全症；⑩周围神经损伤；⑪颅内良性肿瘤术后；⑫牙周病；⑬病毒性脑炎；⑭面神经炎；⑮骨髓炎；⑯无菌性骨坏死；⑰脑瘫；⑱胎儿宫内发育迟缓；⑲糖尿病及糖尿病足；⑳冠状动脉粥样硬化性心脏病（心绞痛、心肌梗死）；㉑快速性心律失常（房颤、期前收缩、心动过速）；㉒心肌炎；㉓周围血管疾病（脉管炎、雷诺病、深静脉血栓形成等）；㉔眩晕证；㉕慢性皮肤溃疡（动脉供血障碍、静脉淤血、褥疮）；㉖脊髓损伤；㉗消化性溃疡；㉘溃疡性结肠炎；㉙传染性肝炎（使用传染病专用舱）；㉚烧伤；㉛冻伤；㉜整形术后；㉝植皮术后；㉞运动性损伤；㉟放射性损伤（骨、软组织、膀胱炎等）；㊱恶性肿瘤（与放疗或化疗并用）；㊲视神经损伤；㊳疲劳综合征；㊴血管神经性头痛；㊵脓疱疹；㊶银屑病；㊷玫瑰糠疹；㊸多发性硬化；㊹急性感染性多发性神经根炎；㊺复发性口腔溃疡；㊻麻痹性肠梗阻；㊼支气管哮喘；㊽急性呼吸窘迫综合征。

2. 高压氧临床技术规范（WS/T422-2013）**推荐的适应证**　缺氧缺血性疾病，或由缺氧缺血引起的疾病，以及病情演变过程中与缺氧缺血有关的一系列情况等。

（四）禁忌证

1. 中华医学会高压氧医学分会于2004年推荐的禁忌证，包括绝对禁忌证4种，相对禁忌证10种。

（1）绝对禁忌证：①未经处理的气胸、纵隔气肿；②肺大疱；③活动性内出血及出血性疾病；④结核性空洞形成并咯血。

（2）相对禁忌证：①重症上呼吸道感染；②重症肺气肿；③支气管扩张症；④重症鼻窦炎；⑤心脏Ⅱ度以上房室传导阻滞；⑥血压过高者（160/100mmHg）；⑦心动过缓小于50次/分；⑧未做处理的恶性肿瘤；⑨视网膜脱离；⑩早期妊娠（3个月内）。

2.《高压氧临床应用技术规范》（WS/T422—2013）推荐的禁忌证。

（1）绝对禁忌证：未经处理的张力性气胸。

（2）相对禁忌证：①有脑室直接外引流；②颅底骨折伴脑脊液漏；③出生体重＜2000g的早产儿和低体重儿；④严重上呼吸道感染；⑤血压过高（收缩

压＞180mmHg，＞110mmHg）；⑥慢性阻塞性肺疾病伴 CO_2 潴留者；⑦妊娠；⑧幽闭恐惧症。

上述情况与抢救患者生命和避免（或减轻）患者人身严重伤害有冲突时，应权衡利弊，在尽可能减少不利因素的情况下进行治疗。

（五）治疗方案的选择

高压氧治疗方案有相当多的共同点，但因病种不同，个体差异，故治疗方案也有所不同，尤其对婴幼儿，下面是高压氧治疗方案的选择原则。

1. 高压氧治疗压力和时间

（1）单人纯氧舱：由于长时间吸入纯氧可引起氧中毒，因此必须严格遵守吸氧时限（表18-8）。

表18-8　单人纯氧舱治疗方案

氧舱压力（ATA）	加压时间（分钟）	稳压时间（分钟）	减压时间（分钟）
2	10～15	60～80	20
2.5	10～20	60	25
3	20	40～50	30～35

注：表中压力系绝对压力；氧气加压洗舱后的氧浓度应为75%。

使用纯氧治疗时，一般疾病的治疗压力常规应用2ATA，一次治疗时间不得超过2小时。

对颅脑外伤可使用较低的压力，以2ATA为佳；对某些特殊的疾病，如气性坏疽、破伤风、一氧化碳中毒、硫化氢中毒等，可选用3ATA。纯氧舱使用压力不允许超过3ATA。

（2）多人空气舱：一般疾病的治疗压力常规应用 2～2.5ATA，采用间歇性吸氧法，具体方案如表18-9所示。

表18-9　多人空气舱治疗方案

舱压（ATA）	加压时间（分钟）	稳压吸氧时间（分钟）	减压时间（分钟）
方案Ⅰ 2	10～15	40×2+10	20
		30×2+10	20
		20×4+5×3	20
		20×3+5×2	20
方案Ⅱ 2.5	10～20	40×2+10	30
		30×2+10	30
		20×4+5×3	30
		20×3+5×2	30
方案Ⅲ 3	20	30×2+10	40～45

注：如第一种方案40×2+10，表示稳压后，开始吸氧40分钟，中间呼吸空气10分钟，再重复吸氧40分钟。临床治疗时推荐第一种治疗方案，理由是：①2ATA氧压下，脑血流量减少但脑组织含氧量增加，脑对糖的摄取增加，代谢旺盛。超过 0.2MPa 氧压时，脑血流量可有回升趋势。②2ATA氧压下极少发生氧中毒及减压病。③患者在2ATA氧压下自觉舒适，当压力超过2ATA时，患者有受压不适感觉。

在进行长时间抢救时,应注意持续吸氧时间不得超过下列范围（表 18-10）。

表 18-10　压力、氧浓度与吸氧时间表

压力（ATA）	氧浓度（%）	吸氧时间（小时）
1	50	360
1	60	70
1	70	25
1	80	20
1	100	6
1.5	100	4～6
2	100	3～4
2.5	100	2～3
3	100	1～2
4	100	0.5

对减压病、空气栓塞症等疾病,可以使用超过 8ATA 的压力,此时吸氧时间及减压方法要严格按照减压病治疗表执行。

2. 每天治疗次数和疗程　一般疾病每天治疗 1 次。气性坏疽可用"三天七次"法,即第一天 3 次,第二、三天各 2 次。重症一氧化碳中毒、急性脑水肿严重时,可一天治疗 2 次。一般成人以 10 次为一个疗程。

普通慢性疾病每阶段治疗 2～3 个疗程即可。对长期昏迷、脑卒中、脑外伤后综合征、多发性硬化症、老年性痴呆、骨折缓迟愈合或不愈合、无菌性骨坏死等,疗程可适当延长,最长可达 10 个疗程。在 2～3 个疗程后间歇 10 天左右再继续治疗。

一些容易复发的疾病,如支气管哮喘、冠心病、重症肌无力等,可以每半年或 1 年重做 1～2 个疗程,连续 2 年,以巩固疗效。

3. 辅助用药原则

（1）各种疾病在应用高压氧治疗的同时,可配合病因治疗。

（2）对缺血性疾病,如冠心病、脑梗死、闭塞性脉管炎、大多数缺血性眼底疾病,治疗前应常规服用血管扩张药,以对抗高压氧的血管收缩作用。

（3）高压氧治疗患者最好常规服用维生素 E 50～100mg 一日 3 次,可预防氧中毒。

（六）高压氧治疗的副作用

1. 气压伤　由于人体不同部位或体内外受压不均匀,出现压力差,压力差大于 6.3kPa 时,会引起组织充血、水肿、变形等改变,造成疼痛和损伤,称为气压伤或机械损伤。常见有中耳气压伤、内耳气压伤、鼻旁窦气压伤、肺气压伤等。

2. 减压病　这是由于环境压力降低过快而引起的疾病。主要表现为疼痛,皮肤瘙痒、中枢神经系统损害、胸闷、呼吸困难、心功能不全、休克等。加压治疗是目前治疗减压病的首选方法,一旦确诊应立即进行加压治疗。

3. 氧中毒　这是由于机体吸入高浓度、高分压的氧或吸氧时间过久,造成的机体功能性或器质性损害。氧中毒可分为脑型、肺型、眼型、溶血型四类。治疗的关键是及时发现,停止吸氧。

第十二节　亚低温技术

低温疗法（therapeutic hypothemia）是一种以物理或药物手段将患者体温降低到预期水平,使自主神经系统及内分泌系统处于保护性抑制状态,提高机体对致病因子的耐受能力,从而达到治疗疾病或改善预后的方法。医学界一般将低温分为轻度低温（33～35℃）、中度低温（28～32℃）、深度低温（17～27℃）、超深低温（≤16℃）,其中 28～35℃被定义为亚低温（mild hypothemia）,在该温度下,对心脑肺的保护作用与深度低温相似,但只要合理应用,不良反应较小,因此临床实践中主要应用亚低温。

（一）适应证与禁忌证

适应证:①心肺复苏患者;②严重颅脑损伤患者,包括脑水肿和颅内高压等情况;③严重感染引起的高温、惊厥;④中枢性高热、热射病等;⑤其他。

禁忌证:亚低温技术无绝对禁忌证,妊娠、血流动力学不平稳、有血栓患者及活动性出血时慎用。

（二）亚低温治疗的方法

目前临床上采用的降温方法主要包括物理降温和药物降温,其中物理降温又分为体表降温和血管内降温两大类,各有其优点和不足。

1. 体表降温　主要措施为冰水或乙醇擦拭,风扇及体表循环冷却系统;亦可采用冰块、冰毯、冰帽降温系统。其中冰袋降温法是临床最常用及最基础的使用方法,将冰袋放置在患者前额、腋窝或全身大血管处以达到降温的目的,以往传统形状的固定冰袋与皮肤面积接触小、冰袋使用时间短、需及时更换,而现在人们在传统冰袋上加以改进,并研发出盐水冰袋、化学冰袋及中西药复合冰袋等,大大延长了冰袋的使用时间,减少更换次数。其优点为经济花费小、容易实现。不足在于,降温效率低,难以迅速达到目标核心体温;缺乏温度反馈系统,体温难以控制,波动大;人工护理成本高,部分措施有导致皮肤冻伤的风险。另外，常用的还有"医用冰毯降温法"，将冰毯机温度控制在 33～35℃，使患者在 12 小时内达到亚低温的状况，虽具有良好的降温效果，但也同时存在接触面积略小、降温时间长等缺陷。另外，与之类似的方法还有外覆盖能量传递毯，利用 ArcticGel 能量传递垫系统降温，通过监测膀胱温度作为目标温度，该方法属无创、快速降温，同时可精确控制的有效降温，特别是复温的过程可控，但因设备较为昂贵，国内暂未能广泛应用。

2. 血管内降温 主要措施：血管内灌注降温，包括快速输注冷却的液体或自身血液；热交换导管，血液接触导管球囊内冷却的液体而达到迅速降温的目的。临床常用的方法为静脉输注低温液体，通过使用 4℃制冷溶液经静脉注射 1.5 小时以上来达到降温目的，其优势在于，能够迅速达到目标体温。而不足之处为，血管内灌注降温需要大量液体，对于心、肺、肾功能异常者有较高风险，短时间大量冰盐水的灌注，容易引起凝血功能改变，同时影响血细胞流变学；热交换导管需要侵入性操作，在复温阶段极易在侵入性导管处形成深静脉血栓。

3. 药物降温 主要措施为输注药物，包含生理盐水 500ml＋哌替啶 100mg＋氯丙嗪 50mg＋异丙嗪 50mg 混合后静脉滴注，并根据患者体温、血压、心率及肌张力情况调整药物剂量。其优势在于，经济花费小、人力成本低。不足在于，降温效率相对较低，特别是对中枢性高热患者。另外，此种方法需要快速输注大量制冷液体，可能对机体心血管系统造成一定影响。

（三）亚低温技术的实施方法

1. 亚低温治疗前准备 亚低温实施前需要进行充分的准备。心电监护仪和有创血流动力学设备主要用于检测患者的心电、呼吸、氧饱合度等，并评估患者的液体容量状态，观察是否有传导阻滞或房颤及寒战的现象，并及时采取相应措施解决。亚低温实施中需要进行镇静治疗，必要时予肌松治疗，应做好气管插管和呼吸机辅助通气的准备，如条件许可，可监测评估患者镇静深度。另外，要准备有温度的导管，如食管探头、直肠探头等，探测核心体温。

2. 亚低温治疗实施过程 亚低温实施分为三个阶段，分别为诱导阶段、维持阶段和复温阶段。由于受到所使用降温方法的限制，建议尽快使患者的核心温度到达目标温度，降温过程中如发生寒战等，可考虑联合使用冬眠合剂。对心搏骤停心肺复苏后患者目标温度选定在 32～36℃，至少维持 24 小时，达到治疗目的后，进行复温。复温要求缓慢、可控地进行，对于心搏骤停患者以 0.2～0.5℃/h 为宜，其他患者可以采用 0.1～0.2℃/h 的复温策略。整个复温过程持续约 12 小时，直至体温恢复到 37～38℃。

（四）亚低温治疗时间窗及维持时间

亚低温疗法针对不同病因，治疗时间窗及维持时间均不同，针对心肺复苏脑保护，目前研究表明，亚低温治疗时间必须尽快、尽早，在心搏骤停后 1～1.5 小时开展亚低温可迅速达到降温目的，或在 6 小时内进行可获得理想疗效。亚低温治疗的时程至今尚无统一标准，时间自 2～14 日不等。

（五）亚低温技术常见并发症及其防治

1. 心血管系统并发症 虽然亚低温已经被证实能够降低心脏代谢病诱导心率减慢，从而保护缺血心肌，但对于严重冠状动脉狭窄的患者，低温则会引起心脏血管收缩，另外，常见并发症为休克、心律失常等。

2. 寒战 在亚低温实施过程中患者常发生寒战。对于神志清醒的患者，寒战往往导致氧耗和代谢的增加、过度通气、心率增快。在围手术期，低温与心血管恶性事件的发生密切相关，特别是有心血管系统疾病的老年患者。对于此类患者，有效的镇静和肌松是必要的。

3. 酸碱、糖代谢和电解质紊乱 体温每下降 1℃，机体代谢速率则降低 8% 以上，并导致氧消耗和二氧化碳产生的降低。因此，避免过度通气导致的脑血管收缩，应动态监测血气分析，同时根据中心温度变化调整血气分析仪温度参数，确保血气分析结果真实可靠。

亚低温可以导致胰岛素敏感性下降和胰岛素分泌量的增加，从而引起糖代谢紊乱，需要动态监测亚低温治疗患者的血糖水平。在复温阶段，患者的胰岛素需要量减少，过量胰岛素可能导致低血糖发生，亦需密切观察，及时处理。低温诱导过程中电解质细胞内转移和肾小管功能障碍，此外，在复温过程中，冷利尿现象导致尿量增多，易导致电解质水平异常，引起钾、镁、磷的下降，从而引起心律失常或其他并发症，复温可导致反弹性高钾血症，对于无尿、肾功能不全的患者，此阶段可考虑提前肾脏替代治疗。

4. 感染 亚低温可以抑制炎症反应，降低白细胞趋化和吞噬功能，不可避免地增加感染风险。因此亚低温患者应密切监测，权衡利弊。

5. 凝血功能障碍　亚低温能够诱导轻度凝血功能异常。温度大于 35℃对凝血功能无明显影响，低于 33～35℃会导致血小板功能障碍和轻度减少，低于 33℃则会影响其他凝血途径，如凝血酶和纤溶途径抑制物等。因此，在实施亚低温前要评估患者的凝血功能状态，结合原发疾病，选择合适的温度。

目标温度的选择并取决于凝血功能状态，但是对于侵入性血管内降温来说，复温过程中极易发生侵入导管部位的深静脉血栓，需要格外警惕。

（六）注意事项

1. 亚低温仅仅是辅助治疗的一种手段，对原发病的诊断必须明确，避免使用亚低温技术后掩盖原发疾病的相关症状，影响原发疾病的诊治。

2. 使用亚低温时，应加强基础护理工作，加强对症支持疗法，避免亚低温的相关并发症。另外，目前文献表明，使用亚低温技术时间过长，反而加重损害心、脑、肾等重要脏器功能，因此必须每日评估应用该技术的利弊，合理使用该技术。

3. 需要强调复温不能过快，过快复温可能导致脑水肿的加重从而导致治疗的失败，因此复温的速度是我们需要格外注意的。

第十三节　血液净化技术

案例 18-13

患者，女性，36 岁，因与家人吵架，口服安定 30 片，约 5 小时后入院。查体：T 35.8℃，P 76 次/分，R 18 次/分，BP 105/65mmHg，患者呈昏迷状态，呼之无应，双侧瞳孔正大等圆约 4mm，对光反射灵敏，心率 76 次/分，律齐，各瓣膜听诊区未闻及杂音，双肺呼吸音清，未闻及干、湿啰音，腹部无异常，神经系统查体：颈软，无抵抗，肱二头肌、肱三头肌肌腱反射减弱，心电图未见异常，立刻建立静脉通路，并洗胃治疗。在插管过程中，因刺激咽喉壁患者呕吐少量血性分泌物（约 10ml），在 50cm 处时，因注射器回吸未见胃液洗出，考虑：①不能肯定在胃内或胃管被食管堵塞。②患者自服药至今 5 小时，药物吸收基本完全。③应激性胃溃疡不除外。即停止洗胃，给予美解眠、纳洛酮等治疗，并行血液透析治疗。6 小时后，患者神志较清醒，能回答一些简单问题。12 小时后测血压 110/70mmHg，脉搏 76 次/分，呼吸 18 次/分，意识清醒，生命体征平稳，除诉头晕外，无其他不适，共计入量 1500ml，出量 1100ml，

住院 2 天出院。

问题：

1. 根据该患者的病史，应诊断什么疾病？
2. 为什么行血液透析？

血液净化技术包括用于肾功能不全患者的血液透析、腹膜透析及后续衍生技术，如持续性肾脏替代治疗、血液灌流或吸附、血浆分离机及治疗技术，治疗技术已延伸至多种疾病，如危重病患者多脏器功能衰竭、自身免疫性疾病、代谢性疾病、中毒等。

一、血液透析

血液透析（hemodialysis，HD）系将患者血液引入透析器中，利用半渗透膜两侧溶质浓度差，经渗透、扩散与超滤作用，达到清除代谢产物及毒性物质，纠正水、电解质平衡紊乱的目的。

【方法】

1. 动、静脉通道的制备及其类型　透析前先建立动、静脉通道，将动脉端血液引入透析器，经透析作用，使血液净化。然后将净化了的血液再由静脉端回输体内。①动、静脉保留插管法：一般选用足背动脉和内踝大隐静脉插管；亦可采用 Seldinger 扩张性导管穿刺股动、静脉。适用于急性药物中毒或急性肾衰竭的紧急透析者。②动静脉外瘘：可选用桡动脉及其伴行的头静脉，用两根硅橡胶管分别插入动、静脉的向心端，行皮肤外连接，形成体外分流。适用于急、慢性肾衰竭需做长期透析者。③动静脉内瘘。可选用桡动脉及其伴行静脉做侧侧或端侧吻合；亦可用钛制轮钉（孔径为 2.0～2.5mm）行吻合术。吻合 2 周后，即可在静脉动脉化处做穿刺，以供血液透析用。适用于长期透析者。④锁骨下静脉导管法：将双腔导管插入锁骨下静脉，血经外套管侧孔吸出，流经透析器后，再由内管回输体内。

2. 透析器类型　①标准平板型透析器：透析面积为 1.0m²，因体积大，易漏血、漏气。目前多改用固定式（积层式）小平板器，面积为 1.1～1.8m²，体积小，已商品化。②中空纤维型透析器。体积小，超滤脱水和透析效能高，是目前最常用的一种。

3. 肝素的应用　透析过程需抗凝。抗凝方法则视患者有无出血倾向而定。可选用：①全身肝素化法，为常规方法。透析前 5 分钟，给肝素 0.5～0.8mg/kg 静脉注射；透析开始后每小时追加肝素 10mg；透析结束前 1 小时停用肝素。②局部（体外）肝素化法：用肝素泵将肝素以 0.25mg/分的速率持续注入动脉管道，同时在静脉管道将鱼精蛋白以 0.25mg/分的速率

注入，以中和肝素。透析结束后 3 小时静脉注射鱼精蛋白 30～50mg，以防肝素反跳。③边缘肝素化法。首次肝素剂量为 0.5～0.7mg/kg，之后每小时补给肝素 5～7mg，保持透析器内血液凝血时间在 30 分钟左右，透析结束前 10 分钟停用肝素。

4. 透析液组成 可根据病情选用 I 或 II 号透析液。

I 号透析液配方：每升含氯化钠 6.6g，氯化钾 0.3g，氯化钙 0.185g，氯化镁 0.1g，碳酸氢钠 2.5g，葡萄糖 2.2g，渗透压 314mmol/L。

II 号透析配方：每升含氯化钠 6.0g，氯化钾 0.3g，氯化钙 0.185g，氯化镁 0.1g，醋酸钠 4.48g，葡萄糖 2.2g，渗透压 300mmol/L。

5. 透析中的监护 在每次透析过程中，应记录患者的血压、心率、呼吸和体温。监测透析液流量、温度、负压、导管中血液流量，注意有无漏血、溶血及凝血现象，严防透析导管脱出而引起大出血。

【并发症及其处理】

1. 透析失衡综合征 为常见的并发症。多见于初次透析、快速透析或透析结束后不久发生。表现为焦虑、烦躁、头痛、恶心、呕吐，有时血压升高；中度者尚有肌阵挛、震颤、失定向、嗜睡；重度者可有癫痫样大发作、昏迷甚至死亡。预防措施：首次透析时间不宜超过 4 小时，透析液中钠浓度不宜过低，超滤脱水不宜过快。出现症状时，轻者给静脉注射 50% 葡萄糖液 50～100ml，肌内注射异丙嗪 25mg；重者应给甘露醇或白蛋白等，减低透析器中负压及流量。

2. 发热 透析早期发热，多由于透析系统冲洗不净，致热原存在或预充血液快速进入体内产生输血反应所致；如透析后体温持续上升多提示感染，应寻找发热原因，并做相应处理。

3. 心血管并发症 如低血压、高血压、心脏进行性扩大、心力衰竭、心包炎、心律不齐等。应予对症治疗。

4. 贫血 尿毒症患者原已有不易纠正的贫血，加上透析中需反复抽血检查及透析器中残留血液的丢失，可加重贫血，因此，应减少种种原因的失血，补充铁剂、叶酸或适量输血。

5. 透析性骨病 要注意检测血电解质，合并低钙高磷者，予以对症补充，如补充钙剂及骨化三醇增加钙的补充和吸收；口服碳酸镧拮抗高磷血症。

6. 感染 要防范动静脉瘘、肺部及尿路感染。

【适应证】

1. 急性肾衰竭 透析指征为急性肺水肿、高钾血症。血钾达 6.5mmol/L 以上；无尿或少尿达 4 天以上；二氧化碳结合力在 15mmol/L 以下。血尿素氮＞28.56mmol/L（80mg/dl），或每日上升＞10.7mmol/L（30mg/dl）；无尿或少尿 2 日以上，而伴有下列情况之一者：持续呕吐，体液过多，出现奔马律或中心静脉压持续高于正常；烦躁或嗜睡；血肌酐＞707.2mmol/L（8mg/dl）及心电图提示高钾图形者。

2. 慢性肾衰竭 一般透析指征为血尿素氮达 36mmol/L（100mg/dl）具有明显的尿毒症表现者；血肌酐 707.2mmol/L（8mg/dl）以上；内生肌酐清除率＜10ml/分；合并充血性心力衰竭或有尿毒症性心包炎者；明显的神经系统症状；须施行较大手术的尿毒症患者，可用血液透析改善全身情况。

3. 急性中毒 能通过透析膜的药物或毒物，如巴比妥类、眠尔通、安眠酮、副醛、利眠宁、水合氯醛、异烟肼、砷、汞、铜、氯化物、溴化物、氨、内毒素、硼酸、草藜碱、四氯化碳、三氯乙烯和链霉素、卡那霉素、新霉素、万古霉素、多黏菌素等。上述所致急性中毒均可施行透析治疗。

【禁忌证】

无绝对禁忌证，但应尽量避免在下列情况下施行透析，以免发生意外。

休克或低血压，难于控制的出血，显著的心脏扩大伴心肌严重受损，严重心律失常，未控制的严重糖尿病、脑溢血及年龄大于 70 岁者。

二、血液滤过

血液滤过（hemofiltration，HF）是依照肾小球滤过功能而设计的一种模拟装置。HF 设备由血液滤过器、血泵、负压吸引装置三部分组成。

【方法】

1. 建立动、静脉血管通道及肝素化法 同 HD。

2. 血液滤过器装置 常用有聚丙烯腈膜多层小平板滤过器（如 RP6 滤过器）、聚砜膜空心纤维滤过器（如 Diafilter TM30 Amicon）、聚甲基丙烯酸甲酯膜滤过器（如 Filtryzer B1 型、Gambro MF202 型）等。

3. 将患者的动静脉端分别与血液滤过器动静脉管道连接，依靠血泵和滤过器静脉管道夹子使滤过器血液侧产生 13.33～26.66kPa（100～200mmHg）正压，调节负压装置，使负压达到 26.66kPa，便可获得 60～100ml/分滤过液，与此同时补充置换液。如每次要求去除体内 1000ml 液体，则滤出液总量减去 1000ml，即为置换液的输入量。

4. 置换液的组成及输入方法 由 Na^+ 140mmol/L、

K^+2.0mmol/L、Ca^{2+}1.85mmol/L、Mg^{2+}0.75～1.0mmol/L、Cl^-105～110mmol/L、乳酸根 33.75mmol/L 配成。可由滤过器动脉管道内输入（前稀释型）或静脉管道内输入（后稀释型）。

5. 根据患者病情，HF 2～3 次/周，4～5 小时/次。

【临床意义】

1. HF 对尿素氮、肌酐等小分子物质的清除略逊于 HD，但对中分子物质的清除，纠正水、电解质及酸中毒，治疗肾衰竭、肺水肿、心包炎、脑水肿却优于 HD。

2. 可明显改善贫血及甘油三酯血症，易控制高血压。

3. HD 与 HF 联用为血液滤过透析，可提高血液净化的效率及缩短透析时间。

4. 大量置换液的输入，易污染而致发热反应及败血症，宜注意。

三、连续性动静脉血液滤过

连续性动静脉血液滤过（continuous arteriovenous hemofiltration，CAVH）是利用动静脉压正常压力梯度差，连续性地使血液通过小型滤过器，以达到血液滤过的作用。特点：低滤过率，不需用血液滤过机和补充大量置换液。特别适用：急性肾衰竭现场救护。

【方法】

1. 建立动、静脉通道及肝素化法 同 HD。

2. 滤过器 常用的有聚砜膜血液滤过器、聚胺膜血液滤过器等。

3. 将患者的动、静脉端分别与血液滤过器的动、静脉管道相连接，收集超滤液的容器置于病床最低处，使其负压为 392.15Pa（40cmH_2O），便可获得滤出液 300～500ml/h。

四、血液灌流

血液灌流（hemoperfusion，HP）是将患者动脉血引入储有吸附材料的血液灌流装置，通过接触血液使其中的毒物、代谢产物被吸附而净化，然后再回输体内。

【方法】

1. 建立动、静脉通道及肝素化法 同 HD。

2. 血液灌流装置 由灌流罐、吸附剂、微囊膜组成。目前用于临床的主要有白蛋白火棉胶包裹活性炭、丙烯酸水凝胶包裹活性炭和醋酸纤维包裹活性炭等。活性炭通常是 8～14 目的椰壳炭。

3. 将患者的动、静脉分别与血液灌流装置的动、静脉管道相连接，利用血泵维持血液流速 200ml/分左右。每日或隔日一次，每次 2～3 小时，直至临床症状好转。

【临床意义】

HP 能有效去除血液内肌酐、尿酸、中分子物质、酚类、胍类、吲哚、有机酸及多种药物，但不能去除尿素、磷酸盐、水分及电解质，因此治疗尿毒症时，一般应与 HD 或 HF 联用。

五、血浆置换疗法

血浆置换疗法（plasma exchange therapy，PET）系将患者血液引入血浆交换装置，将分离出的血浆弃去，并补回一定量的血浆，借以清除患者血浆中抗体，激活免疫反应的介质和免疫复合物。

【方法】

1. 建立血管通道及肝素化法 同 HD。

2. 血浆分离装置 多采用醋酸纤维素膜、聚甲基丙烯酸甲酯膜或聚砜膜所制成的空心纤维型分离器。膜面积为 0.4～0.6m^2，孔径 0.2～0.6mm，最大截流分子质量为 300Da。

3. 将患者的动、静脉分别与血浆分离器动、静脉管道连接，调整血泵速度与负压，维持血液流速 200ml/min，控制超滤血浆量 30～60ml/min，装置时间为 90～120 分钟，2 次/周，每次超滤血浆总量为 4L 左右。从血浆滤过器静脉端回输 4%人体白蛋白林格液 3.8L（即 20%白蛋白 400～800ml，其余为复方氯化钠溶液）。

【适应证】

1. 免疫复合物性肾小球肾炎和抗肾小球基膜肾小球炎，如肺出血-肾炎综合征等。

2. 风湿性疾病和系统性红斑狼疮，结节性动脉周围炎和类风湿性关节炎等。

3. 自身免疫溶血性贫血、溶血性尿毒症综合征和血栓性血小板减少性紫癜等。

4. 重症肌无力、吉兰-巴雷综合征。

5. 肝性脑病。

6. 毒蕈中毒。

7. 重症牛皮癣。

8. 肾移植后急性排异反应。

9. 高脂血症。

六、腹 膜 透 析

腹膜透析（peritoneal dialysis）是利用腹膜作为半

渗透膜，根据多南膜平衡原理，将配制好的透析液经导管灌入患者的腹膜腔，可在腹膜两侧存在溶质的浓度梯度差，高浓度一侧的溶质向低浓度一侧移动（扩散作用），水分则从低渗一侧向高渗一侧移动（渗透作用）。通过腹腔透析液不断地更换，以达到清除体内代谢产物、毒性物质及纠正水、电解质平衡紊乱的目的。

【方法】

1. 腹膜透析法选择 ①紧急腹膜透析：短期内做整日持续性透析。多作为急性肾衰竭及急性药物中毒的抢救措施。②间歇腹膜透析。每周透析 5～7 日，每日用透析液 6000～10 000ml，分 4～8 次输入腹腔内，每次留置 1～2 小时，每日透析 10～12 小时。用于慢性肾衰竭伴明显体液潴留者。③不卧床持续腹膜透析：每周透析 5～7 日，每日透析 4～5 次，每次用透析液 1500～2000ml，输入腹腔，每 3～4 小时更换 1 次，夜间 1 次可留置腹腔内 10～12 小时。在腹腔灌入透析液后，夹紧输液管，并将原盛透析液袋折起放入腰间口袋内，放液时取出，置于低处，让透析液从腹腔内通过腹膜透析管流出，然后再换新的腹膜透析液袋。患者在透析时不需卧床，患者可自由活动。④持续循环腹膜透析：系采用计算机程序控制的自动循环腹膜透析机。患者在夜间睡眠时，腹腔内留置的腹膜透析管端与自动循环腹膜透析机连接，用 6～8L 透析液持续透析 9～10 小时，清晨在腹腔内存留 2L 透析液，脱离机器，整个白天（10～14 小时）不更换透析液，白天患者可自由活动。

2. 腹膜透析管 常用的有单毛套、双毛套及无毛套三种硅橡胶腹膜透析管。

3. 置管方法 用套管针在脐与耻骨联合线上 1/3 处穿刺，然后通过套针将透析管送入腹腔直肠膀胱陷凹中，或手术分层切开腹膜，将腹膜透析管插入直肠膀胱陷凹中，即可行透析。对慢性肾衰竭需做长期腹膜透析者，可在腹壁下做一隧道，并用带毛套的腹膜透析管通过隧道穿出皮肤外，以助固定。

4. 透析液的配方 透析液可临时自行配制或使用商品化透析液。

临时透析液配方：5%葡萄糖液 500ml，生理盐水 1000ml，5%碳酸氢钠 100ml，5%氯化钙 12ml，渗透压 359.4mmol/L。

上海长征制药厂透析配方：氯化钠 5.5g，氯化钙 0.3g，氯化镁 0.15g，醋酸钠 5.0g，偏焦亚硫酸钠 0.15g，葡萄糖 20g，加水至 1000ml，渗透压 374.3mmol/L。

5. 透析注意事项 要严格无菌操作，注意有无伤口渗漏；记录透析液输入及流出量（若流出量<输入量，应暂停透析寻找原因）；观察流出液的色泽及澄清度，并做常规检查，细菌培养及蛋白定量；遇有

腹膜炎迹象时要立即采取措施控制。

【并发症及其处理】

1. 腹膜炎 为最重要的并发症，以细菌性腹膜炎多见。感染细菌可来自伤口、手术操作时及透析液污染。如有腹痛、发热、透析液色泽变浊和白细胞数增至 100 个/mm³、透析液内细菌检查阳性（应注意厌氧菌感染）时，可明确诊断。腹膜炎可引起蛋白严重丧失，腹膜粘连、增厚，导致腹膜透析失效，导管堵塞，甚至危及生命。发生腹膜炎时应选用合适的抗生素，如革兰氏阳性球菌可用甲氧苯青霉素（透析液内浓度 100mg/L）或头孢菌素（透析液内浓度 50mg/L）；革兰氏阴性杆菌宜用庆大霉素（透析液内浓度 8mg/L）或妥布霉素（透析液内浓度为 8mg/L）并增加透析次数。一般经数日至 1 周可得到控制。若处理无效，病情日趋严重或有腹腔霉菌感染者，则应考虑拔出透析管，改用其他透析疗法。此外，透析液配方不当或葡萄糖浓度过高亦可引起腹痛，透析液中白细胞数增加，蛋白质增多，色泽变浊，酷似腹膜炎（化学性腹膜炎）但透出液细菌检查阴性，可资鉴别。

2. 腹痛 高渗性透析液、透析液温度过低或过高、腹腔注入液量过多或进入空气过多、透析液 pH 配制不当、腹腔感染、导管移位刺激等均可引起腹痛。在处理上应去除原因，并可在透析液中加入 1%～2% 普鲁卡因 3～10ml，无效时酌减透析次数。

3. 透析管引流不畅 原因有导管移位或扭曲，被纤维蛋白、血块或大网膜脂肪阻塞，肠腔或腹腔气体过多，透析后肠粘连，透析管端的小孔有部分露在腹腔内液体表面上，致使虹吸作用消失。可采用变换体位或取半卧位式，按摩腹部，或用盐水、肝素或尿激酶溶液注入透析管内，并留置 30～60 分钟；腹胀明显者可给小剂量新斯的明；腹腔内多注入 500ml 透析液，再取半卧位，以便恢复虹吸作用。如无效，可在严格消毒下，送入硬质透析管内芯，疏通透析管；无法复通者，应重新植入透析管。

4. 水过多或肺水肿 透析早期因患者有明显的氮质血症，如连续用高浓度葡萄糖透析液脱水，此时血浆渗透压往往高于透析液渗透压，一旦改为常规透析液，可导致水潴留，甚至有发生肺水肿的危险。要及时调整透析方案。

【适应证】

同 HD。

【禁忌证】

无绝对禁忌证，但不宜在下述情况下透析：①广泛腹膜粘连、腹腔内脏外伤、近期腹部大手术、结肠造瘘或粪瘘、腹壁广泛感染或蜂窝织炎、腹腔内有弥漫性恶性肿瘤或病变不明者。②膈疝、严重肺部病变

伴呼吸困难者。③妊娠。

第十四节　清　创　术

一、概　　述

清创术（debridement）是用外科手术的方法，清除开放伤口内的异物，切除坏死、失活或严重污染的组织，缝合伤口，使之尽量减少污染，甚至变成清洁伤口，达到一期愈合，有利于受伤部位的功能和形态的恢复。清创术是一种外科基本手术操作。伤口初期处理的好坏，对伤口愈合、受伤部位组织的功能和形态的恢复起决定性作用，应予以重视。

适应证：各种类型开放性损伤，具备以下条件者：
（1）伤后 6～8 小时以内者。
（2）伤口污染较轻，不超过伤后 24 小时者。
（3）头面部伤口，一般在伤后 24～48 小时以内，争取清创后一期缝合。
（4）若不能满足以上条件，则只清创不缝合。
根据病例，此患者属于开放性损伤类型，需要行清创术。

二、术　前　准　备

1. 清创前须对伤员进行全面评估，如有休克，应先抢救，待休克好转后争取时间进行清创。
2. 如颅脑、胸、腹部有严重损伤，应先予处理。如四肢有开放性损伤，应注意是否同时合并骨折，摄 X 线片协助诊断。
3. 应用止痛和术前镇痛药物。
4. 如伤口较大，污染严重，应预防性应用抗生素，在术前 1 小时及术中、术后分别应用一定量的抗生素。
5. 麻醉前　注射破伤风抗毒素，轻者用 1500U，重者用 3000U。上肢清创可用臂神经丛或腕部神经阻滞麻醉；下肢可用硬膜外麻醉。较小较浅的伤口可使用局部麻醉，较大复杂严重的则可选用全麻。

三、手　术　步　骤

（一）清洗去污

清洗去污分为清洗皮肤和清洗伤口两步。
1. 清洗皮肤　用无菌纱布覆盖伤口，再用汽油或乙醚擦去伤口周围皮肤的油污。术者按常规方法洗手、戴手套，更换覆盖伤口的纱布，用软毛刷蘸消毒皂水刷洗皮肤，并用冷开水冲净。然后换另一只毛刷再刷洗一遍，用消毒纱布擦干皮肤。两遍刷洗共约 10 分钟。
2. 清洗伤口　去掉覆盖伤口的纱布，以生理盐水冲洗伤口，用消毒镊子或小纱布球轻轻除去伤口内的污物、血凝块和异物。

（二）清理伤口

施行麻醉，擦干皮肤，用碘酊、乙醇消毒皮肤，铺盖消毒手术巾准备手术。术者重新用乙醇或新洁尔灭液泡手，穿手术衣，戴手套后即可清理伤口。
1. 对浅层伤口可将伤口周围不整皮肤缘切除 0.2～0.5cm，切面止血，消除血凝块和异物，切除失活组织和明显挫伤的创缘组织，并随时用无菌盐水冲洗。
2. 对深层伤口应彻底切除失活的筋膜和肌肉，但不应将有活力的肌肉切除，以免切除过多影响功能。为了处理较深部伤口，有时可适当扩大伤口和切开筋膜，清理伤口直至比较清洁和显露血液循环较好的组织。
3. 如同时有粉碎性骨折，应尽量保留骨折片，已与骨膜分离的小骨片则应予以清除。
4. 贯通伤较浅，可从出入口将伤道间的组织桥切开，变两个伤口为一个。如伤道过深，不应从入口处清理深部，而应从侧面切开处清理伤道。

5. 伤口如有活动性出血，在清创前可先用止血钳钳夹或临时结扎止血。待清理伤口时重新结扎，除去污染线头。渗血可用温盐水纱布压迫止血或用凝血酶等局部止血剂止血。清创后再次用生理盐水清洗伤口。

（三）修复伤口原则

1. 根据污染程度、伤口大小和深度等具体情况，决定伤口是开放还是缝合，是一期缝合还是延期缝合。

2. 未超过 12 小时的清洁伤口可一期缝合；大而深的伤口，在一期缝合时应放置引流条。

3. 污染重的或特殊部位不能彻底清创的伤口，应延期缝合，即在清创后先于伤口内放置凡士林纱布条引流，待 4～7 日后伤口组织红润、无感染或水肿再做缝合。

4. 头、面部血运丰富，愈合力强。损伤时间虽长只要无明显感染仍应争取一期缝合。

5. 缝合伤口时不应留有无效腔，张力不能太大。

6. 对重要的血管损伤应修补或吻合，对断裂的肌腱和神经干应修整缝合。显露的神经和肌腱应以皮肤覆盖。

7. 开放性关节腔损伤应彻底清洗后缝合。

8. 胸腹腔的开放性损伤应彻底清创后放置引流管或引流条。

（四）注意事项

1. 伤口清洗是清创术的重要步骤，必须反复用大量生理盐水冲洗，务必使伤口清洁后再做清创术。

2. 清创时既要彻底切除已失去活力的组织，又要尽量爱护和保留存活的组织，这样才能避免伤口感染，促进愈合，保存功能。

3. 组织缝合必须避免张力太大，以免造成缺血或坏死。

（五）术后处理

1. 根据全身情况输液或输血。

2. 合理应用抗生素，防止伤口感染，促使炎症消退。

3. 注射破伤风抗毒素，如伤口深、污染重，应同时肌内注射气性坏疽抗毒血清。

4. 抬高伤肢，促使血液回流。

5. 注意伤肢血运、伤口包扎松紧是否合适、伤口有无出血等。

6. 伤口引流条，一般应根据引流物情况，在术后 24～48 小时内拔出。

7. 伤口出血或发生感染时，应即拆除缝线，检查原因，进行处理。

第十五节　体外膜肺氧合技术

体外膜肺氧合（extracorporeal membrane oxygenation，ECMO），简称膜肺，是抢救垂危患者生命的新技术。ECMO 是体外循环技术范围的扩大和延伸，可对需要外来辅助的呼吸和（或）循环功能不全的重危患者进行有效的呼吸循环支持。近几年 ECMO 技术取得了显著的发展，它已成为常规治疗方法无效时，挽救成人和儿童严重心肺功能障碍的重要工具。随着设备的改进、治疗经验的增加，患者的预后得到改善，ECMO 技术在如今变得更加可靠。其适应证扩展到重症监护病房（ICU）里更长时间的使用，心脏和肺移植前过渡期的支持，以及肺叶切除术中不稳定患者的支持。ECMO 是代表一个医院，甚至一个地区、一个国家的危重症急救水平的技术

一、ECMO 的发展历史

1944 年，Kolff 和 Berk 注意到血液流经人工肾脏的玻璃纸腔室时能被氧合。1953 年，Gibbon 应用这一概念进行人工氧合和灌注支持，第一次成功完成开放心脏手术，这不但使心脏外科迅猛发展，同时也为急救专科谱写新的篇章。1965 年，Rashkindand 和同事首次使用气泡氧合器对一个呼吸衰竭的婴儿进行支持治疗。1969 年，Dorsonet 等报道使用膜式氧合器在婴儿中进行体外循环。1970 年，Baffes 等报道了在先天性心脏缺陷婴儿的心脏手术中，成功使用 ECMO 进行支持。

长时间的 ECMO 支持治疗用于严重呼吸衰竭的首次成功报道始于 1972 年，一位创伤后严重呼吸衰竭的患者接受了 ECMO 支持治疗并获得治愈。1975 年，Bartlett 等首次报道 ECMO 成功救治一例严重呼吸窘迫的新生儿。

然而，20 世纪 90 年代初，Morris 等的随机对照研究表明，在成人急性呼吸窘迫综合征患者中，ECMO 支持治疗与常规机械通气支持相比并没有显著改善预后，随之，对 ECMO 的热度也显著降温。尽管缺少证据支持，欧洲和美国的一些中心坚持在特定的患者中进行标准的机械通气的同时，采用 VV-ECMO 支持治疗作为最后手段，并获得了令人鼓舞的结果。

随着 CESAR 研究发表后，ECMO 的使用迎来了

新的春天，该研究明确地显示，严重呼吸衰竭患者被随机引入治疗经验丰富的 ECMO 中心或无 ECMO 专业人员的普通医院，前者治疗的病例相比后者，6 个月后的死亡率和重度残疾情况均获得改善。从那时开始，ECMO 的应用出现井喷式增长和持续的发展。随着医疗技术、材料技术、机械技术的不断发展，ECMO 的支持时间不断延长，成人的疗效不断提高，从而被更广泛地用于临床危重急救。甚至一些医疗中心将 ECMO 装置定为救护车基本配置，使 ECMO 走向院前而更好地发挥急救功能。

二、ECMO 的原理和简要操作

ECMO 的本质是一种改良的人工心肺机，最核心的部分是膜肺和血泵，分别起人工肺和人工心的作用。ECMO 的原理是将体内的静脉血引出体外，经过特殊材质——人工心肺旁路氧合后注入患者动脉或静脉系统，起到部分心肺替代作用，维持人体脏器组织氧合血供。ECMO 的管道回路模式分两种，即静脉-静脉体外氧合（VV-ECMO）模式和静脉-动脉体外氧合（VA-ECMO）模式。经过气体交换的血，在泵的推动下可回到静脉即 VV-ECMO 模式，也可回到动脉即 VA-ECMO 模式。VV-ECMO 模式主要用于体外呼吸支持，VA-ECMO 模式因血泵可以代替心脏的泵血功能，既可用于体外呼吸支持，又可用于心脏支持。当患者的肺功能严重受损，对常规治疗无效时，ECMO 可以承担气体交换任务，使肺处于休息状态，为患者的康复获得宝贵时间。同样，患者的心功能严重受损时，血泵可以代替心脏泵血功能，维持血液循环。

ECMO 的基本结构：血管内插管、连接管、动力泵（人工心脏）、氧合器（人工肺）、供氧管、监测系统。临床上常将可抛弃部分组成套包，不可抛弃部分绑定存放，并设计为可移动，提高应急能力。

氧合器（人工肺）的功能是将非氧合血氧合成氧合血，又称人工肺。ECMO 氧合器有硅胶膜型与中空纤维型两种。硅胶膜型膜肺相容性好，少有血浆渗漏，血液成分破坏小，适合长时间辅助。例如，支持心肺功能等待移植、感染所致呼吸功能衰竭。其缺点是排气困难，价格昂贵。中空纤维型膜肺易排气，2～3 日可见血浆渗漏，血液成分破坏相对大，但由于安装简便仍首选为急救套包。如需要，稳定病情后可于1～2 日内更换合适的氧合器。

动力泵（人工心脏）的作用是形成动力驱使血液向管道的一方流动，类似心脏的功能。临床上主要有两种类型的动力泵：滚轴泵、离心泵。由于滚轴泵不易移动，管理困难。在急救专业首选离心泵作为动力泵。其优势是安装移动方便，管理方便，血液破坏小；在合理的负压范围内有抽吸作用，可解决某些原因造成的低流量问题；新一代的离心泵对低流量也易操控。

三、ECMO 的临床应用

ECMO 适应证因其强大的心肺替代功能并且操作简单而非常广泛。由于 ECMO 的出现使许多危重症的抢救成功率明显上升，如 ARDS。更令人振奋的是使许多令医生束手无策的难题有了新的有效解决方法。目前在临床上常见的 ECMO 治疗适应证有：

1. 各种原因引起的心搏呼吸骤停　目前认为在有 ECMO 条件的医院，心搏呼吸骤停的抢救首选传统急救同时实施 VA-ECMO。此方案的优点：①最短的时间支持呼吸循环，保护重要脏器；②防止反复出现心搏呼吸骤停；③在安全的状态下寻找并治疗原发病。

2. 急性严重心力衰竭　严重的心力衰竭不但会减少组织器官血供，更严重的是随时会有心搏骤停的可能。ECMO 可改善其他器官及心脏本身的氧合血供，控制了心搏骤停的风险。常见于重症暴发性心肌炎、心脏外科手术后、急性心肌梗死。

3. 急性严重呼吸衰竭　用于急性呼吸衰竭的替代治疗是研制 ECMO 的初衷。一般认为，误吸、创伤、严重肺部感染、脓毒血症等直接或间接造成肺损伤，继而引起的呼吸衰竭和 ARDS 是 ECMO 的适应证，特别适用于小儿或成人的急性肺损伤。但作为一种操作复杂、管理烦琐、费用昂贵的治疗手段，临床上通常在常规呼吸支持和辅助治疗无效后才考虑使用 ECMO。由于 ECMO 只是暂时的替代措施，因此不适用于不可逆的心肺脑疾病和预后不良的患者。相对禁忌证则包括老年、免疫抑制、脑外伤、左心衰、肝素诱导血小板减少症等。

4. 各种严重威胁呼吸循环功能的疾病、酸碱、电解质重度失衡、重症哮喘、溺水、冻伤、外伤、感染等，这些是常见的 ECMO 治疗适应证。有的虽然心肺功能尚好，但心肺功能随时可受原发病影响，可导致功能下降甚至丧失。出于保障可预见性地实施 ECMO 支持，或准备随时实施。

5. 其他　ECMO 在临床难于处理的代谢性酸中毒、心肌炎、顽固性休克、无心跳供体的脏器保护等方面也能发挥其特殊的治疗价值。并发或并存急性肾衰竭、肝衰竭时，需要血液透析治疗，可将血透机或其他支持装置连接在 ECMO 回路上，用于支持多脏器功能。

四、ECMO 的并发症

ECMO 的并发症主要包括机械原因和生理原因两大类。前者如回路血栓堵塞或脱落、氧合器功能不良、机械泵或加热器故障、置管和拔管相关并发症等。一旦发生上述并发症，应迅速让机体从 ECMO 上脱离，并恢复治疗前的机械通气，同时处理相应的回路问题。生理原因主要跟 ECMO 扰乱了凝血功能和动脉搏动灌注方式有关，主要包括以下几方面。

1. 中枢神经系统　ECMO 无脉搏转流和右颈动脉的结扎改变了正常的血液循环方式，有可能导致右脑损伤和听力损害，ECMO 期间保持正常的头位以利于良好的颅内血供对预防中枢神经系统并发症十分重要。为避免右颈内静脉血液淤滞，有人建议经颈内静脉向脑端置管，充分引流颅内血液从而减轻脑淤血。此外，镇静剂的应用可减少 ECMO 期间躁动和癫痫的发生。

2. 血液系统　主要是出血倾向，颅内出血尤其是新生儿脑室出血发生率在 14% 左右。在不足 35 周的新生儿应用 ECMO，几乎 100% 发生脑室出血，因此 ECMO 禁用于不足 36 周的新生儿。ECMO 转流期间血小板易黏附于硅胶膜和管道表面，导致血小板的持续破坏和消耗，因而 ECMO 对血液系统损害最大的是血小板。故 ECMO 治疗期间一般需每天补充浓缩血小板。红细胞破坏和溶血也容易发生，因而成人有时需补充浓缩红细胞。肝素化回路可减少血细胞的破坏，降低出血的发生率，但价格较昂贵。

3. 心血管系统　使用 ECMO 期间有时出现心搏出压和搏出量极度降低的现象，即所谓的心脏晕厥现象，一般持续时间较短暂，具体机制不明，但与死亡率有关。此外，高血压也是使用 ECMO 期间一种危险的并发症，可增加颅内出血的危险，甚至诱发心脏压塞。栓塞也是常见并发症，气栓或者血栓可引起神经系统和外周组织梗死的相应症状。

4. 其他　少尿在 ECMO 早期常见，另外还有感染、水、电解质紊乱、酸碱平衡失调等。

总之，ECMO 可以短期维持患者的心肺功能，从而为治疗争取时间，挽救部分患者的生命，是一个很重要的治疗手段。ECMO 的临床应用给体外循环带来新的理念和定位，是心肺辅助循环的一种拓展，众多实验和临床资料证实 ECMO 对改善机体氧合、排除多余 CO_2 维持血流动力学的稳定、促进心肺功能的恢复十分有效。但 ECMO 不是病因治疗，如果疾病短期内不能恢复或无其他治疗方法，ECMO 虽可以延长患者的生存时间，但患者仍会死于原发疾病或 ECMO 所导致的并发症。因此只要能慎选真正需要的患者，尽早使用，并在良好的团队配合下，相信 ECMO 必能帮助更多的患者度过最危急的阶段。我们有理由相信，随着科技的不断进步和发展，ECMO 一定会在临床危重患者的治疗中发挥越来越重要的作用。

第十六节　止血、包扎、固定和搬运

> **案例 18-15**
>
> 患者，男性，35 岁。高处坠落伤，气促，胸、腹部及右下肢疼痛 15 分钟。
>
> 患者于 15 分钟前，工作时从高约 3 米的二楼坠落，右下肢先着地（沙土），胸、腹被地面堆放的木板割伤，伤后清醒，气促，胸、腹部伤口疼痛、出血，右下肢疼痛剧烈，伤后 15 分钟，救护车到达现场。
>
> 体格检查：T 36.3℃，P 100 次/分，R 36 次/分，BP 90/70mmHg，面色苍白，口唇发绀。神志清楚，烦躁。右胸壁腋前线与腋后线之间第 5 肋间一伤口，长约 8cm，伤口出血，可闻及气体出入伤口的声音；右腹脐旁一伤口，长约 10cm，活动性出血，小肠外露；右小腿中下段稍肿、畸形、触痛。
>
> **问题：**
>
> 根据上述病史及体检结果，应该怎么进行止血、包扎、固定、搬运？

急诊医技技能中的止血、包扎、固定、搬运，是创伤急救护的四项基本技术。

（一）止血

不同部位的出血，有不同的止血方法，可分为以下几种。

1. 指压法　用手指压住出血的动脉近心端或出血血管近断端处，通过压迫使血管血流阻断达到迅速止血的目的。压迫时间不宜过长。常在急救中使用：

（1）面部出血：压迫双侧下颌角处的面动脉。

（2）颞部出血：压迫在耳前经下颌关节稍上方的颞动脉。

（3）颈部出血：压迫位于颈根部、气管外侧、搏动的颈动脉，即将拇指向跳动部位向后、向内压下。

（4）腋窝及肩部出血：压迫位于锁骨上凹处的

锁骨下动脉，即于锁骨上凹处向下向后触及搏动的动脉时向后向下压迫。

（5）前臂出血：压迫位于上臂肱二头肌内侧搏动的肱动脉。

（6）手掌、手背的出血：压迫桡动脉及尺动脉，即掌面向上，一只手压迫通常摸脉搏处的桡动脉部，另一只手压迫位于尺侧的尺动脉。

（7）手指、足趾出血：压迫供应手指、足趾的动脉，即于手指、足趾的近节，用拇指和示指分别压住出血手指、足趾的两侧。

（8）大腿出血：压迫跳动的股动脉，即仰卧或坐位，向腹部收屈大腿使腿部肌肉松弛，于大腿根部中间处，用大拇指或手掌向股骨方向压住跳动的股动脉。

（9）小腿出血：压迫腘窝处跳动的腘动脉。

（10）足部的出血：压迫足背动脉和内踝与跟腱之间的胫后动脉。

2. 加压包扎止血　可用于人体各部位伤口的小动脉、静脉、毛细血管的出血。覆盖伤口选用无菌敷料或清洁的毛巾，需备绷带、三角巾等。包扎伤口时稍加压，达到止血的目的，又不影响远端肢体血液循环。对于深或大的出血伤口，可向里面填塞纱布再包扎。加压包扎的方法：

（1）直接加压法：选取大小适宜的敷料覆盖伤口，覆料超过伤口周边至少 3cm，在条件允许的情况下，敷料要足够厚，最上一层的敷料不被血液浸湿，用手加压下用绷带或三角巾包扎。

（2）间接加压法：伤口若有扎入体内的钢筋、刀子等异物，不应松动或拔出，宜于用敷料、绷带、胶布等固定异物避免松动，再用绷带等加压包扎伤口。

3. 填塞法　对于深、大的出血伤口，可用无菌敷料如消毒纱布，填塞在伤口内，适当加压，再用绷带、三角巾等包扎，填塞及包扎力量能达到止血的目的即可。

4. 止血带法　主要用于暂时控制四肢伤口的大出血，但如果应用不当可因过长时间的压迫，出现肢体瘫痪、坏死等严重并发症，应谨慎使用。较常用的方法有：

（1）橡胶止血带：止血带容易携带，操作简单，使用方便，适合现场使用。为避免损伤位于上臂中 1/3 紧贴骨面的桡神经，上臂的大出血于上臂的上 1/3 扎止血带，而前臂及手的大出血扎上臂的下 1/3；下肢的大出血扎大腿下 1/3。方法：一只手拇指、示指和中指抓紧止血带，离止血带一端约 10cm，掌面向上，另一只手持止血带的中段绕伤肢 2 圈，并压着上述示指和中指及所抓紧的止血带，然后把止血带另一端塞入上述示指与中指之间，示指与中指紧夹止血带

向下牵拉，使之成为一个外观似"A"形的活结。

（2）充气型止血带：把袖带绕在伤肢需上止血带的部位，予袖带充气至伤口出血停止。如果止血带松脱，可上止血带后再用绷带缠绕加强。

注意事项：

1）为避免勒伤皮肤，先于止血带下垫软的布类物品再上止血带。

2）上止血带时要有显著标记，时间一般小于 1 小时，需要延长时间者，40～60 分钟松开 5 分钟左右。

3）上止血带的压力：上肢 250～300mmHg，下肢 400～500mmHg，避免压力过大，能阻断动脉出血即可。

5. 钳夹法　利用止血钳直接钳夹伤口的出血血管，止血效果有效、彻底，而且损伤小。操作中避免盲目钳夹而伤及并行的血管、神经等重要组织，同时做好有效的固定，避免转运或搬动时止血钳松脱或撕裂大血管。

（二）包扎

1. 目的　协助止血、保护伤口减少污染、减轻疼痛，利于转运和进一步治疗。

2. 包扎的材料　绷带、三角巾、纱布及现场可以利用的其他物品、布料等。

3. 包扎的种类和方法

（1）绷带包扎法

1）环行包扎法：常用于肢体粗细约均等的部位、腕部等部位的伤口包扎。方法：①用无菌敷料覆盖伤口后，手持绷带经敷料边打开，边绕肢体紧密缠绕，适当加压绕肢体 4～5 层，每圈盖住前一圈，缠绕绷带范围要盖住敷料边缘；②缠绕绷带结束后用胶布粘贴固定，也可沿绷带尾段纵向从中线剪开成两个细布条，两个细布条打一结后绕肢体再打结固定。

2）螺旋包扎法：适用于肢体粗细不均等的部位的包扎。方法：伤口覆盖无菌敷料后用绷带环行缠绕 2 圈，从第三圈开始，每圈环绕时均压住上圈的 1/3～1/2，结束后予胶布固定。

3）"8"字包扎法：适用于屈曲部位如肘、腕、膝、踝或其他关节处伤口的包扎。方法：如踝部伤口包扎，伤口覆盖无菌敷料后用绷带从足部开始，环行缠绕 2 圈，然后经足和踝"8"字形缠绕，结束时绷带尾端在踝部固定。

4）回反包扎法：用于头部或断肢残端伤口包扎。方法：如头部伤口包扎，伤口覆盖无菌敷料后用绷带于头部环行缠绕 2 圈，一只手持绷带一端于头后中部，另一只手持绷带卷，从头后到前额，边打开绷带边覆盖头部，于前额处将绷带固定并向后反折，反复

进行，使覆盖的绷带呈放射状，直到将头部或敷料完全覆盖，再次环形缠绕头部 2 圈，完全固定上述反折绷带端。

（2）三角巾包扎法：常用下列几种。

1）头部包扎法：把三角巾的底边折叠，折叠边宽两横指。将折叠了的底边置于头前额眉上缘（底边的中点正对着眉间）经两耳郭上方拉至枕骨粗隆之下交叉并压住置于头后的三角巾顶角，又绕回前额相遇打结。将三角巾顶角于枕骨粗隆之下向下拉紧并掖入上述交叉内。

2）头部风帽式包扎法：将三角巾底边中点打结，又将顶角打结（两结之间的距离约等于枕骨粗隆经头顶部至眉间的距离），使三角巾成风帽状。将打结的顶角置于额前套着头部、双耳，底边结置于枕骨粗隆下方。将两底边角，一边往面部拉紧（包住头部，露出双眼及口鼻）另一边反折压紧三角巾松弛处，包绕下颌，经下唇下方交叉，绕至枕骨粗隆下方，在底边结上方打结。

3）面部面具式包扎法：将三角巾顶角打结后套住下颌，把三角巾的底边向头后拉覆盖至枕骨粗隆下方，两底角向后上拉紧并于枕骨粗隆之下方左右交叉压住底边后，再经两耳上方绕前额打结，分别于眼、鼻、口处提起布巾剪洞口。

4）腹部包扎法：腹壁损伤内脏脱出，为避免腹腔感染不可将内脏还纳腹腔，可用大敷料覆盖，再用换药碗扣住。将三角巾底边向上，两底角围绕到腰部后打结；顶角向下由两腿间拉向后面与两底角连接处打结。

5）前胸部或背部包扎法：方法有多种，如把三角巾折叠成燕尾式，燕尾夹角大小根据伤员伤口、体型而定。从胸前将一个燕尾角覆盖胸经腋下至背部，另一个角覆盖胸至对侧肩背部，两角打结；顶角系带绕胸部与三角巾底边折叠处打结。如果伤口在背部，包扎时燕尾巾从覆盖背部开始模仿前述操作。

6）燕尾三角巾单、双肩包扎法：方法有多种，如单肩包扎法：三角巾顶角向上覆盖前胸、伤肩、伤侧上臂，其一个底角置于健侧腋下，顶角覆盖对侧（伤侧）后肩部，顶角系带从伤侧腋下向前绕覆盖上臂的三角巾（另一个底角）一圈，于三角肌远心端打结，上翻三角巾该底角覆盖伤肩部经背部至对侧腋下，两底角打结。双肩包扎法：把三角巾折叠成燕尾式，燕尾夹角大小根据伤员伤口、体型而定。将燕尾从背部覆盖双肩并超过双肩，夹角正对脊柱，两燕尾从胸前向后包肩于腋下与燕尾底边打结。

7）臀部包扎法：方法有多种，如单侧臀部包扎：把三角巾叠成燕尾式，夹角大小根据体型决定，夹角朝下于受伤臀部外侧；燕尾小片紧贴臀部，燕尾大片于后压着前面的小片；将顶角系带、底边的中央绕腹腰部至对侧打结；燕尾两角包绕伤侧大腿根部打结。

8）上肢包扎法：受伤前臂屈至胸前，将三角巾的一个底角打结后套在受伤上肢上，顶角包绕上肢，另一个底角从后背经对侧肩拉向前，两底角打结。

9）手、足包扎法：把三角巾展开，手掌或足平放在三角巾的中央，使手指或足趾尖对向三角巾的顶角，把敷料插入指缝或足缝间，将三角巾顶角折回盖于手背或足背上，两底角向手背或足背拉回并左右交叉，在腕部或踝部绕一圈绕到手背或足背打结。

4. 包扎的要求及注意事项

（1）操作要轻快不触碰伤口、准确无遗漏、牢靠。

（2）暴露的伤口加盖无菌敷料后才加压包扎，不宜用弹力绷带包扎伤口。

（3）绷带缠绕不宜过紧，避免血液循环障碍和神经受压，反复监测肢体血运情况。手指、足趾末端避免绷带缠绕影响观察血运情况，除非有损伤。

（4）避免在伤口上打结，以免伤口受压疼痛加重。

（三）固定

骨折的临时固定，是对骨折处进行固定，其目的是防止搬运、颠簸时断骨刺伤血管、神经等额外损伤，减轻伤员痛苦。

1. 固定的原则 受伤畸形的部位不予复位；伤口开放，外露的骨折端不应送回伤口内；骨折固定要牢靠，松紧适宜，防止血运障碍。

2. 固定的材料 ①夹板；②敷料；③颈托、颈围；④就地取材。

3. 固定方法

（1）夹板固定法：对于上、下肢的骨折，按骨折的部位，选用适合的夹板、绷带、棉垫、敷料、三角巾等进行固定。例如，肱骨骨折夹板固定，固定时，根据上臂情况放置棉垫，两块木夹板分别置于上臂内、外侧，用绷带将上、下两端捆绑固定。将肘关节屈曲 90°，前臂用三角巾悬吊于颈。注意肘关节屈成直角，肩关节不能移动。

（2）自体固定法：利用绷带、三角巾等将自身健存的肢体与骨折的肢体捆绑在一起达到固定伤肢骨折的目的。注意两下肢等凸起的部位，置入软垫如海绵等，避免凸起处软组织压伤。

（3）颈托、颈围是针对可疑颈椎损伤患者采用的颈部固定方法，防止搬运伤员时颈椎移动加重损伤。

4. 固定的注意事项

（1）在四肢骨突处，用软物如棉花、布块等垫好，使皮肤与夹板等固定材料不直接接触，防止突出部位的皮肤磨损。

（2）尽可能不随意搬动骨折部位，防止骨折断端刺伤骨折端周围的神经、血管，骨折端外露时不可送回伤口内，以免造成伤口污染。

（3）固定时，捆绑的松紧度要适当，要避免固定不稳造成骨折断端不断移位损伤周围血管神经，也要避免固定过紧使血液循环受影响；固定时指（趾）尖要外露，有利于观察血液循环情况。

（四）搬运

1. 搬运目的　伤员经过现场初步急救处理后，要及时、迅速、安全地离开现场，利用合适的方法或交通工具，将伤员送往医院进一步诊治。

2. 急救人员应考虑的因素　伤员的全身情况、受伤部位情况，应现场止血、包扎、固定后再搬运。

3. 转运伤员注意事项　转运过程中要随时注意观察伤员的全身情况、伤情变化，监测生命体征；明确或怀疑有脊柱或脊髓损伤者，要完善固定后才搬运，搬运人员少时，伤员身体可沿长轴方向拖动，不可从侧面横向推或拖。

4. 徒手搬运方法　①扶行法；②背负法；③拖行法；④轿扛式；⑤双人拉车式。

5. 器械搬运及各部位损伤搬运法

（1）担架种类：①四轮担架；②铲式担架；③帆布折叠式担架。

（2）伤员抬上担架方法：搬运伤员上担架时，由2～4人用手分别抬起伤员的头、胸、骨盆和腿，移动步调一致，平稳地将伤员平放到担架上，并加以固定。

（3）抬担架注意事项

1）抬担架时伤员足在前，头在后，以利观察；保持担架平稳，于水平位，上坡时宜前低后高，下坡时则相反。

2）搬运途中要严密观察生命体征及受伤部位情况的变化，病情变化者，应停下来处理，注意应足先着地，头后放下。

3）使用机动车辆转运伤员时，为防止机动车启动或刹车时伤员被碰伤，应固定好伤员、担架。

（4）颈椎骨折的搬运：伤员上颈托，保持头部

与身体成一水平线，防止头部摆动，由专人负责头部牵引。

（5）胸、腰椎骨折的搬运：伤员的头、胸、骨盆和腿由急救人员同时抬起，步调一致，平稳地放到担架上，伤员俯卧位，前胸稍垫高。

（6）开放性气胸的搬运：可用粘贴膜、布类等封闭开放的伤口，伤员气促、肺脏受压没有解除时，可抽气或行胸腔闭式引流，途中伤员可取半坐卧位。

（7）颅脑损伤搬运：保持呼吸道通畅，头部固定避免晃动。

（8）颌面损伤搬运：防止口鼻腔出血、分泌物堵塞呼吸道，伤员取俯卧位或健侧卧位。

案例 18-15 分析总结

根据病史及体格检查，该伤病员诊断为多发伤。

1. 穿透性胸部创伤，右侧开放性气胸。
2. 穿透性腹部创伤，小肠脱出。
3. 右胫腓骨闭合性骨折。

由于开放性气胸可致呼吸循环功能衰竭，危及生命，所以首先处理危及生命的损伤，即先处理开放性气胸，把开放性气胸变为闭合性气胸。该患者的处理顺序如下：

（1）患者仰卧，右背垫高，伤口活跃出血可结扎止血（一般可不需要局部麻醉），伤口仅渗血可用细长条稍湿纱布填塞伤口止血，纱布不可压迫肺脏。嘱患者吸气末，将大块医用透明胶布封闭胸壁伤口。若伤员发绀、气促明显、气管明显左偏、右肺无呼吸音、血氧饱和度逐渐下降，可行右胸腔穿刺抽气或置管闭式引流。

（2）检查腹部伤口活跃出血，结扎出血点（可不予局部麻醉）；将大块湿润盐水巾覆盖腹部肠管，取一无菌换药碗扣住肠管，按上述的三角巾腹部包扎法进行包扎。

（3）按上述固定方法取夹板、绷带、棉垫等固定右小腿。

（4）将患者按上述方法抬到担架上，平卧位，平稳抬上救护车，头朝车前，足在车后。

（5）途中监测生命体征，监测患者口唇发绀、气管偏离、肺部呼吸音、血氧饱和度、肠管血液循环、右下肢血液循环等情况。

参 考 文 献

白春学. 2014. 现代呼吸病学[M]. 上海：复旦大学出版社.

蔡伯蔷，李龙芸. 2005. 协和呼吸病学[M]. 北京：中国协和医科大学出版社.

曹秋野，李宗浩，安佰京. 2017. 公众对灾害事件现场紧急医学救援认知度调查[J]. 中国急救复苏与灾害医学杂志，12（2）：109-111.

陈传熹，蒋臻，高永莉，等. 2015. 926 例蜂蜇伤的回顾性分析[J]. 中国中医急症，24（12）：2103-2105.

陈灏珠，林果为，王吉耀. 2013. 实用内科学[M]. 14 版. 北京：人民卫生出版社.

陈韦，孙慧男. 2016. 淹溺合并创伤的救治[J]. 中国临床医生杂志，44（1）：5-7.

陈伟，2003. 洪涝灾害与传染病流行[J]. 中国公共卫生. 19（08）：7-8.

陈伟，郭常利，肖以磊. 2013. 癫痫持续状态的临床及脑电图特征[J]. 中华临床医师杂志（电子版）. 7（2）：105-107.

陈晓松，刘建华. 2009. 现场急救学[M]. 北京：人民卫生出版社.

陈晓松，吕传柱. 2015. 中国院前急救的现状和展望[J]. 中国急救医学，35（2）：183-184.

陈孝平，汪建平. 2013. 外科学[M]. 8 版. 北京：人民卫生出版社.

陈旭昕，付玉梅. 2016. 淹溺的紧急救治原则与方法[J]. 中国临床医生杂志，44（1）：3-5.

陈奕江. 2004. 急性中毒诊疗规范[M]. 南京：东南大学出版社.

陈云强，陈松，吕传柱. 2016. 急诊医疗质量如何控制?过程好结果一定好[J]. 中华急诊医学杂志，25(12).

邓伟君. 2004. 实用临床呼吸病学[M]. 北京：中国协和医科大学出版社.

方丕华，杨跃进. 2008. 阜外心电图图谱[M]. 北京：人民卫生出版社.

方强. 2010. 危重病人的镇静镇痛治疗指南[J]. 2006 年浙江省危重病学学术年会.

冯庚，杨萍芬，付大庆. 2010. 院前急救预案：现场急救攻防策略[M]. 北京：中国协和医科大学出版社.

傅玲琳. 2014. 蜈蚣咬伤救治方法分析[J]. 中国保健营养旬刊，24（7）：3916.

葛均波，徐永健.. 2013. 内科学[M]. 8 版. 北京：人民卫生出版社.

龚锦涵. 2005. 医用高压氧专业岗位培训教材[M]. 上海：全国医用高压氧岗位培训中心.

郭继鸿. 2007. 心电图学[M]. 北京：人民卫生出版社.

郭启勇. 2010. 介入放射学[M]. 3 版. 北京：人民卫生出版社.

郭启勇. 2013. 实用放射学[M]. 北京：人民卫生出版社.

郭荣峰. 2014. 院前急救医学发展与要求[J]. 中华急诊医学杂志，23(9):957-959.

郭小兵，明亮，王文丽. 2012. 临床常见症状体征与实验诊断[M]. 郑州：郑州大学出版社.

海青. 2012. 被狗或猫咬伤了后该怎么办[J]. 农业知识：百姓新生活，（6）：52-53.

韩新巍. 2002. 阻塞性黄疸介入诊断与治疗操作规范讨论[J]. 介入放射学杂志，11（5）：393-396.

何先弟. 2011. ICU 镇痛镇静的合理应用[C]. 首届西湖重症医学论坛暨 2011 年浙江省重症医学学术年会论文汇编[C].

黑蜘蛛蜇伤诊治共识专家组. 2017. 新疆地区黑蜘蛛蜇伤诊治共识[J]. 中华危重病急救医学，29（3）：206-208.

胡品津，谢灿茂. 2014. 内科疾病鉴别诊断学[M]. 6 版. 北京：人民卫生出版社.

胡卫建，赵万华，李元峰，等. 2010. 汶川地震伤员的紧急医疗分级救治分析[J]. 实用医院临床杂志，7（1）：21-24.

胡亚美. 2002. 诸福棠实用儿科学[M]. 北京：人民卫生出版社.

黄旭东，陆远强. 2010. 急性中毒的处理原则[J]. 中华危重症医学杂志（电子版），3（2）：75-78.

黄子通，于学忠. 2014. 急诊医学[M]. 北京：人民卫生出版社.

急诊超声标准操作规范专家组. 2013. 急诊超声标准操作规范[J]. 中华急诊医学杂志，22（7）：700-711.

贾建平，陈生弟. 2013. 神经病学. 7 版[M]. 北京：人民卫生出版社.

蒋健. 2005. 现代急诊内科学[M]. 北京：科学出版社.

焦明克，楼林，胡劼，等. 2017. 普通冻伤与高原冻伤血液微循环恢复的差异[J]. 解放军医学杂志，42（1）：66-69.

李焕德. 2001. 解毒药物治疗学[M]. 北京：人民卫生出版社.

李慧. 2015. 强酸强碱入眼急救要诀[J]. 吉林劳动保护，（2）：38.

李娟. 2014. 血液系统疑难病例精析及诊断思路[M]. 广州：广东科技出版社.

李彤. 2005. ICU 镇静、镇痛剂使用规范[C]. 浙江省危重病学学术年会.

李艳菊，陈振锋. 2010. 突发事件现场应急救护[M]. 北京：人民军医出版社.

李雁. 2013. 实用高压氧临床医学[M]. 福州：福建科学技术出版社.

李玉林. 2013. 病理学. [M]. 8 版. 北京：人民卫生出版社.

李宗浩. 2013. 紧急医学救援[M]. 北京：人民卫生出版社.

李宗浩. 2013. 中国灾害救援医学[M]. 天津：天津科学技术出版社.

李宗浩. 2014. 开创、发展中国医学救援事业：2014 年新年的回顾与展望（上）[J]. 中国急救复苏与灾害医学杂志，9（1）：1-3.

李宗浩. 2014. 开创、发展中国医学救援事业：2014 年新年的回顾与展望（下）[J]. 中国急救复苏与灾害医学杂志，10（2）：1-4.

连玉明. 2009. 汶川案例：应急篇[M]. 北京：中国时代经济出版社.

梁剑宁，唐荣德，张跃，等. 2015. 凝血功能在毒蛇咬伤治疗前后变化规律的研究[J]. 国际检验医学杂志，（12）：1653-1655.

梁廷波. 2008. 清创术的正确实施[J]. 中国实用外科杂志，28（1）：35-37.

刘大为.1998. 危重病医学主治医生 600 问[M]. 北京：中国协和医科大学出版社.

刘大为.2010. 实用重症医学[M]. 北京：人民卫生出版社.

刘东方.2013. 肝癌合并梗阻性黄疸介入治疗的探讨[J]. 中国医药指南，17（24）：46-47.

刘国欣，涂路琴，姜晓军.2009. 大型灾难事故医疗救援案例分析[J]. 中国急救医学，29（3）：270-272

刘军，邹桂娟，吴允孚，等.2015. 中暑致多器官功能障碍综合征 9 例临床分析并文献复习[J]. 中华危重病急救医学，（8）：695-699.

刘兰芬，张素阁，王惠.2010. 急诊超声指南[M]. 人民军医出版社.

刘青乐，郑成刚.2013. 基础安全与操作规范并重：《高压氧临床应用技术规范》标准解读[J]. 中国卫生标准管理，4（6）：37-44.

刘笑然.2013. 急诊内科实习手册[M]. 北京：科学出版社.

刘又宁.2013. 呼吸内科学高级教程[M]. 北京：人民军医出版社.

龙连宫，王进，单爱军.2017. 亚低温治疗心肺脑复苏的研究进展[J]. 中外医学研究，15（7）：160-161.

芦宝龙.2012.ICU 程序化镇静实施[C].2012 年浙江省重症医学学术年会.

陆烨，童剑萍.2015. 疗养院夏季蜈蚣咬伤和蜇伤的防治[J]. 中国医师进修杂志，38（s1）：211-212.

罗学宏.2008. 急诊医学（全国高等学校医学规划教材）[M]. 北京：高等教育出版社.

马帅，郭树彬.2015. 蝎子蜇伤文献综述[J]. 中国急救医学，（6）：568-570.

孟庆义.2010. 急诊临床思维[J]. 北京：科学技术文献出版社.

孟昭泉，孟靓靓.2009. 农药中毒急救手册[M]. 北京：金盾出版社.

彭慧萍，肖慧，卢晓欣.2017. 脑部疾病高压氧临床及影像评估学[M].北京：科学出版社.

邱海波.2016.ICU 主治医师手册[M]. 南京：江苏科学技术出版社.

桑圣刚，阎国钢.2013. 教你看懂化验单[M]. 北京：人民卫生出版社.

尚红，王兰兰.2015. 实验诊断学[M]. 北京：人民卫生出版社.

佘守章.2005. 临床监测学[M]. 北京：人民卫生出版社.

沈洪，刘中民.2014. 急诊与灾难医学[M].2 版. 北京：人民卫生出版社.

沈洪.2013. 急诊与灾难医学[M]. 北京：人民卫生出版社.

苏海涛，李宗瑜，李宜姝，等.2015. 东北地区 568 例冻伤患者的救治及截肢情况分析[J]. 中华烧伤杂志，31（6）：410-415.

苏拉维茨．B．尼兰斯．TK.2004. 周氏实用心电图学[M]. 郭继鸿，等译. 北京：北京大学医学出版社.

唐玮，张英.2016.15 例马蜂蜇伤危重症患者的护理体会[J]. 饮食保健，3（17）：95.

田卓民.2000.ICU 镇静镇痛治疗[C]. 全国危重病急救医学学术会议.

万学红，卢雪峰.2013. 诊断学[M].8 版. 北京：人民卫生出版社.

王宝恩.2003. 现代肝脏病学[M]. 北京：科学出版社.

王桂英，林舍，徐旭英，等.2016.28 例烧烫伤患者的创面评估与护理[J]. 中日友好医院学报，30（6）：381-382.

王凌，李静，李幼平，等.2008. 大规模伤亡事件伤员分类的系统评价[J]. 中国循证医学杂志，8（7）：469-476.

王清江，郑之卿.2000. 临床小儿神经病学[M]. 北京：人民军医出版社.

王卫平.2013. 儿科学 [M].8 版. 北京：人民卫生出版社.

王霄霞，俞康.2007. 血液系统疾病的检验诊断[M]. 北京：人民卫生出版社.

王晓明，孙燕，梁衍，等.2015. 重症蜂蜇伤患者腹膜透析与连续性静脉血液滤过治疗的疗效分析[J]. 中国血液净化，14（4）：219-223.

王雪.2014. 强酸、强碱类中毒的抢救措施（下）[J]. 中国社区医师，（21）：22-23.

韦多，欧强，潘观宁.2015. 小儿烧烫伤的致伤因素分析与防治[J]. 中国处方药，（2）：94-95.

吴江，贾建平，崔丽英.2012. 神经病学[M]. 北京：人民卫生出版社.

吴孟超，吴在德.2008. 黄家驷外科学[M].7 版. 北京：人民卫生出版社.

夏芹，傅舒昆.2016.26 例蝎子蜇伤幼儿的临床分析[J]. 中华急诊医学杂志，25（5）：677-679.

肖平田，王钢.2009. 高压氧治疗学[M]. 北京：人民卫生出版社.

肖毅，蔡柏蔷.2012. 呼吸内科诊疗常规[M]. 北京：人民卫生出版社.

谢幸，苟文丽.2013. 妇产科学[M].8 版. 北京：人民卫生出版社.

徐冬梅.2016. 重度电击伤患者的院前急救与护理[J]. 中国医药指南，14（33）：282.

杨洪平，白玉树，李明.2015. 骨折清创术前感染病原菌分布与耐药性分析[J]. 中华医院感染学杂志，（4）：804-806.

杨惠玲，潘景轩，吴伟康.1998. 高级病理生理学[M].2 版. 北京：科学出版社.

杨立沛.2011. 常见中毒与实用急救措施[M]. 北京：北京科学技术出版社.

杨鑫森.2015. 重症中暑抢救的临床分析[J]. 中国伤残医学，（17）：100,101.

姚咏明.2013. 急危重症病理生理学[M]. 北京：科学出版社.

易治，翁其彪.2012. 新编高压氧医学教程[M]. 广州：暨南大学出版社.

雍伟哲.2016. 急性呼吸窘迫综合征患者机械通气指南（试行）[J]. 中华医学杂志，96（6）：404-424.

俞森洋.2000. 现代 机械通气的理论和实践[M]. 北京：中国协和医科大学出版社.

俞森洋.2008. 呼吸危重病学[M]. 北京：中国协和医科大学出版社.

曾照芳.2007. 临床检验仪器[M]. 北京：人民卫生出版社.

张海涛，吕传柱.2015.2014 年院前急救医学进展[J]. 中华急诊医学杂志，24(2)：251-255.

张海涛，王芳，张进军，等.2016.2015 年院前急救医学进展[J]. 中华急诊医学杂志，25(2)：251-255.

张山红，张洪波，刘笑雷，等.2014. 床旁超声和胸部 X 线检查在重症肺炎诊断中的临床对比观察[J]. 中华急诊医学杂志，23（12）：1366-1370.

张树基，罗明绮. 2011. 内科症状鉴别诊断学[M]. 3 版. 北京：科学出版社.

张文武. 2012. 急诊内科学[M]. 3 版. 北京：人民卫生出版社.

张勇，张博，金发光，等. 2010. 淹溺肺损伤的发病机制[J]. 国际呼吸杂志，30（6）：351-354.

张彧. 2008. 急性中毒[M]. 西安：第四军医大学出版社.

张跃，唐荣德，梁剑宁，等. 2015. 毒蛇咬伤治疗前后肝功能变化规律探讨[J]. 蛇志，（1）：17-21.

赵会民，曾光，张剑锋，等. 2012. 推广初级创伤救治培训提高急诊创伤救治能力[J]. 中国急救医学，32（10）：949-950.

赵素红. 2015. 浅析电击伤的院前急救[J]. 基层医学论坛，（8）：1140-1141.

郑静晨，侯世科，樊毫军. 2008. 灾害救援医学[M]. 北京：科学出版社.

郑静晨. 2013. 现代灾害医疗救援五项技术[J]. 中华急诊医学杂志，22（2）：117-119.

中国心胸血管麻醉学会急救与复苏分会. 2016. 淹溺急救专家共识[J]. 中华急诊医学杂志，25（12）：1230-1236.

中国卒中学会重症脑血管病分会专家撰写组. 2017. 急性缺血性脑卒中血管内治疗术后监护与管理中国专家共识[J]. 中华医学杂志. 97（3）：162-172.

中华医学会. 2009. 临床诊疗指南. 重症医学分册[M]. 北京：人民卫生出版社.

中华医学会. 2009. 临床诊疗指南. 肠外肠内营养学分册：2008 版[M]. 北京：人民卫生出版社.

中华医学会高压氧医学分会. 2004. 医用高压氧舱管理与应用规范.

中华医学会呼吸病学分会. 2016. 中国成人社区获得性肺炎诊断和治疗指南（2016 年版）[J]. 中华结核和呼吸杂志，39（4）：241-242.

中华医学会心血管病学分会. 2013. 心律失常紧急处理专家共识[J]. 中华心血管病杂志，41（5）：363-376.

中华医学会重症医学分会. 2006. 中国重症加强治疗病房危重患者营养支持指导意见（2006）[J]. 中华外科杂志，44（17）：1167-1177.

中华医学会重症医学分会. 2015. 中国严重脓毒症/脓毒性休克治疗指南（2014）[J]. 全科医学临床与教育，54（4）：401-426.

钟南山，刘又宁. 2012. 呼吸病学[M]. 2 版. 北京：人民卫生出版社.

周越，高永莉，叶磊. 2016. 院外创伤急救评估的研究进展[J]. 中国急救复苏与灾害医学杂志，11（7）：732-734.

朱元珏，陈文彬. 2003. 呼吸病学 [M]. 北京：人民卫生出版社.

BATUL S A, OLSHANSKY B, FISHER J D, et al. 2017. Recent advances in the management of ventricular tachyarrhythmias[J]. F1000research, 6：1027.

BORRON S W. 2015. Acid–base balance in the poisoned patient[M]. Springer International Publishing.

CERVIX DANIELLE B, COOPER GARY W, MENEFEE COOPER D, et al. 2017. Conization of cervix[M]. Treasure Island（FL）：StatPearls Publishing.

CURRIE B J. 2015. Snakebite in tropical Australia：a prospective study in the "Top End" of the northern territory[J]. Medical Journal of Australia, 181（11-12）：693.

DEHGHANI R, ARANI M G. 2015. Scorpion sting prevention and treatment in ancient Iran[J]. Journal of Traditional & Complementary Medicine, 5(2)：75-80.

DU W, FITZGERALD GJ, CLARK M, et al. 2010. Health impacts of floods[J]. Prehospital and Disaster Medicine, 25（3）：265-272.

EHLERS A, CLARK DM, HACKMANN A, et al. 2003. A randomized controlled trial of cognitive therapy, a self-help booklet, and repeated assessments as early interventions for posttraumatic stress disorder [J]. Arch Gen Psychiat, 60（10）：1024-1032.

FARTHING M, SALAM M A, LINDBERG G, et al. 2013. Acute diarrhea in adults and children：a global perspective[J]. Journal of Clinical Gastroenterology, 47（1）：12-20.

FLEGR J, HODNY Z. 2016. Cat scratches, not bites, are associated with unipolar depression-cross-sectional study[J]. Parasites & Vectors, 9（1）：1-9.

FROSOLONE C A. 2015. Debridement[M]// Encyclopedia of Trauma Care. Springer Berlin Heidelberg.

GLAUSER T, SHINNAR S, GLOSS D, et al. 2016. Evidence-based guideline：treatment of convulsive status epilepticus in children and adults：report of the guideline committee of the American epilepsy society[J]. Epilepsy Currents, 2016, 16（1）：48.

GLENN J. 2015. Executive Summary-2015-16 State of the Future[M]// 2015-16 State of the Future. 2015.

GRABOWSKI N T, KLEIN G. 2017. Bacteria encountered in raw insect, spider, scorpion, and centipede taxa including edible species, and their significance from the food hygiene point of view[J]. Trends in Food Science & Technology, 63：80-90.

HOHENSTEIN C, FLEISCHMANN T, RUPP P, et al. 2015. German critical incident reporting system database of prehospital emergency medicine: Analysis of reported communication and medication errors between 2005-2015.[J]. World J Emerg Med, 90-96.

JENSEN G, BERTELOTTI R, GREENHALGH D, et al. 2015. Honey oil burns：a growing problem[J]. Journal of Burn Care & Research Official Publication of the American Burn Association, 36（2）：e34.

JOAN M. 2014. A review of the literature on the validity of mass casualty triage systems with a focus on chemical exposures [J]. Am J Disaster Med, 9（2）：137-150.

KATRITSIS D G, BORIANI G, COSIO F G, et al. 2016. Executive summary：European heart rhythm association consensus document on the management of supraventricular arrhythmias[J]. Arrhythm Electrophysiol Rev, 5（3）：210-224.

KENDALL J L, HOFFENBERG S R, SMITH R S. 2007. History of emergency and critical care ultrasound：the evolution of a new imaging paradigm.[J]. Critical Care Medicine, 35（5 Suppl）：126-30.

KOENIG KL, SCHULTZ CH. 2010. Disaster Medicine. Cambridge[M]. Cambridge University Press.

LAM P M, LO K W, LAU T K. 2004. Unsuccessful medical treatment of cesarean scar ectopic pregnancy with systemic methotrexate：a report of two cases.[J]. Acta Obstet Gynecol Scand, 83（1）：108-111.

LEPPANIEMI A. 2005. Trauma systems in Europe[J]. CurrOpin Crit Care, 11（6）：576-579.

MADANIRE-MOYO G N, AVENANT-OLDEWAGE A. 2013. On the development of a parasitic copepod, Lamproglena clariae Fryer, 1956（Copepoda, Lernaeidae）infesting on the sharptooth catfish, Clarias gariepinus.[J]. Crustaceana, 86（4）：416-436.

MIGNONE AT Jr, DAVIDSON R. 2003. Public health response actions and the use of emergency operations centers[J].Prehospital Disaster Med，18（3）：217-219.

PEDERSEN C T，KAY G N，KALMAN J，et al. 2014.EHRA/HRS/APHRS expert consensus on ventricular arrhythmias[J]. Heart Rhythm the Official Journal of the Heart Rhythm Society，11（10）：e166.

PHILIPP W，MARC B，BERNHARD M，et al. 2014. Evaluation of a novel algorithm for primary mass casualty triage by paramedics in a physician manned EMS system：a dummy based trial[J].Trauma Resuscitation and Emergency Medicine，22：50.

PONCE D，ZORZENON C P，DOS SANTOS N Y，et al. 2011. Early nephrology consultation can have an impact on outcome of acute kidney injury patients[J]. Nephrol Dial Transplant，26（10）：3202-3206.

PORTER A，WHITFIELD R. 2015. The jam in the sandwich，down here in a&e: staff perspectives on the impact and causes of handover delays between the ambulance service and the emergency department.[J]. Emergency Medicine Journal Emj，32(6):16-17.

RAI J，JESCHKE M G，BARROW R E，et al. 2015. Electrical Injuries[J]. Journal of Trauma Injury Infection & Critical Care，46（5）：933-936.

REMLER D，WALDER W. 2016. Appareil de refrigeration et/ou de congelation：EP 3006870 A1[P]. 2016.

RHODES A，EVANS L E，ALHAZZANI W，et al. 2017. Surviving sepsis campaign：international guidelines for management of sepsis and septic shock：2016.[J]. Critical Care Medicine，45（3）：486-552.

SCHMIDT A，SEMPSROTT J，HAVRYLIUK T，et al. 2015. Drowning in the adult population：emergency department resuscitation and treatment[J]. Emergency Medicine Practice，17（5）：1-20.

SEYMOUR CW，LIU VX，IWASHYNA TJ，et al.2016.Assessment of clinical criteria for sepsis：for the third international consensus definitions for sepsis and septic shock（Sepsis-3）. JAMA. 315（8）：762-774.

Törö K，BORKA K，KARDOS M，et al. 2015. Expression and function of C5 a receptor in a fatal anaphylaxis after honey bee sting[J]. Journal of Forensic Sciences，56（2）：526-528.

TRINKA E，COCK H，HESDORFFER D，et al. 2015. A definition and classification of status epilepticus–report of the ILAE task force on classification of status epilepticus[J]. Epilepsia. 56（10）：1515-1523.

WELLS B，EVANS B A，PORTER A，et al. 2015. Snapshot of initiatives to support timely patient handover from ambulances to the emergency department[J]. Emergency Medicine Journal Emj，32(6):e16.

WILLIAMS D M. 2015. Improving prehospital care around the world. How three countries are improving quality and innovating paramedic service.[J]. Ems World，44(2):36.

中英文名词对照

A
奥曲肽 octreotide

B
靶控输注镇静 target controlled infusion for sedation，TCIS

百草枯 paraquat

百草枯肺 paraquat lung

瘢痕子宫妊娠清宫术后大出血 massive bleeding after curettage of uterus

闭锁综合征 locked-in syndrome

标准碳酸氢根 standard bicarbonate，SB

丙氨酸氨基转移酶 alanine aminotransferase，ALT

病态窦房结综合征 sick sinus syndrome，SSS

不明系列急性白血病 acute leukaemia of ambiguous lineage，ALAL

C
肠梗阻 intestinal obstruction

超敏 C 反应蛋白 hypersensitive C-reactive protein，Hs-CRP

超声 ultrasound

迟发性多发性神经病 delayed polyneuropathy

创伤后应激障碍 post-traumatic stress disorder，PTSD

创伤急救 trauma care

创伤评分 trauma scoring，TS

创伤指数 trauma index，TI

纯感觉性卒中 pure sensory stroke，PSS

纯运动性轻偏瘫 pure motor hemiparesis，PMH

D
大规模伤亡事件 mass casualty incident

代偿性抗炎反应综合征 compensatory anti-inflammatory response syndrome，CARS

代谢性碱中毒 metabolic alkalosis

代谢性酸中毒 metabolic acidosis

单胺氧化酶 monoamineoxidase，MAO

胆碱能危象 cholinergic crisis

胆碱酯酶 cholinesterase，CHE

蛋白尿 proteinuria

等渗性缺水 isotonic dehydration

低钙血症 hypocalcemia

低钾血症 hypokalemia

低钠血症 hyponatremia

低渗性缺水 hypotonic dehydration

低温疗法 therapeutic hypothemia

低血容量性休克 hypovolemic shock

低荧光强度网织红细胞 low fluorescent reticulocyte，LFR

第一目击者 first stander-by

癫痫 epilepsy

癫痫持续状态 status epilepticus，SE

电击 electric shock

电击伤 electric shock injury

动脉血氧含量 oxygen content，CaO_2

动脉粥样硬化 atherosclerosis，AS

冻僵 frozen stiff

冻伤 congelation

窦性停搏 sinus arrest

毒蛇咬伤 snake bite

毒物 poison

毒蕈碱样症状 muscarinic symptoms

多发伤 multiple trauma

多器官功能障碍综合征 multiple organ dysfunction syndrome，MODS

E
恶性梗阻性黄疸 malignant obstructive jaundice

二氧化碳分压 partial pressure of carbon dioxide，$PaCO_2$

二氧化碳结合力 carbon dioxide combining power，CO_2CP

二氧化碳总量 total carbon dioxide，TCO_2

F
发热 fever

房室传导阻滞 atrioventricular block

肺癌 lung cancer

肺表面活性物质 pulmonary surfactant，PS

肺大疱 lung bullae

肺动脉楔压 pulmonary artery wedge pressure，PAWP

肺结核 pulmonary tuberculosis

肺毛细血管嵌顿压 pulmonary capillary wedge pressure，PCWP

肺栓塞 pulmonary embolism

肺水肿 pulmonary edema

肺炎链球菌 streptococcus pneumoniae

肺炎球菌 pneumococcal pneumoniae

分级救治 medical treatment in echelons

分水岭脑梗死 cerebral watershed infarction，CWSI

分子遗传学 moleculargenetics

蜂蜇伤 bee stings

复合伤 combined injuries

腹腔内出血 intraperitoneal bleeding

腹腔内高压 intra-abdominal hypertension，IAH

腹泻 diarrhea

G
改善全球肾脏病预后组织 kidney disease：improving global outcomes，KDIGO

肝毒性 hepatotoxicity

肝细胞性黄疸 hepatocellular jaundice

感觉运动性卒中 sensorimotor stoke，SMS

感染性休克 septic shock

干细胞因子 stem cell factor，SCF

高钾血症 hyperkalemia

高钠血症 hypernatremia

高热惊厥 febrile convulsions

高渗高血糖综合征 hyperosmolar hyperglycemic syndrome，HHS

高渗性缺水 hypertonic dehydration

高铁血红蛋白 methemoglobin

高血压 hypertension

高荧光强度网织红细胞 high fluorescent reticulocyte，HFR

睾丸扭转 testicular torsion

功能失调性子宫出血 dysfunctional uterine bleeding，DUB

共济失调性轻偏瘫 ataxic-hemiparesis，AH

构音障碍-手笨拙综合征 dysarthric-clumsy hand syndrome，DCHS

股静脉 femoral vein

骨髓活检 bone marrow biopsy

胱抑素 C cystatin C

过敏性休克 allergic shock

H
海马硬化 Ammon horn sclerosis，AHS

海姆立克 Heimlich

黑斑息肉综合征 Peutz-Jeghers syndrome

很可能的偏头痛 probable migraine

呼气末二氧化碳测定 expiration of carbon dioxide pressure，$PetCO_2$

呼吸/通气/氧合 breathing/ventilation/oxygenation
呼吸困难 dyspnea
呼吸性碱中毒 respiratory alkalosis
呼吸性酸中毒 respiratory acidosis
缓冲碱 buffer base, BB
活化部分凝血活酶时间 activated partial thromboplastin time，APTT

J

肌钙蛋白 cardiac troponin，cTn
肌酐 creatinine，Cr
肌红蛋白 myoglobin，MYO
肌肉活动评分法 muscle activity assessment scale，MAAS
肌酸激酶 creatine kinase，CK
基底动脉尖综合征 top of the basilar syndrome，TOBS
即时检测 point-of-care testing，POCT
急危症处置 emergency treatment
急性白血病 acute leukemia，AL
急性胆囊炎 acute cholecystitis
急性动脉栓塞 acute arterial embolism
急性肺损伤/急性呼吸窘迫综合征 ALI/ARDS
急性感染 acute infection
急性冠状动脉综合征 acute coronary syndrome，ACS
急性呼吸窘迫综合征 acute respiratory distress syndrome，ARDS
急性阑尾炎 acute appendicitis
急性淋巴细胞白血病 acute lymphoblastic leukaemia，ALL
急性肾衰竭 acute renal failure，ARF
急性肾损伤 acute kidney injury，AKI
急性髓系白血病 acute myeloid leukaemia，AML
急性疼痛 acute pain
急性胃炎 acute gastritis
急性心肌梗死 acute myocardial infarction，AMI
急性腰扭伤 acute lumbar sprain
急性应激障碍 acute stress disorder，ASD
急性有机磷杀虫药中毒 organophosphorous insecticides poisoning
急性中毒 acute poisoning
急诊危重症监护室 emergency intensive care unit，EICU
急诊医学 emergency medicine
急诊医学服务系统 emergency medical service system，EMSS
集束化治疗策略 bundle strategy
继发性自发性气胸 secondary spontaneous pneumothorax，SSP
间接胆红素 indirect bilirubin，IBIL
碱性磷酸酶 alkaline phosphatase，ALP
降钙素原 procalcitonin，PCT
紧急医学救援 emergency medical rescue
颈静脉肝内门体分流术 transjugular intrahepatic portosystemic

K

咯血 hemoptysis
咳嗽变异型哮喘 cough variant asthma，CVA
口服葡萄糖耐量试验 oral glucose tolerance test，OGTT
狂犬病 Rabies

L

雷击 lightning strikes
联合国国际儿童紧急救援基金会 UNICEF（United Nations International Children's Emergency Fund）
颅内高压 intracranialhypertension
颅内压增高 increased intracranial pressure

M

脉波轮廓温度稀释连续心排量测量仪 pulse indicator continous cadiac output，PiCCO

美国胸科医师学会和危重病医学会 ACCP/SCCM
泌尿系统 urinary system
免疫表型 immunophenotype
面部表情评分法 faces pain scale，FPS

N

脑出血 intracerebral hemorrhage，ICH
脑电双频指数 bispectral index，BIS
脑梗死 cerebral infarction
脑尿钠肽 brain natriuretic peptide，BNP
脑桥腹外侧综合征 Millard-Gubler syndrome
脑血管淀粉样变性 cerebral amyloid angiopathy，CAA
溺水 drowning
尿素氮 blood urea nitrogen，BUN
尿酸 uricacid，UA
凝血酶时间 thrombin time，TT
凝血酶原时间 prothrombin time，PT
牛津郡社区卒中计划 Oxfordshire community stroke project，OSCP
脓毒性休克 septic shock
脓毒症 sepsis

O

呕吐 vomiting

P

膀胱癌 bladder carcinoma
膀胱镜 cystoscope
脾破裂大出血 massive hemorrhage of splenic rupture
偏头痛 migraine
偏头痛并发症 complications of migraine
偏头痛前驱的儿童周期性综合征 childhood periodic syndromes that are commonly precursors of migraine
贫血 anemia

Q

气道 airway
气道高反应性 airway hyperresponsiveness，AHR
气道重构 airway remodeling
气管插管术 endotracheal intubation，EI
气管切开术 tracheotomy
气胸 pneumothorax
腔隙状态 lacunar state
强碱 strong alkaline
强酸 strong acids
清创术 debridement
全身炎症反应综合征 systemic inflammatory response syndrome，SIRS

R

溶血作用 hemolyzation
乳酸脱氢酶 lactate dehydrogenase，LDH

S

上消化道出血 upper gastrointestinal hemorrhage
烧烫伤 burn
社区获得性肺炎 community acquired pneumonia，CAP
社区获得性感染 community acquired infection，CAI
肾小球滤过率 glomerular filtration rate，GFR
肾小球肾炎 glomerulonephritis
生长抑素 somatostatin
剩余碱 base excess，BE
失代偿性炎症反应综合征 mixed antagonist response syndrome，MARS
实际碳酸氢根 actual bicarbonate，AB
食管胃底静脉曲张出血 esophagogastric variceal bleeding
视黄醇结合蛋白 retinol-binding protein，RBP